国家科学技术学术著作出版基金资助出版

眼科疑难病

YANKE YINANBING

◆ 主 审 李凤鸣 ◆ 主 编 朱秀安

编 委（以姓氏笔排列）

马志中 北京大学眼科中心

王乐今 北京大学眼科中心

朱秀安 北京大学眼科中心

朱 豫 河南医科大学第一附属医院

刘瑜玲 北京大学眼科中心

张舒心 北京同仁医院

闵 燕 北京大学眼科中心

陈跃国 北京大学眼科中心

杨培增 中山大学中山眼科中心

洪 晶 北京大学眼科中心

郝燕生 北京大学眼科中心

科学技术文献出版社

Scientific and Technical Documents Publishing House

北 京

内容简介

20世纪90年代以来，国内出版了众多眼科专著，包括应用基础学、临床学、手术学、临床检查技能学、临床手册等，应有尽有。作者所编的《眼科疑难病》不是一本系统眼科学而是眼科学中常见的疑难病。所谓疑难病，系指确诊有困难，特别是确诊后治疗处理更为棘手。疑难病的定义很难界定，有的疑难病伊始即为疑难病，我们称为“原发疑难病”；有的为治疗（特别是手术治疗）后引起的合并症，称为“继发疑难病”。眼科疑难病较多，本书重点书写引起视力障碍、致盲，或眼部畸形。撰写本书的作者，多系从事其专业多年，具有丰富的临床实践经验及其理论知识，且具有一定的独创性，作者将其有益的临床经验提炼为专著文章，以希为高年眼科医生在临床工作中提供参考。

本书不单独编写眼科解剖与生理，而是在章节中书写有关的解剖与生理。本书重点撰写疑难病的诊断及处理，特别是处理。关于疑难病的病因及发病机理亦加以描述，为读者提供思考。

主审简介

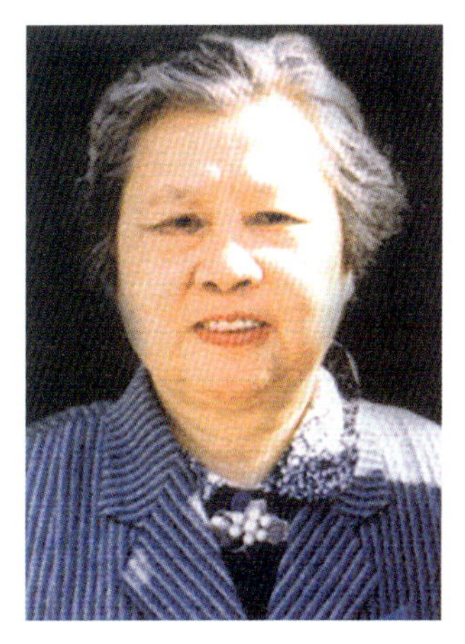

李凤鸣，出生于1915年，女，四川省成都市人，是我国著名的眼科学家、眼科病理学家及医学教育家。1941年毕业于华西协和大学医学院，获医学博士学位。毕业后留校任眼科住院医师、总住院医师、主治医师、讲师。1947年赴英国伦敦大学皇家眼科研究所留学，并获伦敦眼内科、外科专科学位（D. O. M. S. London）。1950年初回国，历任北京医学院第一附属医院眼科副教授、北京医学院第三医院眼科教授、科主任，北京医科大学学术委员会委员、校务委员会委员。兼任国家职业病诊断标准委员会委员，《中华眼科杂志》副主编，中华眼科学会副主席、主席、名誉主席，《美国医学会眼科杂志》中文版主编，美国伊利诺伊大学客座教授。

半个世纪以来，从事眼科临床、眼科病理、眼科胚胎的科学研究及教学工作。20世纪五六十年代，致力于农村防盲治盲工作，为北京郊区40万农民防治沙眼作出了贡献。六七十年代，随着国家工业化的发展，职业性眼病成为主要课题，她对我国13个省、市有关厂矿的化学、物理因素所致职业性眼病进行了流行病学、临床医学及毒理学研究，对TNT中毒性白内障、放射性白内障、微波对眼部损伤及眼部化学烧伤、二硫化碳中毒等的发病机理及防治措施发表了有创见性的学术论文，研制了眼职业病诊断及防治标准，被国家标准局审定为国家标准并颁布实施。她协助创建了中华眼科学会职业眼病与眼外伤学术委员会及《眼外伤职业眼病杂志》。“TNT中毒白内障的研究”获卫生部科技进步奖。

80年代，她培养的研究生，在中国科学院基金、国家自然科学基金和国家教委基金资助下，对“视网膜色素上皮进行基础理论研究”，3次获得卫生部科技成果奖，1次获国家教委科技成果奖，并获日本、马来西亚、新加坡的国际学术奖。专著有《眼的胚胎学》、《眼的先天畸形》。

90年代初，李凤鸣教授70多岁高龄，已办退休手续，但实际上没有退休，一如既往参加国内外及科室的眼科学术活动，专注于我国及科室的眼科学发展和中青年干部的培养，使其跟上眼科国际先进水平的发展，为此，近10年来不辞辛苦为眼科做了两项大的工程，其一，用8年的时间组织全国140多名眼科学家编纂了我国第一部《眼科全书》。500余万字的《眼科全书》，荟萃了新中国成立以来特别是改革开放以来包括李凤鸣教授在内的我国著名眼科专家在眼科基础理论及临床技能领域所获得的成就和国外眼科学的最新成就。李凤鸣教授主编的《眼科全书》于1996年出版，1997年获卫生部科技成果一等奖；2002年始，再次组织全国眼科学家将《眼科全书》修订，新修订的眼科全书更名为《中华眼科学》，于2005年3月发行。李凤鸣教授80岁高龄以后，参与兴建了她为之奋斗的第二项工程北京医科大学眼科中心。为兴建眼科中心，历经数年，她在国内、香港及国外四处奔走，拜访与会晤领导、同事、同学及她的学生，寻求支持与赞助。在她的努力下，2001年新建的现代化眼科中心大楼落成，眼科中心开业。北京大学眼科中心为跨世纪光明工程，将为我国防盲治盲及培训干部作出新的贡献。

李凤鸣教授曾获全国先进工作者、北京市劳动模范、北京市“三八”红旗手称号，1990年获北京医科大学“桃李奖”，1992年获美国中美眼科学会金苹果奖，1993年获英国剑桥世界名人传记中心世界名人称号。是中华医学会资深会员并获表彰奖，为我国眼科学的发展作出了卓越的贡献。1991年开始享受国务院颁发的政府特殊津贴待遇。

主编简介

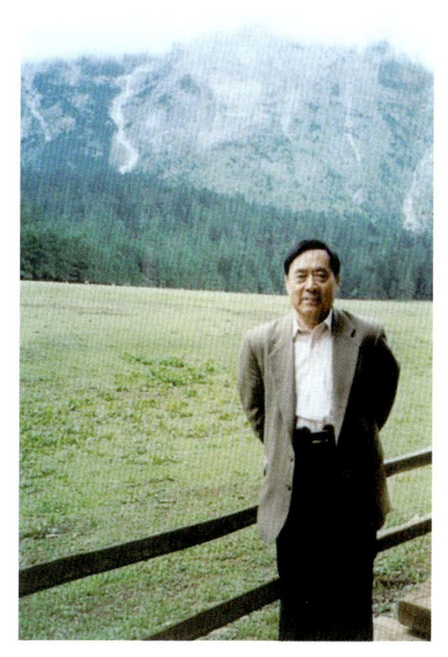

朱秀安，男，汉族，河南省人。眼科学家，眼科职业病学家，眼科教授，眼科博士生导师。

1958年毕业于北京医学院医疗系，毕业后留校任北京医学院第三附属医院眼科住院医师、主治医师、讲师、副教授、教授。曾任北京医科大学第三临床医学院眼科主任、眼科病理研究室主任、主任医师、教授、博士生导师。

现任北京大学眼科中心教授，博士生导师，国家职业病诊断标准委员会委员。

从1958年始迄今，一直从事眼科临床工作（外眼病、角膜病、白内障、色素膜炎、视网膜病、视神经病、眼肌及屈光学等）和眼科学教学工作。主要从事的研究工作为职业性眼病及视网膜的病理生理。

20世纪70～80年代，在恩师，我国著名眼科专家，原中华眼科学会主任委员李凤鸣教授指导及关怀下，从事职业性眼病的研究。主要从事物理因素（包括微波、红外线、紫外线、电离辐射）及化学因素（包括TNT、甲醇）对眼部损伤的研究。在我国1981年、1982年最早报道了微波白内障、电离辐射性白内障的临床研究；1986年首先报道我国核爆炸现场狗眼晶体的调查研究。

在研究的基础上制定了中华人民共和国国家职业病诊断标准：中华人民共和国国家标准（GB 8283–87）：放射性白内障诊断标准及处理原则，1987年12月10日中华人民共和国卫生部发布；中华人民共和国国家标准（GB 16374–1996）：职业性化学性眼灼伤诊断标准及处理原则，1996年5月23日中华人民共和国卫生部发布；中华人民共和国国家标准（GB 7795–87）：职业性急性电光性眼炎诊断标准及处理原则，1987年5月25日中华人民共和国卫生部发布；职工工伤与职工伤残鉴定国家标准（劳险字1992 6号）：眼科评残标准，1992年3月中华人民共和国卫生部和中华人民共和国劳动部联合发布；劳动能力鉴定，职工工伤与职业病致残等级，p35，表B3眼科。中华人民共和国国家标准

(GB/T 16180—2006)。

1986—1989年应邀以访问学者身份在美国从事研究工作。在田纳西大学医学院组织解剖学系Barbara J, Mclaughlin教授实验室从事视网膜色素变性发病机理的研究；在华盛顿国立卫生研究院（NIH）眼科研究所（NEI）Joram Piatigorsky教授实验室从事晶状体发育与分子生物学的研究；在芝加哥Illionis大学医学院Lions眼科研究所Mark Tso教授病理研究室从事光对视网膜损伤的研究。

关于视网膜病理生理的研究，在国家自然科学基金及国家教委基金资助下，主要从事视网膜色素上皮吞噬及视网膜色素变性发病机理的研究；1994年从事准分子激光角膜屈光手术（PRK、LASIK）的基础及临床研究。发表主要论文66篇。1996年获国家教委科技进步三等奖。

培养硕士研究生8名，博士研究生9名。

主写了李凤鸣教授主编的《眼科全书》中第二卷《眼的组织解剖》和《职业眼病》；作为刘家琦、李凤鸣主编的《实用眼科学》第二版的副主编；主写了李凤鸣教授主编的《中华眼科学》(2004年人民卫生出版社出版）中《眼的组织解剖》及《职业眼病》。主编《眼科基本技能》（2004年科学出版社出版）。1992年始享受国务院颁发的政府特殊津贴待遇。

编　者（以姓氏笔画为序）

马志中　北京大学眼科中心
王　华　北京同仁医院
王　涛　北京同仁医院
王乐今　北京大学眼科中心
王常观　北京大学眼科中心
田　欣　北京大学眼科中心
由德勃　北京大学眼科中心
史伟云　山东省医学科学院眼科研究所
孙　霞　北京同仁医院
孙旭光　北京同仁医院
孙岩秀　北京大学眼科中心
朱　豫　河南医科大学第一附属医院
朱秀安　北京大学眼科中心
齐　虹　北京大学眼科中心
许艺民　北京大学眼科中心
刘瑜玲　北京大学眼科中心
张　钰　北京大学眼科中心
张　琛　天津医科大学眼科中心
张舒心　北京同仁医院
闵　燕　北京大学眼科中心
陈跃国　北京大学眼科中心
陈慧瑾　北京大学眼科中心
杨培增　中山大学中山眼科中心
赵　琳　北京大学眼科中心
洪　晶　北京大学眼科中心
侯志强　北京大学眼科中心
郝燕生　北京大学眼科中心
贾　亮　第三军医大学西南医院眼科
谢汉平　第三军医大学西南医院眼科
窦宏亮　北京大学眼科中心

前 言

本书主审李凤鸣教授是我国著名眼科学家，眼科学教育家，原中华眼科学会主任委员，她 80 岁高龄以后，亲自主导参与创建了北京大学眼科中心。她作为北京大学眼科中心的名誉主任，协同北京大学眼科中心主任曹安民教授，从国内聘请眼科知名专家教授（包括原北京大学第三医院眼科专家教授）作为学科带头人，组建了眼科 9 个专业学科。北京大学眼科中心是国内外最年轻的眼科中心，也是发展壮大最快的眼科中心，她的快速发展得益于眼科中心主任曹安民教授领导下的九个学科带头人，他们具有丰富的临床经验及坚实的理论基础，李凤鸣教授不失时机地提出，希望学科带头人把他们的临床技能及其理论知识撰写为专著提供眼科同仁参考，为更多的眼病患者服务。本书主编朱秀安教授作为李凤鸣教授的学生，遵循老师的指导思想，组织北京大学眼科中心的专家教授（包括特聘兄弟院校的专家教授）历时 3 年编著了这部《眼科疑难病》。

20 世纪 90 年代以来，国内出版了众多眼科专著，包括应用基础学、临床学、手术学、临床检查技能学、临床手册等，应有尽有。作者所编的《眼科疑难病》不是一本系统眼科学，而是眼科学中常见的疑难病。所谓疑难病，系指确诊有困难，特别是确诊后治疗处理更为棘手。疑难病的定义很难界定，有的疑难病伊始即为疑难病，我们称为“原发疑难病”；有的为治疗，特别是手术治疗后引起的合并症，称为“继发疑难病”。眼科疑难病较多，本书重点书写引起视力障碍，致盲，或眼部畸形。撰写本书的作者，多系从事其专业多年，具有丰富的临床实践经验及其理论知识，且具有一定的独创性，作者将其有益的临床经验提炼为专著文章，希望为高年眼科医生在临床工作中提供有益的参考。

本书不单独编写眼科解剖与生理，而是在章节中书写有关的解剖与生理。本书重点撰写疑难病的诊断及处理，特别是处理，关于疑难病的病因及发病机理亦加以描述，为读者提供思考。

本书居多内容为作者自己的“作品”而非编著，因此本书各章节的编排模式不强求统一，此点读者阅读时可能感到欠顺畅。《眼科疑难病》首次编著，其内容及观点有值得商榷之处在所难免，请读者予以指正。

朱秀安

目 录

第一章 Chapter 1

角膜病

第一节　细菌性角膜炎

细菌性角膜炎（bacterial keratitis）是20世纪60年代最主要的感染性角膜疾病，70年代以后病毒性角膜炎、真菌性角膜炎、棘阿米巴性角膜炎迅速增多，但细菌性角膜炎仍是当前发病率和致盲率最高的感染性角膜病。细菌性角膜炎的发展趋势是机会感染，混合感染及耐药菌感染不断增多，给该病的诊断和治疗带来一定困难，必须给予高度警惕和重视。

细菌性角膜炎的发生往往有危险因素，或称为相关因素存在。任何能够破坏泪液、角膜上皮、角膜缘血管及角膜内皮细胞完整性的因素均可为细菌感染提供机会。最常见的相关因素有外伤、角膜接触镜配戴、眼表疾病、角膜手术、局部（慢性泪囊炎）或全身性疾病等。眼表疾病当中，泪液量、泪液成分的异常及眼睑闭合功能的破坏为常见的与角膜细菌感染相关的因素。另外，所有引起角膜上皮破坏的病变如单疱病毒性角膜上皮病变、长期应用抗生素或抗病毒药物导致的上皮细胞中毒、局部长期使用糖皮质激素、内皮失代偿所引起的大泡性角膜病变，以及各种累及角膜上皮的变性与营养不良等，均可能继发细菌感染。

随着时代的变迁，致病细菌也发生了很大变化。20世纪50年代以肺炎链球菌为主；60年代金葡菌占优势；70年代则以绿脓杆菌为主；80年代在国外，由于氨基糖苷类抗生素的应用，绿脓杆菌相对减少，而耐青霉素葡萄球菌则相对增多，国内仍以绿脓杆菌占有重要位置。文献统计当前最常见（约占70%左右）的致病细菌有四种，即革兰阳性球菌中的肺炎链球菌（streptococcus pneumoniae，S）和葡萄球菌（staphylococcus，S）；革兰阴性杆菌中的绿脓杆菌（pseudomonas aeruginosa，P）和莫拉菌（moraxella，M），简称SSPM感染。此外，比较常见的致病菌还有链球菌、不典型分枝杆菌、变形杆菌、粘质沙雷菌等，有增多倾向的致病细菌有厌氧性细菌、不发酵革兰阴性杆菌、放线菌等。

正常菌群在一定条件下能引起感染的称条件致病菌。正常人眼睑、睑缘处常有表皮葡萄球菌、类白喉杆菌、微球菌等寄生。正常结膜囊可无细菌（约30%）或暂时存在少数正常菌群或条件致病菌如表皮葡萄球菌、甲型链球菌、类白喉杆菌、丙酸杆菌，偶见卡他球菌、金黄色葡萄球菌、肠道细菌等。长期使用广谱抗生素、激素等情况下，正常菌群比例关系发生改变，或耐药菌株转为优势，表现为菌群失调。眼科领域中耐药菌株感染、条件致病细菌感染、特别是革兰阴性杆菌感染已日益突出。

大多数细菌只有在角膜上皮受损伤时方能侵入角膜基质层。细菌一旦进入角膜即发生多核白细胞（polymorphonuclear leukocytes,PMN）趋化，释放溶解酶导致基质坏死（stroma necrosis）。在一些毒性特别强的细菌如绿脓杆菌感染时，除PMN和受损角膜上皮细胞外，细菌繁殖过程中也可产生蛋白溶解酶，因此病情更为严重和迅速。虽然角膜后弹力膜对细菌穿透有一定的抵抗作用，但最终还是发生角膜穿孔。

一、匐行性角膜溃疡

匐行性角膜溃疡 (serpiginous ulcer) 也称前房积脓性角膜溃疡 (hypopyon ulcer)，主要为毒力较强的细菌引起。肺炎链球菌、金黄色葡萄球菌、溶血性链球菌、淋球菌、枯草杆菌等均可致病。起病前常有角膜上皮外伤史，如树状、谷穗、指甲、睫毛等擦伤，或有灰尘、泥土等异物病史。长期应用糖皮质激素、慢性泪囊炎和配戴角膜接触镜也是引起本病的主要因素。发病以夏、秋农忙季节为多见，农村患者多于城市。多发生老年人，婴幼儿或儿童少见。

(一) 肺炎链球菌性角膜炎 (pneumococcus keratitis)

是最常见的革兰阳性球菌所引起的急性化脓性角膜炎，具有典型革兰阳性球菌所特有的角膜体征，局限性椭圆形溃疡和前房积脓。

1. 致病菌

肺炎链球菌 (streptococcus pneumoniae) 是革兰阳性双球菌，大小约 0.5 ~ 1.2 μm，菌体呈弹头或卵圆状、宽端相对、尖端向外成双排列，周围有多糖荚膜（具有抗原性和抗吞噬作用），呈不着染环状半透明区。兼性厌氧，营养要求较高，需含血、血清培养基才生长。血平板上菌落细小，0.5 ~ 1 mm，灰色半透明扁平圆形，周围有草绿色溶血环。细菌发酵菊糖，可被胆盐溶解。其荚膜多糖为型特异抗原，以特异抗血清做荚膜肿胀试验可用于分型。肺炎链球菌抵抗力低，易死亡，52℃ /10 分钟即灭活。本菌致病力较弱，不能侵入完整的黏膜上皮屏障，但微损伤时神经氨酸酶增强，对宿主细胞黏附侵入。

2. 临床表现

起病急，表现为突然发生眼痛及刺激症状。角膜缘混合充血，球结膜水肿。角膜损伤处（多位于中央）出现粟粒大小灰白色微隆起浸润灶，周围角膜混浊水肿。1 ~ 2 天后，病灶扩大至数毫米，表面溃烂形成溃疡，向周围及深部发展。其进行缘（溃疡的浸润越过溃疡边缘）多潜行于基质中，呈穿凿状，向中央匐行性进展，另一侧比较整齐，炎症浸润较静止。有时浸润灶表面不发生溃疡，而向基质内形成致密的黄白色脓疡病灶，伴有放射状后弹力膜皱褶形成。当溃疡继续向深部发展，坏死组织不断脱落，可导致后弹力膜膨出或穿孔。一经穿孔，前房积脓将失去原先的无菌性，造成眼内感染，最终导致眼球萎缩。严重的虹膜睫状体炎反应也是本病特征之一，由于细菌毒素不断渗入前房，刺激虹膜睫状体，可出现瞳孔缩小、角膜后壁沉着物、房水混浊及前房积脓（占前房 1/3 ~ 1/2 容积）。

3. 诊断

(1) 发病前有角膜外伤、慢性泪囊炎或局部长期应用糖皮质激素病史。

(2) 起病急，角膜中央部出现灰白色局限性溃疡呈椭圆形匐行性进展，很快向深基质层发展，甚至穿孔。常伴有前房积脓，病灶区后弹力层皱褶。

(3) 实验室检查

①取角膜病变处分泌物或组织的沉淀物涂片，经革兰染色或荚膜染色后，查细菌形态、

染色性、排列及有无荚膜，可初步诊断。

②荚膜肿胀试验：此为肺炎链球菌的快速诊断。取标本少许置玻片上，加少量未稀释的肺炎链球菌多价抗血清混匀，再加少量美蓝溶液混合，加盖玻片。以油镜检查：如为肺炎链球菌，荚膜显著肿大，菌体周围有一无色而宽的环状物（即荚膜与抗体形成的复合物），菌体本身无变化，且染成蓝色。此即荚膜胀试验阳性。

③分离培养：血琼脂平板　肺炎链球菌呈细小、圆形、灰白色、半透明，有光泽的扁平菌落，周围有狭窄绿色溶血环，很易死亡。为进一步与甲型链球菌鉴别，可用菊糖发酵试验和胆汁溶解试验。5% 血清肉汤培养基　18 ~ 24 小时培养后，肺炎链球菌呈均匀混浊生长。

4．治疗

首选青霉素类抗生素（1% 磺苄青霉素）、头孢菌素类（0.5% 头孢氨塞肟唑）等滴眼液频繁滴眼。如存在慢性泪囊炎，应及时给予清洁处置或摘除。药物治疗不能控制病情发展或角膜穿孔者，应施行治疗性角膜移植术。

（二）葡萄球菌性角膜炎

临床表现多样，分为金黄色葡萄球菌性角膜炎、表皮葡萄球菌性角膜炎、耐药金黄色葡萄球菌性角膜炎、耐药表皮葡萄球菌性角膜炎及葡萄球菌性边缘性角膜炎等。

1．致病菌

葡萄球广泛分布于自然界、空气、水、土壤以及人和动物的皮肤与外界相通的腔道中，菌体呈球形，直径为 0.8 ~ 1 μm，细菌排列呈葡萄串状，革兰染色阳性。细菌无鞭毛，缺乏运动能力，不形成芽胞。兼性厌氧，营养要求不高，普通培养基上可生长。按产生血浆凝固酶与否区分为凝固酶阳性的金黄色葡萄球菌 (staphylococcus aureus) 和以表皮葡萄球菌 (staphylococcus epidermidis) 为代表的凝固酶阴性葡萄球菌 (coagulase negative staphylococcus)。前者可产生毒素及血浆凝固酶，故其毒力最强；后者毒性较少、不产生血浆凝固酶，一般不致病，但近来也已成为眼科感染的重要条件致病菌之一。葡萄球菌最易产生耐药性，原对青霉素 G、红霉素、洁霉素、利福平、庆大霉素、杆菌肽、磺胺剂等敏感。近年耐药菌株明显增加，如产生 β-内酰胺酶使青霉素水解失活，产生耐甲氧西林菌株。宜选用耐青霉素酶的青霉素，第一、第二代头孢菌素，第三代氟喹诺酮治疗。耐甲氧西林的金黄色葡萄球菌和表皮葡萄球菌对万古霉素高度敏感。

2．临床特征

（1）金黄色葡萄球菌性角膜炎 (staphylococcus aureus keratitis)：是一种急性化脓性角膜溃疡，临床上与肺炎链球菌所引起的匐行性角膜溃疡非常相似。具有革兰阳性球菌典型的局限性圆形灰白色溃疡，边缘清楚，偶尔周围有小的卫星灶形成，一般溃疡比较表浅，很少波及全角膜及伴有前房积脓。进展较肺炎链球菌性角膜炎缓慢。

（2）表皮葡萄球菌性角膜炎 (staphylococcus epidermidis keratitis)：又称凝固酶阴性葡萄球菌性角膜炎，是一种医源性角膜感染病，多发生于眼局部免疫功能障碍的个体，如糖尿病、变应性皮肤炎、长期滴用糖皮质激素及眼科手术后的患者。发病缓慢，临床表现轻微，病变一般较局限，溃疡范围小而表浅，与金黄色葡萄球菌性角膜炎相比，前房反应较轻。很少引起严重角膜溃疡及穿孔。

(3) 耐甲氧西林金黄色葡萄球菌性角膜炎（methicillin resistant staphylococcus aureus keratitis，MRSAK）和耐甲氧西林表皮葡萄球菌性角膜炎（MRSEK）：近来由于广泛使用抗生素，耐甲氧西林金黄色葡萄球菌和表皮葡萄球菌逐年增多，因此给治疗带来很大困难。MRSA 或 MRSE 角膜炎其临床表现与金黄色葡萄球菌所致的角膜炎相同，多为机会感染，常发生于免疫功能低下的患者，如早产儿或全身应用化疗后发生；眼部免疫功能低下者，如眼内手术（角膜移植术、白内障等）后、眼外伤、干眼症、配戴角膜接触镜等。

(4) 葡萄球菌边缘性角膜炎（staphylococcal marginal keratitis）：又叫葡萄球菌边缘性角膜浸润（marginal corneal infiltrate），多发生于葡萄球菌性眼睑结膜炎患者，是葡萄球菌外毒素引起的一种Ⅲ型变态反应（免疫复合物型）。中年女性较多见，时重、时轻，反复发作，常伴有结膜充血及异物感。浸润病灶多位于边缘部 2、4、8、10 点处（即眼睑与角膜交叉处，该处免疫复合体容易沉积），呈灰白色孤立的圆形、串珠形或弧形浸润，位于上皮下及浅基质层。病灶与角膜缘之间有一透明区（lucid interval）。反复发作后，周边部可有浅层血管翳长入浸润灶。很少引起角膜溃疡发生。

3．实验室诊断

(1) 直接刮取角膜溃疡处组织涂片，革兰染色后镜检。根据革兰染色为阳性球菌，且细菌形态符合葡萄球菌者，可报告“找到革兰阳性球菌（疑为葡萄球菌）”。致病性葡萄球菌一般较非致病性小，直径 0.4 ~ 1.2μm，菌体排列大小也较整齐。涂片染色检查中只能作初步诊断，属于何种葡萄球菌尚需做培养检查。

(2) 分离培养与鉴定：血琼脂平板：一般于涂片前先行接种于血平板，或含硫酸镁对氨苯甲酸血平板，经 37℃ 24 小时培养后，形成菌落较大、湿润、有光泽、圆而凸出。菌落周围形成透明溶血环（此为多数致病性葡萄球菌产生溶血毒素，使菌落周围红细胞溶解所致。非致病性菌无此现象）。此外菌落内因菌种不同，产生不同脂溶性色素，如金黄色、白色及柠檬色三类。

经培养涂片染色，如为葡萄球菌须做下述鉴定：

(1) 血浆凝固酶试验：测定此菌致病性，通常以能否产生血浆凝固酶为准，产生者为致病株，不产生者为非致病株。

(2) 甘露醇发酵试验：致病性葡萄球菌大多能分解甘露醇产酸。非致病性葡萄球菌无此作用。

(3) 溶血试验：应为阳性。一般根据血平板上情况即可代替。

上述实验如符合致病性葡萄球菌特征即可报告“有金黄色葡萄球菌生长”。

4．治疗

(1) 葡萄球菌性角膜炎：一般采用头孢菌素类 0.5% 头孢氨噻肟唑（cefmenoxine）、青霉素类（1% 磺苄青霉素、sulbenicillin，SBPC），或氟喹诺酮类（0.3% 氧氟沙星、ofloxacin）眼液频繁滴眼。特别注意表皮葡萄球菌性角膜炎，对于氨基糖苷类药物治疗效果较差。

(2) MRSAK 或 MRSEK：可采用二甲胺四环素(minocycline)和头孢甲氧氰唑(cefametazole)进行治疗。近来文献推荐的方法采用 5% 万古霉素(vancomycin)溶于磷酸盐作缓冲的人工泪液中频繁滴眼，或 25 mg 结膜下注射，每日一次。同时每日两次口服，每次 1 g，对早期病例有较好疗效。

(3) 葡萄球菌边缘性角膜炎：主要采用糖皮质激素 0.1% 氟米龙(fluorometholone)和 1% 磺苄青霉素或 0.3% 氧氟沙星眼液交替滴眼，一般 1 周左右即可明显好转；重度患者除清洁眼睑缘外，还应联合结膜下注射或口服糖皮质激素。

(4) 药物治疗不能控制病情发展或病变迁延不愈，有穿孔倾向者，应早期施行治疗性角膜移植术。

(三) 链球菌性角膜炎

临床上多表现为匐行性角膜溃疡，现在还可表现为感染性结晶样角膜病变。

1. 致病菌

链球菌为圆或卵圆形的革兰阳性球菌，直径约为 0.6 ~ 1.0 μm，在液态培养基内呈链状排列。无鞭毛，无芽胞。多数菌株在幼龄（约 2 ~ 4 小时的培养物）时期，可形成荚膜，继续培养则荚膜消失。此菌营养要求较高，在普通培养基中生长不良，在有血液、血清、腹水、葡萄糖等的培养基中则生长较好。兼性厌氧，在 37℃、pH7.4 ~ 7.6 左右环境生长最为适宜。链球菌根据在血平板上的菌落有不同的溶血表现，分为三型：甲型，α 溶血；乙型，β 溶血；丙型，不溶血。化脓性链球菌大体指的是乙型 - β 型 - 溶血性链球菌，即致病力最强的一种，该菌也常被称为乙型溶血性链球菌（hemolytic streptococci）。链球菌的致病因素除有各种毒素和酶外，菌体本身的一些成分，在致病过程中也起重要作用，如荚膜物质及菌体表面的 M 蛋白均有抗吞噬作用。甲型溶血性链球菌(α-hemolytic streptococcus)又称为草绿色链球菌(streptococcus viridans)，可引起以下两种角膜感染。

2. 临床表现

(1) 匐行性角膜溃疡（serpiginous ulcer）：临床表现与肺炎链球菌所引起的匐行性角膜溃疡相似，但无向一个方向性进行的特征。曾经是 50 年代最常见的急性化脓性角膜炎，现已逐渐减少。最近报道常与单纯疱疹病毒性角膜炎（HSK）和流行性角膜结膜炎（EKC）混合感染。

(2) 感染性结晶性角膜病变（infective crystalline keratopathy）：单眼发病，既往有外伤、配戴软性角膜接触镜及局部使用糖皮质激素史。角膜浅基质层有颗粒状、针状结晶物沉着，角膜上皮完整，荧光素染色阴性，病灶区常伴有基质浸润；角膜刮片和细菌培养可见革兰阳性链球菌。其结晶性角膜病变是由细菌在角膜基质内形成慢性菌落所致。

3. 实验室诊断

(1) 取角膜化脓感染处之脓性分泌物或组织，直接涂片，革兰染色后镜检。如发现有革兰染色阳性，呈典型链状排列长短不一的球菌即可做“检出链球菌（革兰阳性）”的初步诊断。其型号必须通过培养方可确定。

（2）分离培养：所取标本接种于血平板上二份。分别置于有氧及厌氧环境下培养，置37℃ 24 ~ 48 小时，观察菌落特征、溶血情况。

甲链：菌落似针尖状，周围有狭窄草绿色溶血环。

乙链：灰白色小菌落，周围溶血环宽而透明。

丙链：灰白色干燥小菌落，周围无溶血环。

如为甲型溶血性链球菌，需与肺炎链球菌鉴别。如为乙型溶血性链球菌，需与葡萄球菌区别。

（3）鉴定实验：杆菌肽敏感试验：用每片含 0.02 单位杆菌肽的滤纸片来测定细菌敏感性，抑菌圈大于 15 mm 者，大多为乙型链球菌。胆汁溶解试验与菊糖发酵试验：甲型链球菌不被胆汁溶解，一般不分解菊糖。

4．治疗

链球菌性角膜炎对氟喹诺酮类和氨基糖苷类抗菌药耐药，当细菌性角膜炎应用上述两类药物治疗无效时，应考虑到链球菌感染的可能。本病应首选青霉素 G，次选红霉素、洁霉素或万古霉素，全身和局部应用。对于药物治疗无效的严重角膜溃疡或结晶性病变浸润较深者，考虑穿透性角膜移植或在角膜板层切除的同时行部分或全板层角膜移植术。

二、绿脓杆菌性角膜炎

绿脓杆菌性角膜炎（pseudomonas keratitis）是一种极为严重的急性化脓性角膜炎，具有典型革兰阴性杆菌所引起的环形脓疡的体征，常在极短时间内席卷整个角膜而导致毁灭性的破坏，后果极其严重。一旦发生，必须立即抢救。

1．病因

（1）致病菌：绿脓杆菌属假单孢菌属，革兰阴性杆菌，大小为 (0.5 ~ 1.0) μm×(1.5 ~ 30) μm 的直或微弯杆菌，有产生色素的性能，引起蓝绿色脓性分泌物故又称为铜绿色假单胞菌。该菌广泛存在于自然界土壤和水中，亦可寄生于正常人皮肤和结膜囊，有时还可存在于污染的滴眼液中，如荧光素、地卡因、阿托品、匹罗卡品等。有时甚至可在一般抗生素滴眼液（如磺胺）中存活。专性需氧，在普通琼脂培养基上发育良好，18 ~ 24 小时形成较大圆形扁平菌落。细菌除产生水溶性蓝绿色吩嗪类色素（绿脓素）外，还可产生荧光素。绿脓杆菌具有很强的致病性，主要致病物质是内毒素（菌细胞壁脂多糖）和外毒素（弹力性蛋白酶、碱性蛋白酶及外毒素 A）。

（2）危险因素：绿脓杆菌毒性很强，但侵袭力很弱，只有在角膜上皮损伤时才能侵犯角膜组织引起感染，最常见的发病危险因素有：

①角膜异物剔除后，或各种原因引起的角膜损伤（如角膜炎、角膜软化、角膜化学烧伤及热烧伤、暴露性角膜炎等）。

②配戴角膜接触镜时间过长，或使用被绿脓杆菌污染的清洁液或消毒液。

③使用被污染的眼药水和手术器械。

2．临床表现

（1）症状：发病急，病情发展快，潜伏期短（6 ～ 24 小时）。患者感觉眼部剧烈疼痛、羞明、流泪、视力急剧减退，检查可见眼睑红肿，球结膜混合充血、水肿。

（2）体征：病变初起时，在角膜外伤处出现灰白色浸润，并迅速向外扩大形成环形或半环形灰黄色浸润（脓疡），病灶面和结膜囊有黄绿色黏脓性分泌物，且有特殊臭味。前房可出现黄白色积脓，有时充满前房。由于环形脓疡区使角膜中央与角膜周围血管隔绝，阻断营养供给，加上绿脓杆菌和炎症反应使上皮细胞释放胶原酶，溃疡迅速扩大和加深，约 1 天左右即可波及全角膜，形成全角膜脓疡，甚至波及巩膜。

（3）预后：如未能得到及时和有效治疗，大部分角膜将坏死，脱落，导致穿孔，进一步引起眼内炎，甚至全眼球炎。即使溃疡治愈，也可形成粘连性角膜白斑或角膜葡萄肿而导致失明。部分病例经积极抢救而保存眼球，以后通过角膜移植术，可保存部分视力。

3．诊断

（1）发病前有角膜外伤（包括配戴角膜接触镜）或角膜异物剔除史。

（2）起病急、来势猛、溃疡发生快。

（3）典型的环形浸润或环形溃疡形态及前房积脓。

（4）大量的黄绿色黏脓性分泌物。

（5）实验室检查：①涂片革兰染色：为阴性细长杆菌，长短不一，或如丝状，常互相连接成双或成短链。菌体末端有鞭毛 1 ～ 3 根，运动活泼。此法不能与其他革兰阴性杆菌相区别，只可做一初步估计。②培养及生化反应鉴定：普通琼脂平板：菌落形态呈大而软的菌落，表面光滑滋润，形态不规则，呈点滴状。本菌所产生的水溶性色素渗入培养基内使其变成黄绿色、蓝绿色、棕色或紫色。8 小时后色素逐渐变深，菌落的表面放出一种金属光泽，有特殊生姜味。生化反应：本菌能产生绿脓素、荧光素及其他色素。③鲎试验：敏感性极高但非绿脓杆菌所特异。④疑有污染的眼用药品包括荧光素液、表面麻醉剂、各种滴眼剂、洗液及接触镜配戴者使用的镜用系列物品等培养出本菌对临床诊断有一定意义。

4．治疗

（1）局部首选氨基糖苷类抗生素（庆大霉素、妥布霉素、丁胺卡那霉素）或氟喹诺酮类抗菌药（氧氟沙星、环丙沙星）频繁滴眼，也可采用第三代头孢菌类抗生素（头孢氨噻肟唑、头孢磺吡苄、头孢氧哌唑）频繁或交替滴眼。白天每 30 ～ 60 分钟 1 次滴眼。晚上改用氧氟沙星眼膏每 3 ～ 4 小时 1 次涂眼。

（2）重症病人可采用结膜下注射或全身用药。待获得药敏试验的结果后，应及时修正使用敏感的抗生素进行治疗。

（3）糖皮质激素的应用：在大量有效抗生素控制炎症的情况下，适当应用糖皮质激素可以减轻炎症反应和瘢痕形成。口服强的松 10 mg，每日 3 次或地塞米松 15 mg 加入抗生素及葡萄糖中静脉点滴。但溃疡未愈合，荧光素染色阳性时局部忌用糖皮质激素治疗。

（4）其他治疗：用 1% 阿托品散瞳，用胶原酶抑制剂，大量维生素和对症治疗。病情重者在药物治疗 24 ～ 48 小时后，有条件则彻底清除病灶进行板层角膜移植。术后每天结膜下注射敏感抗生素可缩短疗程，挽救眼球。后遗角膜白斑者，则做穿透性角膜移植。

三、莫拉菌性角膜炎

莫拉菌性角膜炎 (Moraxella keratitis) 是最常见的革兰阴性细菌性角膜炎之一，因其临床症状轻微，预后较好，常被眼科医生所忽视。

1. 病因

(1) 致病菌：莫拉菌是一种大型的革兰阴性双杆菌，长约 2.0 ~ 3.0 μm，宽约 1.0 ~ 1.5 μm，菌体端端相连，成双排列，常存在于人的呼吸道，是眼部特有的细菌，一般致病力不强。引起角膜炎的主要是结膜炎莫拉杆菌 (Moraxella lacunata) 又称莫 - 阿双杆菌 (Morax Axenfeld)。专性需氧，需要在含血、血清或鸡蛋培养基上生长，高 CO_2 较湿环境下 32 ~ 35℃培养可提高分离率。除引起角膜炎外，也常引起睑缘炎、结膜炎及泪道的炎症。

(2) 危险因素：多发生于抵抗力低的老年人和嗜酒者。

2. 临床表现

(1) 症状：自觉症状较轻，多合并眦部睑缘结膜炎 (angular blepharo conjunctitis) 发生。

(2) 体征：一般局灶性、灰白色浅层溃疡，多发生于中央偏下方，较小，形态不规则，边界较清楚，发展缓慢，很少发生穿孔。但也有迅速形成角膜深部溃疡，前房积脓，甚至穿孔的病例发生。

3. 治疗

现在多主张采用青霉素类、头孢菌素类、β - 内酰胺类、氨基糖苷类及氟喹诺酮类抗菌药滴眼液滴眼。

四、非典型分枝杆菌性角膜炎

非典型分枝杆菌性角膜炎 (atypical mycobacteria keratitis) 为革兰阴性杆菌性角膜炎，是一种典型的机会感染，是以角膜基质多灶性浸润为主的慢性炎症。1965 年由 Turner 和 Stinson 报道了第一例，随后，有关该角膜炎的报道不断增多。近年来由于角膜屈光手术的普及和眼部激素的广泛使用，该感染有集中发生的趋势。

1. 病因

(1) 致病菌：非典型分枝杆菌又称非结核分枝杆菌 (non-tuberculousmycobacteria, NTM)，是指人型、牛型结核杆菌与麻风杆菌以外的分枝杆菌，属于需氧杆菌，广泛分布于自然环境中，由于具有抗酸染色阳性的特性，故又称抗酸杆菌 (acid-fast bacilli)。根据 NTM 的生物学特性 (主要是菌落色素及生长速度)，Runyon 将其分为四组，引起角膜感染的 NTM 均属于第Ⅳ组 (快速生长 NTM)，其中以偶发分枝杆菌及龟分枝杆菌最常见。由于非结核分枝杆菌可污染医院中的试剂和冲洗液，已成为院内感染中常见的细菌之一。大多数 NTM 角膜炎都与角膜手术、外伤及配戴角膜接触镜有关。

NTM 细胞壁上的脂肪酸和糖脂可使其逃避吞噬细胞清除而在组织内长期生存，角膜基质的相对缺氧又使 NTM 处于休眠状态而不致病。但是当机体抵抗力下降或局部使用激素时，休眠状态的 NTM 可随时转入增殖期。研究发现 NTM 的增殖周期长，生长缓慢，一般约 20 小时左右，所以临床上 NTM 性角膜炎潜伏期长，发病过程缓慢，并可呈持续带菌状态。现代免疫学的观点认为：NTM 性角膜炎是一种免疫紊乱状态下的疾病，细菌使角膜的免疫平衡失调，向病理性免疫反应方向发展。

（2）危险因素：偶发分枝杆菌感染 50% 以上是由于角膜异物所致（包括配戴角膜接触镜），龟分枝杆菌感染 90% 是眼部手术后（如角膜移植、放射状角膜切开及 LASIK 术等）引起。近来还有 AIDS、重症免疫功能低下引起本病的报告。

2．临床表现

（1）本病的特征是病程长及无痛性角膜炎（indolent keratitis）。

（2）典型的体征为角膜基质多灶性点状浸润、无痛性角膜溃疡及基质脓疡，严重时出现前房积脓，常常可以合并病毒、真菌和其他细菌感染。

（3）有些患者在感染早期可表现为角膜基质内细小线样混浊（“毛玻璃样”外观），逐渐发展成为基质环形浸润、钱币形角膜炎以及感染性结晶样角膜病变等。当角膜病变呈线状或树枝状，并伴有上皮性角膜溃疡时应注意单纯疱疹性角膜炎相鉴别；对于无痛性角膜溃疡以及角膜脓疡应与厌氧菌性以及真菌性角膜溃疡相鉴别。

（4）临床症状变异性很大，有的病例不痛，有的很痛，有的很快自愈，有的治疗非常困难。

3．诊断

确定诊断须行实验室检查为：

（1）病灶区刮片，Gram 染色、Ziehl-Neelsen 抗酸染色检菌。LASIK 术后瓣下浸润的患者则应掀开角膜瓣取材进行涂片和培养。

（2）Lowenstein-Jensen 培养基培养。NTM 培养时间比普通细菌长，判定结果一般需 7 ～ 60 天。

（3）分子生物学技术（主要是 PCR 技术）可快速、敏感、特异地对 NTM 做出诊断。

4．治疗

NTM 性角膜炎的治疗原则为：局部治疗与全身治疗相结合，药物治疗与手术治疗相结合，急性期禁用激素。

（1）偶发分枝杆菌性角膜炎应首选 1% ～ 2% 阿米卡星（Amikacin）滴眼液，每 30 分钟至 60 分钟一次，持续使用 48 小时之后酌情减量。对于中、重度患者可同时给予结膜下注射 4% 阿米卡星 0.5 ml，口服强力霉素 100 mg，每日 2 次，或口服磺胺类药物。

（2）龟分枝杆菌性角膜炎首选头孢甲氧噻吩、红霉素及妥布霉素进行治疗。

（3）氟喹诺酮类抗生素对 NTM 有较强的抗菌活性，以新一代氟喹诺酮类中的加替沙星（Gatifoxacin）效果最好，其滴眼液浓度为 0.3%，且对角膜的毒性较氨基糖苷类抗生素低。

（4）重症病例可采用手术清创术，晚期大多需要进行角膜移植术。术后局部使用阿米卡星或加替沙星滴眼液可防止病情复发。

五、变形杆菌性角膜炎

变形杆菌性角膜炎（proteus keratitis）是一种急性化脓性角膜感染，临床表现酷似绿脓杆菌性角膜炎，发病迅猛，预后差。

1．病因

（1）致病菌：变形杆菌为革兰阴性杆菌，两端钝圆，有明显多形性，呈球状或丝状，自然界分布很广，人和动物肠道也存在，是医源性感染的重要条件致病菌。引起角膜炎的致病菌有奇异变形杆菌（*P.mirabilis*）、莫根变形杆菌（*P.morganii*）和普通变形杆菌（*P. vulgaris*）。

（2）危险因素：变形杆菌不能穿通正常的角膜上皮，故角膜在细菌感染之前一般均有角膜外伤或异物剔除的病史。

2．临床表现

角膜损伤后，48 小时内灰白色隆起的小浸润灶，迅速扩大加深并形成环形角膜浸润，与绿脓杆菌性角膜炎极为相似，2 ～ 3 天后病灶波及全角膜，大量前房积脓，角膜穿孔，发生全眼球炎甚至眶蜂窝组织炎。

3．诊断

本病仅根据临床症状、体征很难与绿脓杆菌或粘质沙雷菌引起的急性化脓性角膜炎相鉴别，必须通过细菌培养才能确定诊断。

4．治疗

首选氨基糖苷类（妥布霉素、丁胺卡那霉素、庆大霉素）或氟喹诺酮类（氧氟沙星、诺氟沙星）抗菌药滴眼。

六、粘质沙雷菌性角膜炎

粘质沙雷菌性角膜炎（serratia marcescens keratitis）为革兰阴性小杆菌所引起的机会感染，近来逐渐增多，严重者临床表现与绿脓杆菌性角膜炎酷似，需加以警惕。

1．病因

（1）致病菌：粘质沙雷菌又名灵杆菌，为革兰阴性小杆菌，有周鞭毛，无芽孢。存在于土壤、水、空气和食物中，曾被认为是非致病菌，现已明确为条件致病菌。根据是否产生红色色素又分为产生色素菌株和不产生色素菌株。后者近年来增多，该菌株菌体外可产生多种溶蛋白酶（如 56 KP 蛋白酶），可致角膜溶解、坏死、后弹力膜膨出及角膜穿孔。

（2）危险因素

①配戴角膜接触镜、角膜外伤及长期用糖皮质激素滴眼。

②老年人和糖尿病者。

③通过污染的医疗器械或物品造成院内医源性感染。

2. 临床表现

不同菌株所引起的角膜炎，临床上有较大差别：

(1) 轻症者表现为局限性灰白色浅层浸润，溃疡小，病程短，一般预后较好。

(2) 重症者可致环形角膜脓疡和前房积脓（有些菌株可产生红色色素，使前房积脓呈红色或粉红色），病程发展迅速，预后差。

3. 治疗

(1) 与绿脓杆菌性角膜炎相同，采用氟喹诺酮类抗菌药物（0.3% 氧氟沙星）或氨基糖苷类（0.3% 妥布霉素）、单独或联合第三代头孢菌素（0.5% 头孢氨噻肟唑）交替频繁滴眼。待获得药敏试验的结果后，应及时修正使用敏感抗生素治疗。

(2) 重症者应联合使用胶原酶抑制剂（2% 乙酰半胱氨酸）或自家血清滴眼。

七、厌氧菌性角膜炎

厌氧菌性角膜炎 (anaerobic keratitis) 是一种机会感染性角膜病，以往报道较少见，近来有增多趋势，常与需氧菌和兼性厌氧菌混合感染致病。

1. 病因

(1) 厌氧菌 (anaerobes) 普遍存在于眼结膜囊穹窿皱襞处，其感染为内源性。氧化作用减少和黏膜表面破损（创伤、手术）可导致感染。

(2) 该菌种类繁多，可引起多种眼病，以往报告较多的是产气荚膜杆菌所引起的气性坏疽性全眼球炎、泪囊炎及眼眶感染等。

(3) 近来引起厌氧菌性角膜炎的报道逐渐增多，分离出的致病性厌氧菌有消化链球菌 (peptostreptococcus)、痤疮丙酸杆菌 (propionibacterium acnes)、梭杆菌 (fusobacterium)、类杆菌 (bacteroides) 等。

2. 临床表现

多为角膜局灶性浸润，不易与一般细菌性角膜炎相区别。如果与需氧菌同时感染，则表现为典型的化脓性角膜炎伴前房积脓。目前，尚未见有厌氧菌性角膜炎的典型角膜体征性改变的报道，仅有产气荚膜杆菌所致的角膜炎，常在眼伤后发生，初起为角膜浅层小溃疡，以后急速发展、扩大，数小时后，基质浅层出现小气泡，有破裂倾向。

3. 治疗

各种厌氧菌对氨基糖苷类抗生素均有抗药性。作为首选治疗药物有林可霉素和克林达霉素。克林达霉素是林可霉素的脱氧衍生物，有更大的抗菌活性，但易形成耐药株，使用中必须注意。次选药物有第二、第三代头孢菌素及氟喹诺酮类抗菌药。

八、不发酵革兰阴性杆菌性角膜炎

不发酵革兰阴性杆菌性角膜炎 (non-fermentative gram rods keratitis) 多发生于医院

内的年老体弱患者，是典型的机会感染，近来有增多趋势，需加以警惕。

1. **病因**

（1）不发酵革兰阴性杆菌（non-fermentative gram negative rods）为革兰阴性无芽孢需氧菌，不分解葡萄糖，依靠呼吸进行代谢和发育，自然界分布极广，以医院内检出率为最高。角膜接触镜保存液更易受其污染。

（2）引起角膜炎报告较多的有葱头假单胞菌（*P.cepacia*）、嗜麦芽假单胞菌（*P.maltophila*）、施氏假单胞菌（*P.stutzeri*）等。

2. **临床表现**

（1）症状：局部刺激症状重，睁不开眼，高度睫状充血及球结膜水肿。

（2）体征：病情较缓慢，角膜中央有浓密的黄白色浸润灶，伴有前房积脓及虹膜红变等。典型体征有待进一步观察。

3. **治疗**

绿脓杆菌以外的非发酵革兰阴性杆菌对合成青霉素、头孢菌素类、氨基糖苷类及林可霉素均不敏感。治疗时可选用二甲胺四环素(minocycline，MINO)和强力霉素(doxycycline，DOXY)或氯霉素(chloramphenicol，CP)。一般采用0.5% MINO溶液及0.5% CP溶液滴眼，重症者可联合MINO和DOXY全身应用，口服每日200 mg，静滴每日100 mg，或结膜下注射。

4. **预防**

该菌对医院常用的消毒药洗必泰（双氯苯双胍已烷）具有较强的抗药性，实验证明在0.02%洗必泰液中仍能增殖。因此必须注意院内交叉感染。

九、放线菌性角膜炎

放线菌性角膜炎(actinomycetes)又称角膜放线菌病(keratoactinomycosis)，是由放线菌所引起的一种非常罕见的感染性角膜病。其发病诱因及临床特征与真菌性角膜炎相似，常被误诊，需引起足够的警惕。

1. **病因**

（1）致病菌：放线菌广泛分布于土壤、草木、水、谷物等自然界，可发育出细长的菌丝，断裂后成短杆状或球状，革兰染色阳性。过去曾认为它是介于真菌和细菌之间的一种微生物，现已证实它是属于真性细菌。其中厌氧衣氏放线菌（actinomyces israelii）和需氧星形诺卡菌（nocardia asteroides）可引起泪小管炎和角膜炎。厌氧衣氏放线菌对氨苄西林、青霉素、四环素、红霉素、林可霉素等敏感。需氧星形诺卡菌对复方磺胺甲噁唑、磺胺嘧啶、青霉素、强力霉素、丁胺卡那霉素等药物较敏感。

（2）危险因素：与真菌性角膜炎的发病诱因非常相似，有植物性外伤，配戴角膜接触镜及长期滴用糖皮质激素等病史。

2. **临床特征**

（1）星形诺卡菌引起的角膜炎起病相对缓慢，病程迁延，早期表现为点状上皮浸润，逐渐形成基质浸润。典型角膜体征：①溃疡边缘不规则呈硫磺颗粒样线状混浊；②溃疡微隆起，表面粗糙不平，呈污灰白色；③常伴有环形浸润或前房积脓。

(2) 衣氏放线菌引起的角膜溃疡特征为溃疡表面较干燥，周边有沟状溶解，常伴有卫星灶和前房积脓，严重时可形成后弹力层膨出或角膜穿孔。

3. 诊断

(1) 仅依靠临床特征很难与真菌相鉴别，最后必须依靠角膜刮片及细菌培养才能确诊。

(2) 放线菌丝革兰染色阴性，直径≤ 1 μm，比真菌菌丝还要细，此点可与真菌相区别。

4. 治疗

(1) 一般可采用青霉素类、四环素类、氨基糖苷类、抗生素进行治疗。

(2) 近来有人采用 10% ~ 30% 磺胺类药物滴眼或磺胺甲噁唑 - 甲氧苄啶 (sulfamethoxazole-trimethoprim, ST) 合剂 (按 1 ∶ 5 比例混合) 滴眼或口服治疗本病，获得较好效果。

(齐　虹)

第二节　单疱病毒性角膜炎

单疱病毒性角膜炎 (herpes simplexkeratitis, HSK) 是由单纯疱疹病毒 (herpes simplex virus) 引起的一种严重的感染性疾病，是角膜盲的主要致病原因。单疱病毒分为两种类型：单疱病毒 -1、单疱病毒 -2。通常情况下单疱病毒 -1 主要侵犯口腔黏膜而单疱病毒 -2 主要侵犯生殖器，但两种类型可以出现交叉感染的情况，眼部感染主要是单疱病毒 -1 所致，但近年来也有单疱病毒 -2 感染的报道。单疱病毒角膜炎可分为原发感染和复发感染，原发感染主要发生在新生儿或儿童，主要表现为隐匿感染或严重的急性感染，如单疱病毒性眼睑眼和结膜炎。在成人所发生的单疱病毒性角膜炎多为单疱病毒 -1 引起的复发性感染。单疱病毒性角膜炎对于临床医生来说是一种具有挑战性的疾病，因为它既是感染性疾病又是免疫性疾病，可影响到角膜的各个层次，部分患者双眼发病，因此对这类疾病全面深入地了解是非常重要的。

一、分类

按病毒侵犯的部位不同，单疱病毒性角膜炎分为四种类型，每种类型又分不同的亚型。

1. 感染性角膜上皮炎

①角膜上皮疱疹；②树枝状角膜溃疡；③地图状角膜溃疡；④边缘性角膜溃疡。

2. 神经营养不良性角膜病变

3. 角膜基质炎

①坏死性角膜基质炎；②免疫性角膜基质炎。

4. 角膜内皮炎

①盘状角膜内皮炎；②弥漫性角膜内皮炎；③线状角膜内皮炎。

二、临床表现

（一）感染性角膜上皮炎

所有类型的复发性角膜上皮炎都是由于活性病毒复制所致，临床上最常见的类型是树枝状和地图状角膜溃疡，角膜上皮疱疹和边缘性角膜溃疡比较少见，因此在临床很容易被忽视。这类病人的主要症状为畏光、疼痛和水样的分泌物，如果病变的部位位于角膜中央区，就会出现视力下降。

病毒侵入角膜上皮最早期的表现是上皮疱疹，过去通常被描述为点状上皮病变，仔细检查会发现这些部位是细小的、凸起的、边界清楚的疱疹与身体其他部位皮肤和黏膜的疱疹相一致。角膜疱疹在病毒感染的早期出现，一般在发病的 24 小时内，然后这些小泡很快融合成串，表面破溃形成临床上典型的树枝状或地图状溃疡。然而在免疫缺陷的患者，角膜上皮疱疹存在的时间会延长，有时形成隆起的树枝状的疱疹串，但荧光素染色是阴性的。

树枝状角膜溃疡为单疱病毒性角膜上皮炎在临床上最常见的表现，其特点表现为分枝状，呈线形走行伴有膨大的末端和周围肿胀的上皮（图 1-2-1 左图），在这些肿胀的上皮细胞内含有活性病毒。这些病变的区域代表着真正的溃疡，沿着基底膜扩散，荧光素染色阳性，溃疡边缘的上皮高出邻近正常的角膜上皮，荧光素染色阴性。在临床上应该注意的问题是单疱病毒树枝状角膜溃疡可以导致不正常的角膜上皮病变，这种病变可持续数周，表现为树枝状的形态，是感染的上皮愈合后留下的痕迹，称之为树枝状角膜上皮病变（图 1-2-1 右图），但并不是真正的溃疡，荧光素染色为阴性。

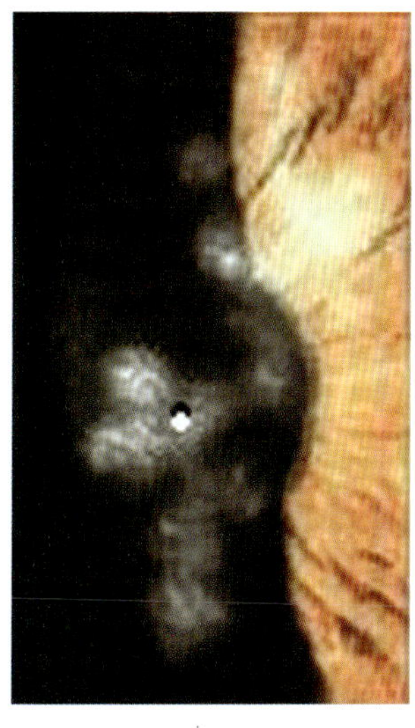
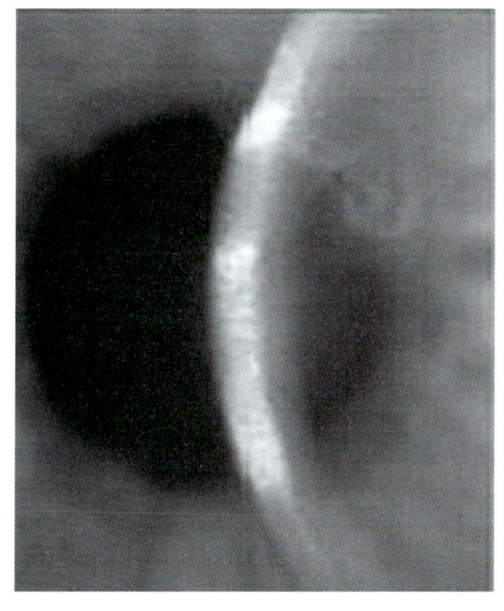

图 1-2-1　左图可见角膜呈树枝样的外观，角膜水肿不明显；右图可见荧光素染色后角膜上皮光滑，荧光素染色阴性，树枝状混浊位于角膜上皮下，此时的病变为树枝状角膜病变

当树枝状角膜溃疡没有得到及时的控制，病变进一步扩大，即形成地图状角膜溃疡，可以认为是树枝状角膜溃疡的加宽，它也是真正的上皮型的角膜溃疡，有穿透基底膜向深层扩散的可能，病变边缘像树枝状角膜溃疡一样也是富含有病毒的肿胀的上皮。地图状角膜溃疡病变持续的时间和治疗的时间均长于树枝状角膜溃疡。也有人认为地图状角膜溃疡与早期应用糖皮质激素有关。

单疱病毒角膜上皮炎的另一种表现是边缘性角膜溃疡。病变也是起源于真正的病毒感染，然而由于病变的部位位于富含血管的角膜缘部位，因此具有独特的表现。病变区域早期就出现白细胞的浸润，周围的角膜缘充血，溃疡下面的前基质浸润，部分患者可表现为树枝状溃疡伴有角膜基质的浸润，但大部分患者缺乏典型的树枝状形态，因此临床很容易出现误诊。边缘性角膜溃疡的临床症状较中央部病变更剧烈，因为靠近角膜缘，故炎症反应更加强烈。

单疱病毒边缘性角膜溃疡（图 1-2-2）并不是很常见的，因此临床上常与葡萄球菌性的边缘性角膜病变相混淆。如果误诊后不恰当地应用抗生素和糖皮质激素而没有应用局部抗病毒药物，就会导致溃疡进一步向中央部扩散和上皮浸润的加重。当病变向中央扩散后可能会形成典型的树枝状溃疡，这就会使诊断变得明确。鉴别单疱病毒边缘性角膜溃疡和葡萄球菌性的边缘性角膜病变有以下几个方面：

首先，单疱病毒角膜溃疡在开始时就是角膜溃疡伴有基质的浸润，而葡萄球菌性的边缘性角膜病变早期有完整的上皮，仅表现为角膜基质的浸润，但随着炎症的加重可导致继发的角膜溃疡；

其次，单疱病毒角膜溃疡伴有角膜缘的充血，通常在早期就出现新生血管的侵入；葡萄球菌性的边缘性角膜病变在病变区和角膜缘之间有一正常角膜的透明带；

第三，如果不治疗的话，单疱病毒角膜溃疡会进一步向角膜中央扩散，而葡萄球菌性的边缘性角膜病变会呈环形浸润而不是向心性的；

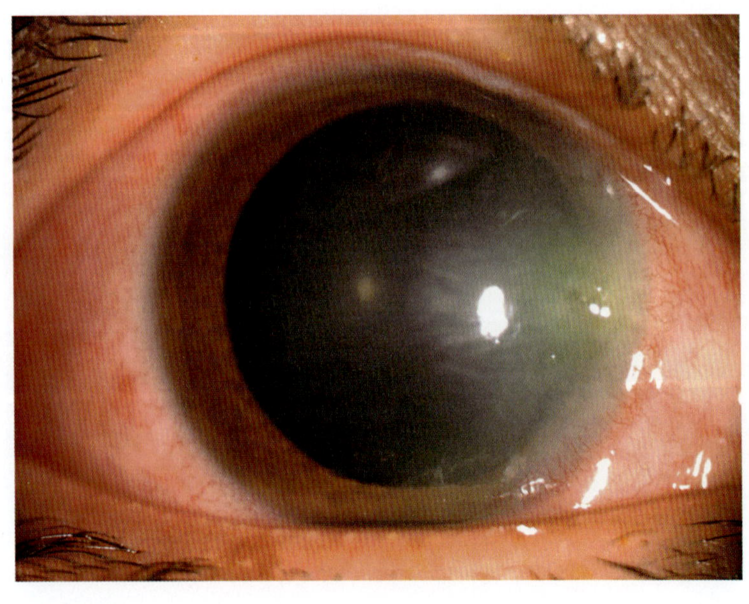

图 1-2-2 单疱病毒边缘性角膜病变，溃疡位于角膜周边部，周围的角膜缘充血，溃疡下面的基质浸润，溃疡向角膜中央部扩散

第四，单疱病毒角膜溃疡通常不伴有眼睑的炎症，而葡萄球菌性的边缘性角膜病变常常伴有眼睑的炎症；

第五，单疱病毒角膜溃疡可以发生在任何部位，而葡萄球菌性的边缘性角膜病变通常发生在 2、4、8、10 点钟方位与眼睑的位置相对应。

（二）神经营养不良性角膜病变

单疱病毒角膜上皮炎很容易发展成为神经营养不良性角膜病变。这种疾病的临床特点既不是免疫反应也不是病毒的感染，而是由于角膜知觉的减退和泪液分泌减少所致。此病也可由于长期应用眼药水，尤其是抗病毒眼药水所致。神经营养不良性角膜病变的早期表现为角膜失去正常的光泽、表面不规则、点状上皮侵蚀，进而发展成持续性、进行性的角膜上皮缺损，这种缺损不同于地图状角膜溃疡之处在于为边界光滑的椭圆形缺损，上皮的缺损持续可以导致基质溃疡称之为神经营养不良性角膜溃疡，这种溃疡同样为圆形和椭圆形、边界光滑（图 1-2-3 左图），但基底部表现为灰白色混浊。神经营养不良性角膜溃疡有一个见厚的边缘为堆积的上皮所致（图 1-2-3 右图）。并发症包括角膜基质瘢痕、新生血管形成、角膜坏死、穿孔和继发细菌感染等。

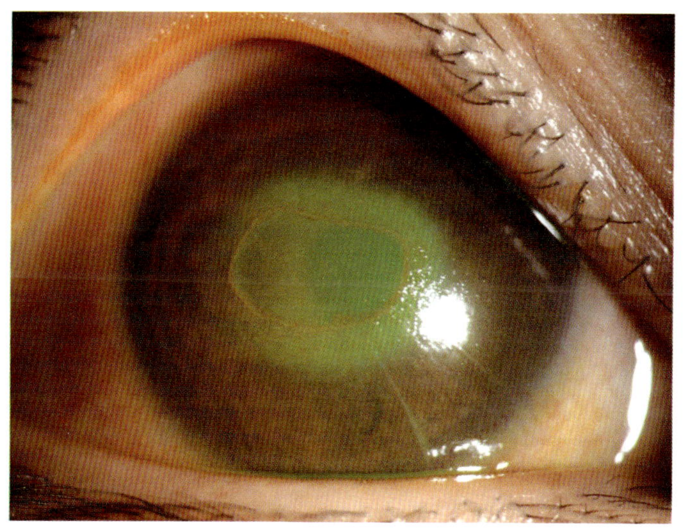
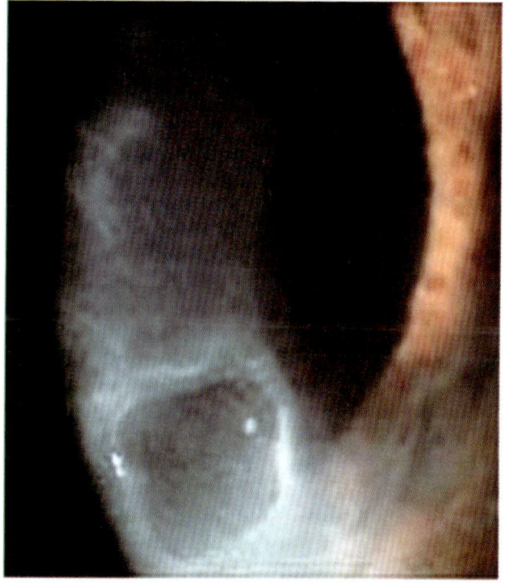

图 1-2-3 左图表现为椭圆形角膜上皮缺损，缺损边界光滑，无炎症浸润，荧光素染色阳性；右图为角膜上皮缺损区厚的边缘，隆起

（三）角膜基质炎

单疱病毒感染角膜基质可以通过不同的机制，可以是原发和继发。继发性角膜基质炎可以是感染性角膜上皮炎、神经营养不良性角膜病变和角膜内皮炎的后遗症。因为上述三种疾病均可导致角膜基质的炎症、水肿和瘢痕，因此早期的认证和确定诊断是非常重要的。本章节介绍的角膜基质炎是指单疱病毒原发于角膜基质引发的炎症，包括坏死性角膜基质炎是病

毒直接攻击角膜基质所致的炎症；免疫性角膜基质炎是单疱病毒引起的基质免疫反应所致。

坏死型角膜基质炎临床上并不多见，被认为是单疱病毒病毒直接侵袭角膜基质所致。临床表现为角膜的坏死、溃疡、致密的角膜基质浸润和角膜上皮的缺损。病毒的大量复制和宿主对病毒所产生的严重的炎症反应导致了破坏性的基质内炎症。严重的炎症在短时间内就可导致角膜基质变薄，溶解和穿孔（图 1-2-4）。在临床上坏死性角膜基质炎与感染性角膜上皮炎合并细菌或真菌的感染很相似，因此在确诊为坏死性角膜基质炎前细菌和真菌的检查是必要的。对于这种疾病大量抗病毒和抗炎症反应药物要同时进行，糖皮质激素要慎谨应用。

免疫性角膜基质炎（或称间质性角膜炎），是单疱病毒慢性复发性的表现，在临床较为常见。有报道认为感染性角膜上皮炎 2 年后有 21% 的病例，7 年后有 26% ～ 48% 的病例发展为免疫性角膜基质炎。炎症的机制被认为是病毒被限制在角膜的基质内，触发了机体的抗原抗体反应导致了基质的炎症。免疫性角膜基质炎的共同表现是角膜上皮完整，但有明显的角膜基质浸润（图 1-2-5 左图），在急性期，角膜基质的混浊伴有炎性浸润，这种炎症可以是

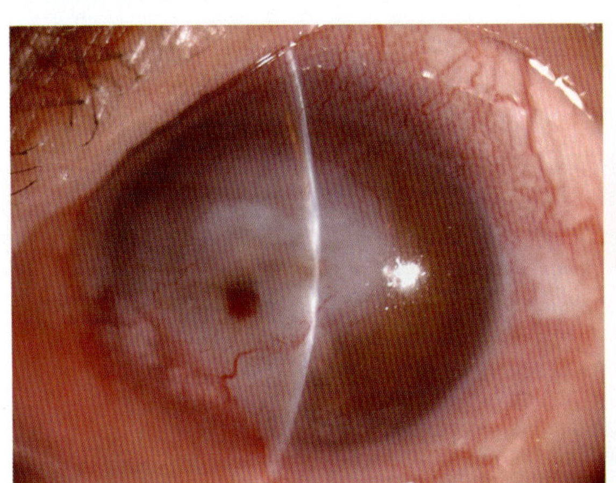
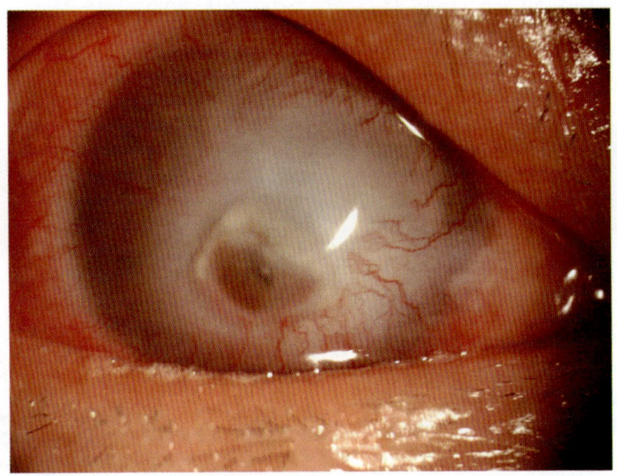

图 1-2-4　左图：角膜的坏死、溃疡、致密的角膜基质浸润，角膜基质变薄，溶解和穿孔，前方消失。右图：角膜溶解，坏死范围 >3 mm，虹膜脱出

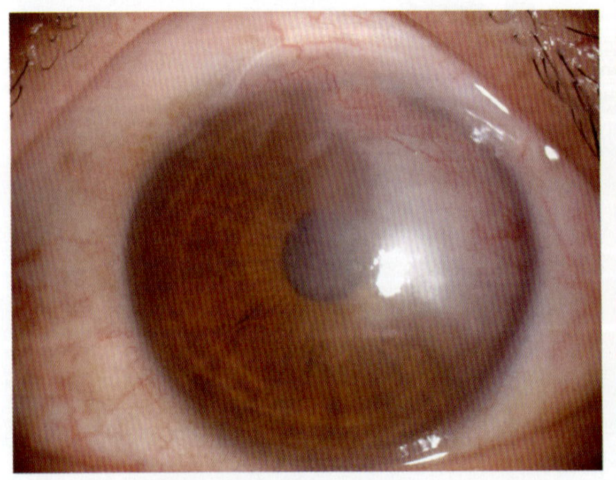
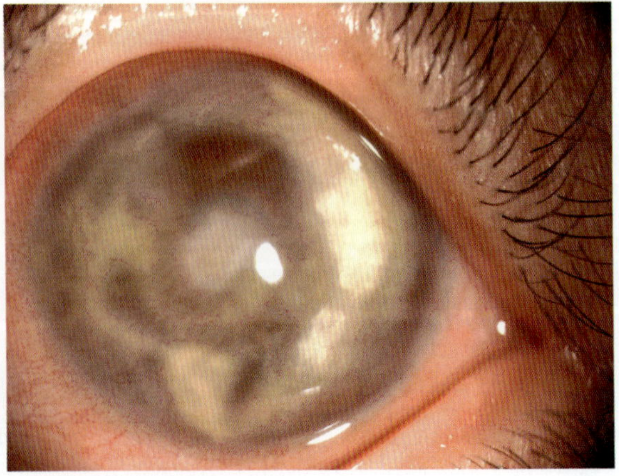

图 1-2-5　左图：免疫性角膜基质炎，角膜上皮完整，但有明显的角膜基质浸润灶性。右图：多灶性或弥漫性，基质内新生血管的形成

灶性、多灶性或弥漫性。角膜基质的浸润常伴有前房的炎症反应和角膜的水肿，而这种基质的水肿为角膜的炎症所致非内皮功能障碍所引起。严重的基质炎症导致致密的浸润最终引起视力严重下降。免疫性角膜基质炎另一个重要的表现是基质内新生血管的形成（图 1-2-5 右图）。新生血管可以发生在角膜的各个层次，从早期局部的新生血管逐渐发展为象限性再扩展到全角膜，然而积极有效的治疗可以使新生血管完全消退，仅留有血管的支架。这些血管支架是空的血管壁其内没有血液流动，也不会增加穿透性角膜移植术后排斥反应的风险。但这种血管支架的存在可伴有角膜瘢痕的存在和角膜基质的变薄。免疫性角膜基质炎可以发生在感染性角膜上皮炎后的几天或几年，在某些病例中可能没有感染性角膜上皮炎的病史，在急性期就发生在角膜基质，但详细地询问病史和仔细地检查发现既往病毒感染的痕迹对明确诊断是非常重要的。免疫性角膜基质炎的病程多为慢性、复发性的，可持续几年的时间，表现为持续性的轻度的炎症伴偶发加重；还可表现为炎症完全消退但时有反复。没有得到及时的治疗可导致角膜基质的瘢痕、角膜变薄、持续性的新生血管、脂质沉积和严重的视力丧失。

（四）角膜内皮炎

一些单疱病毒角膜炎的患者表现为角膜基质的水肿，但没有角膜的浸润。这些患者共同的表现是：角膜后沉着物（KP），KP 所在位置的角膜基质和上皮水肿、伴有虹膜炎的存在。这些证据足以证明角膜炎症发生的部位是在角膜的内皮层而不是在角膜的基质层。目前认为疾病的本质是角膜内皮炎而非基质炎的理由是：KP 仅出现在角膜水肿的位置，非水肿区无 KP 存在，说明角膜水肿的出现是由于内皮功能失调所致；病变区角膜有明显的水肿，但不伴有基质的浸润和层间的新生血管，而基质的浸润和层间的新生血管恰是角膜基质炎的临床表现，水肿消退后角膜完全恢复透明。但对于反复发作和长期治疗不愈的病人，因严重的角膜水肿可继发引起角膜的新生血管和角膜的瘢痕，故晚期很难鉴别病毒侵袭的原发部位。

盘状角膜内皮炎：以往临床上常常将盘状角膜内皮炎称为盘状角膜水肿或盘状角膜基质炎，主要是因为病变表现为基质的水肿，但这二个命名均不能反映疾病的本质，现随着单疱病毒角膜炎的重新分类，应对盘状角膜炎有新的认知，称之为盘状角膜内皮炎更加贴切。盘状角膜内皮炎的症状有畏光、轻度和中度的眼部不适，眼部充血可伴有虹膜炎，视力的情况与病变的部位有关，位于中央部的病变对视力影响大。裂隙灯显微镜下见病变部位的角膜呈圆形和椭圆形的水肿，位于角膜的中央区和旁中央区，水肿累及角膜的全层基质，角膜上皮水肿呈毛玻璃样的外观（图 1-2-6），严重者可有上皮水泡观，类似于角膜内皮失代偿的改变。水肿区与正常角膜之间界限清楚，在急性期时基质没有浸润和新生血管的存在。所有盘状角膜内皮炎的患者均有 KP 的存在位于水肿区的后面，而在非水肿区没有 KP 的存在，基质严重水肿时 KP 很难发现，有时将裂隙灯的光带在水肿边缘斜行打入角膜时方可发现，但大多数情况待基质水肿消退时方能发现躲在其后的 KP，因为 KP 的吸收要晚于角膜水肿的消退。轻度和中度的虹膜炎可伴随盘状角膜内皮炎的存在，目前虹膜炎的病因尚不十分清楚，但有一点是明确的：即免疫反应是直接发生在角膜内皮，因为表现有角膜内皮功能障碍所致的基质水肿的存在。这一点可以与虹膜炎进行鉴别，虽然同样有 KP，但虹膜炎的 KP 是因为炎性细胞沉积在角膜内皮层所致，而非内皮细胞的免疫反应因此没有角膜水肿的存在。除上述症状外，还可表现为眼内压升高，这可能是炎性细胞阻塞房角或原发性单疱病毒小梁网炎导致。盘状角膜内皮炎对激素敏感，早期用药可使角膜水肿和 KP 完全吸收，不遗留任何痕迹，也不影响视力。部分盘状角膜内皮炎的患者是自限性，即使没有治疗也可痊愈，但严重的病例如果不治疗可导致持续的角膜水肿、瘢痕和新生血管的形成。

弥漫性角膜内皮炎在临床上比较少见，像盘状角膜内皮炎一样，这些患者可表现为眼疼、怕光、眼红和视力下降。弥漫性角膜水肿（图 1-2-7 左图），角膜后大量的 KP 分布于全角膜，这些 KP 可以散在分布也可聚集成团，像内皮斑一样贴附于内皮面，严重患者可伴有前房积脓。当角膜水肿严重时会妨碍 KP 的观察。待水肿消退后会发现 KP 的存在(图 1-2-7 右图)。弥漫性角膜内皮炎也可伴有虹膜炎和眼压高的存在，其发生率要高于盘状角膜内皮炎。其临床病程相似于盘状角膜内皮炎，对局部激素敏感，预后较好，及时应用激素会使炎症和水肿彻底消退，但延误治疗会导致角膜瘢痕、新生血管和视力丧失。

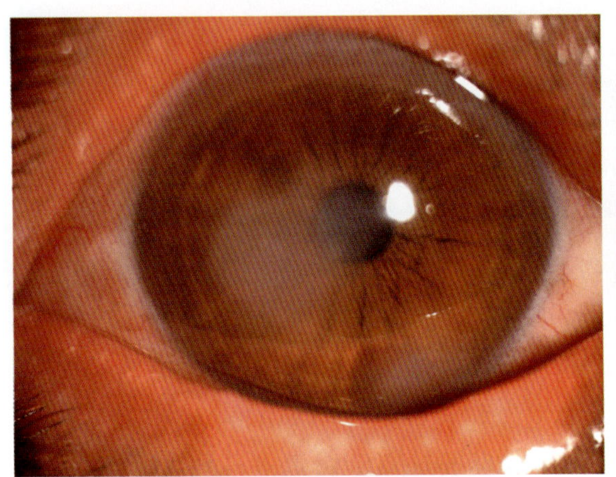
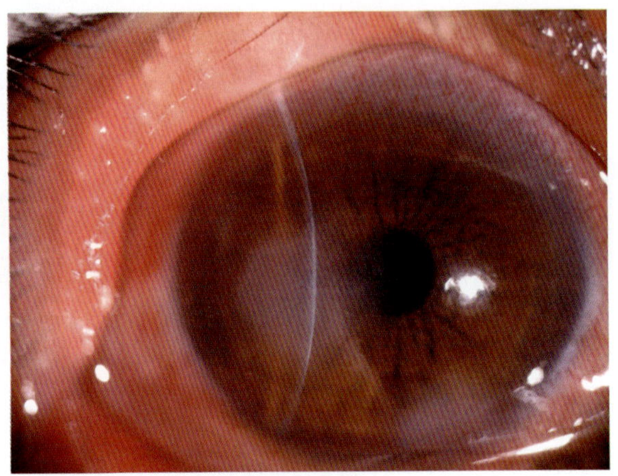

图 1-2-6　左图：角膜呈圆形和椭圆形的水肿，位于角膜的旁中央区，水肿累及角膜的全层基质，角膜上皮水肿呈毛玻璃样的外观。右图：裂隙灯显微镜下见病变水肿、增厚

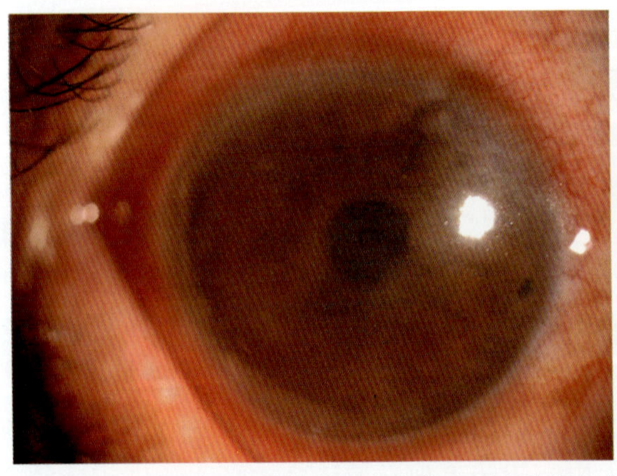
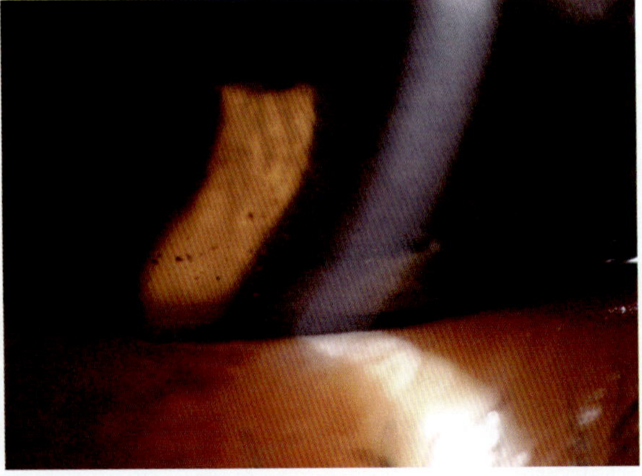

图 1–2–7　左图：弥漫性角膜内皮炎表现为弥漫性角膜水肿，水肿累及角膜的全层基质，角膜上皮水肿呈毛玻璃样的外观，KP 显示不清；右图：为治疗后角膜水肿消退，KP 明显显示

线状角膜内皮炎症状与前两种类型相同，眼部表现为角膜内皮面KP呈线状排列由周边向中央区扩展，KP线可以是局部性也可是环形，以KP线为界KP移行过的区域角膜水肿，而非累及区域角膜透明，之间的界限清楚。其形态如同穿透性角膜移植之后的内皮排斥线。线状角膜内皮炎的病程与盘状和弥漫性角膜内皮炎不同，治疗非常困难，病程漫长，如果诊断不及时或治疗不当会导致角膜内皮失代偿，对于这类疾病局部激素与抗病毒药物应该联合应用，所有这种类型的病人均被推荐口服阿昔洛韦（图1-2-8）。

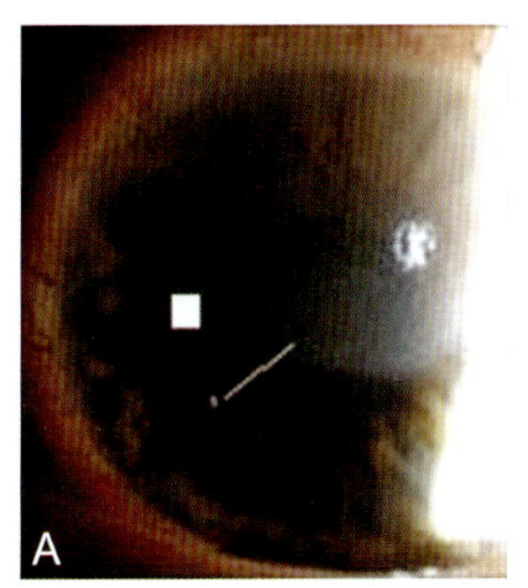

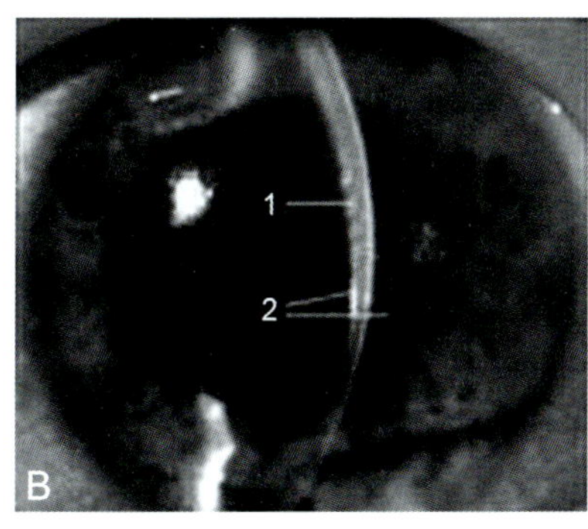

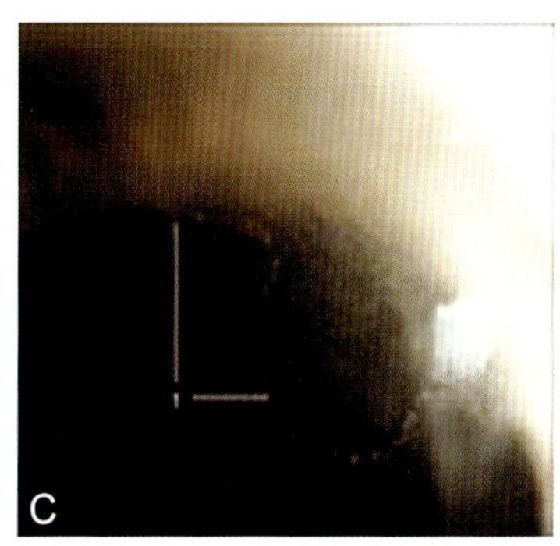

图1-2-8　线状角膜内皮炎，角膜内皮面KP呈线状排列由周边向中央区扩展，KP移行过的区域角膜水肿。A图：裂隙灯弥散光下见病变角膜水肿，毛玻璃样外观。B图：裂隙灯显微镜下，病变角膜基质层明显增厚。C图：角膜内皮面KP成线状排列

三、实验室检查

虽然原发和复发型单疱病毒角膜炎的诊断主要依赖于病史、症状和眼部的检查。但单疱病毒病毒的分离和培养等实验室检查是确定诊断的重要依据。

（一）单疱病毒病毒的分离和培养

病毒的分离一般应在发病的早期做，培养的时间大约1周左右。病毒分离可以确定亚型是单疱病毒-1或单疱病毒-2。一般情况下，皮肤和角膜的疱疹含有高浓度的病毒，90%可查到病毒的存在；皮肤和角膜溃疡的取材培养有70%～80%的阳性率，如果患者既往应用抗病毒药物的治疗会大大降低检测率。

（二）细胞学检查

取材标本通过Giemsa和Wright染色进行细胞学检查可以提供快速的诊断线索，可发现多核巨细胞，但一般缺乏特异性，因带状疱疹病毒和单疱病毒均可导致多核巨细胞的存在。有些病例可发现由单疱病毒所致的核内包涵体的存在。这种检测方法快捷、简单，但准确性不如病毒的分离和培养，阴性结果也不能排除单疱病毒的感染。

（三）细胞培养

在大多数标本中细胞培养可以揭示细胞病理学的特征，包括早期的细胞浆内的颗粒状改变、细胞变圆、变大最终脱落形成空斑。但这些检查需要在发病 18 ～ 72 小时内完成，观察结果需要 5 ～ 10 天的时间可能延误诊断，因此需要更加快捷、准确的检测方法。

（四）PCR 检查

应用 PCR 方法诊断单疱病毒已经在临床发展和应用，它通过扩增病毒的 DNA 聚合酶，确定病毒的胸腺嘧啶脱氧核苷酸酶。PCR 方法比细胞培养更加特异和敏感，但因他需要特殊的设备、专业的技术和昂贵的费用，因此在临床并没广泛开展。

其他的检测技术包括电镜下直接观察病毒颗粒，DNA 杂交技术用于 DNA 核酸探针的研制等虽然有更高的特异性和敏感性，但因技术上更高的要求和高额的费用，因此目前很难应用于临床。

四、治疗

成功治疗单疱病毒角膜炎的关键在于医生必须清楚地知道治疗疾病的病毒感染和免疫反应必须兼顾。抗病毒和抗炎症药物应用的目的是根除活性病毒；减少进一步复发的机会，避免因炎症引起的瘢痕形成。

（一）单疱病毒感染性角膜上皮炎

尽可能快地清楚角膜上皮活病毒的存在，可采用无菌棉签擦除病损的上皮。局部应用抗病毒药物，一般应用 10 ～ 14 天。目前临床常用的为 1% 阿昔洛韦眼药水每小时 1 次点眼或更昔洛韦眼用凝胶每日 5 次，在治疗 1 周后要减少药物的用量，2 周时评价疗效。大部分患者 2 周后角膜上皮已经修复，但仍留有树枝状的形态，即树枝状角膜上皮病变，这种形态变化要持续很长的时间，此时已无活动性病毒的存在，无需再用抗病毒药物。但临床上常将这部分病人误诊为病毒炎症仍然存在，而延长抗病毒药物的应用时间，导致继发的眼部疾病。如果 2 周后角膜溃疡仍然存在，必须鉴别是神经营养不良性角膜上皮病变还是真正的感染性角膜上皮炎未愈。如果是后者，应考虑对应用的抗病毒药物的耐药，要更换作用不同环节的抗病毒药物。然而真正由于耐药所致的角膜溃疡未愈是很少的，多为药物的过度应用所致。对于角膜上皮炎的患者，激素不推荐应用，除非合并有严重的免疫性角膜基质炎。

（二）神经营养不良性角膜病变

一旦诊断为神经营养不良性角膜病变要停用一切不必要的眼部用药，尤其是抗病毒类药物。应用无防腐剂的人工泪液促进角膜上皮的修复，如果有角膜溃疡应用少量无防腐剂的抗生素眼药水。当角膜溃疡的边缘有增厚、隆起的角膜上皮妨碍了新上皮的长入，要将溃疡周围不正常的上皮刮除以促进新上皮的长入。如果持续性角膜溃疡的基底部合并有继发、轻度的炎症反应可应用低浓度小量的激素治疗。持续不愈的角膜溃疡可短时间内应用治疗性软性角膜接触镜，同时应用广谱抗生素眼药水点眼，这种方法主要适用于短期应用，因为长期配戴角膜接触镜还是有细菌感染的风险。对于长期持续不愈严重的患者，应考虑结膜覆盖或睑缘缝合。

（三）角膜基质炎和角膜内皮炎

激素的眼局部应用是治疗单疱病毒角膜基质和内皮炎非常重要的手段。已往的研究证明局部激素的合理应用可减低基质的炎症反应、缩短免疫基质炎症的病程。在激素应用前一定要权重利弊，激素的应用无疑会迅速有效地减低角膜基质和眼前节的炎症反应，减少角膜瘢痕和新生血管的形成，减低单疱病毒角膜炎引起的并发症如继发青光眼、虹膜后粘连，并发白内障等；但激素的应用又有潜在增加病毒的扩散、穿透角膜基质和延长角膜炎症反应时间的危险。激素用于治疗单疱病毒角膜炎的类型包括：边缘性角膜溃疡、免疫性角膜基质炎、各种类型的角膜内皮炎、单疱病毒虹膜睫状体炎和单疱病毒小梁网炎。对于轻度的炎症反应，如早期的免疫基质炎和轻度的盘状角膜内皮炎，既往没有应用激素的病史，可以考虑暂时不应用激素治疗；对于中度或重度的炎症反应，角膜基质的炎症或水肿影响了视力，患者有怕光、眼部不适的症状就应该应用激素。对于每一个角膜基质和内皮炎的患者激素的应用浓度和剂量是不同的，要根据患者的病情、炎症反应的强度和分类而有所不同，应该有一个个体化的治疗方案，在治疗的过程中不应快速减量、突然停药或过早停药。在治疗单疱病毒角膜基质和内皮炎时激素治疗的靶剂量是非常重要的，即当激素的应用低于这个剂量时就会引起炎症的复发，这个剂量被称之为激素的靶剂量，有些患者需要长期、低浓度的局部靶剂量激素来抑制炎症反应和并发症的发生。每个患者的靶剂量是不同的，如 0.1% 的氟米龙每日 1 次或隔日 1 次。口服激素在某些患者是必要的，如部分重症免疫性角膜基质炎、盘状角膜内皮炎、弥漫性角膜内皮炎和全部的线状角膜内皮炎的患者，对于持续性角膜上皮缺损的患者，口服激素比眼局部应用更有益。

局部抗病毒药物在这类患者中的应用同样重要，目前推荐的用量为局部抗病毒药物和激素应用相同的频度，即每天应用相同的次数。随着激素的减量抗病毒药物也逐渐减量，但局部抗病毒药物不建议长期应用，因为长期应用会导致药物毒性的结角膜上皮病变、过敏性结膜炎和点状角膜上皮病变等。因此当激素的用量减到靶剂量时，局部的抗病毒药物可以停药。研究证明在靶剂量的激素应用时很少引起单疱病毒感染性角膜上皮炎的复发。如果担心停用抗病毒药物后单疱病毒角膜炎的复发，可以考虑口服抗病毒药物如阿昔洛韦。研究表明口服抗病毒药物较局部应用更能防止病毒的复发。

（四）虹膜睫状体炎和小梁网炎

单疱病毒角膜内皮炎常伴发虹膜睫状体炎或／和小梁网炎，这两种病变也可独立于角膜炎存在，临床诊断上比较困难。这类患者激素的应用很重要，一般白天用激素眼药水，晚上用眼药膏，重症的患者可考虑激素口服。一些患者长期、慢性的虹膜睫状体炎应用大剂量的局部激素并没有明显的效果，而阿昔洛韦 0.2 g 每日 5 次口服后炎症得到了控制，说明病因是由于单疱病毒的感染所致。当伴有小梁网炎时表现急性的眼压升高，但在局部应用降眼压的药物，要应用局部激素，因为引起眼压升高的真正原因是单疱病毒引起的小梁网部位的免疫反应。在应用激素和对症治疗的同时局部抗病毒药物同样要应用。

（五）口服抗病毒药物的适应证

口服抗病毒常用的药物为阿昔洛韦，其应用的目的为治疗急性的病毒感染或预防复发。部分患者局部应用抗病毒药物效果并不明显，如原发性单疱病毒感染、免疫缺陷的患者、婴幼儿或合并有虹膜睫状体炎的患者。对于原发单疱病毒感染的患者应用口服阿昔洛韦可以缩短病程、降低角膜受累的机会、减少复发的可能性。

免疫缺陷的患者如 AIDS，由于缺乏全身性的免疫反应，因此对于病毒的侵入不能调动机体的免疫机制抑制其进一步的发展和扩散，在这种状态下局部应用抗病毒药不能控制疾病的发展，口服阿昔洛韦是非常重要的。婴幼儿口服阿昔洛韦要优于眼局部的应用。伴有虹膜睫状体炎的患者局部抗病毒药物很难穿透角膜进入前房，而口服阿昔洛韦无论在泪液还是在前房均能达到有效的药物浓度。有两类患者需长期口服阿昔洛韦以控制疾病的复发：一是频繁发作的单疱病毒感染性角膜上皮炎每年发作 3 次以上；二是单疱病毒角膜炎行穿透性角膜移植后。

（六）外科治疗

1．角膜接触镜

对于长期不愈的角膜上皮缺损可考虑应用治疗性角膜接触镜，但不推荐广泛使用，因为有潜在微生物感染的危险。

2．结膜覆盖

药物治疗无效的长期角膜溃疡，可以考虑性结膜覆盖促进角膜的修复，待病变稳定后择期行角膜移植。

3．角膜胶的应用

对于角膜穿孔的患者如果穿孔口比较小，可以考虑应用角膜生物胶，促进角膜的修复。

4．角膜移植

如果角膜穿孔较大应考虑行角膜移植手术，但此时手术并不是最好的时机，因为手术后的免疫排斥反应会较病变稳定患者的发生率高，局部抗免疫排斥药物的应用会增加病毒复发的机会。

（洪　晶）

第三节 真菌性角膜炎

真菌性角膜炎（fungal keratitis）是严重的致盲性眼病，由于发病与植物外伤有关，中国是农业大国，目前真菌性角膜炎已成为我国部分地区首位的感染致病菌。

一、真菌的一般特性

真菌是一种真核细胞微生物，细胞结构比较完整，有细胞壁和完整的核，少数为单细胞，大多为多细胞，由丝状体和孢子组成。真菌种类繁多，有10余万种，引起人类疾病约200余种，有报道70余种可引起角膜的感染。

二、真菌的生物学特性

真菌与细菌在结构、形态及组成上有很大的差别。真菌比细菌大几倍至几十倍，体外有一层坚硬的细胞壁，一般由四层不同结构组成，最外层是糖菌类；第二层是糖蛋白；第三层是蛋白质；第四层是几丁质的微原纤维。各种真菌细胞壁的结构不完全相同，菌丝与孢子外的细胞壁结构也不相同。

单细胞真菌呈圆形或卵圆形，称酶母菌。多细胞真菌大多长出菌丝与孢子，交织成团，称丝状菌或霉菌。有些真菌可因环境条件的改变，两种形态可以互变。

酶母菌的形态与结构，外形与细胞很相似，以出芽方式繁殖，芽生孢子成熟后脱落成独立体。角膜很少有酶母菌感染。丝状菌能长出菌丝，菌丝延伸分枝，长出孢子，各种丝状菌长出的菌丝与孢子形态不同，是鉴别的重要标志。

（一）菌丝

真菌的孢子以出芽方式繁殖，逐渐延长至丝状，按菌丝的功能可分为营养菌丝，为部分向下生长深入被寄生的组织或培养基中，吸取和合成养料的菌丝。按菌丝的结构分为有隔和无隔菌丝两类。

（二）孢子

是真菌的繁殖器官，一条菌丝上可长出多个孢子。在环境适宜的条件下，孢子又可发芽伸出芽管，发育成菌丝体。孢子又分：①分生孢子，由生殖菌丝末漏细胞分裂或收缩形成，也可在菌丝侧面出芽形成；②叶状孢子，由菌丝内细胞直接形成；③孢子囊孢子，为菌丝末漏膨大成孢子囊，内含许多孢子。

三、致病性

1．致病性感染，主要是一些外源性真菌感染，角膜感染以外源性为多见，通过机械刺激和代谢产物作用，引起局部的炎症和病变。

2．条件致病性真菌感染，常见于眼科长期应用广谱抗生素和糖皮质激素后继发感染。

四、发病机理

各种致病性真菌确切的致病因子还不完全清楚。致病性真菌中，只有极少数在一定条件下可使正常人致病，多数发病则与全身或局部的防御功能障碍有关。机体对真菌的防御功能包括非特异性和特异性两方面。

（一）对真菌的非特异性防御功能

人类对真菌的非特异性防御功能包括屏障因素、体液因素和细胞因素。

1．屏障因素

屏障因素指角膜上皮防御功能。完整的正常角膜上皮能防止真菌侵入。有报道正常人结膜囊内培养真菌的阳性率为 10% ~ 60% 不等。但这些人并没有发生真菌性角膜炎，只有角膜上皮损伤后才容易招致真菌感染。

真菌一旦突破屏障因素，其他非特异的和特异的防御功能即被启动。如果真菌未能被机体排出或消灭，下述各种非特异的和特异的防御功能就可能形成病理反应，即真菌性角膜炎。

2．体液因素

具有非特异防御功能的体液因素指血液、淋巴液、细胞间液、泪液中所含的各种抗微生物的分子，包括体液中的补体系统、溶菌酶、干扰素、各种细胞因子等。补体激活的旁路途径可能被真菌多糖所激活而产生 C3b、C3a、C5a 等。C3a、C5a 对中性粒细胞有趋化作用，且能使肥大细胞释放各种炎症介质。补体经典途径的激活，主要由抗原、抗体复合物启动。

3．细胞因素

人体非特异性免疫细胞包括粒细胞、巨噬细胞、自然杀伤细胞和肥大细胞等。中性粒细胞常见于真菌侵入处，可能因真菌本身能释放趋化因子；或因真菌激活补体旁路途径，产生 C3a 和 C5a（C3a 和 C5a 不但本身有趋化作用，并能使肥大细胞释放各种炎症介质）。中性粒细胞能吞噬真菌，并通过髓过氧化酶依赖性氧化系统而杀死真菌；中性粒细胞还能通过髓过氧化酶非依赖活性而杀死真菌。

当真菌或其产物中的抗原初次进入机体时，抗原呈递细胞摄取、加工抗原后，在淋巴系统内增殖。已致敏的特异性 T 细胞再循环到真菌侵入部位时，再次受到抗原呈递细胞表面的特异性真菌抗原的刺激，进行克隆增殖，释放各种淋巴因子。并招致各种淋巴因子聚集于局部，造成病理改变。这种病理改变可能消灭真菌而自愈；也可能因未能消灭真菌而长期存在，甚至播及全身其他部位。

（二）真菌与角膜的黏附在真菌感染中的作用

对许多真菌来说，黏附于宿主上皮的能力是其在宿主中集落形成及侵入体内的前提，也是感染发生的首要步骤，进一步粘附于细胞外基质（ECM）是感染扩散的必要条件。研究表明白念菌可与多种ECM成分如纤维连接蛋白（fibronectin，FN）、基膜连接蛋白（laminin，LN）、Ⅰ型、Ⅳ型胶原、纤维蛋白原、明胶和补体结合，白念菌与ECM结合能力的强弱与其致病性成正比，说明与ECM的粘附能力为白念菌重要毒力因子。烟曲霉在体内体外可与多种ECM成分结合，LN和Ⅳ型胶原是构成肺泡上皮和毛细血管内皮下基底膜的主要成分，当上皮受损时，基底膜成分暴露，同时损伤后炎症反应导致纤维蛋白原合成增加并沉积于上皮表面，烟曲霉与这些成分接触并结合从而引起烟曲霉肺病的发生。

真菌与宿主组织的粘附机制包括特异性配－受体反应和广泛的非特异性理化反应。研究证实白念菌、烟曲霉通过表面的多肽分子（受体）识别结合宿主细胞上的底物（配体），这种结合具有特异性和可饱和性。刀豆素A（Con-A）结合实验显示白念菌上与纤维蛋白原和LN结合的受体蛋白为甘露聚糖蛋白(mannoprotein，MP)。MP存在于大多数真菌细胞壁外层，可占细胞壁干重50%，扫描电镜发现烟曲霉菌与laminin结合受体分布于静息孢子外层，SDS-PAGE分析显示此受体为胞壁上一种分子量为72 kD的糖蛋白。研究还显示烟曲霉菌与纤维蛋白原和laminin以及C_3结合的受体有同一性，受体结合于纤维蛋白原的D区和laminin的P1区。烟曲霉孢子除与纤维蛋白原和laminin有高亲和力外，还可结合纤维连接素及胶原成分，与纤维连接素结合受体分子量为23 kD和30 kD的多肽，且识别依赖于RGD序列。

细胞壁外层结构对孢子粘附性能起重要作用。成熟有色素的烟曲霉孢子表面可见多量棘状突起，其无色素突变体孢子表层光滑，这种孢子疏水性明显下降，对ECM粘附能力明显下降，同时对氧化剂敏感，对鼠侵袭力下降。

由上可见，真菌依靠其特有的分子结构与特定宿主组织发生粘附，粘附在疾病的起始及扩散中起重要作用。通过抑制真菌表面特异性受体或封闭宿主表面配体，破坏真菌疏水性，阻止孢子成熟和棘状化，可以阻止真菌对宿主组织的粘附，从而阻止疾病的发生发展。

（三）真菌分泌的酶类与角膜感染的关系

研究证实许多真菌在感染宿主的过程中，通过分泌一些特异性酶降解破坏宿主细胞膜成分以利侵袭扩散，病原性真菌分泌的酶类是构成其侵袭力的重要部分，可分为两大类：降解磷脂的磷脂酶和降解肽类的蛋白酶。Ghannoum MA提出分泌酶类可认为是致病性真菌（例如白色念珠菌）的完整的发病机理，说明酶类在白色念珠菌致病过程中发挥重要作用。其中主要为蛋白酶、磷脂酶。

1．磷脂酶在白色念珠菌、曲霉菌发病机理中的研究

磷脂酶在致病真菌的形态转换和毒力方面起重要作用。磷脂酶D在真菌形态转换过程中

激活。现在已知磷脂酶 B 是白色念珠菌的毒力因素。

近来研究证明在白色念珠菌、曲霉菌致病过程中细胞外磷脂酶作为一潜在的毒力因素而存在。Ghannoum 的实验表明磷脂酶在白色念珠菌及烟曲霉菌的致病过程中起作用。他们克隆了编码念珠菌磷脂酶的三个基因：caPLB1，caPLB2，PLD。利用基因干扰的方法，建立了不能分泌磷脂酶 B（磷脂酶 B 由 caPLB1 编码）的白色念珠菌基因突变株。患有念珠菌病的小鼠动物模型实验性研究中，磷脂酶 B 缺失株导致念珠菌的毒力降低，表明磷脂酶 B 对于念珠菌的毒力是必需的。

2．基质金属蛋白酶在真菌性角膜溃疡发病机理中的研究

Ramakrishna 等人在动物实验研究中，以兔子作为研究工具，研究了黄曲霉菌、茄病镰刀菌以胶原作为唯一氮源的时候，在体外产生细胞外蛋白酶的特征。在感染、未感染的兔子角膜中均可见到基质金属蛋白酶 2（MMP-2）。在感染的兔子角膜中发现了基质金属蛋白酶 9(MMP-9)。酶抑制试验表明体外真菌培养主要是丝氨酸蛋白酶与金属蛋白酶在起作用。在感染的角膜组织中，MMP-9 的表达与多形核细胞密切相关，他们推测激活的宿主角膜细胞或炎症细胞很大程度上可能在真菌感染的角膜中有助于蛋白酶活性的增加，从而导致真菌性角膜溃疡中基质的降解。

在可溶性胶原或弹性蛋白作为氮源的培养基中生长的时候，真菌产生丝氨酸蛋白酶、半胱氨酸蛋白酶和基质金属蛋白酶。因此他们推测胶原酶活动是此提取菌株导致角膜严重破坏的中介物质。

综上可知，MMPs 在茄病镰刀菌、黄曲霉菌等真菌性角膜炎发病过程中发挥重要作用，而这两种真菌是真菌性角膜炎最常见的致病菌种。因此，充分了解 MMPs 在真菌性角膜炎中所起的作用对于研究真菌性角膜炎的发病机理非常重要。

目前已知 MMPs 在绿脓杆菌性角膜溃疡的发病过程中 MMPs 的产生受许多细胞因子调节。当 MMPs 与 MMPs 抑制剂的比例倾向于 MMPs 的时候，胶原基质将过多降解，从而导致溃疡形成。

MMPs 的作用底物不同，为了避免过多的组织损伤，这些酶受到严密的调节。这些酶生成增多将会损伤角膜，参与角膜上皮损伤与溃疡的病理过程。不同病因引起的角膜溃疡的共同特征是丝氨酸蛋白酶和 MMPs 的活动失调。这些酶不但参与 ECM 降解和溃疡形成，而且参与角膜的生理愈合过程。因此，理解这些蛋白水解酶的活动及表达调控机制对于开发阻止疾病发展和促进角膜愈合的新型药物是非常重要的。

对蛋白酶在真菌侵袭过程中的作用尚有争议。对人及动物烟曲霉性肺病的组织病理学研究显示，未见明显的与真菌侵袭有关的基质胶原、弹性蛋白及血管壁蛋白的降解，推测菌丝通过机械作用穿透组织。但亦有作者认为可能蛋白酶（ALP、PEP）仅分布于生长菌丝的顶端，从而只在局部降解破坏组织蛋白，尚有待于进一步精确定位研究。总之，尚无确切证据表明蛋白酶在真菌感染组织时扮演重要角色，有可能其作用在于使真菌能降解坏死组织作为营养物质从而与其他腐生菌竞争。

3．黑色素

已发现多种菌株如曲霉菌、新型隐球菌、巴西芽生菌均可产生黑色素或黑色素样化合物，研究表明黑色素的合成与真菌毒力密切相关，通过黑色素合成酶基因突变产生的数种真菌白化株对小鼠侵袭力下降。烟曲霉产生灰绿色孢子，Jahn 证实其孢子色素缺失株表面光滑，易被宿主的防御机制如氧化剂、单核细胞所杀灭，与野生型相比，此突变株对鼠的侵袭力下降。

黑色素是一种强效自由基清除剂，研究表明黑色素主要作用机制为保护孢子逃避机体免疫防御系统，如补体 C_3 介导的调理作用、中性粒细胞介导的吞噬作用和氧化系统，从而延长菌株体内存活时间。抑制黑色素的合成可以破坏其逃逸作用从而起到杀菌的作用，临床上应用较广的三唑类药物即可通过抑制黑色素的合成减慢真菌的侵袭速率。

除了上述有相对普遍意义的毒力因子外，各种病原性真菌都有其特有的侵袭方式，如酵母菌的表型转换、曲霉菌的毒素均被证实在其发病机制中起一定作用。多种真菌毒力因子的共同作用引起真菌感染的发生发展。

由于真菌感染的发生是由多种真菌毒力因子的共同作用引起，目前常用单个毒力基因分离突变方法不能完全了解真菌侵袭的总体机制，对与发病有关的毒力基因群的调控基因的研究有望进一步明确真菌感染的发病机制

五、感染角膜的途径

真菌感染角膜有 3 种途径：

1．源性：常有植物、泥土外伤史。

2．附属器的感染漫延。

3．内源性：身体其他部位深部真菌感染，血行扩散，大多数。

学者认为真菌是一种条件致病菌，因为正常结膜囊内培养出真菌，检查阳性率高达 27%，但不发病，只有长期使用抗生素，致结膜囊内菌群失调或长期应用糖皮质激素，使局部免疫力低下或角膜的外伤等情况下，才引起真菌性角膜炎。

六、常见的致病真菌

有丝状菌包括镰刀、曲霉和青霉菌，酵母菌常见为白色念珠菌，笔者的研究资料表明，造成山东地区真菌性角膜炎的 80% 为镰刀菌。

（一）镰刀菌

在培养的条件下，镰刀菌菌落呈绒毛状或棉团样，白色或淡紫色。气生菌丝发达，菌丝有中隔，菌丝的短爪状突起或分子孢子座上有大分生孢子，呈镰刀状，纺镰形。常感染角膜的镰刀菌有茄病镰刀菌（图 1-3-1 ～图 1-3-3）。

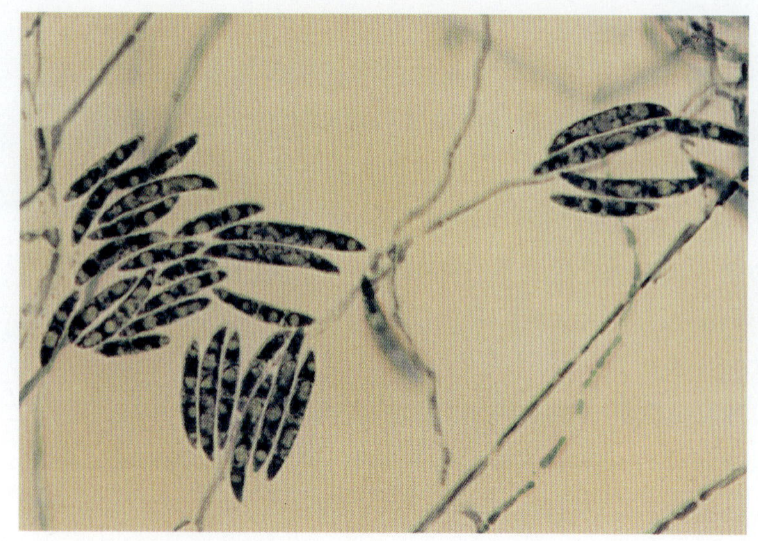

图 1-3-1　茄病镰刀菌镜下特征：小分生孢子卵圆形、椭圆形、短腊肠形、逗点形。浅黄色、黄褐色、褐色、蓝色等，呈假头状着生。大分生孢子近镰刀形、纺锤 - 镰刀形、纺锤 - 柱形，稍弯曲，顶细胞短，稍窄或圆钝，有时呈喙状，脚胞明显或无，壁厚，2~5 隔，以 3 隔者为多。厚壁孢子球形、椭圆形、壁厚，多为端生，少数为间生，有单生、对生或串生等方式

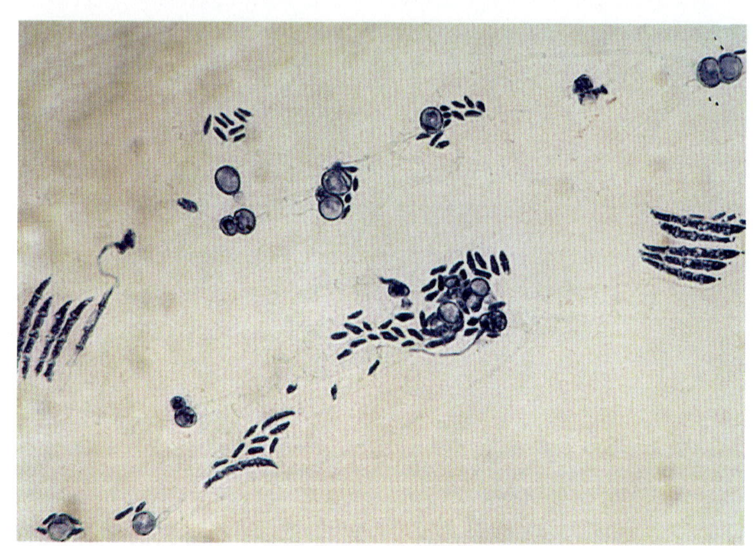

图 1-3-2　尖孢镰刀菌镜下特征：小分生孢子椭圆形或腊肠形，多为橙色，量多。大分生孢子纺锤形、镰刀形，有尖的顶细胞及典型的足细胞。以 3~4 隔为多。菌丝中有较多的顶生或间生的厚壁孢子，单细胞或双细胞，光滑或粗糙，或有疣状突起

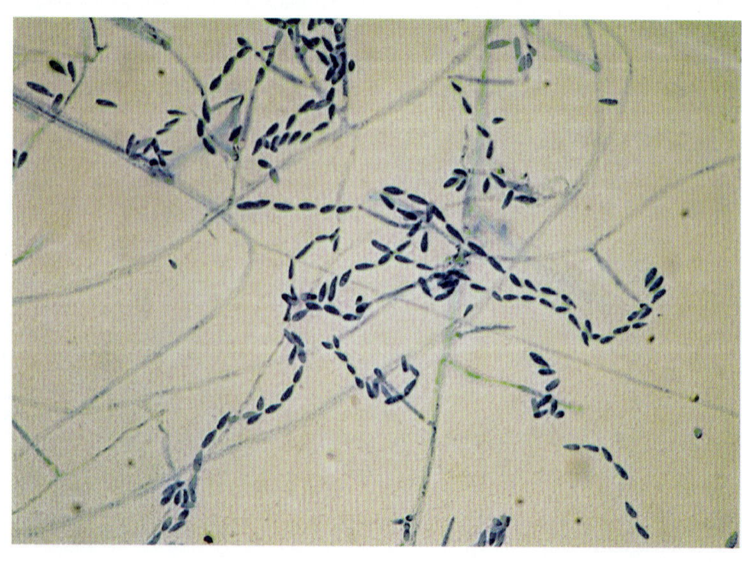

图 1-3-3　串珠镰刀菌镜下特征：小分生孢子量极多，卵形或棍棒形，单细胞，大多数以长链状排列，少数具有假头状排列。大分生孢子 3~6 隔，量少，镰刀形、壁薄，顶细胞尖细且弯曲，基细胞足形。无厚壁孢子

我国常见的为前 3 种镰刀菌感染。

（二）曲霉菌

是一种条件致病菌，正常人对该菌有抵抗力。引起曲霉菌感染的主要因素是机体抵抗力下降。曲霉菌生长迅速，2 ～ 6 天即可出现白色绒状或灰绿色菌落。菌丝有中隔，分生孢子垂直生长，梗无横隔，顶部膨大为球形，烧瓶形或半球形顶囊。在我国感染角膜有烟曲（图 1-3-4）、黄曲（图 1-3-5）、黑曲和土曲霉菌，但以前两种菌为常见。

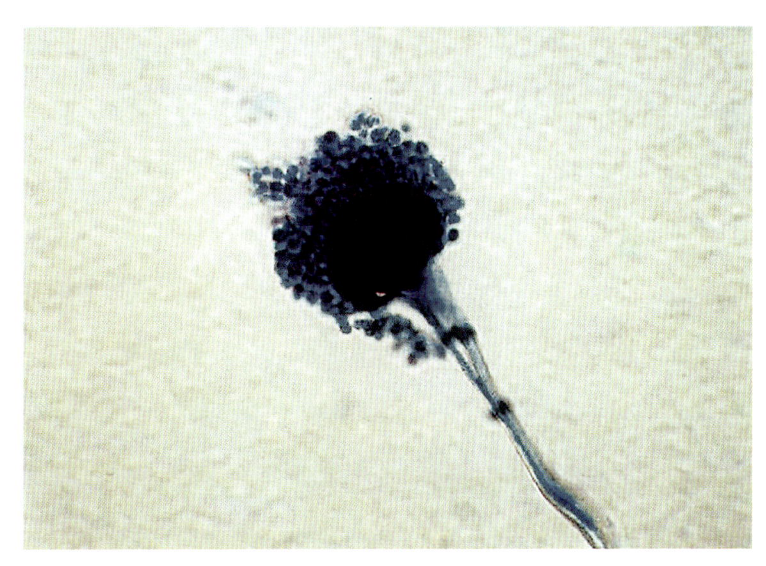

图 1-3-4 烟曲霉菌镜下特征：分生孢子梗绿色，光滑、短，顶囊绿色，烧瓶形，小梗单层，密集，布满顶囊表面 2/3，分生孢子球形、近球形，表面粗糙有刺，绿色，分生孢子头短柱状，长短不一

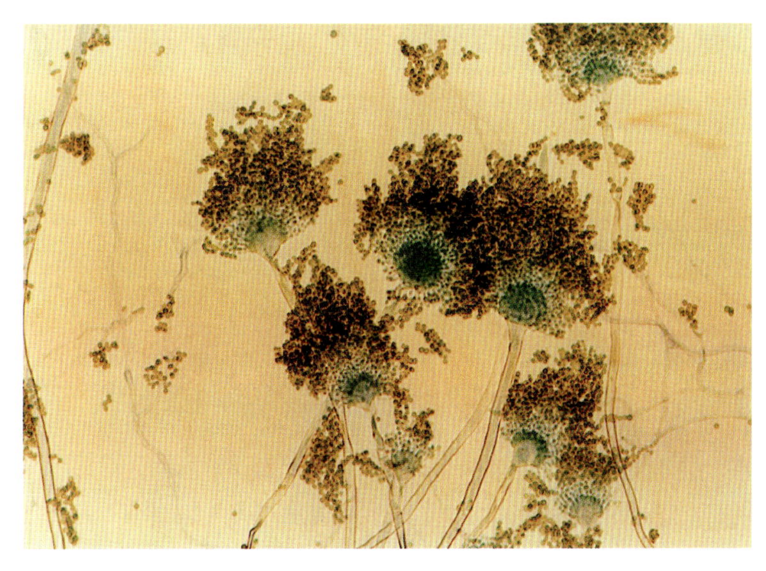

图 1-3-5 黄曲霉菌镜下特征：分生孢子头疏松放射状，继变为疏松柱状。分生孢子梗壁粗糙、无色、微弯曲，近顶囊处略粗大。顶囊烧瓶形、球形、近球形，小梗单层、双层或单双层并存于一个顶囊上，以双层为多。分生孢子球形、近球形、洋梨形，表面粗糙

（三）青霉菌

培养的菌落可为暗绿色，白色或其他色。表面呈绒毛状至粉末状的织物样外观。菌丝有中隔，直接分化生成分生孢子梗。小梗基部膨大，末端变尖成管状，产生卵形分子孢子（图 1-3-6）。

（四）白色念珠菌

为 7 种念珠菌中致病力最强的一种，培养 2 ~ 3 天可长生菌落，呈典型类酵母型，呈灰白色或奶油色，表面光滑，菌细胞为卵圆形或球形，2 μm × 4 μm 大小，芽生繁殖（图 1-3-7）。孢子伸长成芽管，不与母菌体脱离，形成较长的假菌丝，芽生孢子多集中在假菌丝的接部位，是常感染角膜的一种条件致病菌。

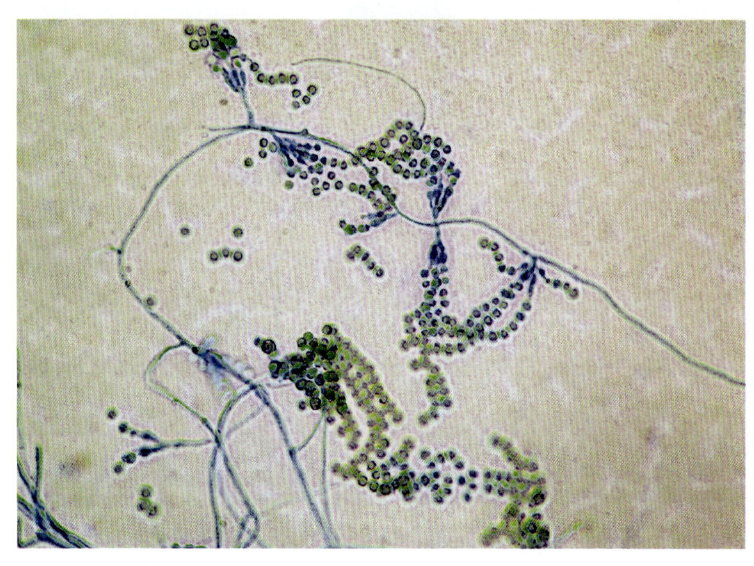

图 1-3-6　青霉菌镜下特征：37℃培养，见到 2.5~3 μm 圆形、椭圆形酵母样细胞。25℃有分枝分隔菌丝，粗糙有典型帚状枝，双轮生对称。分生孢子柄光滑、不形成顶囊，梗基常不平行，分散 4~6 个，梗基上有 4~6 个小梗，小梗短、直，具有梗茎，顶端着生单链分生孢子，分生孢子光滑椭圆或球形，有孢间连体

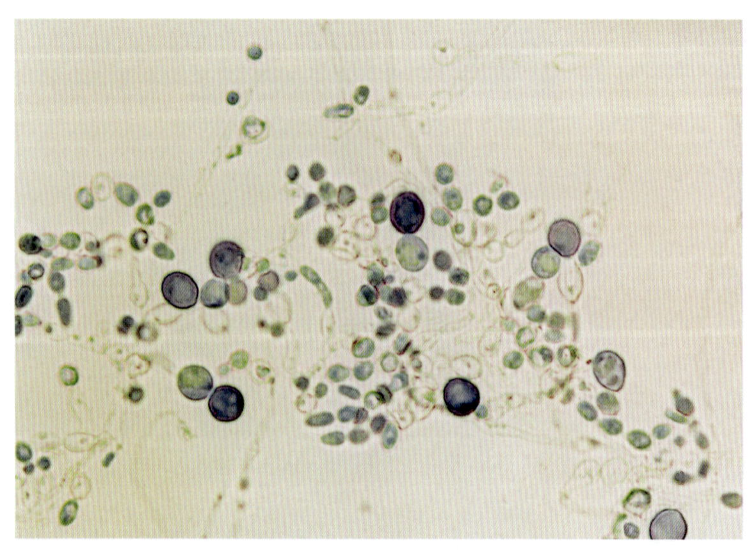

图 1-3-7　白色念珠菌镜下特征：芽生孢子球形或椭圆形，可见假菌丝和真菌丝

（五）链隔孢霉菌（图 1-3-8）

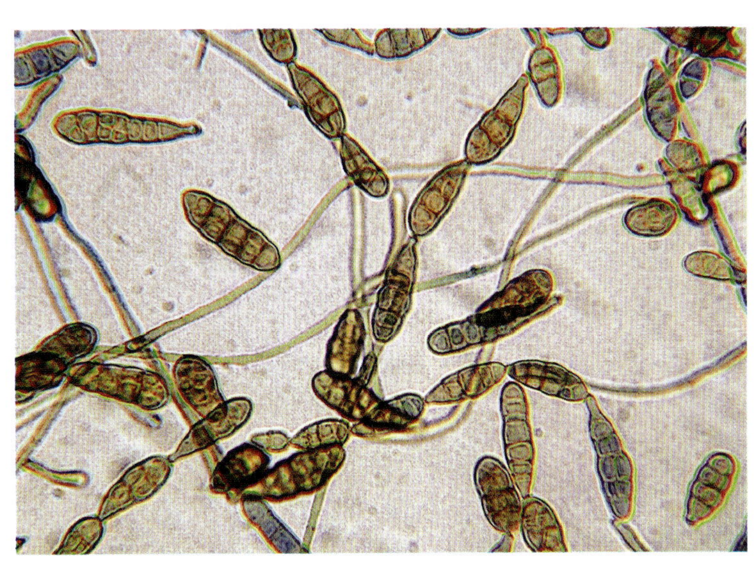

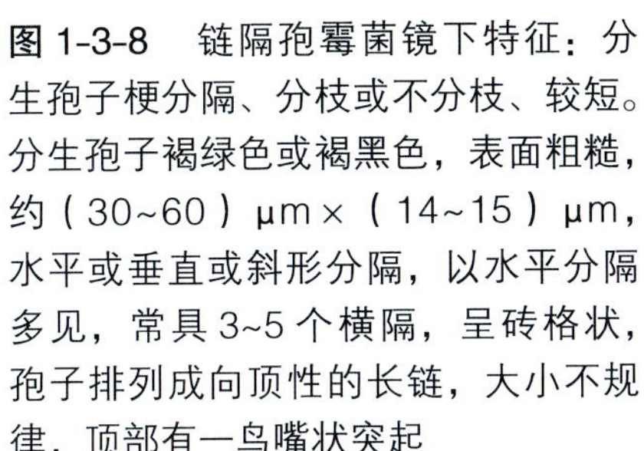

图 1-3-8 链隔孢霉菌镜下特征：分生孢子梗分隔、分枝或不分枝、较短。分生孢子褐绿色或褐黑色，表面粗糙，约（30~60）μm×（14~15）μm，水平或垂直或斜形分隔，以水平分隔多见，常具 3~5 个横隔，呈砖格状，孢子排列成向顶性的长链，大小不规律，顶部有一鸟嘴状突起

（六）申克孢子丝菌

是一种二相性真菌，即可以单细胞或多细胞两种形式出现。培养 3 ～ 5 天可形成菌落，与其他菌落不同，开始为灰白色黏稠小点，逐渐扩大变为黑褐色皱褶薄膜菌落，是一种常见的深部感染真菌，角膜表现为基质炎者多见。

七、常见真菌致病机理的病理学特点

（一）组织病理学

山东省眼科研究所对 108 例真菌性角膜炎临床表现和行 PKP 术后角膜组织切片特点的分析。

1．一般病理改变

角膜组织为广泛化脓性炎症，大量中性粒细胞浸润，炎症明显处，角膜基质纤维轻者肿胀，排列紊乱，重者基质细胞崩解，失去组织结构，呈凝固性坏死样改变。病灶周围见分离的小脓肿形成。病程长的慢性基质炎可见多核的细胞环绕真菌形成肉芽肿样改变。

2．真菌的生长特征

① 25 例角膜组织为明显的 3 层病理改变，表层为菌丝苔被似地毯样覆盖在角膜的表层，中间为炎症坏死组织，并无真菌菌丝长入，内层为完全正常的角膜组织。这些患者在临床上表现为角膜表层的病灶，面积较大，病程缓慢，角膜基质水肿轻，一般没有卫星灶和免疫环，前房反应轻，角膜刮片易找到菌丝。② 35 例角膜组织片显示真菌为灶性板层生长，菌丝只

在病灶处垂直和水平扩散，病灶周围组织炎症细胞浸润，离病灶越远，角膜组织越接近正常。临床上为单个溃疡，常达角膜基质深层，表面常为脂样脓液覆盖，周围卫星灶明显，一般没有伪足，穿透性角膜移植术易切除病灶，角膜刮片阳性率较低，采用角膜活检阳性率明显提高。③ 48 例角膜组织为全层可见真菌菌丝，菌丝垂直嵌在组织间，且杂乱无章生长，有的已伸入到后弹力层，炎症严重处为凝固性坏死，炎症反应轻处为炎症组织与正常组织相间。临床上患者表现为炎症反应明显，病灶范围广，常为全角膜炎症反应，溃疡周围有明显卫星灶，伪足，病程短而猛，均伴前房积脓。

3．真菌性角膜炎分型

通过本组真菌性角膜炎的临床表现结合相应的病理学改变，我们可以把真菌性角膜炎大体上分为 2 种形式。

①表层（水平生长）型：真菌为表层地毯式生长，对抗真菌药物效果好，刮片阳性率高，是板层角膜移植的适应证；②弥散（垂直和斜行生长）型：为临床较严重的真菌感染，有特异的真菌感染伪足、卫星灶等，抗真菌药物往往无效，板层移植为禁忌，PKP 时要尽可能切除病灶外 0.5 mm 范围以上，才能有把握控制炎症。

（二）粘附和基质金属蛋白酶与真菌在角膜生长方式的病理学特点

不同致病真菌在角膜中存在不同生长方式的可能机制：

1．真菌感染角膜的初始表现为真菌孢子与角膜上皮基底膜的粘附，粘附后组织中 MMPs 表达迅速增高。真菌孢子对角膜上皮基底膜粘附强度、角膜基质中炎性细胞浸润程度和 MMP-9 表达强度三者之间呈正相关。

2．不同菌种粘附能力、对中性粒细胞趋化作用以及 MMP-9 表达的差异，是菌丝在角膜中存在不同生长方式的重要病理学基础。

3．真菌孢子对角膜上皮基底膜的粘附能力以及 MMP-9 的表达是真菌毒力的重要因素。

八、流行病学及病因

引起角膜感染的主要真菌菌种在不同地区差别较大。在发达国家及气候较寒冷地区（如美国北部和英国），最常见致病菌种为白色念珠菌（31.6% ~ 48.4%）；在发展中国家及气候温暖或炎热地区（如美国南佛罗里达州、印度、尼日利亚等），以镰刀菌和曲霉菌为主（曲霉菌 12% ~ 47%，镰刀菌 16% ~ 62%）。我国广东、河南、河北及山东地区以镰刀菌和曲霉菌为主，其中大部分地区镰刀菌为首位致病菌，占 28% ~ 65%，其次为曲霉菌，占 11% ~ 49%；第 3、第 4 位为青霉属（3.6% ~ 11.6%）或弯孢霉属（1.2% ~ 13.1%）。

丝状真菌感染发病前多有植物性眼外伤史，或戴角膜接触镜和既往眼部手术史，酵母菌感染多与机体免疫功能失调有关，如全身长期应用免疫抑制剂或单疱病毒性角膜炎、干燥性角结膜炎、暴露性角膜炎等慢性眼表疾病及长期局部使用糖皮质激素或抗生素病史。

九、临床表现

相对细菌感染性角膜炎，真菌性角膜炎发病和进展相对缓慢。早期描述其临床性时为角膜相对静止的病灶，但目前临床上滥用抗生素、抗病毒及糖皮质激素类药物后，典型病程的真菌性角膜炎已少见，而临床常见到的真菌性角膜炎的浸润、溃疡发展已较快，有的1周内可感染到全角膜，所以不能以病程作为一个主要临床指标来判断是否为真菌感染。

真菌性角膜炎典型的角膜病变：

1. 菌丝苔被

角膜感染病灶为灰白色轻度隆起，外观干燥，无光泽，有的为羊脂状，与下方炎症组织粘连紧密（图1-3-9）。

2. 伪足

在感染角膜病灶周围有伪足，像树枝状浸润（图1-3-10）。

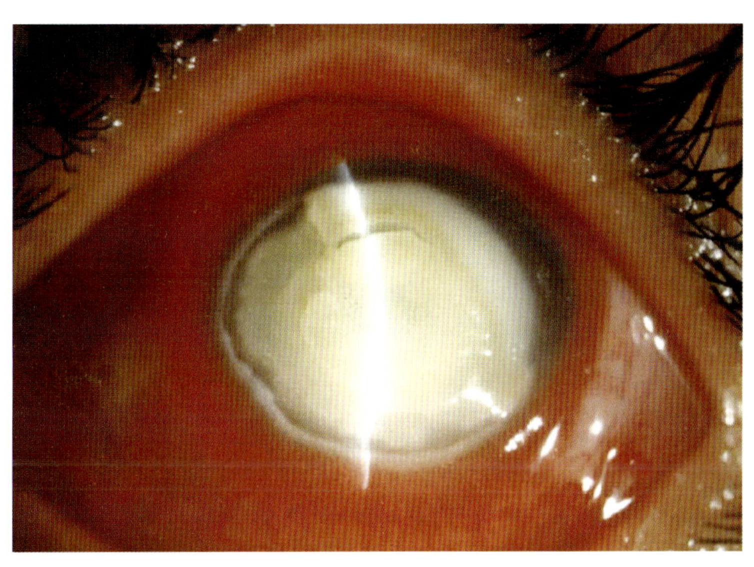

图1-3-9 菌丝苔被，表现为外观较干燥、表面无光泽，与下方炎症组织粘连较紧密，微高出角膜感染灶

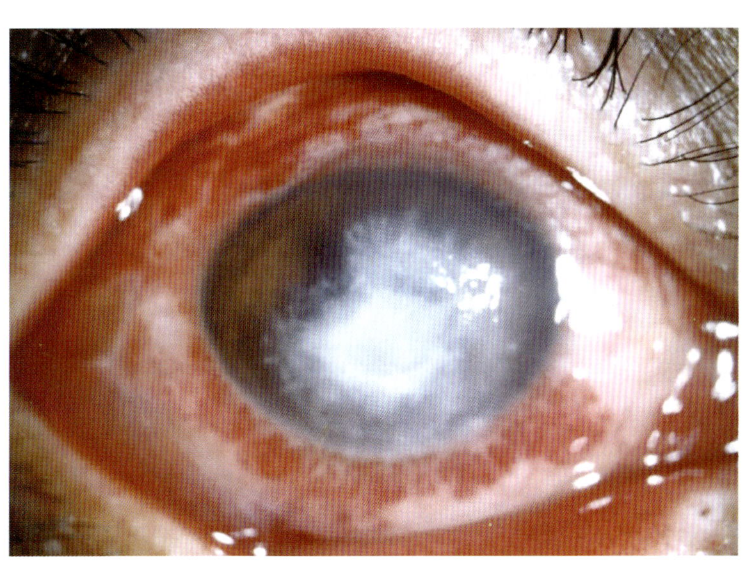

图1-3-10 伪足均从病灶如树枝状伸出，其末端为足板状

3. 卫星灶

为角膜大感染灶周围，与病灶之间没有联系的小的圆形感染灶（图 1-3-11）。

4. 免疫环

常表现为感染灶周围，有一混浊环形浸润，此环与感染灶之间有一模糊的透明带，此环的出现被认为是真菌抗原与宿主之间的免疫反应（图 1-3-12）。

5. 内皮斑

约有 50% 患者可见到角膜内皮面有圆形块状斑，比 KP 大，常见病灶下方或周围（图 1-3-13）。

6. 前房积脓

是判断角膜感染深度的一个重要指标，有前房积脓时说明感染已达角膜基质层，有的甚至是部分菌丝已穿透后弹力层（图 1-3-14）。前房的脓液在角膜穿孔前，只有 15% ~ 30% 脓中有菌丝，大部分为反应性积脓，当出现角膜穿孔，前房脓液中高达 90% 有真菌菌丝存在。

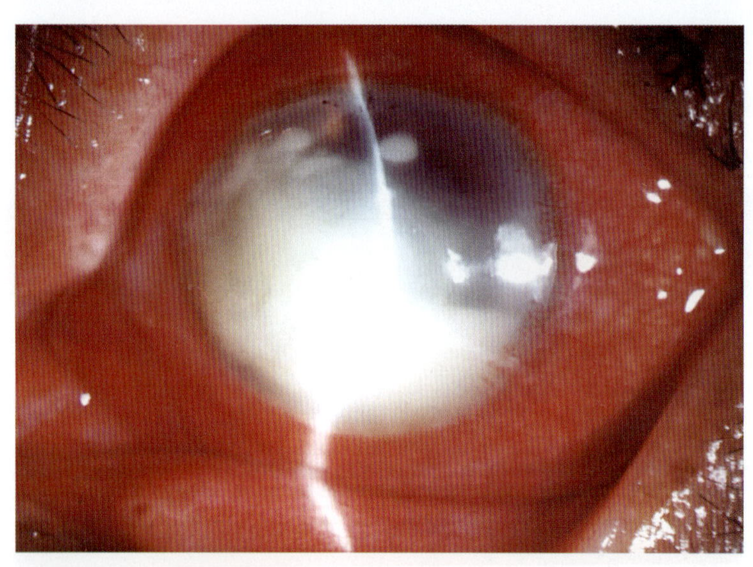

图 1-3-11 真菌性角膜炎的卫星灶是一些与主要感染灶不相连的小感染灶，往往围在大的感染灶周围

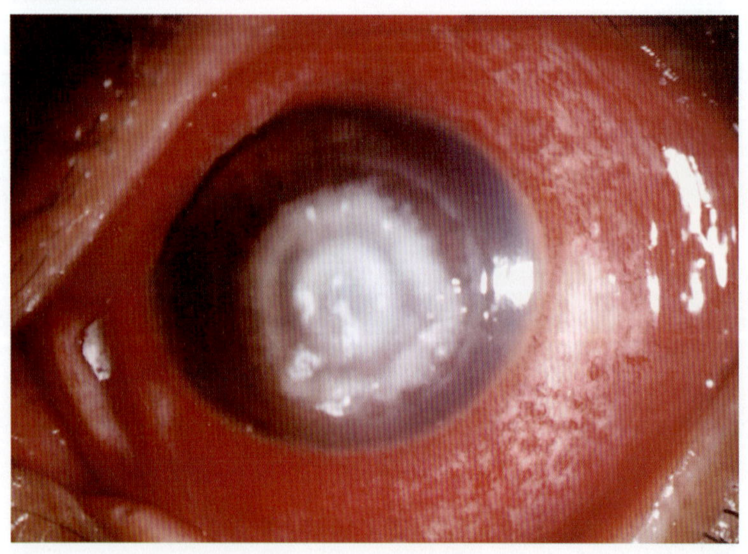

图 1-3-12 免疫环并不是所有真菌性角膜炎特有的表现，其特征是在主要感染灶的外面有一环形或半环形浸润灶

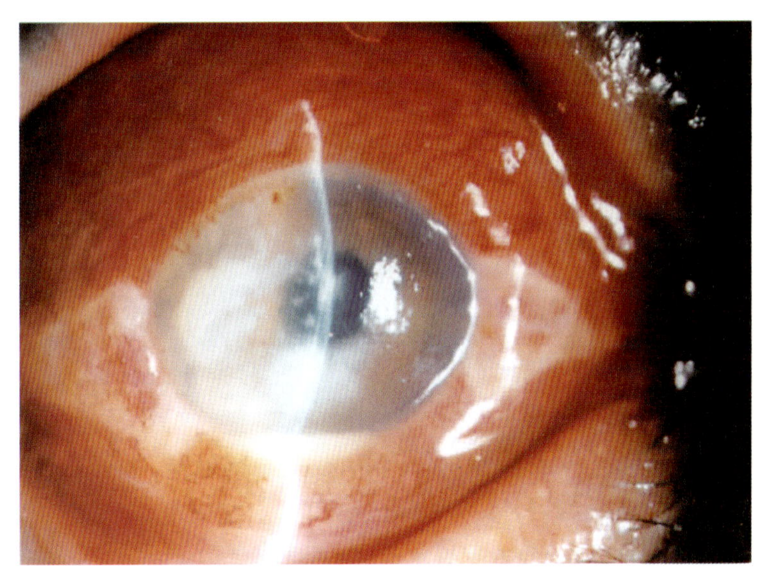

图 1-3-13　真菌性角膜炎内皮斑为主要感染灶以外的角膜内皮面上有小的病灶。图像显示裂隙切面部有多个内皮斑

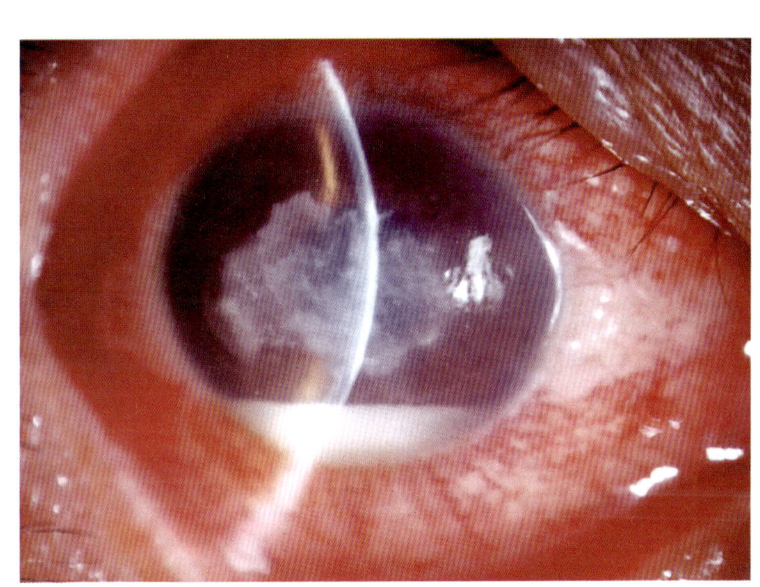

图 1-3-14　真菌性角膜炎感染的病灶大小、深度及感染的真菌菌种与前房积脓的多少有直接的关系

十、诊断

（一）病史

角膜是否有植物性，泥土等外伤史，眼及全身长期应用糖皮质激素及广谱抗生素史。

（二）临床表现（见上）

（三）角膜的真菌学检查

是确定真菌感染的最终手段，下列的检查中只要一项发现真菌就可确立诊断。

1．涂片检查（corneal scraping）

是早期快速诊断真菌感染的有效方法，随病变进展不同部位重复刮片可提高阳性率。分为光镜检查和荧光显微镜检查两类。特别是 KOH 湿片法，是简单可行和非常适宜基层医院的方法，但关键是取材和耐心。

（1）检查常用染色法

① 10% ~ 20% 氢氧化钾湿片法：氢氧化钾可溶解非真菌杂质而显示真菌菌丝，阳性率 33% ~ 46%；取病变明显处角膜组织活检加 10% 氢氧化钾湿片法检查，阳性率可达 97.5%。

② Gram 染色和 Giemsa 染色：能非特异性着染丝状菌胞浆，Gram 染色阳性率 33% ~ 55%，Giemsa 染色阳性率 27% ~ 66%，两者准确性无显著性差异。

③ Gomori 六胺银（GMS）染色和过碘酸 -Schiff（PAS）染色：能特异性着染真菌胞壁。GMS 染色特异性最高，铬酸可将真菌胞壁中的多糖氧化为醛，后者使六胺银还原为银，从而在绿色背景下显示出黑色的真菌细胞壁及横隔，全过程需 2 ~ 3 小时。PAS 染色时过碘酸将真菌胞壁多糖氧化为醛，后者与 Schiff 试剂反应呈红色。

（2）荧光显微镜常用染色法

①吖啶橙染色法：能快速检测出真菌，吖啶橙染料能与真菌 DNA 结合，在黑色背景下可显示出橙绿色真菌。

②二苯乙烯荧光增白剂（CFW）染色：CFW 可与真菌胞壁的几丁质和纤维素紧密结合，使真菌显现为强烈发亮的淡绿色，如加入 0.1% Even 氏蓝，则可在橘红色背景上更清楚地识别发亮的淡绿色真菌。

（3）角膜的刮片检查的操作步骤（10% ~ 20% 氢氧化钾湿片法）

①角膜刮取物或活检组织，放在清洁的载玻片上。② 10% ~ 20% 氢氧化钾 1 ~ 2 滴于标本上，覆以盖玻片。③先用低倍镜找到标本位置，再用高倍镜观察菌丝和孢子。④如标本过厚或密度过大，可在弱火焰上微微加温，使杂质溶化后再检。⑤可加亮绿、美蓝或优质蓝黑墨水混合染色。

注意事项：①刮片时应擦去表面坏死组织，刮取真正的病变组织。②避免在同一病变处反复刮取，造成角膜的穿孔。

结果分析：①丝状真菌因菌龄不同，其内容物不同，着色为紫蓝色、红色。②念珠菌等芽生细胞及假菌丝染为紫蓝色。

2．组织病理学检查

检查方法：①角膜活检组织或行角膜移植取下的组织片。② 10% 甲醛或 95% 酒精固定，石蜡包埋，切片。③碘酸雪夫（PAS）染色，光学显微镜下见丝状菌，类酵母菌染为红色。④啶橙染色，在荧光显微镜下见丝状真菌呈亮绿色，类酵母菌呈橙红色、核绿色，厚膜孢子呈红橙色。⑤ Gomori 染色：银沉积在胞壁上把真菌染成明显的黑色轮廓，菌上中心染成深玫瑰红到黑色，背景染成淡绿色。⑥ Gridley 染色：上状菌或酶母染成暗蓝色或玫瑰红，组织深蓝，背景黄色。⑦荧光染色：钙荧光白染色，该染料是一种非特异性的染料，可结合真菌细胞壁上的多糖和某些原核生物，在不同紫外光下，真菌染成浅蓝或绿色。⑧ 2.5% 戊二醛固定，做电镜切片，可观察真菌的超微结构。

3. 真菌培养和鉴定

操作方法：①常用培养基：沙氏培养基、土豆葡萄糖培养基、巧克力琼脂平板培养基。(详见角膜微生物学)。②培养温度：22 ~ 30℃，温度 40% ~ 50%。③时间：20 天~ 1 月。

真菌的鉴定：依据真菌生长速度、菌落外观、菌丝、孢子或菌细胞形态特征等进行鉴别。

菌落形态的观察，观察菌落要注意几个方面：菌落大小、形态、色素、颜色和质地。颜色可从灰黑到鲜黄，绿或白色。黑色是菌上体，分子孢子，胞壁中的黑色素所致。真菌如青霉素可在菌落表面形成带色的液滴。有些真菌可产生可扩散的色素并使培养基着色。

小培养：需要观察孢子或分生孢子的特点时需用小培养，因在菌落上分离菌丝会使菌上脱落原始状态而又难以观察。小培养常选用马铃薯琼脂，玉米琼脂或 V-8 果汁做培养基，所有操作均在超净工作台内，简述方法如下：把玉米琼脂培养基涂在一个约 1 cm 的载玻片上，在玻片的琼脂上接种真菌，并散在与琼脂大小相等的玻片，22 ~ 25℃避光培养 2 周，培养成熟后取下盖玻片，可用微火烤固定结构后，封片观察。

生理盐水（或水）：可直接观察角膜刮片的标本，缺点是干燥，适用于短时间观察。还可用于观察真菌孢子的出芽现象，先在载玻片上滴一滴生理盐水，接种菌悬液后盖上盖玻片，用凡士林封固，置室温或 37℃孵化，24 小时观察有无出芽现象。

涂片的保存，对 KOH 等涂片标本需要保存，可在盖片四周用指甲油封固，可达保存数月的目的。

过碘酸 - 雪夫染色（PAS)：真菌细胞壁中碳水化合物上的羟基被氯化为醛，醛基与复红形成淡紫红色化合物，这种复合物的颜色被偏亚硫酸钠脱色。如果同时采用适当的组织染色形成对比可使组织中的真菌更易于区别。

注意事项：①可在培养基中加入抗生素防止细菌污染。②真菌培养阳性率较低，应多次或采用几种方法同时进行培养，以提高阳性率。

4. 共焦显微镜检查

共焦显微镜检查对真菌性角膜炎的诊断，研究结果显示达到 96% 的阳性率，并能对真菌性角膜炎抗真菌药物治疗的效果进行监控，是一种对真菌性角膜诊断和研究的很好仪器。

十一、治疗

1. 药物治疗

抗真菌（丝状菌、酵母菌）活性最高的药物，根据其结构中双链的多少分为大多烯类（两性霉素 B、制霉菌素）和小多烯类（匹马霉素)。多烯类药物与真菌细胞膜中的麦角固醇结合，使细胞膜通透性和电解质平衡改变。大多烯类药物能在细胞膜上形成微孔，引起可逆性电解质平衡紊乱；小多烯类药物聚集在细胞膜上，引起细胞膜不可逆性破坏。由于哺乳动物细胞（如红细胞、肾小管上皮细胞等）的细胞膜含固醇，故全身应用时可导致肾脏和溶血等毒性反应。

(1) 匹马霉素（natamycin）是一种广谱、高效、毒性低的抗真菌药物。对各种丝状菌及念珠菌效果好，抗镰刀菌作用比两性霉素 B 强。报道其对镰刀菌有效率 81% ~ 85%，对暗色孢科真菌有效率 90%，对酵母菌有效率 75%。由于其混悬液角膜穿透性差，对角膜深部感染尤其合并前房积脓者效果不佳，长时间应用存在耐药性问题。一般开始应用时每半小时点眼一次，3 ~ 4 天后可逐渐减少用药次数。

(2) 两性霉素 B (amphotericin B) 对曲霉菌、念珠菌和新型隐球菌抗菌活性强，部分镰刀菌 (35%) 对其敏感，很少有菌种对其产生耐药。目前常用 0.1% ~ 0.25% 眼药水和 1% 眼药膏，在开始 48 小时内 1 小时点眼一次，其后可逐渐减少点药次数。全身应用因其不能通过血眼屏障且全身毒副作用大，一般不提倡使用。

(3) 唑类 (azoles)

咪康唑 (miconazole) 为广谱抗真菌药物，对念珠菌和曲霉菌引起的感染有效，局部应用 (10mg/ml) 由于眼内通透性差，疗效较低 (对丝状菌感染有效率 22%)。

酮康唑 (ketoconazole) 抗菌作用与咪康唑相似，全身或局部应用对镰刀菌、白念菌、隐球菌、芽生菌均有效，对曲霉菌较差。优点为口服吸收好，常规用量可迅速渗透到角膜和前房，一般 100 ~ 200 mg，每日一次。

氟康唑 (fluconazole)，口服氟康唑对念珠菌、隐球菌、曲霉菌及球孢子菌感染有效，眼局部应用对白色念珠菌性角膜炎效果好，其他念珠菌和镰刀菌等对其不敏感。优点是全身毒副作用低，口服及静脉应用吸收良好，能自由穿透进入眼内，发炎眼中穿透力增强。一般应用 0.2% ~ 1% 眼药水，1 ~ 2 小时一次，1% 眼药膏，每日一次，还可行结膜下注射，局部耐受性良好；口服或静注每天 100 mg，疗程 6 ~ 8 周，与酮康唑相比，伊曲康唑能强有力地抑制大多数致病真菌如曲霉菌、念珠菌、隐球菌和组织胞浆菌等，尤其对咪唑类效果较差的曲霉菌抑菌效果好 (80%)。口服易吸收，200 mg，每日一次，一般不超过 3 周，全身毒副作用低。

(4) 免疫抑制剂：研究发现许多真菌的天然代谢产物具有对其他真菌的毒性作用，从而抑制共生真菌的竞争生长。环孢霉素 A (cyclosporine A，CsA)，FK506 和雷帕霉素，它们除可作为免疫抑制剂抑制 T 细胞激活的信号传导途径，还能作为毒素抑制与其竞争的真菌的生长。

洗必泰葡萄糖酸盐已广泛应用于临床近 40 年，对许多革兰阳性细菌、革兰阴性细菌、阿米巴原虫、沙眼衣原体具有抑制作用。临床随机对照观察显示 0.2% 洗必泰溶液治疗轻中度真菌性角膜炎效果优于 0.25% 和 0.5% 那特真眼水，尤其对镰刀菌感染有效，对曲霉菌感染效果较差，眼局部耐受性良好，未见组织毒副作用，而且价格低廉易得。尤其对于病原菌尚不明确或可疑混合感染的患者，可将洗必泰溶液作为一线药物选择。

2. 抗真菌药物治疗方案

根据临床特征和角膜刮片结果确诊为真菌感染即可开始药物治疗 (表 1-3-1)，根据涂片中真菌成分可大致区分丝状菌 (菌丝) 和酵母菌 (孢子或假菌丝)，建议用药的方案：

表 1-3-1 建议真菌性角膜炎首选用药

	点　眼	结膜下 *	口服或静脉 *
菌丝	匹马霉素 #	氟康唑	伊曲康唑或氟康唑
孢子或假菌丝	两性霉素 B	氟康唑	5- 氟胞嘧啶或伊曲康唑

* 结膜下和口服或静脉在严重真菌性角膜炎或点眼无效时加用

\# 对大多数丝状菌感染，两性霉素 B 是一种好的二线用药

根据真菌培养结果应进一步调整用药。镰刀菌感染首选匹马霉素，其他丝状菌感染可选用匹马霉素或两性霉素 B，酵母菌感染首选两性霉素 B。真菌药物敏感实验尚无统一标准，体外药敏结果与体内对抗真菌药物的敏感性往往不一致，因此对临床用药无指导价值。

3. 联合用药

5- 氟胞嘧啶与两性霉素 B 或氟康唑联合应用有协同作用，能减少药物用量，降低毒副作用，并延缓 5- 氟胞嘧啶耐药性的产生。利福平和两性霉素 B 合用亦有协同作用。伊曲康唑与两性霉素 B 或 5- 氟胞嘧啶合用治疗念珠菌、曲霉菌和隐球菌感染有协同作用，伊曲康唑与氟康唑合用与单用伊曲康唑效果相同。

4. 共焦显微镜在临床抗真菌药物治疗的应用

引起真菌性角膜炎的致病菌种种类繁多、临床表现复杂，给临床的诊断和用药带来了困难。山东省眼科研究所通过应用共焦显微镜对 38 例真菌性角膜炎患者经药物治疗的效果和临床转归进行了观察和分析。

(1) 治疗前患者的共焦显微镜表现：①患者的角膜病灶中央均表现为强烈的反光；②角膜周边的浸润区可查到菌丝，菌丝呈弥漫、交错分布；③患者的周边浸润区均可发现明显的炎症细胞浸润，炎症细胞的大小不一，边界模糊；④未发现正常的角膜基质细胞存在(图 1-3-15)。

(2) 药物治疗 7 天时的共焦显微镜检查表现为：①病灶中央反光明显减弱，可发现数量不等的菌丝（图 1-3-16)；②周边浸润区菌丝减少，且菌丝密度明显降低；③角膜病灶中央都可见到大量大小不等的炎症细胞浸润，周边浸润区的炎症细胞数量明显减少；④有的患者可见正常角膜基质细胞存在。

如共焦显微镜检查发现病灶中央反光增强，周边浸润区菌丝密度明显增加，应及时手术治疗。

(3) 药物治疗 14 天时的共焦显微镜检查：治疗 14 天后，所有患者的溃疡灶均明显减小甚至愈合。荧光素染色发现 7 位患者角膜上皮完全愈合，只在角膜浅基质层残留有不同程度的云翳；另 29 位患者仍残留深浅不一的溃疡。共焦显微镜表现为：①在原角膜病灶的中央，部分患者的共焦显微镜检查仍可找到少量菌丝和炎症细胞；②原周边浸润区均未发现菌丝和炎症细胞；③在角膜病灶中央可发现菌丝的患者仍可见到少量炎症细胞存在，但细胞的大小比较均匀，边界清晰；④所有患者角膜病灶中央均未发现正常角膜基质细胞存在。

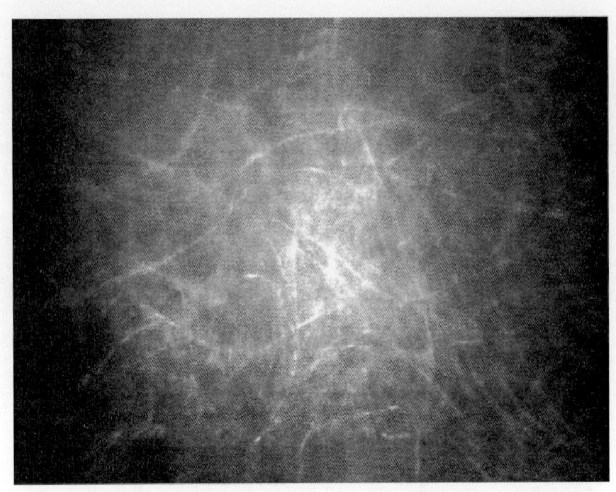

图 1-3-15　真菌性角膜炎在治疗前感染灶中央部可见大量的真菌菌丝

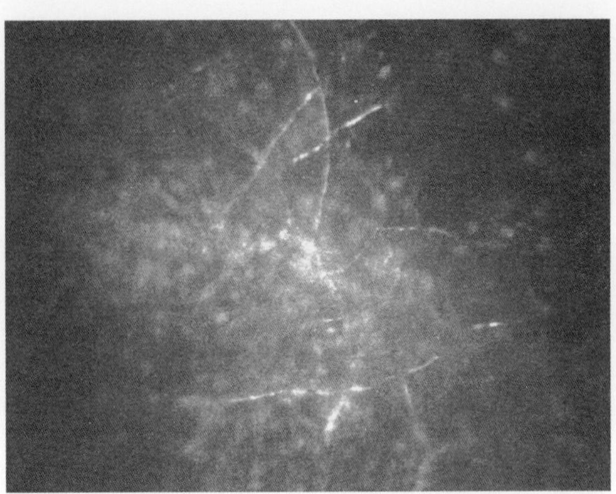

图 1-3-16　经治疗 7 天中央部真菌菌丝密度下降，可见有炎症细胞浸润

(4) 药物治疗 28 天时的共焦显微镜检查：此时所有患者的角膜溃疡已完全愈合，上皮完整，共焦显微镜发现：①原角膜病灶中央，9 位患者仍可发现极少量菌丝存在，同时伴有少量炎症细胞；②原周边浸润区均未发现菌丝及炎症细胞，只见到低反光的灰白色混浊；所有患者均明显或隐约可见正常角膜基质细胞（图 1-3-17）。

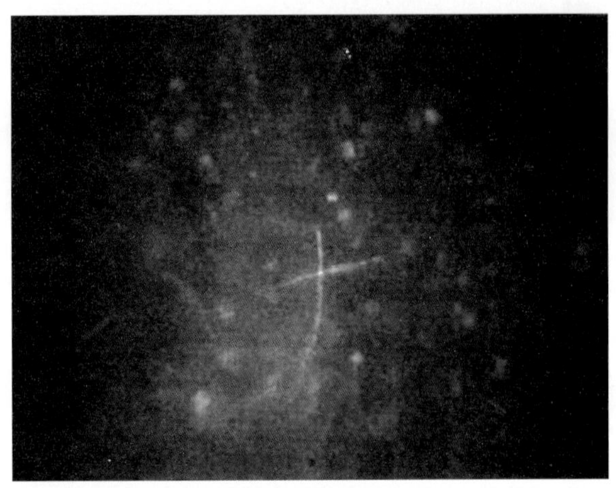

图 1-3-17　同一患者抗真菌药物治疗 28 天后病灶中央偶见菌丝，炎症细胞大大减少

(5) 停药 7 天时的共焦显微镜检查：此时有 12 位患者其角膜已完全恢复透明，其余 24 位仍残留有不同程度的角膜云翳。共焦显微镜表现为：①恢复透明的患者其角膜病灶中央可以见到正常角膜基质细胞，部分患者可见浅灰色混浊；有云翳的患者则见到较浓密的白色混浊，隐见角膜基质细胞；②所有患者原周边浸润区均可见到正常的角膜基质细胞，偶有浅灰色混浊。

(6) 所有患者在随访期间角膜均保持透明，未见复发灶。

真菌性角膜炎患者经过一段时间治疗后，其角膜上皮已经完全愈合，这时就必须对患者病情做出准确的判断，根据病灶中是否残留菌丝及活动性炎症来决定是继续维持治疗还是减少用药量甚至停药。共焦显微镜检查可得出准确判断。

5．板层角膜移植治疗真菌性角膜炎

(1) 手术适应证：对所有真菌性角膜溃疡，除非合并穿孔或有穿孔趋势者，都应先联合多种抗真菌药物进行治疗，并可辅以 1 ～ 2 次局部清创处理，然后根据治疗的转归、病灶的大小、部位、深度及视力等因素决定是否需行角膜移植手术及选择手术的方式。选择部分板层角膜移植手术的适应证为：①药物治疗 1 周以上无效，同时不合并前房积脓的中浅层溃疡；②对药物治疗有效，其中选择经治疗后前房积脓消失，病灶位于角膜基质的中浅层，视力严重下降至 0.1 以下者，尤其适宜于溃疡直径较大或偏中心的中浅层角膜溃疡（图 1-3-18，图 1-3-19）。

手术方法及围手术期处理：板层角膜移植术治疗真菌性角膜溃疡成功的关键之一是术中彻底清除病灶，术前应在裂隙灯下仔细观察溃疡的深度，确定切除的病变深度，术中应根据溃疡灶的深度用可控制切除深度的负压环钻或普通环钻钻取角膜厚度，争取一次把病灶清除。环钻的直径应在溃疡外水肿区 1 ～ 2 mm，以保证病灶清除干净。剖切后向植床上冲水，冲洗液应用 1 ：1 000 的氟康唑反复冲洗，然后观察植床透明度，从植床透明度决定是否再次剖切。每次剖切时植床一定要干燥，以避免植床反光，植床反光易在剖切时导致穿孔，必要时可多次剖切，因此要求术者具有较娴熟的手术技巧。

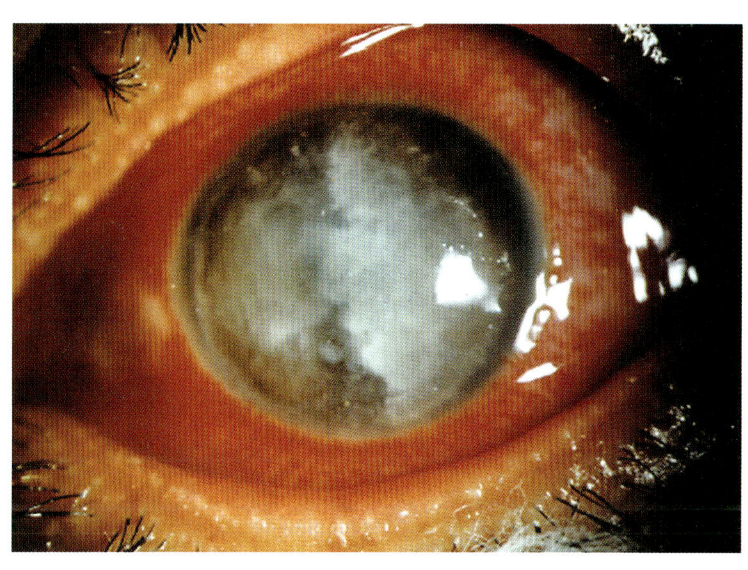

图 1-3-18　真菌性角膜炎术前

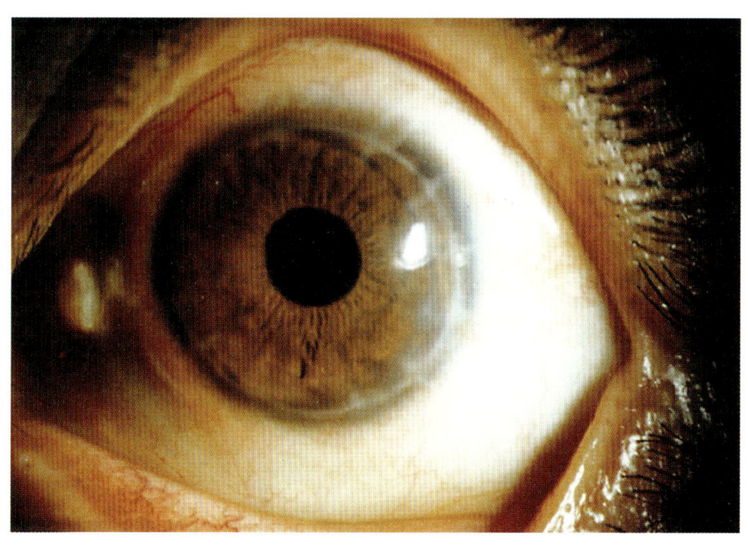

图 1-3-19　行部分板层角膜移植术后 4 年半

对术前考虑病灶较深，无确切把握能完成板层移植术者，可同时备有活性角膜供体以防术中发生穿孔或病灶可能为深达全层时改行穿透性角膜移植术。

（2）围手术期处理

①术前处理：所有患者入院后均先予局部应用氟康唑，二性霉素 B 眼水或匹马霉素眼水频繁点眼和相应眼膏睡前包眼，口服伊曲康唑等抗真菌药物治疗，有前房积脓者加上氟康唑注射液静滴；每位患者联合行病灶清创 1 ~ 2 次，除去表层分泌物及菌丝苔被，清创后将抗真菌眼膏涂于病灶表面并包眼。

②术中处理：有条件可采用 Hessburg-Barron 负压环钻，也可采用普通一次性环钻，环钻直径大于溃疡直径 0.5 mm。根据术前裂隙灯检查结果判断病灶深度，预先钻取角膜厚度的 2/3。若 1 次剖切不彻底，可从角膜病变周边开始多次行板层角膜切除直至植床透明；85% 的患者剖切达角膜厚度的 4/5，15% 剖切接近角膜后弹力层。7 例角膜周边溃疡采用新月形板层角膜切除术。植片直径大于植床直径 0.25 mm。供体为甘油冷冻保存的角膜，术中去除后弹力层。10-0 尼龙缝线间断缝合，线结包埋。

③术后处理：术后 3 天内每日结膜下注射氟康唑 1 mg，每晚用抗真菌眼膏及抗生素眼膏包眼，包双眼至植片上皮修复后开始点抗真菌眼水，继续每日口服伊曲康唑，疗程为包括术前治疗在内不超过 3 周。术后 2 周无复发则可停用局部抗真菌药物，单纯滴抗生素眼水。

④术后随访：要求患者于术后每周随诊，1 个月后改为每月复诊 1 次，复诊时注意记录视力及矫正视力、眼压、植片透明性、层间愈合情况等，3 个月后可根据角膜曲率及验光结果选择性拆线以调整散光。对大植片及偏中心移植，植床有新生血管伸入者，予局部拆线，滴糖皮质激素眼水和 1%CsA 眼水等处理。

（3）术后近期情况和并发症：①术后近期情况：术后 3 ~ 5 天角膜植片基本恢复透明，7 ~ 10 天植片上皮修复；术后 3 ~ 5 天前房脓液吸收，角膜内皮斑消失。②并发症：层间积液，术后 3 天完全吸收。4 例患者术后 2 ~ 5 天炎性反应复发，早期植床上呈点状浸润，2 ~ 3 天后炎性反应在植床与植片间迅速蔓延，改行 PKP 后治愈。

（4）术后远期效果：术后 1 ~ 3 个月，裸眼视力在 0.2 ~ 0.3；术后 6 个月，经部分拆线调整散光后，50% 患者裸眼视力≥ 0.5，偏中心和植片直径 >9 mm 的患者，术后 2 ~ 3 个月可见新生血管长入缝线或进入植片基质，表现为植片的轻度水肿，经及时拆线和糖皮质激素眼液滴眼治疗后，角膜植片在 1 周内恢复透明，角膜新生血管在 2 周内消退。术后 3 ~ 6 个月，偏中心和大植片移植患者可出现 1 或 2 次角膜上皮型或基质型免疫排斥反应，经常规局部和全身糖皮质激素及 1% 环孢素 A 眼液滴眼后，免疫排斥反应在 1 周内被控制，角膜植片透明。

6．穿透性角膜移植治疗真菌性角膜溃疡

（1）手术适应证：真菌性角膜炎的穿透性角膜移植手术时机尚没有一个统一而明确的标准，术者多是根据当时的病情和结合自己的经验做出的。山东省眼科研究所行穿透性角膜移植术基本掌握以下原则：①局部和全身联合应用抗真菌药物治疗 3 ~ 5 天无明显疗效。②角膜溃疡直径 >6 mm，病变深度到达深基质层，视力低于 0.1，局部药物治疗疗效不明显或前房积脓不断增加者，或溃疡面有扩大趋势者。③角膜溃疡到达后弹力层或穿孔者（图1-3-20，图1-3-21）。

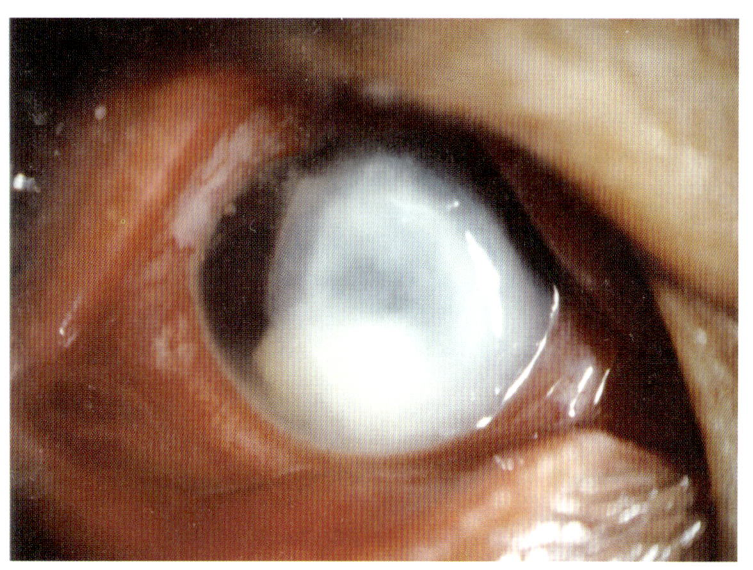

图 1-3-20 真菌性角膜炎，除颞侧外几乎全角膜感染

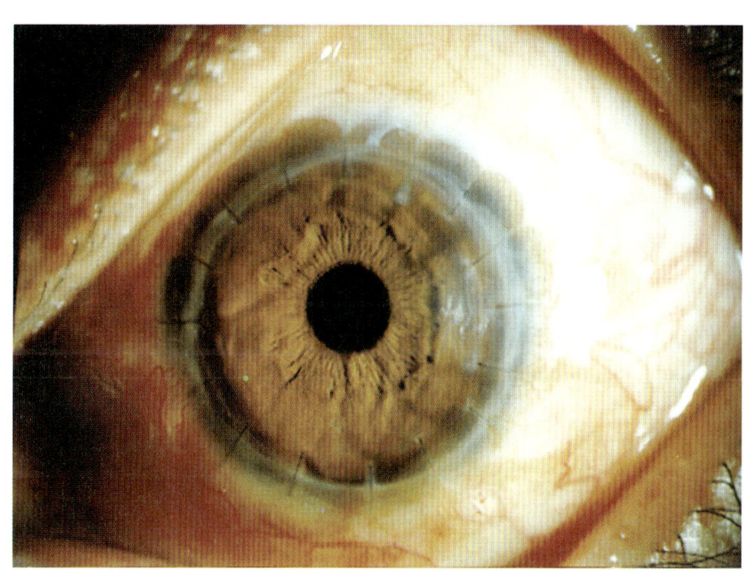

图 1-3-21 行 PKP 术后 8 个月

（2）手术技巧和围手术期处理：①对溃疡范围≤ 6 mm 者，一般采用全身和局部抗真菌治疗。即口服伊曲康唑胶囊 0.2，每日一次，或静脉滴注氟康唑 100 mg，每日 3 次。局部用 0.5% 氟康唑溶液滴眼，每半小时～ 1 小时一次。两性霉素 B 眼水或匹马霉素眼水，每小时 1 次。对治疗效果欠佳者和溃疡直径 >6 mm，病变累及角膜全层，经上述药物频繁滴眼后，即行穿透性角膜移植手术治疗。②选取环钻的原则是环钻直径应大于角膜溃疡面 0.5 mm。③术中应用 0.02% 氟康唑溶液，在手术显微镜下细心地冲洗房角处的积脓，对虹膜面或晶状体表面的纤维渗出膜应清除冲洗干净，虹膜表面可注入透明质酸钠止血。④采用 10-0 尼龙线间

断缝合 12 ~ 16 针，术毕前房注入 BSS 呈水密状态。结膜下注射妥布霉素 2 万 U 和氟康唑 1 mg/0.5 ml。

(3) 术后处理原则：术后口服伊曲康唑胶囊 0.2，每日一次，连同术前用药，一个疗程共 21 天，注意肝功能检查。结膜下注射氟康唑 1 mg/0.5 ml，每日一次，连续 3 ~ 5 天。结膜囊涂氟康唑眼膏或两性霉素 B 眼膏，每晚睡前一次。植片上皮修复后，改用 0.2% 氟康唑眼水滴眼，每日 4 次，连用 2 ~ 3 周。

一般抗生素用妥布霉素 16 万 ~ 24 万 U/ 日，静脉滴注或肌肉注射 3 天。植片上皮修复后，用氧氟沙星眼水滴眼，每日 4 次。如前房积脓多，虹膜反应大者，可用阿托品眼膏散瞳。

局部在术后 2 周内禁用糖皮质激素，但对前房炎症反应重的患者，可用氢化可的松 100 mg 静脉滴注，每日一次，共 1 ~ 2 次，以减轻术后的前房反应。

2 周后，如未见真菌复发感染，可开始全身和局部逐渐使用糖皮质激素和环孢素 A 滴眼。

(4) 主要并发症：①术后真菌性角膜溃疡复发，平均手术后 8.5 天复发。术后复发可再次行穿透性角膜移植术，控制感染。②术后发生免疫排斥反应。③并发性白内障，与严重感染和术后长时间应用糖皮质激素有关。④继发性青光眼。

(5) 手术要点：①手术原则：环钻直径的选择要大于溃疡面 0.5 mm，目的是彻底切除真菌病灶，以防术后复发。不管是否有前房积脓或角膜穿孔，在钻切病变角膜片后，要用抗真菌药物冲洗房角和前、后房是必要的。实践证明，0.02% 的氟康唑溶液是安全有效的。如角膜穿孔或前房有较多积脓者，应在显微镜下边用抗真菌溶液冲洗，边用平镊仔细清除虹膜表面的纤维渗出膜，晶状体前囊的渗出物也要一并去除和反复冲洗后房。虹膜面出血可以在表面注入透明质酸钠，待几分钟后小出血可自行停止，如出血多，用眼内水下电凝探头灼烙出血点很有效。我们的经验是：手术台上认真地清除病变组织是控制感染的关键。本组有 2 例因角膜溃疡面积大，手术中未能彻底切除病灶，尽管术后积极抗真菌治疗和严禁用糖皮质激素，最终还是造成真菌复发，出现真菌性眼内容炎而摘除眼球。②术后处理：术后复发是真菌性角膜溃疡行穿透性角膜移植术后棘手的问题，故一般术后局部和全身禁用糖皮质激素，但对前房严重积脓和溃疡直径大于 8 mm 以上或穿孔者，术后前房反应往往非常严重，所以术后全身慎用 1 ~ 2 次糖皮质激素，实践证明是有益的。本组的临床病例在术后均应全身和局部应用抗真菌药，用药时间、频度和方法应根据病情而定。一般原则是角膜溃疡愈小，前房反应愈轻，则用药时间相对短；反之，时间则长。如 2 周后不复发，全身用药可停止，局部用药仅限于晚间用一次抗真菌眼膏。术后早期一般全身和局部结膜下用抗真菌药为主，或再联合抗真菌眼膏。术后 3 ~ 5 天后才把结膜下注射改为滴眼抗真菌治疗。以便植片上皮修复和预防细菌感染。

真菌性角膜溃疡在临床治疗上非常棘手，其关键问题还是以预防为主，一旦发生感染，应早期确定诊断和应用抗真菌药物治疗，对疗效欠佳者，又应及时切除病灶，当病变切除不超过 1/2 角膜厚度时，应考虑行羊膜覆盖术或行板层角膜移植术，对深达 1/2 以上的病例，应坚决地行穿透性角膜移植术。

（史伟云）

参 考 文 献

1 谢立信，史伟云，董晓光，等．108例真菌性角膜炎的临床和组织病理学研究．眼科研究，1999;17:283-285

2 Xie LX, Shi WY, Liu ZS, et al. Lamellar keratoplasty for the treatment of fungal keratitis. Cornea, 2002;21:33-37

3 Ghannoum MA. Potential role of phospholipase in virulence and fungal pathogenesis. Clin Microbiol Rev, 2000;13:122-143

4 San-blas G, Travassos LR, Fries BC, et al. Fungal morphogenesis and virulence. Med Mycol, 2000;38(Suppl Ⅰ):79-86

5 Gopinathan U, Ramakrishna T, Willcox M, et al. Enzymatic, clinical and histologic evaluation of corneal tissue in experimental fungal keratitis in rabbits. Exp Eye Res, 2001;72:433-442

6 Dong X, Shi W, Zeng Q, et al. Roles of adherence and matrix metalloproteinases in growth patterns of fungal pathogens in cornea. Curr Eye Res, 2005;30:613-620

7 曾庆延，董晓光，史伟云，等．真菌孢子粘附和基质金属蛋白酶在角膜真菌感染中的作用．中华眼科杂志，2004;40:774-776

8 谢立信，晋秀明，李绍伟，等．穿透性角膜移植治疗真菌性角膜溃疡穿孔的疗效评价．中国实用眼科杂志，2002; 20:453-455

9 Jalbert I, Stapleton F, Papas E,et al. In vivo confocal microscopy of the human cornea. Br J Ophthalmol, 2003;87:225-236

10 谢立信，李绍伟，史伟云，等．共焦显微镜在真菌性角膜炎临床诊断中的应用．中华眼科杂志，1999;35:7-9

11 谢立信，董晓光，史伟云．Treatment of Fungal Keratitis by Penetrating Keratoplasty. Br J Opthalmol, 2001;85:1070-1074

12 史伟云，谢立信，李绍伟．板层角膜移植术治疗真菌性角膜炎的临床疗效分析．中华眼科杂志，2002;38:347-350

第四节 致病性自生生活阿米巴性角膜炎

一、流行病学

虽然致病性自由生活阿米巴性角膜炎在感染性角膜炎中所占的比例不足1%，但是它已经成为严重的致盲性角膜病。世界上第一例棘阿米巴性角膜炎报道于1973年，患者为美国南得克萨斯州的一位59岁牧民，由于角膜外伤，并接触污染的水源而发病，经角膜病灶刮片及培养证实为多噬棘阿米巴，并且在对污染水源取样也培养出相同的棘阿米巴。在我国，金秀英等于 1991 年首次确诊并报道了首例棘阿米巴性角膜炎。Dua HS 于 1998 年报道了福氏耐格里原虫性角膜炎。

致病性自由生活阿米巴性角膜炎的发生与一定的危险因素密切相关，主要包括：配戴角膜接触镜、接触污染的水源及角膜外伤等。在发达国家，71% ~ 85% 的患者与配戴角膜接触镜有关。北京市眼科研究所对 81 例棘阿米巴性角膜炎统计分析结果显示，多数患者与角膜外伤或接触污染水源有关，仅有 28.2% 左右为角膜接触镜配戴者。

二、病因学

阿米巴属于原生动物门、叶足纲、阿米巴目，单细胞原生生物。具有摄食、消化、代谢、繁殖、运动等生物功能。阿米巴分为寄生或共生生活阿米巴和在自然界能独立生存的自生生活阿米巴两大类。

在自生生活阿米巴中，少数种株可以在人类体内生存繁殖，导致人类疾病，因此称为致病性自生生活阿米巴。导致眼部感染的主要为棘阿米巴科（*Family Acanthamoebidae*）的棘阿米巴属（*Acanthamoeba Spp*）（图 1-4-1）和双鞭毛阿米巴科（*Family Dimastiamebidae*）的耐格里属（*Naegleria Spp*）（图 1-4-2），其中以棘阿米巴属致病最为常见。

致病性自生生活阿米巴广泛存在于自然环境中，如淡水、海水、泥土、污物、腐败植物、空气及人畜粪便中，由于其可在温血宿主体内发育增殖，故又称作两栖型生物，属兼性寄生虫。

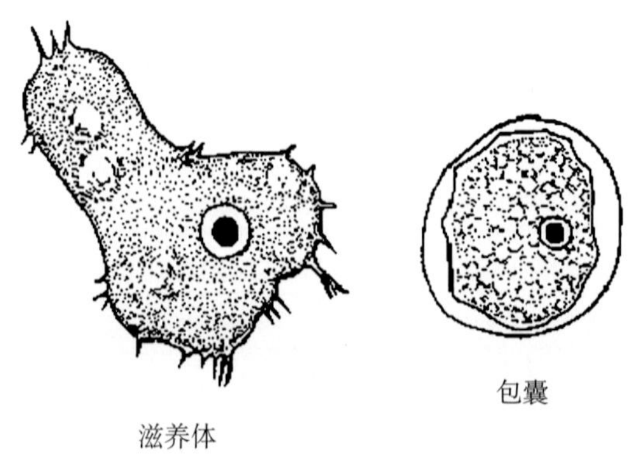

图 1-4-1　棘阿米巴属

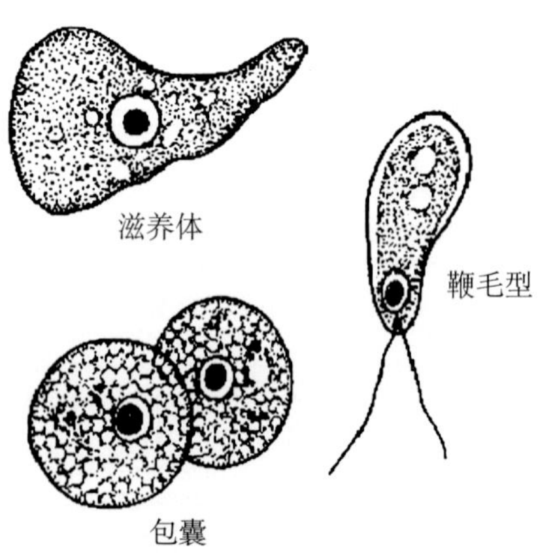

图 1-4-2　耐格里属

1. 棘阿米巴属

多分布于受污染的土壤或水源中，有滋养体（图 1-4-3）和包囊（图 1-4-4）两种形态。滋养体是棘阿米巴的活动与感染形式，为长椭圆形，直径约为 15 ~ 45 μm。在适宜环境下运动性强，繁殖与代谢活跃，对外界因素敏感。滋养体表面伸出许多棘状突起，称为棘状突（图 1-4-5）。在细胞的一侧有扇形结构区，称为叶状伪足，虫体沿叶状伪足方向缓慢移动，运动中细胞形态多变。在角膜组织内滋养体较小，约 8 ~ 15 μm，常呈圆形。

棘阿米巴通常依靠细菌等微生物为食物，以二分裂方式进行繁殖，分裂繁殖周期平均约为 10 小时（6 ~ 24 小时）。棘阿米巴的细胞膜由单位膜组成，膜上有受体、抗原及酶类。细胞质丰富，近细胞膜的外胞质呈透明凝胶状，靠近核区的内胞质呈溶胶状，含食物泡、水泡、脂滴及糖原等颗粒状物。活动状态下，随虫体移动可见细胞质内颗粒流动。电子显微镜下（图 1-4-6），细胞质内可见内质网、线粒体、高尔基复合体、溶酶体及核糖体等细胞器。细胞核居中，直径约 6 μm，染色质较少，淡染。核中央见 2.4 μm 大小，圆形斑状致密核仁，

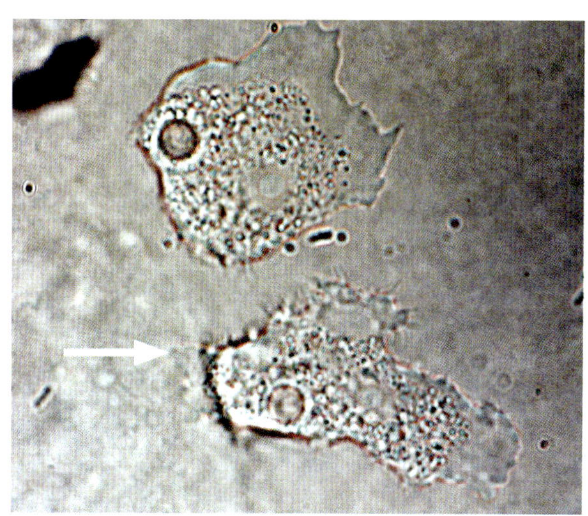
图 1-4-3　棘阿米巴滋养体

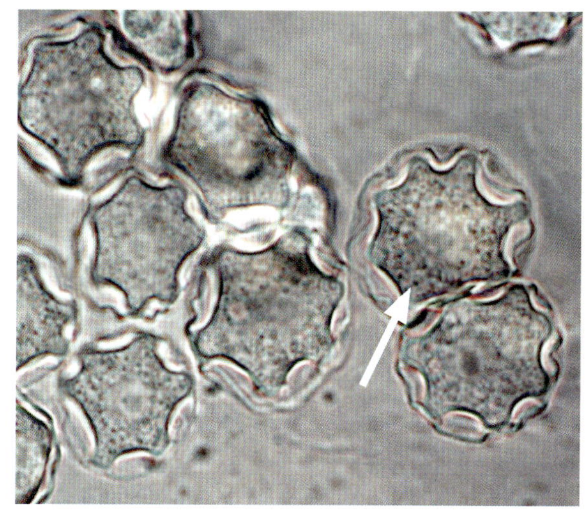
图 1-4-4　棘阿米巴包囊

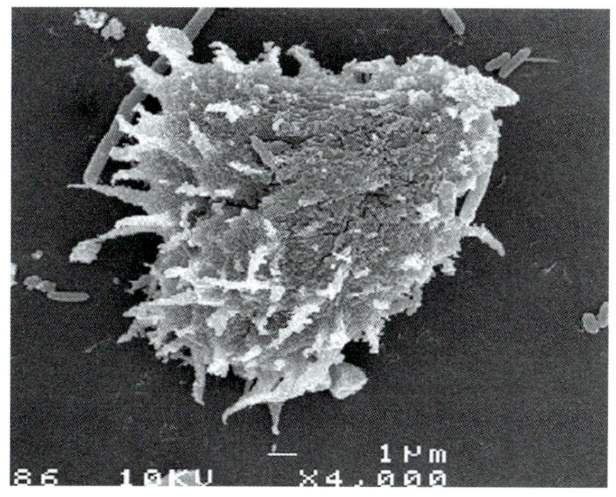

图 1-4-5　棘阿米巴滋养体扫描电镜观察

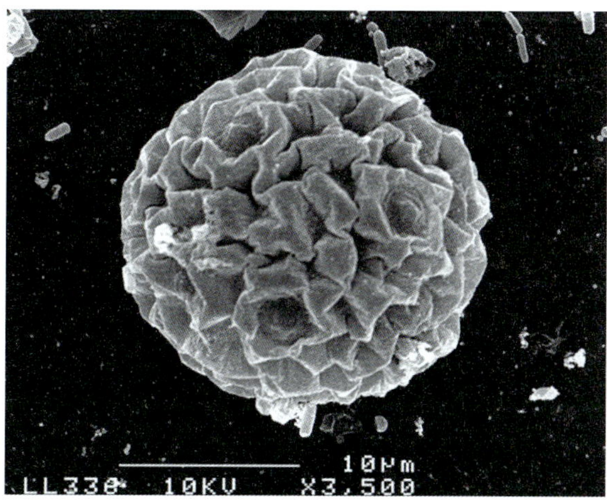

图 1-4-6　棘阿米巴包囊扫描电镜观察

对碱性染料深染，核膜和核仁间有较透明区围绕。虫体一侧可见收缩性空气泡，周期地形成和消失以调整体内渗透压。滋养体以二分裂方式繁殖，有丝分裂时核仁和核膜消失，在温度25 ~ 35℃生长良好，自然条件下细胞表面常见有细菌粘附，有时细胞内也可携带细菌等微生物。

当生存环境条件不适宜时，如干燥、食物缺乏、缺氧时，滋养体体积变小，变圆，活动缓慢或停止，胞浆脱水开始分泌生成较厚的双层囊壁，经过包囊前期、未成熟期包囊，数日内转化为成熟包囊。包囊呈圆形或类圆形，直径约为 10 ~ 25 μm，内壁光滑为多边形、圆形、星形或三角形，外壁常呈皱缩状，内外壁间有透明窄间隙，相隔一定距离，内外壁相接触形成圆孔，称为棘孔，有膜覆盖，棘孔是包囊代谢产物与外界交换的通道，也为虫体脱囊时的出口。包囊的胞质呈致密颗粒状，富含食物颗粒、脂滴及糖原。核区境界不很明显，但可见斑状核仁。包囊代谢率低，对外界环境的抵抗力极强，耐低温，在 pH3.9 ~ 9.75，−20 ~ 42℃条件下仍可存活。对一般抗菌药物、氯化物以及化学消毒剂等均不敏感，在自然环境下甚至可以生存数年。包囊是棘阿米巴在自然界传播的形式，它体轻小，可被尘沙、昆虫携带或飘浮于空气中随气流播散。在外界适宜环境下，大约需要 2 ~ 3 日，包囊即可脱囊而出，转变为滋养体，遗留空囊壁。

目前已经发现的棘阿米巴有 25 个种，其中至少有 8 个种（*A.castellanii*，*A.culbertsoni*，*A.hatchetti*，*A.lugdunensis*，*A.polyphaga*，*A.quina*，*A.rhysodes*，*A.griffini*）可导致人类的角膜炎。

2. 耐格里属

耐格里属中福氏耐格里原虫可引起人类角膜感染。福氏耐格里原虫多滋生于淡水中，滋养体为长阿米巴形，大小约 7 μm × 20 μm，一端有较大的伪足。在蒸馏水中滋养体可变为鞭毛型，有两根，甚至两根以上鞭毛，鞭毛型不分裂，可以再转化成滋养体，但是不能形成包囊。在不适宜的环境中，滋养体可逐渐转变成包囊。福氏耐格里原虫的包囊较小，直径约为 9 μm，囊壁光滑有孔。在适宜的条件下，包囊可再转为滋养体。

3. 棘阿米巴的分类研究

（1）形态学分类：1977 年 Pussard 和 Pons 主要根据包囊形态将棘阿米巴分为 18 个种，3 个类群（表 1-4-1）。致病性棘阿米巴主要属于类群Ⅱ，类群Ⅲ中的 *A. culbertsoni* 也有致病性。

表 1-4-1 Pussard 和 Pons 建议的棘阿米巴分类

类群Ⅰ	类群Ⅱ		类群Ⅲ
A.astronyxi	*A.castellanii*	*A.divionensis*	*A.palestinensis*
A.comandoni	*A.mauritaniensis*	*A.paradivionensis*	*A.culbertsoni*
A.echinulata	*A.polyphaga*	*A.griffini*	*A.lenticulata*
	A.lugdunensis	*A.triangularis*	*A.pustulosa*
	A.quina	*A.rhysodes*	*A.royreba*

类群Ⅰ的主要特征是：包囊体积较大，平均直径≥ 18 μm，包囊内外壁距离较宽，外壁光滑或轻微皱褶，内壁呈星形，内外囊壁在内壁突起处相接，棘孔盖在内壁处。

类群Ⅱ的主要特征是：包囊平均直径< 18 μm，内外囊壁距离或大或小，外壁常为波浪状或乳头状，内壁可为星形、多边形及三角形，有时也可为圆形或椭圆形，没有明显的突起形成。棘孔盖位于内外囊交界处。

类群Ⅲ的主要特征是：包囊平均直径< 18 μm，外壁薄，有或无皱褶，内壁圆形，有 3 ～ 5 个稍突起。

由于棘阿米巴广泛存在于自然界，分致病性虫种及非致病性虫种，所以很有必要在属及属以下水平鉴定棘阿米巴。但根据包囊形态分类进行属及属以下的鉴定具有一定的局限性，如外界条件可影响包囊形态、处于不同时期的包囊形态可以不同，以及不同类群间某些种株的形态相近，尤其是类群Ⅱ和Ⅲ之间，因此，需要寻找更客观准确的棘阿米巴种株的分型方法。

（2）基因分型：目前认为，利用 DNA 序列差异对棘阿米巴进行属以下水平确切分型是最有希望的基因分型方法，应用较多的是 18S rDNA 基因测序分型（表 1-4-2）。

表 1-4-2 18S rDNA 基因序列分型和形态类群分型之间的关系

类 群	18S rDNA 基因型
类群Ⅰ	T7，T8，T9
类群Ⅱ	T3，T4，T11
类群Ⅲ	T1，T2，T5，T6，T10，T12

基因型的确定对实验室诊断棘阿米巴原虫也具有重要应用价值。许多实验室已经成功地应用 PCR 技术辅助临床诊断棘阿米巴角膜炎。

除了形态分型及基因分型外，还可以应用同工酶谱、单克隆抗体等方法对棘阿米巴分型，分型研究为探索棘阿米巴型别与致病性及药物敏感性之间的关系提供了基础。

三、病理机理

自生生活阿米巴原虫不需要寄生在宿主体内，在自然界即可存活，它以细菌、真菌及其他原虫为食物，约有 25% 的滋养体内携带有细菌。在正常人的咽喉部，肠道也曾分离出棘阿米巴。致病性自生生活阿米巴造成人类感染，为偶然接触感染或机会性感染。

阿米巴原虫首先与角膜上皮细胞膜的脂多糖结合，黏附在角膜上皮表面，之后释放活性酶类，如神经氨酸酶，使角膜上皮细胞变薄，并发生坏死，造成上皮屏障的破坏，原虫即可侵入角膜基质。最近研究发现，阿米巴原虫可以通过三种方式损伤角膜上皮细胞：①胞吞作用：类似吞噬细胞，直接吞噬部分细胞膜成分；②自发性胞泌作用：在没有激活过程存在的条件下，阿米巴原虫自发性释放溶解酶，导致上皮细胞膜损伤；③膜激活的胞泌作用：阿米巴原虫与角膜上皮接触后，其膜表面的结合体与上皮细胞膜表面受体或配体相结合，激活酶释放过程，造成上皮细胞的损伤。

（一）对角膜上皮的黏附作用

棘阿米巴的致病可以划分为两个阶段。第一阶段滋养体黏附到角膜上皮，导致上皮细胞损伤，病变主要局限于角膜上皮层，此时如果及时诊断与治疗，预后较好；第二阶段原虫侵入上皮下或基质层，引起严重的炎症反应和胶原组织的破坏。

目前认为棘阿米巴黏附到角膜表面是发生角膜炎的前提条件，虽然在多数棘阿米巴角膜炎实验动物模型的建立中，常需要向角膜基质内直接注射滋养体，但是在人类角膜感染中，滋养体对角膜表面的黏附是感染的初始环节。有研究认为棘阿米巴对角膜的黏附力具有明显的宿主特异性。Panjwani 等发现阿米巴对人角膜上皮的黏附力仅是对兔的 1.4 倍，通过实验证明，滋养体对兔角膜的黏附具有温度依赖性。在 35℃，阿米巴对角膜上皮的黏附性持续增加，并可达到一个平台期。在 25 ～ 35℃之间粘附较为活跃，而在 4℃时几乎不发生黏附。

复合多糖分子被认为是感染早期阿米巴的黏附位点，角膜上皮细胞的糖蛋白和糖脂使棘阿米巴滋养体易于粘附到其表面。实验证明在体外 *A.castellanni* 的滋养体可以黏附到角膜的上皮表面。Yang 等发现一种 136kD 的甘露糖 - 连接蛋白在 *A.castellanii* 的细胞膜表面表达，并且可增强棘阿米巴粘附能力。

（二）蛋白酶诱导的非接触性细胞溶解作用

滋养体侵入基质层可能与多种蛋白溶解酶的作用有关，包括富含丝氨酸的蛋白酶、金属蛋白酶、半胱氨酸蛋白酶、弹性蛋白酶（胰肽酶 E）、胶原溶酶以及特异性凝血酶原激活物。然而这些酶在角膜感染发病机制中所起的确切作用尚不清楚。体外实验发现甘露糖单体可抑制原虫介导的角膜细胞溶解作用，当滋养体处于甘露糖环境中达 48 小时以上时，滋养体会释放一种 100kD 的丝氨酸蛋白酶，该酶在体外能介导非接触性角膜上皮溶解。

研究发现致病性棘阿米巴与非致病性棘阿米巴的蛋白酶谱不同，如 *A.castellanii* 分泌的 45 ～ 50 kDa 的血浆酶原激活物，也被称为棘阿米巴血浆酶原激活物，只存在于致病性棘阿米巴虫株中，有作者认为，释放血浆酶原激活物，继而形成血浆酶，使滋养体易于侵入角膜上皮和基质中，是导致角膜炎的关键步骤之一。

（三）接触性细胞溶解作用

除通过蛋白酶的作用侵入角膜外，棘阿米巴还可通过接触依赖性的细胞溶解作用破坏角膜上皮细胞。尽管接触性细胞溶解作用机理尚不清楚，但是研究发现棘阿米巴滋养体及包囊在有地塞米松存在时，其接触性细胞溶解作用会明显增强。同时滋养体在角膜基质中还可以直接吞噬角膜细胞。

（四）棘阿米巴原虫介导的细胞凋亡

D.F.P. Larkin 等比较了人体分离虫株和环境分离的虫株对细胞的破坏作用，利用培养的人和兔角膜的单层融合细胞进行实验，在有细胞存在的条件下，阿米巴包囊可脱囊转变为活跃的滋养体，可造成单层细胞的完全破坏，其破坏作用与孵育时间及阿米巴的浓度有关。滋养体可诱导其所侵袭的细胞发生凋亡，体外试验发现哺乳动物细胞暴露于滋养体或其培养液的提取物后，细胞呈现典型的凋亡过程，细胞膜出现空泡，核-浆比升高，核小体形成，并产生 180 ~ 200 bp 的 DNA 片段。

将 5 个种株棘阿米巴滋养体分别与 Hela 细胞共同孵育，利用光学显微镜及 MTT 法检测，可发现滋养体产生的细胞毒作用， Hela 细胞呈现典型的细胞凋亡，且为时间依赖性。利用黑色素瘤细胞 B16 为靶细胞，研究滋养体产生的细胞毒作用，结果显示接触滋养体后，B16 细胞贴壁异常，形态变圆，细胞膜普遍出现泡状突起，细胞核质固缩，呈块状分布，说明滋养体均能诱导 B16 细胞发生凋亡。

四、棘阿米巴角膜炎引起机体的免疫反应

在保护角膜免受外界带来的损害中，免疫反应起着极其重要的作用，但是过度或失衡的免疫反应，也会加重角膜组织损伤。在棘阿米巴性角膜炎的发病机理中，免疫反应起了十分重要的作用。绝大多数正常人曾有阿米巴接触史，并且机体产生了体液免疫反应，从血液中可查到特异性抗阿米巴抗体，但实际只有极少数人真正患病。深入研究免疫反应在棘阿米巴角膜炎发病、迁延及预后中所起的作用，对指导治疗与改善预后有重要意义。

（一）非特异性免疫反应

正常角结膜具有保护性屏障功能，阻止致病微生物的侵犯。正常泪液内含多种抗致病微生物的物质，如补体、免疫球蛋白、溶菌素及干扰素等，具有溶解、杀死致病微生物的功能。单核吞噬细胞可非特异性地吞噬致病微生物，并参与特异性免疫应答。体外实验证实，中性粒细胞和巨噬细胞都具有杀死棘阿米巴滋养体的特异性抗体，并且 γ-IFN 可增强巨噬细胞的吞噬作用。D.F. P. Larkin 等在动物试验中发现，在感染早期即可见明显的多形核白细胞和巨噬细胞等炎性细胞渗出。

（二）特异性免疫反应

（1）抗原递呈：郎罕细胞（Langerhans cell，LC）是一种高效的抗原递呈细胞，由于角膜中央区缺乏激活的郎罕细胞，不能诱发细胞介导的免疫反应。如在感染前，诱导周边角膜的郎罕细胞向中央区移行，则可促使特异性迟发型超敏反应（delayed-type hypersensitivity，DTH）的发生，在一定程度上防止棘阿米巴角膜炎的发生，研究证明，其作用可能与影响原虫对角膜上皮细胞的黏附，或郎罕细胞直接破坏滋养体有关。

(2) 体液免疫：致病性自生生活棘阿米巴在自然界分布广泛，调查发现正常人血清中抗阿米巴抗体的阳性率较高，主要为免疫球蛋白G和M，滴度为1 ∶ 20至1 ∶ 80之间，同时也存在抗棘阿米巴的特异性中和因子。

研究发现，抗体与寄生虫表面抗原结合后，通过经典途径激活补体系统，导致虫体溶解。体外实验发现，给中国地鼠口服 *A.castellanii* 棘阿米巴抗原，所产生的IgA虽不影响原虫的活力，但明显抑制原虫对角膜上皮的黏附。免疫印迹研究显示，致病性棘阿米巴和非致病性虫株所诱导的血清IgG和IgA具有显著免疫学差异。棘阿米巴角膜炎患者血清IgG和IgA免疫反应性明显减弱，并且其IgA缺乏29kD及47kD条带。说明宿主免疫系统在棘阿米巴角膜炎时发生了异常改变。

棘阿米巴可以破坏机体的免疫效应分子，从而逃避宿主的免疫反应，滋养体释放的可溶性代谢物及其复合物能够诱导人单核细胞形态和功能的改变。通过诱导细胞凋亡和刺激释放促炎症细胞因子、分泌蛋白酶降解免疫球蛋白，释放蛋白酶抑制剂，以及释放其他代谢产物可导致人单核细胞的死亡。棘阿米巴释放的酶可以降解分泌型免疫球蛋白A（sIgA）、IgG和IgM；其酶活性不被内源性蛋白酶抑制剂所抑制，而且还可降解这些抑制剂。由此看出，破坏宿主体液免疫防御系统可能是致病性棘阿米巴感染的重要致病因素之一。

(3) 细胞免疫：角膜环形浸润（ring infiltration，RI）是棘阿米巴角膜炎病程中最具特征性的临床体征，是由细胞免疫介导，针对侵入上皮下或基质层的棘阿米巴原虫所引起的一种免疫反应。研究证实，棘阿米巴抗原使人的外周T血淋巴细胞出现显著增殖作用。

包囊同时具有抗原性和免疫原性，可以诱导产生细胞免疫反应。实验发现，用包囊抗原免疫小鼠后，其脾脏T淋巴细胞产生增殖反应，但用滋养体免疫的小鼠却不产生此类反应，提示滋养体可能抑制针对包囊的细胞介导的免疫反应。由此可以解释病变初期角膜基质中有滋养体存在时，包囊周围几乎无淋巴细胞浸润，而且获得性免疫反应不能杀死棘阿米巴包囊。

由于棘阿米巴病原体能够逃避免疫系统的杀伤，因而可持续存在于受感染的组织中，其抗原在组织中存留时间更长。Y.F.Yang等回顾性观察了24例板层或全层角膜标本，证实棘阿米巴包囊在角膜组织中存留很长时间（最长达31个月），并可导致迁延不愈的角膜及巩膜的炎症。因此，临床上某些病例后期持续存在的炎症反应，可能不是由活虫体的感染所致，而是机体对持续存在的虫体抗原的免疫反应，因而此时不宜再采取强化性抗阿米巴药物治疗。

（三）预防性免疫

棘阿米巴角膜炎可在治疗过程中复发，说明机体没有产生持久的获得性免疫。利用口服棘阿米巴抗原（混合霍乱毒素）免疫动物，发现可显著降低感染率。经口服抗原免疫的动物，其黏膜、粪便及泪液中可以查到特异性抗阿米巴抗体IgA。在给猪口服棘阿米巴抗原的实验中发现，虽然抗原免疫后动物可产生明显的体液和细胞免疫反应，并检测到大量的Th1细胞和血清IgG抗体，但不能完全保护机体不发生棘阿米巴角膜炎。用同样剂量的抗原经结膜下注射免疫后，可有效地使50%的动物产生对棘阿米巴角膜炎的免疫力，提示局部免疫在预防感染中起到一定的作用，如结膜相关淋巴组织（CALT）的激活，经典途径产生多量黏膜分泌型 IgA 抗体，阻止原虫对角膜上皮细胞的粘附，从而预防角膜炎的产生。

五、临床表现

据 1985 年至 1987 年的资料估计，阿米巴性角膜炎年发病率为每百万角膜接触镜配戴者中 1.65 ~ 2.01 例。角膜轻微外伤和配戴被原虫污染的角膜接触镜为最主要的相关因素。患病者的职业多种多样，提示职业或工作与生活环境并非棘阿米巴感染的前提条件。

阿米巴性角膜炎患者多为年轻的健康人，男女比例均等，多数有角膜接触镜配戴史或眼外伤史。绝大多数为单眼患病，个别患者也可双眼发病。起病一般比较缓慢。炎症早期主要表现为角膜上皮的粗糙或反复上皮糜烂，上皮下的圆点状浸润（图 1-4-7），有时可表现为假树枝状改变。部分患者伴有明显的眼痛，其程度往往超过体征，形成“症状与体征分离”现象。

随着病情发展，炎症逐渐侵及角膜基质层，形成角膜基质层的斑状，半环状或环状浸润，（图 1-4-8 及图 1-4-9）。有些病变类似于盘状角膜炎的改变，部分患者可表现有放射状角膜神经炎。

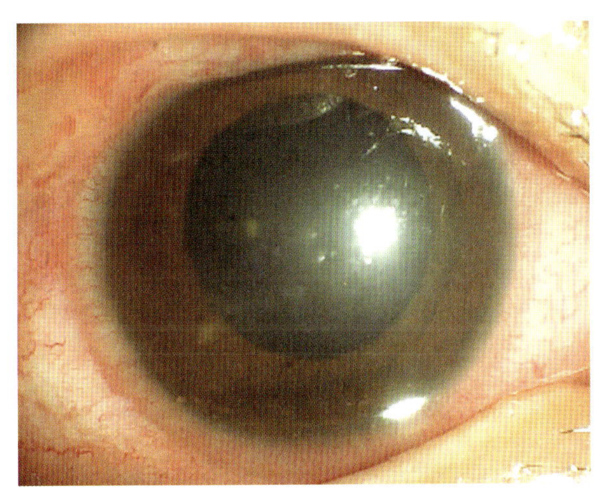
图 1-4-7 早期角膜上皮混浊 上皮下点状浸润

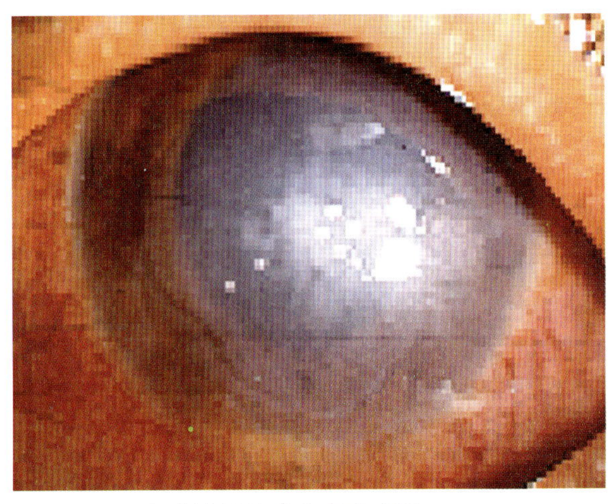
图 1-4-8 角膜浅层溃疡和前房积脓

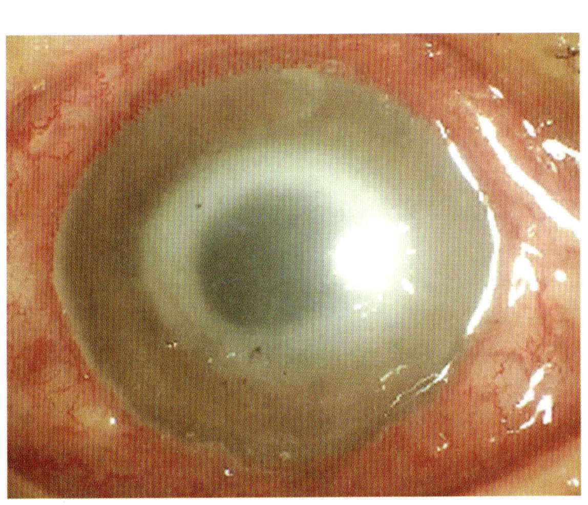
图 1-4-9 角膜基质环形浸润

如未得到及时诊断与治疗，角膜浸润很快发展成角膜溃疡或基质脓疡，并可有卫星灶形成，严重者发生前房积脓，甚至角膜坏死穿孔。如果角膜溃疡累及到角膜缘，常导致角膜缘炎，甚至前巩膜炎（图 1-4-10）。

严重的病例中，有 20% 以上会并发白内障，尤其在病情迁延、角膜移植术后以及长期滴用糖皮质激素的病例。部分严重的病例可发生难治性青光眼。眼后节极少受累，但视盘水肿、视神经病变、视神经萎缩、视网膜脱离、脉络膜炎症及黄斑部瘢痕形成，甚至对侧眼的视网膜脉络膜炎均偶有报道。

棘阿米巴原虫可以与细菌、真菌及病毒混合感染角膜（图 1-4-11），混合感染的细菌主要有表皮葡萄球菌、金黄色葡萄球菌、链球菌属及丙酸杆菌属。

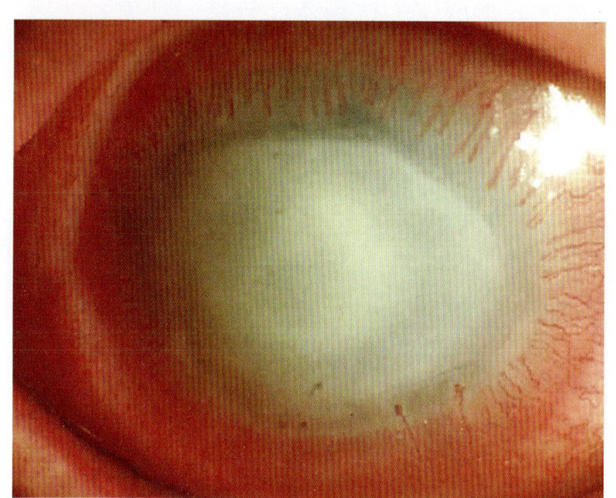

图 1-4-10　全角膜的脓疡和角膜缘炎

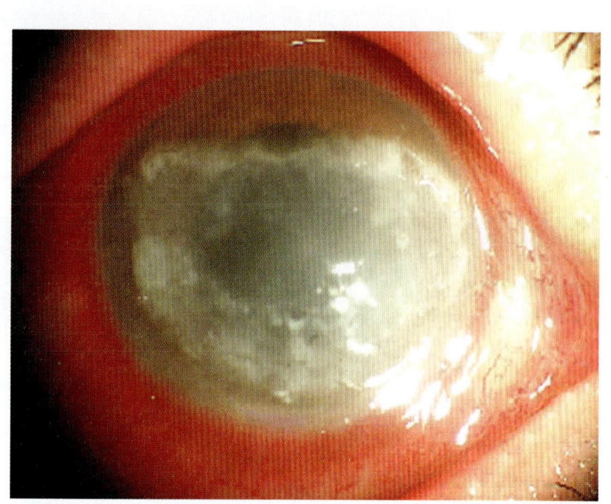

图 1-4-11　真菌与阿米巴混合感染

六、诊断与鉴别诊断

根据外伤或角膜接触镜配戴史以及典型临床表现可以做出初步临床诊断，病因学诊断需要依赖实验室微生物学检查结果。

致病性自生生活阿米巴性角膜炎，早期须与单疱病毒性角膜炎的上皮病变型相鉴别，此时误诊率较高，对初次发病的角膜上皮性病变、有迁延不愈倾向、同时有外伤或角膜接触镜配戴史的患者要高度警惕，及时行角膜刮片细胞学检查，有利于鉴别诊断。

当角膜基质浸润及溃疡形成时，要与单疱病毒性盘状角膜炎或角膜基质炎、细菌及真菌性角膜炎相鉴别，眼部剧烈的疼痛史或放射状角膜神经炎的出现都有助于鉴别诊断。

近年来角膜共焦生物显微镜的应用，为棘阿米巴性角膜炎的早期快速诊断提供了新的手段。通过角膜共焦生物显微镜，可在活体角膜中观察到棘阿米巴包囊或滋养体，有助于临床诊断，但共焦生物显微镜检查阴性时，并不能完全否定临床诊断。

七、常用实验室检查

1. 角膜刮片细胞学检查

从角膜溃疡区刮取的组织，可以直接进行涂片，95% 甲醇固定，自然风干后，进行染色，在显微镜下观察包囊及滋养体。常用的染色方法有革兰染色，姬姆萨染色（图 1-4-12）及乳酚棉兰染色。从角膜刮取的组织也可以用生理盐水，或 10%氢氧化钾溶液做成湿片，不经染色直接观察包囊形态及滋养体的活动（图 1-4-13）。

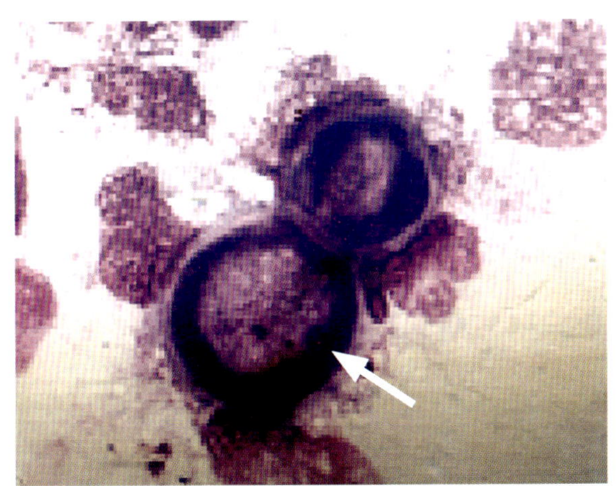

图 1-4-12 角膜刮片姬姆萨染色

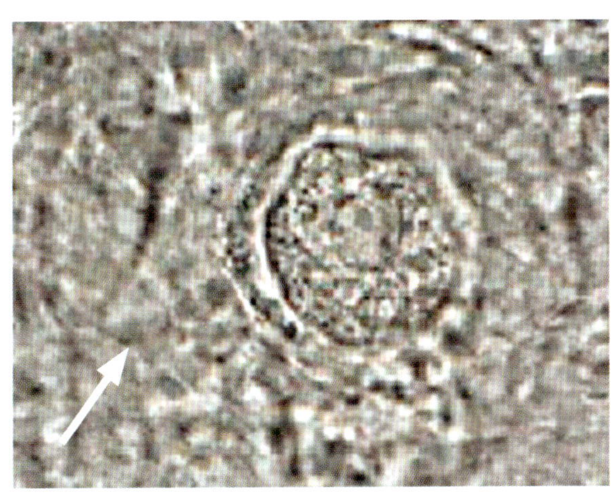

图 1-4-13 角膜刮片湿片（箭头所示 阿米巴包囊）

2. 阿米巴原虫培养

从角膜溃疡区刮取的组织，可以直接进行阿米巴培养。常用的培养基为无营养培养基，在培养基中加入有活性或灭活的大肠杆菌有利于培养成功。棘阿米巴培养需在 37℃条件下，培养 7 ~ 10 天。要使包囊转化成滋养体将需要更长的培养时间。

3. 角膜组织活检

当角膜溃疡累及深层基质时，角膜组织的活检或微活检有助于临床诊断，尤其对多次刮片阴性，临床上又高度怀疑阿米巴感染的患者。活检组织可以用于阿米巴培养、组织病理检查、免疫学检查以及超微结构的检查。常用的组织染色方法有环六亚甲基四胺银染色、碘酸希夫染色、铁苏木素染色及三色染色法等（图 1-4-14，图 1-4-15）。

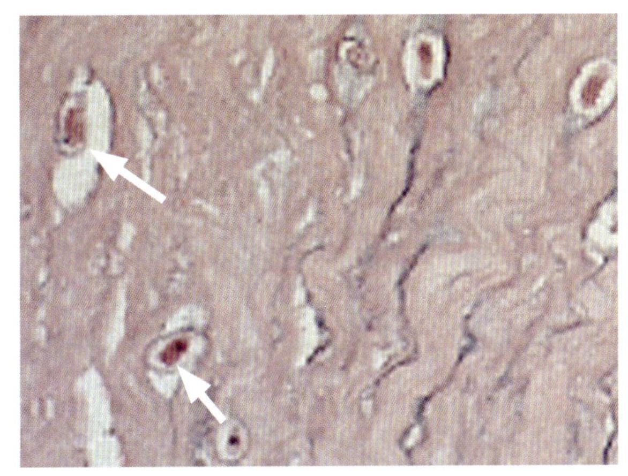

图 1-4-14 角膜病理组织切片观察阿米巴包囊

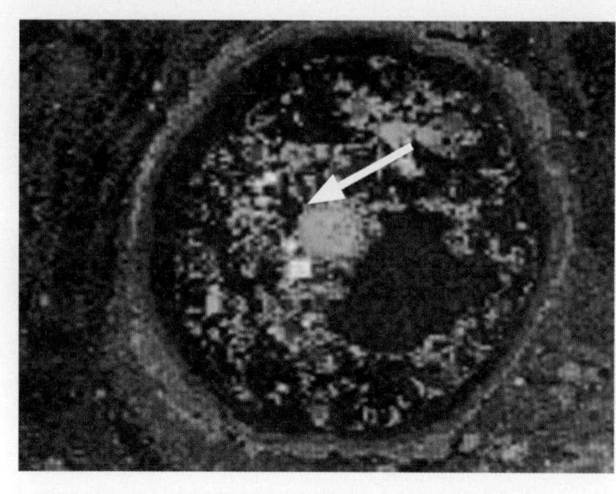

图 1-4-15 角膜透射电镜观察阿米巴包囊

八、治疗

1. **药物治疗** 目前常用的药物有如下几类：

（1）阳离子防腐剂：体外试验表明阳离子防腐剂有很强的杀灭棘阿米巴滋养体及其包囊的作用，其作用机理是干扰细胞膜的功能。临床上，无论是作为首选用药，还是在其他药物治疗失败的情况下，阳离子防腐剂都显示了良好的临床疗效，目前常用的是 0.02% 的洗必泰（Chlorhexidine）和 0.02% 的聚六甲基双胍（Polyhexamethyl biguanide，PHMB），两者对角膜上皮没有明显的毒性。

（2）芳香族双脒：芳香族双脒（Aromatic diamidines）类药物可以抑制棘阿米巴 DNA 的合成，对滋养体和包囊均有效。这类药物是应用最早的、能有效控制阿米巴角膜炎的药物，与阳离子防腐剂具有协同作用。研究认为阳离子防腐剂破坏膜的功能，有利于芳香族双脒类药物进入虫体内发挥作用。二者联合使用，是目前最常用的治疗方案。常用的有 0.1% 羟乙磺酸丙氧苯脒（Diamidine propamidine isethionate，Brolene），0.15% 羟乙磺酸双溴丙脒（Dibromopropamidine）。但是长时间应用芳香族双脒类药物对角膜组织可产生毒性反应。体外试验研究证实，二甲基亚砜可增加药物对包囊的穿透性，能明显加强羟乙磺酸丙氧苯脒杀灭包囊的作用。

（3）氨基糖苷类抗生素：在治疗棘阿米巴性角膜炎中，巴龙霉素和新霉素是较常用的氨基糖苷类抗生素，并与芳香族双脒类药物有协同作用。新霉素具有类似洗必泰和 PHMB 的作用，可以破坏棘阿米巴滋养体的外膜，促进芳香族双脒类药物进入虫体发挥作用，但对包囊无效。局部应用过程中应注意氨基糖苷类抗生素的局部毒性作用，应避免长期使用。

（4）咪唑类：咪唑类药物可以影响棘阿米巴细胞壁的稳定性，起到辅助治疗的作用，单独用药常无效。药物主要包括克霉唑、氟康唑、酮康唑、伊曲康唑和咪康唑等。

（5）糖皮质激素：在抗棘阿米巴治疗的同时，是否应用糖皮质激素，目前尚有争议。在体外试验发现，糖皮质激素能够抑制棘阿米巴的包囊形成和脱囊过程，有利于角膜炎的治疗，但体内试验并未证实此作用，而且相反发现糖皮质激素加重了角膜的浸润和基质中胶原组织的坏死。因此，除非合并有巩膜炎或色素膜炎，对于糖皮质激素的使用应该慎重。

抗阿米巴药物治疗应采用联合用药的方式，0.02% 的洗必泰或 0.02% PHMB 联合 0.1% 的 Brolene 或 0.5% 新霉素是最常用的联合用药。同时注意在治疗的不同阶段，用药方法不同。

急性期强化治疗：联合用药昼夜点眼，每小时一次，连续 48 ~ 72 小时；之后，白天每 2 小时，夜间每 4 小时用药一次，连续 1 周。

维持期治疗：每 4 小时用药一次，如果出现药物毒性反应，可停用 Brolene，继续洗必泰或 PHMB 和新霉素治疗，3 周后结合临床情况逐渐减少次数。

如果单纯局部点眼效果不佳，可同时口服酮康唑，每日 200 ~ 600 mg，或伊曲康唑 100 ~ 200 mg，每日 2 次，口服疗程 1 ~ 2 周。

巩固期治疗：维持期治疗 2 个月后，可单独应用 0.02% 的洗必泰或 0.02% PHMB 或 0.1% Brolene，每天 1 ~ 3 次，疗程应该超过 6 个月。

抗阿米巴治疗药物应用的同时，需要扩瞳减少瞳孔粘连；注意观察眼压，及时处理高眼压；对眼痛明显的患者应给予口服非甾体抗炎药或止痛剂。

治疗过程中应该注意阿米巴混合细菌、病毒或真菌感染的情况，如果临床怀疑混合感染，应该及早根据微生物检查结果，同时进行抗菌或抗病毒治疗。

(6) 促进溃疡修复的药物：在角膜溃疡进入修复阶段，可辅助应用表皮生长因子和纤维连接蛋白等药物，促进角膜上皮细胞的修复，以及眼表润滑剂，如小牛血清提取物眼凝胶和透明质酸钠等，保护角膜上皮。

(7) 局部消毒剂烧灼：在角膜溃疡迁延，坏死组织较多，或反复角膜刮片，阿米巴包囊均检出阳性的情况下，在局部点药的同时，可以应用 5% 碘酊或碘伏烧灼溃疡区，每日或隔日 1 次，在烧灼前，应尽量用刮匙将溃疡表面的坏死组织清除，烧灼后用无菌生理盐水冲洗烧灼区 1 ~ 2 分钟。

2. 手术治疗

在药物治疗无效，角膜炎症进行性加重的情况下，应及时手术切除病灶，控制炎症，挽救视力和眼球。如果炎症尚未累及角膜全层，可行溃疡局部板层切除联合新鲜羊膜移植，或板层角膜移植术（图 1-4-16 和图 1-4-17）；若角膜深基质层或全层均已经受累，合并大量前房积脓，则应行穿透性角膜移植术。

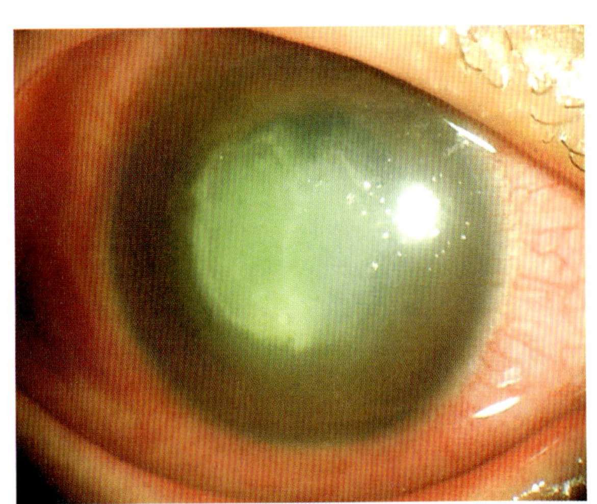

图 1-4-16　术前患眼角膜溃疡像

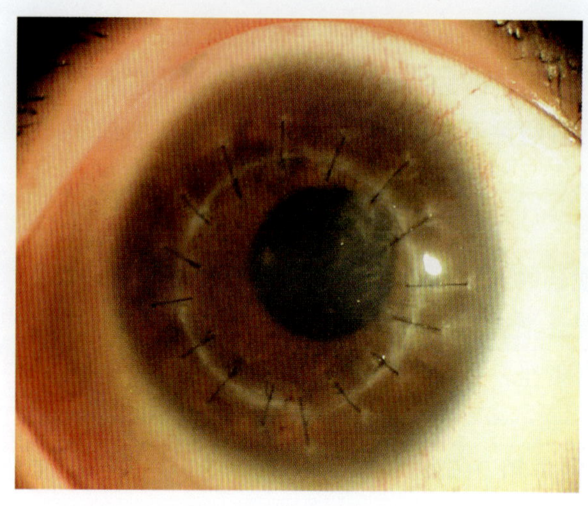

图 1-4-17　板层角膜移植术后 1 个月

九、预防

针对致病性自由生活阿米巴性角膜炎的危险因素，应采取相应预防措施，尤其应加强对角膜接触镜配戴者有关镜片护理知识的教育，严格避免睡眠时配戴角膜接触镜，严格避免用自来水或自制盐水清洗镜片，十分重要。

（孙旭光　张　琛）

参考文献

1 Moore MB, McCulley JP, Luckenbach M, et al. Acanthamoeba keratitis associated with soft contact lenses. Am J Ophthalmol, 1985 Sep 15;100(3):396–403

2 Nagington J. Isolation of amoebae from eye infections in England. Trans Ophthalmol Soc U K, 1975 Jul;95(2):207–209

3 金秀英，罗时运，杨宝铃，等. 棘阿米巴角膜炎的诊断和治疗探讨. 眼科研究. 2000;18(2): 143–145

4 Walochnik J, Haller-Schober E, Kölli H, Picher O, et al. Discrimination between clinically relevant and nonrelevant Acanthamoeba strains isolated from contact lenswearing keratitis patients in Austria. J Clin Microbiol, 2000 Nov;38(11):3932–3936

5 Ledee DR, Hay J, Byers TJ, et al. Acanthamoeba griffini. Molecular characterization of a new corneal pathogen. Invest Ophthalmol Vis Sci, 1996 Mar;37(4):544–550

6 Illingworth CD, Cook SD. Acanthamoeba keratitis. Surv Ophthalmol, 1998 May-Jun;42(6):493–508

7 Shumaker JB, Healy GR, English D, et al. Naegleria gruberi: isolation from nasal swab of a healthy individual. Lancet, 1971 Sep 11;2(7724):602–603

8 Schaumberg DA, Snow KK, Dana MR. The epidemic of Acanthamoeba keratitis: where do we stand? Cornea, 1998 Jan;17(1):3-10

9 Stothard DR, Schroeder-Diedrich JM, Awwad MH, et al. The evolutionary history of the genus Acanthamoeba and the identification of eight new 18S rRNA gene sequence types. J Eukaryot Microbiol, 1998 Jan-Feb;45(1):45-54

10 Visvesvara GS. Classification of Acanthamoeba. Rev Infect Dis, 1991 Mar-Apr;13 Suppl 5: S369-372

第五节 蚕蚀性角膜溃疡

蚕蚀性角膜溃疡（Mooren's corneal ulcer）是一种慢性、疼痛性角膜溃疡，初发于角膜周边部，前缘呈穿凿状，沿角膜周边部延伸，并向中央发展，可累及全角膜。该病是免疫性角膜病的典型代表。它是一种特发性角膜溃疡，与可引起溃疡性角膜炎的任何全身性疾病无关。近年来对该病进行了多方面的研究，但其发病机制仍不十分清楚。

蚕蚀性角膜溃疡治疗困难，手术治疗后仍可复发。本病一方面严重损害患者的视功能，另一方面也给患者带来了痛苦和巨大的精神压力。可以认为，蚕蚀性角膜溃疡是目前治疗最棘手的致盲性角膜病之一。

一、临床表现

蚕蚀性角膜溃疡患者常有眼红、眼痛、流泪和畏光等，眼部疼痛是突出的特点，难以控制，常伴有视力下降。

本病以邻近角膜缘处的灰白色小片状浸润起病，与角膜缘无清晰分界。几星期后浸润灶脱落，形成边缘性角膜溃疡，浸润灶可以多发，沿角膜缘扩大和融合。

浸润灶处角膜组织的溶解常累及前1/3～1/2角膜基质，形成溃疡。溃疡的进行缘呈潜行状，来自角膜缘的血管长入溃疡处的角膜基质。溃疡表面可为角膜上皮覆盖，无脓性分泌物。溃疡邻近的球结膜，表层巩膜、甚至巩膜组织有炎性浸润和水肿。最终溃疡可累及全角膜并可穿孔，特别是受到轻微外伤时。蚕蚀性角膜溃疡可合并轻度到中度的前葡萄膜炎。

Wood和Kaufman将本病分为两型：Ⅰ型为良性型，常为单眼发病，患者年龄在35岁以上，发展慢，药物和手术治疗的效果好。Ⅱ型为恶性型，常为双眼发病，溃疡进展快，患者年龄常在35岁以下，对各种治疗的反应差。陈家祺等认为，无论在青年患者或老年患者中，双眼发病者为本病的恶性型。

二、诊断

蚕蚀性角膜溃疡是特发性的，本病不伴有可引起周边性角膜溃疡的任何全身性疾病。根据患者的临床症状和典型的溃疡形态特征，可做出诊断。鉴别诊断包括，全身胶原性疾病引起的周边性角膜溃疡，例如，类风湿性关节炎、Wegener's 肉芽肿、系统性红斑狼疮、结节性多动脉炎等引起的周边性角膜溃疡等，通过实验室检查（包括全血细胞计数和分类、血沉、类风湿因子、抗核抗体、抗中性粒细胞胞浆抗体、荧光螺旋抗体吸收试验，胸部 X 线摄片等）可明确诊断。只有排除了其他疾病引起的周边性角膜溃疡以后，才能做出蚕蚀性角膜溃疡的诊断。蚕蚀性角膜溃疡同 Terrien's 角膜边缘变性的鉴别点在于，后者常不伴有眼部疼痛，往往在上方周边角膜起病，病变区角膜缓慢地进行性变薄，在眼内压作用下可向前膨隆，多不累及角膜缘，邻近的球结膜和巩膜无明显炎症浸润和水肿。蚕蚀性角膜溃疡与葡萄球菌性周边性角膜溃疡的鉴别点在于，后者常伴有睑缘炎，角膜溃疡与角膜缘之间有 1 ~ 2 mm 透明间隔区，局部用皮质类固醇激素后，溃疡迅速好转。

三、治疗

目前，一种分段式治疗蚕蚀性角膜溃疡的方案得到推荐，包括: ①局部使用免疫抑制剂；②球结膜切除手术或联合羊膜移植手术；③全身应用免疫抑制剂；④角膜移植手术；⑤恢复。

（一）局部使用免疫抑制剂

1. 局部使用皮质类固醇滴眼液

可选用百力特、典必殊、1% 醋酸强的松龙眼液等，每小时滴眼 1 次，联合应用睫状肌麻痹剂和预防性的抗生素眼液，眼部疼痛剧烈者，可配戴亲水性软性角膜接触镜。局部使用胶原酶抑制剂，如 2% 半胱氨酸眼液。如果溃疡开始愈合，皮质类固醇滴眼液应逐渐减量。皮质类固醇滴眼液对溃疡较浅、范围较小的患者有一定疗效。角膜明显变薄时，一般不局部使用皮质类固醇激素。

2. 局部使用环孢霉素 A 或 FK506 滴眼液

1% 或 2% 环孢霉素 A 滴眼液，或 0.05% FK506 滴眼液，每日滴眼 4 次，有一定疗效。长期局部应用没有导致继发性青光眼和白内障的风险。在蚕蚀性角膜溃疡的活动期，可以联合使用皮质类固醇滴眼液。

（二）球结膜切除

在局部使用免疫抑制剂治疗的情况下，如果角膜溃疡继续进展，溃疡深度尚小于角膜厚度的 1/2 时，可作球结膜切除。切除范围包括溃疡两侧各超过 2 个钟点位，向后暴露 4 ~ 5 mm 巩膜。切除球结膜除去了溃疡活动部位中性粒细胞和浆细胞等的来源而阻断溃疡的进展。球结膜切除适用于轻型患者。

（三）羊膜移植术

手术方法为：①病灶位于角膜周边部，溃疡较浅，未超过角膜厚度的1/2，且范围较小，未累及瞳孔区者，先行角膜病灶清创后，将病灶区相邻的球结膜做4～6 mm切除，然后用等大的羊膜覆盖角膜及结膜创面，用10-0尼龙线将羊膜固定于角膜、结膜创缘处。②角膜溃疡深度大于角膜厚度的1/2且范围较广时，角膜溃疡切除后，用3～4层羊膜覆盖在溃疡处的角膜上，用10-0尼龙线将羊膜固定于角膜，然后再用一块大的羊膜覆盖在整个角膜上，用缝线固定。也可行带角膜缘的板层角膜移植术，病灶区相邻球结膜切除联合羊膜移植术。

（四）全身性免疫抑制剂应用

对于局部使用免疫抑制剂以及球结膜切除术失败的双眼或进行性蚕蚀性角膜溃疡患者，可全身应用免疫抑制剂。例如，环磷酰胺，2 mg/(kg · d)，或者硫唑嘌呤50 mg/d。调整药物剂量以控制炎症，同时维持白细胞数在3 500/dl以上。也可口服环孢霉素A，头两天口服8～10 mg/(kg · d)，然后逐渐减量到3～4 mg/(kg · d)，调整环孢霉素A的用量，维持血清浓度为200～400 ng/ml。用药期间注意监测血肌酐、尿素、血压、肝功能等。

（五）角膜移植术

板层角膜移植术是目前治疗蚕蚀性角膜溃疡最主要的方法。

板层角膜移植术的手术原则是彻底切除病变组织，角膜移植片与植床及创缘精确对合。根据角膜溃疡和浸润所累及的范围选用不同方法：

(1) 病变范围小于1/2角膜缘圆周，尚未累及瞳孔区者，采用新月形植片，以重建病灶区解剖结构；

(2) 当病变大于2/3圆周，但瞳孔区尚有7～8 mm健康者，采用指环形板层移植片，重建周边角膜，保留中央角膜的屈光状态；

(3) 病变累及瞳孔区者，采用全板层角膜植片；

(4) 位于周边角膜的溃疡穿孔，采用双板层角膜移植，根据穿孔大小，用一带有活性角膜内皮细胞的薄的内板层移植片修补穿孔，然后，根据溃疡形态在内板层上方作板层角膜移植，新鲜穿孔术毕即重建前房，穿孔超过5～7天者，应剪除脱出的虹膜，以预防植入性囊肿；

(5) 对小的穿孔，可以使用氰基丙烯酸酯组织粘合剂封闭穿孔；

(6) 若病灶已累及全角膜，且中央区穿孔，则采用全角膜移植以挽救眼球。溃疡切除时应包括0.5～1.0 mm正常角膜。邻近水肿的巩膜也应做板层切除。上述四种板层角膜移植的植片都应该带有2～3 mm宽的板层巩膜组织。尽可能选用新鲜角膜材料，以便同时移植角膜缘干细胞，有利于重建正常角膜缘干细胞来源的“基地”，减少或消除由于移植片上皮化障碍或上皮不稳定诱发溃疡复发的可能性。

板层角膜移植治疗蚕蚀性角膜溃疡，其疗效的影响因素有：①角膜病灶的病变组织是否切除干净。有报道，术后溃疡复发主要与病变组织清除不彻底有关。②是否同时做病灶区相邻的球结膜切除。③移植片是否带活性角膜缘（干细胞）组织。④移植片与植床是否对合良好（指环形板层移植片术中应稍高于中央的角膜组织）。⑤术后是否局部应用皮质类固醇激素及环孢霉素 A。

（六）恢复

即使在活动性蚕蚀性角膜溃疡已经静止的情况下进行手术治疗，术后也伴有溃疡复发。由于免疫系统有显著的免疫记忆特点，因此，即使对于静止期的患者，手术治疗后也应使用免疫抑制剂。对于复发的患者，不要轻易放弃手术治疗，即使手术失败，经过重复手术，还有治愈的希望。

（谢汉平）

参考文献

1 Lee IG, Ye J, Kim JC. The involement of multipotential progenitor cells in Mooren's ulcer. Yonsei Med J, 2005;46:353-358

2 Ye J, Chen J, Kim JC, et al. Bone marrow derived cells are present in Mooren's ulcer. Ophthalmic Res, 2004;36:151-155

3 陈家祺，谢汉平，龚向明，等．蚕蚀性角膜溃疡的临床特点分析．中华眼科杂志，1999;35:125-128

4 赵京城，金秀英．环孢霉素 A 滴眼治疗重症蚕蚀性角膜溃疡．中华眼科杂志，1992;28:138-140

5 谢汉平，陈家祺，林跃生，等．FK506 滴眼液联合角膜移植术治疗复发性蚕蚀性角膜溃疡．中华眼科杂志，2002;38:13-15

6 吴护平，洪荣照，洪　佳，等．羊膜移植治疗蚕蚀性角膜溃疡的临床观察．中华眼科杂志，2003;39:102

7 Solomon A, Meller D, Prabhaswat P, et al. Amniotic membrane grafts for nontrumatic corneal perforations,descemetoceles, and deep ulcer. Ophthalmology, 2002;109:694-703

8 王　铮，陈家祺，陈龙山，等．板层角膜移植联合环孢霉素 A 滴眼治疗蚕蚀性角膜溃疡．中国实用眼科杂志，1996;14:283-285

第六节　角膜营养不良

引起角膜混浊的原因概括起来有三大类：①炎症性；②水肿性；③沉着性。炎症性主要见于细菌、病毒、霉菌等引起的角膜基质炎以及感染后出现的角膜混浊，常常伴有新生血管。水肿性混浊主要见于大泡性角膜病变。作为沉着性角膜混浊的原因主要见于角膜营养不良和角膜变性。

角膜营养不良（corneal dystrophy，CD）是家族遗传性的双眼角膜混浊性疾病，大多为常染色体显性遗传，它需要与角膜变性相鉴别。角膜营养不良是原发于角膜的疾病，一般不伴有角膜以外的眼组织或全身疾病；作为遗传性疾病，常有家族史；常为双眼对称性发病；不伴有炎症及角膜新生血管；病变呈进行性发展；好发于中央区角膜；病变具有某些特征性的形态。另一方面，角膜变性为继发于角膜基质炎症或感染后的继发性改变；病人没有家族史；常为单眼性；常伴有角膜新生血管；病变呈静止性；混浊常与角膜缘相连续且常具有近角膜缘处混浊加重的特征。

关于角膜营养不良的分类，以往依据混浊的部位将其分为上皮、基质、内皮型（表1-6-1）。此种分类是根据病变的部位、临床表现特征、组织病理学表现进行的临床分类。近年来，随着分子遗传学的迅速发展，引起各种角膜营养不良的发病基因和突变位点逐一揭示，许多学者建议根据发病基因及基因变异位点的不同对此类疾病重新分类。

表 1-6-1　主要角膜营养不良的分类和遗传学特点

	疾　患	遗传形式	基因座	发病基因 / 主要变异位点	
上皮型（前弹力膜）	Meesmann	AD	12q13	Keratin 3	
		AD	17q12	Keratin 12	
	Reis-Bücklers（地图型）			TGFBI 基因	R124L
	Reis-Bücklers（蜂窝型）				R555Q
基质型	颗粒状 Groenouw type 1	AD	5q31		R555W
	Avillino				R124H
	格子状Ⅰ型				R124C，L518P
	格子状ⅢA 型				P501T，H626R，N622H
	格子状Ⅳ型				L527R
	格子状Ⅱ型		9q34	Gelsolin 基因	
	斑状	AR	16q21-22	CHST6 基因	
	胶滴状	AR	1p	M1S1 基因	
	中央结晶状	AD	1p34.1-p36		
内皮型（后弹力膜）	Fuchs	AD	1p34.3-p32	COL8A2 基因	
	后部多形性	AD	1p34.3-p32	COL8A2 基因	
			20p11.2	VSX1	

注：AD：常染色体显性遗传；AR：常染色体隐性遗传

A：丙氨酸，C：半胱氨酸，D：天冬氨酸，E：谷氨酸，F：苯丙氨酸，G：甘氨酸，H：组氨酸，I：异亮氨酸，K：赖氨酸，L：亮氨酸，M：甲硫氨酸，N：天冬酰胺，P：脯氨酸，Q：谷氨酰胺，R：精氨酸，S：丝氨酸，T：苏氨酸，V：缬氨酸，W：色氨酸，Y：酪氨酸

对于角膜营养不良的诊断，掌握角膜特征性的混浊特点至关重要，如果病人有双眼性的角膜混浊，同时伴有反复发作的难治性上皮损害，就要考虑到角膜营养不良。应仔细地询问

病人的家族史、近亲结婚史和出生地。遗传方式主要有常染色体显性、隐性遗传两种形式，斑状、胶滴状角膜营养不良为常染色体隐性遗传，应注意是否有近亲结婚史。角膜营养不良为进展性疾病，了解病人的发病年龄和复发性上皮糜烂的既往史也至关重要。作为上皮型角膜营养不良的Meesmann角膜营养不良和上皮基底膜角膜营养不良，常可见到上皮内微小囊泡这种表层性上皮损害，应与干眼症的点状角膜上皮病变相鉴别。基质型角膜营养不良主要有TGFBI基因相关性角膜营养不良、斑状、胶滴状、Schnyder角膜营养不良等。要注意观察混浊的形状和部位、淀粉样沉着物、格子状线的有无以及是否存在角膜缘透明带。对于反复发作的角膜上皮糜烂及移植后病例，由于继发性的改变常常使诊断难以确定，此时最终的诊断常常依赖于分子遗传学的诊断结果。角膜内皮型角膜营养不良主要有Fucks角膜内皮营养不良、后部多形性角膜营养不良、先天性遗传性角膜营养不良。特征性的内皮小疣（guttata）和角膜内皮镜检查将为诊断提供重要依据。

一、上皮细胞层、上皮细胞基底膜与前弹力膜角膜营养不良

（一）Meesmann角膜营养不良

Meesmann角膜营养不良（Meesmann's corneal dystrophy）（图1-6-1）是以双眼上皮内微小囊泡及表层点状角膜上皮病变为主要表现的常染色体显性遗传性角膜营养不良。其最早发现于一德国家系，1938年Meesmann做了详细描述，故由其命名。

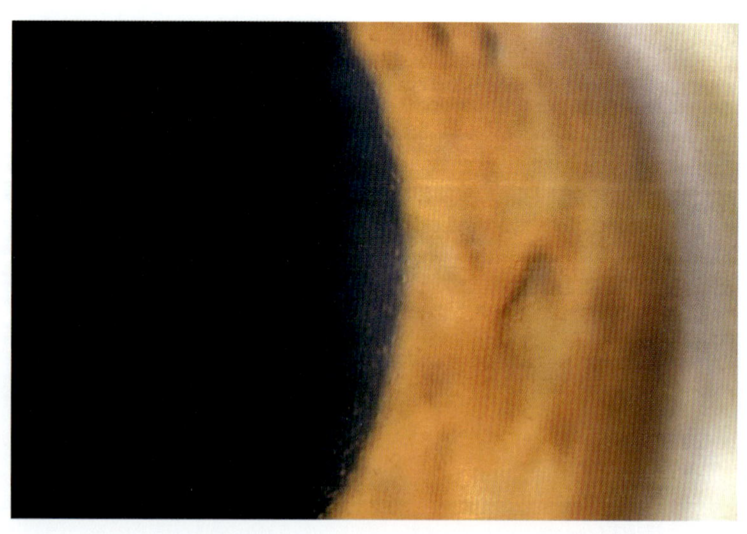

图1-6-1 Meesmann角膜营养不良

1．病因与病理

本病为罕见的常染色体显性遗传病。1997年，Irvine及西田的研究组报告此疾病的发病基因为角膜上皮型角蛋白K12与K3基因。角蛋白为上皮组织细胞骨骼的主要成分。有报告角蛋白12缺失鼠的试验中发现其上皮虽外观正常，但极易出现角膜上皮糜烂，在受外部刺激后容易出现上皮剥脱。本病的病因被认为是由于角蛋白12或角蛋白3基因的变异，引起

角蛋白结构的改变，造成角蛋白细丝的凝集，从而在细胞内形成微小囊泡。组织学上，角膜上皮呈不规则增厚，可见多数含有微小囊泡样改变的上皮细胞，微小囊泡内物质 PAS 染色阳性，电镜下此物质由细丝状的物质集积而成，被称为特异物质（peculiar substance）。

2. 临床表现

病变始于婴儿期，双眼对称性发病，裂隙灯下可见角膜上皮层出现多数大小均匀一致的微小囊样混浊，此即为含有特异物质的微小囊泡。它可出现于生后 12 个月，随着年龄的增加而逐渐增多，进展极其缓慢。微小囊泡始于角膜基底部，逐渐移向角膜表面，当到达角膜表面时，可形成点状角膜上皮糜烂。此时荧光素染色呈点状着色。病人常于囊泡破裂后出现角膜上皮糜烂症状，如畏光、流泪、异物感等。有些病人会出现间断性的视力下降，但反复发作的角膜上皮糜烂，也会使一些病人在晚期出现永久性的视力低下。

3. 诊断

应用裂隙灯显微镜的间接法或后部照明法可清楚地观察到角膜上皮层内大小不等的透明小空泡。存在于最表层的空泡可荧光素着色，这种空泡性改变呈双眼对称性。如遇到反复发作的双眼不明原因的点状表层角膜上皮炎则应考虑到本病的可能。诊断依据：①可见双眼较多的微小囊泡。②家族史，家族中有类似症状的患者。③对角膜上皮进行印痕细胞学检查（impression cytology），微小囊泡经 PAS 染色阳性。

4. 治疗和预后

由于此病很少会引起视力下降，因此大多数无需治疗。针对异物感等角膜刺激症状可采用角膜保护剂、人工泪液点眼及治疗性角膜接触镜等对症治疗。晚期病例，若上皮混浊影响视力，可行病变上皮刮除、准分子激光角膜表层切除术（PTK）或板层角膜移植术，但术后有复发的可能。

（二）上皮基底膜营养不良

上皮基底膜营养不良（map-dot-fingerprint dystrophy）是由于角膜上皮基底膜变性从而引起复发性角膜上皮糜烂的疾患。Vogt（1930）首先报告本病呈指纹样外观，以后 Cogan 等（1964）又描述为点状和地图状形态，故其又名地图状 - 点状 - 指纹状角膜营养不良（map-dot-fingerprint dystrophy）。

1. 病因与病理

虽有部分病例表现为常染色体显性遗传，但大多数病例原因不明。本病主要由于上皮细胞基底膜异常，引起上皮细胞与基底膜粘附不良并发生退变所致。可见角膜上皮基底膜肥厚、重复及上皮内微小囊泡。有报告可见上皮与基底膜之间联接的半桥粒结构消失。

2. 临床表现

多见于中年以后的白人女性。裂隙灯下可见双眼角膜上皮地图状、点状及指纹状病变，有时可见上皮内微小囊泡。这几种形态可单独存在，但多数病人同时存在两种以上病变形态，病变并可随时间的推移而变化。多数病人无自觉症状，但 30 岁以后易出现复发性角膜上皮糜烂。

3．诊断

①裂隙灯下 3 种特异性角膜改变：地图状、点状、指纹状角膜上皮改变。②双眼性。③无外伤既往史的反复发作的角膜上皮糜烂。

4．治疗和预后

当出现复发性角膜上皮糜烂时，应予以治疗。糜烂发作时可采用角膜保护剂、人工泪液点眼及治疗性角膜接触镜等对症治疗。

（三）Reis-bücklers 角膜营养不良

Reis-bücklers 角膜营养不良（Reis-bücklers corneal dystrophy）1917 年首先由 Reis 报告，1949 年由 bücklers 更加详细地加以描述。它是以伴有微纤维出现的前弹力膜变性为主征的常染色体显性遗传性疾患。根据角膜混浊的形态等临床表现的不同，又将其分为蜂窝型（honeycomb pattern）与地图型（geographic pattern）两类。

1．病因与病理

详细的发病机制尚不十分清楚。1997 年，Munier 报告 4 种常染色体显性遗传性角膜营养不良，颗粒、格子、Avillino 及 Reis-bücklers 均是位于 5q31 领域的 TGFBI 这个共同基因的变异所至。TGFBI 基因的蛋白质产物称为上皮角质蛋白 (Kerato-epithilin)，由于基因的变异引起产生此蛋白的氨基酸改变，从而改变了蛋白质的三维结构，导致了角膜内异常沉积物的形成。研究发现，Reis-bücklers 角膜营养不良的两种类型，是由两种不同的基因变异所致。当上皮角质蛋白的第 555 位氨基酸由精氨酸变异为谷氨酰胺时（Arg555Gln）成为 Reis-bücklers 角膜营养不良的蜂窝型；而当上皮角质蛋白的第 124 位氨基酸由精氨酸变异为亮氨酸时（Arg124Leu）则成为地图型。

病理可见角膜前弹力膜多处缺损并代之以纤维结缔组织，部分向上皮侧突出。这种纤维结缔组织称为微纤维（microfibril），是由大直径的胶原束与致密的小纤维卷曲而形成的混合物。即使在前弹力膜正常的部位，微纤维仍然存在于上皮与前弹力膜之间。上皮细胞与上皮基底膜出现变性、不规则、缺失，上皮后部呈锯齿状。病变不累及角膜基质、后弹力膜及内皮。Masson 三色染色可见角膜上皮下赤染的透明蛋白。两种类型的 Reis-bücklers 角膜营养不良，其电镜下微纤维的形态并不相同，在地图型，其微纤维为杆状，而在蜂窝型则为卷曲状。

2．临床表现

Reis-bücklers 角膜营养不良的两种类型具有截然不同的临床表现。蜂窝型的角膜混浊呈蜂巢样（图 1-6-2），随着年龄的增加混浊逐渐加重，但在成人以后仍可具有较好的视力。在地图型（图 1-6-3），病人在 5 岁左右即开始发病，在前弹力膜出现不规则地图状白色混浊并逐渐扩大，早期即出现视力低下。两型均在早期即伴有反复发作的畏光、眼痛、异物感、充血等角膜上皮糜烂症状。每次发作约历时数周后症状始缓解，每年约发作 3 ~ 4 次，在 5 ~ 20 年间频度逐渐减少。

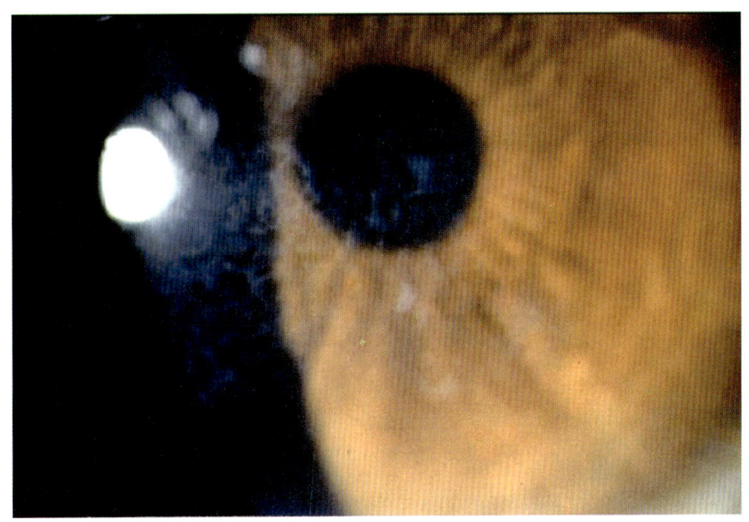

图 1-6-2 Reis - bücklers 角膜营养不良蜂窝型

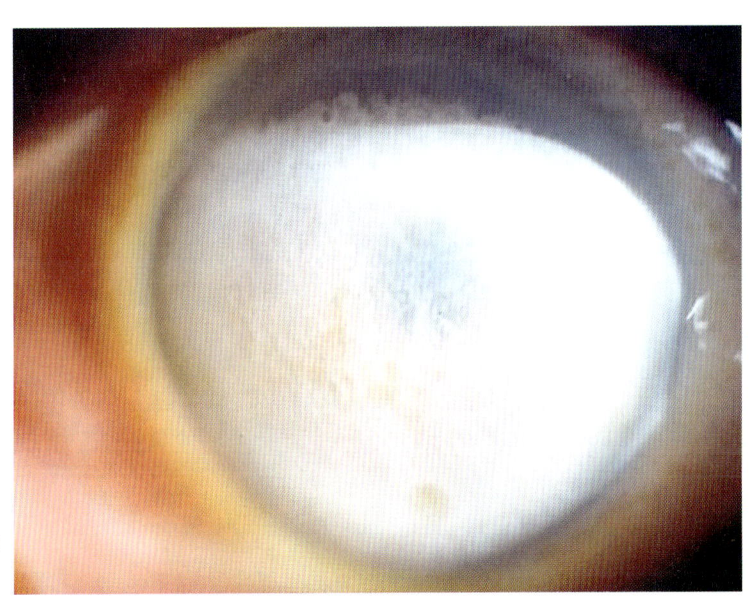

图 1-6-3 Reis - bücklers 角膜营养不良地图型

3. 诊断

(1) 裂隙灯下 2 种特异性角膜混浊形态：地图状、蜂窝样角膜混浊。

(2) 家族史，家族中有类似症状的患者。

(3) 角膜病理见角膜上皮下 Masson 三色染色阳性物质。两种 Reis-bücklers 角膜营养不良的比较（表 1-6-2）。

本病可通过分子遗传学检索上皮角质蛋白基因变异的有无而得到确诊。在蜂窝型将呈现 Arg555Gln 变异，而在地图型则呈现 Arg124Leu 变异。真岛将呈现 Arg124Leu 变异的此病的地图型由病理诊断而归类为早期发病、重症型的表在变异型颗粒状角膜营养不良，而 Reis-bücklers 蜂窝型则又被称为 Thiel-Behnke 角膜营养不良。

表 1-6-2　两种类型的 Reis-bücklers 角膜营养不良比较

蜂窝型	地图型
蜂窝样的角膜混浊	地图样的角膜混浊
视力良好	视力显著低下
Arg555Gln	Arg124Leu
表层颗粒状角膜营养不良	Thiel-Behnke 角膜营养不良
电镜下沉着物呈杆状	电镜下沉着物呈卷曲状

4．治疗和预后

针对复发性角膜上皮糜烂进行对症治疗。由于病变并不累及角膜基质，在视力低下严重时可行准分子激光角膜表层切除术（PTK）或板层角膜移植术。但术后极易复发。

二、基质层角膜营养不良

（一）颗粒状角膜营养不良

颗粒状角膜营养不良 (granular corneal dystrophy)1893 年首次由 Groenouw 报告，为常染色体显性遗传、双眼进行性发病的角膜营养不良疾患，曾被认为是最常见的一种角膜营养不良。近年来随着分子遗传学的不断进步，使以往仅靠角膜及组织学所见加以诊断及分类的情况得以改善。颗粒状角膜营养不良也被分为 3 个亚型：颗粒状角膜营养不良 (Groenouw 1 型)、Avellino 角膜营养不良，及表在变异型颗粒状角膜营养不良（Reis-bücklers 角膜营养不良地图型)。因此，我们在过去所说的颗粒状角膜营养不良现一般被称为 Groenouw 1 型颗粒状角膜营养不良。

1．病因与病理

最近分子遗传学的研究结果证明 Groenouw 1 型颗粒状角膜营养不良与 Avellino、Reis–bücklers 以及格子状角膜营养不良一样，都是 TGFBI 基因（蛋白为上皮角质蛋白）的变异所致。由于上皮角质蛋白的第 555 个氨基酸由精氨酸转变为色氨酸（Arg555Trp)，从而使变性的上皮角质蛋白沉积于角膜导致本病的发病。病理可见角膜上皮下及基质内沉着物经伊红染色浓染，Masson 三色染色呈红色，证明沉着物为透明蛋白。电镜下混浊物质呈致密的杆状构造。

2．临床表现

以往的教科书中，往往将 Groenouw 1 型颗粒状角膜营养不良（图 1-6-4）与 Avellino 颗粒状角膜营养不良相混淆。与 Avellino 颗粒状角膜营养不良相比，此型的角膜混浊表现为自角膜上皮下至基质浅层的细小致密的颗粒状混浊。通常在 10 岁左右发病，随年龄的增加混浊向四周及深部扩展，但周边 2 ~ 3 mm 始终保持透明。日本报告其颗粒状角膜营养不良病人的分布中，绝大部分为 Avellino 颗粒状角膜营养不良，仅有极少部分为 Groenouw 1 型颗粒状角膜营养不良。国内报告显示了与日本相同的结果。

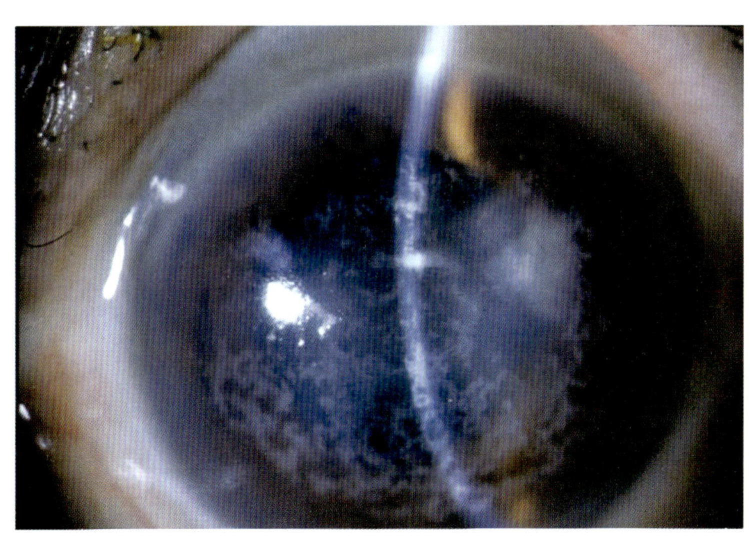

图 1-6-4 颗粒状角膜营养不良

由于此型的病人为常染色体显性遗传，绝大部分病人为杂合子发病，病人具有一条正常的及一条异常的染色体。当由于近亲结婚等原因使病人出现纯合子发病时（两条均为异常的染色体），则病情极为严重，病人常在幼年时即发病，角膜混浊呈细网状，经 PTK 或角膜板层移植术后可迅速复发。

3．诊断

Groenouw 1 型颗粒状角膜营养不良可通过特征性的临床表现（颗粒状角膜混浊）加以确定。但是它与 Avillino 颗粒状角膜营养不良的鉴别有时则需要经分子遗传学的诊断来确定。

4．治疗和预后

如角膜混浊已造成视力低下，可行准分子激光角膜表层切除术（PTK）或板层角膜移植术。如混浊仅限于表层，应首选角膜表层切除或 PTK。如已经多次 PTK 治疗使角膜明显变薄，则应选择板层角膜移植术。无论何种治疗都不可避免地会出现复发，应加以注意。尤其是在纯合子发病时，常在数月中复发。

（二）Avellino 角膜营养不良

Avellino 为意大利的地名，由于此地区出身者较多罹患此病而得名。1988 年报告此疾病经病理及临床表现确认在同一角膜内同时具有颗粒及格子状角膜营养不良的特征，即在颗粒状角膜营养不良的基础上角膜内同时具有淀粉样沉着物，因此又被称为颗粒 – 格子状角膜营养不良。此病为最常见的角膜营养不良。

1．病因与病理

最近分子遗传学的研究结果证明 Avellino 角膜营养不良（图 1-6-5）与 Groenouw 1 型颗粒状、Reis-bücklers 以及格子状角膜营养不良，都是 TGFBI 基因（蛋白为上皮角质蛋白）的变异所致。由于上皮角质蛋白的第 124 个氨基酸由精氨酸转变为组氨酸（Arg124His），从而使变性的上皮角质蛋白沉积于角膜所致。病理可见角膜上皮下基质内伊红染色阳性、

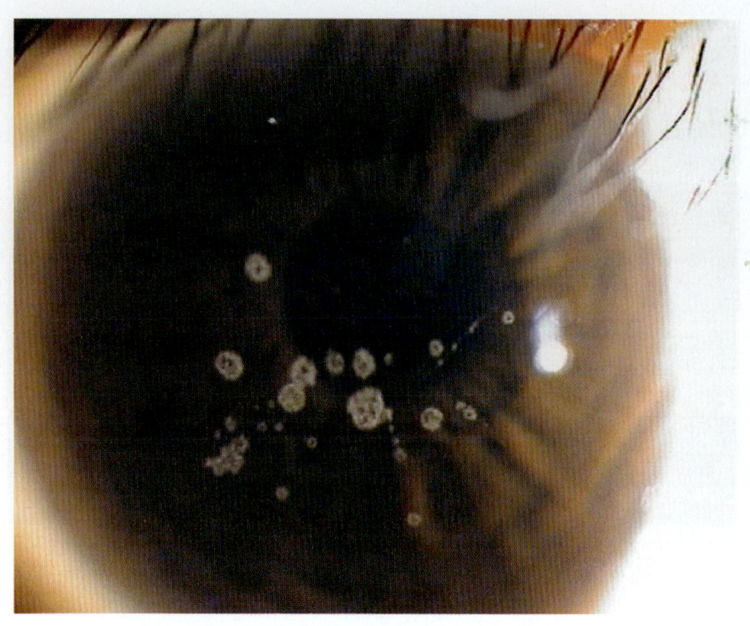

图 1-6-5 Avellino 角膜营养不良

Masson 三色染色赤染的沉着物存在。除此之外，还可见散在的淀粉样沉着物（经刚果红染色赤染）分布于基质的浅层及深层。

2. 临床表现

多于十几岁开始发病，裂隙灯下可见自角膜上皮下至基质中层灰白色结节轮状、颗粒状的混浊，还可见白色线状的混浊。线状混浊即为淀粉样沉着物，通常在 50 岁以后更加明显。发病初期往往无症状，随年龄的增加，混浊逐渐增大、数目增加，并向周边部及深层扩展。通常在 50 岁以后才对视力造成影响。与颗粒状角膜营养不良一样，如病人为纯合子发病（多见于双亲均患此病的近亲结婚），则在幼儿期即出现角膜混浊，10 岁左右出现视力障碍，虽经手术治疗仍可迅速复发，被认为是此病的重症亚型。

3. 诊断

我国所报告的颗粒状角膜营养不良多属于此类型。其与 Groenouw 1 型颗粒状角膜营养不良的比较见表 1-6-3。但二者的鉴别有时需要分子遗传学的诊断来确定。

表 1-6-3 Avellino 角膜营养不良与颗粒状角膜营养不良的比较

	Avellino 角膜营养不良	颗粒状角膜营养不良
基因变异	R124H	R555W
角膜所见	星型、棉花糖样 大的颗粒样混浊	小而密的圆形颗粒样混浊
组织学所见	透明蛋白 淀粉样沉着物 （年轻患者有时会检查不到）	透明蛋白

4. 治疗和预后

与颗粒状角膜营养不良一样，在角膜混浊造成视力低下时，可进行外科手术治疗。如准分子激光角膜表层切除术（PTK）或板层角膜移植术。但病人往往会在数年内复发，尤其是纯合子型可在数月内复发，因此在选择治疗方法时，应根据混浊的深度，参考病人的年龄及基因型，断定复发的期间，选择最适当的方法予以治疗。

（三）格子状角膜营养不良

格子状角膜营养不良(lattice corneal dystrophy)为1890年由Biber等首先报告的以双眼出现对称性网格状混浊、视力损害较重的常染色体显性遗传性角膜营养不良。结合病人的眼部表现、全身状况、发病年龄、基因变异位点等目前至少将其分为4型。我们以往所报告的格子状角膜营养不良多为Ⅰ型病人（图1-6-6）；Ⅱ型为伴有家族性全身性淀粉样变性病的格子状角膜营养不良；Ⅲ型病人的角膜格子样改变为较粗的格子样混浊（图1-6-7）；最近又把无明显家族遗传史，高龄发病、角膜病变位于深基质层的角膜格子状营养不良定为Ⅳ型（图1-6-8）。

1. 病因与病理

同前所述，1997年，Munier报告格子状角膜营养不良与颗粒状、Reis-bücklers以及Avillino角膜营养不良，都是TGFBI基因的变异所致。随着致病基因及变异位点的确定，格子状角膜营养不良越来越需要更进一步地进行分类。格子状Ⅰ型为第124位氨基酸由精氨酸转变为半胱氨酸（Arg124Cys），Ⅲ A型则为第501位氨基酸由脯氨酸转变为苏氨酸(Pro501Tys)。藤木等报告一种散发的高龄发病的格子状营养不良，其角膜格子样病变位于角膜的深基质层，被称为Ⅳ型格子状角膜营养不良，其变异位点为第527位的亮氨酸转变为精氨酸（L527R)。除此之外，TGFBI基因的第518、622、626、546等部位的变异也都导致了格子状角膜营养不良的发病，并且都具有其特殊的临床表现型。Ⅱ型格子状营养不良的致病基因是位于第9号染色体34位置的gelsolin基因。与以上各亚型不同，Ⅲ型格子状角膜营养不良属隐性遗传，其致病基因至今尚不清楚。病理组织化学法显示沉积物为淀粉样物质，沉积物经刚果红染色呈阳性反应，且在偏振显微镜下呈现双折光性。

2. 临床表现

由于亚型不同，症状和预后也有很大差别。最常见的格子状Ⅰ型角膜营养不良（图1-6-6）多在儿时发病，前弹力膜及基质浅层出现不规则的丝状或细线状混浊，混浊互相交叉呈星状或蜘蛛网状。随病情的进展格子状混浊可累及基质全层，在格子状混浊的中间区域可见以上皮下为中心的弥漫性混浊。在30岁前即因角膜混浊的逐渐加重引起视力的低下。本病的另一重要特征是复发性的角膜上皮糜烂，在糜烂发生时可引起病人剧烈的眼痛，常常与病毒性角膜炎相混淆。Ⅱ型格子状角膜营养不良合并全身性的淀粉样变性病，极少见，对视力影响较轻。Ⅲ型格子状角膜营养不良为常染色体隐性遗传，表现为粗大的角膜基质层内格子状混浊，发病年龄在50岁以后，因中央区较透明，对视力影响较小。呈常染色体显性遗传的Ⅲ A型与Ⅲ型格子状角膜营养不良具有相似的临床表现，不同之处在于Ⅲ A型（图1-6-7）可伴随复发性的角膜上皮糜烂，而Ⅲ型则不会。

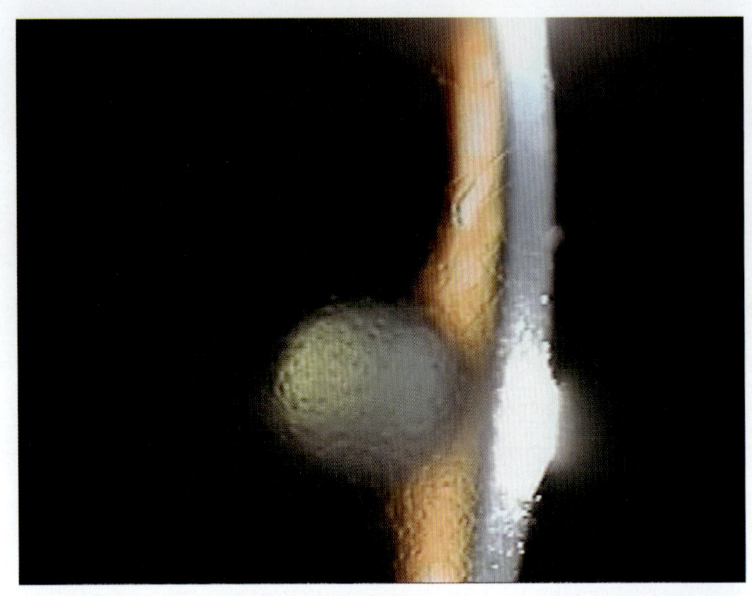

图 1-6-6　格子状角膜营养不良 I 型

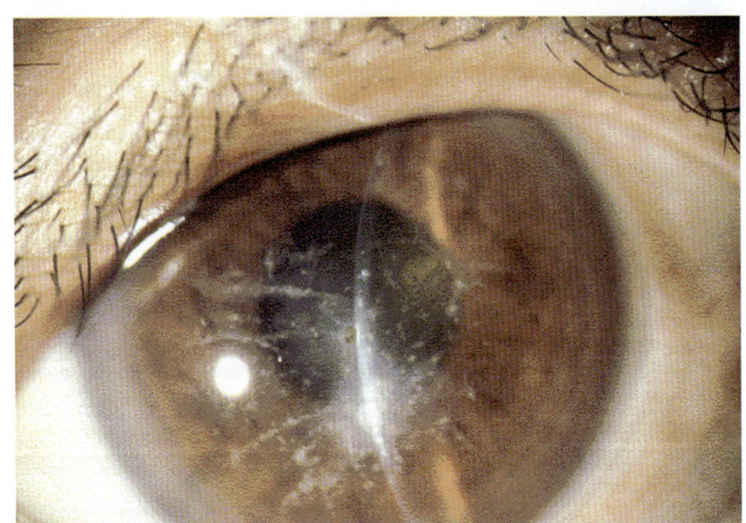

图 1-6-7　格子状角膜营养不良 ⅢA 型

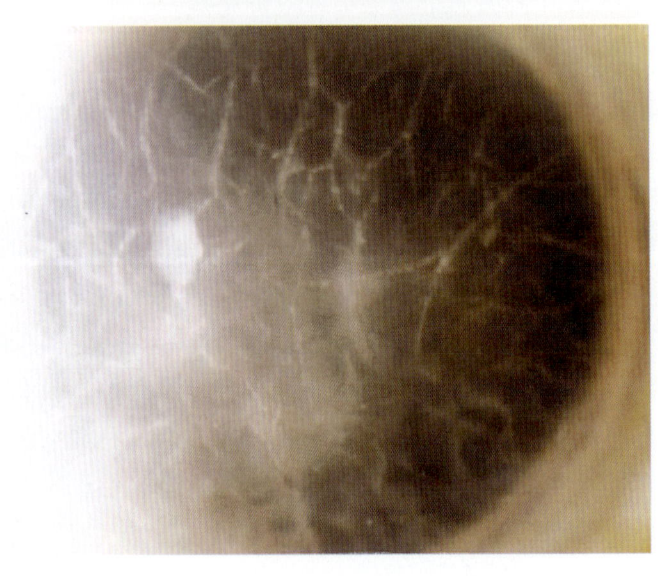

图 1-6-8　格子状角膜营养不良Ⅳ型

3. 诊断

格子状角膜营养不良的诊断可通过其双眼特征性的角膜所见比较容易地得出。但是，当我们遇到复发性角膜上皮糜烂的病人时，则需要与病毒性角膜炎以及其他可引起角膜上皮糜烂的疾病相鉴别。由于基因变异位点的不同，其发病年龄、视力预后存在较大不同，有必要进行基因水平的确诊。基因分析同样会对病人子女遗传方面的咨询提供帮助。

4. 治疗和预后

在角膜混浊造成视力低下或反复发作角膜上皮糜烂时，可行角膜移植术或准分子激光角膜表层切除术（PTK）。一般可作为全层角膜移植的适应证，但如病变仅限于上皮下或基质浅层，也可行板层角膜移植术。但因各种术式均存在复发的可能，应加以注意。

表 1-6-4 格子状角膜营养不良的临床病型比较

	Ⅰ型	Ⅱ型	Ⅲ型	ⅢA 型	Ⅳ型
发病年龄	10 岁左右	20 岁后	60 岁后	50 岁后	50 岁后
全身淀粉样变	–	合并	–	–	–
视力低下	30 ～ 40 岁	65 岁后	70 岁后	60 岁后	60 岁后
角膜所见	纤细的格子线	略粗、稀疏格子线	粗大格子线	粗大格子线 绳状混浊	细长格子线病变位基质深层
角膜糜烂	中央混浊伴有	放射状混浊有时伴有	绳状混浊少有	伴有	–
遗传形式	常染色体显性	常染色体显性	常染色体隐性	常染色体显性	常染色体显性?
发病基因	TGFBI 基因	gelsolin 基因	不明	TGFBI 基因	TGFBI 基因
变异	R124C，L518P			P501T，H626A，A622H	L527R

（四）斑状角膜营养不良

斑状角膜营养不良（macular corneal dystrophy）（图 1-6-9）由 Groenouw 于 1890 年首次报告，故又称为 Groenouw Ⅱ 型角膜营养不良。为伴有角膜基质细胞内以及其他部位酸性黏多糖沉积的常染色体隐性遗传性角膜营养不良。

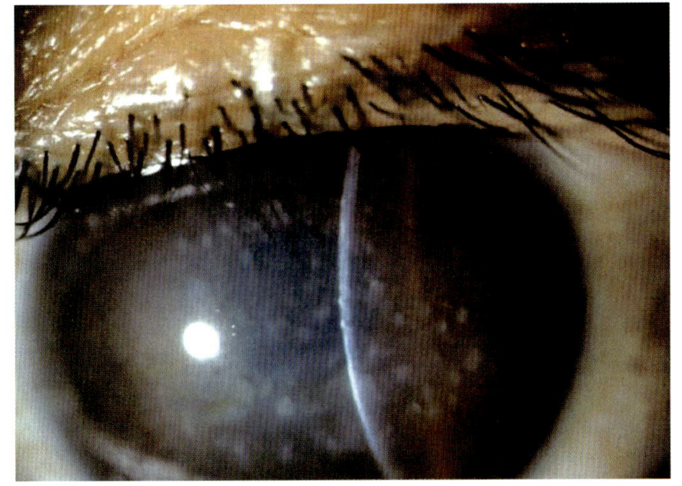

图 1-6-9 斑状角膜营养不良

1. 病因与病理

生化学研究证实其发病为角膜基质内硫酸角质素合成异常所致。根据血清学检查结果将其分为两种类型：

血清中及角膜内都无法检测到硫酸化硫酸角质素的为Ⅰ型；血清中及角膜内都可检测到硫酸化硫酸角质素的为Ⅱ型；将在血清中检测不到但在角膜基质细胞内可检测到硫酸化硫酸角质素的定为ⅠA型。斑状角膜营养不良的发病基因是位于16号染色体长臂22位置的硫酸转移酶基因（carbohydrate sulfotransferase，CHST6）。由于此CHST6基因的变异引起合成硫酸转移酶的氨基酸改变，使该酶的活性降低，从而引起全身或/和角膜的硫酸角质素不能完全硫酸化，成为不可溶性的硫酸角质素，继而沉积于角膜造成角膜的混浊。病理可见角膜基质细胞、内皮细胞及基质层间均有酸性黏多糖的沉积，沉积物Alcian蓝、胶体铁及PAS染色阳性。

2．临床表现

一般在10岁左右发病，角膜中央区表层可见弥漫性细小混浊，可有畏光等自觉症状。混浊逐渐向角膜深层发展，且出现境界不清的灰白色斑状混浊。于20～30岁出现明显的视力障碍，随病变的进行病变逐渐由中央区向周边部扩展，基质混浊逐渐加重，角膜厚可正常或略变薄。以血清中硫酸化硫酸角质素而分成的两型中，Ⅰ型病例的报告较多，约占总数的2/3。与Ⅰ型病例相比，Ⅱ型病例的发病较晚，对视力的影响也相对较迟。

3．诊断

（1）裂隙灯下特异性角膜混浊形态。

（2）家族史，由于本病为常染色体隐性遗传，其父母可无眼部疾患史，但同胞兄弟、姐妹中可有患病者，可有父母近亲结婚史。

（3）角膜病理见酸性黏多糖的沉积。此外，对于血清中硫酸化硫酸角质素的测定有助于本病的分型。

4．治疗和预后

由于混浊可深达角膜内皮，如果严重地影响视力时，应选择全层角膜移植术。如果混浊未达到内皮的话，可行深板层角膜移植术。一般术后复发的情况较少见。

（五）胶滴状角膜营养不良

胶滴状角膜营养不良（gelatinous drop like corneal dystrophy）（图1-6-10）于1914年由中泉（nakaizumi）首次报告的最严重的角膜营养不良。为常染色体隐性遗传，日本报告最多。

1．病因

本病的发病基因为位于第1号染色体短臂的M1S1基因，日本人中90%的病人为第118位氨基酸由谷氨酰胺转为终止信号。虽然本病的具体发病机制尚有许多不明之处，由于此疾病的相关变异位点均导致氨基酸转变为无意义的信号或氨基酸的错位，考虑为基因的变异导致M1S1蛋白功能的缺失，从而导致角膜上皮屏障功能的障碍所致。本病的角膜淀粉样沉着物中可见乳铁传递蛋白（lactoferrin）等泪液成分的沉着，考虑由于M1S1功能的缺失，导致角膜上皮屏障功能降低，使泪液中的成分持续渗透至上皮下从而二次性地形成角膜内的淀粉样沉积物。

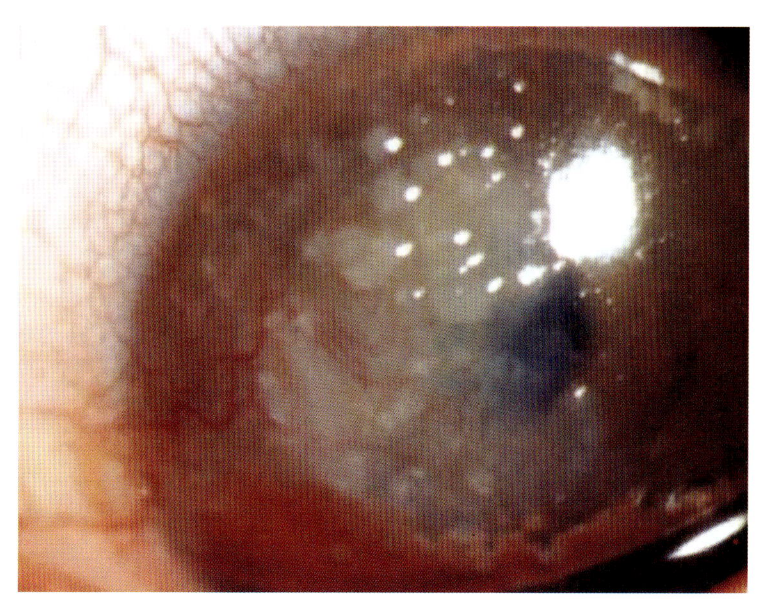

图 1-6-10 胶滴状角膜营养不良

2. 病理

可见与角膜表面胶样沉着物一致的角膜上皮菲薄化，沉着物为经刚果红染色阳性的淀粉样沉着物。

3. 临床表现

多于 10 岁左右发病，可有异物感、畏光等角膜刺激症状，有时可见弥漫性的上皮下混浊。随着疾病的进行双眼角膜中央部出现乳白色略呈黄色调的半球形胶滴状隆起，呈桑椹样或鹅卵石样外观，逐渐向角膜缘部扩展。随着基质混浊的加重，出现高度的视力障碍。由于复发性的角膜上皮功能障碍，病人常伴随眼痛。多为双眼对称性病变，但可先后不一。作为本病的特征性病变，本病可侵犯角膜缘部并可伴随角膜新生血管。

4. 诊断

根据角膜表面典型的乳白色隆起物常不难诊断。有些病人可有父母近亲结婚史。由于病人的临床表现存在较大的个体差异，当怀疑本病时，基因诊断将有助于对本病的确诊。

5. 治疗和预后

治疗应首选板层角膜移植术。但由于本病源于角膜上皮，通常在术后 1 ~ 2 年内出现复发，因此常需要数次的板层角膜移植术。另外，本病的角膜非常柔软，在缝合时要特别注意。应用准分子激光去除角膜表面沉着物的方法也同样存在复发的问题。为了减少本病的复发，采用配戴软性角膜接触镜或在角膜移植时合并角膜干细胞移植术可获得一定的效果。

（六）中央结晶状角膜营养不良

中央结晶状角膜营养不良（schnyder corneal dystrophy）（图 1-6-11）为幼年期发病，呈现双眼含针状混浊的圆盘状混浊的常染色体显性遗传性脂质代谢异常性疾患。本病较罕见，常伴有高质血症，血清甘油三酯有时可见升高。常合并脊椎及手指的畸形及膝外翻。

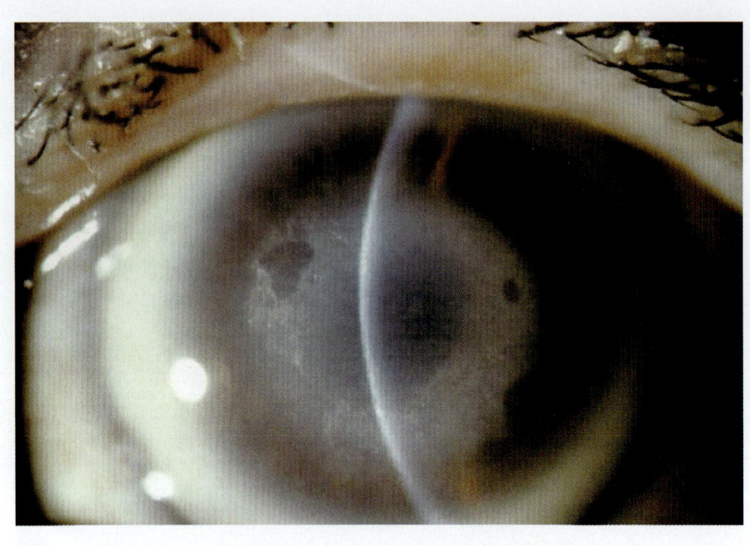

图 1-6-11　中央结晶性角膜营养不良

1. 病因与病理

本病的发病基因位于第 1 号染色体的短臂 1.58 Mbp（1p34.1-p36）的范围内，这个领域有 26 个基因，与脂质代谢有关的有 Enol 及 CRBP4 基因等，致病基因的进一步确定有待分子遗传学的更深入研究。病理表现为角膜上皮细胞内及上皮下糖原堆积，前弹力膜断裂。应用特异性脂肪染色 – 油红染色可见角膜基质内结晶赤染，角膜基质内可见细小空隙。电镜下，角膜混浊部的前弹力膜及基质浅层的基质细胞内外可见各种大的结晶状空泡及长方形的胆固醇结晶。角膜组织的生化学检索可见非酯类胆固醇及磷脂较正常者增多。

2. 临床表现

多于 10 岁前即出现角膜中央部基质浅层的细小针状白色结晶，20 岁以后，可见周边部老年环样混浊。随年龄的增长，结晶样沉着物逐渐增加，呈地图状、环状、盘状混浊，可达基质深层，左右对称。角膜知觉低下，偶尔可伴有角膜上皮糜烂。

3. 诊断

可根据角膜中央结晶样混浊及周边部老年环样改变而确诊。应注意与多发性骨髓瘤、氨基酸代谢病、角膜脂肪变性、带状角膜变性等伴有角膜结晶样混浊的疾病相鉴别。

4. 治疗和预后

因对视力影响不大，很少需要治疗。当出现明显视力低下时，可考虑板层或全层角膜移植术。

三、角膜内皮与后弹力膜营养不良

（一）Fuchs 角膜营养不良

Fuchs 角膜营养不良（Fuchs’ endothelial dystrophy）（图 1-6-12）于 1910 年由 Fuchs 首次报告，为双眼角膜内皮面呈滴状变化的常染色体显性遗传性角膜内皮营养不良。滴状变化逐渐扩大、融合，末期可引起大泡性角膜病变，多见于白种女性。

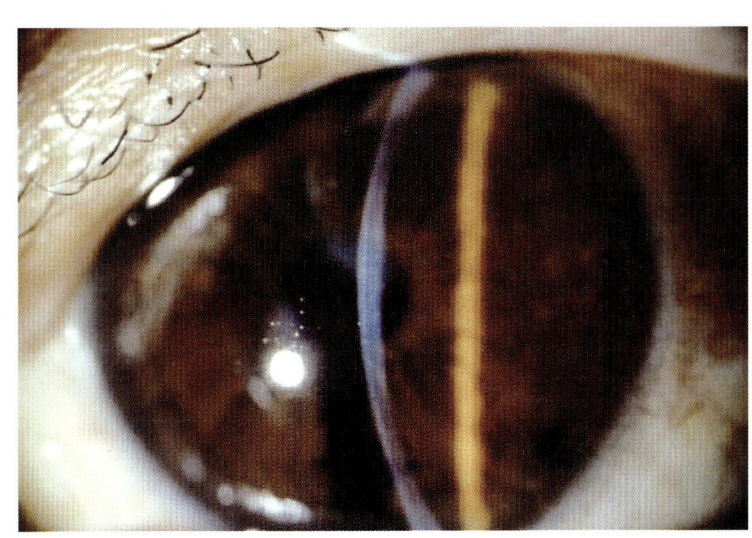

图 1-6-12 Fuchs 角膜营养不良

1. 病因与病理

本病的病因被认为是由于内皮细胞的变性，引起内皮泵功能及屏障功能障碍，致使角膜基质及上皮水肿所致。但内皮细胞变性的具体发病机制尚不清楚。有报告由于编码构成后弹力膜 8 型胶原 α2 链的 COL6A2 基因（1p34.3-p32）的变异，导致了本病的发生，而且此基因的变异亦可导致后部多形性角膜营养不良。但是，仅有少部分病人可检测到上述基因的变异，提示还存在其他发病基因的可能性。病理可见后弹力膜较正常增厚 2 ~ 3 倍，多处呈滴状赘疣形态突入前房内，PAS 染色阳性。滴状隆起物被极度菲薄化、境界不规则的内皮细胞所覆盖。变性的内皮细胞中可见具有成纤维细胞特征的成纤维内皮细胞 (fibroblastic endothelial cells)，考虑后弹力膜后面的胶原物质即由此细胞产生。还可见内皮细胞扁平化，细胞质内空泡及色素颗粒。

2. 临床表现

发病年龄多在 30 ~ 40 岁，男女比例为 1 ∶ 4，病情进行缓慢，通常需要 10 ~ 20 年，Stocker 把本病的临床表现分为三个阶段。

第一期——角膜滴状赘疣 病人无自觉症状，往往在体检时被偶然发现。裂隙灯下可见角膜中央区的后表面，有多个细小的、向后突起的滴状赘疣及圆形的色素沉着，裂隙灯镜面反射法见滴状赘疣内皮面金褐色光泽。角膜内皮镜下可见几个至十几个接近圆形的大小不等的暗区 (dark area)，内皮细胞大小不等。

第二期——实质性与上皮性水肿期 角膜实质及上皮水肿，患者自觉雾视及畏光。角膜实质水肿首先自后弹力膜前方及前弹力膜后方出现，逐渐累及实质全体，后弹力膜出现皱褶。上皮水肿最初由角膜表面小的滴状物至逐渐形成上皮下及上皮内较大的水泡，当水泡破裂时可引起剧烈的眼痛。病人常于起床时由于角膜上皮及实质的水肿而视力恶化，日间由于角膜前表面水分的蒸发，上皮水肿有所好转，视力因而改善。

第三期——瘢痕期 由于长期持续的角膜基质层水肿，导致上皮下形成弥漫的结缔组织，角膜基质瘢痕化，周边新生血管长入，角膜完全混浊，视力显著降低至眼前指数或手动。另一方面，角膜结疤后知觉减退，上皮水肿减轻，异物感及眼痛反而较前缓解。

3．诊断

初期须与滴状角膜鉴别。家族史的了解，裂隙灯下角膜内皮面金褐色光泽的疣状物的发现，以及角膜内皮镜对于内皮面大小不同的暗区的发现可协助诊断。

4．治疗和预后

因第一期无症状，可临床观察，无需治疗。但由于许多病例合并前房浅及窄房角，有必要定期检测眼压。对于第二期较轻度的角膜上皮水肿，为了减轻睡眠中的水肿，提高日间视力，可用 5% 的高涨盐水点眼（6 ～ 8 次 / 日）。应用电吹风每日 2 ～ 3 次干燥角膜表面，也可获得一定的效果，还可应用降眼压药物来减轻角膜水肿。当形成上皮下水泡时，由于水泡破裂可引起剧烈眼痛，可配戴高含水软性角膜接触镜以减轻疼痛。对于第二期及第三期的大泡性角膜病变，保守治疗已非常困难，可考虑行全层角膜移植术。供体应尽量选择年龄较轻、内皮细胞数目较多的供体角膜，以期待维持角膜的长期透明率。合并白内障时，可采用白内障 + 人工晶体植入 + 全层角膜移植术三联手术。

（二）后部多形性角膜营养不良

后部多形性角膜营养不良（posterior polymorphous corneal dystrophy）（图 1-6-13）为双眼角膜基质深层至内皮细胞呈现多种形态的灰白色混浊的常染色体显性遗传性角膜营养不良。多于幼儿时发病，内皮细胞呈上皮样变，病变多为静止性。

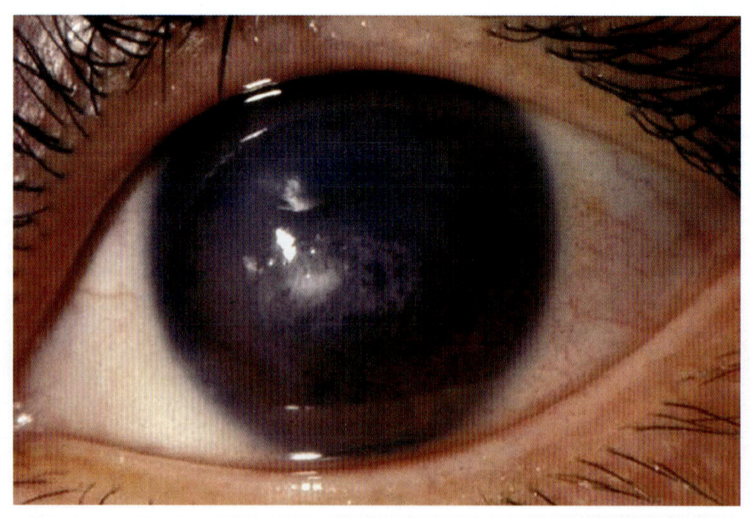

图 1-6-13　后部多形性角膜营养不良

1．病因与病理

本病的病因目前尚不清楚。有报告其发病基因与 Fuchs 角膜营养不良同为编码构成后弹力膜 8 型胶原 α2 链的 COL6A2 基因（1p34.3-p32），但其确切性还有待于进一步考证。病理可见后弹力膜较正常变薄，后弹力膜与内皮细胞间可见后部非带状层的后面由不规则排列的胶原纤维与细纤维组成较厚的层状组织。可见类似正常内皮细胞的细胞群与形同上皮细胞样的细胞群混在。上皮样细胞群由 2 ～ 3 层细胞组成，细胞间有见于上皮细胞间的桥粒连接。面向前房侧的细胞膜上可见微绒毛结构。

2．临床表现

幼儿时即可见双眼相似的角膜后面多种形态的灰白色调混浊，视力低下。混浊以外部位的内皮面透明，病变大多不进展。角膜病变位于后弹力膜上，其形态多样，包括单个或簇集的小囊泡，囊泡周围有灰白晕围绕；被较深的灰白色混浊围绕的地图样囊泡；角膜后部还可见到平行走行的透明隆起状宽带。角膜内皮镜下可见角膜内皮细胞两种不同的细胞形态，即较正常增大、大小不等、排列紊乱的近似正常内皮细胞的细胞群，以及与病变部位一致的细胞境界不清的黑色调区域。有些病人在 40 ～ 50 岁后可出现大泡性角膜病变。

本病偶伴有虹膜与房角的异常，有时可见到虹膜萎缩及瞳孔偏位，有 15% 的病人可合并青光眼。

3．诊断

根据双眼角膜后面相似性的多种形态角膜混浊及家族史可确诊。应注意与以前包含于本病的 posterior corneal vesicle 相鉴别。后者为单眼性、非遗传性疾患，一般不影响视力。角膜内皮面可观察到小水泡、带状、线状混浊。

4．治疗和预后

无症状者无须治疗。角膜后面混浊严重者，可行全层角膜移植术。合并角膜内皮功能障碍时，可根据病情选择高张盐水、软性角膜接触镜或全层角膜移植手术治疗，移植后未见复发病例报告。

（田　欣）

感　谢

本章节部分图片由顺天堂大学眼科金井淳名誉教授惠赠。

参 考 文 献

1 吴静安，黄菊天．角膜营养不良．见：李凤鸣主编．中华眼科学．北京：人民卫生出版社，2004．1241–1260

2 木下茂．角結膜疾患．東京：株式会社メジカルビュー社，2000．60–83

3 西田幸二．遺伝子診断と分子機構（角膜疾患）．眼科，2002；44：283–293

4 金井淳．角膜疾患の病態と治療．日眼会誌，2002;106(12):757–777

5 Bron AJ. Genetics of the corneal dystrophies. What we have learned in the past twenty- five years. *Cornea*, 2000;19:699–711

6 Klintworth GK. Advances in the molecular genetics of corneal dystrophies. Am J Ophthalmol, 1999;128:747–754

7 Biswas S, Munier FL, Yardley J, et al. Missense mutations in COL8A2, the gene encoding the alpha2 chain of type Ⅷ collagen, cause two forms of corneal endothelial dystrophy. Hum Mol Genet, 2001;10:2415-2423

第七节　穿透性角膜移植联合手术

角膜病致盲患者占我国盲人比率的第二位，角膜移植手术是目前角膜盲患者复明的唯一有效手段。角膜在免疫学上处于相对的“免疫赦免”状态。因此，角膜移植是成功率最高的一种。临床上，一部分角膜病患者既有角膜混浊，又有其他眼内疾病。为了使患者手术后恢复较好的视功能，就需要行穿透性角膜移植联合其他眼内手术。常见的联合手术有：白内障摘除术，人工晶状体植入或取出术，虹膜成形术，小梁切除术，角膜缘干细胞移植术，玻璃体切除术等。联合手术中，穿透性角膜移植的手术前准备、麻醉、手术操作、术中和术后并发症处理等，请参阅眼科手术学的相应章节。

一、联合白内障摘除术

适用于角膜中央瘢痕性混浊合并白内障者。尽管有穿透性角膜移植联合闭合式超声乳化切除白内障的报道，但多数的角膜病医生赞成开天窗式的白内障囊外摘除方式。除非患者有白内障囊内摘除的指针，例如：严重的晶状体半脱位，可能需要白内障囊内摘除。无论采取何种白内障摘除方式，在准备摘除白内障时都要注意降低眼后节的压力。

标准的白内障囊外摘除手术方法是：做好角膜移植孔后，刺破并撕去前囊中央部分，将晶状体核娩出，用白内障同步注吸针头吸净周边囊袋内的皮质，保留完整的晶状体后囊和周边的前囊。白内障囊内摘除时，用冷冻头冻结粘连在晶状体前囊，将晶状体摘除。

二、联合人工晶状体植入

角膜中央瘢痕性混浊合并白内障者，或无晶状体眼患者同时合并大泡性角膜病变者，可行穿透性角膜移植联合人工晶状体植入术。人工晶状体的屈光度可参照健眼的角膜曲率和眼轴长度进行计算。以前对无晶状体眼的病人，做了穿透性角膜移植手术后，出现的屈光不正和散光，用角膜接触镜进行矫正。随着手术技术的提高，现在多数可以植入人工晶状体。但是由于个体差异，有时虽然植入了人工晶状体，手术后病人仍需配戴角膜接触镜来矫正屈光不正和散光。

在后囊膜未破的情况下应植入后房型的人工晶状体。方法如下：在后囊与前囊之间注入粘弹剂，用无齿镊夹住人工晶状体的光学部，经过角膜移植孔，把晶状体下襻植入下方囊袋内，用晶状体镊夹持上襻顶端，沿与晶状体光学部平行的方向轻压晶状体襻，同时沿切线方向作顺时针旋转，当上襻的膝部越过瞳孔缘时，轻压上襻使之转向虹膜后并放松镊子，将上襻植入囊袋内。用调位钩将晶状体的上襻旋转到位，简单易行，可作为囊镊送入法的补充。即用调位钩插入人工晶状体的调位孔，用推旋动作，使晶状体作顺时针旋转，把晶状体上襻植入囊袋内。采用推、旋、压的连贯动作使晶状体一次到位。如晶状体有明显偏位，可用调位钩钩住调位孔，根据调位的目的，稍作推拉、摆动及旋转等，直至晶状体正位。然后缝合角膜移植片。

假如后囊破损大，则只能植入前房型的人工晶状体或后房型悬吊式的人工晶状体。有学者认为，前房型人工晶状体在穿透性角膜移植联合白内障摘除和人工晶状体植入的三联手术中，原则上不用，因为术后对角膜内皮的损伤以及其他的并发症多。后房悬吊型人工晶状体的植入有两种方式：多数固定在睫状沟部的巩膜上，少数固定在虹膜上。Schein 等观察了 176 例病人，比较两种悬吊式人工晶状体的副作用，发现睫状沟悬吊的副作用要大一些，高眼压、黄斑水肿、人工晶状体移位、植片排斥发生的比例大一些。Brunette 等报道了 122 例患者，在做穿透性角膜移植手术时，行Ⅱ期人工晶状体植入且患者的晶状体后囊不完整，发现后房型的人工晶状体植入要优于前房型。也有学者认为这两种方式的手术效果差不多，建议如果患者没有特殊情况，首先考虑植入前房型人工晶状体，因为这种手术的操作相对简单、时间短。在植入前房型人工晶状体时，小心不要伤及虹膜。假如由于某些原因，如青光眼等，不能植入前房型人工晶状体，可将人工晶状体缝到虹膜后方或睫状沟部位的巩膜上。

睫状沟悬吊的方法是：打开 6 点位和 12 点位的球结膜，避开 3 点位和 9 点位的球结膜，因为睫状后长动脉和神经分布在该区域。做前段玻璃体切割后，用双针 10-0 聚丙烯悬吊线穿入人工晶状体的上、下襻的小孔。在角巩膜缘 6 点位和 12 点位分别剥离板层巩膜瓣 3 mm × 3 mm，每根悬吊线均自虹膜下穿过，从距离角膜缘 1 mm 处出针，两针间距约 2 mm，在牵拉两条悬吊线同时，用人工晶状体镊将人工晶状体送入眼内，再牵拉悬吊线，使人工晶状体达到瞳孔中央，闭合切口。

虹膜悬吊的方法是：选择有两个或四个定位孔的虹膜悬吊型人工晶状体，前段玻璃体切除术后，用双针 10-0 聚丙烯悬吊线穿过定位孔，然后褥式缝合穿过虹膜的中周处，另外的缝线也做相似的缝合，这样人工晶状体就紧贴虹膜后面，而襻位于睫状沟内，向上的张力分布到了缝线的根部。

任何人工晶状体植入时都要在人工晶状体前表面注入粘弹剂，以避免划伤虹膜，或防止晶状体粘在角膜后面。这样可能会升高眼压，手术中可将粘弹剂置换出来，从原穿透性角膜移植的切口插入冲洗针头，轻轻冲洗，将粘弹剂从切口处置换出来。当然，这种方法并不能完全置换出粘弹剂，如果眼内压仍高，可用抗青光眼的药物控制。

三、联合人工晶状体取出

如果人工晶状体植入后引起了大泡性角膜的病变，在穿透性角膜移植手术中，人工晶状体就要取出，可以从穿透性角膜移植的移植孔取出。国外报道的引起了大泡性角膜病变各种类型人工晶状体的比例为：前房型晶状体占 31% ~ 75%，带虹膜人工晶状体占 2% ~ 62%，后房型人工晶状体占 7% ~ 26%。

很多人工晶状体在植入的时候，已有少量的玻璃体丢失，或有少量黏附在人工晶状体上，所以，在取出人工晶状体的时候，一定要剪开黏附的玻璃体，防止取出人工晶状体的时候牵拉玻璃体和视网膜。

前房型的人工晶状体的取出方法：尽管有些前房型人工晶状体的质地较硬，晶状体直径较角膜植孔大，比如 Choyce lens，仍然可以从原穿透性角膜移植的切口取出。用无齿镊夹住人工晶状体的一端，向上提起，从角膜的移植孔取出。

闭合襻式的前房型人工晶状体比较难取，因为在前房角处有前粘连和晶状体襻的纤维包裹，如果像第一种那样取出晶状体的话，很可能会导致虹膜出血、撕开、离断等。因为有纤维组织的包裹，取出晶状体的时候更加困难，也加大了出血的机会。在取出的时候，先将该人工晶状体的两个襻剪断，取出人工晶状体，再取出人工晶状体的襻。

后房型人工晶状体的取出方法：一般情况下，可通过原穿透性角膜移植的切口，用 Sinskey 钩，伸到晶状体下面，旋转取出晶状体的一个襻，再取出晶状体。如果人工晶状体难以旋转，先剪断人工晶状体的两个襻，取出人工晶状体，再取出人工晶状体的襻，或将人工晶状体的襻留在原位。

四、联合虹膜成形手术

对伴有虹膜异常的患者做穿透性角膜移植手术时，例如瞳孔移位、周边虹膜前粘连等，需要做虹膜成形，使患者恢复较好的视力和预防青光眼等术后并发症的发生。虹膜前粘连需要松解，否则可能会导致青光眼，也会引起瞳孔变形。手术后虹膜粘连会向中央发展，导致前房角关闭，粘连到角膜植片的内皮上可能导致角膜移植免疫排斥反应。

分离粘连的时候可选用粘弹剂或用虹膜恢复器钝性分离。如果在操作过程中感觉到粘连太紧，钝性分离起不到作用时，可用剪刀剪开粘连。分开粘连后，如果虹膜上仍有增生的纤维膜组织，要取出纤维膜组织，防止再粘连，手术后注入粘弹剂也可以防止再粘连。

如果瞳孔上移，可用剪刀剪开下方的瞳孔括约肌，用间断缝线缝合上方的虹膜。如果瞳孔极度上移，剪开中央虹膜，形成一瞳孔，极度上移的瞳孔不做进一步的处理，保留下起到虹膜周切孔的作用。

有瞳孔阻滞，前房角狭窄，晶状体后囊破裂，前房和虹膜炎症明显，周边虹膜前粘连未能分开等情况时，需做周边虹膜切除术。用镊子轻提起周边虹膜，用剪刀剪除即可。

虹膜根部离断的修补首先应剪开对应部位的球结膜，然后用 10-0 的聚丙烯线褥式将虹膜离断处缝合到虹膜根部和巩膜。尽量将线埋藏，避免患者出现眼卡、眼痛等不适症状。

五、联合小梁切除术

对于角膜瘘管形成或穿透性角膜移植手术前合并青光眼的角膜病变，在常规的穿透性角膜移植术后，青光眼的发生率很高，往往损害角膜内皮细胞，造成角膜移植片混浊，并且损害视神经。联合小梁切除手术方式来处理此类角膜疾患，对于保护患者有用的视功能十分重要。

手术顺序：一般是先做角膜植床划界，环钻至角膜基质层适当深度后，做小梁切除术，做以角膜缘或以穹窿为基底的结膜瓣，再做 4 mm × 4 mm 的板层巩膜瓣，施行小梁切除及周边虹膜切除后，缝合巩膜瓣 2 ～ 3 针，结膜对位缝合，完成小梁切除术后，再用剪刀完成角膜植孔制作和穿透性角膜移植术。

六、联合角膜缘干细胞移植

部分重度角膜烧伤的患者经常同时存在角膜和角膜缘干细胞严重受损的情况，此类患者仅从一方面着手难以同时解决角膜混浊和角膜缘干细胞功能失代偿。以往此类患者只能行眼前节重建术，但存在术后并发症和免疫排斥反应发生率高，效果不佳的情况。现在倾向于行穿透性角膜移植联合角膜缘干细胞移植术。具体方法为：先常规行穿透性角膜移植术，再联合行角膜缘干细胞移植术，制备指环状角膜缘移植片，取自同一供体角膜制成的内环直径 9.0 mm，外环直径 15 mm 的指环状角巩膜片，切除 4/5 厚度的角巩膜基质，10-0 的尼龙线内、外环间断缝合固定。有报道，穿透性角膜移植联合角巩缘干细胞移植术是治疗重度角膜烧伤的有效办法，可以同时治疗角膜白斑和角膜缘干细胞失代偿，术后并发症少，优于眼前节重建术。

七、联合玻璃体切除手术

很多患者穿透性角膜移植术中会有少量的玻璃体缺失，需要同时联合做玻璃体切除术，做前段玻璃体切除可以减轻眼后节压力，防止玻璃体进入前房，以及玻璃体粘附在角膜内皮细胞上，引起与角膜排斥反应相同的症状。玻璃体也可以粘附在虹膜上面，可以往前牵拉虹膜至角膜，从而导致前房角粘连。如果合并玻璃体、视网膜疾病，就要做后段玻璃体切割。

临时人工角膜下的前、后段联合手术，对角膜明显混浊伴有严重玻璃体视网膜病变的患者，是有效方法之一。具体方法为：首先根据角膜情况选择不同直径的环钻钻取病变角膜，移植床的环钻口径比临时人工角膜镜柱口径小 0.25 ～ 0.5 mm，9-0 尼龙线 6 针固定临时人工角膜，然后行常规的三通道玻璃体切除手术，将混浊晶状体和（或）玻璃体切除。根据眼后段病变，分别行气 / 液交换，异物取出，剥除视网膜前膜或后膜，冷凝或眼内激光封闭视网膜裂孔，完成眼后段操作后，缝合 Flieringa 环，拆除人工角膜和完成角膜移植片的缝合。

（谢汉平　贯　亮）

参考文献

1 Kwartz J, Leatherbarrow B, Dyer P, et al. Peretrating keratoplasty for pseudophakic corneal oedema. Br J Ophthamol, 1995; 79:435

2 Bellucci R, Pucci V, Morselli S, et al. Secondary implantation of angle-supported anterior chamber and scleral-fixated posterior chamber intraocular lenses. J Cataract Refract Surg, 1996; 22:247

3 Shi WY, Gao H, Wang FH, et al. Combined penetrating keratoplasty with keratolimbal allograft transplantation in the treatment of severe corneal burns. Zhonghua Yan Ke Za Zhi, 2005; 41:394-398

4 Garcia-Valenzuela E, Blair NP, Shapiro MJ, et al. Outcome of vitreoretinal surgery and penetrating keratoplasty using temporary keratoprosthesis. Retina, 1999; 19:424-429

5 王 铮，冯春茂，刘祖国，等．角膜移植联合手术．见：李绍珍主编．眼科手术学．第2版．北京：人民卫生出版社，1998．300-309

6 陈家祺，杨 斌，刘祖国，等．临时人工角膜用于严重眼外伤的眼的前后段联合手术．中华眼科杂志，1998；34:434-437

第八节 儿童角膜移植

一、概述

自从第一例儿童角膜移植获得成功后，手术的成功率呈缓慢而稳定的提高。由于小儿的中枢神经系统，尤其是视路视皮质处于发育阶段，角膜混浊的患儿生后早期视网膜没有得到足够光线的刺激，将导致不可逆的弱视，穿透性角膜移植是使这些患者在童年以至今后长期生活中获得良好视力的唯一办法。由于儿童眼球的解剖特点，与成人手术相比，儿童角膜移植手术是一种高风险、复杂的手术过程，是一种极具挑战性的手术，这些挑战性分成术前、术中、术后三个环节。

1．术前挑战

在于儿童和他们的父母更担心手术；对于儿童来说获得术前资料比成人更加困难，检查成人视力可能只需几秒，但是在儿童往往需要特殊检查，一些年纪较小的儿童可能甚至要求VEP评价，有时不得不采取全身麻醉进行检查。

2．术中的挑战

在于儿童角膜和前段更小，增加手术的难度；儿童的角膜比较薄眼球容易塌陷，影响供体角膜缝合，手术更加困难。

3．手术后挑战

在于儿童炎症反应严重，更容易造成内皮排斥或植片失败；儿童创伤愈合更快，为减少散光和感染应早期拆线；术后检查更加困难，医生可能需要通过多种方式获得信息，甚至全麻；儿童不能很好传达症状如疼痛、视力下降等，靠父母“猜测”他们的问题，带他们去医院检查；儿童更容易受到意外伤害，引起植片损伤；术后护理的关键是弱视治疗。手术只是弱视治疗的第一步，同时手术本身也可能引起弱视，如果植片水肿或高度屈光异常，可能引起弱视。因此屈光不正应尽早矫正。由于上述诸多的问题，使得儿童角膜移植术后效果很难达到满意的程度。尽管如此，对于因角膜混浊而致视功能障碍的儿童来说仍是极为重要的，也是应积极采取的措施。

二、儿童眼球的特点与角膜移植的关系

1．容易并发剥夺性弱视、知觉性震颤

国内外学者多年来的动物实验和临床研究证明，出生后视觉系统存在一个对视觉发育起决定作用的“视觉发育敏感期”。Wiesel 在 20 世纪 60 年代的动物研究发现，视觉敏感期在出生后 12 周内，如果在此期间行短期眼部遮挡就会使被遮挡眼发生严重的不可逆的弱视。眼的立体视和色觉发育也在这一时期。固视反射建立在出生后一年内，其中生后 2 ～ 3 个月是固视反射发育的关键时期。在这一时期若双眼视力低于 0.5，固视反射就会得不到很好的发育，从而引起知觉性震颤。知觉性震颤一旦出现，一般很难恢复。所以这也是引起儿童角膜移植术后视力恢复不佳的主要原因。

2．眼球硬度及晶状体、玻璃体的状态

出生时，角巩膜发育并未完成，待胶原结构完全发育成熟，大概需要两年的时间，因此，与成人相比，婴幼儿角巩膜硬度较低。由于硬度低，在角膜被去除之后，很容易造成眼球塌陷及创口收缩，影响供体角膜缝合；同时晶状体和虹膜可以前移，引起晶状体脱出。另外儿童眼的玻璃体弹性强，后房压力较成人高，易发生玻璃体溢出，导致内容物脱除及脉络膜上腔爆发出血。

3．屈光状态与角膜关系

婴幼儿的眼轴长度明显短于成人眼。婴儿出生时眼轴长度约为 16 mm，此时的屈光状态为 +30.00 ～ +35.00 D。随着年龄的增长，眼轴长度和角膜的屈光度也随之改变。1 岁时眼轴长度和屈光度接近成人。因此，选择供体植片的大小是一个关键问题。

4．对手术的反应

手术后，儿童炎症反应非常严重，大量的纤维渗出加速了虹膜和其他组织的粘连，使前房和视网膜评估困难，由于术后炎性渗出、粘连，使晶状体虹膜隔前移，术后高眼压的发生率增加。同时强烈的免疫反应更容易造成内皮排斥致植片失败。因为在儿童时期，创伤愈合更快，缝线更易腐蚀，易导致植片血管化及感染。儿童虹膜更容易与角膜和创口粘连，在角膜先天或外伤的患儿可能术前伴有严重的前段异常，更增加了手术的困难。此外儿童玻璃体

很难处理，晶状体和虹膜可以前移，引起晶状体脱出。

三、儿童角膜混浊的病因

1. 先天性角膜混浊

中胚叶异常和前分裂综合征，包括 Peter 综合征异常、硬化性角膜病、先天性角膜营养不良、前部葡萄肿；导致角膜混浊的其他先天疾病还包括先天性青光眼、先天性皮样囊肿和黏多糖病（图 1-8-1）。

2. 外伤性角膜混浊

各种机械性及非机械性眼外伤（图 1-8-2）。

3. 获得性非外伤性角膜混浊

宫内感染及产道感染均可导致角膜炎引起角膜斑痕。但绝大多数获得性的非创伤性的角膜混浊源于感染性角膜炎。

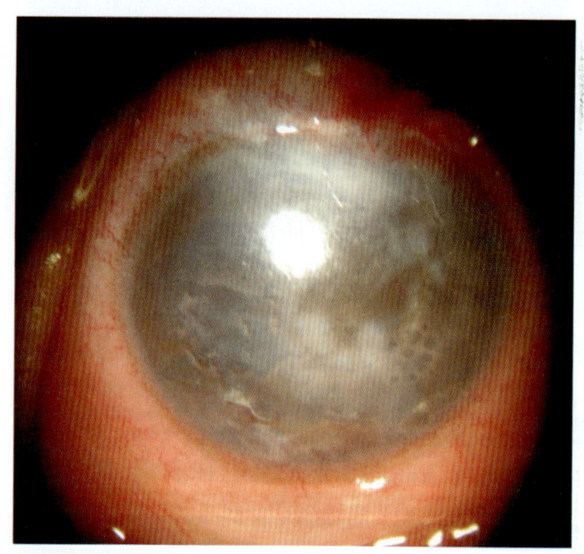

图 1-8-1 Peter 综合征的患儿角膜混浊，无前房，晶状体浑浊

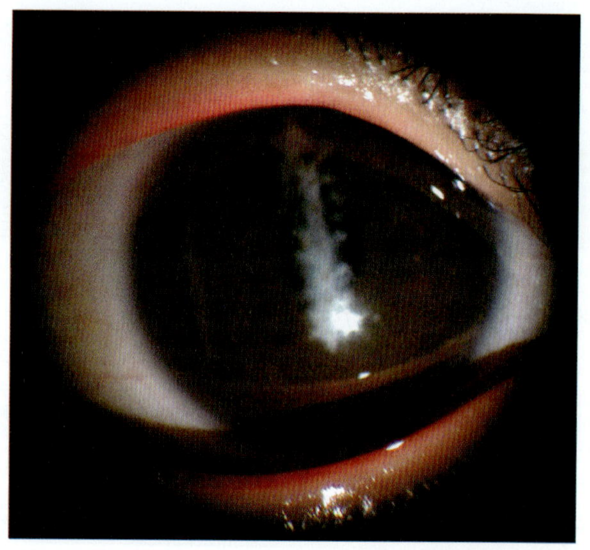

图 1-8-2 角膜中央纵行线装瘢痕，边界清楚

四、患儿的筛选

（一）病史

角膜移植最重要的因素是筛选合适的病人，在决定是否行角膜移植手术之前对患儿的情况进行全面地评价。

1. 术后视力的评价

对于发作性和进行性的角膜混浊应详细询问病史，这对弱视程度的评价非常重要，患儿目前的视力情况及潜在视力提高的可能性应给予充分的考虑；对于出生时就存在的角膜混浊意味着术后视力的提高非常有限。

2．角膜移植的风险因素

是要考虑的另一个重要内容，在角膜移植前适当的治疗是必要的，对于应用其他治疗手段能够解决的角膜混浊尽量不选择角膜移植，例如对于因眼外伤所致的线性角膜瘢痕可考虑行硬性透氧性角膜接触镜可能会获得良好的视力，小的浅层角膜混浊可考虑行旋转性自动角膜成形术，因儿童角膜移植毕竟是一种高风险的手术。

3．胚胎发育史

母亲怀孕期间的患病史及用药史，在生产过程中是否有胎膜早破及产钳应用史对于分析角膜混浊的原因是非常重要的信息，其他部位先天异常的存在也可帮助判断角膜混浊的原因。对于遗传性的角膜混浊，家族史和父母的身体检查是必要的。

（二）检查

（1）视力：原始评价最重要的是视力检测，对于 1 个月的婴儿要观察其对光的反应及瞳孔的光反射；大于 1 个月的婴儿要看其固视及对物体的追踪；如果是双眼视力障碍的婴儿在生后 2 ～ 3 个月时就会出现钟摆样眼球震颤；大于 6 个月的婴儿眼位能被准确监测；大于 2 岁的儿童 Allen 卡能通常被用来估计视力，可让其口头复述所看到的图片。

（2）完全的评估以后，应进行外眼检查，以除外其他影响角膜移植成功率的因素。

（3）一台便携式的裂隙灯是一台便利的仪器，应该记录角膜的异常，并且对前房进行评定。

（4）一台手提式角膜镜或角膜散光计（keratoscope or keratometer）能评定角膜表面的状况和散光的量。正常新生儿的角膜的直径是 9 ～ 10.5。大角膜 Megalocornea 可能是遗传性 (X 连锁) 或继发于青光眼。因为天生性青光眼可以引起角膜雾状混浊，因此应测量眼内压。

（5）视网膜镜检查法，可能揭示解释屈光异常及弱视的程度。

（6）其他检查：角膜混浊严重无法窥视眼内者行 B 型超声波检查以排除眼后节病变；如果无法检查视力情况应行视网膜电流图或视觉诱发电位检查。

五、手术步骤

（1）术前准备及手术中注意事项：手术应在全身麻醉下进行，术前 1 小时 20% 甘露醇按 4 ml/kg 静脉输入，钻切角膜之前常规对眼球加压 5 ～ 10 分钟，使眼压和眶压都充分降低。

（2）开睑：常规开睑，为扩大术野对一些小睑裂患者可行外眦切开。

（3）巩膜支撑环的应用 ：对 10 岁以下的患儿手术前巩膜上缝 Flieringa 环和牵引缝线，防止术中巩膜塌陷。环的直径应比角膜直径大 2 ～ 3 mm，用 6-0 或 7-0 线，铲针缝和固定。

（4）角膜中心应做标记。

（5）根据患眼角膜病变的范围及年龄决定环钻的直径，植床一般为 6 ～ 7.5 mm。供体植片应大 0.5 ～ 1.0 mm 以避免对房角结构的压迫，降低房角粘连形成。应先制作植片，以迅速将植片覆盖在植床上。在钻穿之前应给儿童过度换气以降低玻璃体压力。进入前房时，晶状体虹膜隔通常会前移。供体角膜如不迅速覆盖，晶状体就会脱出。

(6) 虹膜等情况的处理：如果存在虹膜角膜粘连或周边粘连，可能的话应在受体角膜切除之前分离。

(7) 缝合：与成人的穿透角膜移植略有区别，用 10-0 尼龙线间断缝合植片和植床。除圆锥角膜外，一般不采用连续缝合，也尽量不采用间断加连续缝合。Erlich 等认为：间断缝合有助于密闭创口和早期拆除松脱的缝线，而不影响伤口的强度。

(8) 术中用药：手术结束前，结膜下注射抗生素和皮质类固醇激素，眼垫和绷带包扎。

六、术后处理及随访

术后第一天换药，如果无法检查前房及角膜植片情况应在全麻下进行，植片上皮愈合后尽早开放点眼。术后，每日 4 ～ 6 次给予激素类滴眼液点眼；2% 环孢霉素 A 滴眼液每日 4 次至术后一年；抗生素滴眼液每日 4 次至术后 2 周；如果有先天青光眼局部给予抗青光眼药物；对于单疱病毒性角膜炎的患儿长期应用激素要慎重，有复发现象要停药，同时给予抗病毒滴眼液。在术后前 3 个月应每周检查 1 ～ 2 次，随后在术后第一年内应每月 1 次。在每次检查时要密切注意眼压及缝线情况，如果眼压升高给予及时治疗；发现缝线松脱立即拆除。手术后应尽早开始相关的视力恢复治疗，包括屈光矫正、接触镜的配戴及相应的弱视治疗等。弱视治疗是影响术后视力的重要因素。

七、植片的选择

儿童手术后生存周期长，原则上供体与受体年龄尽量匹配，但小于 3 岁的供体会引起植片陡峭；如果供体小于 2 岁，植片的曲率可能超过 +60 D，因此对于儿童手术来说理想的供体年龄应为 4 岁左右。因为儿童供体很难得到，因此婴幼儿角膜移植所用的供体角膜通常选用 20 岁以下的供体。临床在成人角膜移植通常应用的角膜植片为大于植床 0.25 ～ 0.5 mm，小儿穿透角膜移植的植片一般比植床大 0.5 mm，其原因在于儿童角膜弹性大，植床容易从伤口向周边离心方向收缩，缝线容易从柔软的角膜植床绷线，影响创口的闭合。研究显示角膜植片取材方法不同植片大小有很大的差异，从角膜内皮面切割取材要小于从角膜上皮面取材，所以在术后的观察中经常发现浅前房及由于虹膜前粘连而导致青光眼病例的发生，尤其在术前就已存在角膜虹膜粘连的病例或由于中胚叶畸型所致角膜混浊的病例，这些患儿大部分在术前就有浅前房和虹膜前粘连的存在，而手术后的炎症反应促进了虹膜前粘连的形成，故 Vajpayee 等报道采用超大角膜植片进行儿童角膜移植，减少了上述并发症的发生。他认为在术前就已存在虹膜前粘连和浅前房的病例，已形成了晶状体虹膜隔前移的错误记忆，术后这些病人的晶状体虹膜隔有向前移动到术前位置的倾向，此外这些病例虹膜前表面松弛的纹理也有向受体植片结合处粘连的癖好。超大植片的优点在于：由于良好的前房深度减少了术后青光眼的发生；具有良好的伤口闭合，视力恢复较快，该文献统计的病例中随访一年后植片透明率为85%，47%的病例视力大于或等于0.2，平均角膜屈光度：先天病变组为（43.48±1.65）D；后天获得组为（43.04±3.33）D；角膜平均散光：先天组（3.6±2.6）D，后天获得组（2.52±2.2）D；前房深度为先天组：（2.20±0.612）mm，后天获得组（2.36±0.3.2）mm。

八、拆线时间

根据患儿年龄和植片情况决定拆线时间，2～3个月的婴儿可早至4周拆除角膜缝线，3个月～1岁的婴儿可在术后6～8周拆除角膜缝线，1～2岁的患儿术后3～4个月拆线，2～5岁患儿4～6个月拆线，5岁以上6～10个月拆线。儿童角膜移植术后拆线的时间除与患儿年龄有关外，与眼病种类也有关。Brown等报道了28例先天性角膜混浊行角膜移植术后伤口愈合的速度，认为硬化性角膜患儿术后愈合第4天创口开始愈合，拆线时间为术后5～32天，Peter异常患儿术后拆线时间为17～90天。国内谢汉平认为：硬化性角膜病行角膜移植术后，缝线处的微脓肿和伤口区的浅层新生血管是伤口愈合的两个指征。一旦出现微脓肿，可出现畏光、球结膜水肿、移植片排斥反应等，加大激素用量无明显效果，而拆线后微脓肿很快消退。微脓肿出现在新生血管之前，与新生血管的形成有关，因此一旦出现微脓肿应及时拆线。所有松脱的缝线应在发现后立即拆除，因为松脱的缝线刺激术眼，并可引起角膜感染，新生血管和移植片的排斥反应。谢立信报道因缝线松脱未及时就诊而引发细菌、真菌感染和植片混浊、自溶的病例，因此这是值得高度重视的问题。

九、术中及术后并发症

（1）排斥反应：儿童角膜移植手术更难，炎症反应更重，排斥率也更高。继发于内皮排斥的角膜水肿，植片失败在儿童比成人更常见。1年失败概率成人为7%，儿童为20%，2年为33%，植片排斥反应34%。10%的植片排斥是可逆的。

（2）感染在儿童也更常见，因为他们会不经意地揉眼睛，玩的时候受伤。Aasuri报道植片感染的发生率为9.1%，Dana报道角膜溃疡发生率为8%，大约有一半的溃疡导致植片失败，眼内炎为2%，是成人的20倍。因此应密切注意上皮缺损。

（3）高眼压：角膜移植后眼内压升高的发生率为11%，大约5%继发青光眼的出现可能是与激素相关的并发症，另一部分患者眼压升高是由前段结构异常造成的，即使不接受角膜移植手术，这种异常也是存在的。

（4）植片混浊：植片混浊源于排斥42.3%，感染性角膜炎26.9%，继发青光眼13.4%。绝大多数植片混浊发生在术后26周之内。

（5）前粘连和角膜后膜形成17%，植片新生血管11%。

（6）创口渗漏及裂开2%～10%。

（7）脉络膜出血 2% ～ 3%。

（8）视网膜脱离 3%。

（9）肺结核 4% ～ 13%。

十、影响角膜植片透明性的因素

1. 患儿接受角膜移植手术时的年龄

第一次角膜移植时，患儿的年龄与术后角膜植片的透明性无明显关系。Cowden 等认为患儿接受角膜移植时的年龄与移植片有一定的关系，角膜移植手术一年后，1 岁以下婴儿植片的透明率小于 1/4，1 ～ 4 岁的幼儿，植片的透明率约为 1/2，大于 4 岁的儿童，植片的透明率大于 2/3。患儿接受角膜移植时年龄的重要性可能与患儿眼病的诊断有关。Murali 等对 154 例儿童角膜移植进行观察，结果发现 5 岁以下的儿童植片失败率为 44.7%，而 5 岁以上的儿童植片失败率仅为 18%。

2. 患儿的发病原因

1984，Stulting 报告 1 年后角膜植片透明率在先天性混浊为 60%，获得性为 70%。在多中心 164 儿童移植研究中，Dana 和他的合作者报告在不同诊断组之间，角膜透明率无差异。最近，印度对 154 患者平均 1.3 年随访的回顾性调查表明植片透明率 66.2%，先天混浊 63.8%，创伤性 54.5% 获得性非创伤性 70.6%，但在 3 组之间无统计学意义。

3. 角膜移植片的大小

因为儿童瞳孔相对较大，小植片不合适，同时小植片意味着植入的内皮数较少。但是，儿童前节大小有限，也不可能植入太大的植片。通常儿童选择的环钻大小为 6 ～ 7.5 mm，根据病变范围不同，采用的植片也有所差异。Panda 等报道 142 例儿童角膜移植，7.5 mm 直径的移植片透明性最高，其次为 8.5 mm 直径的移植片，移植片直径大于或等于 9 mm 时，透明性最低，因此认为：角膜移植片的直径与术后移植片的透明性有直接的关系。

4. 其他因素

预后不良的因素包括：双眼疾病，伴发先天青光眼，同时行晶状体摘除和玻璃体切割手术，既往移植失败，广泛房角粘连和广泛角膜新生血管形成，术后药物应用不良等。尤其是玻璃体切割手术与植片失败有密切的关系。此外，硬化性角膜病（sclerocornea）可能与角膜缘干细胞缺乏相关。因此此类疾病的患者更容易出现术后慢性上皮缺损，继发感染和排斥。黏多糖病患者多伴有其他眼部异常影响术后视力，而且代谢沉积物很快会出现在供体角膜上。

十一、结论

总之，儿童角膜移植既是手术又是术后的一种挑战。为了提高效果，应早期手术，密切随访。需要术者、儿科医生、小儿眼科及家庭成员的集体合作。

（洪　晶）

参考文献

1 Aasuri MK, Garg P, Gokhle N, Gupta S. Penetrating keratoplasty in children. Cornea 2000; 19:140-144

2 Afshari N A, Azar, NF Afshari MA, Azar D. Corneal Transpiantation in, Children. Int Ophthalmol Clin, 2001 Fall;41(4):1-7

3 Vajpayee RB, Ramu M, Panda A, et al. Oversized grafts in children. Ophthalmology, 1999;106:829-839

4 Cowden JW. Penetrating keratoplasty in infants and children. Ophthalmology, 1990;97: 324-329

5 Schaumbcrg DA, Moyes AL, Gomes JA, Dana MR. Corneal transplantation in young children with congenital hereditary endothelial dystrophy. Multicenter Pediatric Keratoplasty Study. Am J Ophthalmol, 1999;127:373-378

6 Erlich CM, Rootman DS,Morin JD. Corneal transplantation in infants, children and young adults: experience of the Toronto Hospital for Sick Children, 1979-88. Can J Ophthalmol, 1991 Jun;26(4):206-210

7 Comer RD, Daya SM, O'keefe M, et al. Penetrating Keratoplasty in Infants. Journal of AAPOS, 2001; 5(5):285-290

8 Dana MR, Moyes AL, Gomes AP, Rosheim KM, Schaumbery DA, et al. The Indications for and Outcome in Pediatric Keratoplasty-A Multicenter Study. Ophthalmology, 1995; 102(8):1129-1130

第二章 Chapter 2

晶状体与白内障

第一节　晶状体位置异常

一、晶状体脱位的定义与分类

（一）定义

晶状体脱离正常的解剖学位置，与眼的视轴产生偏差称为晶状体脱位。

（二）分类

根据以上定义，晶状体偏位可以分为四种类型：①晶状体在眼视轴上的偏位；②晶状体光轴与眼的视轴平移偏位；③晶状体在眼视轴上的倾斜偏位；④晶状体全脱位（图 2-1-1）。

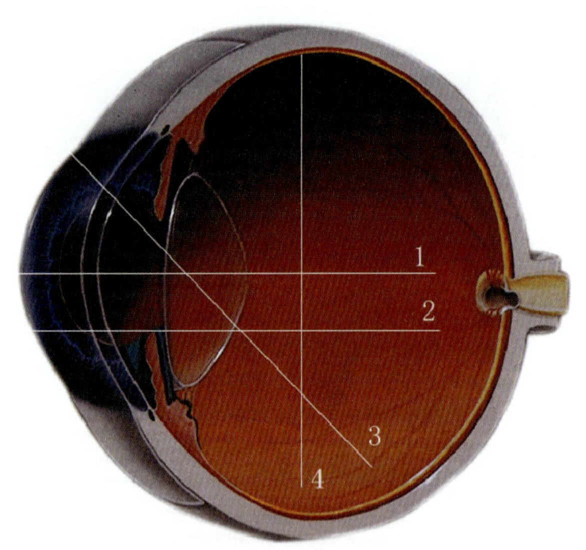

图 2-1-1　脱位晶状体的光轴方向

1．轴上偏位
2．平行偏位
3．倾斜偏位
4．全脱位

1．晶状体在眼视轴上的偏位

晶状体在视轴上的偏位是指晶状体在眼的视轴方向前移或后移，晶状体的光轴与眼的视轴仍然重合，临床表现视力为高度近视或高度远视。包括前脱位和后脱位。

（1）晶状体前脱位：由多因素决定，在一个稳定眼压的状态下，前囊表面悬韧带溶解断裂是最主要的原因。此外，眼球发育异常、悬韧带过度松弛、睫状体解剖位置前移也是另一个主要原因。青光眼术后浅前房也是一种晶状体前移。悬韧带完全断裂后，晶状体变得更为接近球形，容易从散大的瞳孔脱出到前房内。虹膜括约肌收缩时形成嵌顿，房水通道被阻断，周边虹膜前凸，引起眼压升高。如果晶状体完全脱位到前房（图 2-1-2），与角膜内皮接触，可引起严重的角膜内皮损伤，应当尽早手术摘除脱位到前房的晶状体。

前脱位的晶状体仍保持在视轴之上，凸度增大，裂隙灯下可见晶状体前曲面与角膜后表面接近同心圆，常产生明显的近视，调节力减弱或丧失（图 2-1-3）。

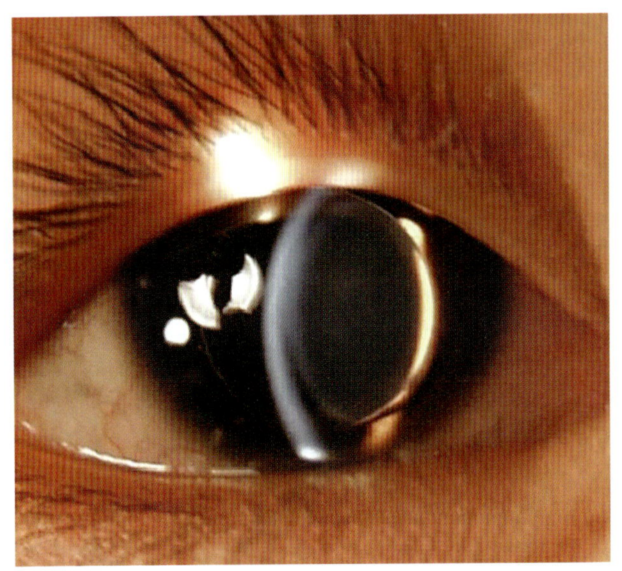

图 2-1-2　晶状体呈球形，脱入到前房

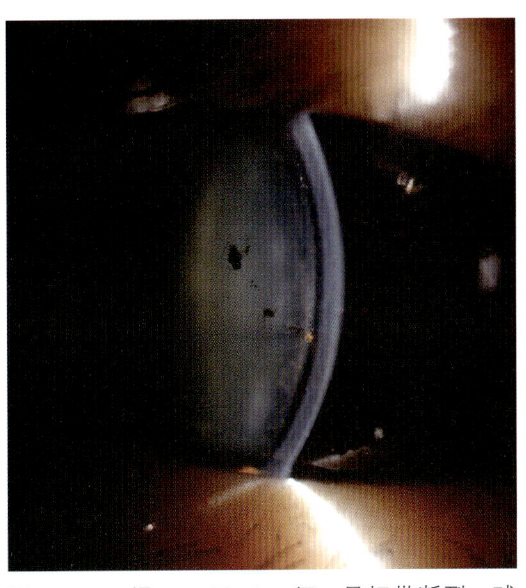

图 2-1-3　梁 ×　Marfan 征　悬韧带断裂　球形晶状体向前移　高度近视

（2）晶状体后脱位：是因为睫状体撕裂、脱离，房角后退，晶状体附着点后移所致。后囊表面的悬韧带溶解断裂，也使晶状体向后移位。通常表现为前房加深，虹膜震颤，瞳孔缩小，晶状体震颤。后脱位的晶状体保持在视轴上，中年以后发生时，晶状体中等硬化。凸度增加不明显，常见于高度近视、视网膜血管病变后期、葡萄膜炎（图 2-1-4）、眼顿伤后。

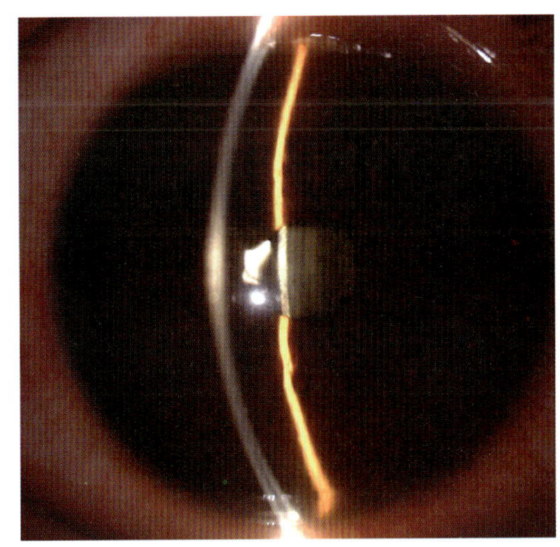

图2-1-4　王 × ×　葡萄膜炎　右晶状体后脱位

通常表现为相对屈光力不足，呈远视状态。如果伴有悬韧带广泛断裂，或为儿童青少年，晶状体仍需有弹性，多表现为晶状体凸度增加，严重者晶状体为球形，显不同程度近视。

2．晶状体光轴与眼的视轴平移偏位

是指晶状体光轴与眼视轴平行分离一段距离。常见原因是晶状体偏位对侧悬韧带溶解，或断裂或松弛。不足以牵拉固定晶状体在原位。常见的平移偏位，有 Marfan 综合征（图 2-1-5）、外伤性晶状体偏位。晶状体偏位轻微时，症状并不十分明显，主诉模糊可表现出一定程度的散光，若悬韧带断裂范围较大时，同侧晶状体弹性回缩，赤道区屈光力增大，可表现为高度散光，像差检查可发现彗差增大，成像质量下降。当晶状体平行移位，赤道区已脱离瞳孔区时，表现为无晶状体眼，需高度正透镜矫正视力（图 2-1-6）。

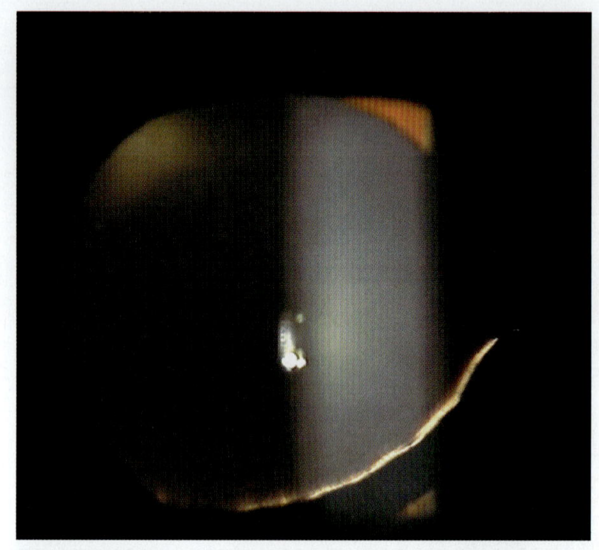

图 2-1-5 房 ×× Marfan 综合征 下方悬韧带松弛 赤道区高折光带 散光 8 D

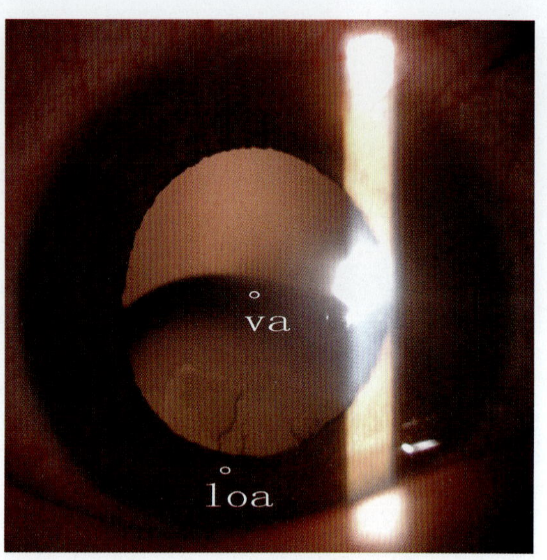

图 2-1-6 乔 ×× 右晶状体平行向下脱位
va：视轴；loa：晶状体光轴

3．晶状体在眼视轴上的倾斜偏位

晶状体倾斜脱位是指晶状体悬韧带大部分断裂后晶状体光轴与眼视轴呈现一定夹角的一种脱位类型。至少在 2 个象限悬韧带完全断裂，才能出现这种情况。如果下方悬韧带断裂，仅上方残留少许悬韧带，晶状体下方随眼球上转或身体后仰产生向后倾斜，甚至平卧时可以完全移出光轴。

如果上方悬韧带断裂可以发生晶状体上半部后仰倾斜。晶状体与虹膜之间有玻璃体嵌顿（图 2-1-7）、虹膜囊肿、植入性囊肿和其他占位性病变，挤压晶状体可产生此处晶状体向后倾斜，产生一定散光。这种类型的散光很难用眼镜矫正。倾斜角度大，视力低下者，应及时去除原发病，是否根据具体情况再决定手术摘除晶状体。

4．晶状体全脱位

是指晶状体完全脱离原来的位置。沉积于眼内玻璃体内（图 2-1-8），可以相对固定于某处或在玻璃体内漂动，由于脱离了视轴，晶状体不再起任何屈光作用。分隔前后节的屏障作用丧失，玻璃体置换晶状体和房水可进入前房引起继发性青光眼，长时间停留在玻璃体内可引起视网膜损伤，视力受体位影响，侧仰卧时，晶状体遮挡黄斑，视力下降，而在端坐位时，晶状体沉于下方玻璃体内，视力再度回复。俯卧位时晶状体位于虹膜后，如位置接近正常，视力可暂时恢复，当瞳孔足够大时，偶有可能晶状体嵌入虹膜进入前房内，引起继发青光眼。

晶状体全脱位相当于无晶状体眼，通常需要手术摘除和二期人工晶状体植入。

综上所述，偏位会引起严重的视力功能损害，因此应当判明病因，给予正确的治疗。

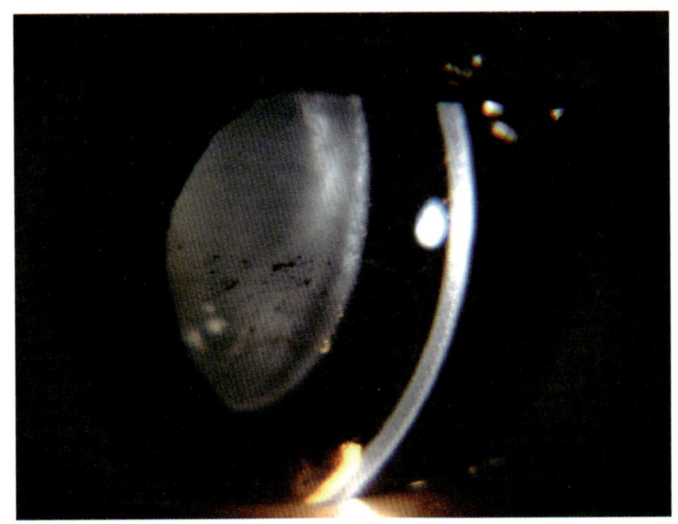

图2-1-7 张× 右晶状体倾斜脱位 玻璃体疝

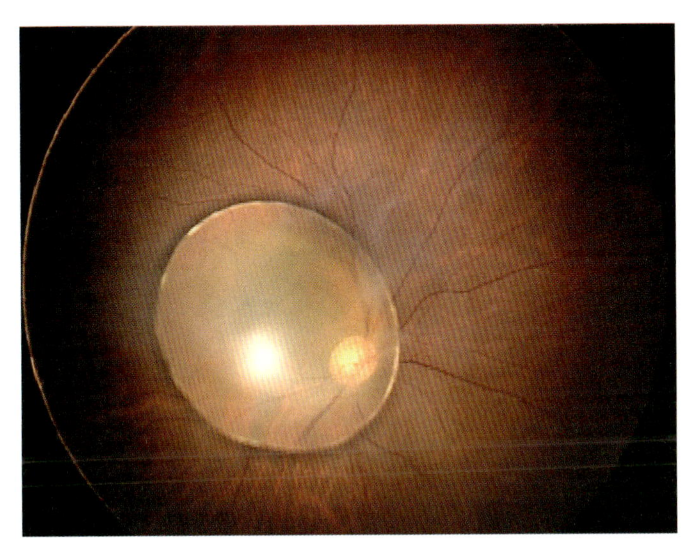

图 2-1-8 侧仰卧时，晶状体位于视网膜前

二、晶状体脱位原因

最常见的原因为：悬韧带断裂，悬韧带溶解，悬韧带丧失弹性，睫状体移位，纤维牵引。

1．外伤性悬韧带断裂

晶状体借悬韧带悬挂于睫状体上，维持在虹膜与玻璃体之间的一定位置，且赋予虹膜以有力的支持。遇外力或手术损伤，晶状体悬韧带易发生离断，造成晶状体脱位。

悬韧带断裂部位与受伤的方向和力的速度有极大关系。当打击正对眼的中心速度较快时，眼压急剧升高，瞳孔区虹膜后移，整个眼球壁有一定程度扩张并反弹回复原状，角膜变形，前房房水挤压虹膜和晶状体向后移位。如果伤前悬韧带完好，可能导致晶状体后表面悬韧带被拉伸、断裂，或睫状体撕裂，前房角加宽，整个睫状体环连同晶状体向后移位。如果打击力斜向作用于眼前节并非正对眼中心，虽然眼内压力分散是均等的，但房水流动并不均匀，可能造成对侧面局部的晶状体前后表面悬韧带断裂。

打击速度对悬韧带的损伤比打击力的大小更为重要，较高速度的打击力作用于眼球后，组织来不及弹性扩张缓冲作用力，因而容易损伤。例如：羽毛球拍打击、近距离玩具枪子弹、网球打击等。

作用力消除后，眼内压力平衡，晶状体不再继续移位，悬韧带断裂亦不会向其他部位扩展，部分伤者局部有玻璃体嵌顿，因而钝伤性晶状体脱位是瞬间的、局限性的、非进展的。

少于 1 个象限的悬韧带断裂不会产生明显的晶状体移位，断裂区的晶状体赤道部因无牵引作用而有弹性回缩，表现为局部赤道区囊和皮质折射十分明显。低倍率裂隙灯下，透照为明亮的圆弧或暗弧。调节作用减弱，可出现局限性晶状体散光。像差检查可以发现受伤侧像差增大，以彗差最为明显。

当悬韧带断裂区位于上半部大于 1 个象限时，晶状体震颤已十分明显；若位于下半部，震颤不十分明显。但晶状体赤道区的弹性回缩多（图 2-1-9），可在散瞳情况下看到光滑的赤道区边缘，个别未断裂的悬韧带仍牵拉晶状体囊形成一些不规则的锯齿状的突起。这种部分的断裂虽然没有发生真正的晶状体偏位，但通常在中青年人尚未硬化的晶状体产生明显的屈光作用，而形成以断裂区为轴向的晶状体近视散光。

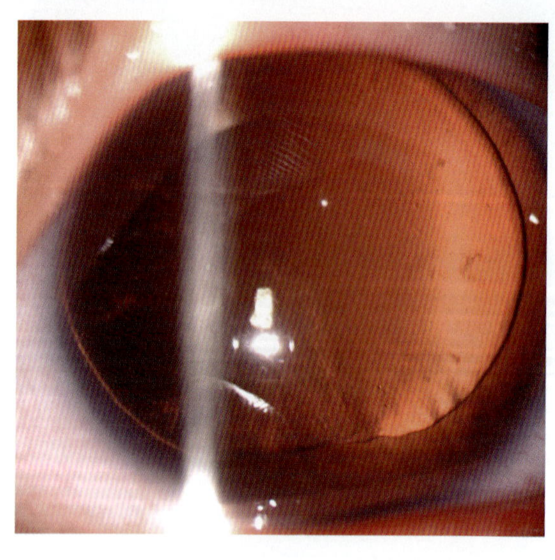

图 2-1-9　外伤性无虹膜　下方晶状体悬韧带断裂晶状体赤道部弹性回缩

当晶状体悬韧带断裂大于 180° 时，晶状体会产生明显移位和震颤，有些人会因仰卧体位变化而产生晶状体向后倾斜脱位，偏离光轴。

过重的正向打击，不论晶状体前后悬韧带均会发生严重断裂，整个晶状体将会脱出光轴区，沉入玻璃体腔。

在钝伤引起的晶状体悬韧带断裂晶状体脱位病例（图 2-1-10），大多同时存在其他部分的损伤。例如：虹膜括约肌撕裂、根部离断、睫状肌撕裂、房角后退、后极部视网膜震荡水肿等。玻璃体脱出嵌顿在虹膜晶状体之间可引起晶状体倾斜，出血可引起房水混浊和玻璃体混浊。相当比例伤者会发生继发性青光眼。在处理晶状体脱位时应全面考虑、制定治疗方案，晶状体脱位不是急诊手术，可以在眼部伤情稳定后再做处理。

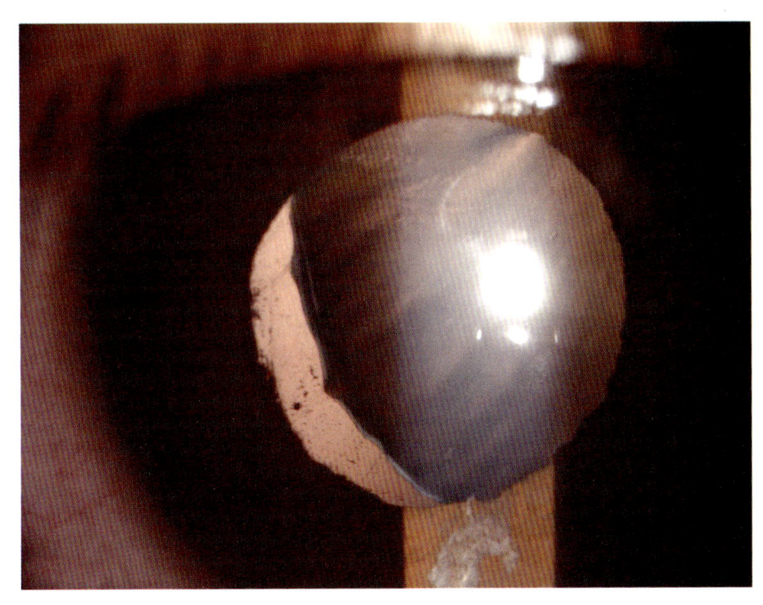

图 2-1-10　王 ×× 　外伤性晶状体脱位　部分悬韧带保留　晶状体囊皱色素沉着

2. 晶状体悬韧带溶解

特指因疾病引起的病理性悬韧带断裂、溶解。例如多年反复发作的虹膜炎、青光眼手术后、新生血管青光眼、高度近视、视网膜血管疾病晚期、视网膜色素变性、各种眼内退行性变性病变、玻璃体视网膜手术后。

病理性悬韧带溶解的特点是溶解范围大，包括晶状体表面的前组和后组悬韧带。残留的悬韧带附着力很低，弹力减弱。在没有外力的情况下，晶状体多半可以维持接近正常位置。位于晶状体前表面的悬韧带溶解过多，会表现为晶状体前移，前房变浅，有时会同时有闭角型青光眼。前节 OCT 和 UBM 提示虹膜与晶状体贴附，空间消失。溶解范围广泛者，虹膜后退（图 2-1-11），前房明显加深，晶状体和虹膜明显震颤。在裂隙灯下调节裂隙照明方向，观察晶状体前表面反射光，可以发现缩瞳后晶状体震颤更加明显，散瞳后有所减轻。受到轻微的外力作用，例如眼压变化，液体冲击和牵拉，剩余的悬韧带即刻断裂，导致晶状体全脱位。

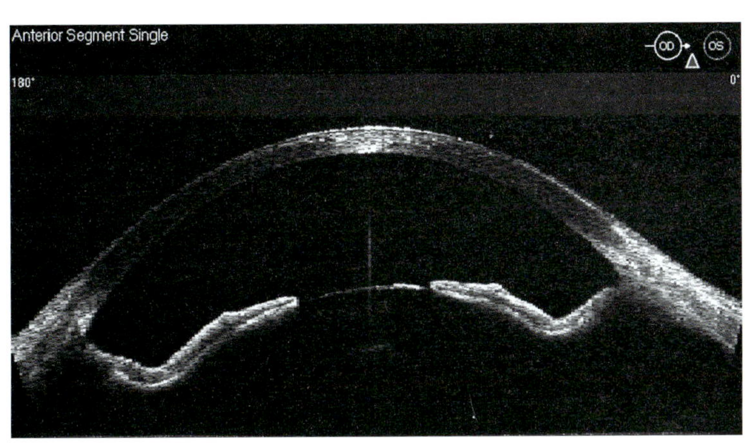

图 2-1-11　王 ×× 　葡萄膜炎　晶状体脱位白内障　前节 OCT 显示周边虹膜后移成角

部分病人因虹膜与晶状体前表面粘连，后房空间消失、当晶状体向后脱位时，虹膜周边部粘连与未粘连区交界处会出现明显的成角形状，前房加深，提示晶状体脱位很严重。

至今为止，还没有一种直观的检查手段可以检测到悬韧带的异常，使这类病例在晶状体手术中存在较大的悬韧带继续断裂晶状体脱位的风险。因此，上述病例应当归于高危险并发症的类别，应当由有经验的手术医生来完成手术。

病理性悬韧带溶解程度不同，对晶状体手术的耐受性也不同。在囊外摘除术中，核与皮质的分离娩出都会对切口下方的悬韧带造成牵拉引起后囊悬韧带隔破裂。囊扩张环有助于保持囊处于一定张力，方便取出皮质与核。已有的虹膜晶状体前囊粘连，前部玻璃体以及睫状体附近的纤维增生对脱位晶状体也有一定的固定支撑作用，使晶状体保持原位。上述病例在晶状体手术中要格外谨慎，目前尚没有更精确的测定悬韧带结构和功能的方法。

3．悬韧带松弛或发育不全

特指那些先天性眼病中悬韧带不完整的病例。先天性虹膜缺损者，部分悬韧带发育不良，通常这类病例会表现出拉伸变长的悬韧带，弹性很差。即使睫状肌收缩舒张，悬韧带对晶状体也没有任何牵拉作用。晶状体表现出椭圆形或球形，赤道区增厚，临床上表现为高度近视或高度散光。先天性球形晶状体与其说是晶状体异常，不如说更主要是悬韧带松弛。

松弛的悬韧带对晶状体的支撑作用减弱，可以发生晶状体偏位和震颤。手术时即使完整保留囊袋，植入囊扩张环仍不能保持悬韧带对晶状体囊的稳定支持。植入人工晶状体后，囊与人工晶状体有很好的固定和对位，但由于囊仍处于松弛或偏位状态，仍有可能表现为人工晶状体偏位和震颤。在这种情况下，缝线固定人工晶状体和囊是必要的。

常见的晶状体异常：

（1）先天性小晶状体 (microphakia)：也称球形晶状体 (spherophakia)、小球形晶状体 (microspherophakia)。晶状体发育异常或悬韧带异常，晶状体形状近似球形，赤道区直径短于 8 mm，前后表面曲率增大，因而晶状体总屈光力增加，眼的屈光系统表现为晶状体屈光性高度近视，30 ~ 50 D 或更高。如果病人同时合并有小眼球，眼轴偏短，会部分抵消近视屈光度。球形晶状体的调节力很弱。Machisani 征表现为球形晶状体，而悬韧带功能很弱。

（2）晶状体脐形凹陷（umbilication of lens)：为晶状体罕见的先天性异常，可表现为局限性凹陷或晶状体表面凹陷。绝大多数病例均发生在后囊表面。若晶状体混浊在出生后出现，则临床上不易发现。可能在胎儿 5 个月后，由于晶状体纤维发育过程异常停滞，使一些晶状体纤维未长至应有的长度，故不能达到缝合处而遗留下凹陷。脐状凹陷将会产生明显的像差，甚至不能在视网膜上成像。患儿多没有视力。手术是唯一的诊治方法。

（3）马凡氏征（Marfan syndrome)：特点是悬韧带松弛无张力，晶状体向一侧偏位。一侧悬韧带、晶状体囊松弛，另一子午线方向有较强的牵拉，前囊失去平滑均匀的表面，代之晶状体表面皱褶，通常伴有皮质或核混浊，通常表现为高度近视和高度散光，囊皱褶会产生严重的像差，无法清晰成像。部分病人会产生单眼复视，手术摘除是唯一的治疗方法。

4．睫状体移位

正常睫状体环形固定在巩膜上，是晶状体的固定组织。因此，即使悬韧带正常，如果睫状体位置发生异常，仍然会发生晶状体偏位。最常见的有：外伤睫状体撕裂、睫状体脱离，向眼球中央移位晶状体会随之偏位。此外巨大虹膜囊肿、睫状体肿物会挤压晶状体向对侧移位。待睫状体复位后，晶状体仍会回复正常位置。

随着前节 OCT 和 UBM 的应用，对睫状体的解剖异常的认识越来越加深，其中部分病例睫状体前移，引发闭角型青光眼最为多见。

5．纤维膜牵引引起的晶状体移位

并非晶状体或悬韧带的病变，而是由于附近增生的纤维组织牵拉晶状体，导致晶状体向一侧偏位，例如：前部增殖性玻璃体视网膜病变时，前部增生的纤维膜牵拉晶状体向一侧偏位。当手术切除纤维膜之后，晶状体多伴会复位，但大多数情况下晶状体有混浊，在手术时一并被切除。

综上所述，最常见的晶状体脱位是外伤性悬韧带断裂、病理性悬韧带溶解和先天性悬韧带异常，在治疗时应当根据病因采取不同的方法。

三、晶状体脱位的临床表现

（一）裂隙灯检查

（1）前房加深或变浅，当前房深度大于 4 mm 和小于 2 mm 时要格外注意。

（2）晶状体震颤和虹膜震颤，眼球水平转动时，观察晶状体前表面的反光抖动确诊前者，虹膜松弛抖动确诊后者。

（3）虹膜后移，瞳孔区虹膜仍贴附于晶状体上，而睫状部有明显的向后倾斜，周边房角加宽。

（4）赤道区边缘外露，悬韧带完全溶解，赤道部光滑变厚，残留的悬韧带牵拉，赤道部为锯齿形态，在红反光下形态最为明显，明显的局部断裂者可表现为局部赤道边缘向内凹陷。

（5）散瞳后可见残留的悬韧带不均匀地分布（图 2-1-12）。

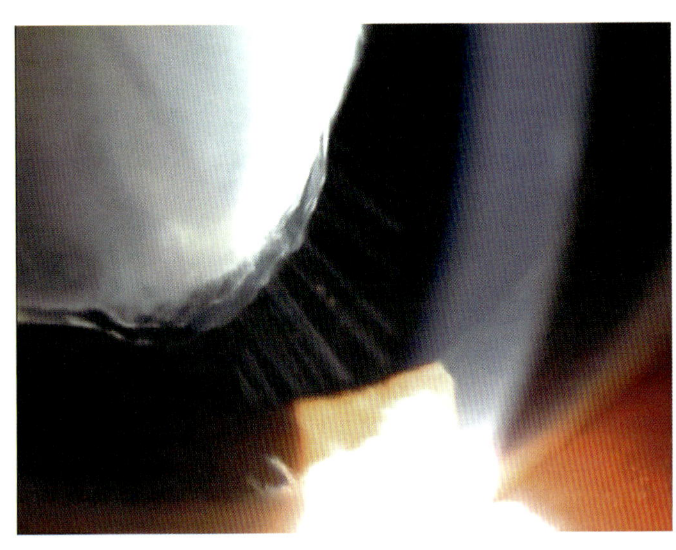

图 2-1-12 李 ×× 外伤悬韧带部分断裂 晶状体脱位

超声波和红外相干成像特点：在前节 OCT 和 UBM 上可见晶状体偏位，前房加深或变浅，虹膜周边部成角变形。

（二）手术显微镜下特点

（1）睫状肌麻痹时，悬韧带被伸展，张力增加，部分残留的悬韧带仍保持晶状体在位，震颤减轻。缩瞳后，震颤加重。

（2）对于那些已有悬韧带断裂尚没有明显晶状体移位者在悬韧带断裂一侧晶状体赤道区出现较强的折射，而表现为弧形亮光或暗区（图 2-1-13）。器械拨动晶状体可以看到赤道部（图 2-1-14）。

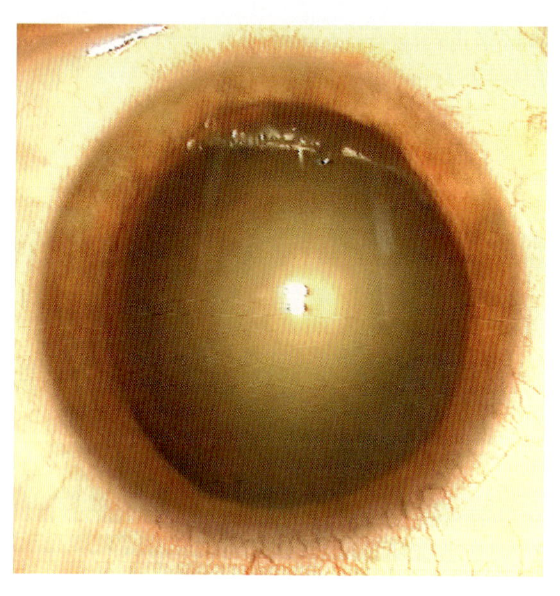

图 2-1-13　高度近视　晶状体悬韧带溶解　显示赤道部折光发亮或发暗

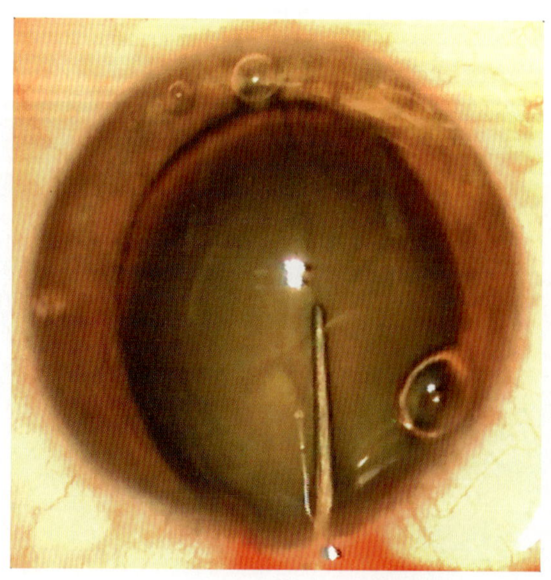

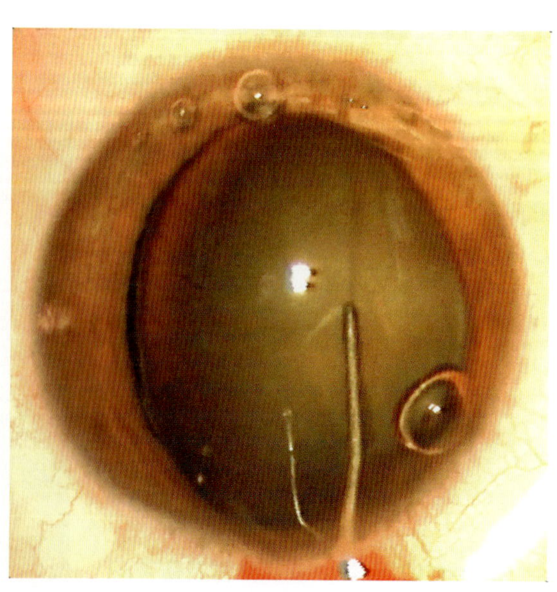

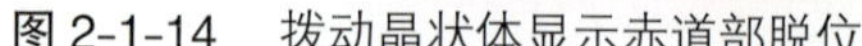

图 2-1-14　拨动晶状体显示赤道部脱位

（3）向后脱位时，前房加深，低眼压，同时伴有玻璃体液化者，房水隐性流失，例如高度近视。需注入加多的粘弹剂。

（4）向前脱位时，前房变浅，注入少量粘弹剂即眼压升高（图 2-1-15），须做玻璃体房水置换。

（5）前囊切开时，加压前囊表面，可出现明显的囊皱褶，复原缓慢（图 2-1-16），撕囊时褶皱一直存在或晶状体随之移位（图 2-1-17）。

（6）水分离时，前房进一步加深、晶状体震颤加重。轻轻拨动晶状体，有时可以看到赤道部。

（7）超声乳化时，囊的浮动性增大，随时有可能被吸入起乳针头，加剧悬韧带的撕裂。

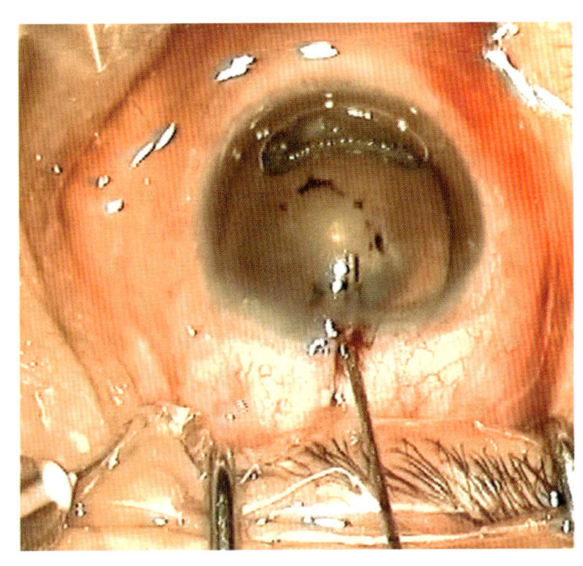

图 2-1-15　晶状体脱位浅前房　玻璃体抽液　前房内注射粘弹剂加深前房

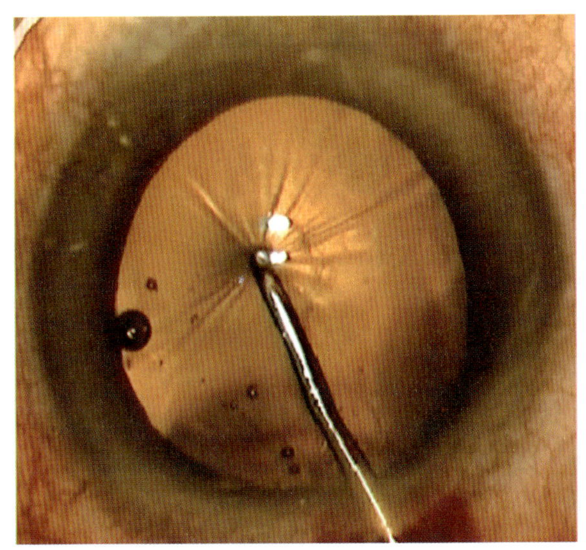

图 2-1-16　前囊加压显示前囊张力低　皱褶平复缓慢

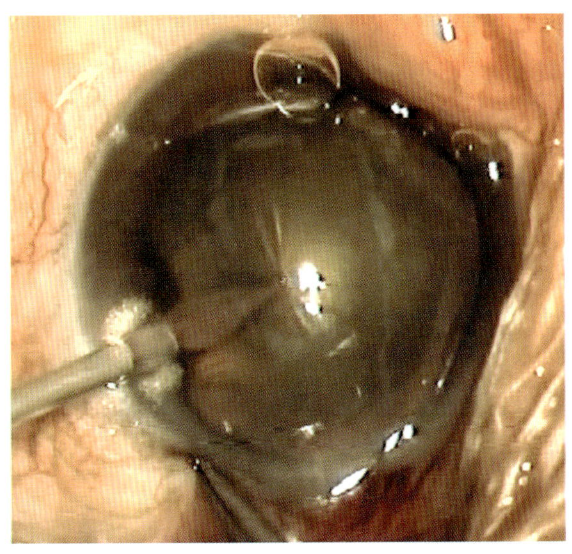

图 2-1-17　前囊松弛悬韧带断裂　前囊切开时产生明显皱褶　晶状体移位

（8）冲洗变质时，后囊漂动性很大，很容易被针头吸位。吸取周边前囊下的残留皮质时，即使很低的真空，也会牵拉前囊。

（9）植入人工晶状体于囊袋后，中央后囊出现明显线状皱褶。

（郝燕生）

第二节　复杂病理白内障手术前期病变的处理

一、虹膜后粘连的处理

虹膜后粘连不仅影响手术操作，还影响人工晶状体在位和固定，对术后视功能的重建更有重大影响，因此应当格外认真处理。

术前散瞳检查已基本可以了解瞳孔的原状和粘连的部位和范围。

小而圆的瞳孔，可见瞳孔缘色素上皮者，通常粘连轻微，不会有周边虹膜后粘连，术中剪开少许粘连即可开大瞳孔，如有虹膜萎缩，瞳孔无法散开而必须处理周边后囊时可以牵开虹膜。瞳孔缘环形纤维膜可做撕除术（图 2-2-1）。

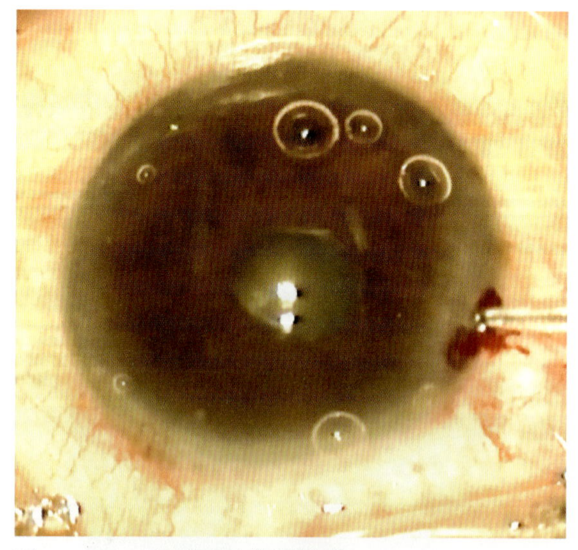

图 2-2-1A　虹膜瞳孔缘纤维膜

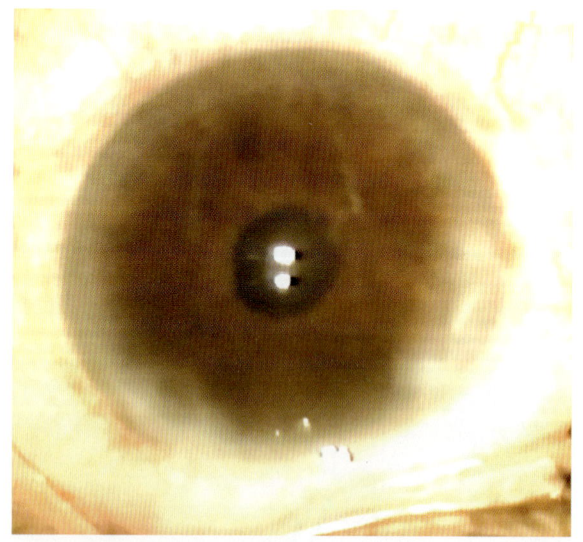

图 2-2-1B　撕除后虹膜瞳孔缘纤维膜

小而圆的瞳孔，但瞳孔缘看不到色素上皮者，通常是虹膜在散大期间发生的粘连，瞳孔缘向内翻转形成一种假瞳孔。散瞳后可见虹膜后粘的瞳孔缘，通常不会发生周边虹膜后粘连。术前需要良好散瞳，处理环形瞳孔缘后粘连可以采用 2 种方法，切口为三点对称式。从主切口下方做一周边虹膜切开或较小的切除。从虹膜切口向虹膜后方注射内聚性粘弹剂。如果后囊完整，没有周边虹膜后粘连或粘连很松，粘弹剂将充填后房。将虹膜膨起，任何一处无法膨起虹膜的地方表示后囊不完整。膨起的虹膜旁边形成凹陷或皱褶表明此处有明显的后粘连，需用剪刀剪开，不宜强行钝性分离。用尖刀或针头在 12 点位伸入虹膜切口直达虹膜粘连处，虹膜做一穿刺，刀尖或针尖从虹膜前囊面伸到瞳孔区。用囊膜剪从虹膜周切口伸到虹膜后方，一刃从穿刺口伸出，剪开靠近粘连根部的虹膜。分别从两个侧切口环形剪开粘连的虹膜。粘连较广泛者可做虹膜囊膜切除术（图 2-2-2）。

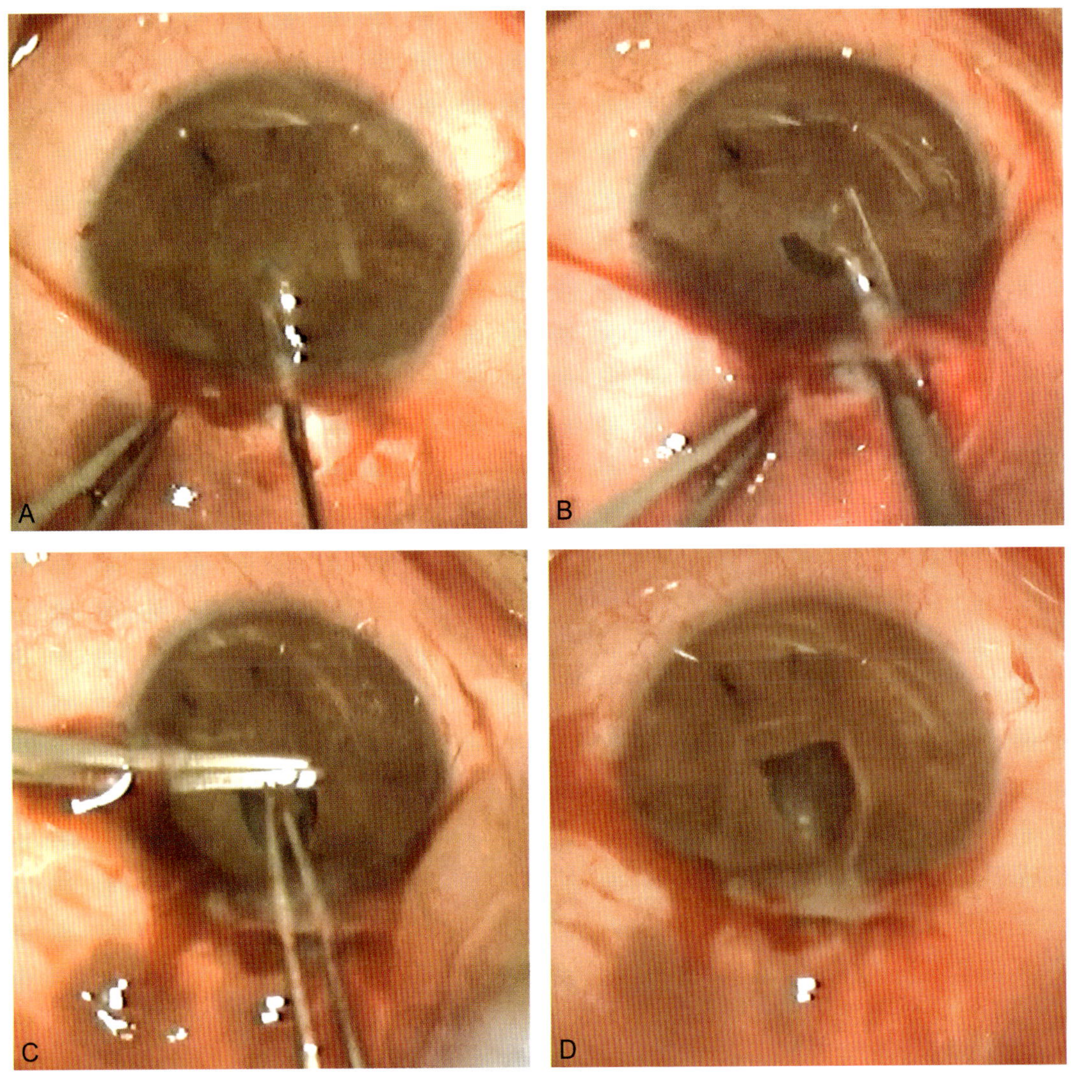

图 2-2-2　虹膜囊膜切除术步骤（A ~ C），虹膜囊膜切除后（D）

用针头在后方做一 360° 的平行扫动，确认后房内不再有后粘连。

注意这种粘连是虹膜与囊膜直接粘连，其间不会有太多的纤维膜，剪切时应适当靠近虹膜，不要剪切纤维膜，以免后囊出现较大的破损。剪开的虹膜边缘整齐，血管会自动回缩止血，即使有少许新生血管出血，通常不会有太大影响。

有弹性的虹膜小瞳孔也可以做虹膜切开牵开（图 2-2-3A）和缝合术（图 2-2-3B）。

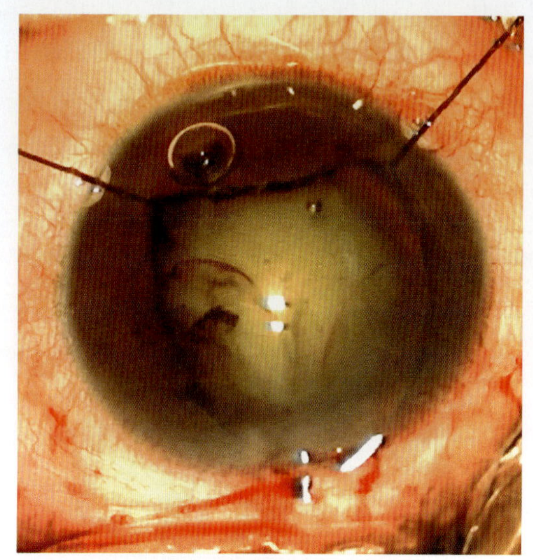
图 2-2-3A　虹膜切开牵开

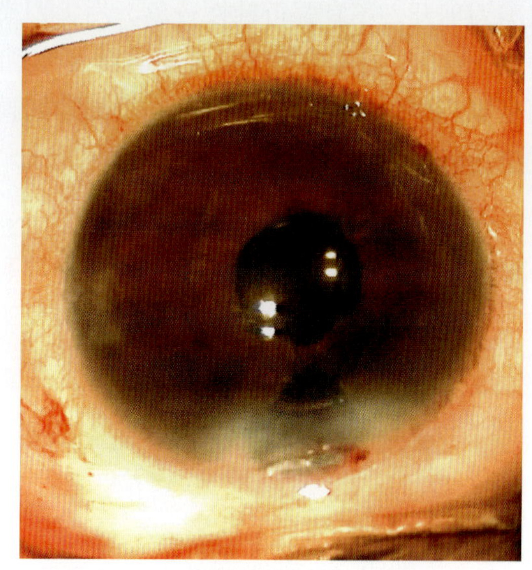
图 2-2-3B　虹膜缝合术

另一种中等大小的瞳孔，无虹膜内翻，前房较深，虹膜向后凹陷，这种情况多有周边虹膜后粘连，如果同时伴有虹膜萎缩，处理起来有相当困难。

术前应做 UBM，了解虹膜与纤维膜粘连的范围和程度，何处残留少量间隙，对选择植入方法很有帮助。如果萎缩虹膜菲薄，部分透光缺损，即使后囊完整，也不应当再做分离。可做人工晶状体缝线固定术。

如果虹膜轻度萎缩，有一定厚度，后房留有一定间隙，瞳孔缘完整，预期术后可保持居中，可尝试行周边后囊分离术。

做三点对称式切口，在有后房间隙的方位做周边虹膜切口。

向后房注射内聚性粘弹剂，注意观察虹膜分离后膨起的形态。如果虹膜与前囊粘连，分离最为理想，如果虹膜与纤维膜粘连，分离位于虹膜基质与色素上皮之间，色素上皮保留在纤维膜之上。在某些纤维化严重的部位，基质与纤维膜粘连紧密形成隔断，可在两侧充满粘弹剂后剪刀剪开纤维膜，不宜剪切虹膜，以免造成虹膜缺损。

这种粘连即便暂时分离，并植入人工晶状体仍然会形成新的粘连。因此，术中要求注入较大光学直径的人工晶状体襻的支撑要稳固。中央后囊孔要大些，避免发生新的粘连。

个别严重的不易分离又影响人工晶状体固定的部位，可做适当的虹膜切开。这种手术创伤较大，通常术后反应较重，应加强局部和全身的抗炎治疗。

二、虹膜前粘连的处理

虹膜前粘连有几种不同情况，处理时应格外谨慎。

长期虹膜周边前粘连，如果没有高眼压不需做抗青手术处理，内皮细胞数在 1 500 个 /mm^2 以上。单纯二期植入人工晶状体不应再做任何分离，以免位于中央的内皮向裸露的周边角膜后弹力层移行。术后发生角膜失代偿。

穿透伤后束状或线状虹膜前粘连，对眼的影响主要是：

1．位于瞳孔区附近瞳孔变形、移位、像差显露。

2．粘连牵拉，角膜变形引起的像差增大。

3．二期手术植入人工晶状体困难。

如果术中能很好地处理这种粘连，对眼的外形、美观，提高视功能和减小手术难度都有很大益处。

术前和 UBM 前节 OCT 可以很清晰地看到，虹膜是全层、部分或仅仅是纤维夹持在角膜基质中，多数情况下是部分虹膜夹在角膜基质中，术中小心剪开虹膜基质前部，仍能保持完整无穿透的虹膜。即使是全层夹持，只要剪开后细心缝合，仍能恢复一种无缺损状态。

主切口通常选在 12 点位或任何方便植入人工晶状体的方位。对于束状前粘连，切口无需特别选择。但对于线状前粘连者，切口一定要选在线状粘连延长线所在的角膜缘，这样方便剪刀刃平行粘连剪开。如果不影响人工晶状体植入，粘连处理应在植入人工晶状体之后进行。这时要充分缩小瞳孔，在粘连虹膜的两侧注射较多的内聚性粘弹剂，使虹膜处于较高的张力下，剪刀平行于线状粘连尽量靠近角膜内表面，分次剪开。千万不要一次全部剪开，因为角膜内表面的弧度限制了剪刀的展开和伸入。否则会在粘连的中央部分形成穿孔。

剪开粘连后应及时展平虹膜，观察瞳孔是否复圆，如果瞳孔仍为椭圆，可用定位钩适当展平或向中心牵拉虹膜，促进瞳孔接近圆形（图 2-2-4A，图 2-2-4B）。如果线状前粘连剪开后留有梭形的虹膜口，位于 10-2 点连线以下的裂区可做虹膜缝合，预防复视。

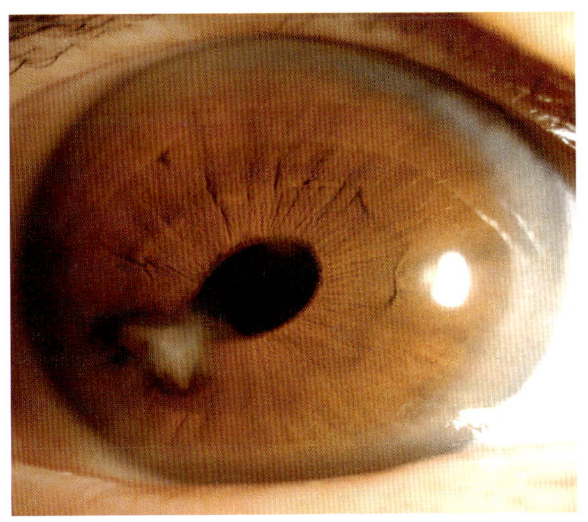

图 2-2-4A　李 ××　虹膜前粘连分离术前

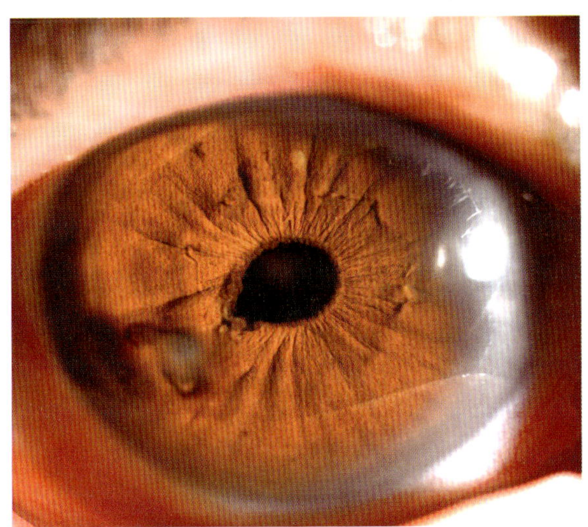

图 2-2-4B　李 ××　虹膜前粘连分离术后

粘弹剂房角分离术用于手术结束时，加强房角分离粘连的力度，使房角功能得到更好地恢复。长期大面积的虹膜前粘连，内皮数目少于 1 500 个 /mm^2 时不宜采用。

术前应当有 UBM 或前节 OCT 提示房角宽窄和可能的虹膜前粘连。在植入人工晶状体后，适当吸出瞳孔区的粘弹剂，注射卡巴胆碱缩小瞳孔。再次注入内聚性粘弹剂，特别是在房角附近，利用内聚性粘弹剂将房角扩张，虹膜后退，有条件时可用手术用房角镜直视观察房角分离结果。粘弹剂用量要适当，局部注射为主，效果好；全前房注射用量较大，效果差，还可能引起悬韧带断裂。用灌注液置换粘弹剂即可。如有切口漏，应缝合切口一针。

三、纤维膜的处理

纤维膜是一种损伤的修复结果，但同时又严重影响眼前节的结构，直接或间接影响视功能，在保证人工晶状体稳定固定前提下应尽量切除。

虹膜炎症后遗症留下的纤维膜，为一菲薄的纤维膜，与前囊不会形成永久粘连，轻者仅与色素上皮相关系，通常按照囊膜处理。

白内障囊外摘除术后和创伤后形成的瞳孔区纤维膜，因虹膜损伤程度不同而轻重不一。多半是前后贯通与虹膜基质深层相连，纤维致密不规则，并有较多新生血管。处理难度大，但部位局限。

对于较薄而均匀的囊膜纤维膜仍可按囊膜处理。对于较厚的纤维膜可在其两侧做适当的粘弹剂分离后剪开（图 2-2-5），保证人工晶状体到位固定。如果是十分坚韧的纤维膜，位于周边部，不影响人工晶状体光学部位固定可以不予处理。位于近瞳孔区的较小范围的纤维膜可做局部切除，或不做虹膜粘连的分离，仅做粘连两侧的纤维膜放射状切开，人工晶状体光学部分置于这块纤维膜后方，而其他仍位于囊前（人工晶状体夹持）。

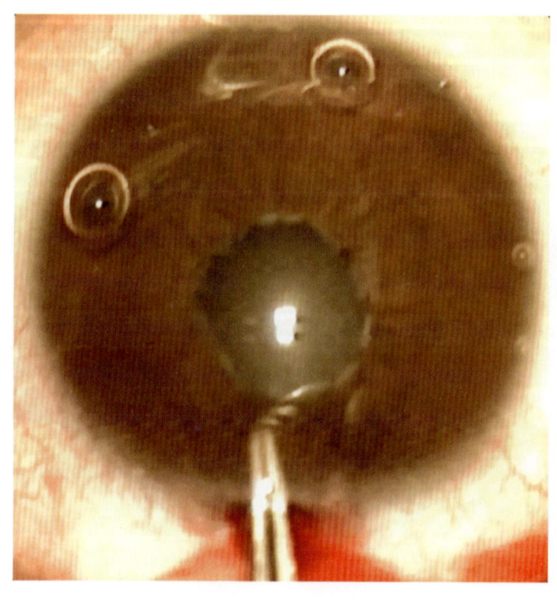

图 2-2-5　虹膜炎后　瞳孔缘纤维膜剪开

四、虹膜缺损的处理

虹膜缺损可因虹膜萎缩、外伤、手术等原因引起（图 2-2-6A）。恢复一个小而圆形的瞳孔对恢复视力，改善视功能是十分必要的。

硬质 PMMA 材料的人工虹膜可囊袋内植入，也可睫状沟固定，要严格掌握适应证。这种人工晶状体染色之后，襻脆性增大，很容易断裂，导致人工虹膜偏位。

位于上方的虹膜缺损有上睑遮挡，通常不会出现严重的视功能损失或眩光，一般不做修复，较大的缺损可做虹膜瞳孔缘缝合术，位于下半周的小范围虹膜缺损一定要做适当修复。虹膜缝合术应在人工晶状体植入后进行。用直长针聚丙烯线从角膜进针，另一手用平镊固定虹膜，分别从缺损缘两边括约肌处穿入穿出，从对侧角膜穿出。在角膜外剪断缝线，从主切口伸入定位钩牵拉位于虹膜和角膜之间的线段，使位于角膜的线段返回前房，从主切口拉出，在切口外绕线打结后在虹膜固定处结扎固定，保留较长的线头（图 2-2-6B）。萎缩的无张力虹膜松弛脆弱无缝合价值。

根据周边部遗留缺损大小决定是否做第二根缝线。

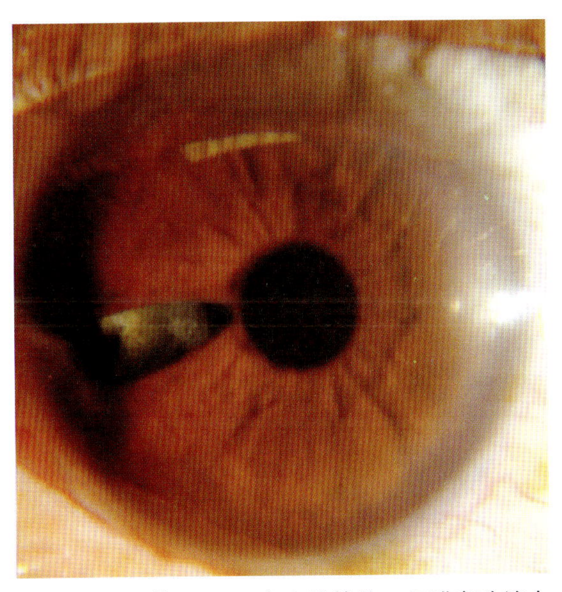

图 2-2-6A　倪 × ×　白内障摘除　虹膜穿孔缝合术前

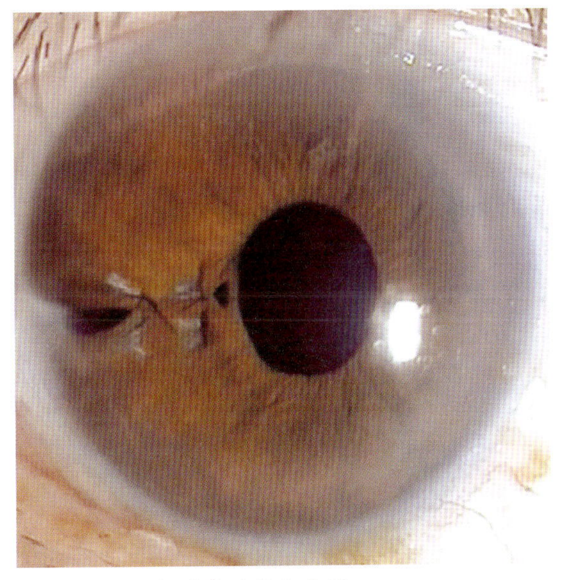

图 2-2-6B　虹膜穿孔缝合术后

五、人工瞳孔和人工晶状体的对应处理

有 2 种情况需要考虑人工瞳孔位置和人工晶状体的对应关系。一种是中央角膜白斑；一种是先天性虹膜部分缺损。前者由于多种原因已无法再做角膜移植手术，只能在鼻下方做一较宽基底的虹膜全切。后者为较大的先天性缺损，伴有弱视，没有其他办法补救缺损。对这

两类病例，三种方法可以补偿视功能。一是做括约肌部分切除术（图 2-2-7A，B）；二是选择大直径人工晶状体；三是造成适当的人工晶状体偏位。前者保证较大的光学面积对应虹膜缺损，后者可以减少周边部未矫正区产生的光学干扰现象。

如果植入三片式人工晶状体，可在植入前适当向心弯折一侧的襻使其支撑作用减弱。植入后适当旋转人工晶状体，使其光学部分最大覆盖缺损区（图 2-2-8A，B），如果植入 6～7 mm 硬质人工晶状体，需要向心弯折或折断一侧襻，使光学区下沉位于缺损区。如果缺损区有悬韧带断裂，应做聚丙烯线上襻固定。这种方法是一种非常规的方法，需要在术前和病人有很好的交流，需要术者有一定的经验，不作为常规手术推荐。

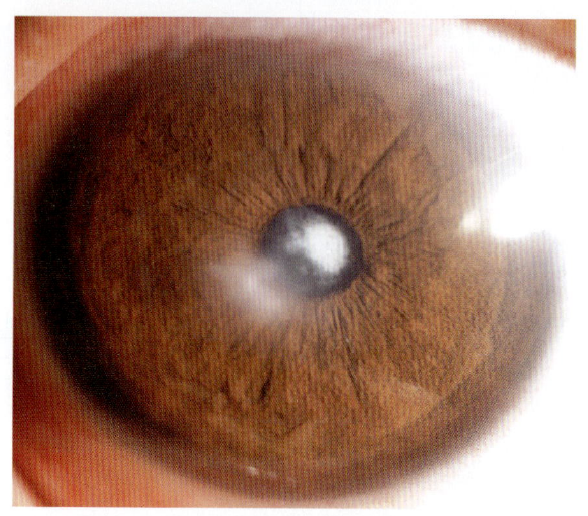

图 2-2-7A　王 ×　右中央角膜白斑

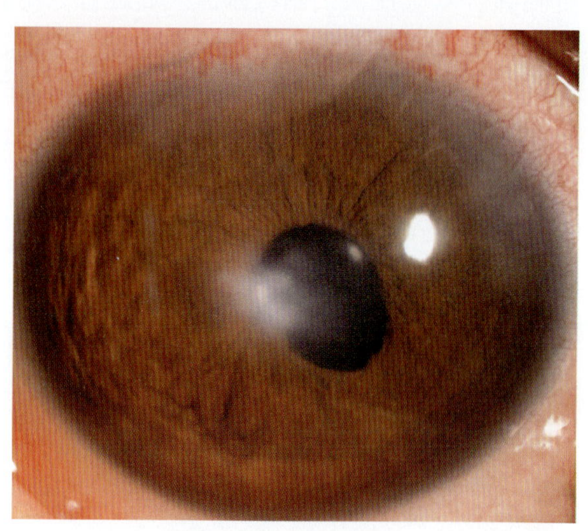

图 2-2-7B　王 ×　括约肌切除术后

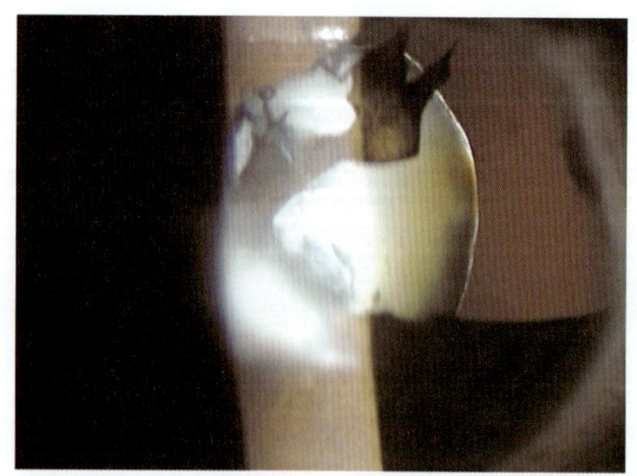

图 2-2-8A　人工晶状体偏位固定用于虹膜缺损

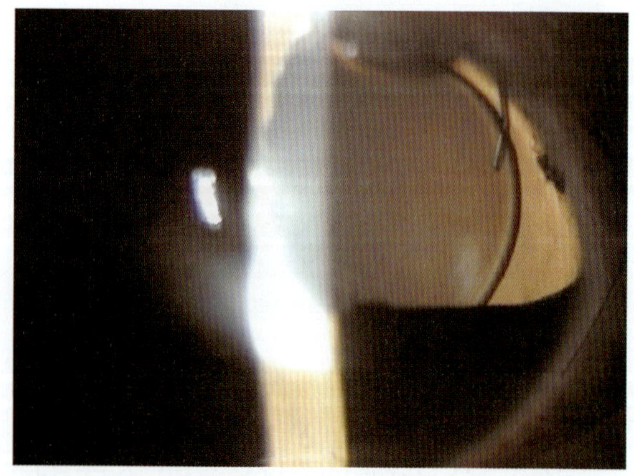

图 2-2-8B　人工晶状体偏位固定于虹膜缺损区

六、虹膜新生血管的处理

虹膜新生血管可位于虹膜表面或伸延至粘连处并长入纤维膜中。由于新生血管无收缩力，术后渗血对手术效果影响较大。有条件时可于术前 1 ～ 2 天做氩激光或氪缘激光虹膜光凝术，减少术中出血。术中不宜使用任何电凝方法，以免加重虹膜损伤，术后萎缩，瞳孔散大。

七、小瞳孔处理原则

现代超声乳化手术需要至少 4 ～ 5 mm 大小的瞳孔。保证环行撕囊大小适中，增大了手术的安全性，虹膜损伤的机会很少。使用劈核技术可以将核碎块移到瞳孔中央乳化吸出，减少了超乳针头对虹膜的损伤。

小瞳孔手术的并发症大多发生于虹膜下方周边部：①劈核器误入悬韧带间，造成局限性悬韧带断裂；②超乳针头过分抽吸导致赤道区囊破裂；③粘弹剂逐渐流失，无张力虹膜很容易嵌入切口或被吸入超声针孔；④虹膜损伤导致血房水屏障破坏，因此手术中应尽量避免损伤虹膜。

有多种增大瞳孔的方法。例如，瞳孔牵开法、扩张环扩张法（见有关章节）。也可做括约肌切开、切除、虹膜节段性切开。无论何种方法，所遵循的规则是一样的，即最大的安全性，最好的效果和最小的损伤。瞳孔有一定收缩能力的，可以单做纤维膜切开；伴有虹膜后粘连、基质萎缩和硬化，不能散大的，可以做切开牵开扩瞳；虹膜组织老化、张力低，对散瞳剂反应弱，瞳孔很难散大的，可以做牵开扩瞳（图 2-2-9A，B）；虹膜后表面广泛粘连分离困难，晶状体脱位，纤维膜限制虹膜扩大，可做虹膜囊膜切除术。

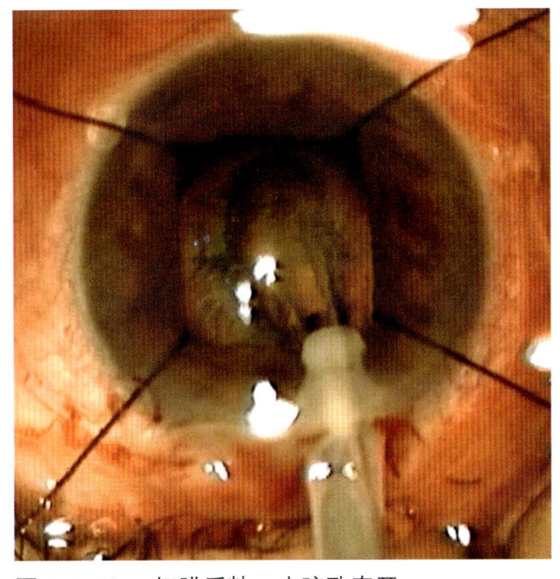

图 2-2-9A 虹膜后粘 小瞳孔牵开

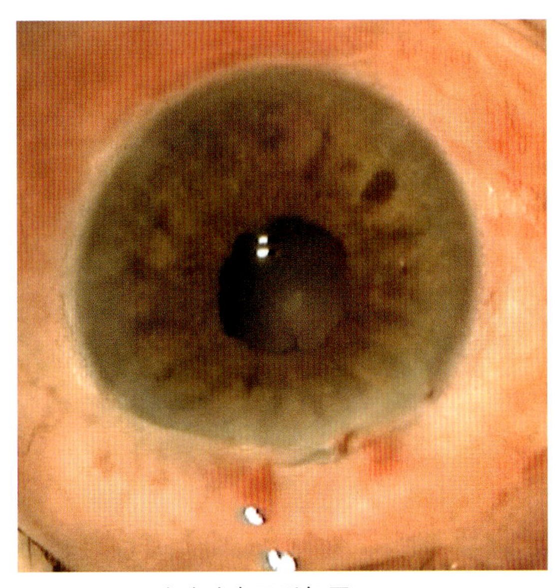

图 2-2-9B 小瞳孔牵开后复原

八、中央后囊处理

在白内障囊外术后约 3 ~ 4 周，周边前囊将与周边后囊粘连纤维化，形成一个环形的纤维带，此环带内有少许纤维增生，如果中央 3 ~ 4 mm 区仍为透明或没有后囊皱形成，术中可保留完整的后囊，否则应做中央后囊切开。

中央后囊切开大小：如果周边后囊纤维化十分明显，中央后囊孔可尽量开大至人工晶状体光学直径。这样可以充分利用光学部分。但如果虹膜已萎缩，瞳孔散大不足以 6 mm，中央后囊切开直径应小于光学直径，这样人工晶状体固定更加稳定。

后囊切开可用囊膜剪沿前后囊粘连的纤维带剪开，也可以用前部玻切切除后囊及前部玻璃体，注意操作时不要留下明显的放射状后囊裂口，玻切真空压力要小，并有虹膜保护措施，防止不小心误切附近的虹膜括约肌，通常采用双手玻切法。

九、周边囊袋的处理

对于幼年或青少年白内障术后无晶状体眼，残留的前囊与后囊很容易形成粘连，位于赤道区的囊袋再次闭锁。形成一个环形的密闭的囊袋。随着年龄增长，位于囊袋内赤道区的晶状体上皮增生，会逐渐长成一个环状的混浊区。其间充满皮质（Soemmering 环），周边后房间隙明显小于中央后房。如果直接将人工晶状体襻植入到这一狭小的间隙中去，襻将很难固定于睫状沟内，在环形混浊区的膨大挤压下，襻会长久摩擦虹膜后囊面，引起色素脱落，色素播散性青光眼。由于人工晶状体位置靠前，按通常计算得到的屈光度比实际屈光度增大，术后表现为近视。如果术前保留一定的近视度，两者相加则会表现为高度近视。不利于术后视力矫正。因此这类病例不保留近视为宜。

部分患者同时还会伴有虹膜瞳孔缘后粘连。需在处理周边囊袋前预先处理（见虹膜后粘连的处理）。

手术方法：在粘弹剂下在主切口（通常在 12 点位）两侧 100° ~ 120°（3-4 点和 8-9 点位）角膜缘内再各做一个 2 mm 的水平副切口（称为三点对称式切口）。用尖针头于环状混浊最接近中央的切口对侧前囊囊面做一个环形的前囊切开，保留纤维膜在后囊上，如果遇到前囊纤维化可用剪刀剪开。利用两个副切口按以上相同的方法分别切开对侧前囊形成一个环形的前囊切开。

向环形囊袋内赤道区注射内聚性粘弹剂，挤压残留或增生的皮质移到瞳孔区，并将其排出到切口外。

用注吸针再次吸除残留在囊袋内的少量皮质，直至囊袋透明（图 2-2-10A，B）。

根据中央后囊混浊的处理原则处理中央后囊。

此时可将人工晶状体植入到开放的囊袋内。

建议植入较强支撑力的三片式人工晶状体。

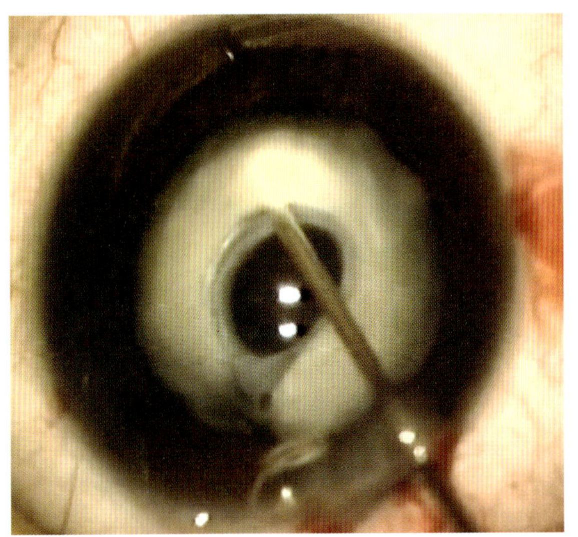

图 2-2-10A Soemmering 环后发障切除中

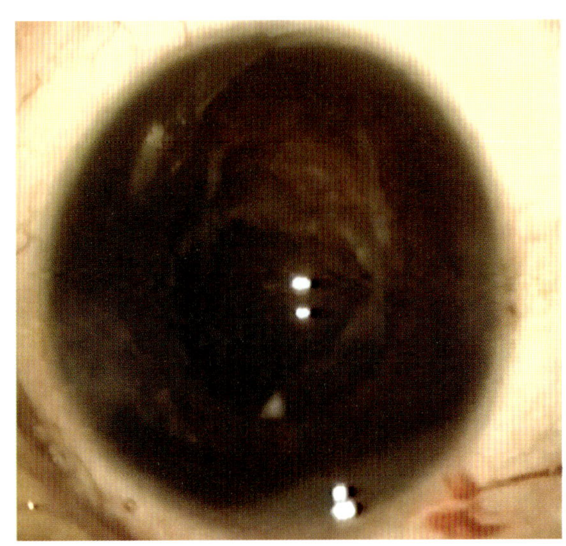

图 2-2-10B Soemmering 环切除后

十、前部玻切术

前部玻切术对于囊膜和人工晶状体手术十分必要，可以这样说，没有前部玻切术就没有完美的二期人工晶状体植入术。清除前部玻璃体，有利于人工晶状体固定，避免对视网膜的牵拉，也消除了瞳孔变形的玻璃体因素。前部玻璃体手术与全玻璃体切除术有很大不同，有时需要很好的灌注，有时需要在无灌注下进行，因此要格外注意手术程序。粘弹剂是必不可少的液体器械。

1. 局限性玻璃体嵌入前房：晶状体轻度偏位时的前玻切术

前房内注射少许分散性粘弹剂，将玻切头深入到晶状体赤道区与睫状突之间的间隙中，用低真空低切速模式切除赤道区的玻璃体和脱出于前房的玻璃体，再次注射粘弹剂推挤少量残留的玻璃体退回，将玻切头深到前部玻璃体腔，再做适当切除。局部保留少许分散性粘弹剂，在其后的操作中，粘弹剂长时间存留，有利于操作。

2. 骑跨于囊袋口虹膜瞳孔缘、嵌顿于切口内的玻璃体切除术

从辅助切口注射内聚性粘弹剂于嵌顿和骑跨的玻璃体与虹膜间隙，用针头向瞳孔中心扇形摆动，分离骑跨的玻璃体，并用剪刀将其剪断，玻切头伸入到瞳孔中央部玻璃体腔内做玻切，可使位于前房的玻璃体退回到前玻璃体腔内，将其切除，此为无灌注玻切（dry vitrectomy）。如果眼压偏低应及时向玻璃体腔注入一定液体再继续做前玻切。不宜做连续灌注玻切，以免过度灌注使前玻璃体再次涌入前房。玻切完成后注射粘弹剂于前房内，挤压切口后巩膜，使位于切口内侧前房内的残留玻璃体退出切口外。这时可按照预计的方法植入人工晶状体。

3. 新型细针无缝合玻切术（25 G 玻切术）

使用 25 号超细玻切头直接从巩膜穿刺进入前部玻璃体腔，切除脱出于前房的玻璃体，前房内补充注射内聚性粘弹剂，可一次完成清除玻璃体的操作，是一种十分方便有效的前部玻切方法，是今后白内障手术中清除玻璃体、后囊切除的主要方式。

十一、玻璃体内残留晶状体皮质的处理

位于玻璃体腔内较多的残留皮质可激发眼的晶状体皮质过敏反应，因此应尽可能清除。未液化玻璃体中，晶状体碎块大多包裹在其中，很少沉于玻璃体后部，玻切时往往最先切到玻璃体，很难直接吸到晶状体碎块。此时不宜过度玻切。可在今后行标准的玻切术处理。而在液化的玻璃体中，晶状体碎块往往下沉，在液体涡流中可有规律地上下漂浮，有利于用前玻切的方法将其切除干净。通常左手持针头灌注液朝向对侧赤道前方灌注，形成一种垂直的液体涡流，晶状体碎块将会从针头一侧玻璃体腔上浮，这时玻切头位于玻璃体中央偏上，在中等灌注低切速下，比较容易吸除漂浮的皮质。

（郝燕生）

第三节　青光眼术后的白内障手术

青光眼手术后往往眼组织结构改变，使白内障手术并发症机会增多。青光眼术后，房水流向改变，晶状体营养障碍，白内障发生时间提前；虹膜萎缩，虹膜无张力，瞳孔缘虹膜后粘连，瞳孔收缩，散大能力减弱；前房较浅，眼压正常或偏高；上方巩膜滤过泡形成。晶状体悬韧带溶解；有潜在脱位的危险。这些改变都使白内障手术困难增大。对管状视野、独眼的病例，手术要格外谨慎，术前谈话要讲明术后视功能恢复程度和手术的关系，确认患者充分理解，术前术中做好充分准备，才有可能最大限度减少和避免并发症。

青光眼手术后的白内障，采取何种手术方式应根据具体条件而定。因此在每一手术步骤中都应注意。

青光眼术后的白内障手术适应证根据手术医生的技术水平和病人的自身条件决定。是采用单纯白内障摘除或采用联合手术由术前眼压控制情况和眼前节的病变程度决定，不必强求一致。手术室应当具备较好的条件。

如果患者术前眼压已恢复正常或只需要滴降眼压药即能控制、房角没有广泛粘连、没有进行性青光眼视野损害、虹膜红变已经激光光凝术封闭、另眼手术顺利、没有慢性虹膜炎症病变和玻璃体视网膜病变，可以采用单纯白内障手术，否则最好暂缓手术或采用联合手术。

一、切口

切口应当根据白内障性质、将要采用的手术方式、滤泡大小、位置和角膜散光而定。选择适当的切口，不会损伤原有的滤泡，尽量减轻手术散光，适当纠正青光眼术后的散光，便于缝合，使手术安全性增大。

切口位置　联合手术，采用巩膜隧道切口。有滤过泡的眼大多采用角膜切口。通常需要缝合 1 ～ 2 针。如果滤泡较大较薄。角膜处于循规散光状态可做颞侧巩膜或角膜切口。术后紧密缝合纠正散光。如果上方滤过泡平坦，角膜散光轻微或处于逆规散光可做上方角膜切口。颞侧巩膜切口并不会过度刺激滤过泡附近结膜下疤痕增生，不会影响房水滤过。角膜切口创伤反应较轻。

对于Ⅳ级以上核性白内障，不应过分强调超声乳化手术，因为角膜切口靠前，前房较浅，长时间高能量超声乳化硬核，增大了中央角膜内皮损伤。因此对于硬核，可以做小切口超声乳化碎核、手法挽出。

切口宽度由手术方式和植入人工晶状体光学直径决定。如果白内障核为Ⅲ级以下，前房中等以上深度，眼压正常，可做小切口超声乳化吸出术。切口宽度在 3.0 ～ 3.5 mm。最新一代超声乳化针可以经过 2.75 mm 的切口完成乳化。小切口优点在于术中前房稳定性好，灌注液漏出少，散光小，多不需缝合（散光矫正缝合例外）。切口附近疤痕少。

小切口囊外摘除术是非超声乳化摘除术中最佳手术方式，强调术中合理使用粘弹剂。切口太小，挽出核块困难，增加对切口内侧内皮细胞的剪切损伤。

做切口时应保持切口密闭性。新刀比较锋利，所做切口宽度略大于实际宽度，应当格外注意。切口过宽，灌注液漏出增加，前房不易维持，内皮损伤加重。切口过窄，组织压迫灌注套管，灌注液体量减少，散热作用减弱。有切口组织烧伤的可能。

作者选择切口的主要依据：

（1）通常选在曲率较小的子午线。

（2）上方切口通常位于透明角膜，隧道长度小于 1.5 mm，术后缝合。

（3）颞侧切口通常位于角膜，不缝合，联合手术则缝合一针。

（4）虹膜无张力小瞳孔需牵开者，做角膜切口，减少虹膜接触损伤的机会。

（5）无论切口大小，是否缝合主要依据是否切口漏和有无逆规散光决定。

二、眼压和血压控制

术前眼压正常者一般不需特殊用药，术前术中血压控制在 150/90 mmHg 以下。如果术前眼压偏高，可于手术前静滴甘露醇，眼压降低后方可手术。如果术前眼压很高，单纯药物降压无效，不适合做单纯白内障手术，争取做联合手术（见相关章节）。如果术前高眼压并没有得到有效控制，术中眼压急剧降低，会引起脉络膜血管反射性扩张。如果患者因紧张导致血压升高将进一步增大血管灌注压和眼压差。当脉络膜血管不能承受过度扩张，则会发生暴发性脉络膜出血。

超乳手术期间，大部分眼内操作是在一种密闭系统内完成。眼内为正压波动。在极少数情况下，例如有悬韧带溶解，后囊破裂，玻璃体液化，隐性丢失，眼内容积明显减少，眼压可为负值，这时血管高度扩张，出血可能性最大，应当及时补充液体维持灌注压。

三、前房穿刺

前房穿刺口是眼内麻醉，注入粘弹剂，针头前囊环行撕囊和水分离最常用的切口。穿刺口应与虹膜面平行，隧道长宽各约 1 mm，可减少术中房水漏出，便于器械和注吸针头进入前房。

对于瞳孔较小，虹膜萎缩无张力者，穿刺口不宜过大，以免漏出的灌注液带动松弛的虹膜嵌顿于切口内。如果有虹膜嵌顿于穿刺口，可向穿刺口内侧注射少量分散性粘弹剂，压迫还纳虹膜。

高眼压浅前房时，可以做玻璃体穿刺抽液 0.1 ~ 0.15 ml，同时向前房注射粘弹剂加深前房，恢复眼压。

四、麻醉

当瞳孔可散至 8 mm 以上者，表面麻醉可以完成全部手术操作。中度以上萎缩虹膜痛觉减弱或消失，大多不需要额外球后或球周麻醉。如果瞳孔中等散大，术中不可避免接触虹膜，建议给予球后或球周麻醉。

五、小瞳孔的处理原则

青光眼术后瞳孔可大可小多半会有后粘连，小瞳孔对白内障手术造成相当的困难应当采取必要的措施。

虹膜切开联合牵开扩瞳术适用于切口坐在滤过泡前方时，分别在对称的虹膜瞳孔缘，使用虹膜拉钩做两处牵引，使瞳孔成为锥形。是否缝合，由缺损的大小和露出范围大小决定（图 2-3-1A、B，图 2-3-2A、B）。

虹膜牵开术适用于虹膜弹性较好的病例。

虹膜囊膜联合切除术适用于广泛纤维性虹膜后粘连有固定和支撑脱位晶状体的病例。

虹膜缝合术适用于虹膜松弛、瞳孔散大变形影响视力者和位于睑裂区引起单眼复视者。

详见下一节。

六、环行撕囊术和水分离

瞳孔开大后环行撕囊并无困难，瞳孔小于 5 mm 时，眼底红光反射减弱，环行撕囊边缘看不清，不容易控制大小。好在瞳孔缘对囊裂开方向有一定限制作用。很少发生放射状裂口。最好使用撕囊镊操作，便于控制方向。遇到前囊纤维化不宜强行撕，可用剪刀剪断纤维膜。环行撕囊直径控制在 3 ~ 5 mm，囊袋内操作不会有太大困难，待核与皮质吸除干净后，再次扩大前囊环行开口，植入人工晶状体。

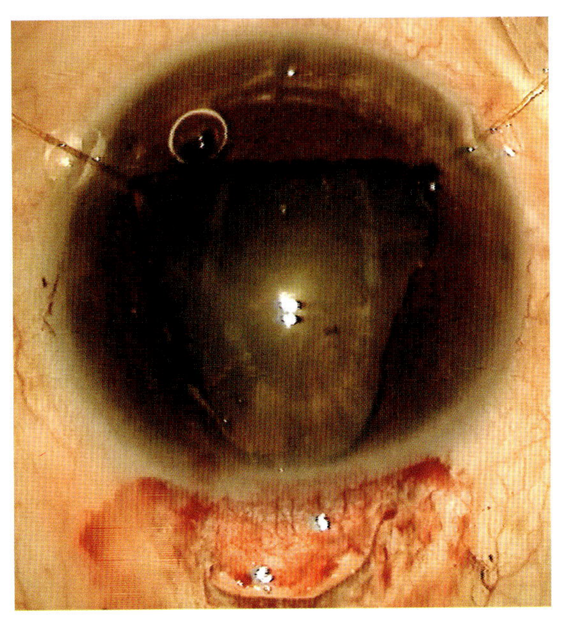

图 2-3-1A　虹膜牵开缝合

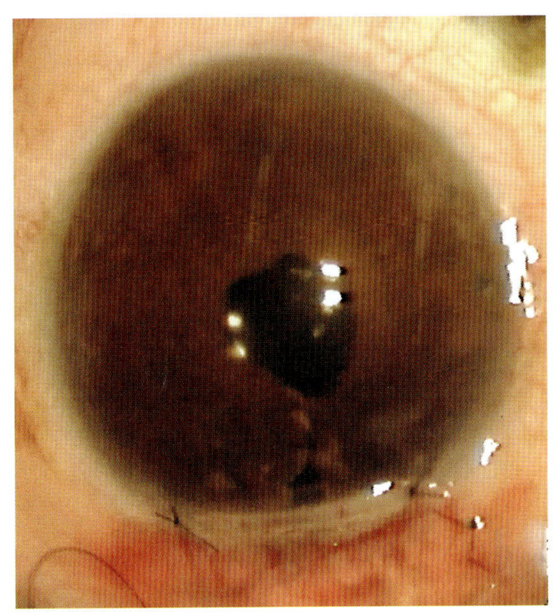

图 2-3-1B　虹膜缝合后瞳孔成型

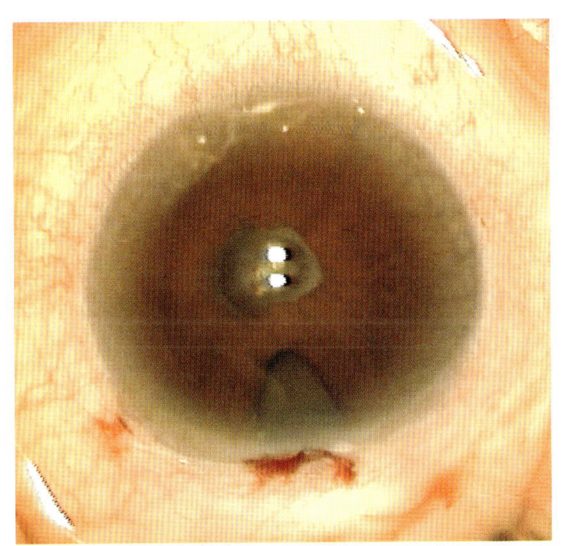

图 2-3-2A　青光眼术后白内障术前

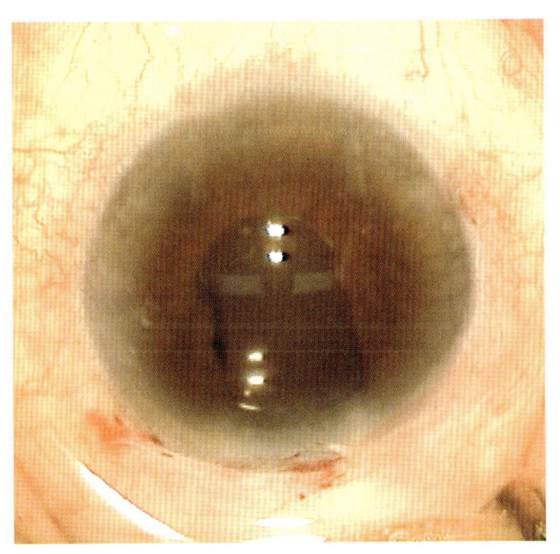

图 2-3-2B　青光眼术后白内障，超乳术虹膜切开未缝合

囊张力环用于有悬韧带溶解，囊袋缺乏有力牵张支持时，可以用于手术任何一个时间，通常环开口背向于悬韧带溶解最严重的象限（见有关章节）。

青光眼术后眼的悬韧带较弱。水分离要格外小心。通常皮质与核的分离并无困难，比较困难的是位于 12 点位囊与皮质的分离。应当缓慢注射平衡盐溶液。

水分离期间针头压住切口，使多余的液体无法排出可以引起前房加深，眼压升高，严重时可以引起悬韧带断裂。压迫切口后瓣让多余的液体排出，可以平衡前房压力。注入囊袋内的液体使皮质与核上浮阻塞前囊开口致使囊袋膨胀，压力增高。如果继续灌注液体可能会胀破后囊。因此囊袋内水分离时，针尖应当压迫皮质与核，使多余的液体排出囊袋（图 2-3-3）。

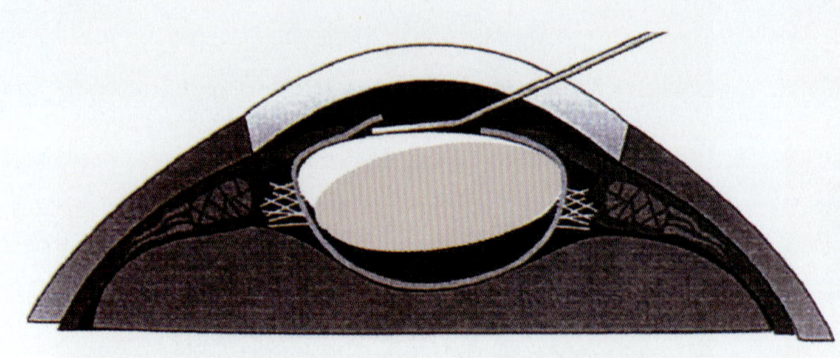

图 2-3-3 水分离 轻压晶状体核使多余的液体流出囊袋

七、超声乳化

青光眼术后白内障，超声乳化比正常手术风险大。主要是由于前房浅、悬韧带溶解、内皮细胞功能低下、小瞳孔、较高的玻璃体正压。下面重点讨论玻璃体正压处理，内皮保护、浅前房处理。

玻璃体正压和浅前房往往同时存在，在核乳化之前，过度充盈前房是不可能的，因此需要玻璃体减压和前房成型同时进行。术前静滴 20%甘露醇 250 ～ 500 ml。如果术中前房仍不能加深，可做睫状体平部穿刺，抽出约 0.1 ～ 0.15 ml 液化玻璃体，然后立即向前房注入略多的粘弹剂加深前房，维持相对较高的眼压。此后可在深前房中完成切口和穿刺，随后的操作不再需要过高的眼压。见图 1-15。

超声乳化参数设定：尽量使用低能量超声劈核，线性超声能量控制，减小组织损伤。灌注压应适当升高，保持较高的前房正压力。核劈开后，最好使用固定超声模式，一旦吸住核块后，可以立即用最大设定能量将其乳化吸出，避免了过度抽吸，前房变浅。

使用 30° 角小孔径乳化针头，针孔容易阻塞，获得最大核块握持力 (holdability)。不宜使用 45° 角的针头，因斜面开口面积较大，不容易被较小的核块阻塞，前房溶液波动大，内皮损伤重。对于Ⅳ级以上硬核，最好采用超声劈核，手法挽出，减少超声能量对内皮的损伤。在经角膜切口和小瞳孔下操作时，超声乳化针头伸出硅胶套外不宜过多，一般以 1mm 为宜，以免针头退回时，进水孔已退出隧道，前房变浅。

八、灌注和抽吸

晶状体软性外核或硬化皮质可直接经超乳针头吸出，真空不宜过高，可用劈核器辅助将皮质送入吸孔内。在确信没有悬韧带断裂时，可适当提高灌注压，加深前房。少量皮质可用注吸针头吸出，吸出 12 点的皮质有一定困难，这主要是因为术者视线被注吸针头遮挡，看不到吸孔是否吸住皮质，此外硅胶注水孔可能会退至切口以外，灌注减少，前房变浅，囊袋变浅，抽吸更加困难。可以改用双手分离式注吸法，抽吸 12 点囊袋内的皮质。左手持灌注针从 2 点灌注液体，另一手从 10 点位穿刺口吸出残留皮质。

灌注抽吸时最大的困难是前房逐渐变浅。这是由于灌注液减少，额外压力促使前房液体排出过多，器械推动切口，漏出增加。眼内压力增加（球后麻药注射量过大，眼内出血），开睑器牵拉结膜穹窿部引起眼球壁变形。在排除上述因素之后，应密切注意有无悬韧带溶解玻璃体液化，灌注液可以经悬韧带缺损处流入玻璃体腔，使后部容积增加。遇到这种情况，应当先暂停手术，判断有无脉络膜大出血可能（高眼压、眼疼、高血压）。确信没有出血时，可以直接做后囊中央切除和前部玻璃体切除术。减少玻璃体溶积，同时用粘弹剂加深前房。小瞳孔下 YAG 激光后囊切开十分困难，青光眼浅前房病例一期后囊切开和前部玻璃体切除是必要的。

九、人工晶状体植入术

应根据病人眼部条件决定植入何种类型的人工晶状体。对于瞳孔散大无法复圆者，建议选用大直径人工晶状体。有明显节段性虹膜缺损者建议使用带虹膜人工晶状体，而虹膜活动度较好的眼可以选用折叠型人工晶状体，聚丙烯酸酯人工晶状体、硅胶材料人工晶状体和水凝胶人工晶状体，视功能恢复并无明显差异，选用时主要考虑手术条件。丙烯酸酯材料折射率高，弹性展开平稳，不会对囊产生过度损伤，特别适合于悬韧带脆弱者。直角光学边缘人工晶状体可以机械性阻止上皮向后囊中央移行，减少了后囊混浊发生率。选用三片式人工晶状体有利于缝线固定和囊膜夹持。

由于虹膜萎缩和术后可能再粘连、瞳孔夹持人工晶状体，因此植入人工晶状体光学直径一定要大于前囊开口，必要时可将光学区移至后囊后形成后囊夹持。较大的虹膜缺损可做瞳孔缘缩小缝合术。

植入人工晶状体之后应再次检查前房特别是滤过口处有无晶状体皮质残留。缝合或不缝合。

十、缩瞳、缝合切口和术后处理

缩瞳、缝合切口、维持深前房、维持眼压有利于术后安全。

切口缝合 1 ～ 2 针。如果切口位于滤过泡内侧，缝针可能刺破滤过泡，可行水平方向的隧道板层缝合，不会伤到滤过泡。前房注射平衡盐溶液置换粘弹剂，观察滤过泡是否有破损。充盈前房，保持略低于正常的眼压，如果松弛的虹膜从切口脱出，应当作放射状虹膜切开术，在切口内侧适当保留粘弹剂可防止虹膜脱出或嵌顿在切口内。

术后给予激素类和非激素类眼药，用于减少囊样黄斑水肿和术后炎性反应，减轻以后发生的囊袋混浊。术后 1 ～ 3 天，眼压偏高大多是由于眼内残留粘弹剂阻塞房水流出通道所致。可在裂隙灯前，压迫穿刺口后唇排放少量黏稠房水，降低眼压。通常在 7 天内，粘弹剂完全排出。若术后 1 ～ 2 周仍有高眼压存在，应当进一步查找高眼压的原因。术后随访期要适当延长。

（郝燕生）

参考文献

1 Chen PP, Weaver YK, Budenz DL, Feuer WJ, Parrish RK. Trabeculectomy function after cataract extraction. Ophthalmology, 1998;105:1928-1935

2 Zanini M, Tassinari G, Barboni P, Mularoni A, Della Pasqua V, Bellusci C. Induced astigmatism after near clear hinge incision. J Cataract Refract Surg, 1997;23:1190-1995

3 Caprioli J, Park HJ, Kowon YH, Weitzman M. Temporal corneal phacoemulsification in fitered glaucoma patients, Trans Am Ophthalmol Soc. 1997;95:153-167

4 Barboni P, Zanini M, Rossi A, Savini G. Monomanual pupil stretcher. Ophthalmic Surg Lasers, 1998;29:772-773

5 Dinsmore SC.Modified stretch technique for small pupil phacoemulsification with topical anesthesia. J Cataract Refract Surg, 1996;22:27-30

6 Graether JM. Graether pupil expander for managing small pupil during surgery. J Cataract Refract Surg, 1996;22:530-535

7 Drolsum L, Haaskjold E and Sandvig K. Phacoemulsification in eyes with pseudoexfoliation. J Cataract Refract Surg, 1998;24:787-792

8 Galagher SP, Pavilack MA. Risk factors for anterior capsule contraction syndrome with polypropylene or poly (methylthacrylate) haptics. J Cataract Refract Surg, 1999;25:1356-1361

9 Faschinger CW, Eckhardt M. Complete capsulorhexis opening occlusion despite capsular tension ring implantation. J Cataract Refract Surg, 1999;25:1013-1015

10 Hayashi H, Hayashi K, Nakao F, Hayashi F. Anterior capsule contraction and intraocular lens dislocation in eyes with pseudoexfoliation syndrome. Br J Ophthalmol, 1998;82: 1429-1432

11 Gimbel HV, Sun R, Heston JP. Management of zonular dialysis in phacoemulsification and IOL implantation using the capsular tension ring. Ophthalmic Surg Lasers, 1997;28: 273-281

12 Sun R, Gimbel HV. In vitro evaluation of the efficacy of the capsular tension ring for managing zonular dialysis in cataract surgery. Ophthalmic Surg Lasers, 1998;29:502-505

13 Lu LW. Phacoemulsification in a previous functioning glaucoma surgery. In Lu LW, Fine HI eds. Phacoemulsification in difficult cases. Thieme Medical Publishers Inc. New York, 1999

14 Ursell PG, Spalton DJ, Pande MV.Relationship between intraocular lens biomaterials and posterior capsule opacification. J Cataract Refract Surg, 1998;24:325-360

第四节　葡萄膜炎并发白内障手术

葡萄膜炎是眼科常见的眼病，迁延时间长，对眼内组织的损伤较大，且容易复发，并与全身疾病密切关联。在一定时期内往往引起并发性白内障，导致视功能障碍。

葡萄膜炎引发的白内障，常初发于视轴区，晶状体前囊下和后囊下，早期即影响视力，发展较快，往往等不到核硬化即要考虑手术治疗。活动性的炎症反应、纤维增生引起的虹膜瞳孔缘与晶状体前囊的粘连，根部虹膜与周边前房角的前粘连可能会继发青光眼，进一步加重视力减退。长时间炎症导致虹膜组织萎缩、变薄、弹性下降、晶状体悬韧带病理性溶解，均为白内障的治疗造成相当大的难度和风险。

由于很多虹膜的病变可以同时发生在葡萄膜炎病例和青光眼病例，处理方法大同小异。因此，在葡萄膜炎白内障手术叙述中包括部分青光眼病例的处理。

一、葡萄膜炎并发白内障的虹膜及晶状体病变特点

1．虹膜萎缩、纤维化、瞳孔固定：在反复虹膜炎症之后，虹膜组织萎缩变薄，开大肌和括约肌部分萎缩，对散瞳药和缩瞳药均不敏感。

2．弹性降低，张力降低，表现为菲薄的无张力松弛膜样组织。在白内障手术中，灌注液体冲击，使虹膜漂动性增大；如果切口有漏水，虹膜很容易从切口处或穿刺口处脱出于眼外；如瞳孔处于散大状态，有利于白内障手术，但如瞳孔小于 3 mm，则手术操作有一定难度。器械进出切口加重对虹膜的摩擦损伤；残留的色素上皮脱落，术后切口区的虹膜透光度增大，引起异常眩光现象。过度摩擦还会使虹膜失去最基本的形状，致使瞳孔不圆；切口嵌顿，有继发感染的潜在风险。

3．多处虹膜粘连：新生血管可以阻塞房角引起眼压升高，分离瞳孔区纤维膜与晶状体前囊的粘连，可引起瞳孔缘出血；在剪切虹膜时会出血不止，影响手术操作，加重术后反应。

4．瞳孔移位：虹膜萎缩或虹膜不对称粘连，可引发瞳孔移位，偏离视轴。虽然并不会干扰手术操作，但会影响手术后视觉成像质量，需要在手术中加以处理。早期为解除瞳孔阻滞性青光眼等并发症所做的虹膜切开或切除，也使虹膜遗留一定面积的缺损，较大者需要术中加以修补。

5．由于炎症可能涉及虹膜和睫状体，因此睫状体结构和功能可能会发生改变，晶状体悬韧带可能产生病理性溶解，晶状体支撑力减弱。在手术中可能会发生悬韧带进一步断裂，晶状体囊不稳固，甚至晶状体囊连同晶状体内容物落入玻璃体腔。由于术中瞳孔不易散大，无法直接观察到晶状体脱位的典型体征，因此术者术前应充分考虑到悬韧带溶解的可能性。术中要格外警惕，做好晶状体脱位等并发症的处理准备工作。

6．眼压的变化：虹膜周边前粘连可导致眼压升高，睫状体萎缩可以导致眼压偏低，术

后眼压变化不确定。

7．角膜内皮变化：长期虹膜炎症可引起角膜内皮损伤，六角形比例减小，密度降低，术前应作内皮细胞计数。虹膜粘连后内皮细胞大多损失，贴敷在角膜内表面的虹膜对角膜有一定的保护作用。过分强调虹膜前粘连分离，可能使术后分离部位裸露无内皮，其他部位残留的角膜内皮细胞移行覆盖内皮裸露区，内皮细胞密度进一步降低，发生角膜失代偿。

二、全身病的治疗和葡萄膜炎并发白内障手术时机

相当部分的葡萄膜炎没有明确的原发因素，但如果病人有慢性炎症病变，例如结核病、牙周炎、牙龈炎和某个部位的感染性病变，应当提前治疗，病情控制后再安排手术。另一些免疫反应性疾病，关节炎、类风湿、Behcet 病等应给予一段时间的治疗，再确定手术。

眼部炎症反应保持至少 3 个月以上的相对静止期，对有些特殊病变者，白内障影响眼压和后节疾病治疗，可在周密安排下，由有经验医生施行手术，术后继续药物治疗。

三、虹膜修复的视光学原则

根据虹膜在视光学中的作用大小，虹膜修复的等级由高向低依次如下。

（一）瞳孔居中

无论如何一个居中的瞳孔，会最大限度地利用视轴屈光力，减少屈光系统的光学像差，使瞳孔居中是虹膜修复最首要的任务。

（二）瞳孔尽可能地小

确定瞳孔可以居中后，第二个要求即瞳孔要尽量变小，通常保留直径为 1 ～ 3 mm。由于虹膜萎缩、牵引、撕裂、缺损等病因，减小瞳孔并非容易。可以采用缝合虹膜，植入人工虹膜隔来达到缩小瞳孔的目的。但对于视网膜视神经功能很弱的病例，保持中等大的瞳孔，适当增加通光量有利于充分利用残留的视网膜视神经功能。

（三）瞳孔尽可能圆

在前两项修复基础之上要求瞳孔尽量为圆形。椭圆、方形、三角形的功能都不如圆形。可以采用瞳孔缘括约肌修整，切开、切除的手段将瞳孔修整为近似圆形。此项要求因人因条件而定，如果瞳孔居中而且小于 3 mm，不论形状如何，都不宜再做处理。

（四）保留虹膜的运动功能

保持瞳孔活动度是虹膜修复的最后一个要求。撕除瞳孔区纤维膜而不是剪开纤维膜可不损伤括约肌，最大限度地恢复括约肌的功能。不要轻易做括约肌切除。在白内障手术中可更

多地采用虹膜牵开术。恢复一个居中、小而圆的活动瞳孔是虹膜手术的最终目的。

缝合牵开切开等操作与虹膜运动是有矛盾的。这种情况下，瞳孔活动度降为次要作用，小而相对固定的瞳孔足以满足日常生活中的视觉要求。小瞳孔不能适应暗光条件下的视觉要求，可用增加照明强度来补偿。

四、葡萄膜炎并发白内障手术术前准备及麻醉

1. 术前做前节 OCT 和 UBM 检查，确认房角粘连范围和程度。
2. 可能的情况下做三面镜检查，排除或预防性治疗潜在的周边眼底病变。
3. 角膜内皮细胞计数，低于 1 500/mm^2 者慎重考虑手术。
4. 选择虹膜新生血管处和根部虹膜做中能量的氩激光光凝，预防虹膜出血。
5. 全身应用止血药。
6. 散瞳。联合白内障手术需散瞳，白内障摘除后及时缩瞳，再做虹膜手术。
7. 有高眼压者需先用药物降压。
8. 术前服用皮质类固醇和吲哚美辛减轻术后反应。
9. 球后阻滞麻醉及球结膜浸润麻醉。

五、必备的材料和器械

现代葡萄膜白内障手术强调采用新材料、新技术，尽量减少对虹膜的再次损伤。目前常用的材料如下。

（一）聚丙烯缝线和尼龙缝线

聚丙烯线很少生物降解，可用于缝合虹膜，固定人工虹膜和人工晶状体。缝合技术也有很大改进，经角膜和经巩膜穿刺是最常用的两种方法，眼科常用 10–0 聚丙烯线。尼龙线也可用于缝合无张力虹膜，但不能用于人工晶状体固定。

（二）虹膜牵开器

几种虹膜牵开器用于牵开虹膜，便于晶状体和后节手术观察。环形扩张器外圆上有一凹槽，将瞳孔缘虹膜限制其中，可保持一个约 6 mm 直径的圆形瞳孔。手术操作时要轻柔，以免过度碰撞使其从虹膜上滑脱。线型牵开器为四个完全相同的尼龙小钩，分别从四个方向牵拉虹膜瞳孔缘，固定在角膜缘切口上，使其形成一个近 8 mm 直径的方形瞳孔，其面积近似于 9 mm 圆形瞳孔，完全满足白内障手术对瞳孔的要求。手术结束时撤去牵拉钩瞳孔恢复。但过度牵拉可使括约肌撕裂，瞳孔无法恢复至原来大小。在一些特殊情况下，也可以采用两钩牵开和三钩牵开法（图 2-4-1）。

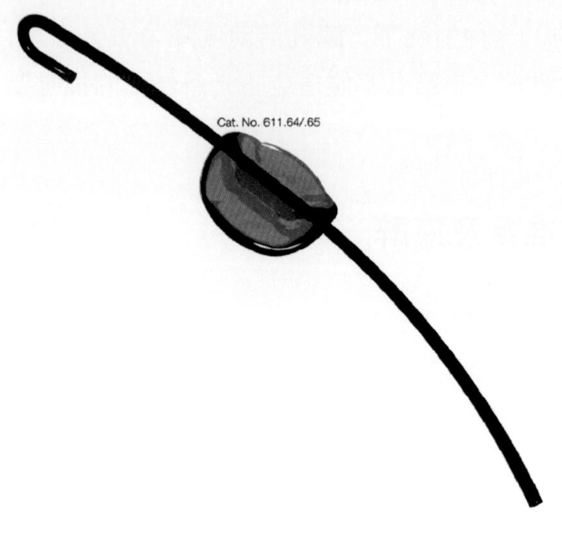

图 2-4-1 瞳孔牵开器

（三）粘弹剂

手术中所需要的粘弹剂应当具备两大特性即高粘、高内聚性、高假可塑性和分散性。内聚性粘弹剂在白内障手术中的作用主要包括：①维持深前房，减少房水漏出，方便眼内操作；②固定虹膜在某一特定位置，便于手术操作；③分离虹膜粘连，解除嵌顿；④控制玻璃体正压，限制玻璃体漏入前房；⑤减少和限制虹膜出血。分散性粘弹剂在白内障手术中的作用主要包括：①保护角膜内皮、虹膜和囊膜表面，减轻摩擦损伤；②分隔组织预防再次粘连；③用于前部玻切分隔玻璃体与皮质。

满足手术需要的高内聚性粘弹剂是高分子量透明质酸钠，常用的有 Healon、Healon GV、Healon 5、AmVisc 和 AmVisc plus。较高浓度的中分子量透明质酸钠价格相对低廉，也常用于虹膜手术中，如国产爱唯、海诺特和建华等。分散性粘弹剂主要是 Viscoat。

（四）特殊器械和仪器

囊膜剪、囊膜镊、前部玻切器械、玻切机是必备器械。可以备用囊扩张环（见下一节）。慎重使用人工虹膜隔。

六、葡萄膜炎并发白内障手术中的虹膜手术

（一）虹膜切除术和虹膜切开术

周边虹膜切除术和切开术：术前 Nd：YAG 激光虹膜打孔可以加深前房，以方便前房操作。周边虹膜切除术预防术后瞳孔阻滞，虹膜炎瞳孔闭锁。术中多联合其他虹膜手术扩大瞳孔，睑裂区虹膜不宜做切除，可做切开，应当尽量平行于开大肌方向，效果为裂隙状，光学干扰较小。宽基底的三角形切除多做在上方，方便经周切口做虹膜后操作。

与虹膜切除术相比，虹膜切开术不减少虹膜组织，仅降低虹膜肌的张力，可用于纠正轻度偏位的瞳孔，如果联合缝合和牵开技术，还可以达到与切除术相同或更好的光学效果。特别适合于有虹膜出血倾向的病例；虹膜萎缩，小瞳孔，药物无法散大者；小瞳孔而且瞳孔膜闭需手术开大增视者；瞳孔偏位，瞳孔闭锁，虹膜膨隆，导致瞳孔阻滞性青光眼者。切开术方法与虹膜切除相似，用镊子提起根部虹膜，顺开大肌的放射状方向剪开 1 ~ 2 mm（图 2-4-2），还纳虹膜。

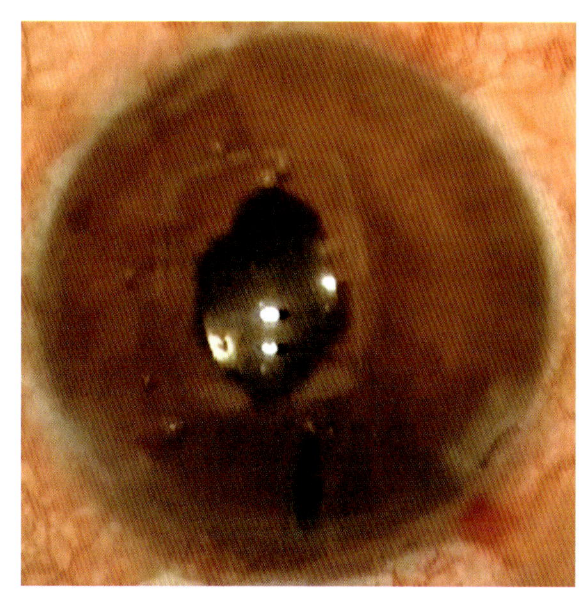

图 2-4-2　虹膜切开为一狭窄的裂隙

放射状全虹膜切开术：适用于萎缩虹膜，后粘连，药物无法散大的小瞳孔，需做白内障手术的病例。从上方白内障切口内操作。用镊子夹住 12 点位根部虹膜，先将一较小的周边虹膜切除。从切口向后房注入少量粘弹性物质，并分离瞳孔区虹膜后粘连，用囊膜剪一侧刀刃伸到虹膜后方，剪开 12 点瞳孔开大肌和括约肌全部，继续白内障手术。

放射状括约肌切开术：

(1) 单次或多次括约肌切开术适用于用外伤，手术导致的虹膜缺损，瞳孔变形移位。消除和预防视轴区虹膜遮挡。术前缩瞳，以便确定拟切开的虹膜宽度。对侧角膜缘切口，剪开对侧 1 mm 括约肌，若视轴区显露仍不够宽阔，可在旁边再做几次相同的括约肌剪开，游离的括约肌组织以后会萎缩而变成圆滑的边缘。

(2) 全周环形放射状括约肌部分切开术适用于虹膜仍有一定活动能力，但因瞳孔区后粘连导致小瞳孔，虹膜严重萎缩，难于分离者。也适用于核比较小的白内障手术。此手术可以保持一定的瞳孔活动能力，外观比较美观。与切除术不同的是，此手术是在瞳孔做 10 ～ 30 个短小的括约肌切开，减弱括约肌力量。利用白内障手术主切口，在 4 点，8 点角膜缘内 0.5 ～ 1 mm 各做一个 2 mm 水平全层切口。分别依次剪开对侧虹膜大约 0.5 mm 宽的括约肌，此时瞳孔已中等度散大，边缘呈锯齿状，可继续白内障手术。

（二）全虹膜切除术

适应于：

(1) 虹膜根部离断或大部离断，无复原可能的病例。

(2) 局限于虹膜炎的反复发作，药物无法控制的虹膜炎，并伴有继发性青光眼，角膜内皮功能障碍，角膜上皮水肿不消退的病例。

（三）光学虹膜切除术和切开术

（1）局部括约肌切除：适用于小片中央角膜白斑，不再行角膜移植术，虹膜轻度萎缩和轻度偏位的瞳孔。用镊子经切口夹住 12 点位瞳孔缘虹膜，缓缓拉出切口，剪口朝向上直肌，剪除约 1 mm 长的组织，送回其余的虹膜组织，上方虹膜有一半月形缺口。若为瞳孔上移，切口应选在 6 点位，做下方括约肌切除（图 2-4-3）。

（2）环状括约肌切除：对于中度萎缩的虹膜或瞳孔缘有机化膜限制，瞳孔无法散开者，眼底功能很差者，可以剪除大部分括约肌，增大瞳孔直径。在 12 点、 4 点和 8 点角膜缘内 0.5 mm 各做一个 1 ~ 2 mm 的水平角膜切口，从一侧切口伸入尖锐针头，从瞳孔后方向上挑起对侧位的瞳孔括约肌，从另一切口伸入显微虹膜囊膜剪，剪除 0.5 mm 的半月形括约肌。分三次切除后，可得到一个比较圆而扩大的瞳孔。若开大肌仍有收缩力，瞳孔仍有一定舒缩功能。

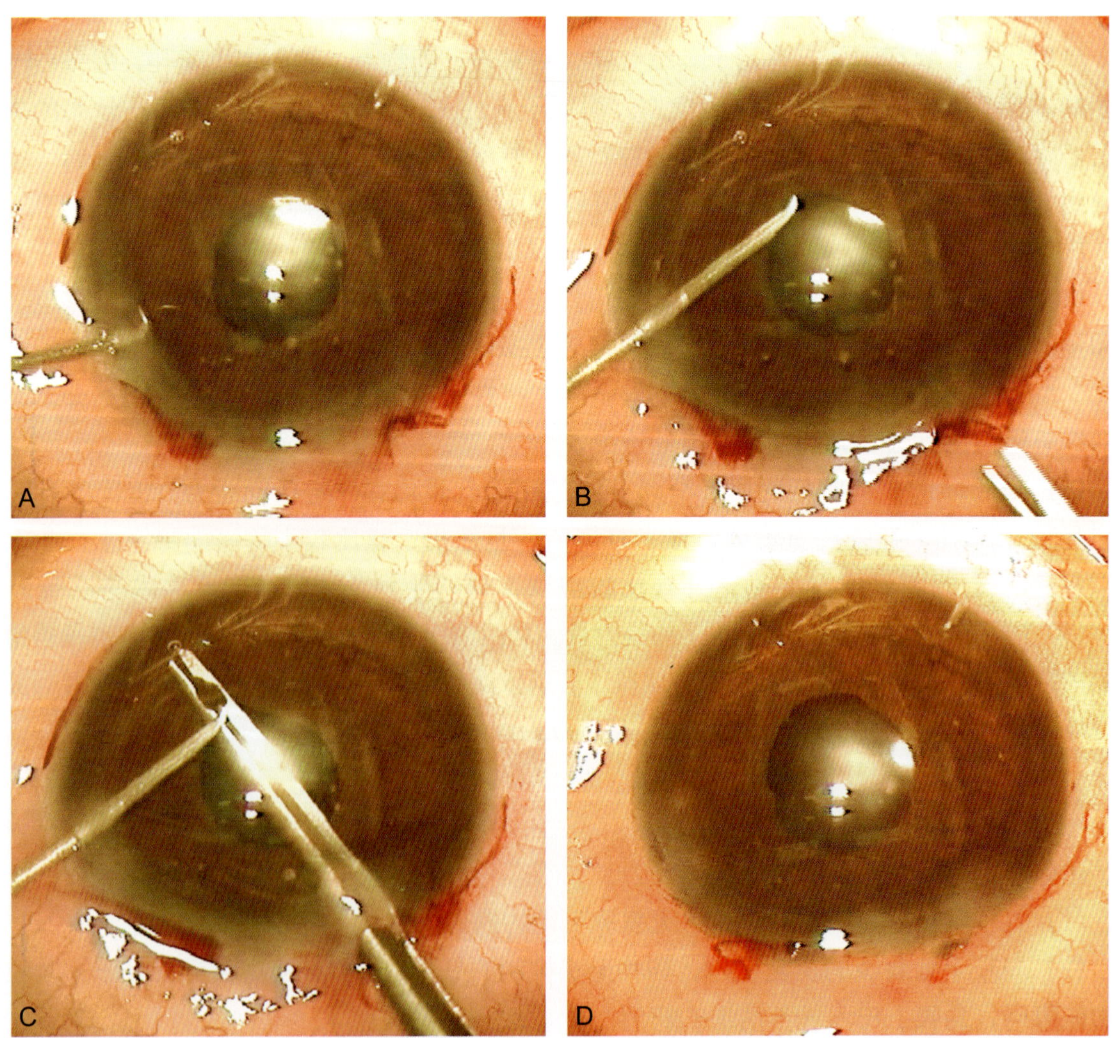

图 2-4-3　王 × ×　右中央角膜白斑，鼻下括约肌切除，瞳孔成形术步骤（A ~ C），术后瞳孔成形（D）

(3) 中幅虹膜切除：适应证与括约肌切除相同，切除一侧全部括约肌和部分开大肌，瞳孔为轻度偏位的椭圆形。

(4) 节段性虹膜切除，又称扇形切除：剪除一定扇形区包括括约肌和开大肌在内的全部虹膜组织。用于复杂的青光眼手术，虹膜萎缩，瞳孔偏小的白内障手术，原则上选择上方虹膜，对角膜瘢痕居于上方或中央者，也可选择鼻下方，现在多不提倡用此方法改善先天性绕核性白内障的视力。

(5) 光学虹膜切开术：又称瞳孔成型术或再造术。外伤或手术损伤产生的虹膜极度偏位，视轴区为张力较大的开大肌所遮盖。在视轴区做一开大肌切开术，可获得满意的人造瞳孔（图 2-4-4A，B）。由于多数瞳孔为上移，开大肌纤维方向为垂直方向，切口应做在 3 点或 9 点的水平位，长 2 mm。

随着手术技术的进步，原先的 Elschnig 虹膜囊膜切除术和 Wilmer 虹膜切除术由于切除范围较大，植入人工晶状体有困难。现已基本被淘汰，取而代之的是玻切头虹膜切除，瞳孔再造术，即用玻切头直接切除中央 1 ～ 2 mm 直径的虹膜，不再利用偏位的瞳孔。

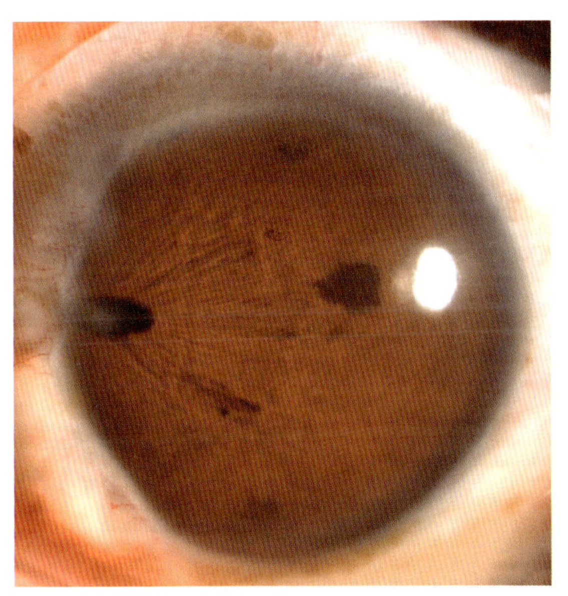

图 2-4-4A　冯 ×× 　瞳孔偏位 9 点，人造瞳孔术前

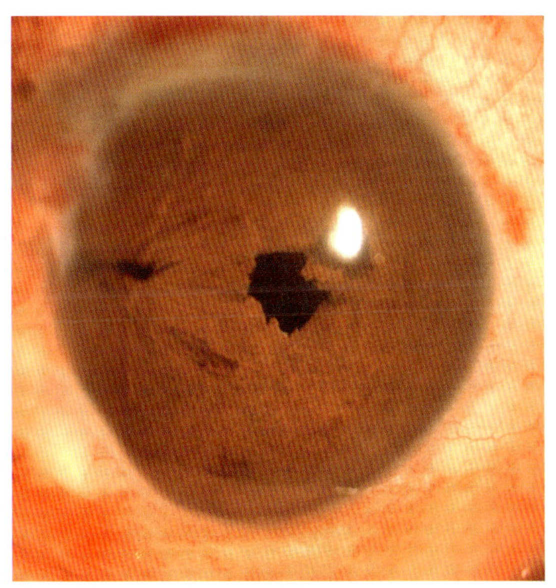

图 2-4-4B　冯 ×× 　瞳孔偏位 9 点，人造瞳孔术后

（四）虹膜牵开扩瞳术

适用于拟行白内障囊外摘除术，后房型人工晶状体植入术，因瞳孔太小药物散瞳无效或因有虹膜红变不宜瞳孔切开术者。

尼龙钩虹膜牵开扩瞳术：在 10:30，1:30，4:30 和 7:30 角膜缘内 0.5 mm，用 0.5 mm 直径穿刺针各做一个水平穿刺口，前房注入少许粘弹性物质。先予分离瞳孔缘虹膜后粘连，做好白内障角巩膜切口或玻璃体切除术巩膜穿刺口。将特制尼龙虹膜牵开器上连带的弹性固定片退至后部，将前端小勾自切口水平伸入前房，旋转 90° 向下钩住虹膜瞳孔边缘，缓缓抽回尼龙线，将固定片前移卡在角膜缘外。对称放好四只牵开器并钩开虹膜，瞳孔呈正四方形，对角线直径约为 10 mm，各边长约为 7 mm，面积约为 50 mm，相当于 8 mm 直径的圆瞳孔（图 2-4-5）。

手术结束时，退后弹性固定片，再次伸入虹膜牵开器，使钩从瞳孔缘上脱开，缓缓从穿刺口退出，瞳孔渐渐复圆（图 2-4-5D），切口不必缝合。

环形扩瞳器扩瞳术，经白内障主切口，植入环形扩瞳器，将其外缘上的凹槽卡在虹膜瞳孔缘上将最后端的锁扣固定可获得一个 6 mm 直径的圆瞳孔，由于扩张力均匀，不会造成某一部位瞳孔缘的括约肌撕裂，术后瞳孔多保持对称的圆形。

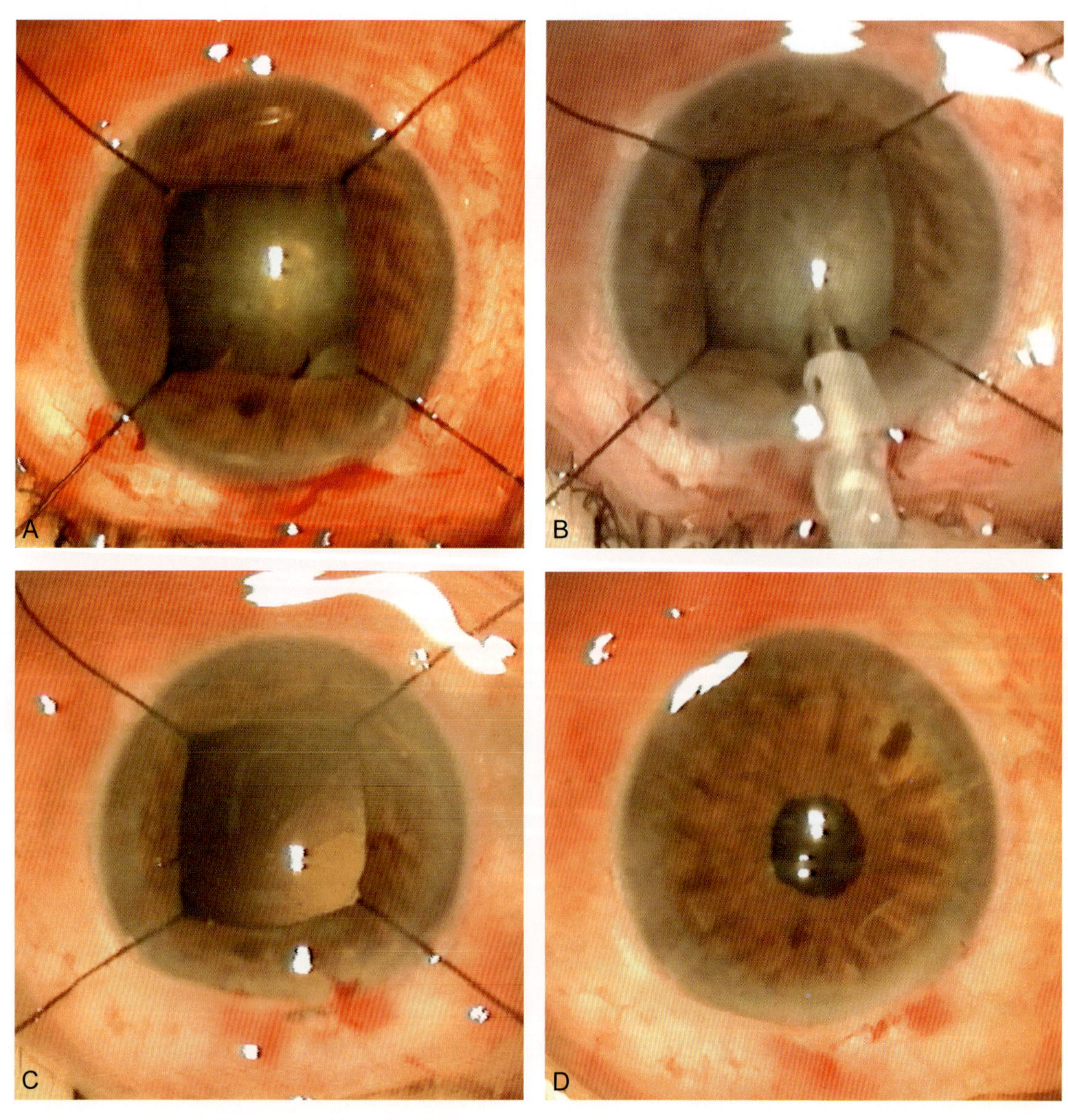

图 2-4-5 A. 超乳前，虹膜后粘小瞳孔牵开；B. 超乳中；C. 超乳结束；D. 手术结束，瞳孔复圆

以上两种方法是目前最为常用的扩瞳方法。切口不需缝合，尼龙线牵开瞳孔缘常因牵拉力过强，虹膜弹性差而造成术后瞳孔括约肌撕裂，瞳孔回缩不足，呈轻度钝角方形，是其主要缺点。

（五）虹膜囊膜切除术

广泛的纤维性虹膜后粘连有固定和支撑脱位晶状体的作用，不宜完全分离。虹膜囊膜切除术特别适用于前房加深、晶状体和虹膜震颤高度怀疑已有悬韧带溶解的病例。瞳孔缘虹膜、纤维膜和前囊膜联合切除术，保持了较好的囊袋，操作直接在囊袋内进行。

先在虹膜瞳孔上缘做虹膜、纤维膜和前膜穿刺，剪刀向两侧弧形剪开，分别从侧切口再次剪开下半部分虹膜和囊膜。瞳孔直径保持在 3 mm 作用。

（六）虹膜缝合术

适用于：①瞳孔变形，影响瞳孔收缩开大形态者；②断裂位于睑裂区产生单眼复视者；③虹膜后粘连，晶状体不完全脱位，暂时利用缝合上方根部离断的虹膜，悬吊固定脱位晶状体；④缝合上方放射状虹膜切开，恢复圆瞳孔。

经典的 McCannel 虹膜根部离断修复术，仍然是修复根部虹膜离断的主要方式。在虹膜根部离断的方位做 10 mm 球结膜切开，用 10-0 尼龙线上的铲型针对应在离断虹膜中外 1/3 交界处，从角膜后界向后 0.5 mm 处与虹膜平行刺入巩膜，针尖向前伸到游离端的根部虹膜后面，距断缘 0.5 mm 垂直向角膜方向转针并从周边角膜穿出（用同样的方法穿好第 2 根或第 3 根）缝线，在角膜外剪断缝线。在离断虹膜中央部做一水平角巩膜穿刺，伸入虹膜钩，从虹膜与角膜之间拉出缝线至切口外，在巩膜外将缝线收紧并结扎，离断的虹膜根部将被牵引至前房角。

如果伴有玻璃体从虹膜离断部位脱入前房，或有前房积血，单纯缝合难于操作时，或前节手术扩大切口时失误造成的弧形虹膜切开，适用于经切口缝合术。相对于虹膜根部离断处的角膜缘处做一水平切口，长度略小于离断区。经离断区做局部玻璃体切除，冲洗前方出血，待能清晰看到虹膜根部后，平镊夹住虹膜根部向切口外拉出少许，10-0 尼龙线穿过根部约 0.5 mm，然后再从切口后唇内侧巩膜瓣下穿过，打结使线结留在切口内。根据离断的大小决定是否需增加缝线，一般间隔 2 ~ 3 mm，间断缝合主切口达水密状态。以免虹膜从漏口脱出。

放射状虹膜切开缝合术，适用于术中已做放射状切开，较窄的节段性切除或外伤性放射状虹膜撕裂。

Machenson 缝合法：在靠近主切口处的周边虹膜断缘内 0.5 mm 穿入 10-0 尼龙线并从对侧断缘内 0.5 mm 处穿出，将缝线拉出切口外，轻轻打结，保留原线做牵引线。稍许向切口外拉出 2 ~ 3 mm 虹膜，靠近瞳孔缘再做一针相似的断缘缝合，最内一针位于瞳孔缘，线结位于虹膜表面，恢复虹膜，缝合角巩膜切口，避开缝合处，另做一个较小的虹膜周边切除。

经角膜缝合术 ：适用于断裂幅度较小，有一定弹性的虹膜。与虹膜断缘所在子午线垂直方向，相距 6 ～ 8 mm 各做一个 1 mm 的全层角膜穿刺口，前房注入少许粘弹性物质，用半径 8 ～ 12 mm 的弧形针 10-0 尼龙线，从右侧切口穿入，在虹膜断缘约 0.5 mm 处两侧穿过再从左侧切口穿出。针从左侧切口返回经虹膜前表面跨过，从右侧穿刺口穿出，收紧尼龙线，将虹膜缝合缘拉至切口外打结，剪去多余的线头，用虹膜恢复器或粘弹性物质将位于切口的虹膜推入前房，根据断缘宽度决定是否再做第二、三针缝合，位于睑裂区者，可缝合 2 ～ 3 针，位于上方者缝 1 ～ 2 针。

撕裂括约肌缝合缩瞳术，适用于外伤性括约肌多处撕裂，虹膜无萎缩，弹性好，瞳孔散大，药物缩瞳无效，像差较大，而小瞳视力良好者。

做 2 ～ 3 个角膜缘内切口有利于缝针进出，减少虹膜撕裂。将带 10-0 聚丙烯缝线的直针经一个切口伸入，在虹膜镊固定下，以逆时针方向，潜行穿入穿出括约肌 2 次从第二切口穿出，交换至左手，再次从第二切口伸入，仍以逆时针方向潜行穿出括约肌 2 次，从第三切口穿出，以同样方法从第三切口伸入穿入穿出括约肌之后，从第一切口穿出。适当收紧缝线，打结固定，缝合切口。这种方法缝合的瞳孔基本为圆形，居于中央，可获得良好的光学效果，手术操作有相当难度。

（七）脱出虹膜整复术

适用于：①因眼压偏高，或不适当挤压眼球造成的虹膜根部脱出切口；②无张虹膜，瞳孔散大者；③脱出的玻璃体，夹带虹膜，脱出切口或堆积在切口内侧。

术中任何时刻松弛虹膜脱出切口都应采取相应措施，如切口过大，可适当缝合，如仍不能阻止虹膜脱出，应关闭切口，在另一部位做一较小切口。如脱出虹膜量少，以中周部或根部为主，可做虹膜切开或局部切除，建立前后房交通后，虹膜不再脱出。如系瞳孔缘括约肌松弛脱出，可于植入人工晶状体后行瞳孔缘处括约肌加强缝合维持瞳孔缘一定张力，和居中的位置。位于睑裂区的虹膜切忌做较大的切除。

眼内主要操作已完成时，应局部给予缩瞳剂缩小瞳孔，也可给予低浓度开大肌兴奋剂，增大虹膜的张力。用恢复器轻压闭合的切口，使内口张开虹膜依自身弹性展开退出切口，若后房压力较大，可在膨隆虹膜最高点先做一很小的放射状虹膜切开，排出后房液体，降低压力，再用恢复器经切口平面伸入，抵住虹膜向瞳孔区推进，展平虹膜。如看不到瞳孔缘，可用细针自侧切口伸入向前房角注射少许透明质酸钠，压迫虹膜向后移动并将切口内的虹膜拉回前房内。

位于角膜环切口或角膜伤口内嵌顿的虹膜必须完全整复还纳回去，以免引起新生血管性粘连性角膜白斑。从伤口或从旁切口向伤口内侧注射高粘弹性透明质酸钠，挤压虹膜与角膜分离，解除嵌顿，退回前房。因玻璃体脱出而牵带出的虹膜，在完全清除玻璃体之后，虹膜难于恢复，可先从侧切口做无灌注（干性）中央前部玻璃体切除，再从主切口向内注入少许粘弹剂，推压脱出的玻璃体和虹膜一同退回前房。再从侧切口伸入粘弹剂针头，经切口下分虹膜前表面，向瞳孔区做扇形摆动，分离骑跨于瞳孔前后的玻璃体完全分离，瞳孔即可继续缩小。而位于切口内侧的少量玻璃体则可经切口排出，缝合主切口。粘弹剂虹膜复位法是新的完全有效的方法，此外，消除脱出原因，增大虹膜张力是两个十分重要的措施。

若虹膜已呈半透明无弹性的网状结构，可考虑部分切除，但应以不影响虹膜屏障作用，不产生单眼复视为准。继续进行原手术操作或缝合切口，前房内注气，如气泡不圆表明还有虹膜嵌顿存在，应再做分离。

七、葡萄膜炎病例的白内障手术

葡萄膜炎病例的白内障手术与青光眼病例白内障手术有很多相似之处。

（一）切口

应当根据白内障性质，虹膜粘连特点，将要采用的手术方式和角膜散光而定。

超乳手术通常采用角膜隧道切口。角膜逆规散光状态可做颞侧切口。术后不缝合纠正散光。对于Ⅳ级以上核性障，不应过分强调超声乳化手术，可以做超声乳化碎核、手法挽出或小切口囊外摘除术。切口宽度在 3.0 ～ 3.5 mm。小切口优点在于术中前房稳定性好，灌注液漏出少，散光小，最好缝合 1 ～ 2 针。

（二）眼压和血压控制

同青光眼白内障手术原则。

（三）前房穿刺

粘弹剂充满前房，维持眼压在正常或偏高。

（四）小瞳孔的处理

可以采用直接超乳、瞳孔牵开、剪开联合牵开，或虹膜囊膜联合切除术。通常需要做虹膜周切术。

（五）环行撕囊术和水分离

瞳孔开大后环行撕囊并无困难。瞳孔小于 5 mm 时，眼底红光反射减弱，环行撕囊边缘看不清，不容易控制大小。好在瞳孔缘对囊裂开方向有一定限制作用，很少发生放射状裂口。使用撕囊镊操作便于控制方向。撕下的前囊膜放在角膜表面展平可以知道撕囊的大小，对下一步的操作有一定帮助。遇到前囊纤维化不宜强行撕，可用剪刀剪断纤维膜。环行撕囊直径控制在 3 ～ 5 mm，囊袋内操作不会有太大困难，待核与皮质吸除干净后，再次扩大前囊环行开口，植入人工晶状体。

囊张力环用于有悬韧带溶解，囊袋缺乏有力牵张支持时，可以用于手术任何一个时间，通常环开口背向于悬韧带溶解最严重的象限（见下一节）。

长期虹膜炎患者的悬韧带较弱，水分离要格外小心。通常皮质与核的分离并无困难，比较困难的是位于 12 点位囊与皮质的分离。应当缓慢注射平衡盐溶液。

水分离期间针头压住切口，使多余的液体无法排出可以引起前房加深，眼压升高，严重时可以引起悬韧带断裂。压迫切口后瓣让多余的液体排出，可以平衡前房压力。

（六）超声乳化和抽吸皮质

虹膜炎白内障超声乳化手术比正常手术风险大。主要是由于前房深浅不一、悬韧带溶解、内皮细胞功能低下、小瞳孔。很多情况与青光眼术后的白内障手术相近。最困难的是虹膜的处理。

超声乳化尽量使用低能量超声劈核，线性超声能量控制，减小组织损伤。灌注压应适当升高，保持较高的前房正压力。核劈开后，最好使用固定超声模式，一旦吸住核块后，可以立即用最大设定能量将其乳化吸出，避免了过度抽吸，前房变浅。为了避免在超乳最后的零星核块时，漂动虹膜的干扰，可以在粘弹剂的推动下排除或夹出核块，不再超乳。

注意灌注和抽吸的动态平衡：正常情况下，晶状体软性外核或硬化皮质可直接经超乳针头高真空吸出。但在虹膜松弛时，高真空可能吸住虹膜、色素脱落，基质无张力。严重者可以虹膜根部离断，有条件者最好使用虹膜牵开器。也可以将左手的劈核器挡在吸孔前方阻止虹膜。已被吸伤的松弛虹膜漂动妨碍视线，随时会被再吸进吸孔内造成进一步损伤的危险，可以剪去松弛的部分。

周边松弛的虹膜在水压下可以嵌顿到切口组织内。器械反复进出切口摩擦虹膜根部，色素脱落，术后瞳孔变形，散大困难，这时可作一个小的虹膜放射状切开排除后房的液体，或在前房角注射少量分散型粘弹剂，虹膜不再脱出。实在不行可以先水密缝合切口，另作一个较小的切口，在确信没有虹膜嵌顿后，可适当提高灌注压，继续抽吸残留的皮质。

术中无法直观地看到有无悬韧带溶解。红反光下玻璃体动度很大表明已有液化，液体可以在断裂的悬韧带缺损处来回流动，加重了悬韧带断裂。当前房较浅时退出针头，液体从玻璃体腔回流到前房，玻璃体容积减少。再次灌注时，虹膜阻挡液体流入玻璃体腔，较多的液体蓄积在前房，压迫后囊和悬韧带一同向后移位，悬韧带缺损将会进一步扩大。如此反复几次，最终悬韧带将完全断裂，晶状体囊脱位。因此每一次进入前房灌注时，先向瞳孔后方玻璃体腔注射液体，待眼压恢复后，再进行动态抽吸。

后囊切开和前部玻璃体切除术须谨慎。

（七）人工晶状体植入术

应根据病人眼部条件决定植入何种材料和类型的人工晶状体。聚丙烯酸酯人工晶状体、硅胶材料人工晶状体和水凝胶人工晶状体，视功能恢复并无明显差异。选用时主要考虑手术条件，丙烯酸酯材料折射率高，弹性展开平稳，不会对囊产生过度损伤，特别适合于悬韧带脆弱者。对于瞳孔散大无法复圆者，建议选用大直径人工晶状体。虹膜活动度较好的眼可以选用折叠型人工晶状体。一片式硬质人工晶状体和三片式折叠人工晶状体有利于缝线固定和囊膜夹持。一片式亲水性折叠人工晶状体应当囊袋内固定。直角光学边缘人工晶状体可以机械性阻止上皮向后囊中央移行，减少了后囊混浊发生率。肝素化人工晶状体可以减轻术后炎症反应。人工虹膜应当囊袋内植入，不宜睫状沟固定。

由于虹膜萎缩和术后可能再粘连、瞳孔夹持人工晶状体，因此植入人工晶状体光学直径一定要大于前囊开口，必要时可将光学区移至后囊后形成后囊夹持。较大的虹膜缺损可做瞳孔缘缩小缝合术。

植入人工晶状体之后应再次检查前房和后房有无晶状体皮质残留，以免残留皮质加重术后反应。切口缝合 1 ~ 2 针有利于减少虹膜脱出嵌顿的机会。充分置换前房内粘弹剂，保持略高于正常的眼压，结束手术。

术后给予激素类和非激素类眼药，用于减少囊样黄斑水肿和术后虹膜炎反应，减轻以后发生的囊袋混浊。

（郝燕生）

第五节　囊袋内张力环植入术

一、囊袋内张力环研究应用概述

囊袋内张力环（capsular tension rings, CTR）（图 2-5-1）的应用是白内障手术中最重要的进步之一。

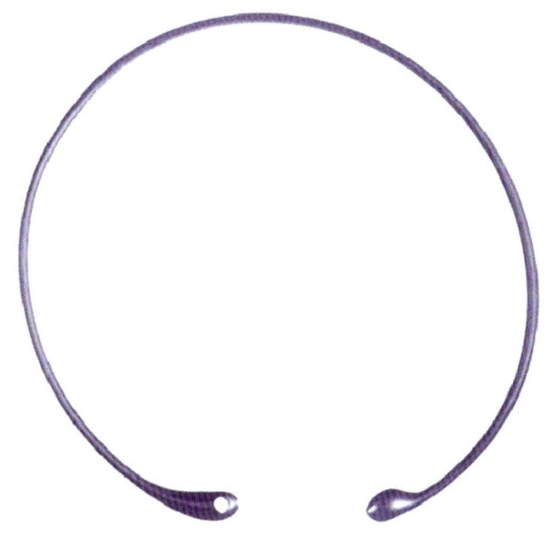

图 2-5-1　囊扩张环

最早报道将张力环用于广泛性外伤及先天性悬韧带断裂的白内障病人。在前房及囊袋内注人粘弹剂，然后顺利植入张力环，使囊袋得到了充分的扩张及固定，同时提供了一个对抗牵拉的力量，有利于晶状体皮质的吸出和人工晶状体的植入，人工晶状体居中定位。

Cionni 等（1998）用自己改良的囊袋张力环，来处理晶状体脱位及悬韧带断裂。作者将常规囊袋张力环襻上另加一个 PMMA 固定钩，从襻中间向前伸出形成第二平面，再向外转弯，末端预置一个孔眼（图 2-5-2）来方便缝线固定。这种改良环的优点在于：悬韧带一端完全断裂用常规囊袋张力环不能解决人工晶状体偏心者可用此环；当悬韧带接近 360° 完全断裂，最好同时植入第二个环，并将第二个环的固定钩调整到与第一个环相对，或者应用两端都有外加固定钩的环。人工虹膜隔（图 2-5-3，图 2-5-4）也有囊扩张作用。

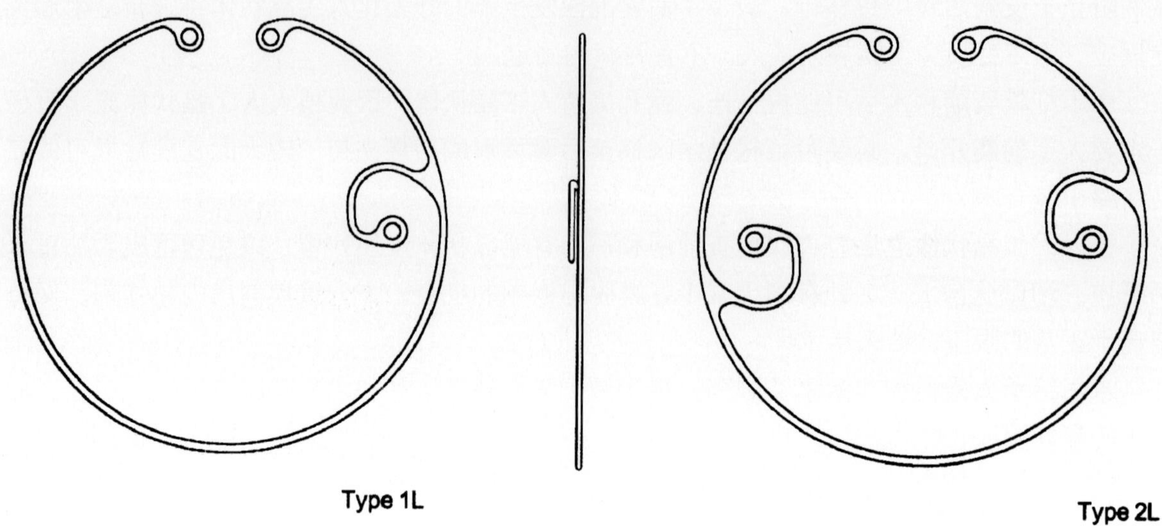

图 2-5-2　用于缝线固定襻的囊扩张环

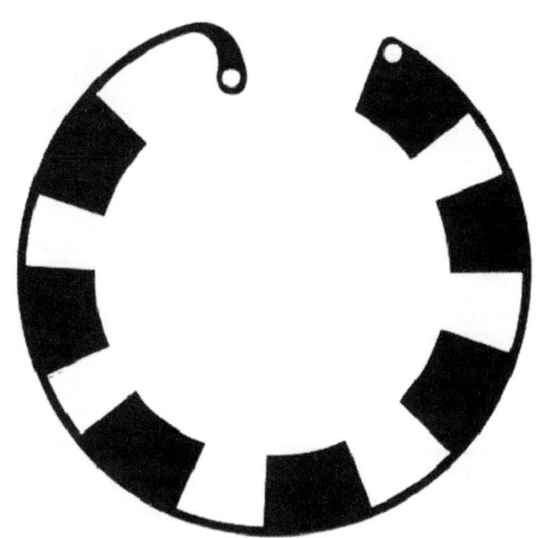

图 2-5-3　用于囊袋内的人工虹膜隔图

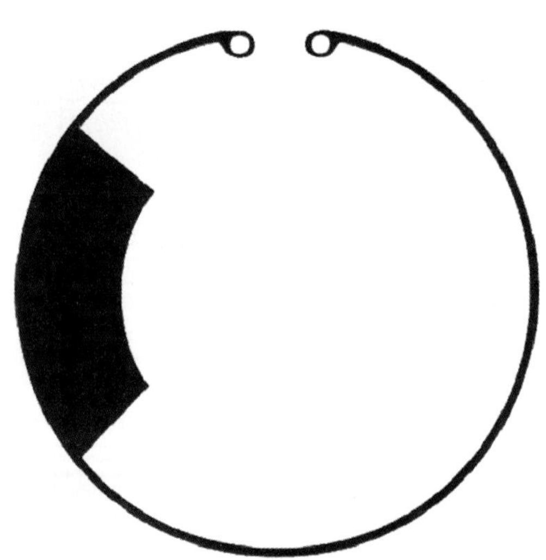

图 2-5-4　用于囊袋内的人工虹膜隔

二、囊袋内张力环的结构和规格

很多厂家例如 Morcher，Gmbh Optec 和 Physid 生产不同式样的扩张环。

最常用的囊张力环为开放式，由 PMMA 制成。环直径 12 ~ 12.3 mm，可被压缩到 10 mm。通常用分数式表示扩张环的特征，例如 12/10、12.3/10（单位是毫米）。分子代表最大直径，分母代表压缩后直径。也有专门用于高度近视，直径为 13/11 mm 和 14.5/12 mm 的扩张环。

三、囊袋张力环的生物力学作用和优点

（一）生物力学作用和优点

1．维持囊袋张力和圆形轮廓：半开放囊扩张环被压缩后，直径边恰好适应囊赤道区直径，储存的弹力将囊袋向外扩张，前后囊张力均增大，囊赤道区直径也增大。其作用相当于悬韧带牵拉，但由于是由囊袋向外加的弹性支撑力，因此称为反向牵拉力，方向相同，效果相同。不同之处是无晶状体内容物的空囊袋原本松弛，放入扩张环后囊张力加大，原来有一定弹性牵拉作用的悬韧带此时更为松弛，术后整个囊的振动明显。

2．增加白内障手术的安全性：无论是囊外手术或是超声乳化吸出，对于术前就发现悬韧带断裂的眼，在环行撕囊后就应该植入囊袋张力环。囊外摘除术中这样做便于囊与皮质的分离，碎核挽出，有利于核从囊袋脱出，在超声乳化术中，便于核超声碎核，否则漂动的囊膜随时会被吸入超乳针头。有利于吸出皮质。晶状体被摘除后，其囊袋仍维持形状，防止囊袋的塌陷及可能的玻璃体脱出。

3．避免玻璃体脱出：囊袋张力环扩张囊袋，减小了囊与睫状突的间隙，限制了玻璃体脱出。当术中意外发生悬韧带断裂囊袋塌陷，立即植入囊袋张力环，可防止进一步的悬韧带牵拉及可能的玻璃体脱出。

4．防止人工晶状体偏心：后房型人工晶状体的稳定和中心定位是由囊袋的稳定性和中心定位决定的。当悬韧带断裂，囊的牵拉力不对称，人工晶状体植入囊袋后会发生偏位。悬韧带溶解断裂，囊膜松弛，体位移动时，人工晶状体会发生震颤，影响视力。因此当囊袋十分松弛时，巩膜缝线固定囊扩张环（图 2-5-5），增大囊的张力有时比固定人工晶状体更为重要。

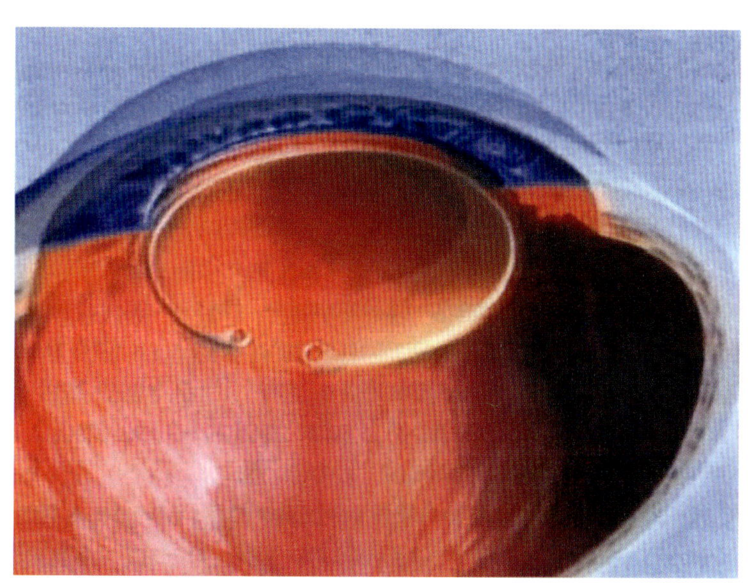

图 2-5-5　PMMA 囊张力环在囊袋内

5．抑制晶状体上皮细胞移行到后囊：环边缘成直角，迫使后囊在赤道部形成转折，与直角接触最紧密，限制了赤道区上皮细胞向后囊中央移行。减少后囊膜混浊的机会。囊扩张环保持囊袋均匀扩张,受力均匀,因而不会形成牵拉后囊皱。绷紧的前囊与人工晶状体襻分离，没有明显的连续环形撕囊开口牵拉与后囊纤维化，降低了后囊 Soemmering 环出现的机会。

6．二期植入人工晶状体可以植入囊袋；有利于二次手术时清除残留晶状体上皮细胞和置换人工晶状体。

（二）缺点

1．较厚的硅胶环撑起囊袋周边与睫状体接触，致使虹膜根部前凸。

2．未改良的 PMMA 薄环不能完全阻止囊袋的收缩。由于它的周边是圆形的，也不能有效防止晶状体上皮细胞的移行。

3．太大直径的囊袋张力环影响眼的正常发育。

4．大的囊袋张力环植入囊袋后会发生两个末端交叉现象。

5．有的悬韧带断裂病人植入囊袋张力环后仍会发生人工晶状体偏位甚至连同囊袋和人工晶状体脱位于玻璃体腔。

6．假性剥脱综合征病人植入囊袋张力环后，不能有效防止前囊膜混浊的发生。

四、囊袋内张力环的适应证

1．中度悬韧袋松弛尚未脱位的白内障。

2．晶状体脱位，玻璃体前界膜完整的白内障。

3．晶状体脱位合并玻璃体脱出。

4．悬韧带溶解。

5．假性剥脱综合征。

6．外伤性白内障。

7．玻璃体切除后的白内障。

8．各种先天性晶状体脱位，悬韧带薄弱的眼，例如 Marfan 征、Alzheimer 病、Marchesani 综合征。

9．巨大晶状体发生的白内障，人工晶状体无法在囊袋内固定，例如先天性青光眼。

10．发挥屏障作用及接触性抑制作用,阻止晶状体上皮细胞增生与移行,防止后囊膜混浊。提供一个清晰的眼底，有利于玻璃体视网膜检查与治疗。

11．辅助性测置工具植入囊袋，测量囊袋直径、虹膜与前后囊袋距离，为临床提供有用数据。

五、手术技术

1. 囊扩张环植入时机：无论是用于环形扩张囊袋或是稳定周边囊袋，囊扩张环可以在连续环形撕囊后、超声乳化后、皮质抽吸后各个时机植入。但处理晶状体脱位及睫状小体带断裂时，最好在连续环形撕囊后马上植入囊袋张力环，立即提供对囊袋的支撑。

2. 镊子植入法：前囊环形撕囊要格外小心，如果出现放射状裂口，在环形的扩张作用下，裂口扩展到后囊的危险是很大的。向前房和囊袋内注射高内聚性粘弹剂透明质酸钠加深前房，扩张囊袋。用弯平角镊（例如 Kelman 镊，McPherson 镊）夹持环的左侧部近头端。先将左侧头端伸入切口和囊袋内，顺时针旋转扩张环，当环的右侧转到切口附近时，用镊子或调位钩将环的右端植入囊袋内。也可以从辅助切口伸入扩张环，注意旋转时环尽量不要对松弛的囊袋加压，以免损伤囊袋。

3. 植入器植入法：先将扩张环小心插进植入器管中（图 2-5-6），从出口处可看见扩张环开口一端。将植入器伸入囊袋内左侧，将环推出（图 2-5-7），环将顺时针方向滑进囊袋内赤道区。退出植入器（图 2-5-8）。

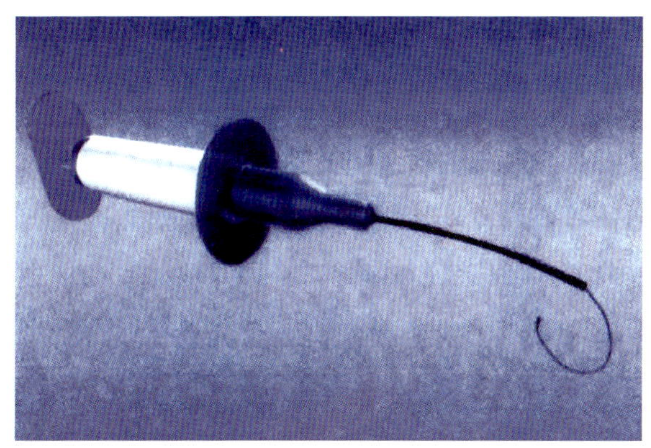

图 2-5-6　植入器和囊扩张环

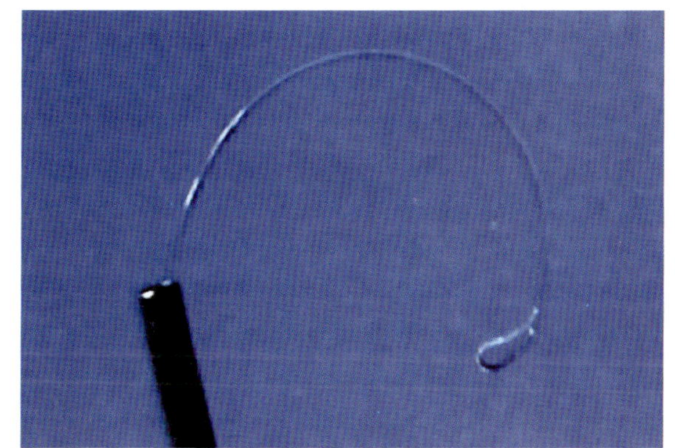

图 2-5-7　植入器推出囊扩张环

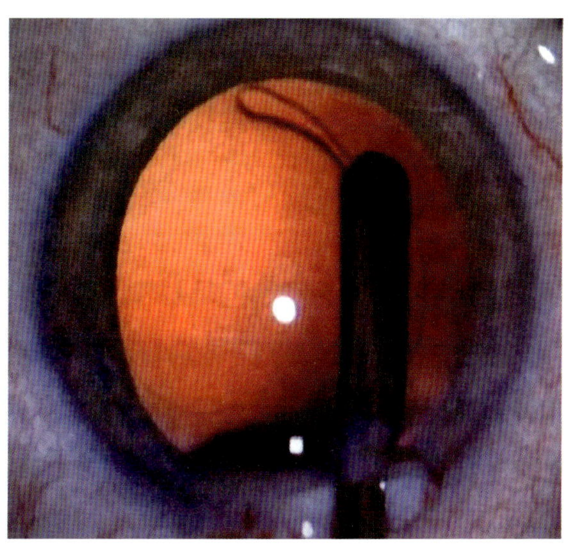

图 2-5-8　植入器植入囊扩张环

用调位钩将右侧环开口端送入囊袋内。环在囊袋内的位置十分重要，一旦感到有阻力，应轻轻退出少许，再次重新植入，如果有必要，应补充注射粘弹剂。为避免扩张环穿破囊袋赤道部，旋转进入时速度要慢，手法轻柔。

术前已发现有悬韧带断裂，决定手术切口位置和类型是很重要的。切口应适当避开明显悬韧带断离处，前房注入高内聚性粘弹剂，特别在有悬韧带断离处适当多注入一些，压迫玻璃体退回晶状体之后。在悬韧带完整保留处向悬韧带断裂处牵引做环行撕囊，撕囊应当轻柔仔细。植入扩张环可以在超乳前，抽吸皮质前和植入人工晶状体之前完成。环的开口背向有悬韧带断裂的部位。保证在此部位有良好的环支撑。

环袢放置的位置是十分重要，如果超乳之前环被嵌入核与皮质之间，将使超声乳化过程十分困难。劈核器无法从周边伸入核赤道部，预先吸除皮质，粘弹分离囊与皮质，有利于环放置于囊皮质内。应当重新设定仪器参数。低流量、低灌注和低真空是安全的，但效率降低。如果环嵌在前后皮质之间，将妨碍向中央方向牵拉吸出皮质。可做正切口方向牵拉吸出。用双切口双手操作抽吸方法。

扩张环产生一种向外的环行反向牵拉力，不会对局部悬韧带产生牵拉力，有利于清除皮质和人工晶状体植入，最大限度减少了玻璃体脱出。如果囊已被扩张环撑开，标准的PMMA 襻人工晶状体可以植入囊袋内，襻处于何种方位都可以。人工晶状体偏位的危险大大减小。有少数标准环不能保证囊袋处于中心位置，这是因为广泛的悬韧带断裂或局部减弱，囊扩张环无法完全将游离的囊袋移至原位。这时可以使用偏位改进囊扩张环。这种扩张环内侧有 1 ～ 2 个附加的 PMMA 小钩，从圆环上向中心伸延轻度向前弯曲形成第二个平面之后再转向周边部。钩的末端用于调整位置和巩膜缝线固定用，不会增加囊袋的张力。固定技术与巩膜缝线相似（图 2-5-9）。

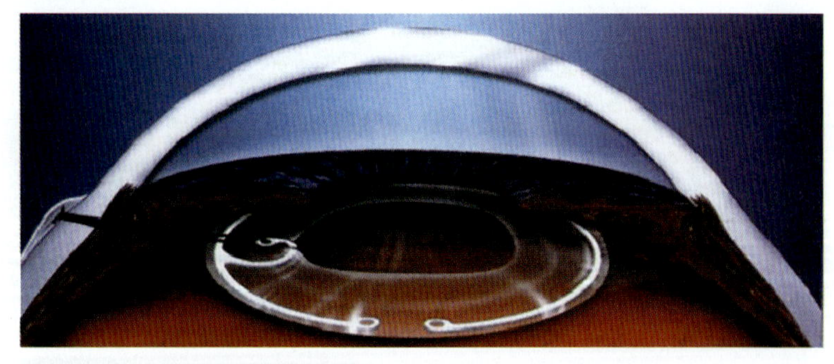

图 2-5-9　囊扩张环缝线固定

由于这个小钩处于囊开口之前平面，缝线后不会牵拉摩擦周边前囊。L 型扩张环可做双侧巩膜缝线固定。其目的是为悬韧带严重损伤和进行性悬韧带减弱有一个更加稳定的囊袋便于固定人工晶状体。扩张环也消除了单一方向牵拉后囊产生的后囊破裂，防止了后囊纤维化，减弱了前囊收缩程度。更有利于 YAG 后囊切开，减少了人工晶状体偏位的危险。

对一些悬韧带不良，悬韧带松解，进行性晶状体脱位，术后囊袋脱位程度逐渐加重的病例，应当考虑预先植入一枚改进型扩张环，为今后巩膜固定做好准备。此外还可选择植入前房型人工晶状体或虹膜固定型人工晶状体，后者更好一些。

六、术后长期效果

人工晶状体的稳定性只针对囊袋而言，不能阻止悬韧带的进一步溶解断裂，个别人术后囊袋连同人工晶状体再次脱位，沉入玻璃体腔，需做玻璃体切除术取出。囊纤维化可能造成囊连同人工晶状体平移偏位，需再次做缝线固定。

（郝燕生）

第六节 二期人工晶状体植入术

一、定义和适应证

在白内障摘除手术同期植入人工晶状体称为一期植入。在白内障摘除术后，单独为无晶状体眼植入人工晶状体的手术称为二期植入术。

对于一些已做过白内障手术残留部分晶状体物质的后发障，或者是已大部分吸收的外伤性白内障。再次植入手术时，对晶状体的处理不多，有时也称为二期人工晶状体植入术。

对于那些眼内已植入前房型人工晶状体或后房型人工晶状体明显脱位、变性、屈光度误差过大，需要再次更换的病例，取出原有人工晶状体后的再次植入手术可称为二期植入术。因此，二期人工晶状体植入术的适应证为：

（1）白内障囊外摘除术后有囊膜或囊膜不完整无晶状体眼。

（2）外伤性白内障晶状体部分吸收者。

（3）后发障无晶状体眼，例如：白内障术后增生的纤维在晶状体赤道区形成 Seommering 环者。

（4）已取出前房型或后房型人工晶状体，需要再植入者。

（5）手术后保留囊膜的无晶状体眼。

二、二期植入人工晶状体的选择

用于二期植入的人工晶状体，考虑的因素要更多。

1．襻长

除了考虑囊袋内固定外，睫状沟固定是必备的，前者长度 12 ～ 12.75 mm，后者至少应在 13 mm 以上。

2．光学直径

由于瞳孔变化和粘连分离后的变化，通常选择 6 mm 以上的人工晶状体更为合适。

3．襻材料

由于多数情况是睫状沟固定或囊袋纤维膜固定，单片式 PMMA 或三片式聚丙烯襻折叠人工晶状体是首选。单片式亲水性或疏水性丙烯酸酯人工晶状体不宜作为首选。

4．光学部材料

PMMA 或折叠式丙烯酸酯是常用的人工晶状体，前者有很好的固定和分隔，后者切口较小，有糖尿病倾向者不宜应用硅胶人工晶状体。一片式丙烯酸酯人工晶状体适用于囊袋内植入。

5．屈光度

由于囊袋收缩引起的后囊前移。即使人工晶状体固定于囊袋内，实际屈光度也应略小于计算屈光度，通常用 A 超测定前房深度，如果前房小于 2 mm，人工晶状体屈光度应减少 1.5 D/mm。

所有三片式折叠型人工晶状体和硬质 PMMA 人工晶状体适用于二期睫状沟固定或囊膜纤维膜夹持固定。一片式丙烯酸酯不适用于睫状沟固定和夹持固定。

三、人工晶状体植入方法

前期病变处理见复杂病变前期处理。已有虹膜后粘连者，残留晶状体囊要尽量切除，防止再粘连；利用后囊夹持固定人工晶状体，应尽量保持开口居中，不至于发生人工晶状体偏位；原有病变的处理要适量，例如周边前粘连如不影响操作，不宜做完全分离；此外为眼底病检查治疗提供方便，应保留中等以上的瞳孔。

如果切口为 3.2 mm，三片式折叠人工晶状体植入切口方式与常规方式相同。如果切口为 6 mm 三片式折叠人工晶状体植入切口无需折叠，与常规硬质人工晶状体植入方式相同。人工晶状体到达睫状沟后应水平摆放，用器械拨动光学部观察是否发生移位，悬韧带较完整时，人工晶状体应固定在中央位置。

下方较大范围悬韧带断裂时，可做后囊膜纤维膜光学部夹持固定。将人工晶状体襻根水平摆放或者与后囊孔的长轴平行，用玻切法清除前部玻璃体存留的粘弹剂，轻压光学部一侧使其退回到后囊之后再压另一侧，使光学部完全位于囊膜之后而襻位于囊膜之前形成夹持。这种固定法比较稳固，很少再发生脱位。

以下是一例典型手术例子。该患者为外伤性无晶状体眼，继发青光眼，虹膜后粘连无缺损，瞳孔上移，口服降眼压药后眼压可以维持在正常水平，停药后眼压波动在 30 mmHg 上下。最佳矫正视力 0.4，加戴小孔镜后视力升至 1.0。强烈要求手术。拟行二期人工晶状体植入联合小梁切除术。术前外形（图 2-6-1A）。

先在颞上方做好巩膜瓣，做前部玻切清除玻璃体和纤维牵引条索。分离剪断多处虹膜后粘连（图 2-6-1B，图 2-6-1C）。

用植入器植入三片式折叠型疏水性丙烯酸酯人工晶状体于睫状沟内，襻水平摆放。缩瞳，对合虹膜，做小梁切除和周边虹膜切除（图 2-6-1D，图 2-6-1E）。

缝合虹膜，瞳孔呈近圆形，冲洗前房粘弹剂。缝合球结膜（图 2-6-1F）。

术后眼压保持在正常范围，视力稳定在 0.8 以上，术前的成像虚影完全消失。

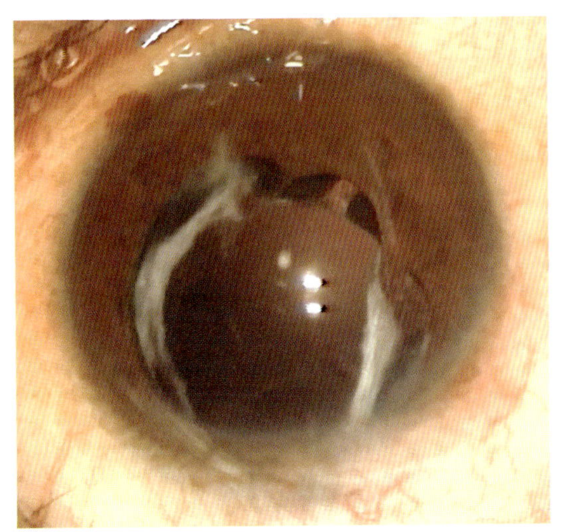
图 2-6-1A　术前外形

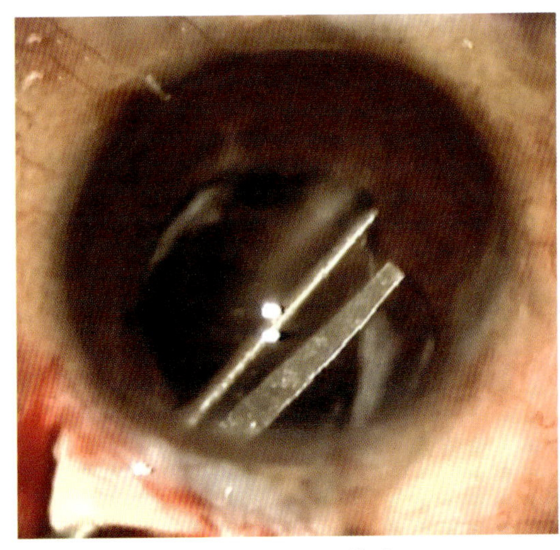
图 2-6-1B　分离剪断虹膜后粘连

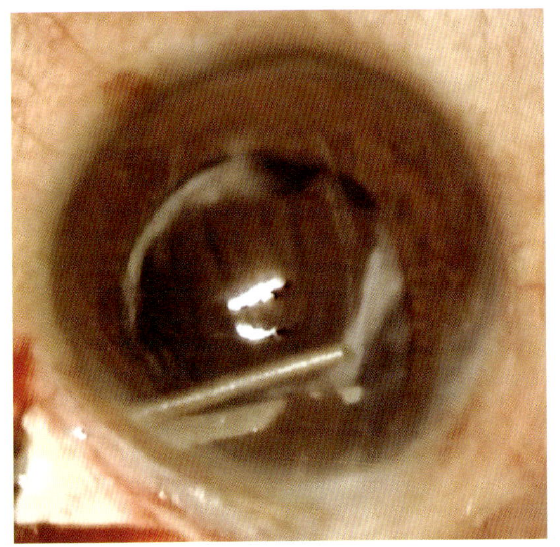
图 2-6-1C　分离剪取虹膜后粘连

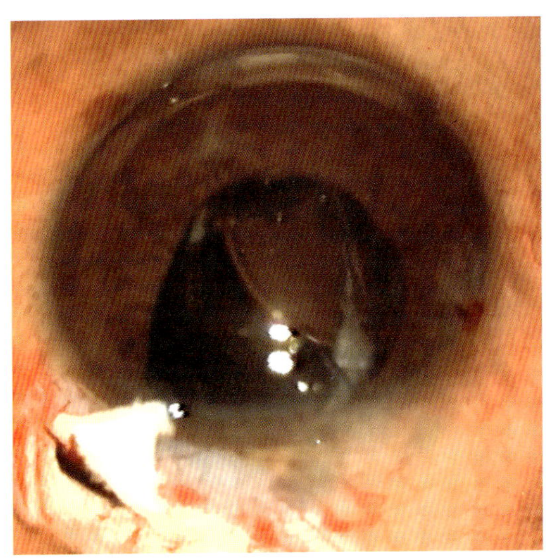
图 2-6-1D　植入人工晶体，行小梁虹膜切除术

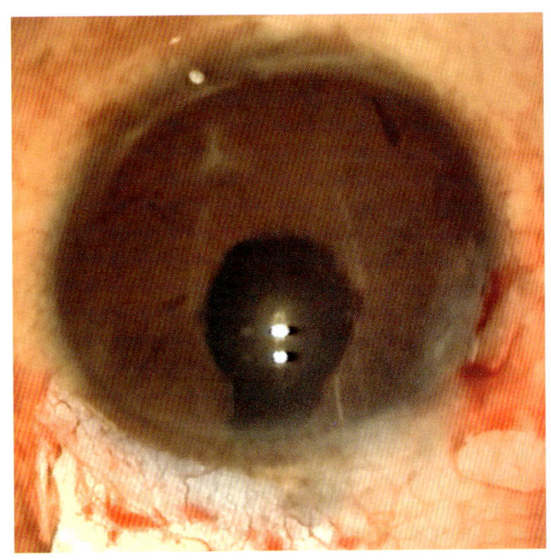
图 2-6-1E　对合缝合虹膜

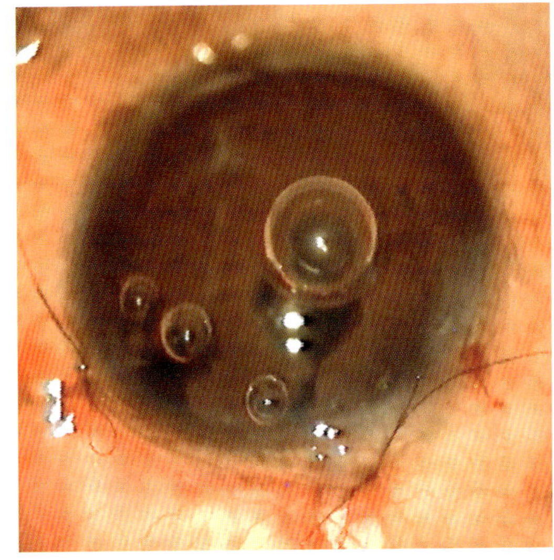
图 2-6-1F　缝合球结膜

如果囊膜开口较大，光学部夹持后仍然松弛不稳定，可做局部的囊膜或纤维膜襻根缝合固定（图 2-6-2A，B）。缝合位于下襻较好，可以托起光学部。如果必须缝合上方的纤维膜，结扎一定要偏紧，以免线结滑脱。

悬韧带断裂范围较大者应当考虑做睫状沟缝线固定。缩瞳，恢复瞳孔。

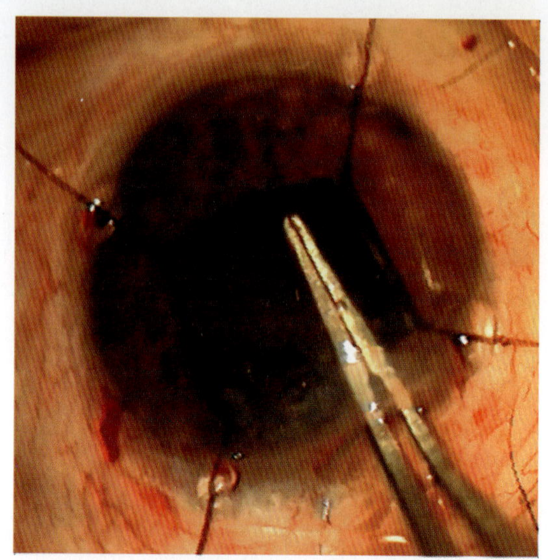

图 2-6-2A　虹膜牵开

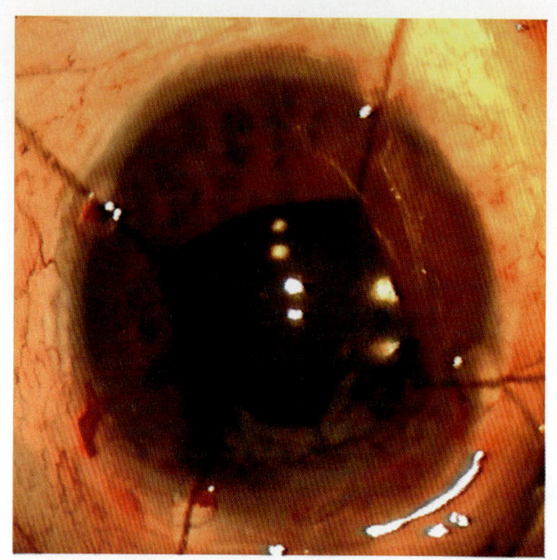

图 2-6-2B　人工晶状体二期植入上襻与纤维膜固定

（郝燕生）

第七节　人工晶状体缝线固定术

一、睫状沟解剖学和人工晶状体缝线固定术的特点

睫状沟又称后房角，是虹膜根部与睫状突之间的一个浅浅的环形凹陷，其深度由睫状突长度决定，儿童睫状突发育尚不完全，老年人睫状突不同程度萎缩，故睫状构相对较浅。

悬韧带行走于睫状突与晶状体赤道区之间，对人工晶状体襻定位于睫状沟有一定作用。如果悬韧带溶解或断裂，襻有可能滑出睫状沟，停靠于睫状突或平坦部（图 2-7-1）。

尸体眼巩膜穿刺定位研究表明，成年人睫状沟的投影位置位于角巩膜缘后大约 0.9 mm 处，从此处由外向眼内垂直与巩膜表面穿刺，针尖可到达睫状沟内。如果偏后偏前或以一定倾斜角穿刺，针尖可从虹膜根部或睫状突穿过，这样不利于缝线固定，因此应垂直穿刺。睫状沟外侧稍前的睫状肌内，有虹膜动脉大环，过度前倾，可能穿破大环引起出血，影响手术效果。由眼内向外穿刺，缝线将斜行穿过巩膜，位于角巩膜缘后大约 2 mm 处穿出，定位精度较差（图 2-7-2）。

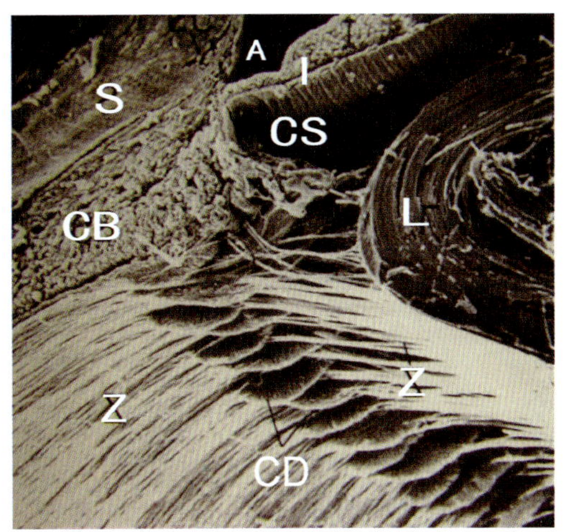

图 2-7-1　睫状体图悬韧带扫描电镜

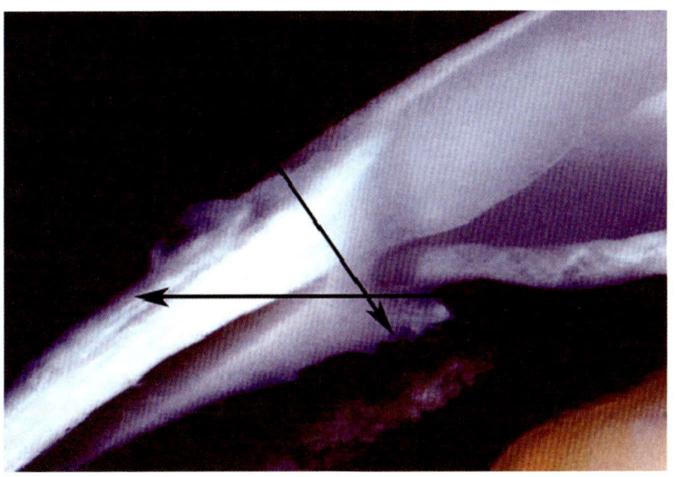

图 2-7-2　由外向内和由内穿刺巩膜，在巩膜外表面的位置相差很大，箭头表示穿刺方向

2 支睫状后长动脉分别在大约 3 点和 9 点位水平前行汇入虹膜动脉大环，在 3 点和 9 点位穿刺更增加了出血的机会，应当避免完全水平的缝线固定。

有许多种缝线固定的方法，但总结起来基本上有两类：即由外向内穿刺法和有内向外穿刺法，两种各有利弊，前者定位准确，出血机会少，但操作麻烦；后者操作方便但定位不准确，出血可能性大。

在早期，通常认为缝线是人工晶状体固定的主要力量，解剖学和临床经验证实，盘周围的纤维化包埋和睫状体嵌入才是主要固定力。两针缝线足以使襻固定在睫状沟，三针以上的缝线定位准确，但操作损伤增大，术后受伤时容易断裂脱位，不是主流的固定方式。此外应当认清，缝线固定是选择性人工晶状体固定方式，并不是必须的方式。应当根据术者个人的技术水平，设备条件和病人的眼部条件决定是否需做缝线固定术。

最常见的严重并发症是牵拉性视网膜脱离和玻璃体积血，前者主要是人工晶状体缝线局部玻璃体处理不完全或残留的玻璃体内纤维增生牵拉，后者是在缝针刺破睫状体血管，血流入玻璃体腔，因此应当严格掌握适应证。玻璃体切割机是必备的手术条件。

二、适应证和禁忌证

（一）适应证

（1）无后囊无晶状体眼，见于囊内摘除术后或脱位晶状体摘除术后。

（2）白内障囊外摘除术中后囊破裂，后囊不完整不足以支撑人工晶状体的无晶状体眼。

（3）外伤性白内障后囊破裂或韧带断裂不足以支撑人工晶状体的无晶状体眼。

（二）禁忌证

（1）前部增生性玻璃体病变者。

（2）糖尿病者不论有无眼部病变者。

（3）新生血管性青光眼。

（4）各种原因引起的大泡性角膜病变者，内皮细胞密度低于 1 000 个 /mm^2 者。

（5）有睫状体脱离，脉络膜脱离病史者。

（6）前节结构紊乱无法修复者。

（7）角膜中央混浊需做穿通性角膜移植者及无囊膜无晶状体眼。

（8）有血液病的无晶状体眼。

（9）全无虹膜者。

（10）先天性无虹膜白内障无晶状体眼角膜变性者。

（11）玻璃体、视网膜病变需再次手术者。

（12）高血压病。

（13）12 岁以下儿童不宜做双侧固定。

三、一期或二期缝线固定及单侧和双侧固定的选择

（1）白内障手术中，如果玻璃体处理较好，手术时间不长，病人全身条件符合缝线固定适应证，可以考虑做一期缝线固定，特别是有上方悬韧带断裂或上房后囊破裂者，可做上方单侧缝线固定。

（2）如果手术创伤较重，病人耐受性差，玻璃体损失较多，或有少许晶状体皮质或流入玻璃体腔内未完全取出。通常不宜再继续做缝线固定。可改做二期固定。

（3）上方周边后囊破裂小于 150° 范围（9:30 ~ 2:30）时，通常在清除玻璃体之后，仍可水平植入人工晶状体不需要缝合固定。

（4）大于 180° 以上的上半部周边的后囊破裂，原则上需要在上方缝合一针固定，下襻仍位于下方睫状沟内。

（5）后囊破裂范围很大，残留的下方表膜仅有 90° 范围时，单线固定有一定困难，最好做双线固定。

（6）二期缝线固定时，由于囊膜纤维化，即使下方留有很少的囊膜也足以支撑下襻，这时可以只缝上襻固定。

（7）不对称缝线，人工晶状体可能向对侧轻度偏位，小直径囊袋内固定人工晶状体时可以使用。

四、术前准备及人工晶状体选择

术前应做详细眼位检查，排除视网膜裂孔等病灶。

术前给予镇静剂和凝血性止血剂，预防术中出血。

必备的物品有：玻切机及前部玻切器械，分散性粘弹剂，平台打结镊，10-0 或 9-0 聚丙烯专用缝线，显微持针器。瞳孔较大者可植入襻上带缝线固定位孔的专用大直径人工晶状体（ALCON CZ70BD，直径 7 mm，襻长大于 12.5 mm，A 常数 118.7）（图 2-7-3）。虹膜完整可备用三片式折叠型人工晶状体，人工晶状体屈光度应适当增加造成轻度近视。一片式折叠型人工晶状体通常不用做缝线固定。

常规局麻或全麻。

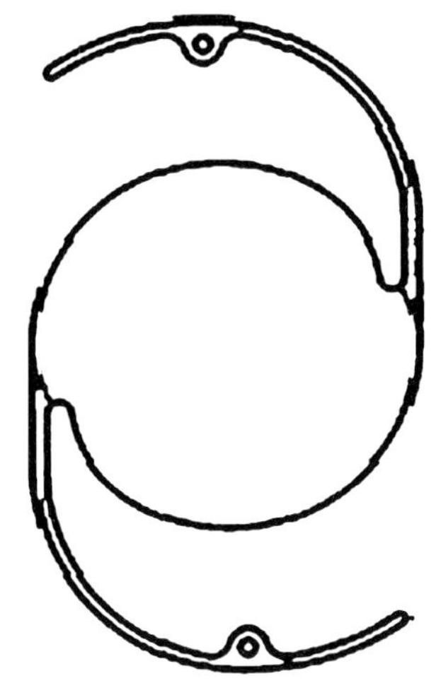

图 2-7-3 襻上带缝线固定位孔的专用大直径人工晶状体

五、手术方法

（一）切口

切口用来植入人工晶状体通常做在 12 点位，也可选在适合操作的颞侧位。硬质人工晶状体者，外切口位于巩膜缘向后 1 mm 处，植入折叠型人工晶状体者，切口可做在透明角膜。分别在主切口两侧各做一个 1 mm 的角膜穿刺口用于玻切和注射药物。

（二）前部玻切和粘连分离

将玻切头自穿刺口伸入前房及前部玻璃体腔，切剖速度定在 300 ～ 400 次 / 分，真空抽吸力不要多于 200 mmHg，清除位于前房及前部玻璃体腔内的玻璃体及粘连神经条索，特别要切除位于预期做缝线所在部位的虹膜后房方玻璃体，这时切割头吸孔应朝下方以免切到虹膜。

（三）注入粘弹剂，恢复眼压

退出玻切头、前房及前部玻璃体腔内注入 0.2 ml 分散性粘弹剂占据空间，向后部玻璃体腔注入少量平衡盐水充盈眼球，恢复眼压，维持眼球形态，减少出血，方便下一步的操作。

（四）分离粘连

将粘弹剂注入到虹膜囊之间，显露出粘连部位，伸出囊膜剪，剪开粘连处纤维膜，注意不要剪虹膜以免出血，虹膜束状前粘连可待人工晶状体缝线固定之后，再分离或剪开。

（五）穿入聚丙烯缝线

由于睫状沟投影位置十分准确，个体差异不大。从巩膜的穿刺可以比较精确地定位于睫状沟。

1. 从巩膜表面 12-6 点位穿线方法

聚丙烯缝线将其从线扳上折下，不要剪断，将直长针从切口 12 点位内板层中央，垂直刺入巩膜，待瞳孔区见到针尖后，将其水平摆放。从 6 点角膜穿出，再将直长针从 6 点位垂直刺入巩膜，待瞳孔区见到针尖后，将其水平从 12 点角膜穿出（图 2-7-4A，图 2-7-4B）。

分别将角膜外的缝针线剪断去除，将前房内角膜侧缝线退回前房，从切口拉出。下襻固定线置于左侧（H），上襻固定线置于右侧（H），避免相互缠绕（图 2-7-5）。

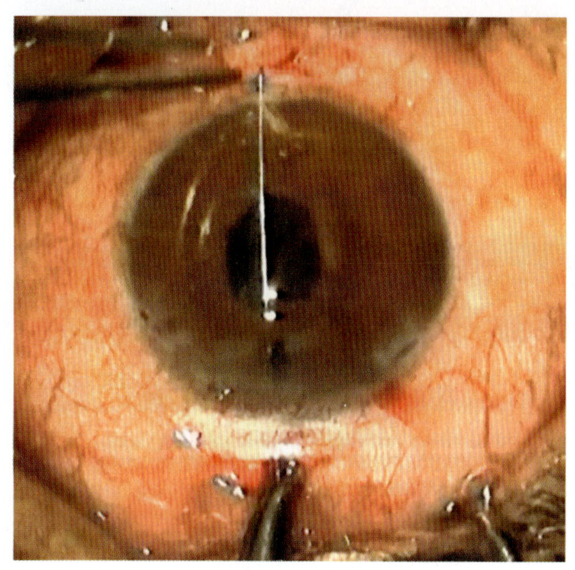

图 2-7-4A 聚丙烯缝线从 12 点刺入巩膜从 6 点角膜穿出

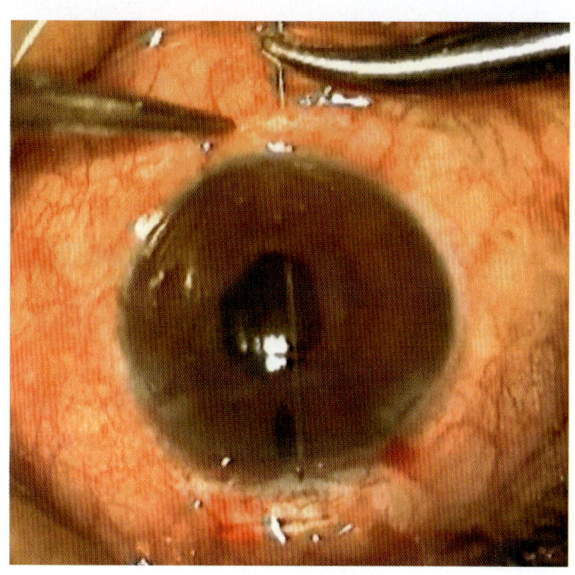

图 2-7-4B 从 6 点位刺入巩膜再从 12 点角膜穿出

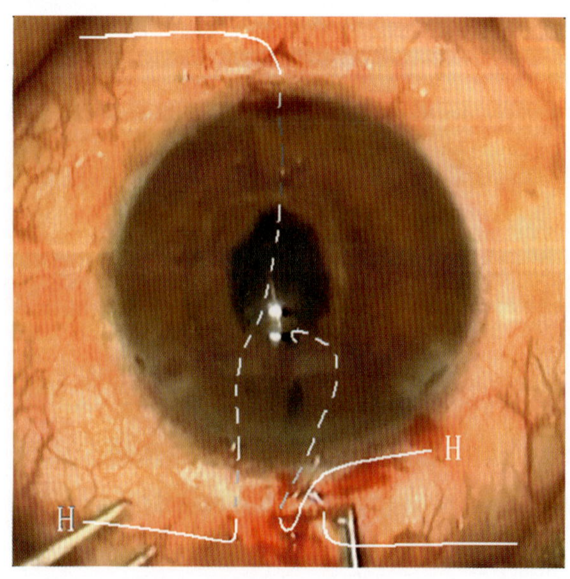

图 2-7-5 将前房内角膜侧线退回前房，从切口拉出

2. 注射针接力法

将聚丙烯缝线直长针从切口 12 点位内板层中央，垂直刺入巩膜，待瞳孔区见到针尖后，将其水平摆放。另一手持 51/2 号注射针头自 6 点位巩膜表面垂直刺入巩膜表面，直至瞳孔后可见到针头后水平摆放。将直长针插入注射针头管腔内，后退注射针头，连固直长针一同从 6 点位穿刺孔中退出，留出足够长度的缝线。用平镊伸入切口内将位于前部玻璃体的单股缝线，拉出切口外剪断。

3. 3-9 点穿线方法

如果使用聚丙烯线穿线方法与上述方法完全相同，可以颞侧穿刺，从 3 点处退出，注意不要完全出于水平位，以免伤及睫状后长动脉，引起大出血。穿线之后应等待片刻，观察瞳孔区内穿刺口有无出血，有少量出血不需处理，如出血不止，应退出针头，从另一方位再做穿刺。少量玻璃体出血可在以后的操作中切除干净。如果采用双弯针缝线，可以采用从巩膜表面穿入法或从睫状体穿出法。

4. 从巩膜表面穿入法

用弯针分别从 3 和 9 点垂直于巩膜表面穿透巩膜，在瞳孔区看到针头后向 12 点位切口接针后将针从切口推出后剪断缝线，去除弯针。

这种方法，需要在巩膜表面聚丙烯缝线再接入另一个缝线以便巩膜表面固定，比较麻烦，但定位准确注射针与弯针接力法，即从 3 点和 9 点位先用注射针垂直穿透巩膜，另一手将弯针从切口伸入前房，插入到注射针管腔内退出注射针头时，一并带出弯针，这种方法在巩膜外表面保留有弯针便于直接固定。

5. 从睫状体表面的内向外缝合法

将弯针从切口伸入到虹膜平面后方把握经验，在大约位于虹膜根部稍后处 3 点和 9 点位向外穿刺针尖将从巩膜表面穿出，判断一下穿出是与角巩膜缘的距离，如果在 1mm 处即可继续进行拔出缝线。如果穿出点大于 1mm 表明固定点位于睫状突上或睫状体平部，需做重新穿刺。

（六）硬质人工晶状体缝线结扎固定和植入

从切口拉出的下襻固定线置于左侧，上襻固定线置于右侧，避免相互缠绕。分别与人工晶状体襻最高点结扎固定。扩大切口至人工晶状体光学直径大小。确认人工晶状体两襻已与从切口伸出的线端结扎固定后，将人工晶状体送入切口内，注意不要将缝线缠绕在一起，先植入下襻，顺时针旋转，再植入上襻。

（七）折叠型人工晶状体缝线结扎固定和植入

用植入器先将人工晶状体植入前房，后襻留在切口外，与置于切口左侧的连接 6 点位的线头结扎（图 2-7-6，图 2-7-7）。

旋转人工晶状体 180°，此襻已转至 6 点。这时从前房拉出另一个襻，于上方固定线结扎，送入虹膜后方（图 2-7-8，图 2-7-9）。

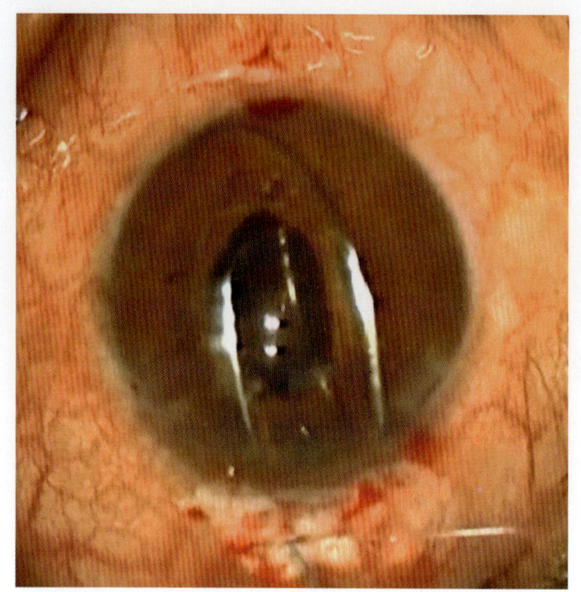

图 2-7-6　人工晶体植入前房

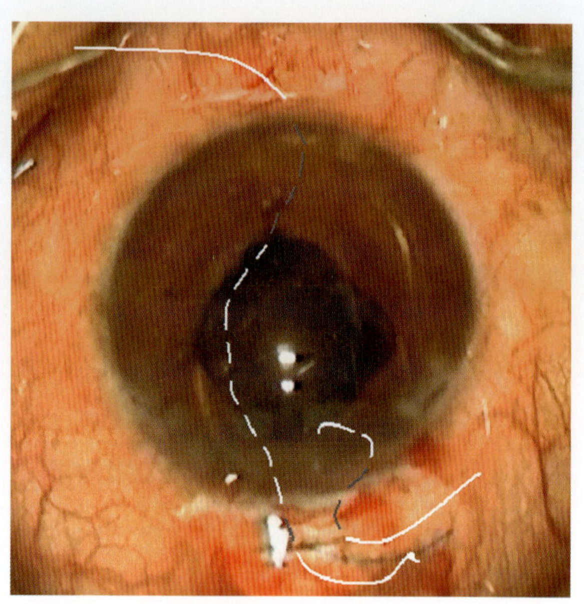

图 2-7-7　缝合上襻固定

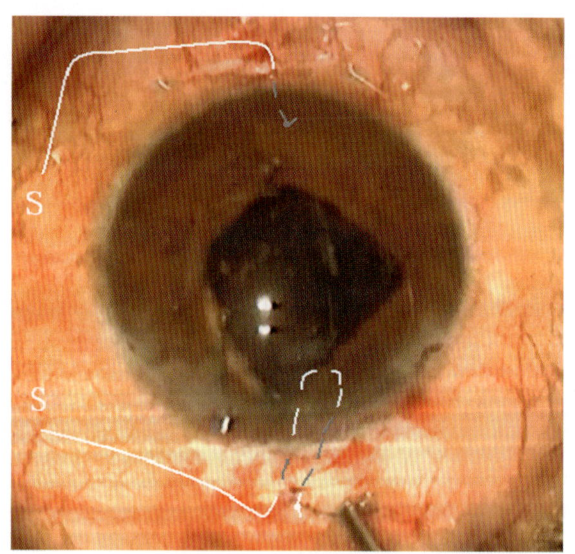

图 2-7-8　旋转 180°，此襻至 6 点

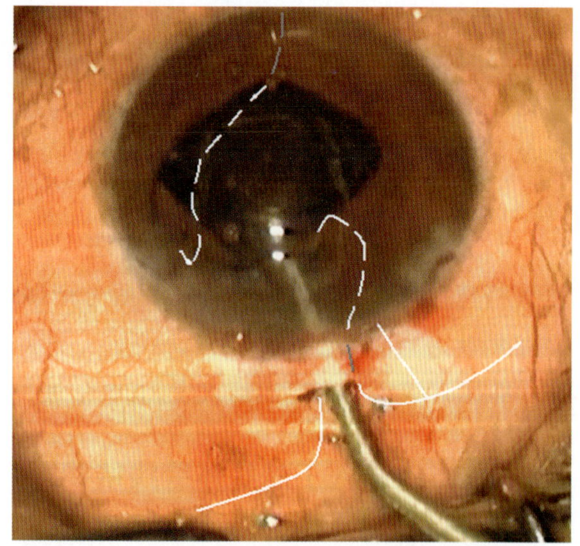

图 2-7-9　12 点襻固定线结扎，送入虹膜后方

（八）巩膜固定

分别牵拉巩膜外的缝线端，使人工晶状体进入到虹膜后方，人工晶状体襻到位后，可以看到其表面的反光，虹膜不应有受牵拉变形（图 2-7-10）。

这时可以在巩膜表面做一板层巩膜缝合，将缝线长端与缝合形成的线环做结扎。结扎不要过紧，以免引起人工晶状体偏位。保留的线段应在 2 mm 以上，以免线头直立从结膜面穿出引起刺激症状。位于 12 点主切口内的固定缝线可在后板层内打结埋藏固定（图 2-7-11，图 2-7-12）。

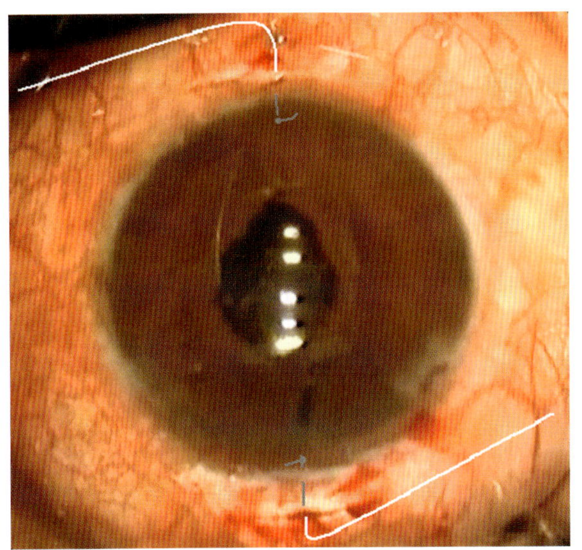

图 2-7-10 牵拉 6 点巩膜外缝线，人工晶体固定虹膜后

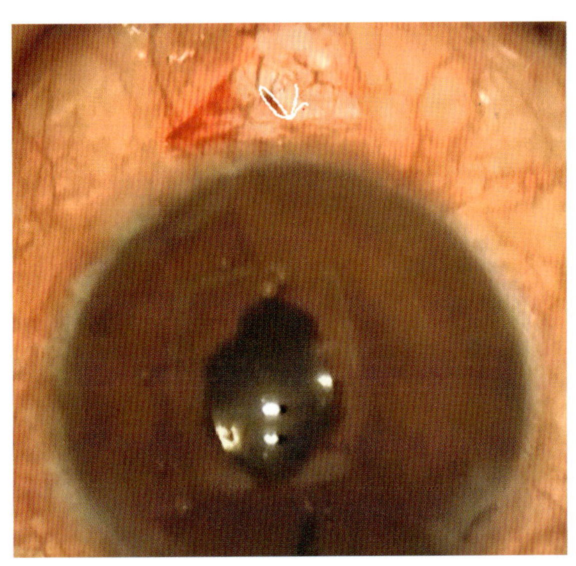

图 2-7-11 6 点巩膜表面板层缝合固定

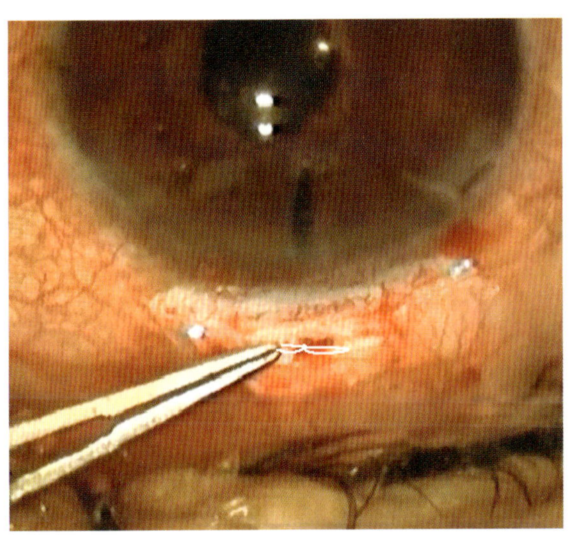

图 2-7-12 12 点主切口固定缝线

（九）缝合切口和缩瞳

用 10-0 尼龙线缝合主切口 3 针，将切口内的聚丙烯线埋藏于切口内不能外露。前房注入少许缩瞳剂缩小瞳孔，如果瞳孔有轻度变形，可用定位钩轻轻牵拉虹膜表面促使其复位，缝合球结膜覆盖巩膜表面的聚丙烯线和切口。

（十）平衡盐水置换粘弹剂

恢复正常或略偏高的眼压，有利于减少出血，保持眼球外形，防止人工晶状体移位。如果有少量玻璃体积血，可做短时间的前部玻切吸出含血液体。

六、术中注意事项

(1) 10-0 聚丙烯线可保留在巩膜表面，如果结膜很薄或有疤痕，可在预计穿刺处做一个小的巩膜隧道切口，将线结埋藏于隧道之内，防治暴露于结膜外。

(2) 无论是从内或从外穿刺都有可能发生睫状体出血，因此，进针后不要急于穿出，应当停留片刻，确认没有持续性出血后再将针穿出。

(3) 如果稍微靠前穿刺,针尖可能从虹膜根部穿出,引起前房角出血,如果此时可能发现,固定时将会引起这个部位的虹膜向周边牵引而造成瞳孔变形。

(4) 打结时夹线应适当远离线结，以免过度夹持，拉断聚丙烯线。造成巩膜外结扎困难。

(5) 术中要不断补充液体或粘弹剂，维持眼压。长时间眼压过低有引起脉络膜脱离，脉络膜大出血等严重并发症的可能。

(6) 聚丙烯线较硬，结扎时至少应做 4 个单结，防止松脱。

(7) 如果缝线与无定位孔的襻固定。从切口植入人工晶状体时，要夹持线结远端的襻尖部分，防止线结从襻上滑脱。

(8) 植入折叠型人工晶状体时，切口不宜过小，以免挤压襻和缝线，造成线结偏位。

(9) 一旦发现人工晶状体明显偏位，可将襻退回至瞳孔区，将线结适当复位，如果担心完全滑脱，应退出切口重新固定。

(10) 有些三片式折叠人工晶状体襻与光学部连接较松，受力后襻很容易从连接部抽出。最好使用襻在光学部有分叉成圆环固定的型号。

(11) 人工晶状体倾斜，多与襻固定部位病变如玻璃体纤维膜牵引挤压有关。术前检查和设计方案时应尽量回避这些部位，如果倾斜十分明显无法纠正，应当重新缝合。瞳孔区有残留玻璃体，也可牵拉光学部倾斜并伴有瞳孔变形，可清除牵拉玻璃体条索，人工晶状体复位。

(12) 早期较粗的聚丙烯线巩膜表面固定有穿破结膜暴露而引起感染的可能，现在使用的 10–0 缝线保留稍长的线头，多半不会从结膜中穿出。

七、术后处理

(1) 人工晶状体缝线固定术后，通常反应较常规手术严重，应当常规给予抗生素和激素非甾体抗炎药物治疗。

(2) 由于玻璃体内混有血细胞和炎症细胞，术后视力恢复比较缓慢，低眼压可能会持续数周，这时应注意随时散瞳检查，随时注意有无脉络膜脱离或脉络膜出血发生。如果视力稳步提高，说明没有严重并发症发生，做适当解释即可。

(3) 预防再次眼外伤，外伤可导致人工晶状体固定缝线断裂脱离，人工晶状体移位。更严重者可以引起睫状体脱离和脉络膜视网膜脱离等严重并发症。

(4) 术后定期复查，术后 2 ~ 3 个月可验光配镜。

（郝燕生）

第八节　人工晶状体移位

一、人工晶状体偏位的定义及分类

定义：人工晶状体脱离正常的解剖学位置，与眼的视轴产生偏差称为人工晶状体偏位。

类型：根据以上定义，人工晶状体偏位可以分为三种类型：①人工晶状体在眼视轴上的偏位；②人工晶状体光轴与眼的视轴平移偏位；③人工晶状体在眼视轴上的倾斜偏位；④全脱位。

（一）人工晶状体在眼视轴上的偏位

人工晶状体在视轴上的偏位是指人工晶状体在眼的视轴方向前移或后移，人工晶状体的光轴与眼的视轴仍然重合，临床表现为轻度近视或轻度远视（图 2-8-1）。

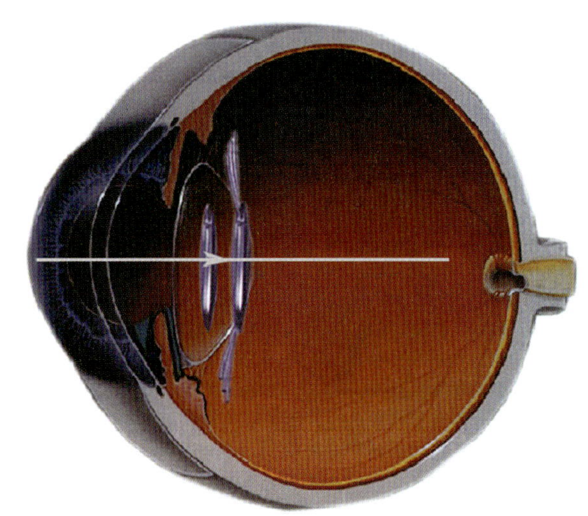

图 2-8-1　人工晶状体在眼视轴上的偏位

人工晶状体前脱位主要包括炎症引起的继发性光学部虹膜夹持、瞳孔阻滞引起的恶性青光眼、当房水通道被阻断后，周边虹膜前凸，引起眼压升高。人工晶状体通常不会完全与内皮接触，边缘部分可以引起环形内皮接触损伤，应当尽早手术摘除。光学部囊袋夹持、外伤引起的襻移位到前房、悬韧带过度松弛、睫状体解剖位置前移、前囊表面悬韧带溶解引起的晶状体囊前脱位连同囊袋前移，通常表现为前房变浅、相对屈光力剩余，呈轻度近视状态。

人工晶状体后脱位主要包括睫状体撕裂、脱离，房角后退，晶状体囊袋后移，晶状体囊悬韧带溶解连同囊袋后移，睫状体后退。常见于高度近视、视网膜血管病变后期、葡萄膜炎、眼顿伤后。通常表现为前房加深，虹膜震颤，瞳孔缩小，人工晶状体震颤，相对屈光力不足，呈远视状态。

（二）人工晶状体光轴与眼的视轴平移偏位

人工晶状体光轴与眼的光轴平移偏位是指人工晶状体光轴与眼视轴平行分离一段距离（图 2-8-2）。

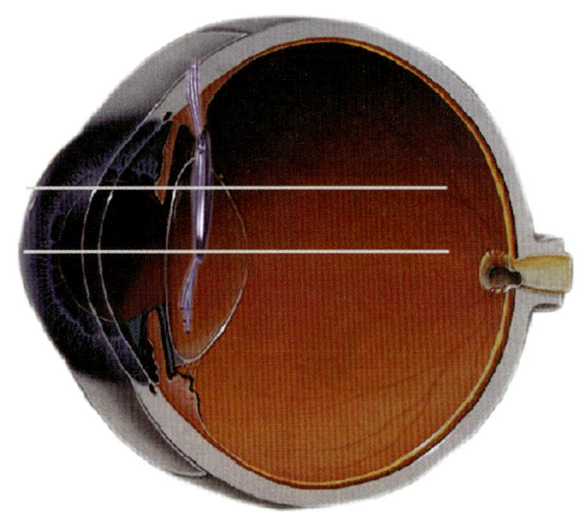

图 2-8-2　人工晶状体光轴与眼的视轴平移偏位

位于晶状体囊袋内的人工晶状体，偏位原因主要是一侧悬韧带溶解，断裂或松弛。不足以牵拉固定人工晶状体在原位。位于晶状体囊袋外例如位于睫状体或睫状沟的人工晶状体，偏位原因可以是襻直径小于睫状沟直径、一侧人工晶状体襻从悬韧带溶解后的间隙下沉、纤维组织包裹人工晶状体向一侧牵拉所致、少数情况是襻嵌顿在切口内。常见的平移偏位有落日综合征、升日综合征。偏位轻微时，症状不明显，主诉模糊，验光可发现一定程度的散光，若片尾较大或瞳孔散大时光学边缘显露会引起眩光复视，像差检查可发现彗差增大，成像质量下降。当人工晶状体平行偏位脱离瞳孔区时，表现为无晶状体眼，需高度正透镜矫正视力。

（三）人工晶状体在眼视轴上的倾斜偏位

人工晶状体倾斜脱位是指一侧的悬韧带大部分断裂后，人工晶状体向前或向后倾斜，光轴与眼轴呈现一定夹角的一种脱位类型（图2-8-3）。

至少在2个象限悬韧带完全断裂，才能出现这种情况。上方残留少许悬韧带，囊袋连同人工晶状体下半部随眼球上转或身体后仰产生向后倾斜，甚至平卧时可以完全移出光轴。上方悬韧带断裂则可产生人工晶状体上半部后仰倾斜。人工晶状体与虹膜之间有玻璃体嵌顿、虹膜囊肿、植入性囊肿和其他占位性病变，挤压人工晶状体可产生此处人工晶状体向后倾斜。襻位置不对称例如一襻在囊袋内一襻在囊袋前，也会产生人工晶状体倾斜。这种类型的偏位将产生一定程度的散光，眼镜矫正效果不好。倾斜角度大，视力低下者，应及时去除原发病，手术复位人工晶状体。

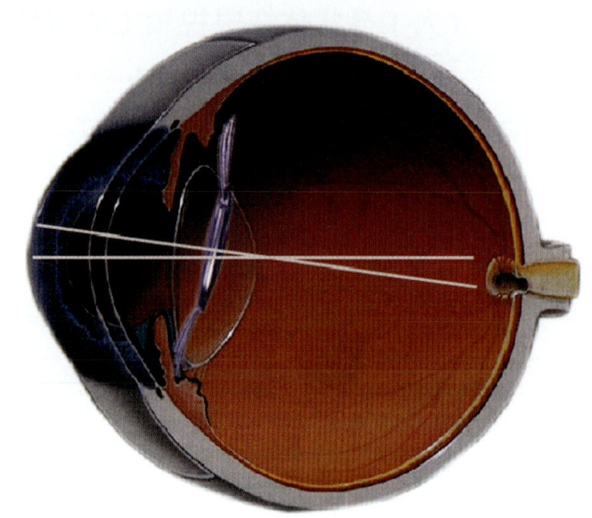

图2-8-3 人工晶状体在眼视轴上的倾斜偏位

（四）人工晶状体全脱位

人工晶状体全脱位是指人工晶状体完全脱离视轴，沉积于眼内玻璃体内（图2-8-4）。

可以相对固定于某处或在玻璃体内漂动，由于脱离了视轴，人工晶状体不再起任何屈光作用。分隔前后节的屏障作用丧失，玻璃体置换晶状体和房水可进入前房引起继发性青光眼，长时间停留在玻璃体内可引起视网膜损伤。通常需要二期人工晶状体固定或取出。

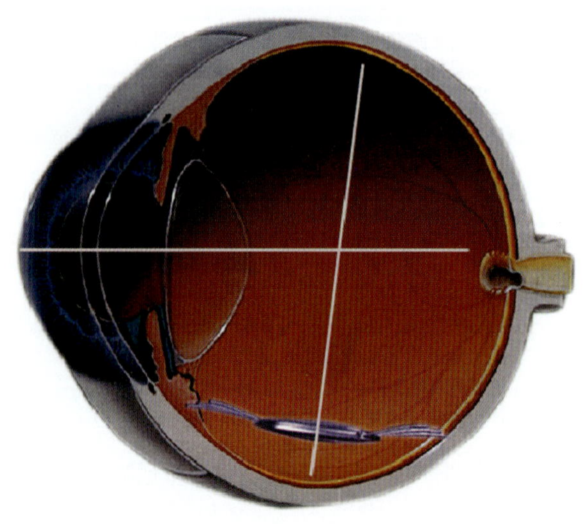

图2-8-4 人工晶状体全脱位

二、人工晶状体位置与固定方式

（一）人工晶状体位置

按人工晶状体光学部位于虹膜前后可分为虹膜前和虹膜后两种位置，前者有前房型人工晶状体和虹膜夹持固定型人工晶状体，后者包括虹膜固定型人工晶状体、后房型人工晶状体，从光学的角度看，位于瞳孔前的人工晶状体光学效果要低于瞳孔后。

按人工晶状体襻支撑的部位可分为前房角支撑型、虹膜夹持固定型、睫状沟固定型和晶状体囊袋内固定型四种。在临床实践中，受襻设计形状、眼的解剖结构变异、手术操作的影响，襻支撑的部位有很多变化，其中一些可以引起偏位。

虹膜瞳孔夹持固定是一种比较陈旧的固定方式现在已经被淘汰。

（二）人工晶状体襻的固定方式

襻由高分子材料制造，有较好的生物相容性，在眼内的人工晶状体襻固定方式有以下几种形式：襻弹力支撑，例如前房角；襻嵌入柔软组织内包埋固定例如睫状肌、虹膜；襻被限制在膜性组织内，例如囊袋内；组织弹性夹持固定，例如虹膜夹持固定；人工固定，例如巩膜缝线固定。此外还有三种病理性异常固定方式如纤维膜包埋固定和不稳定地倚靠或重力支撑。

（三）前房型人工晶状体襻的固定位置

（1）襻直径等于前房角直径时，处于一种弹性支撑固定（图 2-8-5A）。

（2）襻直径大于前房角直径时，支撑襻嵌入睫状体内或被根部虹膜包埋而固定、不再发生移位；也可能倚靠在周边虹膜前表面，形成虹膜后皱，局部前房加深，同侧瞳孔变椭圆形外移（图 2-8-5B）。

（3）襻直径小于前房角直径，襻停靠于根部虹膜表面和角膜内表面之间而无包埋，人工晶状体可能会在前房角内旋转，可持续摩擦虹膜，引起反复性虹膜炎症，脱落的色素阻塞前房角引起色素播散性青光眼。还可摩擦周边角膜内皮，引起角膜失代偿（图 2-8-5C）。

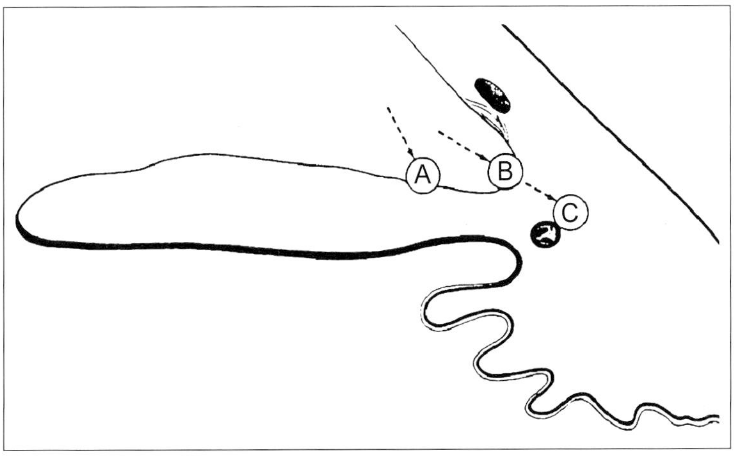

图 2-8-5　前房型人工晶体襻各种固定位置

（四）后房型人工晶状体襻的固定位置

（1）睫状沟内，后囊完整时，位于睫状沟内的PMMA或聚丙烯襻，可有纤维增生包埋永久固定（图2-8-6①）。

（2）睫状体内，PMMA或聚丙烯襻因弹力扩展而嵌入睫状体组织内包埋，襻固定牢固，当弹力完全消失后，停靠于巩膜内侧，襻材料对睫状体组织刺激很小，是永久性固定方式。襻周有轻度异物反应，但侵蚀睫状血管，有可能发生迟发性前房出血。亲水性一片式人工晶状体不会嵌入睫状体内，很少形成包埋（图2-8-6②）。

（3）较长的襻支撑在虹膜根部，形成虹膜前皱，局部前房角关闭，瞳孔椭圆变形略向襻侧移位，光学部多不偏位。术后早期可以在缩瞳后，低压局部巩膜，促使虹膜展平，术后四周以上无需再治疗（图2-8-6③）。

（4）睫状突上，有时襻会抵在较长的睫状突上，随后会纤维包埋或弹性嵌入睫状突，睫状肌经常舒缩运动与襻摩擦会引起轻度炎性反应和隐痛，有时会引起眼压升高（图2-8-6④）。

（5）倚靠在根部虹膜后表面和周边前囊之间而无包埋，可持续碰撞虹膜色素上皮，引起反复性虹膜炎症，脱落的色素阻塞前房角引起色素播散性青光眼（图2-8-6⑤）。

（6）囊袋内，襻弹性伸展，支撑在囊赤道区，残留的前囊与后囊粘连有利于永久固定，使成为一个整体，借助悬韧带悬吊于后房中。人工晶状体襻植入晶状体囊袋内是最符合生理要求的位置。折叠人工晶状体在囊袋中被囊部分包埋，当囊收缩时，可以挤压人工晶状体变形或被挤出囊袋口（图2-8-6⑥）。

（7）穿破囊袋，光学部下沉支撑在囊赤道区，轻度平行偏位，当囊纤维化后，比较稳定（图2-8-6⑦）。

（8）有时襻会抵在睫状肌与囊袋之间的悬韧带上，旋转植入时，悬韧带可能被撕断；在重力的作用下，聚丙烯襻会部分穿过变形的悬韧带引起轻度下沉，可以多年稳定不变。随着下方悬韧带溶解或外伤断裂，无论是聚丙烯襻人工晶状体或是单片式折叠人工晶状体都会部分穿过悬韧带引起不同程度平移偏位，严重者沉入玻璃体腔。应当及时行复位手术（图2-8-6⑧）。

（9）光学部夹持在前囊或后囊之间。大多数是医源性的，利用囊膜固定轻度偏位的人工晶状体（图2-8-6⑨）。

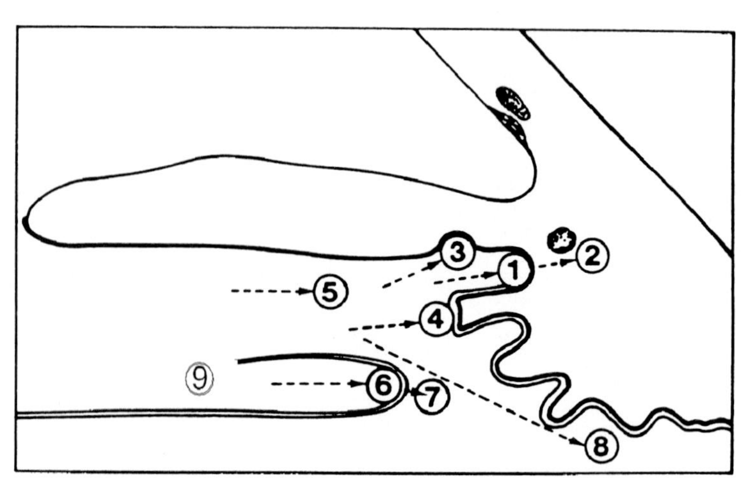

图2-8-6　后房型人工晶状体固定各种位置示例

并不是两个襻完全对称固定，可能一个襻在囊袋内，另一个在囊袋外，光学部轻度偏心倾斜，一侧前后囊粘连，后囊纤维性混浊，早期影响视力。通常在术后三个月行手术后囊切开，不宜行 YAG 激光后囊切开术，所需能量较大，容易损伤人工晶状体（图 2-8-7A，图 2-8-7B）。

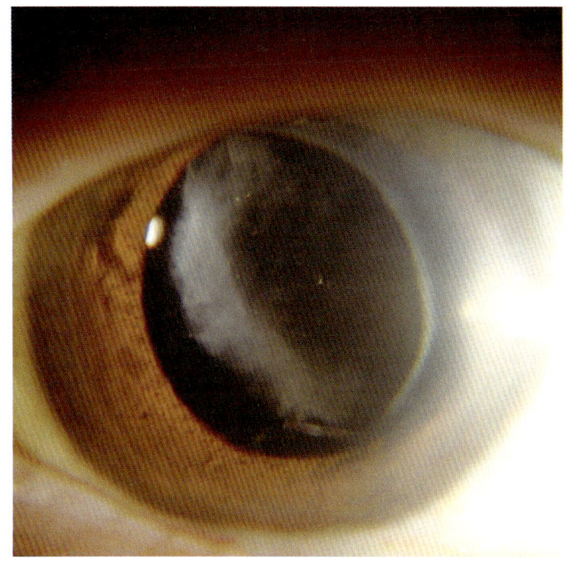

图 2-8-7A　人工晶状体两襻固定不对称

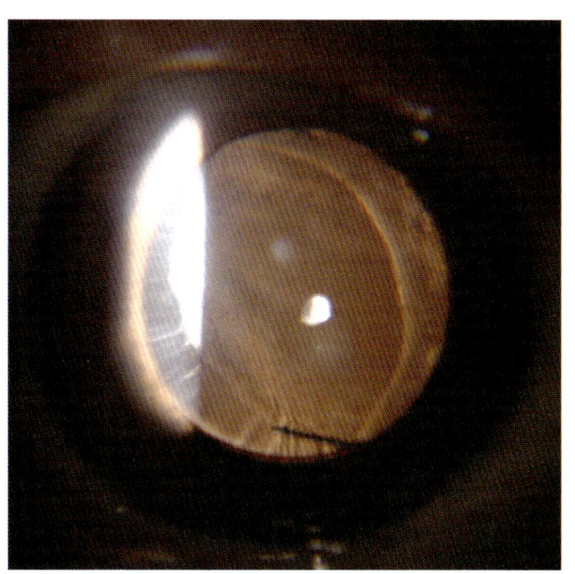

图 2-8-7B　人工晶状体固定不对称，光学部倾斜

（五）虹膜型夹持型人工晶状体的固定位置

（1）用于高度屈光不正有晶状体眼的人工晶状体可以利用襻自身的夹持力固定在周边部虹膜前表面；Artisan 或 Verisyse phakic lens 用于无晶状体眼的人工晶状体可以利用襻自身的夹持力固定在周边部虹膜后表面。由于襻与虹膜组织没有任何摩擦，术后炎性反应微弱，可以长期停留于眼内（图 2-8-8）。

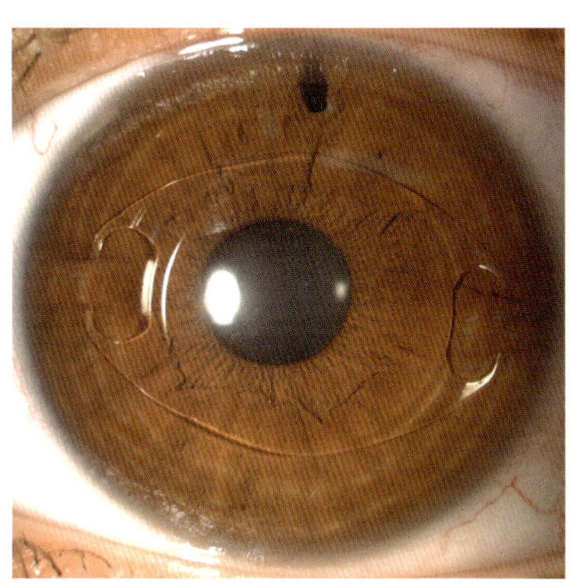

图 2-8-8　人工晶状体夹持固定于虹膜前表面

(2) 早期利用虹膜瞳孔括约肌夹持人工晶状体的方法，由于与虹膜组织摩擦产生严重的炎性反应。当瞳孔散大后，虹膜固定作用减弱，人工晶状体依重力仍可骑跨于下方括约肌上，很容易移位。现在此种手术已不再应用于临床。

三、人工晶状体偏位种类

人工晶状体脱位、半脱位或偏离中心，与人工晶状体的类型有关。半脱位常见于虹膜支持型或后房型人工晶状体，前房型人工晶状体较少。

后房型人工晶状体偏位原因：

1．襻直径偏小，位于一个较大直径的睫状沟内。

2．襻不对称，早期人工晶状体制造不合格，一只襻较另一襻为短。植入前未能发现，便可产生人工晶状体偏离中心。

3．支撑组织不对称，悬韧带断裂使囊袋固定的人工晶状体偏位；放置不对称者，即一襻在囊袋内，一襻在睫状沟内最为常见。

4．异常组织牵拉挤压，一侧纤维组织牵拉。

5．襻变形，光学部变形，纤维组织包裹牵拉，常见于折叠型囊袋固定人工晶状体。

临床上光学部轻度偏离中心率为25%，对视力无明显影响。明显偏离中心，调位孔或光学部的边缘位于正常瞳孔区内，其发生率约在0.4% ~ 3%。在FDA研究资料中，虹膜固定型的半脱位发生率为1.8%，虹膜囊膜固定型为1.6%，其他著者报道半脱位的发病率可高达5.0%。Keates报道前房型人工晶状体半脱位发病率为0.7%，后房型人工晶状体异位的发病率很低，FDA报告为0.4%，Kratz报道为0.40%，Kline报道为0.24%。光学部偏离中心有症状者，一般主诉为眩光，少数人视力下降。

光学部轻度偏位的处理方法是缩瞳，绝大部分病人缩瞳后眩光消失。如果晶状体偏离中心干扰视力，则应给予复位。将两个支撑襻对称地置于睫状沟或囊袋内。

（一）日出综合征

日出综合征（sunrise syndrome）是后房型人工晶状体光学部向上移位于视轴之外的一种偏位。可以是平行或倾斜偏位（图2-8-9）。

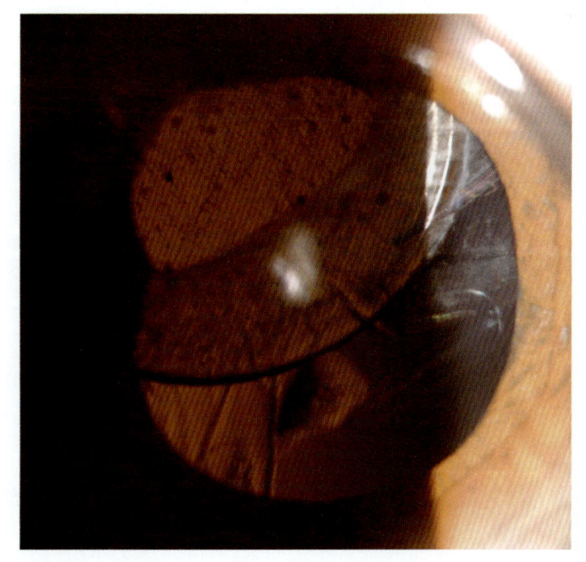

图2-8-9　日出综合征

此种并发症的发病率很低。Pallin 提出后房型人工晶状体向鼻侧或颞侧偏位，如果其发病原因相同，也应把它包括在此种综合征的范畴之内。此种并发症的人工晶状体半脱位，极少可能完全进入上方玻璃体内，但也需手术复位。

原因：

（1）上方存在病理性悬韧带溶解，人工晶状体襻垂直固定时，上襻从断裂处脱出；因此，在植入时确定囊袋悬韧带的附着情况非常重要，要避免将襻旋转通过悬韧带断裂处。人工晶状体襻要水平摆放。

（2）上方增生的纤维组织包裹并向上方牵拉引起移位。往往同时伴有严重的粘连需要手术处理。要详细检查角膜内皮，以判断能否耐受再一次手术。

早期的复位方法是在每个支撑襻的两侧各做一个穿刺切口。前房内注入粘弹剂，然后用定位钩和微型虹膜钩，使人工晶状体襻脱离断裂区，光学部脱离囊袋，将襻移至后方前囊前水平摆放，也可以做囊膜夹持固定。对某些特殊类型的支撑襻，需要将支撑襻切断以便于取出光学部。已有纤维组织包裹的偏位人工晶状体处理起来比较复杂，往往同时要处理粘连，需根据具体情况决定方法。虹膜剪和前部玻切是必备的。

如果纤维膜囊膜均已完全切除，为了将支撑襻固定于虹膜后方，可做 10–0 聚丙烯缝线巩膜缝线固定或虹膜固定。当双侧支撑襻固定在虹膜后，光学部即可复位到后房中央。功能和外观上令人满意。但难度较大。

（二）日落综合征

日落综合征（sunset syndrom）是后房型人工晶状体光学部移位到视轴下方的一种轴外偏位（图 2-8-10）。

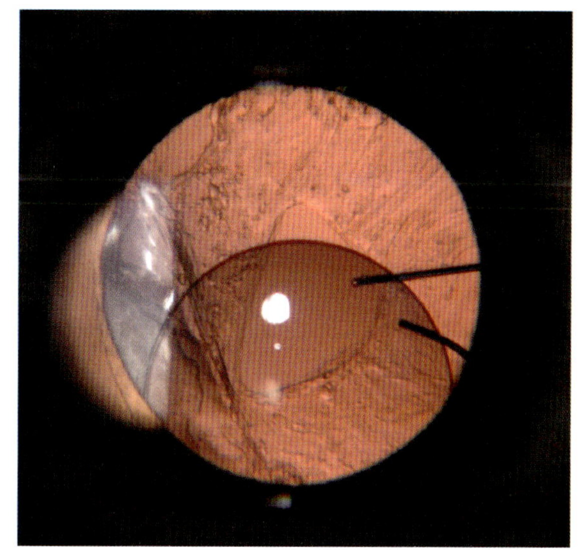

图 2-8-10　日落综合征

原因：

（1）常见于垂直位睫状沟固定的人工晶状体，在植入前支撑襻时会有较大的压力传达于下方的悬韧带，致使其断裂。光学部下缘骑跨在尚未断裂的悬韧带上。

（2）末段较细的聚丙烯或 PMMA 支撑襻穿破下方赤道区囊袋，停留在尚未液化的前部玻璃体。

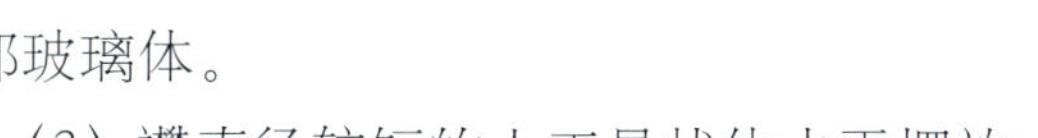

（3）襻直径较短的人工晶状体水平摆放，襻的长度不足以支撑在睫状沟睫状体上，光学部和襻同时坐落在后房并随体位摆动。

以往的手术矫正方法有以下四种：

（1）囊膜切开完全夹持光学部，使人工晶状体停留于居中位置。

（2）像处理日出综合征那样将人工晶状体脱离悬韧带断裂处，移到后房水平放置。

（3）上方缝线固定，因为此种位置的异常可使聚丙烯支撑襻逐渐变形，如果只是简单地复位，由于支撑襻不再对称，常常再出现偏位。

(4) 取出单片人工晶状体，更换另一个三片式人工晶状体重新植入。不宜再使用前房型人工晶状体。

（三）运动型偏位

“风挡雨刷综合征”是指人工晶状体的下方相对固定，上方向两边晃动。由于重力的作用，人工晶状体随头部转动或眼球转动而左右晃动。

此种情况见于大直径角膜支撑襻相对太短的病人，或小于 12 mm 直径人工晶状体植入睫状沟内， 另一原因是下方悬韧带断裂而轻度滑落。此种综合征的发病率很低。Kline 报道 2 500 例中，因风挡雨刷综合征而取出晶状体的有 0.24%。有此种综合征的病人一般主诉眩目，间歇性复视，视力下降。可有虹膜炎、人工晶状体表面色素沉积、黄斑囊样水肿，与长期刺激色素膜有关（图 2-8-11）。

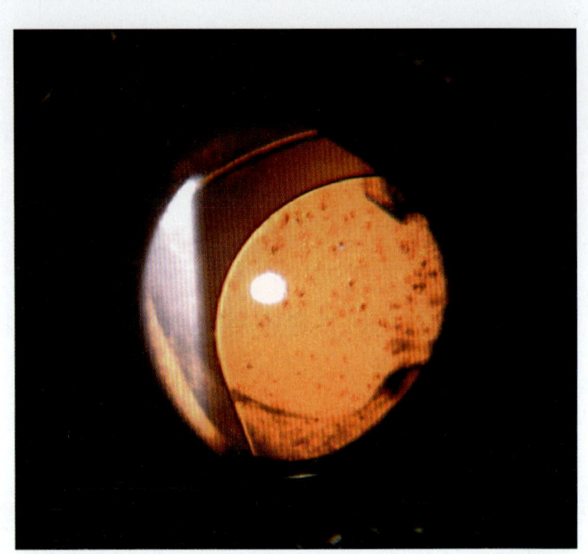

图 2-8-11　人工晶体运动型偏位

手术处理，最好将双侧支撑襻置于囊袋内或夹持，也可换一个 14 mm 襻长的后房型人工晶状体。另外水平放置支撑襻，可以减轻角加速度引起的人工晶状体震颤。在迫不得已时，也可采用 McCannell 虹膜缝合固定术。

（四）脱位于玻璃体腔

脱位于玻璃体腔为人工晶状体完全脱出瞳孔，脱离视轴，没有发挥任何屈光作用的一种轴外偏位。

手术中判断错误和操作不当是最常见的原因：①未发现后囊破裂、悬韧带断裂；②玻璃体脱出处理不当，未松解骑跨于上方瞳孔缘，睫状沟被脱出的玻璃体封闭；③人工晶状体植入位置错误，下襻错误植入后囊后方是最常见的原因。

1．人工晶状体上襻翻转下沉于玻璃体腔是最常见的脱位原因

上方后囊破裂或上方悬韧带断裂，玻璃体自上方切口脱出。后房或睫状沟被玻璃体纤维封闭，人工晶状体上襻植入到玻璃体后方。①术后早期可见“日出综合征”，即人工晶状体向上移位。多数伴有瞳孔上移，下襻固定尚好，不一定脱位；②若后囊保留较少，上襻已处于脱出的玻璃体纤维之后，则人工晶状体向后翻转，变为水平状，并沉降于玻璃体腔；③已沉入下方的人工晶状体受玻璃体限制，活动度不大，眼底镜下可见上襻处于赤道区附近或下沉位于下方玻璃体底部，逆时针旋转位 (图 2-8-12)。

2．人工晶状体下襻直接插入后囊后方

是另一个常见的脱位原因。前房存留较多玻璃体时，残留后囊上浮，术中误将人工晶状体植入玻璃体腔内；眼底镜下可见人工晶状体悬浮于玻璃体腔中，保持顺时针位（图 2-8-13）。

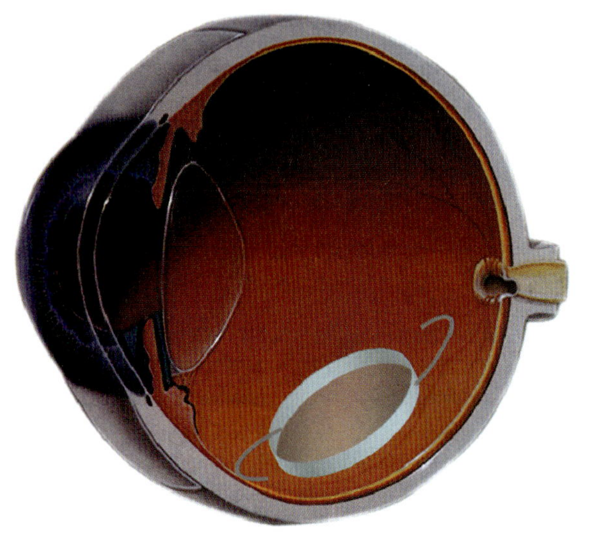

图 2-8-12　人工晶状体沉于下方玻璃体底部

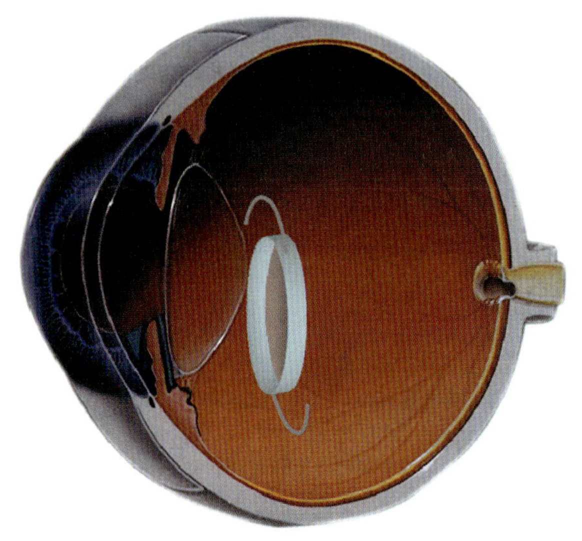

图 2-8-13　人工晶状体沉入玻璃体

3．人工晶状体垂直下沉于玻璃体腔

术中或术后晶状体下方悬韧带断裂、下方赤道区囊膜破裂、下襻无法支撑而发生垂直下移，如有玻璃体液化，人工晶状体将垂直下沉于眼球赤道区，是严重的落日综合征。在眼底镜观察下：①人工晶状体襻方位与植入时相同；②脱位人工晶状体多沉积于下方睫状区和赤道区；③人工晶状体很少随体位移动（图 2-8-14）。

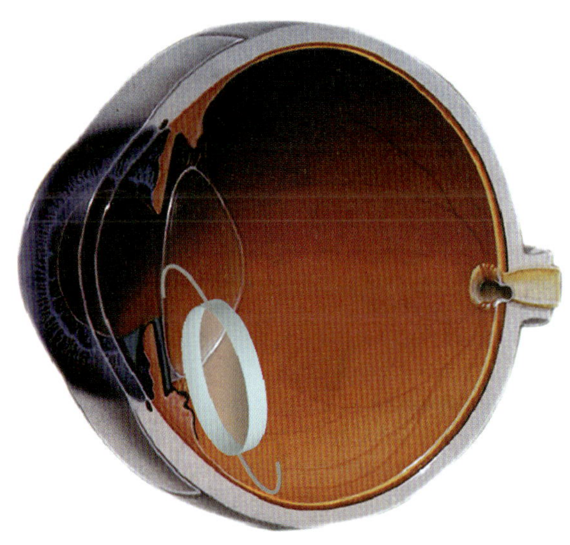

图 2-8-14　人工晶状体垂直沉于玻璃体腔

术中出现上述情况时，如果采取正确的处理方法是可以预防人工晶状体脱位于玻璃体内的。前两种情况下只要将人工晶状体襻调整至 3–9 点位即可。更安全起见，可以重新取出人工晶状体，同后一种情况一样，采用人工晶状体缝线固定术预防脱位。使用粘弹剂扩充前房和后房，回纳玻璃体，恢复圆形瞳孔，调整人工晶状体光学部至水平位置，是防止人工晶状体脱位的必要条件，而对于上述情况且伴有无张力性大瞳孔时，植入人工晶状体，则一定要采用缝线固定术。

人工晶状体脱位的预防和处理。由于脱位的最常见原因是后囊破裂，玻璃体的影响。因此强调恰当地处理脱出的玻璃体。处理要点是：①彻底剪断骑跨于上方瞳孔缘的玻璃体纤维，开放后房和睫状沟。②使用粘弹剂维持前房，经 12 点虹膜切，用粘弹剂扩充后房。③经虹膜剪断瞳孔区的玻璃体纤维，这样人工晶状体可稳定地固定在囊膜上；前房涌入较多玻璃体，应先做前部玻切，再用粘弹剂充填前房，扩张囊袋；调整显微镜焦点位于后囊边缘上，确信人工晶状体位于残留囊袋前。④对于原有悬韧带薄弱的病例，如高度近视、葡萄膜炎，在睫状沟固定时，应选择长 C 型襻人工晶状体，尽量采用水平支撑。现有技术可确保囊袋内植入，很少发生此类脱位，囊袋内固定人工晶状体应选择小直径人工晶状体（12.5 mm）。

人工晶状体脱位多见于囊外手术中，很少见于超乳术中，圆形前囊开口，有利于人工晶状体固定于睫状沟内，如果襻直径偏小，可利用前囊开口做前囊光学夹持固定。人工晶状体脱入玻璃体腔，有报道暂时不处理，但脱位人工晶状体长期存留于眼内可引起严重视网膜并发症。作者认为应当及时取出。最常用的方法是前部玻璃体切除后用定位钩及眼内镊夹取，有条件的情况最好采用闭合式玻璃体切除术及／或重水（perfluorocarbon liquid）玻璃体置换取出 IOL。全氟化碳比重大、水中表面张力大、粘度低、灌注液中界面清楚、沸点高，对于人工晶状体沉于视网膜前，随体位移动不大，有高度近视或视网膜脱离倾向者，尤其适宜。

取出的人工晶状体能否重新使用，取决于：①襻径大小。小于 12.5 mm 应避免使用，否则引起刮雨器综合征或人工晶状体光学部倾斜、偏心。当有瞳孔上移时，光学效果很差。②襻质情况。缝线固定 IOL 要求襻质良好或有襻缝线孔，PMMA 和聚丙烯襻均可使用。③光学直径大小。已有虹膜损伤，瞳孔偏位者，或人工晶状体已有 YAG 激光损伤者，建议更换使用大直径人工晶状体。为了避免前房人工晶状体的远期并发症，主张使用后房人工晶状体。

（五）瞳孔夹持

瞳孔夹持是后房型人工晶状体的光学部向前移位到虹膜前面，襻位于虹膜和囊膜之间的一种偏位。

术后早期瞳孔夹持。Pallin 报道 150 例睫状沟固定的单平面后房型人工晶状体，其发病率为 1.3%，用相同人工晶状体做囊袋内固定的 61 例未发生瞳孔夹持。Gills 认为襻过于柔软时，当囊袋收缩时也可引起此种并发症。Lindstrom 等报道，用单平面人工晶状体 100 例，其发病率约 3%。用 10° 角的支撑襻 200 例，其发病率为 1%。Kratz 推荐使用 10° 角支撑襻的人工晶状体可减少瞳孔夹持的发生。

术后早期瞳孔夹持的原因：①散瞳可促发瞳孔夹持。②植入有角度的或拱顶形的后房型人工晶状体，即光学部朝向虹膜而不是远离虹膜而成拱顶形，也可发生此种并发症。③虹膜松弛者，人工晶状体缝线固定后，随体位变化，瞳孔变化，个别病例会出现频发的瞳孔夹持，即仰卧位变为端坐位时瞳孔收缩形成夹持，低头后夹持复原。④切口漏前房变浅；⑤虹膜炎症促使夹持变为永久性粘连夹持。⑥外伤（图 2-8-15A，图 2-8-15B）。

术后粘连引起的瞳孔夹持的原因：①解剖变异引起的浅前房；特别好发于青光眼病例；②反复发作的虹膜炎；③人工晶状体位于睫状沟或光学部位于前囊前，虹膜与前囊后粘连；④恶性青光眼。

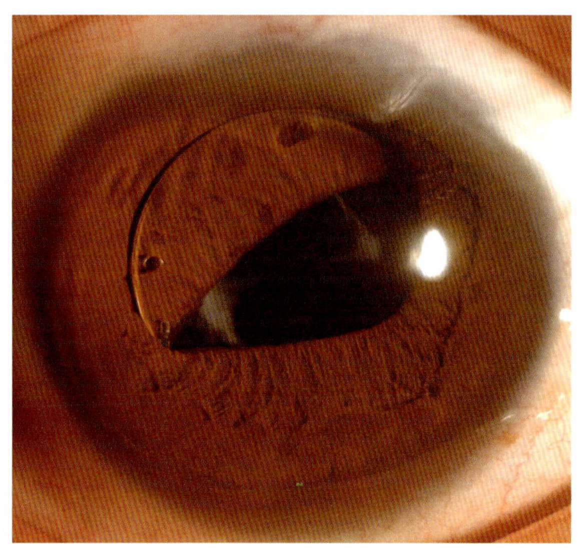
图 2-8-15A　人工晶状体瞳孔夹持

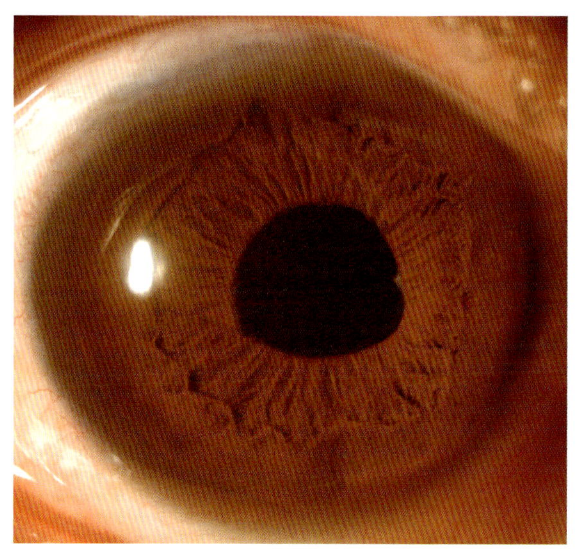
图 2-8-15B　人工晶状体瞳孔夹持复位

瞳孔夹持一般自觉症状轻微，表现为轻微的隐痛不适，畏光流泪，对强光不适应。检查发现位于光学部后方的虹膜前表面色素脱落基质显露，后粘连，局部对光反射消失；粘连的后囊出现纤维性混浊，影响视力；夹持的光学部以襻根为界限，形成椭圆形的瞳孔形状；未夹持的虹膜部分将与光学部摩擦，人工晶状体前后表面有色素颗粒和异物巨细胞沉着；少数人发生黄斑囊样水肿，可能与炎症有关；如果没有做虹膜切除，可形成完全性瞳孔夹持，周边虹膜膨隆，瞳孔阻滞，眼压升高（图 2-8-16A）。

术后早期出现者的处理：①散瞳，使光学部恢复正确位置，然后缩瞳。②此法无效时，可在表麻下用棉棒加压在支撑襻所在部位巩膜表面，促使光学部倾斜复位到虹膜后图(2-8-16B)。③ YAG 激光虹膜打孔，解除瞳孔阻滞。④如果是完全性瞳孔夹持或有粘连形成，应做虹膜切除术。⑤如果有慢性虹膜炎，结膜下注射激素，可能对慢性黄斑囊样水肿有帮助。

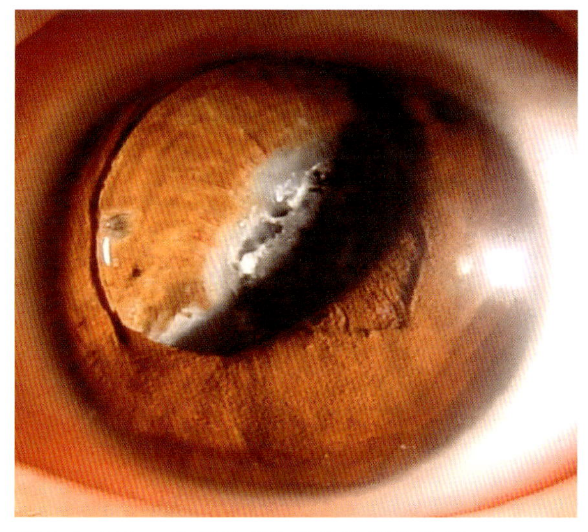
图 2-8-16A　人工晶状体完全性瞳孔夹持

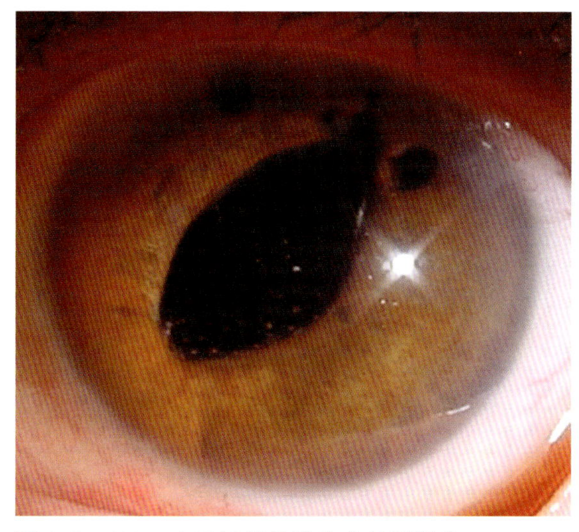
图 2-8-16B　人工晶状体瞳孔夹持后复位

手术治疗基本原则是：①在襻根连线正交的角膜缘刺入细针（图 2-8-17A）；②针尖位于光学部与虹膜和囊膜之间，平行两个襻根切开中央后囊（图 2-8-17B、图 2-8-17C）；③退出针尖位于光学部前表面，分别压迫襻根两侧的光学部退到切开的后囊膜之后，形成囊膜夹持（图 2-8-17D、图 2-8-17E、图 2-8-17F）；原有的虹膜囊膜粘连不再分离。术后光学部不再摩擦虹膜，炎症反应消退，但瞳孔不能完全复圆。

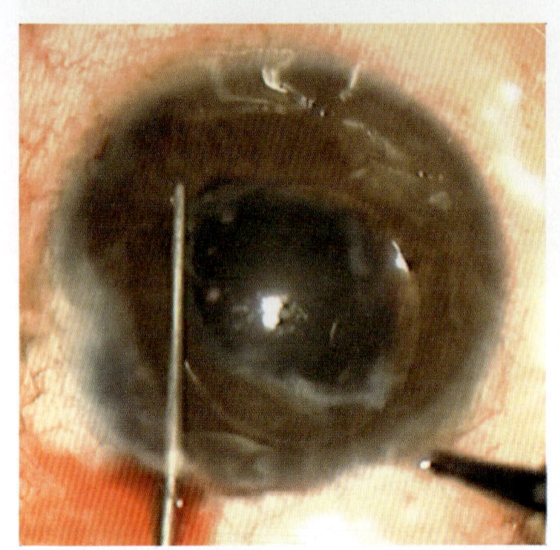

图 2-8-17A　襻根连线正交的角膜缘刺入细针

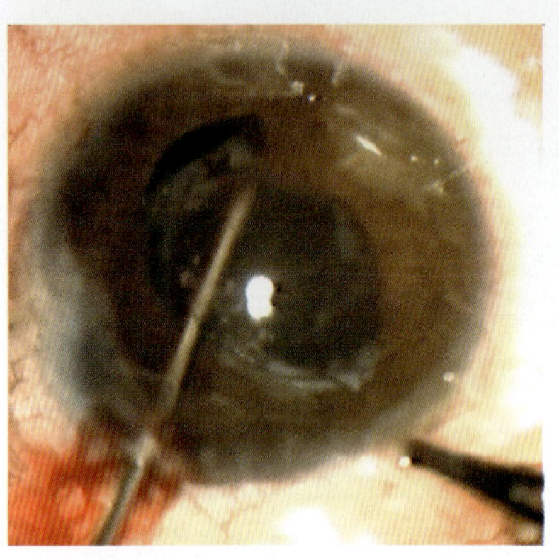

图 2-8-17B　针尖位于虹膜和囊膜之间

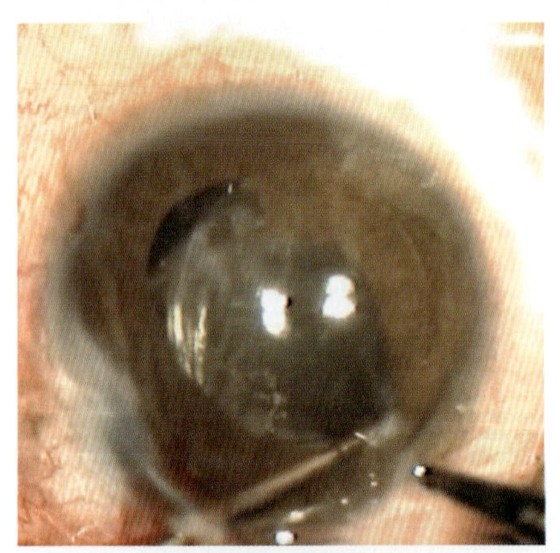

图 2-8-17C　针尖平行两襻行后囊切开

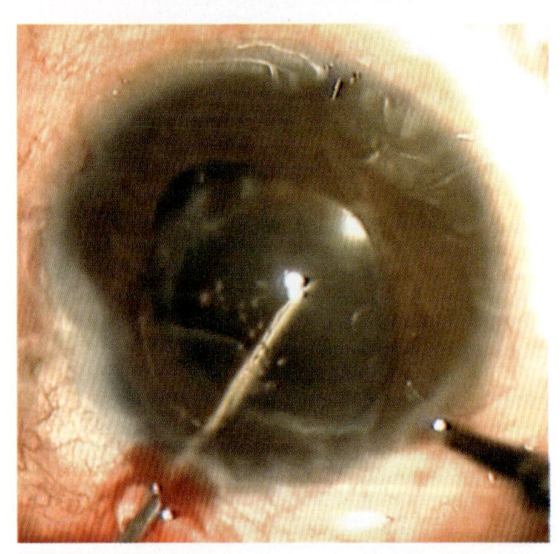

图 2-8-17D　针尖压迫光学部前面

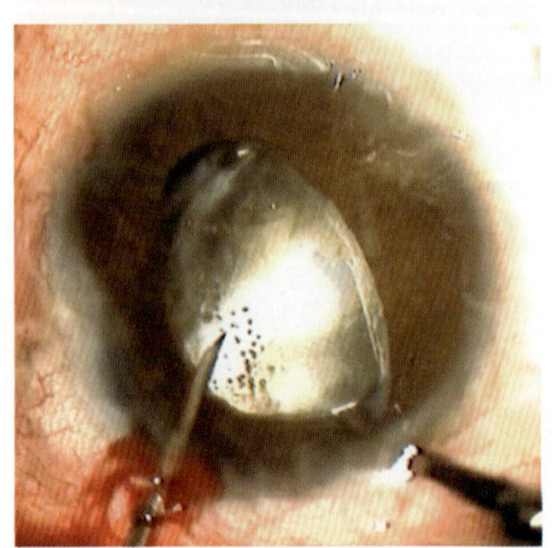

图 2-8-17E　针尖压迫光学部形成囊膜夹持

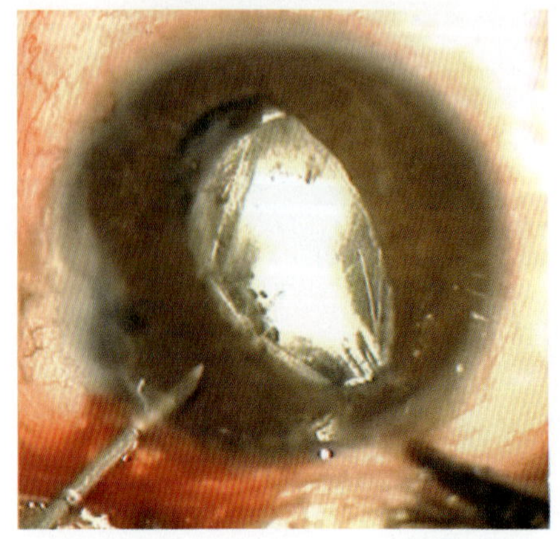

图 2-8-17F　人工晶状体形成囊膜夹持

（六）支撑襻异位

支撑襻异位是指支撑襻没有位于睫状体或囊袋内。包括：①后房型人工晶状体支撑襻穿过虹膜切除区进入前房；②前房型人工晶状体支撑襻位于切口内结膜下；这是由于术中放置支撑襻时视线不良所致；③后房型人工晶状体支撑襻穿过瞳孔区进入前房；与光学部脱位有关。有些支撑襻异位造成了光学部的位置异常，边缘摩擦虹膜，引起虹膜炎或色素脱落最终引发色素播散性青光眼需手术治疗。最好的预防是在手术时看清支撑襻的位置，水平放置襻，避免做大的虹膜周边切除术，可减少此种并发病的发生。

（七）脱位到前房

受外力作用偶尔有后房型人工晶状体支撑襻经瞳孔进入前房（图 2-8-18），需手术复位。

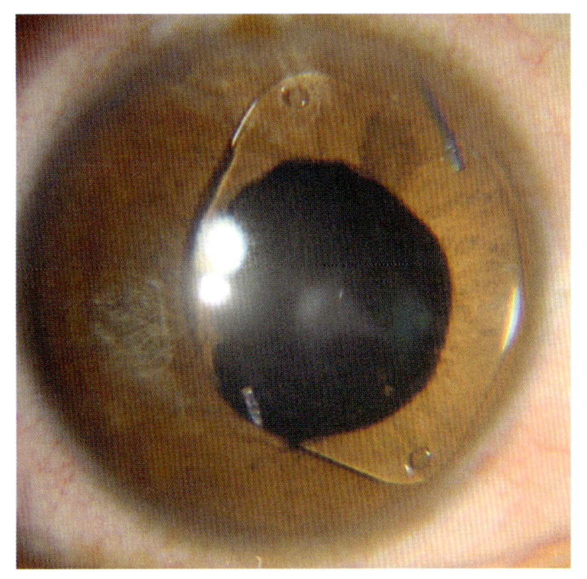

图 2-8-18　人工晶状体支撑襻进入前房

（郝燕生）

第九节　人工晶状体取出和更换

取出人工晶状体是一种极具危险的手术，不是植入手术的反过程。应当严格限制这类手术。但由于眼内病变进展，由于人工晶状体的影响，或由于治疗需要不得不取出人工晶状体时，手术适应证才成立。人工晶状体取出和交换手术应当由有经验的医生来完成。

一、人工晶状体取出适应证和禁忌证

1. 人工晶状体毒性综合征。植入 PMMA 硬质人工晶状体后，眼内持续性炎症久治不愈，继发青光眼，玻璃体混浊，虹膜新生血管前房出血等并发症时，应考虑有人工晶状体毒性综合征的可能。以往由于人工晶状体材料质量问题，这种并发症时有发生，目前 PMMA 人工晶状体材料质量已有保证。该症已十分罕见。

2. 原有葡萄膜炎反复发作加重。由于人工晶状体的刺激，炎症持续，炎性物质可扩散至玻璃体，累及视网膜，引起囊样黄斑水肿、巩膜软化、纤维膜形成、包囊、继发性青光眼，

对这些病人除了局部治疗外，应当仔细全身检查，排除因全身病灶，例如活动期结核、慢性牙周炎、风湿病、免疫性疾病及隐匿的恶性病变。

3．持续性角膜内皮损伤。由于人工晶状体与角膜内表面的直接接触产生的内皮损伤，引起大泡性角膜病变、角膜失代偿、持续性虹膜炎时，应当及时取出人工晶状体，缓解症状，消除炎症，中止损伤。

4．人工晶状体脱位无法使之复位时，应考虑取出。主要见于机化条索牵拉致使人工晶状体明显移位，无法再手术复位者。已脱入玻璃体的人工晶状体部分可以通过小切口复位，部分需要再手术取出后重新植入。

5．人工晶状体本身的缺陷或损伤。因做 YAG 激光后囊切开，高能量激光打碎人工晶状体光学区；襻被激光误伤而断裂导致人工晶状体光学区移位；折叠型人工晶状体植入过程中断裂，但在已植入眼内后发现；襻因外伤或老化断裂致使人工晶状体脱位，无法再利用；折叠型人工晶状体钙化混浊丧失了透明度。

6．人工晶状体与眼不匹配。人工晶状体直径过小，在前房内持续碰撞角膜内皮和虹膜，应尽量取出，不应等到有严重并发症时再取出。已植入眼内人工晶状体的屈光度与术眼存在较大误差，造成明显的远视或近视时，应及时更换，以免人工晶状体襻被纤维膜包埋，增大取出的难度。襻直径较小的囊袋内固定人工晶状体被放置在睫状沟内，持续性碰撞虹膜色素上皮、睫状体上皮，引起炎症反应和眼压变化。在无法恢复原位时应及时取出更换。

7．因人工晶状体干扰后节手术治疗。人工晶状体本身具备更换理由时，可以先行人工晶状体取出，待后节手术完成后再植入新的工人晶状体。

8．前房型人工晶状体取出后原则上不再植入任何其他类型前房型人工晶状体。

9．高度怀疑感染。人工晶状体表面大量细胞附着不能排除人工晶状体污染时应及时取出并做培养。

10．无功能的眼。即使人工晶状体对眼有一定损伤也不需摘除，以免发生更严重的手术并发症，可做眼球摘除术。

二、术前检查

1．有条件者应当做 UBM 检查、B 超检查、前节 OCT 检查，了解人工晶状体襻的位置及其与虹膜、囊膜和纤维膜的关系；了解前房结构有无异常。

2．前房角镜检查，了解房角粘连程度，人工晶状体襻的位置，包埋程度，为手术取出提供有价值的依据。

3．角膜内皮细胞计数。

4．眼前节照相和眼底照相，保留资料，便于术前、术后对此评估。

5．查询原手术记录，了解原植入人工晶状体规格型号和屈光度。

6．其他相关检查有利于对视功能做出整体评估，例如眼压、视野、视觉电生理、OCT 检查等。

三、术前准备

1．瞳孔准备，前房型人工晶状体取出应保持较小瞳孔，通常不用散瞳，如同期植入后房型人工晶状体则需术前散瞳。

2．降血压、降眼压，确保在手术过程中，较长时间低眼压状态不会发生驱逐性脉络膜大出血。可给予全身降血压药，术中心电监护，血压控制在 130 ~ 150/70 ~ 90 mmHg。术前给予 20% 甘露醇、醋氮酰胺。

3．全身应用血管性止血药和凝血性止血药。

4．术前给予皮质类固醇和非甾体类抗炎药。

5．准备前部玻切、囊膜剪、囊膜镊、小梁剪、水下电凝器。

6．准备充足的粘弹剂。

7．缩瞳剂，例如 0.2% 匹罗卡品、卡巴胆碱。

四、硬质前房型人工晶状体取出术

1．刮除水肿的角膜上皮，滴少许分散性粘弹剂保护角膜表面，防止干燥。

2．确认切口位置，做好板层切口，原则上切口做在一侧襻所在的位置上。做角膜切口或角膜缘切口，切开板层，隧道不宜深过 1 mm，暂不切透。

3．术中降眼压，前房成型，多数前房型人工晶状体伴有周边前房变浅或消失，人工晶状体与角膜相贴，穿刺进入前房有一定困难。

先在主切口一侧做一角膜缘内全层穿刺，放出少许房水，待眼压降低后，向前房注入少量粘弹剂充盈前房，升高眼压。前部玻切头从侧切口伸入到前房，避开人工晶状体直达后房中央。做无灌注前部玻切（干玻切），切除少量前部玻璃体。另一手触摸眼球，判断眼内容积减少的量，并适当加压，促进切除。当眼球已很软，加压有较大压陷变形后，退出玻切头。立即再向前房注射粘弹剂，充盈前房，恢复眼压。

4．切透切口全层组织，用刀扩大切口略大于人工晶状体直径。

5．分离人工晶状体周围的粘连，试探牵拉人工晶状体襻，观察是否从粘连中分离，不能强行撕扯，以免引起大出血。

6．取出前房人工晶状体，如果人工晶状体襻直径较短，未与房角组织粘连，可直接将襻移到切口处，将完整的人工晶状体拉出切口外。如果人工晶状体襻周已有粘连，可用剪刀在光学区与襻之间处剪断襻，将光学部分先行取出。然后将残留的断襻从包埋纤维膜中抽出。如果襻梢为一增大的球状部分，无法抽出，可向相反方向倒退，从另一侧抽出。从两侧都无法抽出的襻，不宜强行抽出，将已游离暴露的断襻部分剪断取出，包埋部分保留在组织内。

7．缝合切口 2 针。再次冲洗前房，切除脱出的玻璃体，修剪残留的纤维膜，结束手术。

五、硬质后房型人工晶状体取出

1．切口做在角膜缘或角膜切口，主切口长度略大于人工晶状体直径，在两侧各做一个1mm 角膜穿刺口。

2．散瞳和分离虹膜后粘连，注射粘弹剂，剪开虹膜后囊粘连。

3．游离人工晶状体粘连，取出人工晶状体，如果襻位于囊袋内，可先分离囊袋纤维粘连，游离出襻，顺时针转动人工晶状体使两襻旋出囊袋外，直接取出完整的人工晶状体。如果粘连紧密无法分离，可从襻根部剪断，将光学部先行取出，然后再从囊袋内抽出襻的残端。无论是包埋在囊袋内或是睫状体内的残襻，抽出时应保持适度顺时针旋转，以免阻力太大，造成悬韧带断裂或睫状体撕裂出血。襻已落入前部玻璃体，有较多纤维条索包绕者，切忌直接牵拉，可以先在襻周围做局部前部玻璃体切除，用囊膜剪开襻周纤维膜，顺时针旋转抽出襻。

4．后囊处理，前部玻切清除前部玻璃体，切除中央 5 cm 后囊，保留周边后囊以便今后再次植入人工晶状体。

5．缝合切口，冲洗前房粘弹剂，缝合切口 1 ～ 3 针。如果不再植入人工晶状体，手术即可结束。

六、折叠型后房型人工晶状体取出

1．切口做在角膜缘或角膜切口，主切口长度根据再植入的人工晶状体直径决定，硬质人工晶状体切口 6 mm，折叠型人工晶状体切口 3.2 mm，在两侧各做一个 1 mm 角膜穿刺口。

2．散瞳和分离虹膜后粘连，注射粘弹剂，剪开虹膜后囊粘连。

3．单片式折叠人工晶状体襻周包埋不紧密，变形大，容易从粘连中抽出，顺时针转动人工晶状体使两襻旋出囊袋外，可用剪刀直接从中央剪断人工晶状体光学部，分次拉出人工晶状体及襻。三片式折叠人工晶状体襻周包埋程度与硬质人工晶状体相似，不容易抽出。可以先切断襻根，再剪开光学部取出。尝试抽出残襻，多数情况下可以成功。如果植入硬质人工晶状体可以先将切口扩大至 6 mm，不必剪断光学部，直接取出。

4．应当确认残留的人工晶状体襻包埋在组织里不会脱落，否则应当尽量取出。

七、人工晶状体更换

要慎重选择再植入的人工晶状体材料、型号和屈光度。

1．对原有炎症反应的眼，再次植入人工晶状体时，不能选择同一材料和型号的人工晶状体。

2．如果囊袋已经开放，可以选择较小直径一片式亲水性丙烯酸酯或硅胶人工晶状体。

3．如果囊袋纤维化无法再做囊袋内固定时，最好植入三片式人工晶状体。

4．如果部分悬韧带断裂，中央后囊缺损较大时，最好植入较硬的三片式丙烯酸酯人工晶状体，后囊夹持固定。一片式亲水性丙烯酸酯或硅胶人工晶状体较软，不能做夹持固定，以免光学部分扭转变形，影响人工晶状体光学成像质量。

5．如果一侧悬韧带断裂接近 120 弧度，为安全起见，应做单侧缝线固定。

6．由于人工晶状体固定位置靠前，屈光力相对增加，再植入的人工晶状体，屈光度应略小于第一次。

二期人工晶状体植入术，手术要领在于：①分离粘连；②选择大直径人工晶状体；③保留中央环形后囊孔；④可以行后房型人工晶状体睫状沟植入，囊袋内植入或后囊夹持固定三种固定方式；⑤缩小瞳孔至 3 mm 以下，恢复圆形；⑥折叠型人工晶状体再植入方法，与常规方法相同。

（郝燕生）

参考文献

1 Geggel HS. Simplified technique for acrylic intraocular lens explantation. Ophthalmic surgery and lasers，2000 Nov-Dec；31(6)：506－507

2 Harper SL，Foster CS.Intraocular lens explantation in uveitis.International ophthalmology clinics．2000 Winter；40(1)：107－116

3 Lee GA．Cracked acrylic intraocular lens requiring explantation．Australian and New Zealand journal of ophthalmology，1997 Feb；25(1)：71－73

4 Batlan SJ，Dodick JM．Explantation of a foldable silicone intraocular lens．American journal of ophthalmology，1996 Aug；122(2)：270－272

5 Koo EY，Lindsey PS，Soukiasian SH．Bisecting a foldable acrylic intraocular lens for explantation.Journal of cataract and refractive surgery，1996；22 Suppl2：1381－1382

6 Roldan-Pallares M，Manrique E．Intraocular lens replacement：advantages of a bimanual technique with preset endoillumination.Ophthalmic surgery，1994 May；5(5)：292－297

7 Thompson RW Jr，Choi DM，Price FW Jr.Clear lens replacement surgery．International ophthalmology clinics，2002 Fall；42(4)：131－152

第十节　散光的手术治疗

一、眼的散光

散光：平行光线进入眼球屈光系统后（主要是角膜与晶状体），无法精确地聚焦在视网膜的光学像差现象。

（一）规则散光

不同子午线上的光线不能同时会聚于一点。包括正交散光：最大屈光力与最小屈光力子午线互相垂直（木桶、橄榄球），非正交散光：最大与最小屈光力子午线不在 90° 分叉（图 2-10-1）。

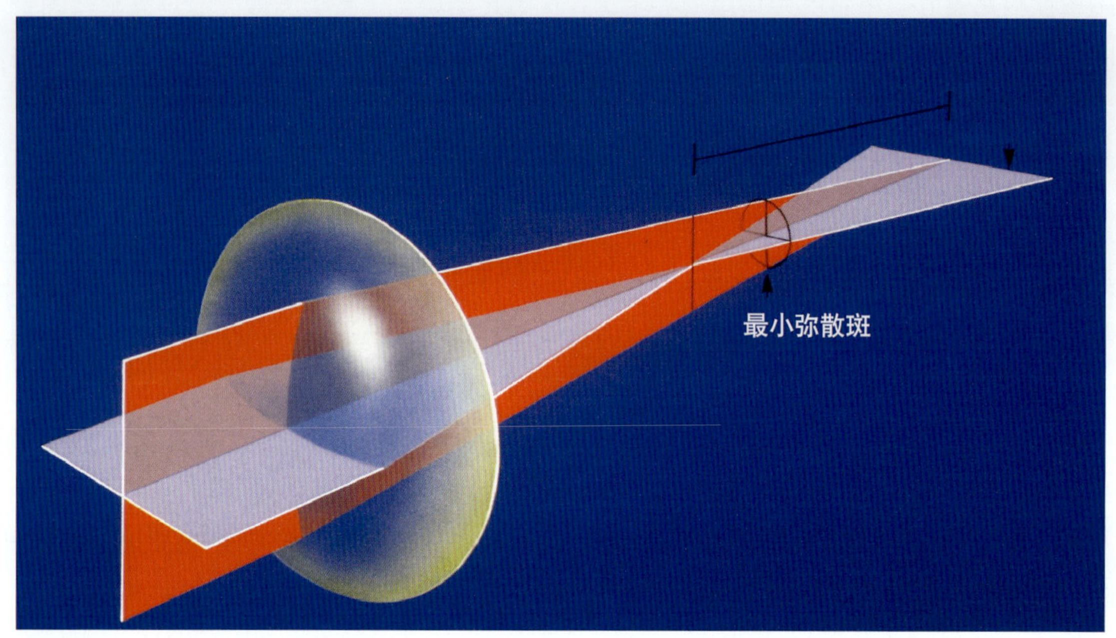

图 2-10-1　规则散光

（二）非球面散光

光学中心顶点或屈光介质最大屈光度处不在眼的视轴上（角膜葡萄肿、圆锥角膜、外伤疤痕）。

眼的总散光可以由像差仪、验光仪测出。数值上等于角膜散光、晶状体散光、视网膜散光和人工屈光介质散光的总和。由屈光介质折射率和曲率决定。眼压对散光有相当大的影响，眼压偏低时受上眼睑压迫，可显示为变化的较高的循规散光，当眼压升高后原有的散光可能会减小或消失。因此测定散光时应注意眼压状况。

1．角膜散光

由曲率检查、地形图检查定量测出。是最常见的散光类型，对视力的影响最大。多数人存在轻度循规散光，无症状。15% ~ 29% 白内障患者角膜散光 >1.5 D，其中 2% ~ 3% 患者角膜散光 >3 D。小瞳孔时可以增大显性调节，当瞳孔散大后，散光显露视力下降。少数人为逆规散光，角膜最大屈光度位于垂直，低度即有症状，容易发生视疲劳。随着年龄增长，不少人由循规向逆规变化。

2. 晶状体散光

通常不能直接定量测出，可由眼的总散光减去角膜散光得出。近来可以直接由一种像差仪（i Trone）得出晶状体散光。正常晶状体悬韧带张力均匀较少产生散光。囊纤维化、悬韧带溶解引起晶状体张力不均、球形回缩、局部曲率增加造成散光。手术摘除晶状体后，警惕散光不再存在，人工晶状体散光与倾斜有关通常量都很小。人工晶状体眼的散光主要与切口变化，角膜散光有关。

3. 视网膜散光

黄斑区 5° 视角内的视网膜近似平面。在病理情况下例如巩膜葡萄肿、局限性隆起产生的散光影响不大。很少被考虑。

（三）手术性角膜散光的原因和机理

手术原因引起的散光多为角膜规则散光。角膜板层纤维组织的分布均匀，在眼压的作用下，张力均等。任何方向的组织破裂和疤痕缝合均影响组织愈合，张力平衡破坏，一子午线上的创伤造成的张力变化同时会影响另一子午线上的张力变化，在眼压的作用下表现出一定程度达散光。

散光和切口有密切关系：

（1）切口越大散光越大，2 mm 以下切口散光可以忽略不计。

（2）切口越深，散光越大。

（3）内切口比外切口影响大得多。

（4）切开的角膜变松弛，所在子午线的曲率变小，正交子午线的曲率变大，12 点切口不缝合，有逆规散光倾向。

（5）切口越靠近视轴，散光表现越明显，巩膜切口比角膜切口散光要小。

（6）切口形状不一样，散光程度不同。弧形大于直线，反弧形（反眉形）散光最小。

（7）切口严密缝合、组织重叠缝合，撕裂的组织板层缝合或不规则的组织愈合，所在子午线角膜曲率增大，如果切口位于 12 点，缝合后加重循规散光。

（8）原有的切口例如 RK 手术、小梁切除术、角膜裂伤缝合术对再次手术的散光有潜在的影响，散光大小和轴位很难精确预测。

（四）晶状体和人工晶状体散光原因

（1）局部悬韧带断裂，年轻的晶状体弹性回缩多见于 Mafan 征。

（2）局部悬韧带断裂、硬化的晶状体倾斜、外伤性玻璃体嵌顿，例如新生血管青光眼晚期、视网膜脱离晚期。

（3）晶状体受纤维膜收缩牵拉，例如外伤。

（4）晶状体受占位性病变，例如肿瘤、囊肿挤压晶状体变形。

（5）人工晶状体散光与倾斜偏位有关。

二、散光治疗方法

（一）准分子激光角膜散光矫正术

手术做在角膜前表面。包括屈光性角膜切削术（photorefractive keratectomy，PRK），准分子激光角膜原位磨镶术（lasik in situ keratomileusis，LASIK）。具有安全、有效的特点，但是患者需承受高额费用，再次手术以及术后可能的视觉不适，如光晕和眩光，限制了其在散光矫正中的应用。

（二）在白内障摘除、人工晶状体植入术中的散光矫正术

（1）切口选在角膜曲率较大的子午线上，循规散光切口位于12点，逆规散光切口位于3点或9点角膜。对无角膜散光者，切口做在水平位有利于造成轻度循规散光。

（2）控制切口大小，两个小切口产生的散光小于一个较大的切口。

（3）控制切口深度和内切口直径。

（4）如果切口不得不选在曲率较小的子午线或变松弛的板层角膜，需要水密缝合，但尽量避免组织重叠缝合，术后2个月内定期测定角膜曲率，选择性拆除缝线。

（5）切口尽量远离视轴，能做巩膜切口和角膜缘切口者不必做角膜切口。

（6）能做角膜直线或反弧形（反眉形）巩膜切口者，不做弧形角膜缘切口。

（7）在白内障手术中，较大角膜散光矫正效果不确定，可以采用散光矫正人工晶状体植入术。

对曾做RK手术、小梁切除术、角膜裂伤缝合术者，同期矫正散光有相当大的难度，再次手术应有很好的心理准备。患者角膜切口组织愈合有个体差异，因此上述手术操作有缺乏精确性和预测性，易回退、矫正范围有限的不足。

（三）散光矫正型后房型人工晶状体植入术

1. 设计原理

散光矫正型后房型人工晶状体（toric intraocular lens），采用复曲面（toric）设计，其光学面在球镜的基础上于前表面或后表面附加了柱镜，并取其最小屈光力的轴位做定向标志，对应患者角膜的最陡峭径线（图2-10-2），使进入眼内的光线最终准确地汇聚在视网膜上（图2-10-3）。

1998年美国Staar公司研制出新一代折叠式散光人工晶状体，并通过美国食品药品管理局（FDA）批准投入临床使用。它在硅凝胶一片式平板式光学面的前表面附加2.00 D或3.5 D的柱镜，平均矫正角膜散光1.42 D或2.36 D。人工晶状体光学直径为6 mm，可通过3.0 mm的切口植入，其襻长分别有10.8 mm和11.2 mm两种（图2-10-4）。德国HumanOptics公司生产的散光矫正型人工晶状体，在硅胶光学部上设计了特殊的PMMA

材料的 Z 型襻，明显提高了人工晶状体在囊袋内的稳定性。其光学面的后表面柱镜度数从 2.00 ~ 12.00 D（1 D 的阶梯递进），能够更大范围地适应不同患者的需求。美国 Alcon 公司的散光矫正型人工晶状体 Acrysof Toric 采用了丙烯酸酯材料，有较好的晶状体囊膜粘附作用，同时它的 STABLEFORCE 襻设计增加了人工晶状体的囊袋顺应性，从而使其在囊袋内更趋稳定。其光学后表面附加柱镜度有更小的阶梯递进，分别为 1.5 D、2.25 D 和 3.0 D，平均矫正角膜散光 1.03 D、1.55 D 和 2.06 D（图 2-10-5）。

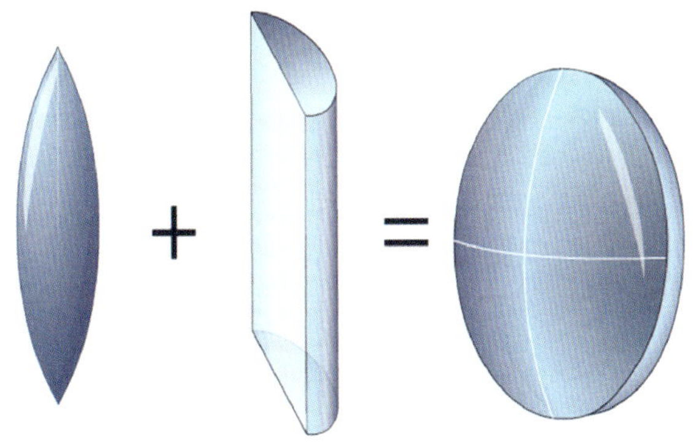

图 2-10-2　散光矫正型后房型人工晶状体复曲面设计

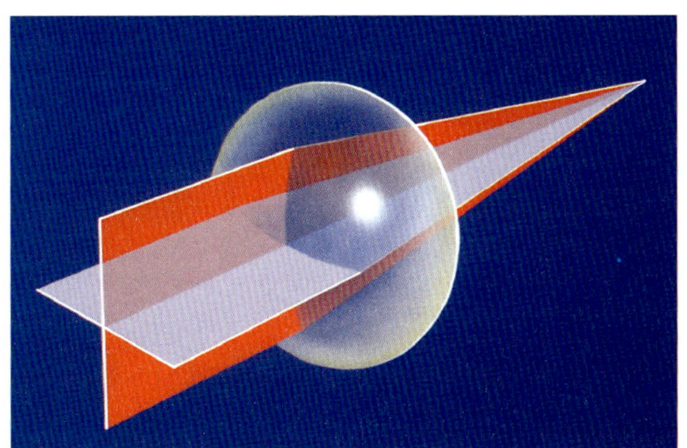

图 2-10-3　进入眼内光线经过散光矫正人工晶状体准确汇聚在视网膜上

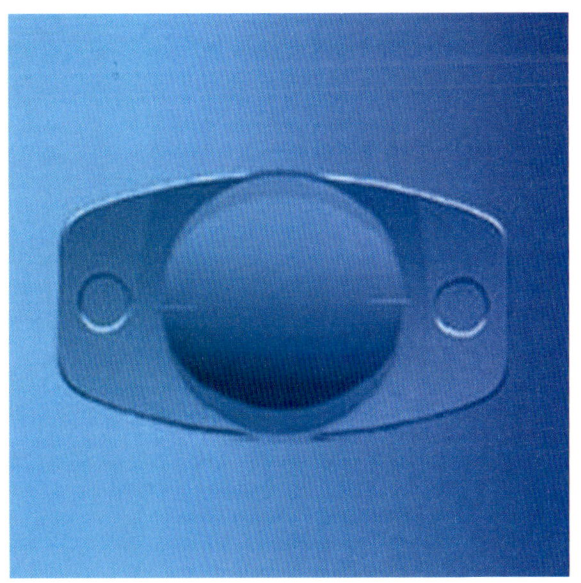

图 2-10-4　STAA 折叠式散光人工晶状体

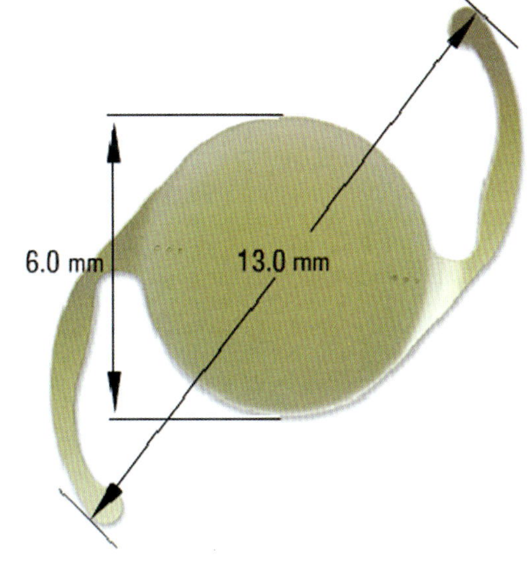

图 2-10-5　散光矫正型人工晶状体

目前使用的后房型散光矫正型人工晶状体均为囊袋内固定。另有一种用于有晶状体眼的虹膜夹持型 toric 人工晶状体（图 2-10-6），不在本节讨论。

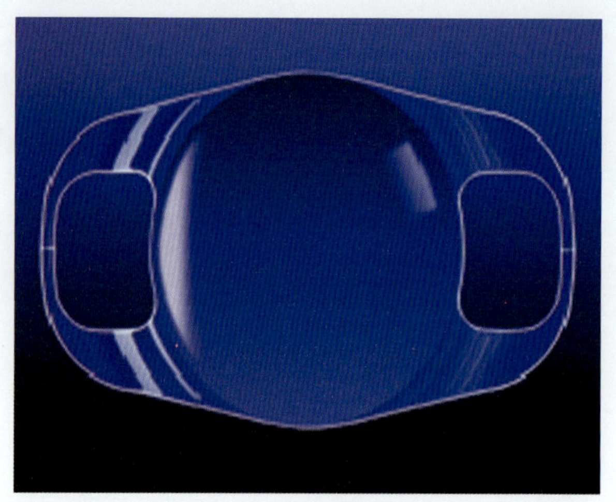

图 2-10-6　虹膜夹持型复曲面散光矫正人工晶状体

2. 散光矫正型人工晶状体适应证和禁忌证

（1）适应证

①白内障患者，角膜散光 >1.5 D。

②规则性角膜散光，角膜曲率极值正交，角膜地形图检查为对称性散光。

③完整的连续环形撕囊。

④眼底正常。

（2）禁忌证

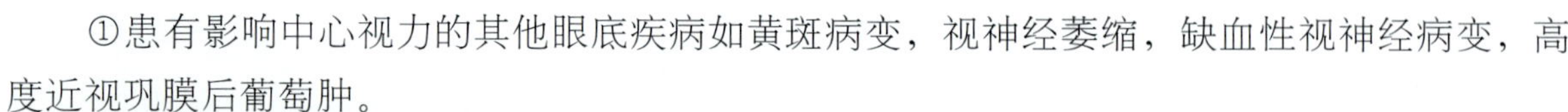

①患有影响中心视力的其他眼底疾病如黄斑病变，视神经萎缩，缺血性视神经病变，高度近视巩膜后葡萄肿。

②晚期青光眼。

③有角膜屈光矫正手术史。

④巨大角膜瘢痕者或不规则角膜散光者。

⑤较大的虹膜缺损。

⑥悬韧带溶解、后囊破裂等并发症，易于引起人工晶状体脱位。

3. 人工晶状体度数计算与选择

①应用角膜曲率和角膜地形图测量角膜散光、方向和类型。

②浸润式 A 超或 IOLMaster 测出眼轴长。

③验光了解有无晶状体散光。

④用厂家提供的公式计算人工晶状体屈光度。

⑤确定角膜曲率最大轴为人工晶状体在囊袋内的最佳轴向位置。

⑥手术源性散光预测和个性化矫正。3mm 颞侧透明角膜切口对散光影响为 0.3～0.5 D，手术医师可通过自身操作经验，总结个性化影响因素，包括散光的度数和位置，在人工晶状体选择时注意弥补预知的手术源性散光。Alcon 公司的 Acrysof Toric 晶状体有特制的在线计算公式，医师可输入一些数值代表其过去的实际手术源性散光的平均值并进行个性化矫正。

4. 散光矫正型人工晶状体植入方法

手术操作与常规白内障手术完全相同。不同的是需在术前散瞳前对患者角膜进行轴定位标记。患者端坐在裂隙灯前，用标记笔在 3、6、9、12 点角巩缘做参照标记，以其为引导在最大曲率子午线做轴位标记。

超声乳化术操作应更加轻巧，环形撕囊口居中直径约 5 mm，人工晶状体植入方法与常规方法相同（略）。确认人工晶状体襻正确放置于囊袋内，襻充分展开，彻底清除光学部与后囊之间的粘弹剂。在灌注下调整人工晶状体到预定的轴位，用轴定位环（图2-10-7）再次检查轴位，轻压光学部与囊袋贴紧。加深前房眼压维持在正常或略高。告知患者术后四周内避免剧烈运动以免人工晶状体移动。

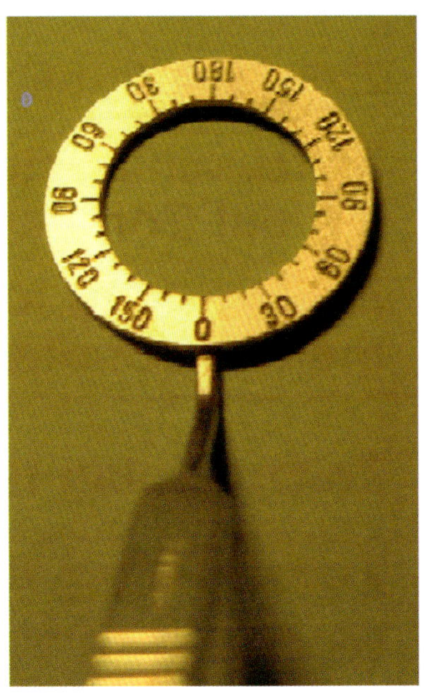

图 2-10-7　轴定位环

5．术后效果的评定与并发症处理

（1）术后曲率检查、地形图检查定量测出角膜曲率变化。

（2）散瞳确定人工晶状体在囊袋内的位置，人工晶状体轴位。

（3）验光了解患者术后视力和残留屈光度。

（4）客观像差检查了解残留散光的大小。

（5）分析患者的视觉质量和异常光学现象的影响。

术后早期并发症有计算误差、角膜切口散光、人工晶状体倾斜、偏中心和旋转。术后远期并发症主要是晶状体囊的收缩引起人工晶状体平行偏移，主要取决于人工晶状体襻形设计。偏轴旋转可减小有效柱镜度，3° 旋转偏轴产生 10% 柱镜度损失，11.5° 旋转偏轴损失 40% 的柱镜作用，30° 旋转偏轴会失去所有柱镜效果，45° 两侧 ±15° 位置会引起复杂的不规则散光很难再矫正，视觉干扰问题。解决的办法是再次调整轴位和取出。

（郝燕生）

第三章 Chapter 3

青 光 眼

第一节　原发性开角型青光眼

原发性开角型青光眼（Primary Open Angle Glaucoma，POAG）的病因、发病机理、早期诊断和治疗都是眼科领域内的棘手问题。因为它的病因和发病机理至今尚不明确，所以直接影响了早期诊断和针对性治疗的进行。

一、病因和发病机制

尽管 POAG 的病因研究尚无定论，但目前已知一些因素与其发病有着密切的关系，比如：随年龄增大，POAG 的患病率逐渐升高；黑人 POAG 患病率较白人高的种族差异；POAG 具有遗传倾向；高度近视人群中的 POAG 患病率升高；POAG 患者对皮质类固醇的高敏感性；POAG 患者中血流动力学或血液流变学异常的发生率高等。我们将以上种种现象称之为 POAG 的危险因素。

综合近几十年来的大量研究结果，对于 POAG 的发病机制，主要倾向于两种理论：一是小梁细胞的形态和功能异常，包括小梁细胞的胞外基质成分和含量的改变和小梁细胞内细胞收缩骨架的异常，使小梁网眼狭窄、僵硬，房水外流通路的阻力增大，眼压升高，机械压迫造成视神经萎缩。二是血液流变学和血流动力学的异常，如全血血黏度增高、供应眼部的主要血管血流量下降等，引起视神经缺血，激发了神经节细胞凋亡的过程。

二、诊断要点

（一）临床表现

因表现隐匿，故对诊断不是很有价值。早、中期多数 POAG 患者并无自觉症状，部分患者可有眼胀、视疲劳、虹视等不适。随着病情隐匿性进展，视野的损害逐渐显现出来，待引起患者警觉而就诊时，往往已到中晚期。合并近视的患者可表现为屈光度不断加深，需频繁地更换眼镜。中心视力多能较长时间保持尚佳水平，有些晚期患者视野已成管状，但中心视力仍能达到 1.0。

（二）眼压

早期的 POAG 患者有一段眼压正常至较正常稍高的波动时期，表现为 24 小时中某一时段眼压升高，24 小时眼压最高值与最低值的差大于 1.07 kPa（8 mmHg）。此时较难与正常眼压性青光眼鉴别。最好测量 24 小时眼压曲线，捕捉眼压升高的时段，了解眼压波动范围。提倡使用 Goldmann 压平式眼压计，因为压陷式眼压计受巩膜硬度影响较大。

（三）前房深度和前房角

一般来讲 POAG 患者前房不浅，即使在高眼压下房角仍是开放的。有些高龄 POAG 患者由于晶状体增厚，使房角变窄、前房变浅，此时在高眼压下进行房角检查是与 PACG 鉴别的有力手段。

（四）乳头改变

有多种形式的视乳头改变与 POAG 有关，有诊断价值的是盘沿的局限性变窄，尤其是颞下和颞上方的变窄；双眼视杯不对称；视杯同心性扩大。有时可观察到视乳头旁小片状或线状出血，多认为是视野损害进展的先兆。

（五）青光眼性视网膜神经纤维层缺损

颞下方的弓形纤维往往最先受损，其次为颞上方的弓形纤维，以局限性裂隙状的 RNFL 缺损最为典型，病情继续进展，缺损演变为楔状甚至扇形。另一种缺损类型为弥漫性损害，视网膜神经纤维层（RNFL）弥漫性变薄，颜色变暗，血管裸露。

（六）青光眼性视野损害

1．早期表现：最常见旁中心暗点，单个或数个。暗点多分布在上下方 Bjerrum 区内，在上方 Bjerrum 区尤其靠近生理盲点处多先出现，对应着 RNFL 的最易先受损区。由于水平线上下方的 RNFL 受损程度不对称，尚有部分患者表现为鼻侧等视线压陷即鼻侧阶梯。

2．进展期损害：旁中心暗点或鼻侧阶梯，位于 Bjerrum 部位的多个暗点相互融合形成弓形暗点，上下弓形暗点相连形成环形暗点，逐步向鼻侧视野侵犯并侵及周边视野，形成鼻侧视野缺损。

3．晚期表现：大部分视野丧失，最终仅剩中心 5°～ 10°的管状视野或颞侧岛样视野改变。

4．其他：弥漫性视网膜光敏度阈值增高、生理盲点扩大、周边视野缩小等也见于 POAG 患者，但缺乏特异性，受被检者的合作程度、年龄、屈光间质混浊等因素影响大，故不作为青光眼的特异性视野改变。

已经出现典型明确损害体征的 POAG 诊断不难，这也是目前青光眼医生的一个无奈之处，也就是说，只有视功能损害真的发生了，才能下定论，实际上视网膜神经节细胞的死亡早在视野损害出现数年前就已发生了。有很多眼压稍高，视杯较大，视野有 1 ～ 2 个不太典型的旁中心暗点的就诊者，很难说就是早期的 POAG。所以 POAG 的早期诊断问题，仍然是新世纪眼科医师面临的一个巨大挑战。

三、早期诊断

1．眼压≥ 2.7 kPa（21 mmHg），或日眼压波动≥ 8 mmHg；

2．已经具有青光眼视乳头改变及视网膜神经纤维层缺损；

3．具有典型的青光眼视野改变；

4．眼压高时前房角也开放。

为早期诊断提供依据的检查方法进展：以往对视乳头形态和视网膜神经纤维层缺损的观察带有很大的主观性，近年来许多眼科学以及其他相关学科的专家学者正在致力于开创能够准确、客观、敏感地反映视乳头和 RNFL 正常与病理改变的仪器。例如视乳头立体照相与计算机分析、光学相干断层检查（OCT），共焦扫描激光眼底镜（CSLO）、多焦 VEP 与 ERG 等，期望从视乳头、RNFL 的物理定量测量、眼底微循环和电生理等方面早期诊断青光眼。虽然这些仪器共同的着眼点是希望提供一种较眼底镜下直接观察视乳头和 RNFL 更客观、更定量的手段，但由于缺乏基于大量样本的正常值范围、青光眼与正常人群的参数重叠区大、仪器的可重复性问题、青光眼病因学的不明确等因素，还不能满足设计者的初衷。视乳头立体照相与计算机分析、光学相干断层检查（OCT）以及共焦扫描激光眼底镜（CSLO）更多地被用于青光眼患者的随访和病情监测。

四、治疗原则

原发性开角型青光眼的治疗是一项非常复杂的工作，治疗的目的是降低眼压，改善视神经血流供应，阻止或延缓视神经损害的进展。药物治疗仍然是首选方法，当应用最大剂量可耐受的药物不能控制病情发展时，则加用激光或手术治疗。

五、药物治疗

（一）抗青光眼药物

药物治疗目前仍然是原发性开角型青光眼治疗的首选，原则上应从单种药物的最低剂量开始，根据需要增加药物浓度直至联合用药。

1．前列腺素衍生物

这类药物的出现是青光眼药物治疗中的一个里程碑，促进葡萄膜巩膜房水外流成为另一重要的降眼压通路。第一个应用于临床的局部前列腺素类抗青光眼药物是 Latanoprost（Xalatan），它的作用为非眼压依赖性，不受表层巩膜静脉压的影响，昼夜降眼压的效果稳定且维持时间长，不影响正常房水生成，全身副作用小。主要的副作用为引起虹膜、眶周和睫毛的色素改变。Bimatoprost（Lumigan）是新近合成的前列腺酰胺衍生物，是目前降眼压效果最强的局部抗青光眼药物。Rescula 能够同时增加葡萄膜－巩膜通道和小梁网通道房水外流，且对虹膜色素的影响小。目前，在国外 Xalatan 已经成为临床一线药物，在国内由于经济问题，仍然没能普及。

2．β-肾上腺素能受体阻滞剂

19 世纪 70 年代便应用于临床，也是我们常称的 β -受体阻滞剂。常用的药物有 0.25%

～ 0.5% 噻吗心安（timolol）、0.25% ～ 0.5% 贝特舒（betaxolol，Betopic）、0.5% 贝他根（levobunolol，Betagan）、1% ～ 2% 美开朗（Mikelan）等，降眼压原理能减少房水的分泌，准确的降眼压机制还不十分明确。最有代表性的药物为噻吗心安，有研究表明，噻吗心安直接阻断了睫状突中的 β-受体，点药后房水流量减少 30% ～ 50%。噻吗心安可以应用于各类青光眼，每日仅滴 2 次，无缩瞳及调节痉挛作用，但其对心血管系统及呼吸系统方面的副作用，而使之应用受到限制。对有支气管哮喘、严重阻塞性肺病、心动过缓、房室传导阻滞等必须禁忌使用，国外有报道因点药后死亡的病例，应用前应该特别注意。

3. 肾上腺素能药物

经典的药物是 1% ～ 2% 的肾上腺素，能减低房水的分泌速率，但因其易引起全身和局部的多种副作用且不便保存，已经逐渐被肾上腺素前体药物地匹福林（dipivefrin，DPE）所取代。DPE 具有高亲脂性，容易穿透角膜转化为有活性的肾上腺素发挥降眼压作用。0.1% 即为有效的降眼压浓度，故心血管副作用极轻微。同时有轻度的散瞳作用。

4. α_2-肾上腺素能受体激动剂

目前认为这类药物可以减少房水生成并增加葡萄膜巩膜外流。代表药物有阿泊拉可乐定（apraclonidine）和 0.2% 阿法根（brimonidine，Alphagan）。前者副作用较多，可引起中枢性血压下降、过敏反应，目前已很少使用。阿法根克服了前代药物的副作用，降眼压效果良好，全身和局部的副作用均很轻微，并且动物实验证明它可以保护视网膜神经节细胞，可能有潜在的视神经保护作用。Alphagan-P 是一种改进剂型，它的独特之处在于摈弃了常规的保存剂 BAK，而采用了二硫化铁（Purite），后者遇到空气便迅速降解，几乎不在患者眼内存留，适宜长期使用。

5. 碳酸酐酶抑制剂

口服碳酸酐酶抑制剂如乙酰唑胺（Diamox）通常用于眼压显著增高时的急诊治疗和术前准备，由于其副作用明显，不宜长期服用。1995 年第一个碳酸酐酶抑制剂滴眼液 Trusopt 问世。目前，我国第一个局部用碳酸酐酶抑制剂 1% Brinzolamide 派立明（Azopt）滴眼液，已在临床中使用。对正常人和青光眼患者昼夜房水生成均有抑制作用，降眼压效果较强，尤其在夜间仍能发挥作用，并且能改善视网膜和视乳头微循环。2% Trusopt（Dorzolamide）是首先应用于临床的这类药物，但较易引起明显的眼部不适，而稍后上市的 1% Brinzolamide（Azopt）局部副作用少，其舒适度明显优于同类其他产品，并有满意地降眼压效果。

6. 缩瞳剂

毛果芸香碱是最早发现的治疗青光眼药物，它主要作用于睫状肌，使其收缩，牵开小梁网孔，促进房水的排出，从而可以增加开角型青光眼的房水流量。在开角型青光眼的药物治疗中，毛果芸香碱多与 β-受体阻滞剂联合应用，其单独应用时的治疗作用不如它在原发性闭角型青光眼治疗中的那么突出，且用药次数多，每天需 4 ～ 6 次，引起调节性近视，故影响患者的依从性。目前在开角型青光眼治疗中已逐渐失去其首选地位。

（二）抗青光眼药物的联合应用

当单一的药物不能控制眼压时，应根据眼压及视功能的改变考虑不同的联合用药。但是，在同一类药物不能联合应用，例如：目前临床种类较多的 β-受体阻滞剂，要结合患者的全身情况，选择一种适用而副作用又较小的应用。同时应用 2 种以上滴眼液时，医生应该为患者教授指导点药方法及制定点药时间。

- Azopt 与 β-受体阻滞剂联合应用，可以再降低眼内压约 20%。
- 毛果云香碱与 β-受体阻滞剂联合应用，既可以减少房水生成，也可以使小梁网扩张，促进房水外流，有效地控制开角型青光眼。
- 毛果云香碱与噻吗心安联合应用，前者轻度增加心率，后者会减少心率，副作用互补。
- β-受体阻滞剂与前列腺素类药物 Latanoprost（Xalatan）联合应用，要注意：由于夜间房水生成量减少，所以噻吗心安晚间应用效果不明显，应该早晨 5 点及下午 5 点应用；而夜间房水排出主要经葡萄膜-巩膜通路排出，Xalatan 的应用要安排在睡前。
- 派立明（碳酸酐酶抑制剂滴眼液）单独应用可以有效降低眼内压约 20%，与 β-受体阻滞剂联合应用，可以再降低眼压 20%。
- 毛果云香碱不能与 Xalatan 联合应用，因为前者使睫状肌收缩，引起睫状肌间隙明显缩小，从而减少了葡萄膜-巩膜外流，两者相克。

（三）视神经保护剂

青光眼致盲的直接原因是青光眼性视神经萎缩，所以近年来关于视神经保护剂的研制成为青光眼治疗中新的热点。不可否认理想地控制眼压是保护视神经的首要手段，但对其他非眼压因素所致的视神经损害的防护亦不容忽视。在已经投入临床使用的降眼压药物中，发现一些药物可能通过不同的途径起到增加视神经血流、清除或拮抗神经毒性因子、减少神经节细胞凋亡、增加神经营养因子从而保护视神经的作用。另外尚有多种经动物实验证明具有视神经保护作用或分子生物学研究已证实其作用机制的药物有望在不久的将来应用于临床。

1．选择性 β_1-肾上腺素能受体阻滞剂贝特舒（Betalol），兼有 Na^+通道和 Ca^{2+} 通道阻滞作用，可阻断兴奋性谷氨酸兴奋 Na^+通道引起的神经节细胞水肿和开启 Ca^{2+} 通道导致的 Ca^{2+} 超载，使神经节细胞凋亡减少；并且 Betalol 的 Ca 拮抗作用还可以增加视乳头血流。

2．α_2-肾上腺素能受体激动剂阿法根（Alphagan）在大鼠模型中已证实其独特的视网膜神经节细胞保护作用。

3．谷氨酸受体拮抗剂：在青光眼进程中由于高眼压和缺血而损伤或死亡的神经节细胞释放其内的谷氨酸到细胞外，过度刺激其他神经节细胞表面的 NMDA 受体，引起这些细胞的胞内 Ca^{2+} 超载，形成恶性循环，导致神经节细胞加速凋亡。Memantine（美金刚）是一种非竞争性 NDMA 受体拮抗剂，在神经科用于神经系统疾病的治疗已有 20 余年历史。在大鼠玻璃体腔内同时注射谷氨酸和 Memantine 可保护神经节细胞免于死亡，此外还可以改善视网膜缺血动物的缺血再灌注损伤。所以 Memantine 有望作为一种新型的视神经保护剂用于青光眼患者。

4．Ca^{2+} 通道阻滞剂：Ca^{2+} 通道阻滞剂除了阻断谷氨酸介导的 Ca^{2+} 超载以外，同时还有抑制自由基、减少视网膜血管阻力、防止血管痉挛和稳定细胞膜的多重作用。另外还能促进房水外流降低眼压。给予 POAG 和 NTG 患者口服异搏定，青光眼性视神经损害的进展明显慢于对照组。

5．其他：NO 途径的抑制剂、自由基清除剂和多种外源性神经生长因子尚在动物实验阶段。

（四）如何为 POAG 患者选择适宜的药物

1．局部抗青光眼药物 1 ～ 2 种，无或仅有轻微的全身／局部副作用，能够耐受，保证良好的治疗依从性；

2．眼压能够平稳控制在 20 mmHg 以下，如能控制在 15 mmHg 以下则更为安全；

3．能够保持夜间眼压平稳；

4．尽量选择增加生理性房水外流的药物，以免影响眼前段结构的营养供应；

5．具有一定的增加视乳头微循环血流和神经保护作用；

6．联合用药应是具有良好的协同作用的用药组合。上述几大类抗青光眼药物之间一般均存在协同性。属于同类的药物不宜联合应用，如不能同时使用两种 β－肾上腺素能受体阻滞剂。缩瞳剂因减少葡萄膜－巩膜房水外流，故不宜与前列腺素类药物联合应用；

7．结合我国国情，适当考虑患者的经济承受能力。

六、激光治疗

原发性开角型青光眼的激光治疗主要有激光小梁成形术（laser trabeculoplasty）及激光巩膜切除术(laser sclerostomy)。下面以氩激光小梁成形术和钬激光巩膜切除术为例简述。

（一）氩激光小梁成形术（Argon laser trabeculoplasty，ALT）

1．应用原理

激光的热效应致烧灼区胶原皱缩和瘢痕收缩，使小梁环变小，并向前房中心方向移位，从而牵拉小梁条带使小梁间隙加宽，并可使 Schlemm 管的管径扩大。改善房水流出易度，增加房水流出。并且激光的生物热效应可促进小梁网内皮细胞的分裂和生长，引起细胞外基质的生物学变化。

2．治疗操作方法

表面麻醉后，使用连续波氩激光器在裂隙灯下通过 Goldmann 三面镜或镀膜房角镜进行治疗。清晰明确地看清楚，睫状体前缘及 Schwalbe 线之间的组织结构。光凝部位选择有色素与无色素小梁网的交界处（后 1/3 与前 2/3 小梁网交界处），注意不要过于偏后，否则易引起房角粘连。

(1) 激光参数：50 μm 大小的光斑为宜，曝光时间为 0.1 秒，功率一般为 800 ～ 1 200 mW，具体病例应根据组织对激光的反应来确定治疗能量。小梁色素较多的病例对能量吸收较多，可以适当减少激光功率，一般开始用 800 mW，根据组织反映情况调整功率（按 100 mW 增量上调）；

（2）激光反应：在有色素区以激光后出现色素脱失为准，无色素区以激光后小梁呈苍白色点或出现小气泡为准；

（3）治疗范围：一般开始做 180° 范围，共 50 点，点与点之间相隔 4°。观察 2 ~ 4 周，如眼压控制不理想，可再做另外 180° 范围治疗。一次治疗 360° 易引起术后眼压急性升高。

3. 并发症

（1）眼压升高：是比较常见的严重并发症，发生率为 3.35% ~ 37%。常出现治疗后的早期，眼压高峰时间多在治疗后 0.5 ~ 2 小时，眼压升高幅度 1 ~ 20 mmHg 不等。多数病例为暂时性眼压升高，可在 24 小时内逐渐恢复，少数病例眼压升高幅度较大，持续时间长，可造成视功能的进一步损害，Thomas 报告晚期青光眼患者激光后眼压升高造成中心视力丧失。

影响眼压升高的因素：激光位置偏后；激光治疗范围过大，一般认为一次治疗 360° 较 180° 引起术后眼压升高的几率大；能量过大。

为预防术后眼压升高，可于激光后立即滴用抗青光眼药物，眼压升高明显时可口服乙酰唑胺。

（2）虹膜炎：表现为轻度房水闪光，偶见前房内浮游细胞。一般滴用点必舒眼液即可控制。

（3）出血：发生率为 2.3% ~ 6%，出血量很少，一般用房角镜压迫即可止血，也可直接用激光烧灼止血，能量为 250 mW，时间为 0.2 秒，光斑为 250 μm。

（4）角膜损伤：可引起轻度限局性角膜内皮烧伤。

（5）虹膜周边前粘连：激光位置偏后或能量过强引起。

4. 激光疗效评估

ALT 近期成功率在 85% 以上，降压幅度在 7 ~ 10 mmHg，随着时间推移成功率呈下降趋势，治疗成功者中每年约 10% 失败，至 5 年以后成功率在 50% 以下，10 年后仅 25% 左右眼压控制正常。

影响疗效的因素：

（1）年龄：年轻患者，有 60% 需要再次做滤过手术；而年龄越大，疗效越好。远期成功者仅见于 65 岁以上患者。

（2）房角色素：色素吸收激光能量较多，小梁网上有色素和色素多者疗效好。激光还可以清除妨碍房水排出的色素。

（3）术前眼压：对于原发性开角型青光眼，ALT 术后平均眼压下降 ≤ 30%，所以术前眼压 >30 mmHg 者比 <30 mmHg 者成功率低。

（4）种族：有作者报道黑人成功率高。

近年来一些作者报道二极管半导体激光小梁成形术（diode laser trabeculoplasty，DLT），其疗效与 ALT 相近，并发症较轻，仅表现轻度的前节炎症及轻度眼部刺痛。此外，连续波 Nd：YAG 激光小梁成形术疗效与 ALT 相近，但术后前节炎症反应明显，限制了临床应用。

（二）钬激光巩膜切除术

激光巩膜切除术又称激光巩膜造瘘术，即激光滤过手术。传统滤过手术要做结膜瓣，术后可因瘢痕形成致滤道阻塞，手术失败。而激光巩膜切除术结膜切口小，对结膜损伤小，可大大减少术后结膜瘢痕形成，提高成功率。此外，激光各项参数可精确控制，对临近组织损伤小，术后反应轻，并发症少；失败后可重复激光治疗，在全周角膜缘均可手术；传统滤过手术失败者也可再进行该项治疗；激光巩膜切除术操作简单，门诊即可进行，因此20世纪90年代初期即得以开展。

可选用的激光包括准分子激光、钬激光（THC：YAG激光）、铒激光（Er：YAG激光）、连续波Nd：YAG激光、高能氩激光、666 nm染料激光等。该手术要求激光能精确地切割巩膜形成滤过通道，同时对邻近组织损伤小，因此钬激光、铒激光和准分子激光效果最好。

激光治疗方法可通过内路及外路两种方法进行。内路激光巩膜切除术即在前房内用激光自小梁网向巩膜击射，射穿全层巩膜形成滤过通道，又分接触性与非接触性两种方法。接触法：通过导光纤维将激光探头直接伸至小梁网处进行治疗。非接触法：激光束经房角镜反射到小梁网上进行治疗。外路激光巩膜切除术是用激光自巩膜表面向小梁网方向击穿全层巩膜，形成滤过通道。外路方法简便，比较多地被应用。

1. 治疗方法

（1）设备：THC：YAG激光器包括激光棒和石英光导纤维和探针。钬激光波长2 100 nm，光导纤维直径为200 ~ 320 μm，外有保护壳，末端为探针，末端结构可使激光呈90° 角转折，从而垂直作用于巩膜表面。

（2）操作技术（外路方法）：球后或球周麻醉后，距角膜缘巩膜切口10 ~ 15 mm切开结膜2 ~ 3 mm，将结膜和Tenon囊错位剪开，术后可不用缝合结膜切口。激光探针在Tenon囊下进入巩膜切口部位，氦氖激光瞄准束垂直角膜缘。钬激光切开巩膜，能量为80 ~ 120 mJ/脉冲，速率5脉冲/秒，巩膜切口直径为300 ~ 350 μm。巩膜切穿后前房可见氦氖红色瞄准光，并在前房内见到气泡，同时虹膜有震动。

2. 并发症

（1）术后低眼压：部分病人术后可出现暂时性眼压过低，可用大直径软角膜接触镜压迫。

（2）结膜烧伤：由于操作失误或能量过高引起，准确操作可避免。

（3）虹膜与巩膜切口粘连：是由于激光对虹膜表面热烧伤，同时术后低眼压浅前房，使虹膜与巩膜切口相贴，时间过久可形成永久性粘连。所以术后低眼压应积极处理，如有粘连发生，可用Nd：YAG激光在房角镜下分开粘连。

（4）晶状体损伤：由于切开巩膜时连续释放高能量引起。

（5）术后脉络膜渗漏或出血：罕见。

3. 疗效

近期成功率在70% ~ 90%，随着时间推移成功率有下降趋势，一年以后成功率在60%左右，主要是由于瘢痕形成，滤道阻塞引起，在年轻患者或既往有手术史者疗效较差。

铒激光波长为 2 940 nm，此波段的光极易被组织内体液吸收，所以热向邻近组织扩散极少，故热损伤少。Er：YAG 激光巩膜切除术比 HCT：YAG 激光及连续波 Nd：YAG 激光巩膜切除术效果好。外路铒激光巩膜切除术操作步骤同钬激光，激光参数：能量 6 ~ 8 mJ/脉冲，总能量 215 ~ 436 mJ。

激光治疗与滤过手术治疗效果的比较：激光治疗较滤过手术具有安全易行，严重并发症少，术后恢复时间短的优势。两者远期降压效果的比较各家报道不一，一般来讲，滤过手术控制眼压的时间较激光治疗长一些，但都有随时间延长而下降的趋势。对于初始眼压不太高或高龄、全身情况欠佳的患者，激光治疗仍是一个有效、安全的选择。

七、手术治疗

在 POCG 患者接受药物治疗期间或已经过激光治疗后，需定期随访眼压控制的情况、视野损害进展的情况、视乳头、视网膜神经纤维层的变化。如果病变有进展，则需考虑手术治疗。一些患者用药期间由于种种原因，治疗的依从性不好，不能正规地应用抗青光眼药物，也可优先考虑手术治疗。

（一）经典的小梁切除术

小梁切除术由 Sugar 在 1961 年首先报道，他的本意是切除部分已无引流功能的病变小梁组织，开放 Schlemm 管，增加内引流，但未获成功。1968 年 Carins 在 Sugar 术式的基础上加以改进，未将巩膜瓣严密缝合，而是使房水能够从瓣下引流至结膜下，取得了成功，并观察到了滤过泡的出现。时至目前，这种术式得到了许多眼科医师的改进，但基本的模式仍然是一种双瓣下（结膜瓣、巩膜瓣）巩膜板层切除联合周边虹膜切除术，建立了一条新的房水外引流的通路，但“小梁切除术”的名称沿用至今。

小梁切除术的基本操作是眼科医师的基本功，由于内涵已经被现代复合式小梁切除术所代替，故这里不再赘述以往术式。

（二）复合式小梁切除术

1. 设计思路

任何一个手术方法，都是随着手术的例数及时间的推移，而不断发现其利弊。现代复合式小梁切除手术，就是针对经典的小梁切除手术容易发生的一系列并发症而设计的，其重新设计内容包括：

- 在手术中一次性应用抗瘢痕药物；
- 术中前房穿刺缓放房水，调控眼压；
- 应用可拆除调整缝线缝合巩膜瓣；
- 术毕前房注水，检查巩膜瓣滤过状况；
- 术毕将眼内压调控至基本正常。

2. **手术方法**

（1）结膜瓣：由于青光眼是终生疾病，有些患者一生多次手术，所以，第一次手术部位最好选在左上方（图 3-1-1），其余部位留给下一次青光眼或白内障手术。选择合适的手术部位，做小于 1/4 象限的、以穹窿为基底的结膜瓣。在分离结膜瓣时，提起结膜，轻分离结膜下的筋膜组织，一定不能损伤巩膜表面血管，以避免手术部位大片状出血。

（2）前房穿刺：对术前眼压偏高者，先做前房穿刺，放出少许房水，使眼压降至正常。一般用做 Phaco 的 1.5 mm 穿刺刀，（如果没有穿刺刀，可以用 1 ml 注射器针头代替）在角膜缘内 1 mm 处做角膜隧道穿刺（图 3-1-2）。注意穿刺刀必须锐利，前端不可卷尖，特别对前房较浅的固定大瞳孔患者，要掌握好进刀的方向、深度，以免损伤晶状体。穿刺时，轻压后唇，放出适量房水。

（3）巩膜瓣：应用丝裂霉素（Mitomycin-C，MMC）者，巩膜瓣 1/2 厚度，4 mm × 5 mm 大小，防止滤过过强；对不用 MMC 者，做一个偏薄的巩膜瓣，多为 1/3 厚度，4 mm × 5 mm 大小（图 3-1-3），以便减少房水滤过阻力。巩膜瓣分离至灰线前 1 mm。

（4）应用 MMC：对滤过手术失败的病人，我们发现基本为瘢痕机化膜覆盖于巩膜瓣表面，所以 MMC 应用的方法应该根据临床的不断发现而不断调整。将 0.4 mg/ml 的 MMC 浸湿棉片，放置巩膜瓣上下 1 ～ 3 分钟后用生理盐水冲洗（图 3-1-4）。

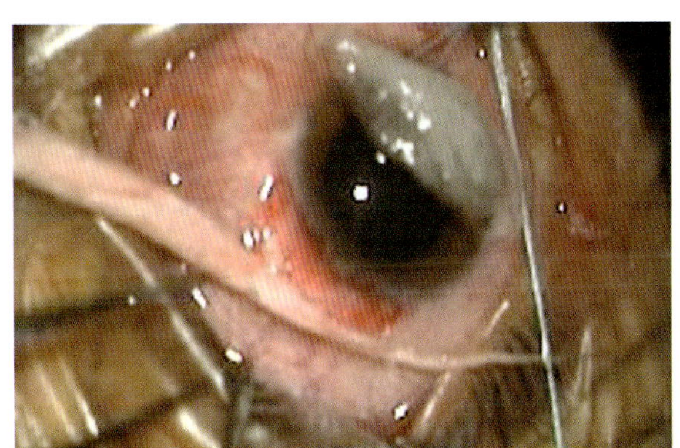

图 3-1-1 第一次手术做在左上方

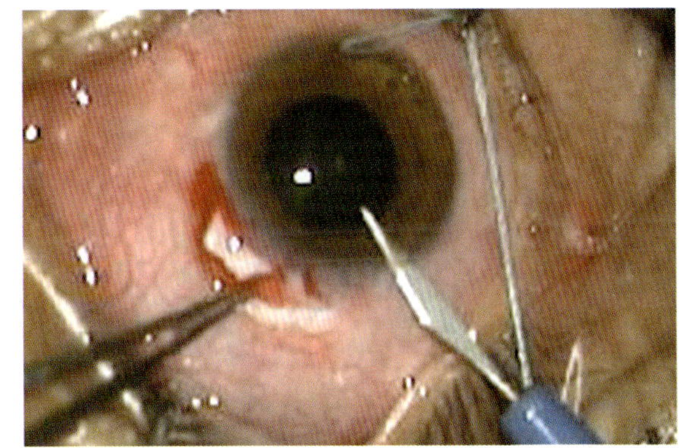

图 3-1-2 角膜缘内 1 mm 做角膜隧道穿刺

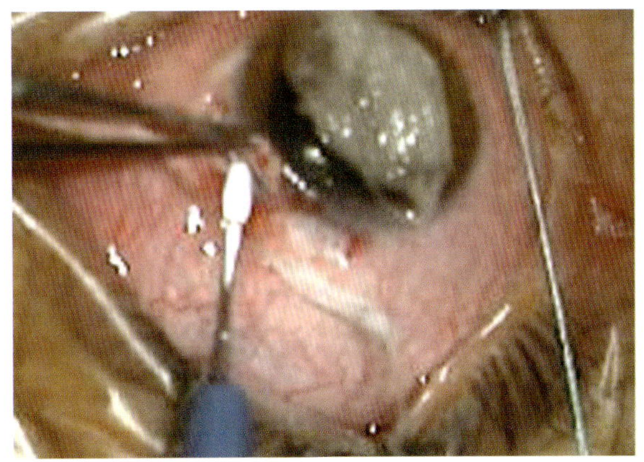

图 3-1-3 巩膜瓣为 4 mm × 5 mm 大小

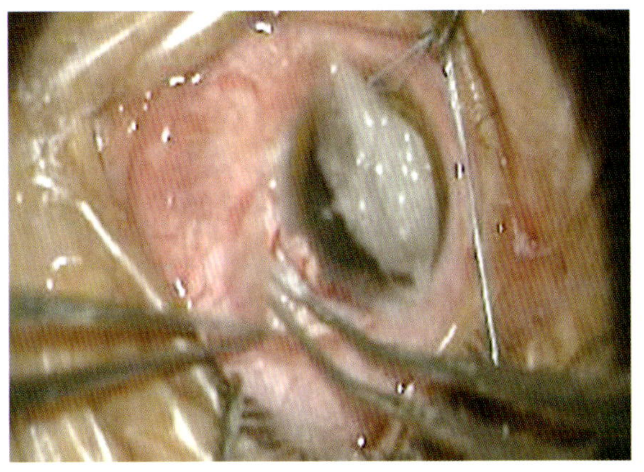

图 3-1-4 MMC 浸湿棉片，放置巩膜瓣下

（5）前房穿刺：从穿刺口再缓放房水，进一步降低眼压，并使前房变浅，这样可以避免虹膜脱出而影响小梁切除的操作；再者，也可以防止房水流出过快而引起晶状体-虹膜隔前移，导致恶性青光眼。

（6）小梁切除：灰线前 1 mm，做 1 mm × 1.5 mm 小梁切除（图 3-1-5）。

切开巩膜时，还要控制房水流量，让房水缓缓流出，但是不能让虹膜脱出，以防影响小梁切除范围。若有虹膜脱出，可以用显微剪将虹膜剪一小口，放出后房水，再轻将虹膜恢复原位。如果虹膜不易恢复，必要时先做周边虹膜切除，然后再做小梁切除。

（7）虹膜切除：虹膜自然脱出，夹虹膜全层组织，看到瞳孔轻度上移时，沿角膜缘剪除（图 3-1-6）。冲洗切口，观察虹膜切除是否全层，同时用冲洗的弯针头轻压上方角膜恢复虹膜至瞳孔圆形，切不可从周切口内恢复虹膜。

（8）做可调整缝线：做 1 ～ 2 针可以灵活拆除的缝线，以便手术后对早期高眼压进行调整。10-0 尼龙线从穹窿外结膜穿入（图 3-1-7），再常规做巩膜瓣缝合（图 3-1-8），做三环活结（图 3-1-9），穹窿结膜外的线也做活结，避免过长的线头飘在眼外引起污染。

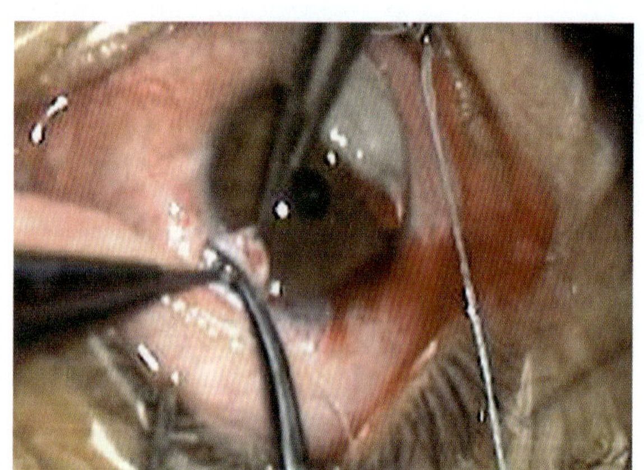

图 3-1-5　小梁切除 1.5 mm × 1 mm

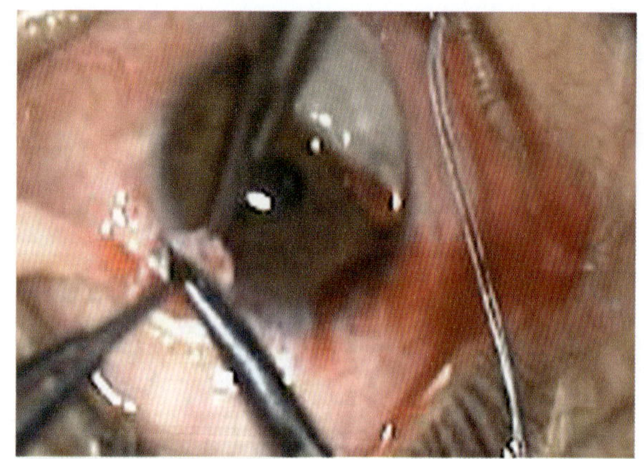

图 3-1-6　虹膜切除

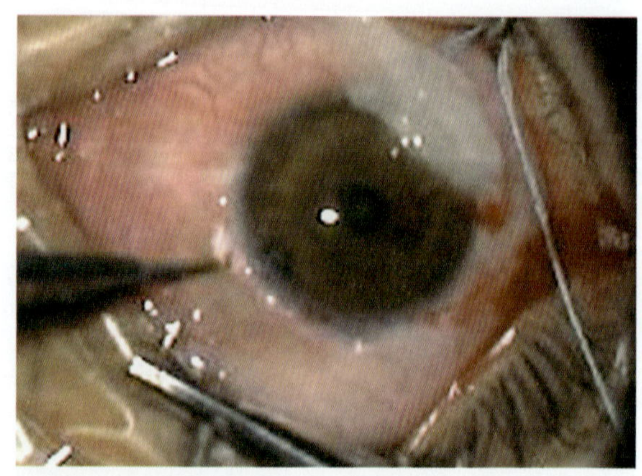

图 3-1-7　10-0 尼龙线从穹窿外结膜穿入

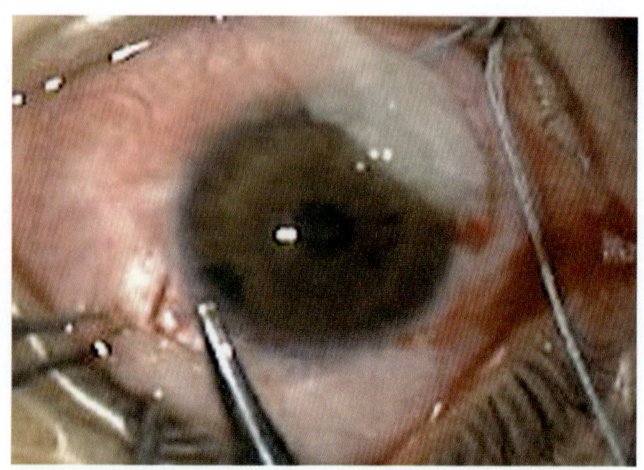

图 3-1-8　再常规做巩膜瓣缝合

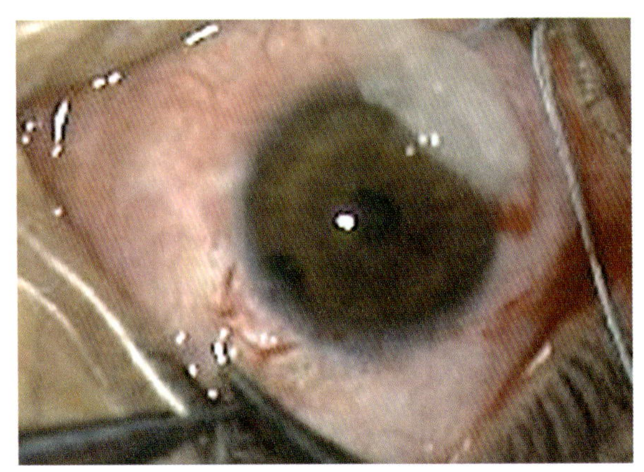

图 3-1-9 绕三环打活结

(9) 恢复前房：从穿刺口注入生理盐水加深前房（图 3-1-10），观察巩膜瓣渗漏的情况，同时调整眼压。若前房不能维持，必须在巩膜瓣渗漏明显的根部再缝合一针。

(10) 缝合球结膜：将结膜瓣铺平（图 3-1-11），10-0 尼龙线分别缝合 2 针。这 2 针应该稍微带巩膜组织，可以使结膜瓣牢固愈合，避免结膜瓣后退，减少伤口渗漏。

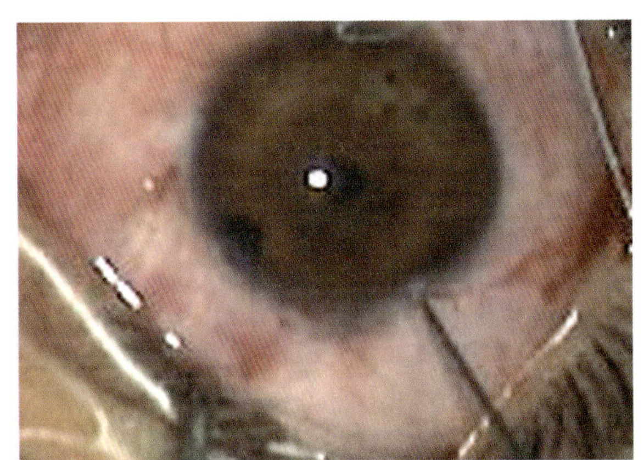

图 3-1-10 从穿刺口注入生理盐水加深前房

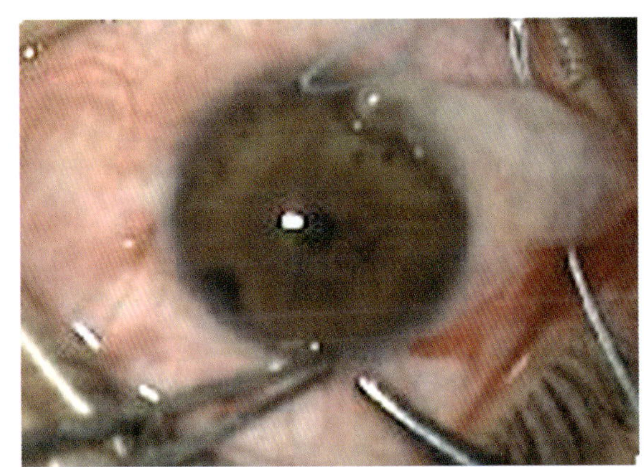

图 3-1-11 结膜瓣铺平缝合

3. MMC 的应用选择

丝裂霉素 C（Mitomycin-C，MMC）是头状链霉菌产生的一种抗肿瘤抗生素，具有烷化作用，与 DNA 分子的双螺旋形成交联，抑制增殖期 DNA 的复制。目前手术中最常用的抗瘢痕药物 MMC，可以有效的防止滤过区域的瘢痕形成，使得术后不仅结膜下组织增生减少，而且还增加了功能性滤过泡的形成。

- 可以应用 MMC 的患者为：二次以上手术者、开角型青光眼、白内障术后青光眼、外伤性青光眼、新生血管性青光眼、色素膜炎继发青光眼、虹膜角膜内皮综合征、YAG 激光术后等，总之，对前房或虹膜有过骚扰的，引起血 – 房水屏障破坏过的青光眼，均应该在手术中应用 MMC。

• 慎用 MMC 的患者为：第一次手术者、结膜及巩膜较薄者、结膜有损伤的、巩膜瓣分的又薄又小或厚薄不均者，既往曾患巩膜炎、眼球扩张的先天性青光眼等均应慎用或不用。

MMC 较常见的并发症是持续性低眼压。

应用 MMC 使滤过手术的成功率明显提高，但术后低眼压（<5 mmHg）的发生率也随之增加。考虑与两个原因有关，一是 MMC 对成纤维细胞的抑制作用使滤过过强；二是 MMC 对睫状上皮细胞的毒性作用使睫状突分泌房水减少。持续性低眼压的发生率与 MMC 的浓度和时间呈正相关性。有些低眼压者观察数日至数周可自行好转，部分出现低眼压性黄斑病变，同时视力有减退趋势，对有视力下降时，应及时治疗。多采用巩膜瓣探查术，尽量采取限制滤过过强的处理方法。

4．应用 MMC 的浓度和时间

应用的浓度及时间，要根据术者临床经验及长时间的细心观察、总结而决定。一般为 0.2 ～ 0.4 mg/ml；30 秒～ 5 分钟不等。在应用前要做以下判断：

• 手术前判断：手术前根据患者的年龄、青光眼种类、病程的长短、病情的轻重、是否局部已多年用药或已曾经做过手术、是否合并有其他眼病等，选择不同的浓度和时间。

• 手术中再判断：手术中根据患者结膜的厚薄、筋膜的多少、巩膜组织的健康程度、手术中自己对结膜的保护程度、巩膜瓣分离的厚薄、巩膜瓣的大小等，再选择不同的浓度和时间。

5．应用 MMC 的方法

一般的青光眼滤过手术，应用 MMC 者，巩膜瓣 1/2 厚度，约 4 mm × 5 mm 大小；不用 MMC 者，巩膜瓣 1/3 厚度，约 4 mm × 5 mm 大小。

用与巩膜瓣大小相同的棉片，放在巩膜瓣下方，30 秒～ 1.5 分钟不等。对于做以穹窿为基底的低位结膜瓣，尽量将 MMC 棉片避开结膜缘伤口，然后用生理盐水冲洗；对一些难治性青光眼的滤过手术，充血明显的、难以控制的发作性青光眼，不仅时间可以在 3 ～ 5 分钟不等，而且，MMC 棉片可以大于巩膜瓣，以及结膜、筋膜下面也应该用。

初学者最好先采用以角膜缘为基底的结膜瓣，因为在高位结膜瓣缝合时，首先缝合筋膜组织层，然后再返折回来缝合结膜组织层，这样两层缝合，应用 MMC 时一般结膜伤口不易发生渗漏。

初用 MMC 的医师，在手术前及手术中认真从多种角度判断，你要做的青光眼患者是否应该用 MMC，根据是什么？应该用多少浓度、用多长时间等，而不能千篇一律用一个时间或一种浓度去治疗所有的病人。对每一个应用的患者，术后密切观察滤过泡的形态，包括滤过泡是否弥散隆起、滤过泡的颜色、滤过泡的厚薄、有否粗大血管逐渐伸入等。

见于青光眼滤过手术的伤口愈合是十分特殊的，我们希望巩膜滤过口不愈合，并终生有房水不断流出到结膜下，形成大而弥散的功能性滤过泡。而紧密临近的结膜伤口，倒希望他尽快密闭愈合，不要有房水渗漏。这就要求我们，不仅需要恰如其分的掌握好 MMC 的临床应用，而且，对结膜缝合的技巧也必须要一板一眼。总之，对于 MMC 的临床应用，必须善于精细的观察、不断总结、经验的逐渐累积，才能应用的得心应手。

6. 可拆除调整缝线的结扎方法及调整眼压的方法

为了调整术后早期眼压的稳定，以减少术后低眼压引起的浅／无前房、脉络膜脱离以及术后早期高眼压等并发症，术中应用便于调整眼压及前房深度的可调整缝线，使得手术后常见而又棘手的各种并发症明显减少，从而大大提高了手术成功率。可拆除的调整缝线，不仅让我们对自己手术后的眼压、前房及滤过泡可以理想地自如调整，并且也代替了昂贵的激光拆线，既方便又简单，符合我国国情。

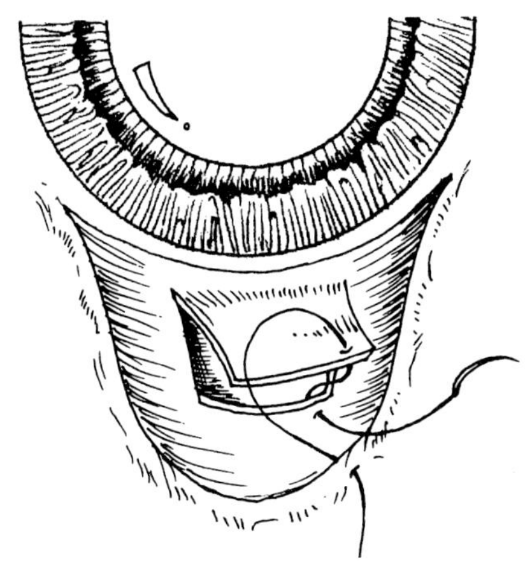

图 3-1-12　缝线从穹窿结膜穿入

应用可拆除调整缝线目的有两点：一是为了防备手术后早期高眼压；二是为防止术后滤过太强而引起的一系列并发症，从而可以减少手术后浅前房、低眼压、脉络膜脱离、恶性青光眼等并发症。拆线的时间完全根据术后眼压高低、前房深度或滤过泡的形态而决定。

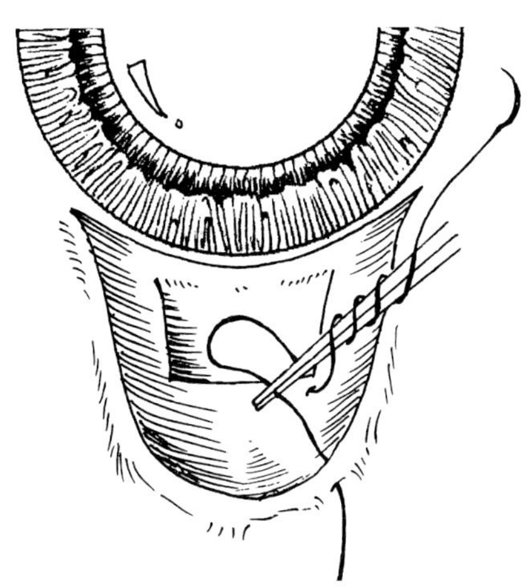

图 3-1-13　结扎时绕 3 环打活结

(1) 穹窿部缝线方法：持针器反向夹针，将 10-0 尼龙线从距角膜缘 7 ~ 8 mm 处的穹窿结膜穿入（图 3-1-12）。

再用持针器常规正向夹针，缝合巩膜瓣，结扎时绕 3 环打活结（图 3-1-13），将此线头剪极短，以免从结膜伤口露出。

最后将穹窿部结膜外的移行线头做一结扎（图 3-1-14），避免眼球活动时，线头缩至结膜内。

此路径要尽量避开筋膜内血管及避免刺伤巩膜浅层血管组织，否则，结膜下大片出血不仅影响功能性滤过泡的形成，而且从外观看很不舒服。

此方法的优点：是将线结放在穹窿部，患者没有异物感。拆线的方法极简单，并且，可以不用着急拆线。

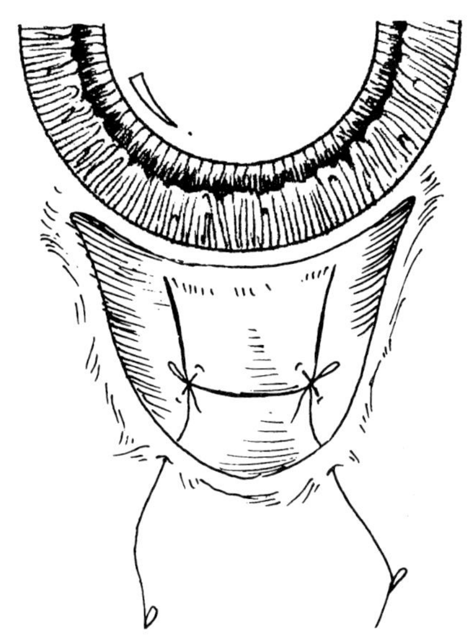

图 3-1-14　穹窿部结膜外的移行线头做一结扎

(2) 手术后拆线的时机：一般拆线的时间是根据术后，眼压高低、滤过泡形态及前房深浅而决定。手术后第一天，眼压高于 20 mmHg 以上，前房正常，滤过泡平可以轻按压，使眼压降低至 10 mmHg 左右，滤过泡更隆起一些。如果滤过泡隆起，眼压下降，可暂时不拆线。但是，如果眼压不易按压下来，手术后第一天就可以拆除缝线，拆线后，马上再按压，一定要在术后 3 天之内将眼压稳定地控制在

10 ~ 15 mmHg 的水平。如果眼压、滤过泡、前房深浅一直比较理想，可以在术后 2 ~ 4 周左右再拆线。

(3) 拆除缝线的方法：拆线的方法很简单，并根据患者手术后时间长短而有所不同，术后 1 周之内拆线，是比较容易的。让患者坐在裂隙灯下，局部点表面麻醉剂后，仅右手用镊子将线头轻轻向上拉出即可。若术后 2 周或更长时间以上拆线，此时，线头与组织之间愈合较紧密，若不易拉出，应该左手用镊子夹线并向上提起，右手用剪子向下压着结膜，尽量剪到线根部，不必强硬拉线。也不要仅将结膜外的线头剪掉，使结膜内残留一根肉眼就能看到的长线头，很不好看。

(4) 拆线后并发症：拆线时机掌握不好，最容易发生的就是巩膜瓣稍微翘起或松开，引起滤过过强，轻者发生前房变浅，伤口渗漏，严重者角膜失代偿，并发白内障，所以，正确掌握术后拆线时机是很重要的。如果发生前房改变，可以稍微做加压包扎，必要时还要做巩膜瓣再缝合。

7. 前房穿刺调控眼压

前房穿刺的作用有三：手术中做小梁切除前做前房穿刺，先缓缓放出少许房水降低眼压，避免小梁切除时虹膜脱出；防止切穿眼球时，眼压突然下降，造成晶体 – 虹膜隔前移，引起恶性青光眼及眼内出血的发生；在手术结束前，根据前房深度、眼压高低，应用此穿刺口，向前房内注入眼内平衡液。最后一点的目的主要是：一则检查巩膜伤口有否明显渗漏；二则恢复前房，使晶体 – 虹膜隔后移，预防恶性青光眼的发生；三则提高眼压，减少手术后因眼压低而引起的脉络膜脱离及其他并发症的发生。

前房穿刺在角膜缘有血管的部位，刀尖撤出时稍扩大内口，并同时放出少许房水以降低眼压。对于瞳孔较大者，在做穿刺时必须注意穿刺刀尖的入路及方向，避免对晶状体损伤。

8. 此种技术对传统青光眼滤过手术的贡献

(1) 减少术后低眼压引起的各种并发症：前房浅、脉络膜脱离、低眼压性黄斑病变、脉络膜上腔暴发性出血等。

(2) 避免恶性青光眼的发生：术毕时前房内注入液体恢复前房，使得晶体 - 虹膜隔后移，加大了睫状环与晶状体赤道部的间距。

(3) 调整术后早期高眼压：对术后早期眼压偏高的病人，若前房正常，应该立刻做按摩，将房水按摩出半滴后，使前房稍微变浅，眼压降低。若房水不易流出，眼压仍高，可以马上拆除一根缝线，拆线后再按摩，直到将眼压降下来为止。

(4) 调控滤过泡的形态：在手术后根据观察滤过泡的大小、颜色、弥散的范围等，决定按摩的时间及力度。若功能性滤过泡仍不能出现，可以先拆除一根缝线，拆线后马上轻按压，必须将房水压出少许流至结膜下，形成弥散而水汪汪的滤过泡。特别是对新生血管性青光眼，或多次手术后的顽固性青光眼等，重要的是调整出功能性滤过泡的形态。

当然，随着新的设计，也会出现一些新的手术后并发症，如伤口渗漏、术后滤过泡易变薄、低眼压黄斑病变等。但是，如果掌握其规律，这些问题均可迎刃而解，也不会影响手术成功率。

青光眼的各种手术改良及创新设计，是随着为减少术后并发症、眼部病变的复杂性、手术设备的不断改进、个人手术技巧的逐渐娴熟程度以及多年丰富的临床经验，不断地进行思考、研究、总结而进展。

（三）非穿透小梁手术（nonpenetrating trabecular surgery，NPTS）

1. 产生背景

传统的小梁切除手术，术后早期常出现滤过过强、浅前房、恶性青光眼、持续性低眼压、脉络膜脱离等一系列有连带关系的并发症，引起失明的范例屡见不鲜，这使得青光眼临床医师感到郁闷。所以眼科医师们希望寻求一种能够有效降低眼压而并发症又少的手术方法。一直到20世纪80年代Zimmerman研究的外露小梁切除等，才姗姗来迟地走到“非穿透”之列。1984年Fyodorov采用了一种“深层巩膜切除术”，在表层巩膜瓣下再切除一层巩膜组织，近角巩膜缘一侧达小梁网-Descemet膜，形成一个“减压房”，房水通过这层非薄的膜渗透到“减压房”内，再通过多种途径吸收。

为了维持“减压房”的存在，使新建的外引流通道保持通畅，Kozlov在深层巩膜切除术基础上加用了胶原植入物。此后，透明质酸钠凝胶、Healon GV、羊膜、自体巩膜等相继应用于临床。植入物的作用主要是机械隔离巩膜瓣和巩膜床，减少术后粘连，保持滤过道通畅。

到90年代初，部分国内外学者广泛展开思路，不断进行改良、更新。1990年Kozlov首先开展了深层巩膜切除联合胶原植入物手术。以后根据植入物的不同，如：可吸收透明质酸钠生物胶（SKGEL胶）、非吸收亲水丙烯酸假体（T-FLUX）等，使手术方法有所改变，随之相应的房水引流机制也各有所长。

此类手术近年来被引进我国，使得现代的非穿透小梁手术（Non-perforating trabecular surgery，NPTS）正式亮相于青光眼的手术舞台，开始为我国开角型青光眼走出手术效果差的治疗误区。

2. 手术适应证

非穿透小梁手术一般应用于开角型青光眼、无晶体性开角型青光眼、人工晶体术后开角型青光眼、新生血管性青光眼的房角开放期等，基本属于开角型青光眼的专利。但是，对于原发性闭角型青光眼，在检查房角镜后，确实认为房角无粘连，可以在先做虹膜成形术后，做YAG激光虹膜打孔，解除瞳孔阻滞及加深前房，之后再行非穿透小梁手术，也是可行的。

3. 植入材料

我们常用的两种植入材料为，可吸收性透明质酸钠生物胶（SKGEL）和非吸收性亲水性青光眼引流器（T-FLUX），两者在临床各有千秋。

- 透明质酸钠生物胶（SKGEL）

透明质酸钠是一种高纯度高分子量的生物高聚物，由细菌酵解获得，属于氨基酸聚糖类。其经过生物合成，被制成网状，不溶于水，是一种透明质酸的钠盐，既是生物学物质又是由流体生理学分子的排列形式，故有生物相容性。

当切除深层巩膜瓣后将其全部放在巩膜瓣下，Schlemm管的切除部位可以保持形成的空间，增加房水流出。

具有可吸收性，3 ~ 6 个月吸收，完全吸收之前，在巩膜瓣与巩膜床之间形成蓄水池，使房水流向结膜下的空间及维持一定的排水量。

底边长 3 mm，顶边长 0.5 mm，高 4.5 mm，厚 450 μm（图 3-1-15）。

• 非吸收性亲水性青光眼引流器（T-FLUX）

由 Poly-Megma（亲水性丙烯酸）材料设计生产，组织相容性好，减少细胞增殖，阻止瘢痕形成，最大限度地降低了组织纤维化的风险。

臂长 4 mm，体高 2.75 mm，厚度 0.10 ~ 0.30 mm（图 3-1-16）。

4．NPTS 降眼压机制

（1）结膜下外滤过：房水渗透到结膜下形成滤过泡。一般滤过泡随时间的推移而减少以至消失。UBM 图像显示为手术区结膜下的空隙（图 3-1-17，图 3-1-18）。

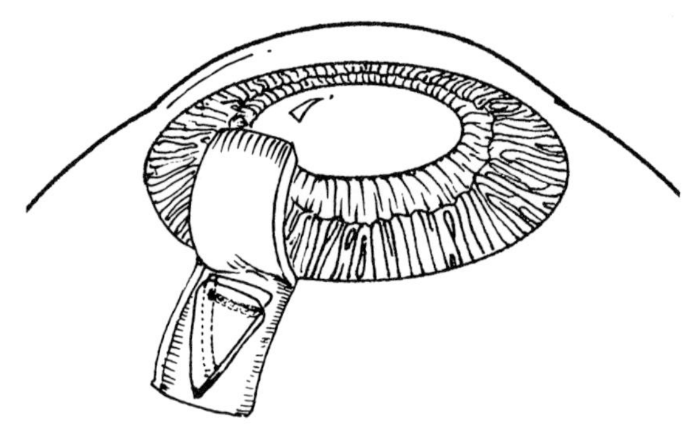

图 3-1-15　透明质酸钠生物胶（SKGEL）

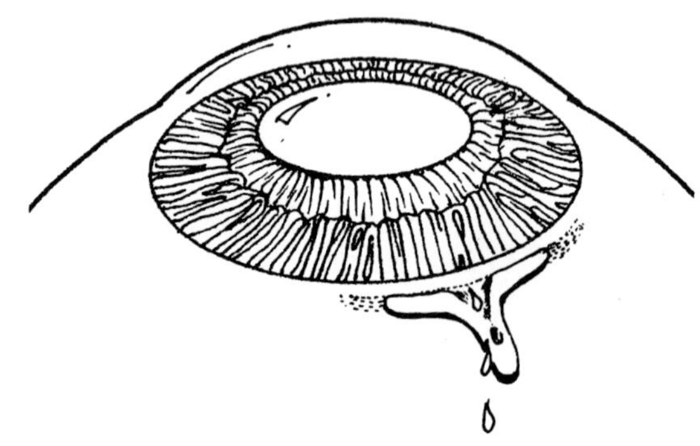

图 3-1-16　非吸收性亲水性青光眼引流器（T-FLUX）

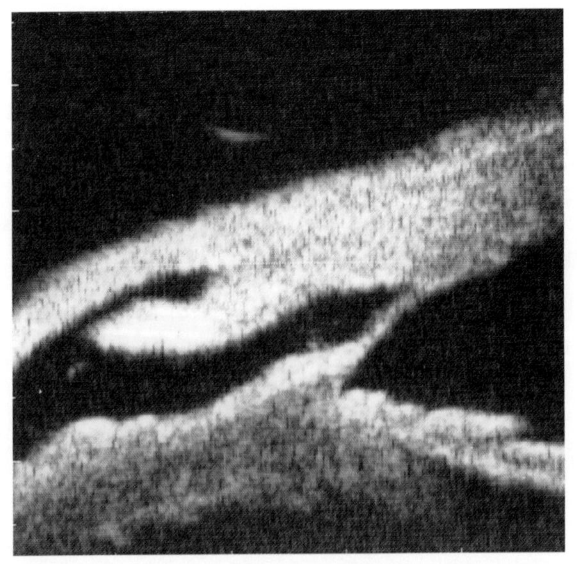

图 3-1-17　SKGEL 胶的 UBM 图像显示结膜下的空隙

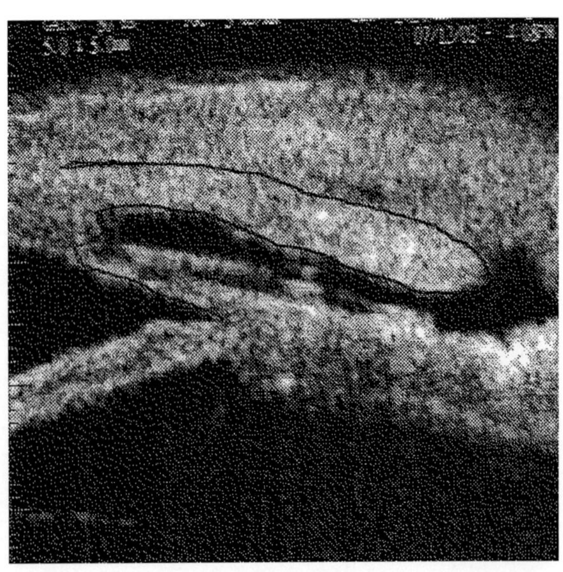

图 3-1-18　T-FLUX 的 UBM 图像显示结膜下的空隙

(2) 经葡萄膜巩膜房水流出通路引流：房水经菲薄的巩膜床渗透到巩膜床下的睫状体上腔，再经葡萄膜巩膜房水流出通路引流出眼球。此通路是主要和持久的。

(3) 经 Schlemm 管断端引流：房水通过已切开的 Schlemm 管断端，到达 Schlemm 管，然后经集合管进入体循环。

葡萄膜巩膜房水流出通路的房水引流阻力最大的部位是睫状肌前端，此手术切除了深层巩膜、Schlemm 管外侧壁，使房水能经残留的小梁组织、巩膜床渗透到脉络膜上腔，绕过了阻力最大的地方，从而使房水流出易度增加，房水流出量增多，眼压下降。

5. 手术方法

此手术是一个很精细的手术，做到关键部位时，甚至需要屏住呼吸，大气不敢出，此时，若双手稍微有一点哆嗦，手术立刻失败。

(1) 巩膜瓣与 MMC 应用：浅层巩膜瓣大于深层巩膜瓣；深层巩膜槽要大于植入物，便于房水循环。浅层巩膜瓣 1/3 厚度，植 T-FLUX 时，做以角膜缘为基底的 (5×3×1.5) mm 梯形巩膜瓣；植 SKGEL 胶时，做以角膜缘为基底的 (5×4×1.5) mm 梯形巩膜瓣。浅层巩膜瓣前缘达透明角膜内 1 mm。巩膜瓣下放置 MMC 0.2 ~ 0.4mg/ml，1 ~ 3 分钟后生理盐水冲洗。

(2) “减压房”的形成：深层巩膜瓣 1/3 厚度，分离到近角膜缘约 1.5 mm 时，可以看到瓷白色环行纤维带，继续向前便是 Schlemm 管外壁，呈现出约 0.7 mm 左右宽的黑色带，深层巩膜瓣同其外壁一起分开并剪除，这样就初步形成了“减压房”(图 3-1-19，图 3-1-20)。

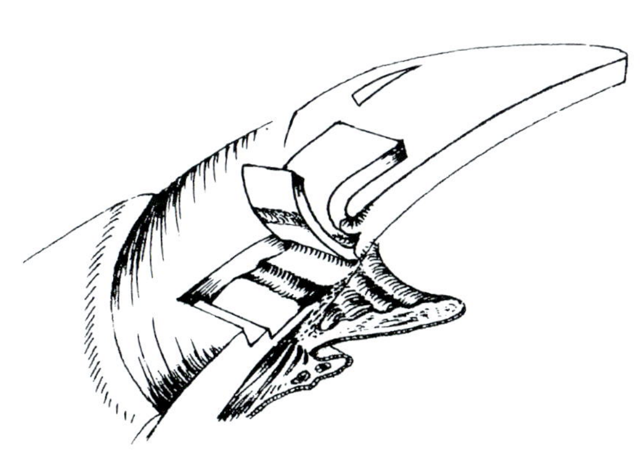

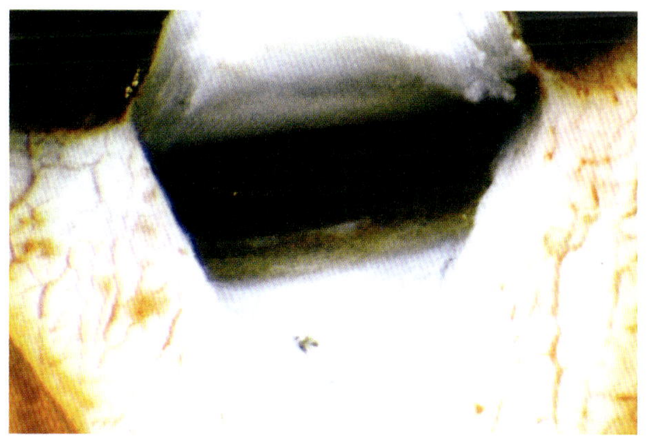

图 3-1-19，图 3-1-20 切除深层巩膜瓣形成了“减压房”

• 正确找到 Schlemm 管：掌握 NPTS 的关键在于对解剖关系的准确把握，主要是指巩膜突纵行纤维与 Schlemm 管的解剖关系。初学者对一次性准确地定位 Schlemm 管比较困难。紧邻 Schlemm 管的后壁，原本随机排列的巩膜深层纤维过渡为规则的纵行排列，汇集为巩膜突。如果清楚地看到这种变化，说明深层巩膜瓣的深度合适，继续向前即为 Schlemm 管外壁。对深层巩膜瓣要切的深，达 4/5 的深度，看到巩膜突的纵行纤维，即可找到 Schlemm 管。确实切开了 Schlemm 管外壁，可以看到房水缓缓渗出，而且在对应 Schlemm 管的位置可以观察到一条灰黑色窄槽，在切除的组织块对应部位是棕黑色的 Schlemm 管组织（图 3-1-21）。

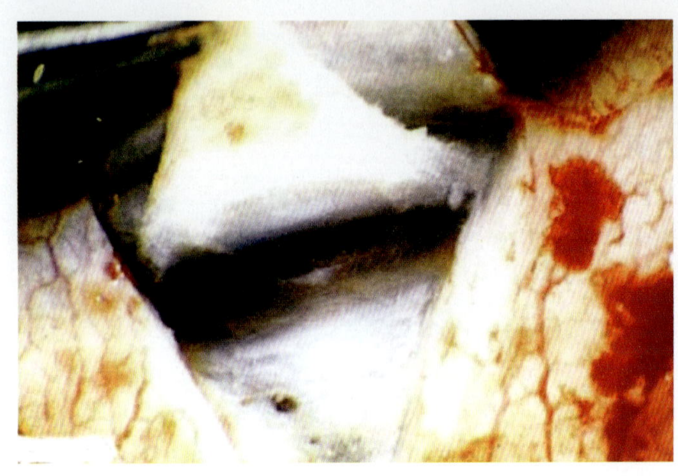

图 3-1-21 棕黑色的 Schlemm 管组织

- 而对于每位术者的最大难点在于完整撕掉 Schlemm 管内壁，而不使之穿透。在切开外壁后，可以用刀轻划 Schlemm 管内壁表面，划开后用无齿镊将内壁撕开。用棉签或吸血海绵擦拭估测房水流出量。若房水流出不畅，可以用小梁切开刀轻刮 Schlemm 管内壁，并用纤细的平镊将松动的内膜轻轻撕下，使得小梁网更具有渗透性。处理 Schlemm 管内壁时，术者大气不能出，在关键时候，瞬间是需要屏住呼吸才可完成的。

（3）固定巩膜下植入物

- 透明质酸钠生物胶植入在巩膜槽中（图 3-1-22），分别缝合巩膜瓣及结膜瓣。透明质酸钠生物胶的材料特性柔软、脆弱，无论是从瓶中取出放置在巩膜槽中，还是缝合固定在巩膜槽内，不可使用镊子挟取，应用蘸有盐水的棉签将其蘸出来，轻放在巩膜槽内，此时切记不可用水冲洗术野，否则生物胶极易丢失。缝线时不可将结扎过紧，否则生物胶易折断或碎成块状。
- 若使用 T-FLUX 时放在巩膜槽内，两臂插入 Schlemm 管内，用 10-0 尼龙线通过缝线孔轻轻将其固定在巩膜浅层（图 3-1-23），浅层巩膜瓣覆盖 T-FLUX，应用可调整缝线做巩膜瓣缝合，10/0 尼龙线缝合结膜。T-FLUX 植入物比较好固定，并且可以应用可调整缝线，当术后早期眼压高时，拆除可调整缝线，调整眼压。

6．手术中并发症的原因及处理

（1）葡萄膜小梁网及邻近的 Decement 膜穿破：锋利刀刺破可造成小而整齐的破口，无虹膜嵌顿时，不必处理，可按原计划完成。若破口较大，并有虹膜嵌顿时，应改做小梁切除术。由于仅剩一大而薄的巩膜瓣，小梁切除术应小一些，或巩膜瓣较密闭缝合，以防房水引流过量，而导致手术后滤过过强。

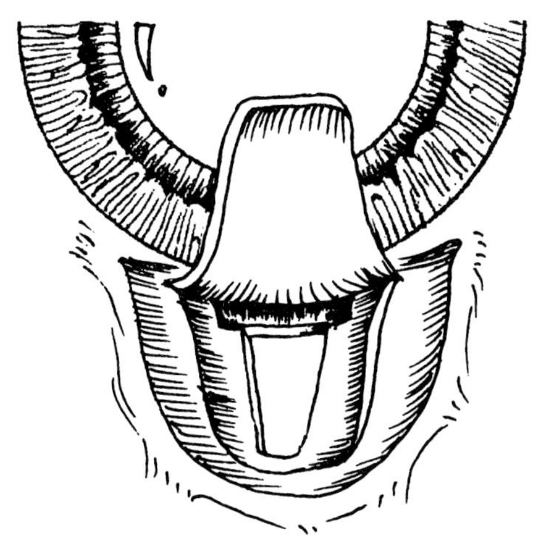

图 3-1-22 SKGEL 胶植入在巩膜槽中

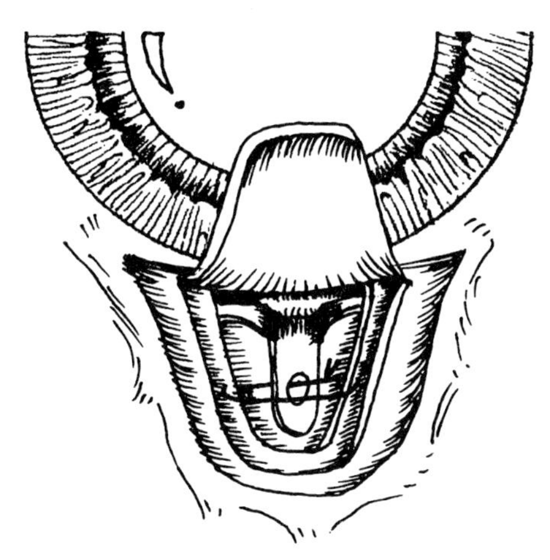

图 3-1-23 T-FLUX 在巩膜槽内两臂插入 Schlemm 管内，通过缝线孔轻轻将其固定在巩膜浅层

（2）深层巩膜床穿破：术中要求深层巩膜切除达透见睫状体的深度，所以术中可能发生穿破深层巩膜床及损伤睫状体组织。对于小破口可不予处理，大破口应缝合。

（3）非穿透区小梁网表面组织残留过多（小梁网表面的巩膜组织有所残留）此一般多发生于初学者，担心小梁网穿破。此类术后眼压很快上升或一直未降，一般做 UBM 可以发现，无 UBM 时，若术后眼压一直不降，在术后 1 周应考虑做手术探查。也可用 YAG 激光，通过前房角镜击射手术区残留的 Descemet 膜，击穿一小孔，使房水透过，但要注意不要击射过多的小梁网。否则易导致滤过量大，而引发相应的并发症。

（4）前层巩膜瓣撕裂：主要由于切除的巩膜厚度掌握不好，切的过于薄，或操作不当造成巩膜瓣撕裂。若损伤较大，深层巩膜瓣可做部分保留、用异体巩膜覆盖修复，并对撕裂部位加密缝合。

（5）切除 Schlemm 管时定位不准：手术要求切除 Schlemm 管外壁、内壁及邻近的组织，所设计的手术区内，仅保留葡萄膜小梁网（uveal meshwork）。和邻近小梁网的角膜后弹力层。初学者往往对 Schlemm 管定位不准，切除位置过于靠前，仅残留角膜的 Decement，此膜无法透过房水。应重新定位，将深层巩膜瓣分离稍厚，巩膜槽内组织薄，比较容易找到巩膜突及 Schlemm 管。

7．术后早期并发症的原因及处理

（1）减压房内积血：由于术中止血不彻底，或术中眼压降低，血液经 Schlemm 管返流进入减压房形成积血阻碍房水渗出，一般早期眼压上升。用 UBM 检查可以发现减压房内的积血及观察积血吸收的情况。用房角镜检查可见滤过区小梁网呈暗红色，若眼压持续升高，应再次手术打开减压房清除积血。

（2）周边虹膜堆积堵塞滤过区小梁网：术前准备不足，如未点缩瞳药，病人术后稍有“使劲”因素，加之滤过区房水引流量大，周边虹膜易随房水流动向小梁网移动，将滤过区堵塞，此时眼压升高。其表现为当瞳孔轻度上移时，瞳孔变形。其治疗方法为：尽早点缩瞳剂，将前粘连的虹膜拉开。若周边虹膜堆积堵塞滤过区小梁网时，可以用氩激光行周边虹膜成形术，使虹膜变薄，或用激光的方法将虹膜推开。预防的方法是术后常规应用 Pilocarpine 缩瞳 2 周。

(3) 滤过泡低平：SKGEL 胶、Healon 等植入物在术后逐渐吸收（SKGEL 胶约 6 ~ 9 个月吸收，Healon 术后 6 天左右吸收），T-FLUX 也是比较扁平，使得术后部分滤过泡低平，眼压升高。此时在术后早期可采用 YAG 激光房角击射术，打通小梁网 -Descemet 膜，50% ~ 83% 的患者眼压可满意下降并保持较长一段时间的稳定。

(4) 自发性和按摩后残留小梁网破裂：手术区小梁网非常薄，易在外力作用下破裂，引起虹膜前粘连，因此术后嘱病人不要用力揉眼。尽量避免任何外力对眼的作用。应用房角镜可以观察滤过区小梁网的情况。

(5) 角膜基质水肿：由于术中剖两层巩膜瓣时切除角膜组织过于靠前，房水渗入角膜基质形成水肿。

(6) 角膜干凹斑：术后早期滤过泡隆起明显，使得闭睑时睑结膜不能很好地与该侧周边角膜贴近，该处泪膜形成困难，导致角膜干凹斑的形成。此类病人多发生在手术区鼻侧，应给予人工泪液及营养角膜药。

(7) 浅前房及睫状体脉络膜脱离：早期时由于房水有多种途径引流（结膜下滤过、经葡萄膜巩膜引流、经 Schlemm 管断端引流等），可发生轻度的浅前房及睫状体脉络膜脱离，一般不需要做任何处理，可观察自行恢复。

(8) 巩膜局限性膨出：曾有一例 12 岁虹膜睫状体炎、继发性青光眼患者行 NPTS 术后眼压再次升高时在深层巩膜切除部位发生巩膜膨出。这一病例提示临床医师对年龄较轻、巩膜壁薄的患者手术时要谨慎。

8. 非穿透小梁手术的优点

(1) 减少了晶体 - 虹膜隔前移的因素，避免了恶性青光眼的发生；

(2) 减少了术后浅前房及睫状体脉络膜脱离的发生；

(3) 由于房水流出的限制，减少了眼压大幅度变化，从而避免了术中暴发性脉络膜上腔出血的发生；

(4) 对高度近视病人，减少眼压大幅度变化，不至于引起视网膜脱离。

9. 如何提高非穿透小梁手术的成功率

• 医师因素：术前常规准备要细心，不能忽略术前降眼压及缩瞳剂的应用，这两个措施主要预防虹膜前粘于非穿透的手术部位。手术前对患者进行全身检查，避免不利因素的存在。

• 手术因素：术前准备很重要，降眼压及缩小瞳孔是非常必要的。解剖定位准确，迅速、正确地找到 Schlemm 管外壁。手术技巧是关键，剪除深层巩膜瓣时，剪刀的走行、方向要把握，稍有不慎，便可将 Schlemm 管撕破。在撕 Schlemm 管内膜前，先用刀在膜的水平面轻拨一下，可以帮助你很清楚地看到内膜的形态，这时可以直接用刀尖将内膜挑开，再用无齿镊将其夹起、撕开。在探内膜的过程中，只能在水平方位动作，而绝不能有一点向下方的力量，否则就会前功尽弃。所用手术刀要快，使用要稳、轻，关键时候提着刀切。

• 病人因素：手术后必须将一些注意事项告知患者及家属，如：术后减少探视，少说话，不能咳嗽、打喷嚏、擤鼻涕，对便秘者可以用一些缓泻药等，病人有使劲的动作，容易造成虹膜上移至非穿透小梁部位，使得手术失败。必须要得到患者的密切配合，才能提高手术的成功率。

青光眼滤过手术再熟练的医生，一旦改做非穿透小梁手术时，均可能有一个难堪的时期，但是也因人而易，这个时期的长短是不一样的。取决于每个人的自信心、手术技巧、胆大心细，以及娴熟地手术应变技巧。

NPTS 确是一个很有意思的手术，在刚接触这类手术时，因为总怕切穿而有一种怵头的感觉，但是，只要熟练掌握，其这种感觉就会大不一样。在手术中全身心地投入，确有在精雕细刻着一件精美艺术品之感。

八、对开角型青光眼治疗的临床评估

传统观念认为开角型青光眼的手术效果较差，一般多采用药物治疗的方法。但是，部分患者往往因为眼压控制不理想，而使视野逐渐缩小，甚至成为管状视野后，才不得已考虑手术治疗。20 世纪 90 年代以后随着设备的引进，对药物治疗的开角型青光眼患者，我们采取有计划地密切监测检查视功能的改变，根据具体病情调整用药，一经发现病情变化，及时建议手术治疗。目前手术技巧日益娴熟，手术方法不断改进，如：应用抗组织瘢痕药物、巩膜瓣下支架、可拆除调整缝线等，使得手术成功率大大提高，即使管状视野的晚期病人，目前应用表面麻醉剂代替球后麻醉，加强了手术的安全性，使术中发生失明的可能降到了最低。

（张舒心）

参 考 文 献

1 阎 莉，张舒心，董庆华等．异体巩膜移植治疗丝裂霉素所致的低眼压．中华眼科杂志．1997;33 (3)：181-185

2 Bonovas S, Peponis V, Filioussi K. Diabetes mellitus as a risk factor for primary open-angle glaucoma: a meta-analysis.Diabet Med, 2004 Jun;21(6):609-614

3 Herndon LW, Weizer JS, Stinnett SS. Corneal thickness as arisk factor for advanced glaucoma damage. Arch Ophthalmol, 2004 Jan;122(1):17-21

4 Oyakhire JO, Moroi SE. Clinical and anatomical reversal of long-term hypotony maculopathy. Am J Ophthalmol, 2004 May;137(5):953-955

5 Cioffi GA, Latina MA, Schwartz GF. Argon versus selective laser trabeculoplasty. J Glaucoma, 2004 Apr;13(2):174-177

6 Carpineto P, Ciancaglini M, Zuppardi E, et al. Reliability of nerve fiber layer thickness measurements using optical coherence tomography in normal and glaucomatous eyes.

Ophthalmology, 2003; 110:190–195

7 Osborne NN, Ugarte M, Chao M, et al. Neuroprotection in relation to retinal ischemia and relevance to glaucoma. Surv Ophthalmol, 1999 Jun;43(1):102–128

8 Hirooka K, Kelly ME, Baldridge WH, et al. Suppressive actions of betaxolol on ionic currents in retinal ganglion cells may explain its neuroprotective effects. Exp Eye Res, 2000 May;70(5):611–621

9 Sihota R, Dada T, Gupta SD, et al. Conjunctival dysfunction and mitomycin C-induced hypotony. J Glaucoma, 2000 Oct;9(5):392–397

10 Mermoud A, Karlen ME, Schnyder CC, et al. Nd:Yag goniopuncture after deep sclerectomy with collagen implant. Ophthalmic Surg Lasers, 1999 Feb;30(2):120–125

11 Block F, Schwartz M. The b-wave of the electroretinogram as an index of retinal ischemia. Gen Pharmacol. 1998 Mar;30(3):281–287

12 Chiou AGY, Mermoud A, Underdahl JP, Schnyder CC. Anultrasound biomicroscopic study of eyes after deep sclerectomy with collagen implant. Ophthalmology, 1998;105:746–750

13 anchez E, Schnyder CC, Sickenberg M, et al. Deep sclerectomy: resulty with and without collagen implant.Int Ophthalmol, 1997;20:157–162

14 Burke J, Schwartz M. Preclinical evaluation of brimonidine. Surv Ophthalmol, 1996 Nov;41(1):9–18

15 Schwartz M, Belkin M, Yoles E, et al. Potential treatment modalities for glaucomatous neuropathy: neuroprotection and neuroregeneration. J Glaucoma, 1996 Dec;5(6):427–432

16 Dreyer EB, Zurakowski D, Schumer RA, et al. Elevated glutamate levels in the vitreous body of humans and monkeys with glaucoma. Arch Ophthalmol, 1996 Mar;114(3):299–305

17 Vorwerk CK, Lipton SA, Zurakowski D, et al. Chronic low-dose glutamate is toxic to retinal ganglion cells. Toxicity blocked by memantine. Invest Ophthalmol Vis Sci, 1996 Jul;37(8):1618–1624

18 Netland PA, Chaturvedi N, Dreyer EB. Calcium channel blockers in the management of low-tension and open-angle glaucoma. Am J Ophthalmol, 1993 May 15;115(5):608–613

19 Fyodorov SN, Ioffe DI, Ronkina TI. Deep sclerectomy: technique and mechanism of a new glaucomatous procedure.Glaucoma,1984;6:281–283

20 Kozlov VI, Bagrov SN, Anisimova SY, et al. Non-penetrating deep sclerectomy with collagen. IRTC Eye Microsurgery,1990;3:44–46

第二节 正常眼压性青光眼

正常眼压性青光眼（Normal Tension Glaucoma，NTG）是指眼压在正常统计学范围内，但发生了青光眼性视乳头改变和视野损害的一类开角型青光眼。人群发病率约为0.15%～2.1%，多见于老年人。

一、病因和发病机制

到目前为止，NTG的病因和发病机制尚不完全清楚。主要的假说有以下几种：

1. 视乳头的解剖缺陷学说

在较早的时期，即有学者发现，NTG的患者视乳头筛板较薄，筛孔更大，尤以视乳头的上下极明显。近年来随着免疫组化技术和分子生物学的发展，通过相关的手段又发现NTG患者筛板的细胞外基质如胶原蛋白、弹性硬蛋白等构成和含量与正常眼比较均有异常，从而造成对眼压的耐受性降低，也就是说，对于绝大多数人能够耐受的眼压水平，对这类患者却造成了筛板的受压坍陷、扭曲，其结果使神经纤维压迫受损，同时该处的血管也受压断流，进一步导致视乳头缺血性损伤。

2. 视乳头微循环异常学说

如果将调节血管活动的神经和体液因素都去掉，则在一定的血液变动范围内，器官组织的血流量仍能通过局部血管的舒缩活动得到适当的调节，这种调节存在于器官组织或血管本身，称为血管自主调节。视网膜与视乳头微循环存在着自主调节，即在某些导致灌注压降低，血氧分压降低的因素存在时（如一定限度的眼压升高，高碳酸血症等），视网膜与视乳头循环的血流量、血氧分压可以维持在正常水平，这种调节是通过动脉壁平滑肌细胞和毛细血管周细胞收缩实现的，神经递质、血管活性物质、局部的代谢产物、内皮细胞衍生物等多种成分参与了这种调节。筛板血供主要来源于睫状后短动脉系统，表面有时有来自视网膜中央血管系统的血供。实验研究表明较高眼压时，视网膜、脉络膜和视乳头血流减少，但筛板血流仅在眼压极高时降低，说明筛板内存在着有效的自主调节机能，使得筛板对高眼压有较强的抵抗力。Anderson等认为青光眼患者存在视乳头血流自主调节功能的缺陷，这种缺陷可能先天即有，也可能为动脉硬化、血管痉挛素质（如偏头痛、Raynaud病）、低血压、血黏度高等因素所致，当两者同时存在时，发生青光眼性视神经病变的几率更高。

二、诊断要点

1. 症状

发病隐匿，无明显的自觉症状。因为此病多见于老年人，故因白内障、年龄相关性黄斑病变等疾病因素的干扰，可以有视力下降的主诉。早期一般不影响中心视力，晚期当视野损害进一步发展的时候，逐渐侵犯中心视力。

2．体征

眼前节结构一般无异常发现。房角是开放的。

3．眼压

对于正常眼压性青光眼的患者，眼压一般在统计学正常范围内，即小于 2.79 kPa（21 mmHg）。但是，对于这类患者，更有意义的诊断依据是 24 小时眼压曲线。其特点是 24 小时内眼压波动大于 1.06 kPa（8 mmHg），且受体位的影响也较大，仰卧位眼压较坐位高 8 ～ 10 mmHg，而正常人仰卧位眼压较坐位眼压偏高值不超过 6 mmHg。

基于上述原因，一般来说，对于正常眼压性青光眼的可疑患者，至少要做三次 24 小时眼压曲线，要有 24 小时眼压曲线和多次测量眼压均未超过 2.79 kPa（21 mmHg）的记录，才能诊断正常眼压性青光眼。并且要排除引起眼压下降的其他因素，如全身使用 β-肾上腺素能受体阻滞剂或洋地黄类药物等；在不影响全身病治疗的前提下，最好能停药观察眼压。

4．乳头改变

可以发现盘沿局限性丢失，尤其是下方和颞侧的丢失，视杯同心性扩大，双眼视杯不对称等。在 NTG 患者视乳头火焰状出血的发生率较前者更高，多出现在盘沿颞侧，随后出现相应的盘沿缺损。

（1）视盘出血：视盘的微小出血常常在青光眼中发现，尤其是正常眼压性青光眼。视盘出血的局部解剖分布相当独特，以颞下和颞上多见。视盘出血的病理是视盘上的微血管梗死所致。视盘出血的好发部位与最初产生青光眼视神经病变的部位相同，支持了视盘出血与发生青光眼视神经损害病理学上相关联的观点。

（2）血管痉挛（偏头疼）：眼血管痉挛在正常眼压性青光眼中被认为是一个致病因素。Phelps 和 Usui 在这方面做了大量的研究，他们的报告显示，正常眼压性青光眼患者中有偏头疼史的病人分别为 87% 和 51%；Gasser 和 Flammer 等用视频监视技术比较了正常眼压性青光眼患者和正常人的甲褶毛细血管发现正常眼压性青光眼患者在受冷后血液停滞发生率明显增高，提示正常眼压性青光眼患者的微循环有病理性改变。

5．视网膜神经纤维层缺损

局限型 RNFLD 更常见，晚期出现弥漫性 RNFLD。

6．视野损害

与 POAG 的视野损害相似。其特殊之处在于视野损害区的坡度更陡峭、更深，对固视点视野的损害 NTG 较 POAG 更早、更深；青光眼的视野损伤进展迅速，且易侵犯中心视力。

7．局部血流动力学的影响因素

Hamard 等在 1994 年用激光多普勒测量 POAG 和 NTG 患者视神经乳头的血流时发现，POAG 和 NTG 的视神经血流速度减慢，红细胞聚集能力增加。红细胞聚集能力增加使视神经乳头局部毛细血管网的血黏度增高。国内刘杏和刘磊等也报告 POAG 患者血液流变学指标有异常改变。但是 Carter 的观察和上述的观点不同，他认为正常人和正常眼压性青光眼患者的血黏度并无显著性差异。因此，血液流变学的改变在青光眼视神经的损害中究竟起到多大的作用尚未被大家公认。

8．全身性因素的影响

排除其他引起视神经损害和视野损害的疾病。

三、与诊断有关的几个特殊问题

1．角膜厚度对眼压测量的影响

以前 Goldmann 压平眼压计一直被作为眼压测量的金标准，它的设计者认为在角膜没有病变的情况下，厚度变化是很小的，所以没有把角膜厚度作为影响眼压测量误差的一个主要因素。然而 Ehlers 发现中央角膜厚度在正常人群中的变异是不容忽视的。中央角膜厚度与眼压测量值之间呈正相关。日本的一个全国性青光眼普查中对发现的 NTG 患者同时抽样测量了中央角膜厚度，发现 NTG 患者普遍存在薄角膜的情况。当把角膜厚度考虑在内时，就可能出现因薄角膜造成眼压测量值偏低，而把一部分 POAG 患者当做了 NTG。并且由此引发出一种假设，NTG 的角膜薄是否与筛板薄弱之间有相关性，即一种眼球支持组织发育缺陷的综合征。

对于角膜厚度对眼压测量结果的影响方面，中国台北的 Chen 等对 33 例正常人和 NTG 患者的中央角膜厚度进行了比较，结果显示，正常人的角膜厚度为 554.1（+/−36.3）μm 和 547.2（+/−31.4）μm，差异无显著性。

Copt 等对于 NTG 患者、POAG 患者和 OHT 患者三组病人的中央角膜厚度进行研究，其结果是正常对照组的中央角膜厚度（552+/−35 μm）和 POAG（543+/−35 μm）组相比，没有显著性差异，而 NTG（521+/−31 μm）组的中央角膜厚度明显比正常对照组和 POCG 组的薄，差异有显著性（$P<.001$）；同时发现 OHT 组的中央角膜厚度（583+/−34 μm）比正常对照组和POAG组明显厚，差异有显著性（$P<.001$）。去除角膜厚度的影响后的矫正眼压，有 31% 的 NTG 患者应重新被划分到 POAG 组，有 56% 的 OHT 患者应重新被划分到正常组。因此，他的结论是：NTG 患者与正常对照及 POAG 患者相比，中央角膜厚度较薄；对于角膜厚度较薄的 POAG 容易被误诊断为 NTG，同时，对于角膜厚度较厚的正常人容易被误诊断为 OHT。

以上这些结果提示我们，中央角膜厚度对眼压影响的存在，对于眼压的数值接近正常眼压的临界值的患者，要考虑中央角膜厚度的可能影响，通过眼压的矫正公式，以求得正常眼压的数值。同时，上述的不同结果也可能提示我们在不同的种族中，中央角膜厚度对眼压的影响可能有不同的结果。

2．NTG 与 POAG 的重叠

临床中发现部分 NTG 患者在发现时眼压不高，随着病程进展，眼压逐渐有增高趋势，所以这两类疾病存在着交集，或者说某些 NTG 患者实际上 POAG 的一个发展阶段，前一阶段的损害以筛板薄弱造成视神经易感性增加、视乳头微循环障碍引发，后一阶段逐渐出现了导致房水排出障碍的物理改变，眼压才会升高。

3. 伴随的全身疾病

NTG 患者常常伴有全身血液流变学和血流动力学异常。血液流变学异常包括全血黏度、血浆黏度、红细胞比容的升高，血流动力学异常有动脉硬化、低血压、血管痉挛素质（偏头痛、雷诺病等），有些患者有过大量失血的病史。

四、鉴别诊断

1. 缺血性视神经病变

缺血性视神经病变起病较急，有明显视力突然下降史，多伴有眼痛症状。早期眼底检查，可以发现视乳头表面出血或水肿。视野检查可见与视乳头相连的象限缺损或水平偏盲。多在病情发展 1 个月后，可以看到视神经萎缩。其萎缩特点：视乳头苍白区大于视杯，不会发生视杯深的青光眼凹陷及血管屈曲现象。一般缺血性视神经病变多伴有一些全身疾病。

2. 原发性开角型青光眼

发病隐匿，无明显的自觉症状，眼压多在 21 ～ 40 mmHg 左右。发现时，眼底即可出现 C/D 比扩大及视野改变。在早期的开角型青光眼，往往因为没有做过 24 小时眼压曲线，从未捕捉到高眼压时，容易误认为 NTG（主要鉴别点见于原发性开角型青光眼章节）。

3. 激素性青光眼

长期局部或全身应用皮质类固醇激素，可以使巩膜硬度降低，小梁网黏多糖聚积，而造成房水排出受阻，眼压升高。但是，在停用激素，眼压控制后，残留的视神经及视野改变，往往误诊为正常眼压性青光眼。一般详细追问病史是可以鉴别的。

4. 高度近视

在同时患有 NTG 的高度近视病人，由于眼球的扩张，使巩膜变薄，硬度偏低，直接影响测量眼压的结果。加之高度近视本身眼底视神经乳头的苍白区较大，很难与 NTG 的眼底改变相鉴别。必须详细检查视神经纤维层的形态、厚度；应用 Goldmann 眼压计做 24 小时眼压曲线，尽可能除外因球壁硬度对眼压的影响。定期密切观察是很有必要的。

5. 先天性或获得性视乳头异常

前者多见于牵牛花综合征、先天性视乳头发育异常等。牵牛花综合征的视盘是在漏斗形葡萄肿性凹陷深部向后移位，凹陷的深部被不透明白色组织充填，其乳头边缘可以为脉络膜视网膜萎缩样组织隆起，粗大血管迂曲，可穿透深部不透明白色组织，爬出视乳头，不规则地分布于四周视网膜。应用双目间接眼底镜检查更为清晰、明了，由于形态所示，好似一朵开放的牵牛花，故名牵牛花综合征（图 3-2-1）。

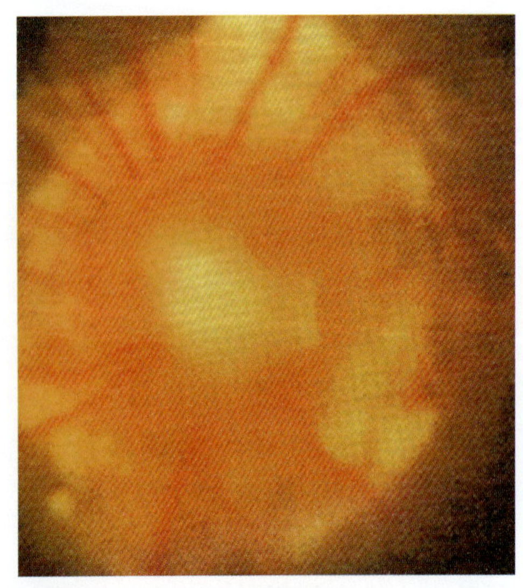

图 3-2-1　牵牛花综合征

而后者多见于视乳头疾病及眼部缺血疾病的后遗症，如：球后视神经炎、视网膜动脉阻塞等。以上眼病一般眼压正常，详细询问病史，可以判别。必要时可以利用眼部影像仪器（HRT、OCT、SLP 等），对视网膜神经纤维层做详细的分析。

6．空蝶鞍综合征（empty sella syndrome，ESS）

在临床可以分为原发性和继发性两大类。原发性 ESS 是由于先天鞍隔缺损，导致鞍上蛛网膜通过鞍隔孔伸入蝶鞍内，使蝶鞍扩大，其属于垂体解剖性缺陷所致的一类疾病。继发性 ESS 多见于外伤、垂体肿瘤手术后等。临床表现为头痛，视力减退，由于视交叉受损导致视野缺损，一部分 ESS 患者具有青光眼样眼底改变及视野缺损。内分泌紊乱，垂体功能低下。X 线显示蝶鞍呈球状扩大，鞍腔壁光滑。而眼压在正常范围的患者，很可能会漏诊或误诊。一般 X 线、CT、MRI 等检查可以明确诊断。

五、治疗

为什么眼压不高却发生与高眼压性青光眼相同的视功能损害呢？说明它一定存在着另外的危险因素，而从不同的途径，起着同样的作用，导致与青光眼一摸一样的视乳头凹陷及视野改变。从这一点来讲，对于高眼压性青光眼及正常眼压性青光眼的治疗也是随致病原因不同而各异。

一般认为，正常眼压性青光眼的治疗原则是：进一步降低眼压，提高视神经乳头的灌注压和加强视神经的营养。如果在药物治疗下视功能损害仍逐渐进展，也可考虑做滤过手术。但是 NTG 与其他青光眼的治疗是有着较大区别的，其药物治疗及手术治疗的效果均不易令人满意。当眼压稳定在一定水平时（15 mmHg 左右），就很难再通过最大耐受量的药物将眼压降的更低，甚至手术也无济于事。

由于本病的主要危险因素并不是眼内压，而是眼内压以外的危险因素，那么，就应该把眼压以外的危险因素治疗放在首位，进一步降低眼压的治疗放在第二位。首先要了解每一个患者有什么危险因素，再决定对其的治疗。例如：血压高低、血管疾病、糖尿病、血液流变学的改变等，将这些眼压以外的因素作为治疗首选。治疗的顺序可以为：解除血管痉挛，提高血压，加强眼内灌注量，改善眼内血液循环；改变血液流变学；降低眼内压等。必须使眼压稳定在自己的“靶眼压”水平。如何测试这组病人的靶眼压呢？应该做 24 小时眼压曲线，摸清病人基础眼压究竟是多少？根据基础眼压的高低决定靶眼压水平。

治疗时机的掌握也是很重要的，必须在密切观察视功能进展程度的情况，再制定较为合理的治疗计划。如果视功能无进行性损害，可以治疗具有危险因素的全身疾病，以解除血管痉挛，改善血液循环及改变血液流变学为主。若视功能有明显进展，应该在先降低眼压的同时，再继续治疗具有危险因素的全身疾病。

1．降低眼压治疗

这种治疗方法的依据是基于 NTG 患者视神经解剖存在先天异常，对眼压的易感性高而确立的。降 NTG 患者的眼压降得再低一些有几点好处，一是使筛板前移、改善扭曲状态、减低对神经纤维的剪切力；二是增加视乳头的灌注压，改善血液供应。降眼压的手段以药物为首选，其中 β-肾上腺素能受体阻滞剂最为常用，前列腺素衍生物（适利达等）、局部碳酸酐酶抑制剂（派立明等）和 α_2-肾上腺素能受体激动剂（阿法根等）也是不错的选择，因为这几种药物对正常水平的眼压也有显著的降低作用（非眼压依赖性）。眼压降低的水平一般认为在其初始眼压的基础上降低 25% 左右，晚期患者再低一些。

降眼压药物的应用原则，以 24 小时眼压曲线为根据，使 NTG 患者的高峰值眼压，控制在正常范围偏低。

2. 视神经保护治疗

降眼压药物中，有一些同时存在潜在的视神经保护作用，如选择性 β_1-肾上腺素能受体阻滞剂贝特舒（Betalol）、局部碳酸酐酶抑制剂 Dorzolamide 和 α_2-肾上腺素能受体激动剂 brimonidine（Alphagan），是一举两得的选择。其他一些视神经保护剂尚在研究中，这些药物可能通过不同的途径起到增加视神经血流、清除或拮抗神经毒性因子、减少神经节细胞凋亡、增加神经营养因子从而保护视神经的作用。下面做一简要介绍。

（1）选择性 β_1-肾上腺素能受体阻滞剂贝特舒（Betalol），兼有 Na^+ 通道和 Ca^{2+} 通道阻滞作用，可阻断兴奋性谷氨酸兴奋 Na^+ 通道引起的神经节细胞水肿和开启 Ca^{2+} 通道导致的 Ca^{2+} 超载，使神经节细胞凋亡减少；并且 Betalol 的 Ca 拮抗作用还可以增加视乳头血流。

（2）α_2-肾上腺素能受体激动剂阿法根（Alphagan）在大鼠模型中已证实其独特的视网膜神经节细胞保护作用。但在人眼中尚无此方面研究的报告。

（3）视神经保护剂

①神经节细胞凋亡抑制剂 - 谷氨酸受体拮抗剂：在青光眼进程中由于高眼压和缺血而损伤或死亡的神经节细胞释放其内的谷氨酸到细胞外，过度刺激其他神经节细胞表面的 NMDA 受体，引起这些细胞的胞内 Ca^{2+} 超载，形成恶性循环，导致神经节细胞加速凋亡。Memantine（美金刚）是一种非竞争性 NDMA 受体拮抗剂，在神经科用于神经系统疾病的治疗已有 20 余年历史。在大鼠玻璃体腔内同时注射谷氨酸和 Memantine 可保护神经节细胞免于死亡，此外还可以改善视网膜缺血动物的缺血再灌注损伤。所以 Memantine 有望作为一种新型的视神经保护剂用于青光眼患者。

② Ca^{2+} 通道阻滞剂：Ca^{2+} 通道阻滞剂除了阻断谷氨酸介导的 Ca^{2+} 超载以外，同时还有抑制自由基、减少视网膜血管阻力、防止血管痉挛和稳定细胞膜的多重作用。另外还能促进房水外流降低眼压。给予 POAG 和 NTG 患者口服异搏定，青光眼性视神经损害的进展明显慢于对照组。这些药物包括：第一代阻滞剂（Verapamil，Nifedipine），脑血管选择性阻滞剂(Nimodipine，Brovincamine)，心脏选择性阻滞剂(Nicardipine)和周围血管扩张药(Felodipine，Nisoldipine）等。这些全身或局部用 Ca^{2+} 通道阻滞剂的副作用包括：头疼、面部潮红、周围水肿、心悸、心动过缓和心脏收缩力降低等。

生理性 Ca^{2+} 通道阻滞剂——镁。一次口服 120 mg，2 次 / 天，可改善周围灌注，对与血管痉挛有关的青光眼患者的视野有益。它减少了传统 Ca^{2+} 通道阻滞剂的副作用，可以用于有心血管疾病的青光眼患者。

③一氧化氮（NO）途径的抑制剂：L- 精氨酸可改善眼灌注和降低眼压，一氧化氮合酶将 L- 精氨酸转化为一氧化氮，可诱导 ATP 转化为 cGMP，参与平滑肌的收缩，抑制血小板的凝集，神经传导和许多其他功能。

④其他：自由基清除剂和多种外源性神经生长因子尚在动物实验阶段。将来有可能在青光眼的治疗方面会得到快速发展。

(4) 中药在改善眼视神经血供方面的作用：中药中的丹参制剂、葛根素、川芎嗪、血栓通等药物有活血化淤作用，有助于改善视乳头的血液供应，同时可以治疗 NTG 患者常伴有的全身血液流变学和血流动力学异常。

3．激光治疗

对于正常眼压性青光眼的激光治疗主要是指氩激光小梁成形术（argon laser trabeculoplasty，ALT），其原理为：激光的热效应致烧灼区胶原皱缩和瘢痕收缩，使小梁环变小，并向前房中心方向移位，从而牵拉小梁条带使小梁间隙加宽，并可使 Schlemm 管的管径扩大。改善房水流出易度，增加房水流出。并且激光的生物热效应可促进小梁网内皮细胞的分裂和生长，引起细胞外基质的生物学变化。其具体的操作方法及降压幅度、并发症等见“开角型青光眼”一节，此不赘述。

另外，自 20 世纪末开始，一种新的治疗开角性青光眼的激光疗法正在不断地推广之中。称为选择性激光小梁成形术（selective laser trabeculoplasty，SLT）。其原理为选择性光热解作用：即通过使激光波长与靶组织的吸收波段相一致，或者将光脉冲传送到脉冲持续时间小于组织热弛豫时间的部位，而能量仅轻微高于阈值。其目的是将产热的空间范围限制在靶组织。其激光的特点为一种波长为 532 nm 的、Q 开关的、倍频 YAG 激光，其脉冲持续时间为 3 纳秒，此激光的物理特性作用于小梁网的色素小梁细胞产生选择性光热解作用，达到降眼压的作用。目前主要应用于原发性开角型青光眼，其降眼压的幅度为 5 ～ 9 mmHg。我们医院自 2003 年 7 月引进选择性激光小梁成形术技术以后，已经有治疗正常眼压性青光眼患者的成功病例。

4．手术治疗

对于正常眼压性青光眼患者，手术治疗不是首选方法。只有当正常眼压性青光眼患者在接受药物治疗期间或已经过激光治疗后，病变仍有进展，且 24 小时眼压曲线显示眼压的控制不是很理想的情况下则需考虑手术治疗。

手术的方法主要有两种：

(1) 复合式小梁切除术：经典的小梁切除术的基本的模式仍然是一种双瓣下（结膜瓣、巩膜瓣）巩膜板层切除联合周边虹膜切除术，建立了一条新的房水外引流的通路，但“小梁切除术”的名称沿用至今。复合式小梁切除术是在经典小梁切除术的基础上将抗瘢痕药物和可调节缝线技术应用于手术中，使手术的成功率极大提高，并且使得手术后的并发症极大下降的一种新方法。小梁切除术的基本操作是眼科医师的基本功，故这里不再赘述。

(2) 非穿透小梁手术（nonpenetrating trabecular surgery，NPTS）：1984 年 Fyodorov 采用了一种“深层巩膜切除术”，在表层巩膜瓣下再切除一层巩膜组织，近角巩膜缘一侧达小梁网-Descemet膜，形成一个“减压室”，房水通过这层菲薄的膜渗透到“减压室”内，再通过多种途径吸收。为了维持“减压室”的存在，使新建的外引流通道保持通畅，Kozlov在深层巩膜切除术基础上加用了胶原植入物。此后，透明质酸钠凝胶，Healon GV，羊膜，自体巩膜等相继应用于临床。植入物的作用主要是机械隔离巩膜瓣和巩膜床，减少术后粘连，保持滤过道通畅。其具体手术操作等见“开角型青光眼”一节，此不赘述。

5. 对全身疾病的治疗

对伴随的全身疾病，如：伴有全身血液流变学和血流动力学异常的患者，应该与内科医生同时治疗，其为间接改善视神经的血液循环。

（张舒心）

参考文献

1 Geijer C, Bill A. Effect of raised intraocular pressure on retinal, prelaminar, laminar, and retrolaminar optic nerve blood flow in monkeys. Invest Ophthalmol Vis Sci, 1979;18:1030–1037

2 Roff EJ, Harris A, Chung HS, et al. Comprehensive assessment of retinal, choriodal and retrobulbar haemodynamics during blood gas perturbation. Graves Arch Clin Exp Ophthalmol, 1999; 237(12): 984–990

3 Anderson DR. Introductory comments on blood flow autoregulation in the optic nerve head and vascular risk factors in glaucoma.Surv Ophthalmol,1999; 43 Suppl 1:S5–9

4 Ehlers N. On corneal thickness and intraocular pressure. Ⅱ A clinical study of the thickness of the corneal stroma in glaucomatous eyes. Acta Ophthalmol (Copenh), 1970;48(5):1107–1112

5 Chiou GCY. Treatment of open angle glaucoma and ischemic retinopathy with dopamine antagonist. J Ocular Pharmacol Ther, 1994;10:371–375

6 Chiou GCY. Ocular hypotensive effects of L-arginine and their actions on ocular blood flow. J Ocular Pharmacol Ther,1995;11:1–6

7 Gross FJ, Schuman JS. Reduced hypotensive effects of topical beta-blockers in glaucoma patients receiving oral beta-blockers. J Glaucoma, 1992;1:174–177

8 Damji KF, Shaah KC, Rock WJ, et al. Selective laser trabeculoplasty v argon laser trabeculoplasty: a prospective randomised clinical trial.Br J Ophthalmol, 1999 Jun;83(6):718–722

9 Cvenkel B. One-year follow-up of selective laser trabeculoplasty in open-angle glaucoma. Ophthalmologica, 2004 Jan-Feb;218(1):20–25

10 Chen HC, Ho JD, Chang SH, et al. Central corneal thickness of normal-tension glaucoma and non-glaucoma populations in ethnic Chinese. Chang Gung Med J, 2004 Jan;27(1):50–55

11 Ang A, Reddy MA, Shepstone L, et al. Long term effect of latanoprost on intraocular pressure in normal tension glaucoma.Br J Ophthalmol, 2004 May;88(5):630–634

12 Michalk F, Michelson G, Harazny J, et al. Single-dose nimodipine normalizes impaired retinal circulation in normal tension glaucoma. J Glaucoma, 2004 Apr;13(2):158–162

13 Copt RP, Thomas R, Mermoud A. Corneal thickness in ocular hypertension, primary open-angle glaucoma, and normal tension glaucoma. Arch Ophthalmol, 1999Jan; 117(1):104–105

14 Chen HC, Ho JD, Chang SH, et al. Central corneal thickness of normal tension glaucoma and non-glaucoma populations in ethnic Chinese.Chang Gung Med J.2004 Jan;27(1):50–55

15 Wu LL, Suzuki Y, Ideta R, et al. Central corneal thickness of normal tension glaucoma patients in Japan. Jpn J Ophthalmol, 2000; 44(6): 643–647

16 Cantor LB. Factors that predict the benefit of lowering interaocular pressure in normal-tension glaucoma.Am J Ophthalmol, 2003 Nov; 136 (5):920

17 Plange N, Remky A, Arend O.Colour Doppler imaging and fluorescein filling defects of the optic disc in normal tension glaucoma. Br J Ophthalmol, 2003 Jun;87(6):731–736

18 Woo SJ, Park KH, Kim DM.Comparison of localised nerve fibre layer defects in normal tension glaucoma and primary open angle glaucoma. Br J Ophthalmol, 2003 Jun;87(6):695–698

19 Kono Y, Sugiyama K, Yamamoto T, et al. Characteristics of visual field progression in patients with normal tension glaucoma with optic dick hemorrhages.Am J Ophthalmol, 2003 Apr;135(4):499–503

20 Quaranta L, Bettelli S, Uva MG, et al. Effect of Ginkgo biloba extract on preexisting visual field damage in normal tension glaucoma.Ophthalmology, 2003 Feb;110(2): 359–362

21 Hoyng PF, Kitazawa Y. Medical treatment of normal tension glaucoma. Surv Ophthalmol.2002 Aug;47:1

22 Gutierrez C, Fernandez-De-Arevalo B, Villada Casaponsa JR. Normal-tension glaucoma. Ophthalmology, 2002 Jan;109(1):3

23 Liou SY, Sugiyama K, Uchida H, et al. Morphometric characteristics of optic disk with disk hemorrhage in normal-tension glaucoma. Am J Ophthalmol, 2001 Nov; 132(5):618–625

24 Broadway DC, Drance SM. Glaucoma and vasospasm. Br J Ophthalmol. 1998; 82:862–870

第三节　先天性青光眼

一、定义及分类

先天性青光眼是指胎儿发育过程中，前房角、小梁网及 Schlemm 氏管等眼的排水系统发育异常，不能发挥有效的房水引流功能，从而使眼压升高以及造成眼球解剖结构和视功能受损害的一类青光眼。它主要分为原发性婴幼儿型青光眼、青少年型青光眼、合并其他全身异常的先天性青光眼，以及眼部其他病变引起的继发性青光眼四个类型。原发性婴幼儿型青光眼是指发生在 3 岁以前的先天性青光眼，是先天性青光眼中最常见的类型，约占先天性青光眼的 50% 左右。因此我们这里讲的先天性青光眼主要是指原发性婴幼儿型青光眼。

二、流行病学与遗传

先天性青光眼的患病率国外统计为 1/10 000 ~ 1/12 500，国内统计为 0.002% ~ 0.038%。在美国约有 5% 的视力障碍患儿患有青光眼，我国先天性青光眼的盲目率占先天性眼病致盲的 1.3%，位于第 6 位。在美国，盲人院中先天性青光眼致盲者占 2% ~ 15%，在我国占 3.4% ~ 7.8%。先天性青光眼男性多见，在欧美，男女之比为 3 ∶ 2，在我国李志辉报道为 2.8 ∶ 1。2/3 双眼受累。

关于原发性婴幼儿型青光眼的遗传方式有不同的学说。一种认为是常染色体隐性遗传，一种认为多因子遗传，目前这方面的研究还在继续，并没有一个明确的结论。

原发性婴幼儿型青光眼的子代发病率较低，若父母之一患病，子女有 5% 的可能，第一胎生育患儿后，第二胎发病机会则大大提高。据国外报道，在一个家庭中，如第一胎确诊为原发性婴幼儿型青光眼，第二胎发病与否与性别有关，第一胎为男孩，第二胎发病几率为 3%，若为女孩，第二胎发病几率几乎为零。

三、发病机制

虽然婴幼儿型青光眼眼压升高的机制是由于房角发育异常所致，但房角异常的精确概念以及如何产生此种异常，尚存在大量有争论的问题。

1．Barkan 氏膜理论

1955 年 Barkan 基于房角镜检查所见，认为原发性婴幼儿型青光眼前房角覆盖一层无渗透的薄膜，阻碍房水流出。Worst 支持这一理论，并认为该膜为残存的中胚叶组织的无渗透性表面膜，正常情况下应裂开，但在先天性青光眼却持续存在。Hansson 等用扫描电镜观察证明小梁网有连续的内皮表面层，正常时在胎儿发育的最后数周形成空腔，而原发性婴幼儿

酶抑制剂是治疗先天性青光眼的较为理想的药物，全身应用此类药物要注意患儿的全身副作用，长期应用需和儿科医生共同处理确定用药的量。目前，由于肾上腺素类药物和 β - 受体阻滞剂类药物的副作用，在先天性青光眼应用中要注意。其他一些新药如适利达等虽然在成人青光眼患者取得很好的疗效，但是目前还没有在先天性青光眼患儿中应用的实验报告。

（二）手术治疗

先天性青光眼一经发现就应立即手术治疗，即使是出生后几天的患儿，也是应该尽快决定手术。手术治疗的方法，根据病因及房角的病理改变设计有所不同，最常用的有以下几种。

1．房角切开术（goniotomy）

房角切开术在西方国家仍是第一次手术最为广泛应用的方法，是治疗先天性青光眼的经典手术。由 Barkan（1938）设计，从房角内路切开覆盖于小梁的残膜使虹膜后退，异常附着的睫状肌不再牵拉小梁纤维，减少对 Schlemm 管的挤压，重新打开房水循环的生理通路。

（1）适应证

1）应用房角镜检查时，可见小梁组织表面有胎生期中胚叶膜样组织残留。

2）Schlemm 管正常或接近正常。

3）虹膜根部高位附着。

（2）禁忌证

1）Schlemm 管狭窄或闭塞者，即使做了房角分离术，眼压也不能控制。

2）角膜异常扩大及角膜水肿的晚期患儿。此类患儿有时伴有晶状体半脱位、虹膜震颤、角膜溃疡、角膜穿孔等。

（3）准备及方法

1）术前准备

①术前可适当应用匹罗卡品及其他抗青光眼药物。按全身麻醉做准备。全身麻醉成功后，应详细进行眼部检查。如测量角膜直径、眼压；观察角膜的透明度、虹膜及瞳孔的状态；检查眼底视神经的改变及房角的形态；有条件时应做眼压描记，测量房水流出率。

②手术前一日晚结膜囊涂 1% ～ 2% 毛果芸香碱眼药膏缩小瞳孔，以便于手术中观察房角和房角部位的异常膜。如因角膜水肿影响前房角的可见度，局部滴消毒甘油脱水，或用刀片刮去角膜上皮。

2）手术方法

①术者站在右侧位，患儿头偏向术者对侧 45°，术者的位置与手术眼呈直角（图 3-3-1）。

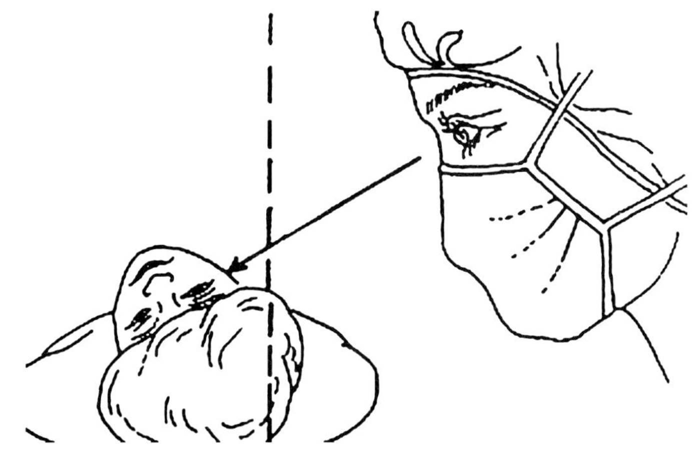

图 3-3-1　术者的位置与手术眼的关系

②用开睑器或 Barkan 房角镜开睑，使镜面略偏鼻侧露出颞侧进刀部位，助手用有齿镊酌情夹往上、下直肌止端（或用缝线）协助术者固定眼球或转动眼球。

③用 Barkan 型或 Koeppe 房角镜全面检查房角结构（图 3-3-2）。观察 Schwalbe 线、小梁组织、巩膜突、虹膜突（疏状韧带）等。

先天性青光眼房角镜下特点：虹膜附着于小梁组织；Schwalbe 线突出；小梁组织表面可有膜样组织形成。用房角镜压迫角巩膜缘，使上巩膜静脉压上升，观察有否 Schlemm 管血液逆流现象，以判断 Schlemm 管是否通畅。房角组织异常及 Schlemm 管无阻力者，是此手术适应证。

④ Barkan 房角切开刀（图 3-3-3）：从颞侧角膜缘内 1mm 处垂直角膜入前房，进入前房后将刀尖平行于虹膜表面，然后在 10 ~ 16 高倍率显微镜直视下，将刀尖沿虹膜表面到达鼻侧房角并紧靠 Schwalbe 线的下方，然后顺刀方向一侧切开小梁组织 100° ~ 200°，或分别从刺入点两侧各切开小梁组织 50° ~ 60°（图 3-3-4）。

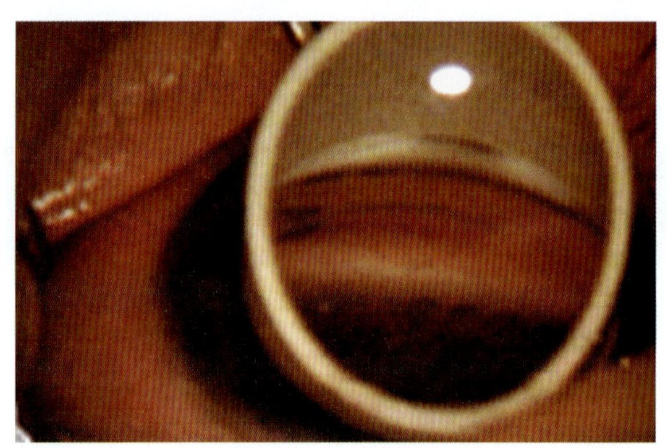

图 3-3-2　应用 Barkan 型房角镜全面检查房角结构

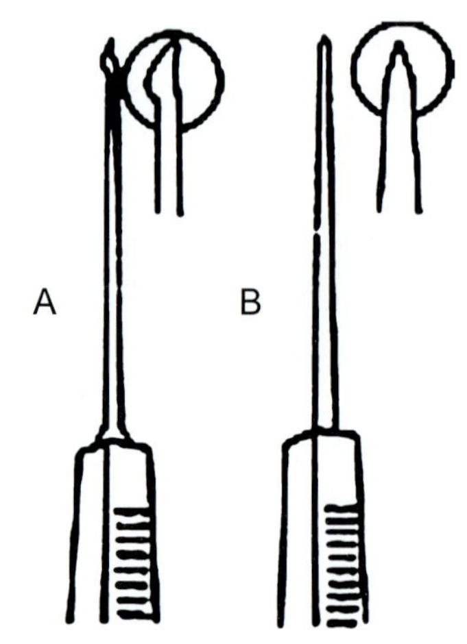

图 3-3-3　Barkan 房角切开刀

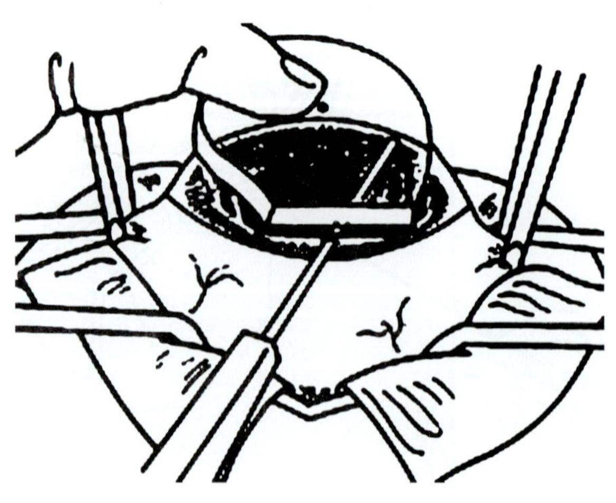

图 3-3-4　刀尖沿虹膜表面紧靠 Schwalbe 线的下方切开小梁组织

从相反方向切开时要将刀刃翻转，只用另一侧刀刃切开 60° 小梁组织即可。切开成功后可以在房角镜下见到一条细白色组织分离线，同时虹膜后退隐窝加深（图 3-3-5），进一步可见到巩膜突、小梁组织及虹膜的正常附着部位。切开的范围至少 1/4 周，如果能切开 1/3 周，眼压便可控制比较理想。

⑤此时将刀尖轻转向角膜方向，即从原路迅速平稳退刀，以避免房水溢出。术后如果前房消失，可在前房内注入 2/3 消毒空气泡，并将切口缝合一针。

⑥术毕结膜下注射妥布霉素 0.5 ml，氟美松 1 mg，及涂缩瞳眼膏及双眼包扎。

（4）手术中注意事项

1）要求定位准确：进行房角切开时，务必看清切口部位，切忌盲目操作。刀尖碰到组织时，不可有抵抗感，稍微有感觉即说明切口过深，可能损伤 Schlemm 管或穿通巩膜；切口如果靠前偏向 Schwalbe 线者，手术无效；切口偏后损伤睫状体可致严重出血，影响手术继续进行。

2）房角切开范围不得小于 1/4 ~ 1/3 周（图 3-3-6），否则达不到预期降眼压效果。

3）整个手术过程要维持前房，以免损伤眼内组织，如果术中前房消失，可灌注平衡液、生理盐水或粘弹性物质使其恢复，术毕尚可注入消毒空气维持前房。

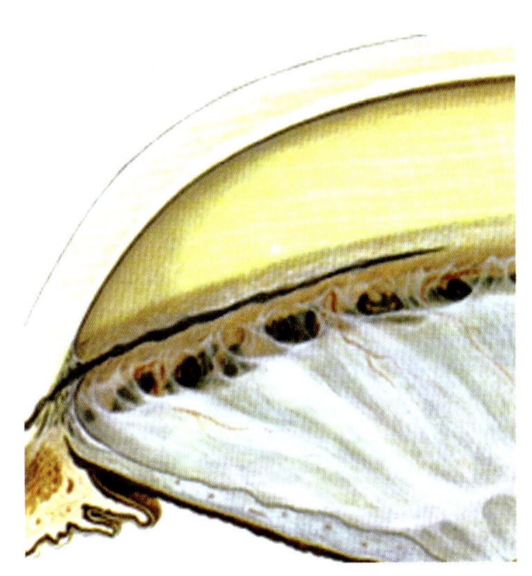

图 3-3-5 房角切开线

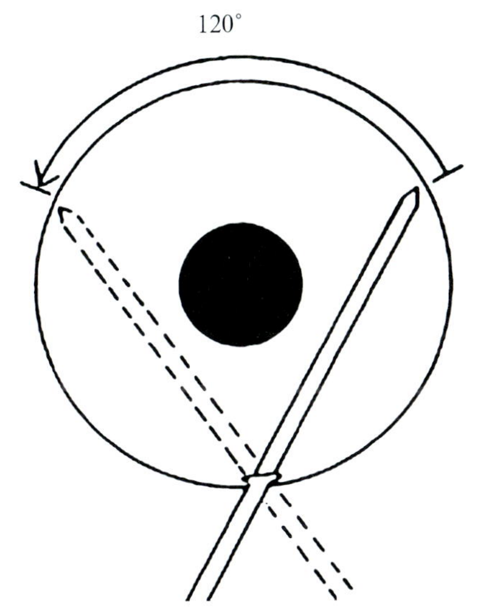

图 3-3-6 房角切开范围

（5）术中并发症

1）浅前房：术中可在前房内注入生理盐水或粘弹性物质，维持前房，防止损伤眼内组织。

2）前房出血：房角切开的部位应为 Schwalbe 的下缘或小梁部位。如果切的过于深或到达睫状体部时，可引起大出血。

3）巩膜穿孔：切口深度掌握不好时，可将巩膜切穿。

(6) 术后并发症

1) 前房出血：少量出血，可在3天内自行吸收，大量出血应及时冲洗前房。

2) 虹膜根部离断及小范围睫状体脱离，由于术中角膜不清晰，房角可见度差，切口位置偏后所致，一般在高倍显微镜直视下细心操作，是可以避免的。

3) 小范围房角粘连：在手术中及时恢复前房，术后及早全身或局部应用类固醇激素控制炎症及适当应用缩瞳剂可以预防。

(7) 术后管理

1) 术后卧床1～2天，头侧位以保持房角切开部位在上方，从而避免前房下沉着物（炎细胞、出血等）堵塞切口。

2) 术后隔日换药，口服及局部点抗生素，皮质类固醇激素3～5天。

3) 为使切口开放，术后1～2周内持续点缩瞳剂，每日三次点眼，炎症反应重者例外。

4) 术后1～2周,可在全身麻醉下或口服镇静剂（小儿口服6.5%的水合氯醛比较安全）后，待患儿入睡后测量眼压，做眼底检查。有条件者可做A超检查，测量眼轴长短的变化；做眼压描记检查，了解房水排出的情况。以后并终生要不断地监测视功能有否改变，密切观察青光眼控制的程度。

2. 小梁切开术（trabeculotomy）

小梁切开术又称外路小梁切开术（trabeculotomy ab externo），由Smith和Burian（1960）首先报道。作用原理同房角切开术，但不需要特殊的房角镜，适合于角膜横径小于13 mm的婴幼儿型先天性青光眼，有效率达63%～82%，而再次手术的成功率在90%。并发症较少,但对操作技巧要求较高,必须在手术显微镜下进行手术,并要用特制的小梁切开刀,术中能否准确地对Schlemm管定位是手术成功的关键。

(1) 手术目的

从眼球外巩膜面找到Schlemm管后，切开小梁及Barkan膜，疏通Schlemm管内壁与小梁间的房水引流受阻部位，从而恢复生理性房水排出途径。

(2) 适应证

1) 房角发育异常的先天性青光眼；

2) 二次房角切开术失败者；

3) 因角膜水肿混浊，妨碍用房角镜观察而无法进行房角切开者；

4) Schlemm管前阻滞的青少年型青光眼也可采用小梁切开术。

(3) 手术准备

1) 手术前充分用匹罗卡品缩瞳及降低眼内压。

2) 手术显微镜：放大倍数6～10倍，照明良好。

3) 特殊器械准备：Harms型小梁切开刀。

Harms小梁切开刀（图3-3-7）为直径0.2 mm的平行上下排列两根金属针，相距3 mm,长10 mm,并有一与角巩膜缘弧度相同的6 mm弯曲半径。下方一根用于做小梁切开，而上方一根作为标志，可随时观察小梁切除的程度。

(4) 手术方法

1) 麻醉：同房角切开术。为了暴露充分，应该做上直肌牵引线。

2) 结膜瓣：在偏鼻上方选择以穹窿为基底的结膜瓣，可以使手术野暴露得较充分。

3) 巩膜瓣厚度：做2/3厚度的板层巩膜瓣，要厚于小梁切除术，使显露的巩膜床呈淡蓝色，深层巩膜留的越薄越容易找到Schlemm管。为看清楚角巩膜缘的解剖境界，可在制作巩膜瓣时要分离到透明角膜内1 mm，也以便于临时改做小梁切除术。患儿眼球壁较薄，要小心分离切勿穿破。巩膜瓣大小范围应根据角膜越大，Schlemm管位置越往后，巩膜瓣也相应制作稍大。再者，在必要时还可能改做小梁切除术。一般巩膜瓣应4 mm×5 mm左右。

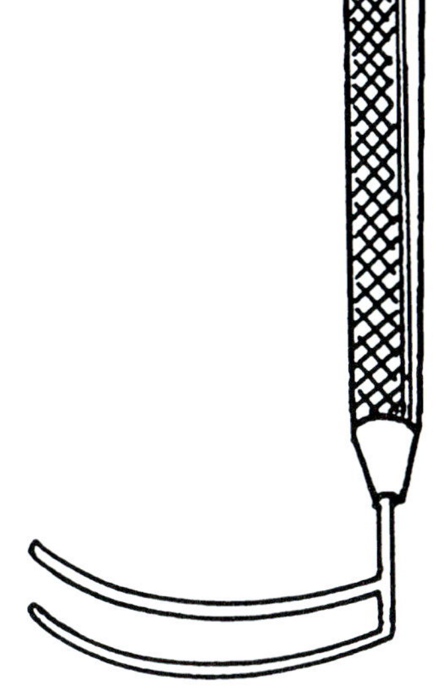

图3-3-7 Harms小梁切开刀

4) Schlemm管定位：是否能够找到Schlemm管，是手术成败的关键。往往由于眼球的极度扩张，而Schlemm管的位置有很大的变异。手术中应耐心、细致地应用多种方法Schlemm管的位置。一般用放大16～20倍的手术显微镜（技术熟练者，一般在普通放大倍数下即可找到Schlemm管）。

有以下多种方法可供探查Schlemm管的位置：

①放射状切口：手术显微镜放大16～20倍，以角膜缘后界巩膜嵴稍前方半透明区灰蓝色带内为中心，于此垂直向前后做1 mm长的板层切口，动作要轻巧细致，边加深切口，边将巩膜纤维向切口两旁推移，当切口边缘出淡血水或清亮液体时，切口之两端可见圆形成或裂隙状小黑点，此处即为Schlemm管的断端（图3-3-8）。

用5-0尼龙线无阻力探入约1 mm时（图3-3-9)，同时左右摆动亦不穿入前房，则证实位置正确。也可用透照法再验证一下尼龙线的位置是否在Schlemm管，经验丰富的术者，可不必插尼龙线而直接用小梁切开刀进入Schlemm管。

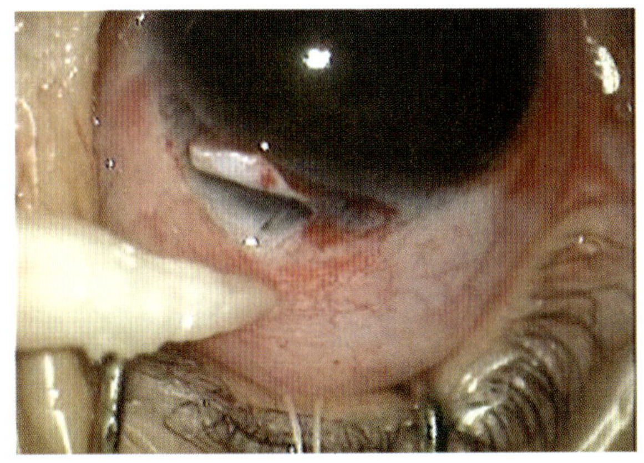

图3-3-8 切口端可见小黑点，即为Schlemm管

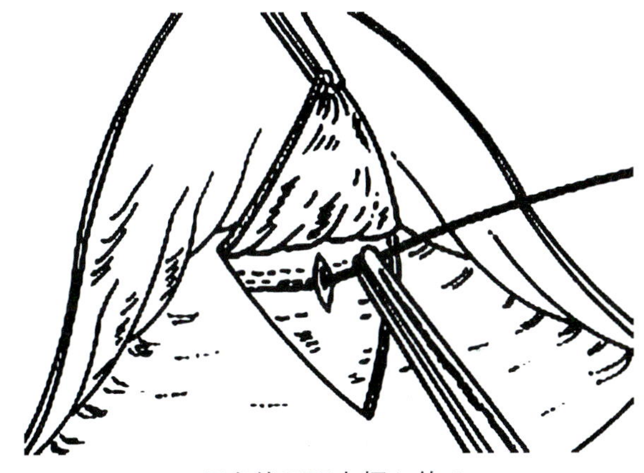

图3-3-9 5-0尼龙线无阻力探入约1 mm

② Schlemm 管充血法：前房穿刺降低眼压后，可促进 Schlemm 管被动充血，在切口处仍不断渗出淡血水或清亮液体，即可证实切口位置准确。

③广切口法：制作巩膜瓣后，在巩膜床内相当于 Schlemm 管部位切除 2 mm×2 mm 的 Schlemm 管外壁，使管腔显露，这样更有利于插入小梁切开刀。

④透照法：关闭显微镜照明，利用光导纤维在下方角膜缘外向角膜投光，当光透过前房角时，角膜缘由里及外即呈现出透明（角膜）、半透明（内藏 Schlemm 管）与不透明（睫状体所在）三个区域，以 12 点最宽。在不透明区向内 0.5 mm，即角膜缘的后界，相当于巩膜嵴处向内 0.5 mm 的半透明区，呈现出明亮的细反光线条，于此线做好标记，并垂直切开即可直达 Schlemm 管外壁，见不断有淡淡的血水渗出，可为 Schlemm 管。此方法很少应用。

5）切开 Schlemm 管内侧壁及小梁：为扩大手术野，可将显微镜降低到 6 ~ 7 倍，持一对分别以左右手操作的双刃 Harms 钝头弧形小梁切开刀。将一刃插入管内做小梁切开，另一刃在管外做引导（图 3-3-10）。

顺角膜缘方向推进 60°，管内膜一般几乎无任何阻力，然后旋转刀柄进入前房（图 3-3-11）。

从虹膜面与角膜间操刀切开 Schlemm 管内壁及小梁 (图 3-3-12)，最后顺其弧度小心退刀，然后换左手持另外一把刀，在相反方向重复同样动作，共切开 120° 范围。

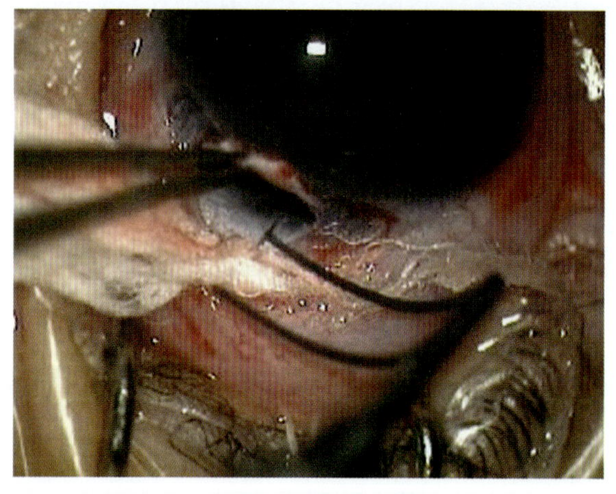

图 3-3-10　将一刃插入管内做小梁切开，另一刃在管外做引导

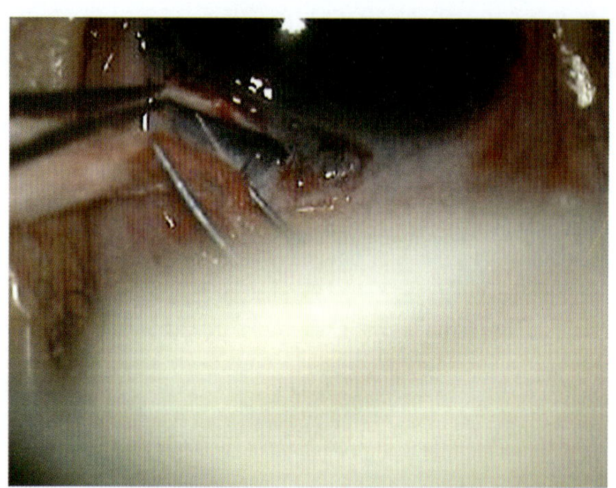

图 3-3-11　旋转刀柄切开小梁进入前房

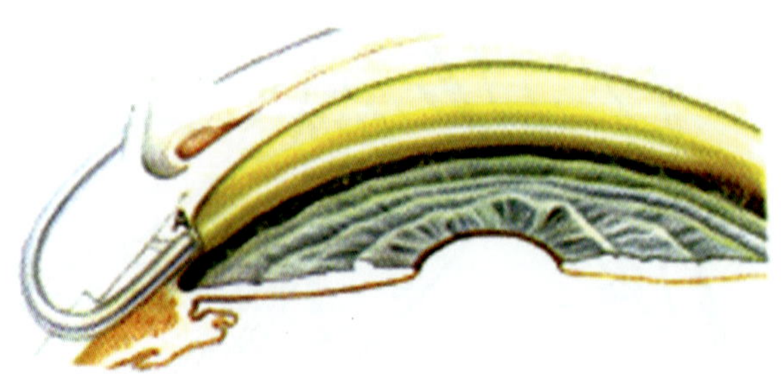

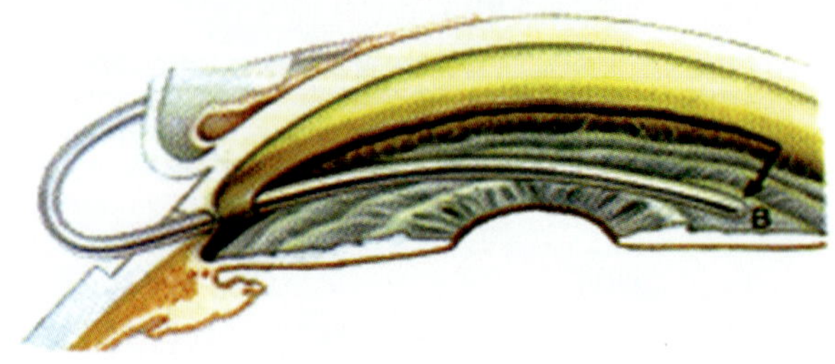

图 3-3-12　从虹膜面与角膜间切开 Schlemm 管内壁及小梁

（5）术中注意事项

1）暴露手术野：为了不损伤眼内组织，术中患者保持正位，并用适当倍数的手术显微镜，例如寻找 Schlemm 管的位置，可以将显微镜放大 10 ~ 16 倍，在 Schlemm 管定位准确后，再将其回到 6 倍左右，以便使手术可见范围扩大，便于操作。

2）手术操作要精细熟练：为做到这一点，术者在进刀以前可先在角膜缘外操练旋转及前进后退等动作，以免进刀后旋转过度，而过快的进出容易造成切开范围不足。持小梁切开刀时密切注视刀尖方向及深度，如有阻力应退刀，调整后再继续，以免形成假道，损伤眼内组织。还应注意小梁切开刀的前端，避免刀前端先进入后房，损伤晶状体。

3）避免形成假道：找到 Schlemm 管时，应先用柔韧的 5-0 尼龙线缓慢插入，在插入线的同时，密切观察是否有阻力以及线是否进入前房。若非常顺利，又无任何阻力的插入 1 cm 后，前房仍未见到线时，说明位置正确。反之，前房可以见到线，或可以看到伸入的线将虹膜碰动，说明已经穿透前房。

4）在巩膜槽内的垂直切口尽量偏向一侧，以备小梁切开失败后，可以立刻改变手术方式。

5）手术切开必须在 1/3 ~ 1/2 圆周范围。

（6）手术并发症及处理

1）前房出血：出血程度可轻重不等，少量出血一天即可完全吸收。严重出血者，可能与损伤虹膜根部组织有关。文献报告，术后前房出血的发生率为 62%。处理同房角切开术。

2）虹膜根部离断：由于小梁切开刀靠后与虹膜卷缠所致，术中一旦发现虹膜被牵动，应立即向后退刀，重新调整方向再插入，如果因此引起大出血，应行前房穿刺排出积血。

3）晶状体损伤及脱位：在极度扩张的眼球，晶状体悬韧带已被拉长，甚至部分断裂。手术中小梁切开刀在向前房内旋转时，误进入虹膜下面，直接损伤已不健康的晶状体悬韧带而造成晶状体脱位，严重者至晶状体损伤。此外要注意，小梁切开过程中由于房水流出，前房变浅或消失，因此在切开过程中，要边切开边向外逐渐退刀，以免刀尖至瞳孔区损伤晶状体。

4）角膜后弹力层撕脱：可因小梁切开偏向角膜一侧，划伤角膜的后弹力层，造成后弹力层脱离。如范围小不会引起任何症状，如范围较大，可出现角膜水肿。此时将小梁刀退出，重新调整方向，并且立即从预先做好的角膜穿刺口注入空气，迫使后弹力层复位。

5）结膜滤过泡形成：由于巩膜瓣没有缝紧，房水渗漏引起，一般 3 个月左右可能消失。

6）巩膜葡萄肿形成：术后眼压控制不理想，使手术部位较薄的巩膜瓣或缝合不牢固的巩膜瓣不能承受较高的压力所致。

7）Schlemm 管定位困难：多见于眼球明显扩张的晚期患者，角膜横径超过 14 mm、角巩膜缘异常增宽变薄、Schlemm 管先天发育异常或缺损、Schlemm 管隔膜影响、手术操作的错误等均可造成定位困难。此类情况下，选择小梁切除术更为妥善。

（7）术后管理同房角切开术。

（8）此手术易失败的原因

1）Schlemm 管定位不准确或造成假道。

2）小梁切开的范围不够大。

3）手术后被切开的中胚叶残留组织又重新粘连愈合。

4）虹膜前粘连：手术操作粗暴，或手术前后没有注意缩小瞳孔。

（9）手术成功的标志：先天性青光眼的手术成功率与手术时机有密切的关系。发现早、手术及时效果则好；反之手术很容易失败，手术成功的标志主要为：①眼压控制正常、角膜水肿消退、视力有所提高、眼底检查，视神经杯／盘比，有回弹现象。②眼轴较术前减小。③房角镜观察：手术范围小梁网呈裂隙状。在相当于 Schlemm 管的位置两侧小梁组织卷缩成白色沟状；有作者认为在中度指压下，巩膜浅静脉血液通过 Schlemm 管经裂隙返流至前房。④眼压描记检查应该与手术前对比 C 值有所改进。

3．小梁切开联合小梁切除术

本手术适用于虹膜附着位置较高，遮盖于 Schwalbe 线的先天性青光眼、角膜横径介于 13 ～ 14 mm、眼轴大于 23 mm、房角切开以及小梁切开手术失败的患者。

（1）手术方法

1）麻醉及结膜瓣：全身麻醉成功后，做以穹窿为基底的结膜瓣，充分暴露巩膜并烧灼止血。

2）巩膜瓣：做以角膜缘为基底 2/3 厚及 4 mm × 5 mm 大小的巩膜瓣，分离至清亮角膜内 1 mm。

3）小梁切开：在巩膜床内相当于 Schlemm 管外壁巩膜嵴前约 0.5 mm 处做放射形切开，寻找 Schlemm 管。方法及步骤见小梁切开手术。

4）前房穿刺：在右手方便部位，角膜缘内 1 mm 有血管处，用穿刺刀做隧道试穿刺口。为手术后及时恢复前房，提高眼压，防止术后并发症而备。

5）小梁切除：青光眼患儿角膜扩张以后，角巩膜移行缘很宽，此时必须注意小梁切除部位的选择。一定不要被扩张的角膜缘迷惑，要以结膜返折处作为标志，否则切口稍微靠后，便可引起玻璃体脱出，导致手术失败。待 Schlemm 管内壁及小梁切开成功，继续在板层巩膜内切除小梁组织 1.5 mm × 1 mm（图 3-3-13A，图 3-3-13B），及周边虹膜切除。

6）用 10-0 尼龙线缝合巩膜瓣 2 针，结膜组织间断缝合 2 针。

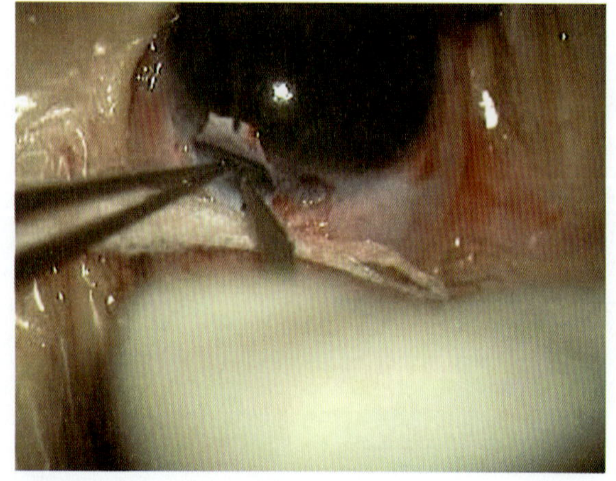

图 3-3-13A　切除小梁组织的正确部位

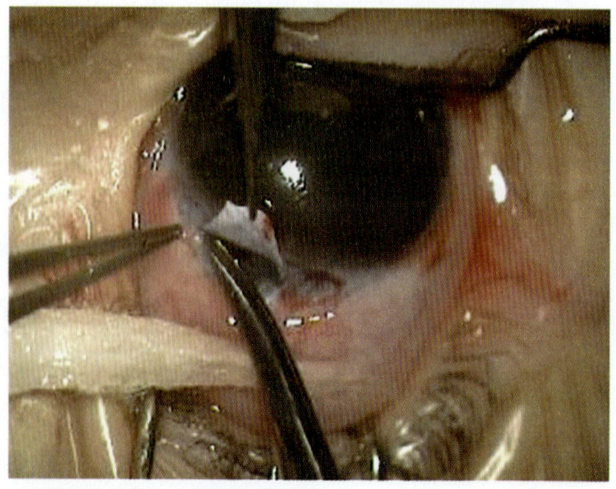

图 3-3-13B　小梁切除范围

（2）注意事项

基本与小梁切开术及小梁切除术相同，唯联合手术较前两者更为精细。切口不宜靠后，以防出血及玻璃体脱出。有作者习惯切通之前可预先行前房穿刺，留于手术结束时前房注气或注入平衡液以维持前房（图 3-3-14），为减少手术后的并发症并提高手术疗效。有关联合手术的并发症及术后处理均类似小梁切开术和小梁切除术。

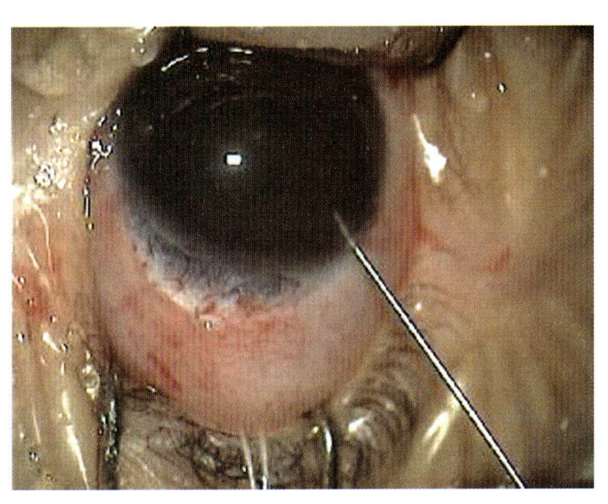

图 3-3-14　注入平衡液以维持前房

（3）手术优点

1）联合手术为青光眼患者提供了眼内引流及眼外引流两条通路，因此即使一条通路堵塞，眼压仍可基本维持正常。

2）角膜混浊者可首选此手术。

3）由于 Schlemm 管精确的定位，保证了小梁切除的准确性。

4．对先天性青光眼手术措施的讨论以及治疗方法的评价

目前多数学者对原发性婴幼儿型青光眼早期患儿都主张采用房角切开术或外路小梁切开术。手术失败者可重复行上述手术。小梁切除术对晚期患者或无条件做房角切开或小梁切开术的患者可以作为首选手术，其余的各种滤过手术也可采用，睫状体冷冻或睫状体光凝手术一般只用于滤过手术失败者。

关于各种手术方法效果的评价，一般认为房角切开术和外路小梁切开术的疗效相当，即使手术失败也多是病人个体问题。小梁切开术一次手术的成功率为 50% ~ 70%，2 ~ 3 次手术的成功率为 75% ~ 95%。但 Mc Pherson 等发现外路小梁切开术作为首次手术的统计学成功率 83%，比房角切开术 33% 高得多。我国大部分患儿就诊时角膜已经混浊，采用房角切开术受到一定的限制，所以应用外路小梁切开手术是比较普遍的。

对于多次手术后眼压仍然控制不理想，可以再选择硅管植入手术。手术成功率 1 年之内多在 70% 以上，但是随着时间的推移，成功率逐渐呈下降趋势。再者，还可以选择睫状体手术，如：二极管睫状体光凝手术或睫状体冷冻手术，此类手术的能量需求，要根据眼压高低及多次手术的治疗次数掌握，主张可以少量多次，宁可缓降眼压，不可一次做过，造成眼球萎缩。

对于眼压控制，但角膜仍混浊并影响视力的患儿，应该考虑早一些做穿透性角膜移植手术，以便减少弱视的发生率。

（王 涛 张舒心）

参考文献

1 张舒心，刘 磊. 青光眼治疗学. 北京：人民卫生出版社，1998

2 李凤鸣. 眼科全书. 北京：人民卫生出版社，1998

3 周文炳. 临床青光眼. 北京：人民卫生出版社，2000. 297-308

4 Rodrigues AM, Junior AP, Montezano FT, et al. Comparison between results of trabeculectomy in primary congenital glaucoma with and without the use of mitomycin C. J Glaucoma, 2004 Jun; 13(3):228-232

5 Ramchandani M, Mobammed S, Mirza S, et al. Penetrating keratoplasty in adults with congenital glaucomas. Eye, 2004 Jan; 23:1

6 Henriques MJ, Vessani RM, Reis FA,et al.Corneal thickness in congenital glaucoma.J Glaucoma, 2004 Jun; 13(3):185-188

7 Sarfarazi M, Stoilov I, Schenkman JB. Genetics and biochemistry of primary congenital glaucoma.Ophthalmol Clin North Am, 2003 Dec; 16(4):543-554

8 Toker E, Seitz B, Langenbucher A, et al. Penetrating keratoplasty for endothelial decompensation in eyes with buphthalmos. Cornea, 2003 Apr; 22(3):198-204

9 Luke C, Dietlein TS, Jacobi PC, et al. Combined deep sclerectomy and trabeculotomy in congenital glaucoma with complications. Ophthalmology, 2003 Mar; 100(3):230-233

10 Wu SC, Huang SC, Kuo CL, et al. Reversal of optic disc cupping after trabeculotomy in primary congenital glaucoma. Can J Ophthalmol, 2002 Oct; 37(6):337-341

11 Kirwan JF, Shah P, Khaw PT. Diode laser cyclophotocoagulation: role in the management of refractory pediatric glaucomas. Ophthalmology, 2002 Feb; 109(2):316-323

12 Luke C, Dietlein TS, Jacobi PC, et al. Risk profile of deep sclerectomy for treatment of refractory congenital glaucomas. Ophthalmology, 2002 Jun; 109 (6): 1066-1071

13 Kiefer G, Schwenn O, Grehn F. Correlation of postoperative axial length growth and intraocular pressure in congenital glaucoma a retrospective study in trabeculotomy and goniotomy.Graefes Arch Clin Exp Ophthalmol, 2001 Dec; 239(12):893-899

14 Meyer G, Schwenn O, Grehn F. Trabeculotomy in congenital glaucoma: comparison to goniotomy Ophthalmologe, 2000 Sep; 97(9):623-628

15 Mullaney PB, Selleck C, Al-Awad A, et al. Combined trabeculotomy and trabeculectomy as an initial procedure in uncomplicated congenital glaucoma. Arch Ophthalmol, 1999 Apr; 117(4):457-460

16 Diestelhorst M, Khalili MA, Krieglstein GK. Trabeculectomy: a retrospective follow-up of 700 eyes. Int Ophthalmol. 1998; 22(4): 211-220

17 Kong L, Yang S, Kong Z. Treatment of congenital glaucoma with trabeculotomy.Chung Hua Yen Ko Tsa Chih. 1997 May; 33(3):169-172

18 Luntz MH. The choice of surgical procedure in congenital, infantile, and juvenile glaucoma. Todays OR Nurse, 1991 Feb; 13(2):25-26

第四节 新生血管性青光眼

新生血管性青光眼（neovascular glaucoma，NVG）总是伴随着其他眼部异常而发生，最多见于眼部缺血性疾病，如：视网膜静脉阻塞、糖尿病性视网膜病变、视网膜血管炎等，另外在一些较晚期的眼病，如：眼内肿瘤、晚期青光眼、视网膜脱离、葡萄膜炎等也是较为常见。其特征为虹膜和房角表面的纤维血管膜收缩，形成周边前粘连导致眼压升高。1963年 Weiss 等人提出新生血管性青光眼这一名称，因为它更符合此病的病理生理过程。在此之前，文献中曾出现不同的术语，如出血性青光眼、血栓性青光眼、充血性青光眼、红变性青光眼、糖尿病性青光眼等，所有这些都是目前称之为的新生血管青光眼。虹膜红变(rubeosis iridis)这一名称现多被虹膜新生血管出现所代替。

一、组织病理特征

各种原因引起的新生血管性青光眼，其眼前段组织病理学是一样的。组织病理学检查发现其新生血管均起源于虹膜和睫状体的微血管床。新生血管的形成是以瞳孔缘小动脉环的毛细血管内皮细胞芽开始的，然后内皮细胞芽可以出现在虹膜的任何部位。这些内皮细胞芽可发展为小球样的血管丛，由于血管内皮细胞胞壁非常薄，这些血管丛可渗漏荧光。

随后出现临床可见的纤维血管膜，这种膜包含具有收缩功能的肌成纤维细胞。它的收缩使虹膜上皮的后色素层前移，导致葡萄膜外翻，持续膜收缩也将导致周边虹膜前粘连，最终导致房角永久性粘连闭合。纤维化的、无反应的虹膜及固定散大的瞳孔常见于晚期的新生血管性青光眼。

二、发病机制

关于新生血管性青光眼的发病机制，普遍接受的理论为缺血的视网膜释放出血管生成因子，这些因子向前扩散引起虹膜和房角的新生血管形成。毛细血管阻塞或缺血是起因，实体肿瘤产生的血管生成因子进入眼内也可引起视网膜或虹膜的新生血管。已经研究发现许多血管生成因子，包括成纤维细胞生长因子（FGF），血管内皮生长因子（VEGF），血小板源性内皮细胞生长因子，转移因子-α，转移因子-β，肿瘤坏死因子-α。其中VEGF是最重要的因子之一。研究表明VEGF在新生血管性青光眼患者的房水内的浓度是正常人的40～100倍。已经分离出许多抗血管生成因子，但是各种因子是如何调节的，现在仍不十分清楚。在正常状态下，许多抑制剂可以控制新生血管的形成，然而当缺氧（如外伤、炎症、血管阻塞或肿瘤刺激）时，视网膜微血管内皮细胞、周细胞、视网膜色素上皮细胞均产生VEGF，促进眼内新生血管的产生，房角出现新生血管膜，新生血管膜牵拉导致周边虹膜前粘连，最终导致房角永久性粘连闭合。在此过程中，由于房水流出受阻，引起眼压升高。

三、伴随新生血管性青光眼的常见眼病

伴随新生血管性青光眼的眼病有很多种，但是多数都与视网膜缺血、眼缺血或慢性炎症有关。最近的研究表明，新生血管性青光眼中有1/3为视网膜中央静脉阻塞，1/3为糖尿病视网膜疾病，1/3为其他疾病，其中颈动脉阻塞性疾病占多数。Gartner等根据病因将其分为以下几大类：

（一）视网膜缺血性疾病

1．糖尿病性视网膜病变

糖尿病性视网膜病变是最常见的新生血管性青光眼的起因之一。新生血管性青光眼通常出现于增殖性糖尿病性视网膜病变眼，但也可见于有大面积毛细血管无灌注区的非增殖性糖尿病性视网膜病变眼。新生血管性青光眼的发生与糖尿病的患病时间长短有关，同时也受是否并发其他疾病如高血压的影响。糖尿病人玻切术后6个月内容易出现新生血管性青光眼，尤其是在无晶体眼，在增殖性糖尿病性视网膜病变眼，及在术前存在虹膜新生血管的眼。囊内白内障摘除术后，很容易出现新生血管性青光眼，而囊外白内障摘除术后发生新生血管青光眼的几率显著降低。因此晶状体后囊－玻璃体前界膜屏障是很重要的，其除了是稳定的房水屏障外，也可能产生抗血管生成因子。

2．视网膜中央静脉阻塞

视网膜中央静脉阻塞后20～48小时，毛细血管即有发生闭塞，其分为两种类型，缺血型和非缺血型。在非缺血型视网膜中央静脉阻塞眼的自然病程中无一例会发生新生血管性青光眼，而在缺血型中，由于大片毛细血管无灌注区，则29.7%～66.7%会发生新生血管型青光眼。眼底荧光血管造影，对判断视网膜中央静脉阻塞是有重要的诊断价值。视网膜毛细血管无灌注区越大，新生血管形成的机会就越大，新生血管出现在虹膜及房角并堵塞小梁网，久之房角关闭，眼压升高。新生血管性青光眼80%发生在视网膜中央静脉阻塞后3～4个月左右，而且有1/3非缺血型视网膜中央静脉阻塞病例可以在3年内转变为缺血型，故定期随诊及复查眼底荧光血管造影很重要。视网膜中央静脉阻塞后发生的青光眼有两种：一种为继发新生血管性青光眼，发生在缺血型者，其发病率约为10%～20%。另一种为合并有原发性

开角型青光眼，主要对另眼做除外青光眼的检查。

3．视网膜中央动脉阻塞

视网膜中央动脉属于末梢动脉，正常情况下无任何交通支相互连接，所以对血循环障碍极为敏感，一旦发生阻塞，视网膜便缺血缺氧。长期视网膜灌注压低，缺血缺氧，而诱发新生血管性青光眼，其发生率 15% ～ 20%。

4．颈内动脉阻塞

颈内动脉阻塞后，引起眼内血流减少，部分可引起视网膜微动脉瘤、静脉扩张等，长期缺血虹膜表面会出现增殖新生血管膜，当其生长至房角时，便会引起眼压升高，导致新生血管性青光眼。

5．视网膜脱离

视网膜脱离后出现视网膜缺血促使新生血管形成，视网膜复位术后仍约有 8% 的患者出现虹膜新生血管，Jan C 认为术后视网膜周边残余视网膜脱离是最重要的危险因素，再次网脱复位术后虹膜新生血管明显消退。

6．镰刀细胞性视网膜病变

7．其他视网膜缺血性疾病

视网膜静脉周围炎、外层渗出性视网膜病变、后长睫状体动脉阻塞、永存原始玻璃体增生症、高安病（上肢无脉症）、巨细胞动脉炎等。

（二）眼本身疾病

青光眼晚期、视网膜血管病、葡萄膜炎、交感性眼炎、眼内炎等均会导致新生血管性青光眼。

（三）手术、放射线治疗

白内障摘除术、硅油填充术、巩膜环扎术、颈动脉内膜切除术等术后均会产生视网膜缺血，从而出现新生血管性青光眼。眼部大剂量放射治疗会导致视网膜缺血，也会伴发新生血管性青光眼。

（四）眼内肿瘤

脉络膜恶性黑色素瘤为成人常见的眼内恶性肿瘤，随病情进展，可继发新生血管性青光眼。Hudson 等报道一组葡萄膜恶性黑色素瘤的病人，其中眼压升高的 38.3%，有虹膜新生血管的 30%，我国也有类似报道。视网膜母细胞瘤、虹膜黑色素瘤、虹膜血管瘤均会出现新生血管性青光眼。

四、新生血管性青光眼的诊断

详细询问病史及认真检查眼部情况是非常重要的，特别是重点检查眼内组织结构。对于有过眼底出血疾病的患者突然眼睛疼痛，充血，同时伴有眼压高者，裂隙灯检查发现虹膜有新生血管即可诊断。有些较早期的病例，用裂隙灯不能看清新生血管，此时，眼前部荧光血管造影检查可在虹膜瞳孔缘部发现新生血管并有渗漏，这有助于诊断极早期虹膜新生血管。此种新生血管壁薄，易破裂，往往反复发生前房内出血或眼内出血。

若仅单眼发病，同时伴有白内障，虹膜有新生血管，眼底不能窥入时，必须做眼内 B 超检查，以除外眼内肿瘤。

五、新生血管性青光眼临床分期

分期的目的在于，抓住时机选择有效的治疗方法。根据临床经过一般分为三期：

（一）青光眼前期

虹膜新生血管极少，仅能在瞳孔缘部可见。房角可有少量的新生血管存在，尚未形成纤维血管膜，前房正常深浅，眼压一般在正常范围。

（二）青光眼房角开放期

角膜尚清亮，新生血管多仅在瞳孔缘部可见，虹膜表面及房角也可见到一些纤细或中粗的新生血管及纤维血管膜形成。周边虹膜尚无明显前粘连，眼压升高。

（三）青光眼房角关闭期

角膜水肿或水泡形成，纤维性血管膜覆盖房角的滤帘组织及虹膜表面，虹膜表面可见粗大的新生血管，前房变浅，几乎虹膜全周前粘连，瞳孔缘色素层显著外翻，瞳孔开大，眼压升高。可见到前房出血。

六、治疗

新生血管性青光眼属于难治性青光眼之一。即使是非常有经验的医师，对于此治疗也感棘手。所以对新生血管性青光眼前期的治疗，也就是对原发病因的治疗是非常重要的。临床上关键是早期发现虹膜新生血管并进行早期准确而有效地治疗，方可预防新生血管性青光眼的发生并保护有用的视力。

（一）预防性治疗

全视网膜光凝是预防发生虹膜新生血管和新生血管性青光眼的最有效的方法。在缺血型视网膜中央静脉阻塞和糖尿病性视网膜病变中，荧光血管造影显示广泛毛细血管非灌注区或瞳孔缘有荧光素渗漏者，均应进行全视网膜光凝。

（二）青光眼前期

这一期的临床特点是眼压正常，其瞳孔缘虹膜可见小的虹膜新生血管。其治疗包括：

1. 全视网膜光凝

全视网膜光凝术的目的在于保护黄斑不受累及，光凝破坏新生血管区，封闭新生血管及供养血管，并促进视网膜出血、水肿及渗出的吸收，停止释放血管生长因子，预防再有新生血管形成及其他并发症的发生。可用氩激光（波长4 880 nm）和氪红激光（波长647.1 nm），屈光间质混浊者首选氪红激光。

全视网膜光凝可根据眼底病变程度于2周至1个月内分3～4次完成，积累治疗量1 500～2 500点。疗效随光凝面积的增加而提高。我国王燕琪等人报告94%的视网膜、虹膜、房角新生血管在2～4周内消退。

2. 全视网膜冷凝术

对于眼底可视性不好及行全视网膜光凝术有困难的患者，可以行全视网膜冷凝术。掌握好全视网膜冷凝手术技巧，可以有效地使新生血管消退，而不引起视力减退。方法：沿角膜缘一圈剪开球结膜，分离至赤道部，四条直肌做牵引缝线。距角膜缘7 mm、10 mm、13 mm各冷冻一排，每排冷冻约20～24个点。10-0尼龙线间断缝合球结膜。有研究报告，治疗后数天至1周新生血管开始消退，1个月基本可以完全消退。

3. 光动力学治疗（PDT）和经瞳孔温热疗法（TTT）

光动力治疗的原理现在一般认为通过静脉内注射光敏剂，由于光敏剂可选择性与脉络膜新生血管内皮结合，在特定波长的光线照射下，激发产生单态氧，使血管内皮受损，导致细胞脱颗粒，随后启动凝血机制，从而使新生血管阻塞。在靛青绿血管造影（ICGA）指导下，应用光动力疗法治疗脉络膜新生血管已经取得了很好的疗效。Lanzetta等人应用TTT治疗具有脉络膜新生血管的64只眼，术后1周时新生血管区渗漏增加，2～3周时渗漏开始减轻，4周时治疗区显示低荧光，没有荧光素渗漏。TTT可以有效地封闭脉络膜新生血管，复发率较低。

（三）青光眼房角开放期

1. 药物治疗

新生血管性青光眼一般不主张用缩瞳剂治疗，因会增加充血和炎症反应。可局部用β-受体阻滞剂如0.5%噻吗心安，或局部用碳酸酐酶抑制剂派利明，以减少房水生成。对还有部分视力或疼痛症状明显者，可以应用高渗剂降低眼压。此外，局部可用皮质类固醇激素滴眼液和1%阿托品滴眼液，以减轻炎症反应和疼痛。药物治疗效果较差。

2. 手术治疗

（1）滤过性手术：施行滤过手术前，要详细查房角，选择少或无新生血管的部位手术。若有新生血管，应先行氩激光光凝，将房角新生血管封闭。待新生血管消退后，可根据病人青光眼的程度及个人手术技巧，来选择术式。如：巩膜下咬切、小梁切除术、青光眼引流阀植入术等。手术中根据病人的青光眼程度、结膜厚度、年龄大小、新生血管多少等，决定应用 MMC 的部位、范围及时间。Palmer 认为术中应用 MMC，眼压控制的总有效率占 84%，成功的特点是可以形成大而隆起的无血管的功能性滤过泡。

新生血管性青光眼的单纯滤过手术，在病程的中晚期成功率较低，多名学者报告，其成功率只有 11% ~ 21%。造成手术失败的原因多见于以下情况：

- 术前极难以控制的高眼压所造成的眼组织充血、水肿，在术中分离球结膜时出血较多，以至术后房水滤过部位渗出膜形成，而导致眼压升高。
- 房角小梁新生血管网的形成，术中眼压下降时，房角新生血管破裂，出血后形成血膜，直接影响房水的滤过。
- 小梁切除的内口被来自虹膜的纤维血管膜阻塞也使手术趋向失败。
- 血 - 房水屏障的破坏，有关的血浆蛋白异常渗出，也刺激了成纤维细胞的增生，影响功能性滤过泡的形成。

另外 Herschler 在新生血管性青光眼的滤过术中对虹膜和睫状突进行局部烧灼，成功率达 33%。Allen 等报告的新生血管性青光眼中，手术成功率达 67%，采用术前全视网膜光凝、控制炎症和术中充分止血及应用 MMC 可提高手术成功率。

目前采取滤过手术联合巩膜支架植入联合 MMC 术中应用，治疗新生血管性青光眼也取得了较好的效果，如：巩膜瓣周围先应用 MMC 1 ~ 3 分钟不等，然后再将青光眼引流器（T-FLUX）直接插入房角、羊膜植入巩膜瓣下等也是有一定的疗效。

（2）Ahmed 青光眼阀植入术：青光眼房角开放期多采用各种房水引流装置放入眼内，这些都是对组织反应小，组织适应性好的合成高分子化合物。1969 年 Moltemo 首先介绍青光眼引流管植入治疗难治性青光眼，之后临床上进行了大量的研究不断改进，现在常使用改良 Molteno、Ahmed、Krupin 等几种植入物。手术成功率多在 50% ~ 80% 之间，术中、术后联合应用抗组织瘢痕药物（MMC、5-FU 等），使手术成功率大大提高。

此设计是在前房和结膜下间隙之间，通过植入物装置保持沟通，将房水引流至赤道部，以望获永久性房水外流通道。大而宽阔的扩散装置因各植入物类型不同而各异，其曲度均与巩膜弧度相吻合。手术后房水可以直接流入巩膜外硅胶盘周，形成一个与硅胶盘外表面积相同的包裹囊腔，成为经典的功能性滤过泡。房水可经滤过泡囊壁排出或渗透及通过眼周围组织微血管或淋巴管排出。术后眼压主要由滤过泡囊壁的总面积及囊壁对房水排出阻力的大小而定。

根据植入物引流管内是否有限制房水流动装置可分为以下两种：

- 非限制性植入物（Molteno、Schocket、Baerveldt）
- 限制性植入物（Krupin、Joseph、White、Optimed、Ahmed）

我们曾用过的植入物有 Ahmed、Krupin 及 Optimed。其引流管远端均设置了对压力敏感的阀门、瓣膜或微孔。从理论上讲，这一装置能够按照预设的压力阈值，根据眼压水平的高低而自行单向开闭，以稳定、调节房水外流为目的，从而预防术后眼压过低及浅前房的发生。这一点在手术后早期，巩膜外硅胶盘周围尚未形成囊样包裹之前是非常重要的。

1）手术适应证

①无晶状体眼。

②房角开放期的新生血管性青光眼。

③眼外伤后房角后退性青光眼。

④多次滤过术后眼压仍失控的开角型青光眼。

⑤部分先天性青光眼。

⑥首先具有深前房或无晶状体的病人应该首选。

2）手术禁忌证

①房角狭窄的青光眼。

②眼前外部球结膜及巩膜组织结构破坏的继发青光眼。如：视网膜脱离术后、玻璃体切除术后、硅油注入术后、过氟化碳液应用术后、严重的眼前节外伤、多次手术后等。

③眼内组织结构破坏的继发青光眼。如：虹膜周边广泛前粘连、虹膜大量粗大新生血管、穿通性角膜移植术后浅前房等。

3）手术方法：Ahmed 青光眼引流阀（图 3-4-1）是目前我们最常用的一体性带瓣膜阀门的眼内植入引流物，由进液管及硅胶盘组成。其进液管长 25 mm，管腔内经为 0.5 mm；其后部有一与巩膜弧度相同的宽大的硅胶盘，盘宽 13 mm，盘长 16 mm，厚度 1.9 mm，前表面积为 184.0 mm^2。它不仅可以起到固定作用，而且还可以形成功能性滤过泡，使房水滤过有足够的空间。在硅胶盘的一端有一瓣膜阀装置，当眼压超过预定值 1.06 ~ 1.33 kPa（8 ~ 10 mmHg）时，瓣膜阀装置自动打开，房水流出，眼压下降。

此引流植入物的材料为医用硅胶，其有很好的组织相容性，不仅对组织刺激小，而且进液管弹性极佳，便于植入前房及术后进液管的调整。

①选择放置青光眼阀部位（图 3-4-2）

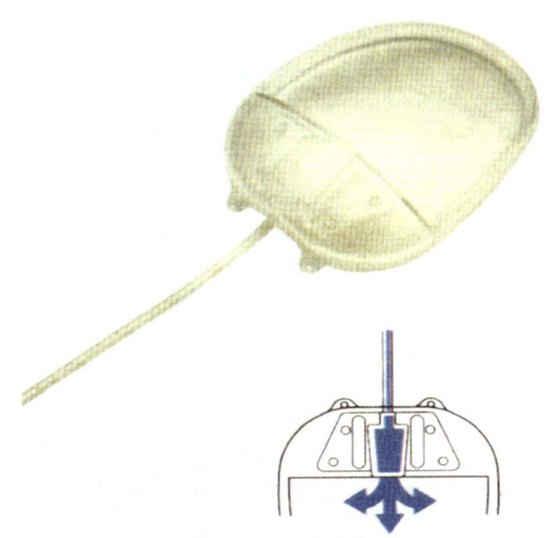

图 3-4-1　Ahmed 青光眼引流阀

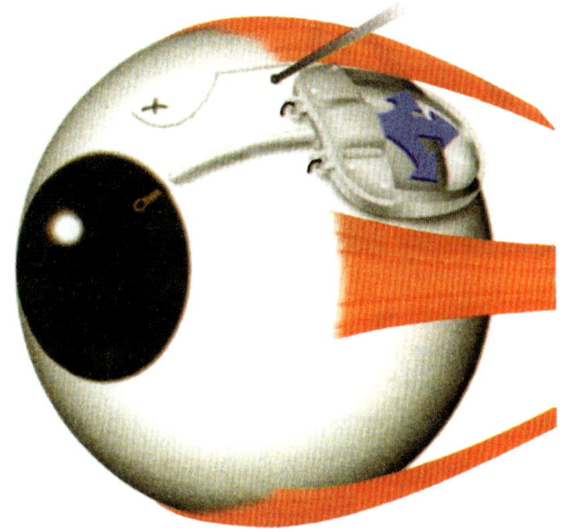

图 3-4-2　Ahmed 青光眼引流阀放置位置

- 在两条直肌之间，首选鼻上方，依次颞上方、鼻下方、颞下方。因为在颞下方放置青光眼阀，下睑皮肤隆起，很似下眼袋的隆起，直接影响外观。
- 被选部位的结膜要有弹性，因 Ahmed 青光眼引流阀的厚度为 1.9 mm，其表面还要覆盖板层异体巩膜，如果周围瘢痕较多，不仅影响伤口愈合，而且对眼外观也不雅。
- 对有晶状体眼者，瞳孔应该可以缩小，在进液管部位必须有足够的虹膜保护，否则极易造成相应部位的限局性白内障。
- 选择具有一定的深前房区域。青光眼阀的进液管径为 0.5 mm，必须使其位置居于虹膜与角膜之间，不能因微贴两者组织而引起医源性损伤，特别要避免造成角膜内皮失代偿。

②做结膜瓣及应用 MMC：做以穹窿为基底的结膜瓣，放射状向两侧剪开。分离结膜下组织，充分暴露两条直肌之间的巩膜至赤道部。对已经做过手术者，一定充分分离筋膜组织，暴露出巩膜后再将浸有 MMC 药液的棉片沿巩膜表面放入在赤道部（图 3-4-3），必要时棉片的一丝露出做记号。5 分钟后将其取出并用生理盐水充分冲洗。切忌将 MMC 棉片放在筋膜内，容易迷失，不易找出。

③以角膜缘为基底制作自体巩膜瓣，大小约 4 ～ 5 mm，1/2 巩膜厚度（图 3-4-4）。

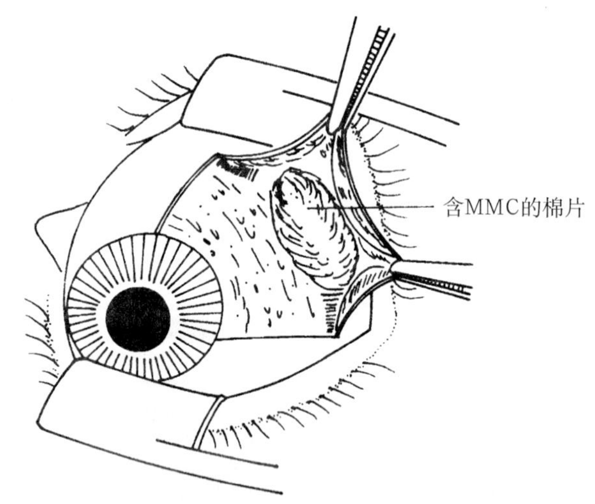

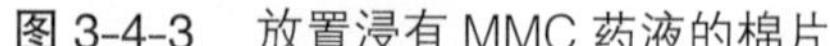
图 3-4-3　放置浸有 MMC 药液的棉片

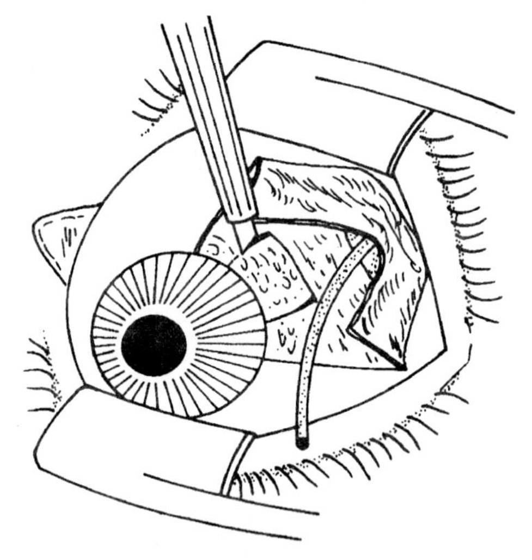
图 3-4-4　巩膜瓣大小约 4 mm × 5 mm，1/2 巩膜厚度

④取出包装中的 Ahmed 青光眼引流阀，用 1ml 注射器针头从进液管前端注入生理盐水，将管腔内的空气排出（图 3-4-5），此时若有阀门排水不畅，一定要更换新青光眼引流阀。

⑤用无齿镊夹硅胶盘缓缓顺巩膜弧度放入赤道部，不用牵拉直肌，调整好位置后，试将松解的结膜拉向前，尽量使结膜宽松一些。全方位合适后，再用 6-0 可吸收线固定于巩膜浅层。

⑥进液管入眼内的长度：根据眼内结构的改变，进入眼内的长度及部位而各异。有晶状体眼，进液管入前房长度约 2 mm；无晶状体眼，根据情况可将进液管放置在前房、后房或

玻璃体内等，其进入长度要求也不同。放置在后房及玻璃体内的进液管，原则为应用裂隙灯检查时，可看到进液管的尖端。将其剪一向上的斜面（图 3-4-6)，一则便于进入眼内，二则减少对角膜内皮的损伤。

⑦进液管插入眼内：进液管插入眼内的技巧是手术成功的关键，也是避免部分手术并发症的关键，如：并发白内障、角膜内皮失代偿等。再者，进液管插入眼内的部位也是根据眼内现有的结构而有所不同，如：a．插入玻璃体内。对无晶状体眼的浅前房、穿通角膜移植术后，虹膜前粘连眼压不易控制者，进液管可以直接插入玻璃体内，但是，必须应该先做前部玻璃体切除，以防成形的玻璃体被吸入进液管内而堵塞；b．插入后房（虹膜与人工晶体之间）。对于插入后房者，视情况再决定是否需要做玻璃体切除；c．一般患者均插入前房适中的位置。

进液管插入眼内的方法：应用 2ml 注射针头，在自体巩膜瓣下，灰线后 1 ~ 1.5 mm，沿虹膜表面针尖轻向下倾斜，使穿刺隧道偏向虹膜组织，以便进液管远离容易损伤的角膜内皮（图 3-4-7)。

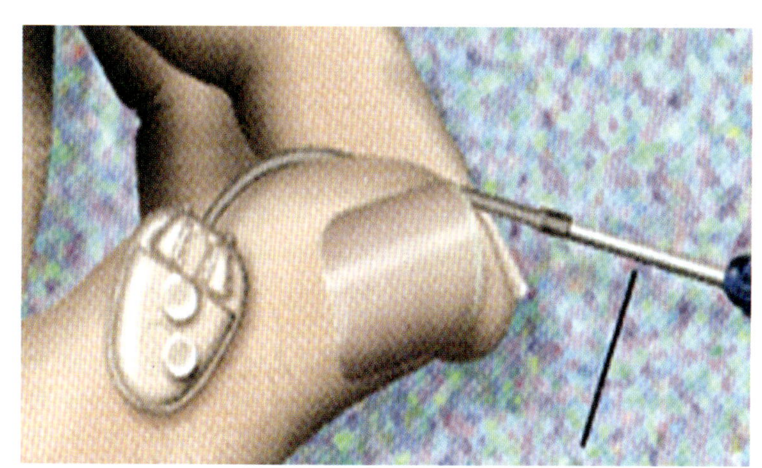

图 3-4-5　排出管腔内的空气

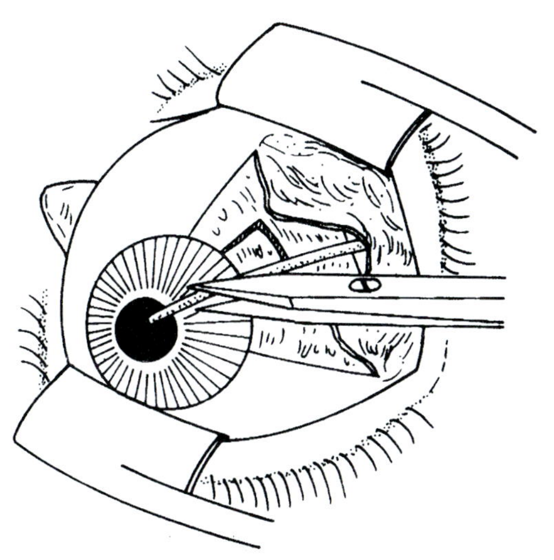

图 3-4-6　将进液管剪一向上的斜面

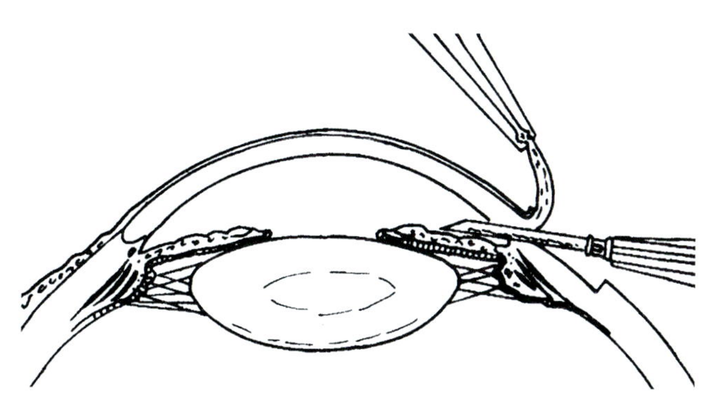

图 3-4-7　用针头在角巩膜缘后 0.5 mm 处刺穿

在临床可以看到一些患者手术后角膜失代偿，绝大多数是因为进液管位置不正确，与角膜内皮相蹭后引起；也有部分是因为手术适应证选择不当，对前房较浅的患者，也选择此手术，从而导致因放置进液管的空间不足引起角膜失代偿。

⑧自体巩膜瓣覆盖进液管：巩膜瓣覆盖进液管后缝合与否取决于进液管的位置。进液管位置偏前时，可以不缝合。因缝合过紧，压迫进液管后部，其前部易翘起，碰伤角膜内皮；反之，则缝合（图 3-4-8）。

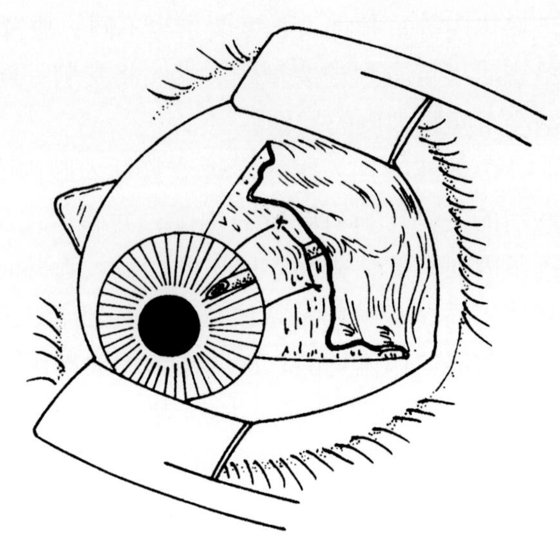

图 3-4-8　自体巩膜瓣覆盖进液管表面

⑨异体板层巩膜瓣覆盖：由于青光眼引流阀的盘部质地较硬，对于结膜较薄的患者，容易造成结膜破裂，或在眼痒时，因揉眼不慎将结膜揉破，严重时可导致眼内感染。所以，最好应用稍大一点的异体板层巩膜瓣再覆盖在自体巩膜瓣的偏后部（图 3-4-9），同时要覆盖住引流阀的缝线和部分盘部，使青光眼阀与自身正常组织之间的摩擦减到最小。最后缝合球结膜切口（图 3-4-10）。

4）术中并发症：前房变浅；进液管插入位置不合适；穿刺口出血等。

5）术后并发症：术后低眼压；前房出血；术后脉络膜脱离，浅前房；进液管接触角膜、虹膜或晶状体，引起角膜内皮失代偿或限局性白内障；进液管前端堵塞（积血、玻璃体、渗出物）；进液管在前房内移位；青光眼阀暴露；青光眼阀盘部包裹，眼压升高；持续性低眼压；脉络膜上腔驱逐性出血等。

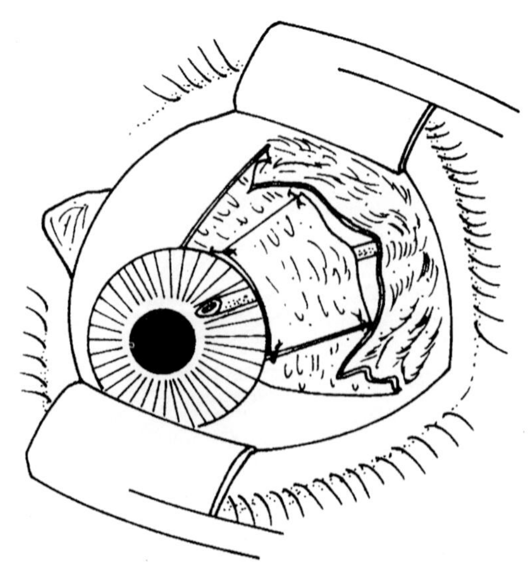

图 3-4-9　异体板层巩膜覆盖于进液管表面

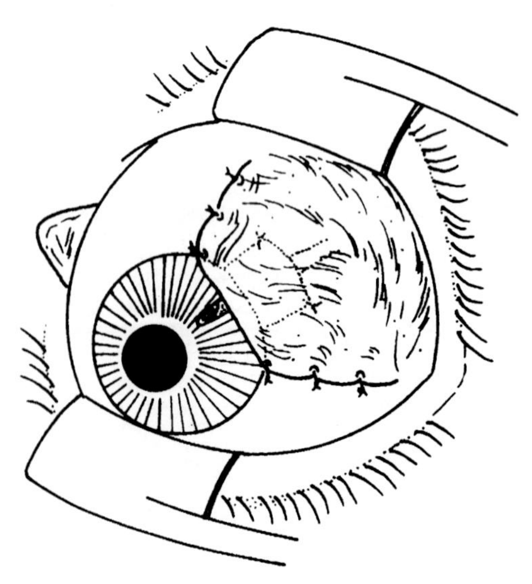

图 3-4-10　缝合球结膜

6）主要并发症的预防及处理

①术后低眼压的预防及处理

◆ 对植入进液管的穿刺口必须严格控制大小，防止房水漏出。

◆ 进液管二期植入：先将青光眼阀的盘部固定于赤道部的巩膜表面，而进液管放置在直肌或盘的下方，待 4 ～ 6 周后，待盘周围形成具有囊壁的滤过泡后，再做二次进液管植入前房，可以限制部分房水排出。

◆ 缝线技术：应用管内缝线阻塞法，将可吸收缝线伸入进液管腔内或用可吸收线将进液管结扎，以增加房水排出阻力。缝线多在 60 天左右逐渐吸收，这样可以限制房水排出量。

◆ 粘弹性物质：从前房穿刺口部位注入粘弹性物质，以提高术后眼内压。

②浅前房的预防：植入进液管的穿刺口，尽量与进液管的前端直径相同，或稍小，不能过大。穿刺针入前房后，应该尽快撤出，否则，房水流出过多，易引起前房变浅。再者，术后可以从穿刺口注入消毒空气，提高眼压，以避免术后早期低眼压而导致的脉络膜脱离。

③进液管内口堵塞：防止前房或玻璃体出血，避开穿刺口内的血凝块。必要时联合玻璃体切除，可以明显减少进液管内口堵塞，若因此而引起术后眼压升高时，应及时做进液管内口探查，并冲洗进液管。

④进液管移位：将进液管放置在巩膜赤道部，用 6-0 可吸收缝线牢固地将其缝合在巩膜浅层。若发现进液管移位于前房内，应尽快行手术再复位。

（四）青光眼房角关闭期

到达此期的新生血管性青光眼已是很晚期，在治疗上最为棘手。往往因虹膜表面生长较粗大的新生血管，或瞳孔被新生血管膜牵拉扩大，前房变浅，完全丧失做滤过手术的时机。此种情况一般多采用睫状体冷冻术、全视网膜冷凝联合睫状体冷冻术、睫状体切除术、微波破坏睫状体及二极管激光经巩膜睫状体光凝术等。

1. 睫状体冷冻术

治疗的目的在于破坏睫状上皮和睫状血管系统，以减少房水的产生。冷冻范围首次限于 180° 范围，最多不超过 300°。冷冻时间为 3 及 9 点持续 60 秒自融后，再冻 60 秒。其他部位持续冻 30 秒自融后，再冻 30 秒。温度为 −80℃（图 3-4-11）。

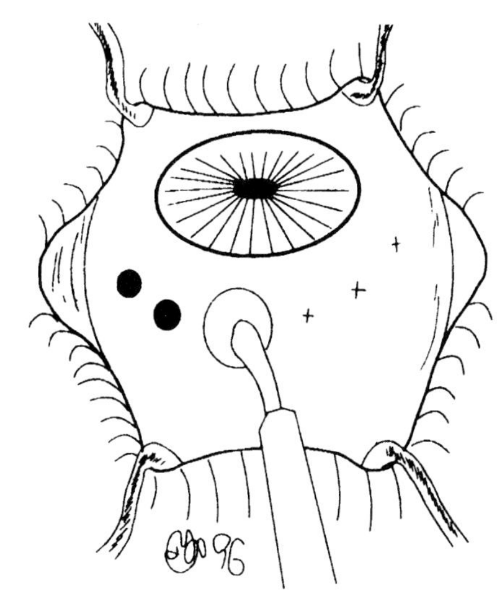

图 3-4-11 睫状体冷冻手术

见于冷冻手术给人的恐惧感，是对组织损伤较大，术后疼痛、眼睑、结膜充血水肿，或眼内出血渗出等。目前我们一般应用激光的方法对睫状体进行治疗。而与患者谈手术时也尽量避免应用“睫状体破坏手术”等这样可怕的字眼。而告知睫状体手术是有效地控制房水生成的比较好的方法，这样更人性化，病人也很容易接受。

2. 经巩膜睫状体光凝术

半导体激光经巩膜睫状体光凝术（TSCPC）：

采用 G 探头的 OcuLight SL 红外线激光是代替睫状体冷冻方法之一。治疗前必须做球后麻醉。将 G- 探头与眼球视轴平行，窄边靠近角膜缘，探头的底部曲面与眼球的弧度相吻合（图 3-4-12）。

各种参数：能量 1 500 mW，上下调整，每次 100 mW，直到听见组织爆破声后，再上下调整能量，至刚好不出现爆破声为准。“爆破声”表明到了需求能量烧灼的阈值，时间 2 秒。

光凝点定位在角膜缘后 1.2 mm(图 3-4-13)。首先照射范围 270°，共击射 17 ~ 19 个点，但是根据眼压及眼部情况，决定做光凝点数量有所不同。

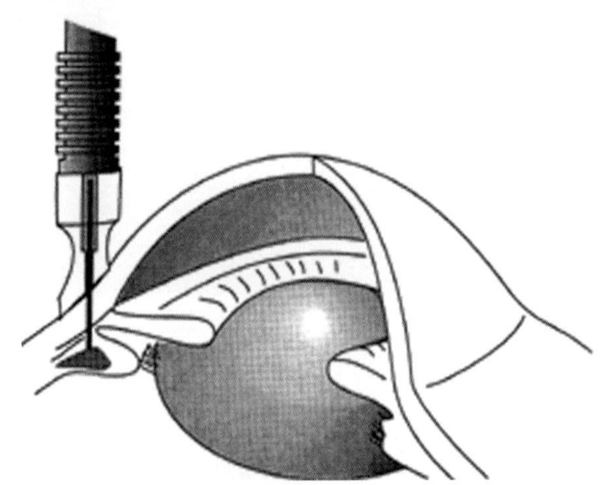

图 3-4-12　G- 探头放置于眼球表面的位置

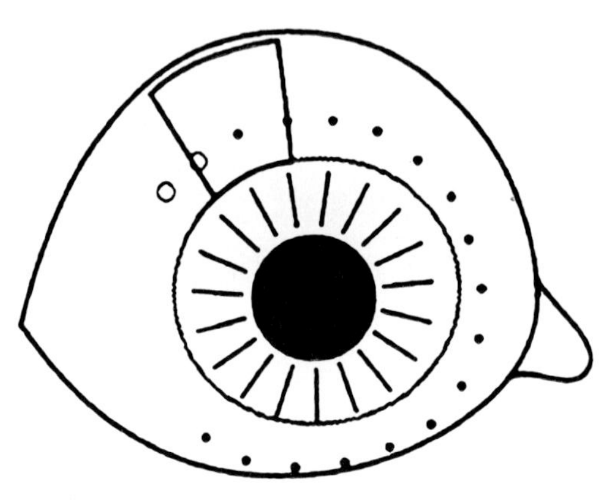

图 3-4-13　光凝点在角膜缘后的位置

半导体二极管激光较 Nd：YAG 激光具有巩膜穿透性强，可以被黑色素较好吸收的潜在优势，因此做睫状体光凝术时，使用能量较少。实验室研究显示巩膜光凝后，睫状突均匀变白，皱缩；组织学检查发现睫状肌凝固性坏死。

术后报道低眼压发生率 3% ~ 5%，目前无眼球萎缩的报道。Schuman 报道 140 只眼在 Nd：YAG 激光术后，有 4 只眼眼压 <5 mmHg，Hugh 报道 14 例经半导体二极管激光术后无 1 例眼压过低发生。手术降眼压成功率为 52% ~ 77%。

此手术的优点：手术操作简单、安全及时间短，患者容易接受；对结膜及巩膜的影响极小，术后几乎无疼痛及眼部反应；术后低眼压发生率较低，无眼球萎缩的报道；必要时可以重复操作。

3. 经瞳孔氩激光睫状突光凝术

方法：用附设裂隙灯装置的氩离子激光器。局部点表面麻醉剂。Goldmann 房角镜置于睑裂部，激光瞄准光源聚焦在可见的睫状突上。照射条件：输出功率 500 ~ 1 000 mW，光斑 100 ~ 200 μm，时间 0.20 ~ 0.30 秒。照射范围：根据临床情况，每次 1 ~ 2 个象限（每个象限 18 ~ 20 个睫状突）。要求角膜、前房必须清亮；瞳孔必须可充分散大；用房角镜检查可见足够的睫状突。此方法可以在直视下进行，术者能够很好地掌握光凝的程度，明显减少了眼球萎缩的发生率，术后基本无前房内炎症反应。眼压控制总有效率 73.8%。

4．经眼内内窥镜睫状体光凝术

经内窥镜做眼内睫状体光凝是近年来开展的一项较新的技术。1992 年，Uram M 首次应用内窥镜二极管睫状体光凝术治疗新生血管性青光眼。方法：①入路：经角膜缘入路和经睫状体平坦部入路。②激光参数 能量：200 ~ 800 mV，时间：1 ~ 2 秒，范围：90°~ 180°。③光凝效应：每个睫状突击射 2 ~ 3 次，正常效应为睫状突变白，皱缩；光凝过度为出现气泡、色素播散、假性剥脱物和组织爆破音。

Uram M 对 10 例新生血管性青光眼进行经内窥镜光凝，随访 9 个月，眼压术前 43.6 mmHg，术后 15.3 mmHg，9 例眼压控制，无眼球萎缩等。Yaniv B 对一多次睫状体光凝术后患者使用内窥镜睫状体光凝术，术中发现患者的睫状体拉长，不同于常规解剖位置，在内窥镜指示下再次行睫状体光凝术，术后 6 个月眼压控制在 20 mmHg 以下。提出内窥镜可以准确地观察睫状体的位置及解剖特征，在其指导下进行光凝术，提高了治疗的精确性和成功率，并使并发症减少。内窥镜睫状体光凝术同样具有睫状体破坏手术的并发症。包括眼内出血，炎症，低眼压，视力下降，术后疼痛，多次治疗等并发症。但并发症的出现几率大为减少，另外它可能的并发症还有晶状体的损伤，晶状体悬韧带断裂，视网膜脱离，眼内炎等由于眼内操作增加带来的危害，但至今还没有这些方面的相关报道。我们一般应用在无晶体性青光眼、摘除晶状体的恶性青光眼以及晶状体玻璃体切除后的外伤性青光眼等。

七、展望

目前各种治疗研究趋向于减少或抑制血管生成因子的产生。Adamis 在缺血性视网膜病变动物模型的玻璃体中注入 VEGF 的单克隆抗体，达到了明显降低虹膜新生血管的作用，而且毒副作用不大。虽然拮抗 VEGF 的研究仍处于试验阶段，但是为新生血管性青光眼的治疗提供了广阔的前景。

（张舒心 王 涛 王 华）

参考文献

1 张惠蓉，王 薇．新生血管性青光眼的临床和病理观察．眼科研究，2002；20（4）：319-322

2 王宁利，高汝龙，唐仕波，等．三种途径植入房水引流物治疗难治性青光眼的疗效观察．中华眼科杂志，2001，37（6）：409-413

3 周文炳．临床青光眼．第 2 版．北京．人民卫生出版社，2000

4 张舒心，刘 磊．青光眼治疗学．北京：人民卫生出版社，1998

5 吴瑜瑜．青光眼引流性植入物的研究进展．国外医学 · 眼科学分册，1996；20（4）：228–232

6 Freigassner P，Eckhardt M．Transscleral cyclophotocoagulation versus cyclocryotherapy in treatment of neovascular glaucoma:a retrospective analysis．Acta Ophthalmol Scand．2003 Dec;81(6):674–675

7 Quintyn JC，Grenard N，Hellot MF，et al．Intraocular pressure results of contact transscleral cyclophotocoagulation with Neodymium YAG laser for refractory glaucoma.J Fr Ophthalmol．2003 Oct;26(8):808–812

8 Murphy CC，Burnett CA，Spry PG，et al．A two centre study of the dose-response relation for transscleral diode laser cyclophotocoagulation in refractory glaucoma.Br J Ophthalmol．2003 Oct;87(10):1252–1257

9 Yaniv B，Yair M，Joshua B．Endoscopic photocoagulation of the ciliary body after repeated failure of trans-scleral diode-laser cyclophotocoagulation．Am J Ophthalmol，2002;133:405–407

10 Lanzetta P，Michieletto P，Pirracchio A，et al．Early vascular changes induced by transpupillary thermotherapy of choroidal neovascularization．Ophthalmology，2002 Jun;109(6):1098–1104

11 Lin S．Endoscopic cyclophotocoagulation．Br J Opthalmol，2002 Dec;86(12):1428–1434

12 Sivak-Callcott JA，O'Day DM，et al．Evidence–based recommendations for the diagnosis and trea tmment of neovascular glaucoma.Ophthalmology，2001；108:1767–1776

13 Uram M．Ophthalmic laser microendoscope ciliary process ablation in the management of neovascular glaucoma．Ophthalmology，1992 Dec；99(12):1832–1838

第五节　手术后前房延缓形成

正常前房结构在眼睛中的重要性是众所周知的，因而，青光眼手术后对于前房的恢复，也必定成为医师们所最为关注的焦点，前房延缓形成是青光眼手术后治疗较为棘手的并发症之一，据文献报道发生率为 48% ～ 70%。近年来由于显微手术的开展以及对青光眼手术的不断改良，其术后浅前房的发生率已明显降低。青光眼滤过手术后，一般前房应在术后 1 ～ 2 天恢复正常，如果术后 3 天，甚至 1 周，前房仍极浅就应寻找原因，采取积极措施及时处理。若发生恶性青光眼，虹膜及晶状体均与角膜内皮相贴，这样，数日后将会造成角膜内皮损伤、晶状体混浊、房角关闭等。即使手术恢复了前房深度，然而对角膜内皮及晶状体所产生的损害，有些却是不可逆转的。因此，尽快采取有利措施恢复前房是很必要的。

一、手术后浅／无前房的分级

术后浅／无前房的分级必须在裂隙灯显微镜下进行。

• 北京同仁医院将浅／无前房按其程度分成三级即：

浅Ⅰ级：全部有极浅的前房，周边前房呈裂隙状小于1/5角膜厚度。

浅／无前房Ⅱ级：可分a、b两型。

Ⅱa级：仅虹膜小环以内有极浅前房。

Ⅱb级：仅瞳孔区内有极浅前房。

浅／无前房Ⅲ级：虹膜、晶状体全部与角膜相贴，前房完全消失。

上述浅Ⅰ级及浅／无Ⅱa级前房，多为脉络膜脱离或滤过过强引起，药物治疗或加压包扎一般可以逐渐恢复。但是，Ⅱb及Ⅲ级无前房，多为恶性青光眼所引起，情况较严重，一般药物治疗也不易恢复，当角膜内皮与晶状体相贴后，即刻会引起角膜内皮皱褶，这种情况在1～2天之内便可面积加大，若无及时处理，角膜内皮水肿加重，即使再手术，以后角膜失代偿也是不可避免的。

二、术后浅／无前房的原因、诊断和处理

（一）伴有眼压偏低的浅前房

1．伤口渗漏

（1）原因：总的说来，伤口渗漏是由于结膜切口愈合不好。具体说来原因很多，比如结膜瓣在制作时粗暴撕拉，或过度夹持形成裂口；也可因结膜瓣位置过低，恰好与板层巩膜瓣相沟通；有的是由于手术后患眼活动过多造成结膜瓣后退引起；或者是由于后部结膜瓣先期愈合造成结膜瓣后退引起；或者由于抗瘢痕药物的应用引起结膜伤口的延期愈合所致等。

（2）诊断与处理：滴2%荧光素在裂隙灯显微镜下观察，轻加压于眼，可见荧光素的绿色流线，称溪流现象。根据溪流范围大小及不同部位，处理也不同。由角膜缘伤口轻度渗漏时，可用软镜治疗数日；对结膜瓣退缩者或溪流如瀑布现象时，须修补缝合。位于穹窿部结膜伤口渗漏，面积小者用5%碘酊或三氯醋酸烧灼，包扎治疗，同时配合口服醋氮酰胺3天，减少房水生成，有利于伤口愈合。必要时行伤口修补术。对巩膜瓣破损者，应行板层巩膜移植术，或自体巩膜移植术。

（3）预防方法：1）结膜瓣与巩膜瓣要合理布局。2）缝合结膜创缘时，注意不卷边，对合整齐，松紧度适中，同时连同结膜下组织一起缝合，以防结膜瓣退缩。3）对于术中丝裂霉素使用者，做以角膜缘为基底的结膜瓣，将筋膜与结膜分层缝合，使伤口更加严密。4）术中保护结膜瓣，结膜菲薄者，手要轻。

• 相关技巧指导——对结膜的人性化操作

与眼科其他手术所不同的是，在青光眼手术中始终保持结膜组织的完整性，对手术成功

率是十分重要的，这就需要对结膜的人性化操作。

夹结膜的技巧：在原位轻夹结膜是关键。初学手术的医师开始手术紧张，双手的协调动作掌握较差。在做结膜瓣时，右手剪结膜，左手夹住结膜并不知不觉地将其提得很高，直到撕裂还未曾意识。或对结膜夹的较紧，以至松开后发现结膜已有破口，这对于青光眼手术是非常危险的。

夹结膜的手，始终应用均匀之力，就好像猛虎叼自己的虎崽儿一样，虽然有很锋利的牙齿，但是也不会咬伤虎崽儿。只要掌握一定的力度就不会损伤任何组织。

选择夹结膜的器械：选择适当的结膜镊是关键。结膜组织就像绸缎一样，一般是不易夹破。但对于特别薄或多次手术后较脆弱的结膜组织，对其每一步操作，都要有保护的意识。每夹结膜的瞬间，要根据结膜的厚度、与周围组织的粘连关系决定所要应用的器械。对结膜非常薄的病人，应选用无齿镊夹结膜，其力度必须掌握轻柔，抬起不易过高。对结膜与周围组织明显粘连时，可以先用尖刀划开部分结膜，也应选用无齿镊夹结膜，再用小而薄的显微剪，轻轻并逐渐分开粘连部位。

缝合结膜的技巧：缝合到位及整理结膜是关键。缝合结膜时，先将结膜在原位铺平展，然后带浅层角巩膜组织缝合，并将结膜再向两侧轻拉平、对齐、拉紧，不必将结膜覆盖部分角膜组织，但是一定要不卷边对合。最后可用棉签将切口处水吸干，以增加组织之间的粘附力，这样做很有助于结膜伤口愈合。结膜平复可以防止肉芽肿形成，否则不仅影响房水滤过，有碍外观，而且还容易发生角膜干燥斑，引起患者眼睛磨痛。

手术者对术中的每一步操作都应该非常在意、轻巧、温柔，必须养成对结膜组织关怀备至的习惯。对任何手术切口的缝合，往往可以看出术者的手术基本功，一个手术医师的基本手术技巧以及人性化的手术风格，体现在手术中的点点滴滴。

2．滤过过强

（1）原因：常见原因有滤过口过大、表层巩膜瓣损伤、巩膜瓣缝线松解、应用巩膜下支架（生物胶、T-Flux、羊膜）、术中使用丝裂霉素及过早拆除可调整缝线等均可引起滤过过强所致。

（2）诊断与处理：肉眼上可见大而透明弥散的滤过泡，甚至滤过一直扩大到鼻下方，但应用荧光素染色溪流现象为阴性。

早期压迫包扎数日，即可减少滤过，使前房恢复，同时局部滴散瞳剂活动瞳孔，以防虹膜后粘连。滤过泡的压迫包扎法：对滤过过强的病例，除散瞳以外，可在上睑相当于滤过泡部位的眼睑表面，外加梭形小棉枕，大小约 8 mm × 10 mm，用胶布固定，盖眼垫，绷带轻轻加压包扎，注意压力要放在小棉枕部位，这样可减少房水外流量，促使前房早日恢复。如果棉枕位置不对，绷带加压又过重，房水会被挤出瘘口从而产生相反的效果，不仅前房不形成，角膜因被压产生水肿，这在临床上也是常见的。压迫的方法也可在裂隙灯下进行。嘱患者向下注视，用拇指通过上眼睑缘部压迫滤过区约 20 ~ 30 分钟即可见前房形成。另外代替滤过泡压迫的方法还有软接触镜及特殊的接触镜称青光眼壳（glaucoma shell）或巩膜壳（scleral shell）等方法，其作用是使其接触镜的凸起恰好压迫滤过部位，暂时阻止房水流入滤过泡，以形成前房。

仍无效时应根据眼部情况选择手术方法。首先从结膜面仔细观察哪一侧巩膜瓣滤过强，若能看清，便从此处打开结膜，将相应部的巩膜瓣缝合一针。必要时可以用板层异体巩膜覆盖，控制房水外流。

(3) 预防方法：1) 滤过口的制作位置要与巩膜瓣布局合理，滤过口的大小与巩膜床比例适中，不能过大。2) 对使用丝裂霉素的患者，巩膜瓣要多加固缝合 2 ~ 3 针，减缓前房水滤出，有利前房的恢复。3) 采用可调整缝线的方法可以大大减少此种并发症的发生。

3. 脉络膜脱离

(1) 原因：正常的睫状体脉络膜靠一定的眼内压力附于巩膜内面，所以脉络膜上腔内的压力较眼内压力稍低。当手术所造成眼内压力突然降低时，由于其自身的弹性和收缩作用而离开巩膜内面，此时脉络膜上腔内产生一定的负压，液体经脉络膜血管内向外渗漏积聚在脉络膜上腔，从而导致睫状体脉络膜脱离。术中突然降低眼压易引起本并发症。

(2) 诊断：凡前房恢复延迟，或已良好形成又变浅或消失，同时伴低眼压的情况，应高度怀疑睫状体脉络膜脱离的可能性。此时应做如下检查来进一步确诊：1) 眼底检查：对于瞳孔足够大，屈光介质清楚的患眼检眼镜检查往往可以发现脉络膜的球形隆起；2) 在眼底不能窥见时可进行 B 超检查以明确诊断；3) 对于经上述检查均未发现脉络膜脱离的患眼，可以用超声生物显微镜（ultrasound biomicro scopy，UBM）检测，UBM 是一种新型无损伤的影像学检测法，它可以发现其他方法不能分辨的极浅的睫状体脉络膜脱离。

(3) 处理

1) 药物治疗：术后眼压较低的 I 级浅前房及Ⅱ级 a 浅 / 无前房，在确诊为睫状体脉络膜脱离后，可以根据情况局部及全身综合用药，进行密切观察，有些患者恢复较慢，但眼部无明显反应时，一般可以观察 2 周左右。

a. 局部及全身应用皮质类固醇激素：减轻眼部炎症反应。

b. 散瞳（睫状肌麻痹剂）：一般应用快速散瞳剂为活动瞳孔，避免虹膜后粘连，解除瞳孔阻滞；再者，可使晶状体 - 虹膜隔后移，缓解睫状环阻滞，有助于前房的恢复等。快捷的散瞳方法，我们多采用 1% 阿托品眼水，15 分钟一次，共 3 次，可促使前房加深。同时联合应用快速散瞳剂米多林（mydrin-p）或国产托品酰胺（tropicamide）2 ~ 3 次，可使瞳孔更易散大。必要时结膜下注射混合散瞳剂（内含等量阿托品、可卡因和肾上腺素）。

c. 高渗剂的应用：高渗剂的使用主要可使玻璃体浓缩，晶状体 – 虹膜隔后移，促进前房形成。此类常用药物的应用包括：①静脉点滴 20% 甘露醇：250 ~ 500 ml（按 1.5 ~ 2 g/kg），按每分钟 60 滴速度进入，可维持 6 ~ 8 小时。对于糖尿病患者，静脉内每输入 250 ml 甘露醇中可同时在小壶内加胰岛素 4 单位，或征得内科医生同意后执行；②口服 50% 甘油：按 1 ~ 1.5 g/kg 计算，一般成人一次剂量约 100 ~ 150 ml。口服后药效持续 4 ~ 6 小时。糖尿病患者禁用。

2) 手术治疗

①手术时机选择：a. 角膜内皮已有水肿；b. 角膜与晶状体接触，用药物治疗无效；

c．同时伴有不易控制的高眼压。

青光眼术后睫状体脉络膜脱离的浅／无前房，究竟什么时候再次手术处理，这个问题一直是眼科临床医师比较关心及带普遍性的问题。根据笔者多年的临床经验，认为再次手术时机的选择不应机械地固定在某一时间，而应根据临床眼压、前房深度以及病情的发展程度不同而决定。若处理的过早，对于患者可造成不必要的损伤，而且手术技巧掌握不好，还可引出其他并发症。例如并发白内障、继发青光眼、眼内出血及角膜内皮损伤等。处理过晚，周边虹膜全部前粘连，导致房角器质性损伤，小梁功能丧失及角膜内皮失代偿等，若再拖延将可造成长期无前房的一系列难治性并发症，如白内障与角膜紧密相粘、角膜内皮严重损伤并大泡性角膜病变、房角完全关闭等。所以每一位眼科医师必须掌握青光眼术后浅／无前房的处理原则及手术时间，才能不失时机地解决好这一并发症，而提高自己的手术成功率。

②手术方法：脉络膜上腔放液加前房注气术　脉络膜上腔放液加前房注气术是对青光眼术后浅／无前房治疗最常用的方法之一，临床医师必须熟练掌握。

手术部位的选择必须避开原手术部位，多选择在颞下方。沿角膜缘做一约 4 mm 的小结膜瓣，不必切开范围太大，造成广泛瘢痕。角膜缘预置全层切口，以备注入气体。

巩膜表面充分止血后，在角膜缘后 3 ~ 3.5 mm 处，平行或垂直角膜缘切开全层巩膜约 1.5 ~ 2 mm（图 3-5-1），可借助器械将脉络膜上腔液体赶至切口处，应充分放出脉络膜上腔液体（图 3-5-2）。

放液时有些患者因眼压过低造成眼球变形，助手可用棉签伸入穹窿部，压迫眼球赤道部来维持一定的眼压（图 3-5-3），也可以从角膜缘预置全层切口处注入消毒空气（图 3-5-4），以防发生驱逐性出血。将脉络膜上腔液体放完后，再注入消毒空气调整眼压及前房。10-0 尼龙线间断缝合巩膜切口一针，铺平结膜瓣（可不必缝合）。

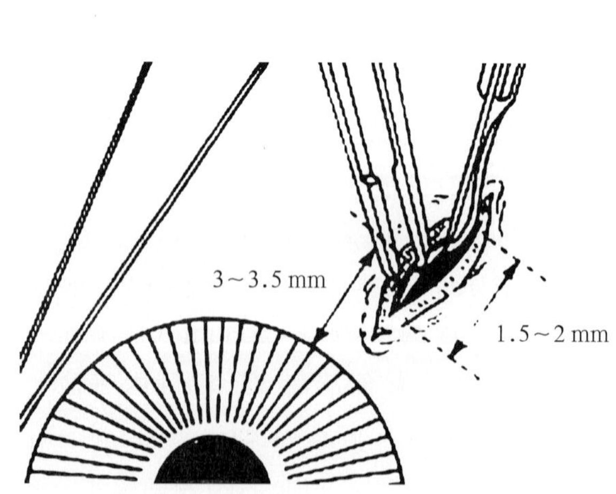

图 3-5-1　角膜缘后放液位置

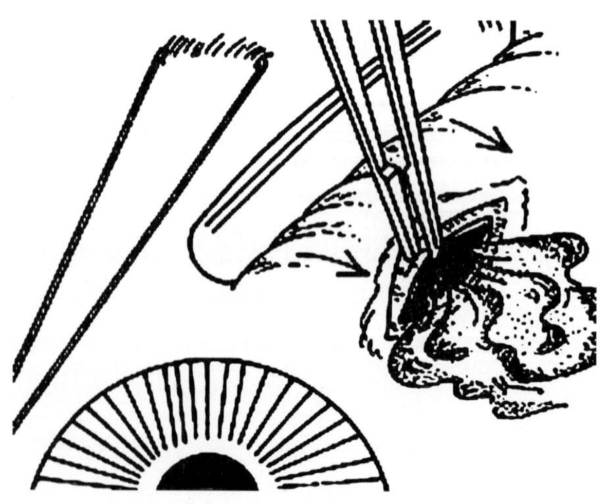

图 3-5-2　借助器械将脉络膜上腔液体赶至切口处

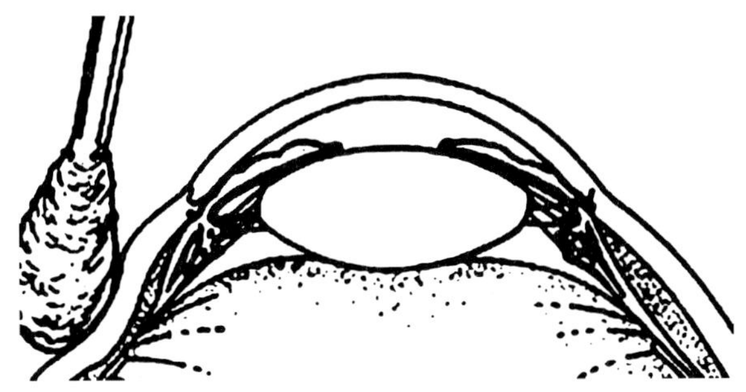

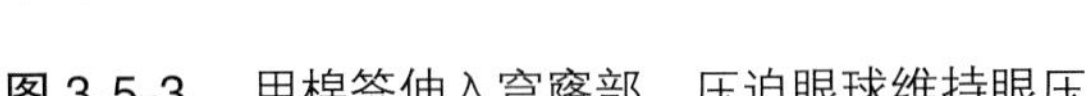
图 3-5-3 用棉签伸入穹窿部，压迫眼球维持眼压

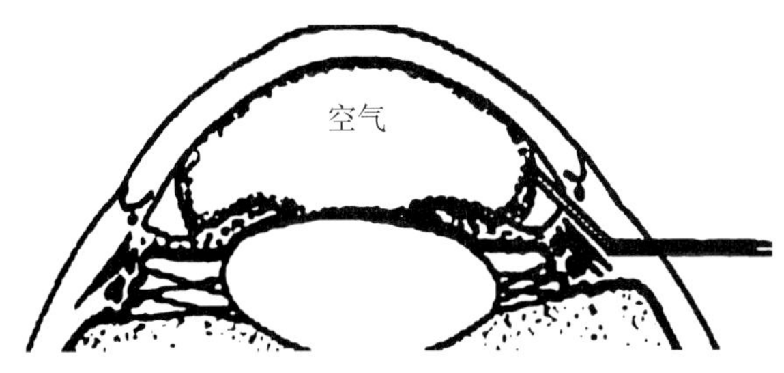

图 3-5-4 从预置全层切口处注入消毒空气

3）预防方法：①手术时避免突然减低眼压。②正确掌握滤过口切口的位置，严密缝合结膜创口。③除去影响创口愈合的不利因素。④手术后应用可拆除缝线，并同时将眼压调整至基本正常。

（二）伴有眼压偏高的浅前房

1．瞳孔阻滞

(1) 原因与诊断：手术后瞳孔阻滞的原因，多由于患者术后多年局部滴用缩瞳剂，手术后瞳孔不能充分散大；术后炎症反应引起虹膜后粘连；或者虹膜周切时遗留后色素层等。导致房水无法通过晶状体与虹膜间隙进入前房，从而引起虹膜膨隆、房角关闭及眼压升高。由于阻滞部位发生在晶状体与虹膜的接触部位，因此，通常会出现虹膜膨隆、周边前房浅而中央前房变浅不明显的临床体征，因而易与睫状环阻滞性青光眼鉴别。

(2) 治疗：充分散瞳（结膜下混合散瞳剂注射），虹膜周边切除不合要求者，可考虑补做 YAG 激光虹膜切开术。

(3) 预防方法：①虹膜切除口通畅。②切口严密闭合，尽早恢复前房。③术后常规给予扩瞳剂活动瞳孔及激素治疗，减少虹膜炎症反应。

2．恶性青光眼

恶性青光眼是滤过手术后较严重的并发症之一，主要表现为前房消失，眼压升高，如果处理不当或不及时，甚至可以造成失明。

抽玻璃体水囊联合前房注气术：手术部位与脉络膜上腔放液部位一样，角膜缘做一个小的隧道穿刺口(注气口)。角膜缘后 3 mm 部位,充分止血后平行或垂直切穿巩膜 1 ~ 1.5 mm。助手用粗白线在 9 号针头前端 12 mm 处结扎做一标志，以便很好地控制进入眼内的深度。

用做好标志的针头垂直眼心方向缓慢伸入眼内（图 3-5-5），待瞳孔区可见到针头时，一手固定针头，一手方可抽吸水囊。若无液体抽出，则应向附近移动针头探查水囊，边移动边抽吸（图 3-5-6）。可抽液体 1 ~ 1.5 ml。眼压下降后，从角膜缘部的隧道穿刺口，注入消毒空气、平衡盐水或粘弹剂，使前房形成。

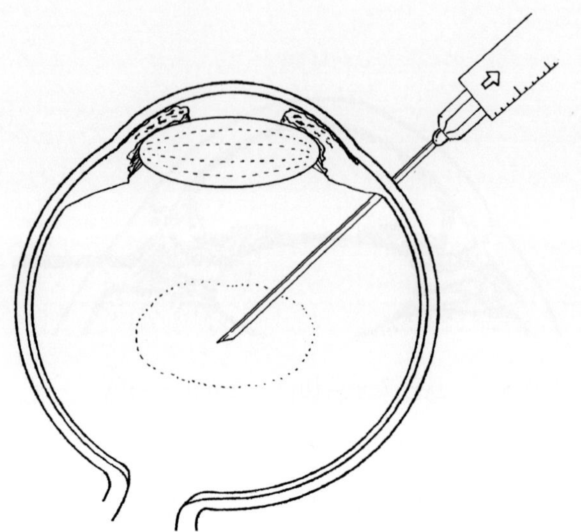

图 3-5-5 用做好标志的针头垂直眼心方向缓慢伸入眼内

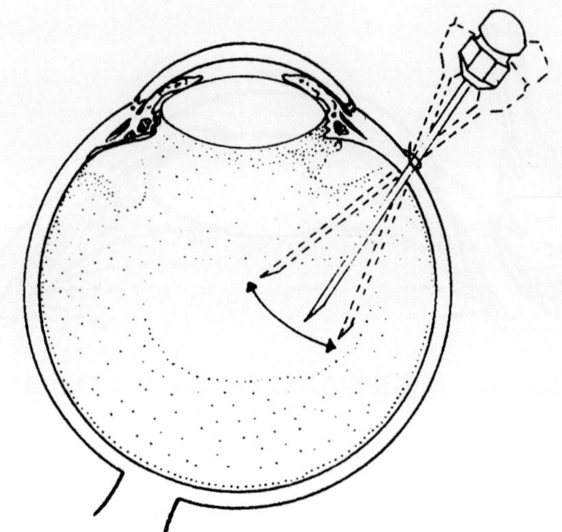

图 3-5-6 移动针头探查水囊

3．脉络膜上腔出血

脉络膜上腔出血，一般多发生在眼部条件较差并多次手术者。其可以发生在术中或术后，也存在浅前房，高眼压的体征，但很快从瞳孔区可以看到棕红色球形隆起；发病当时眼部有剧痛感。必要时可借助 B 超或彩超进行有效的鉴别。

三、长期浅／无前房的手术治疗

长期无前房多由于青光眼滤过手术后早期无前房不能正确治疗、医师对治疗缺乏自信心或者自觉治疗无从下手等而延误治疗所遗留的严重并发症。长期无前房的手术治疗是很复杂、很难规范的手术，唯在锲而不舍，随机应变。一个好的术式的设计往往要对病情认真思考，从多方面反复考虑，最后再做决策。否则，因考虑不周，到手术台上之后，便有“焦手灼指”之感。

此组患者的手术设计要从以下几方面考虑：①患者手术前及目前的视功能如何？②以前手术治疗经过，是否已经多次；③眼轴的长短；④角膜内皮细胞计数；⑤ UBM 检查所显示眼前结构的情况；⑥无前房时间的长短；⑦眼压高低程度，是否难以控制及眼压高的持续时间；⑧晶状体混浊程度；⑨术者的临床手术经验、技巧及术中对多种并发症的应变能力等多方面因素，千万不可勉强草率行事。

特别是对部分小眼轴的患者，应该联合什么术式，可以让其一次手术便既形成前房又控制眼压，而且还要提高视力，并使手术的成功，一劳永逸，这是临床资深医师的智慧展现。认真谨慎，胆大心细，手到病除，迎刃而解，只有这样的医师才既是有思想的哲人，又是具有潜能的专家。

（一）前部玻璃体切除联合前房形成房角分离联合，白内障超声乳化联合后房型人工晶体植入术

1．联合手术的主要机制

1）重建正常生理房水通路，尽可能使小梁残余功能恢复正常。

2）使房水流出阻力减小。

3）能同时解除多种阻滞，如瞳孔阻滞、房角阻滞、睫状环阻滞等。

4）对于闭角型青光眼可以明显改善其窄房角的解剖学结构。

5）术后眼压仍失控者，可以在分离出的房角暴露部位，再追加其他手术。

6）挽救正常的眼球结构及形态。

2．手术适应证

1）抗青光眼术后长期无前房伴眼压失控，同时并发白内障。

2）原发闭角型青光眼并有周边前粘连。

3）陈旧葡萄膜炎的周边前粘连并继发青光眼。

4）外伤后虹膜前粘连并继发青光眼。

5）穿通角膜移植术后早期虹膜前粘连并继发青光眼。

6）视网膜脱离术后瞳孔阻滞的无前房。

3．手术方法

全部手术必须在显微镜下操作。

1）手术切口的选择：此手术很复杂，共 3 个切口，但均是很小的切口。做前房成形与做白内障超声乳化的切口为一个共同的切口；做前玻切的切口； 做超声乳化的辅助切口。

对已做过抗青光眼手术的患者，在选择切口时应偏离原手术部位，同时还要考虑到虹膜的情况。做眼内手术时，在手术操作部位有正常虹膜组织，术者可有一种安全感，无论是做房角分离，还是做白内障摘除手术，均可以较安全、顺利操作。

手术切口部位仅剪开结膜 5 ～ 6 mm 左右（图 3-5-7），巩膜表面充分止血。

2）前部玻璃体切除：角膜缘后 3.5 mm 做玻切口（图 3-5-8），平行角膜缘切开，锥针刺入（图 3-5-9A），伸入玻切头至玻璃体前部，根据眼压高低，决定切除量。在有白内障的患者，属于“盲切”玻璃体，这需要多年用心积累的临床经验，才能做到得心应手。右手在眼球表面触及角膜，进行指测眼压（图 3-5-9B），估计眼压小于 5 mmHg 时，可以停止玻切。

3）房角分离前房形成：前玻切后，眼压明显降低，从巩膜隧道切口用前端抛光的房角分离针，后接带有粘弹性物质的注射器，将少许粘弹剂注入切口处前房，同时轻下压虹膜组织，使此部位前房加深（图 3-5-10）。然后边向前房内推粘弹性物质同时下压虹膜，边渐进前房，此时必须根据眼压的高低决定注入粘弹剂的量。先分离虹膜与角膜相贴部位，再分离虹膜与小梁组织粘连部位，此时前房明显加深，房角变宽，尽量一次将房角全部分开。

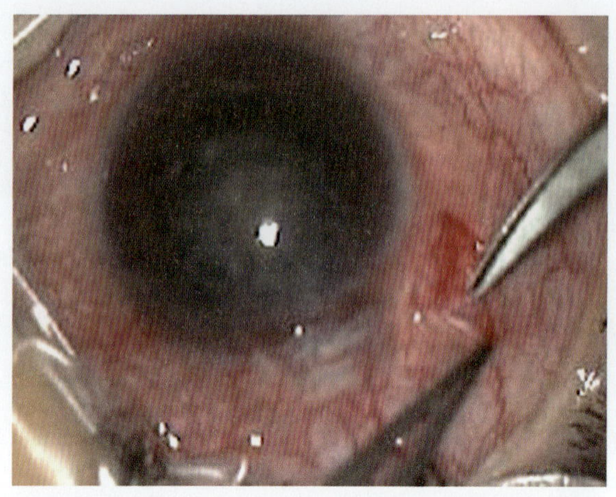

图 3-5-7　手术切口仅剪开结膜 5 ~ 6 mm 左右做巩膜隧道切口，15° 穿刺刀刺穿少许，为注入粘弹剂备用

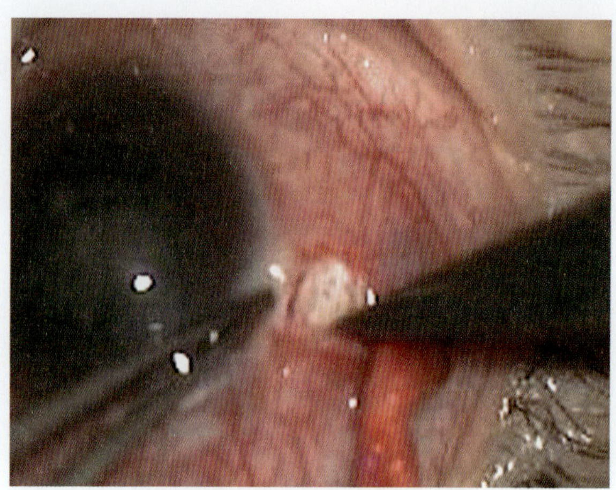

图 3-5-8　角膜缘后 3.5 mm 做玻切口

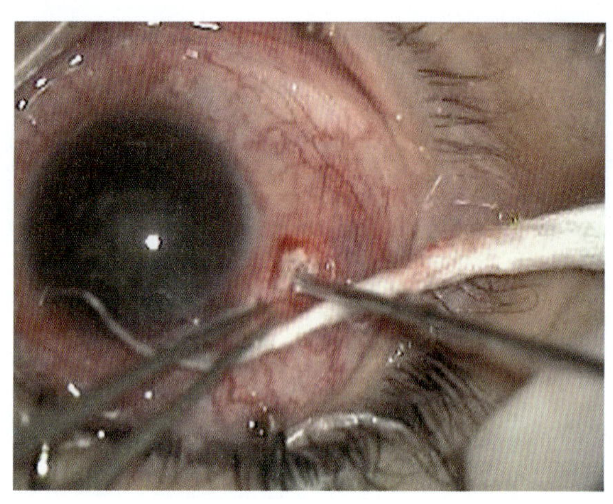

图 3-5-9A　锥针刺入做切口

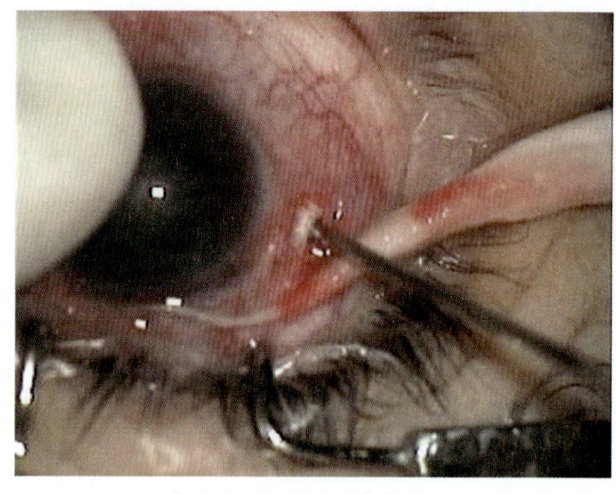

图 3-5-9B　有白内障时盲切玻璃体，左手用触及法在眼球表面指测眼压

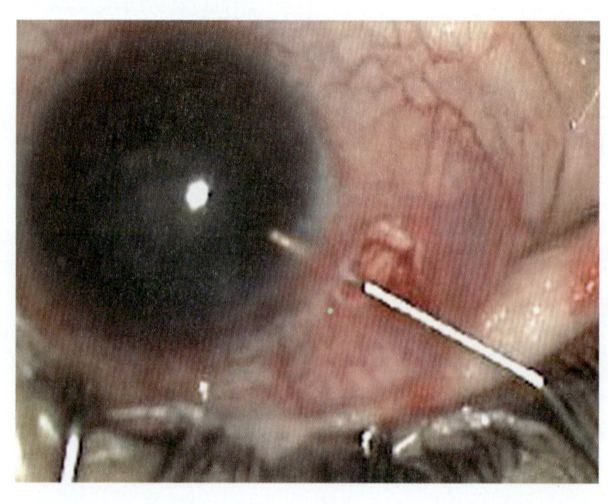

图 3-5-10　将粘弹剂注入切口处前房

手术中注意事项：做房角分离时，用粘弹性物质以其液压的方式分离粘连已久的虹膜及房角。分离时不能直接用分离针去剥离粘连。由于虹膜与角膜相贴敷，而不像外伤后的瘢痕粘连紧密，所以同时注入粘弹性物质，同时下压虹膜，自然分开是不困难的。只是有些细小色素残留在角膜内皮及房角小梁组织的表面。

4）分离虹膜后粘连：前房全部形成后，截囊针伸入前房，先将虹膜后粘连接顺序完全分离（图 3-5-11）。特别要注意，有些患者的虹膜后色素层与晶状体全部粘连，若不能将其完全分离，会给截囊造成一定的困难。

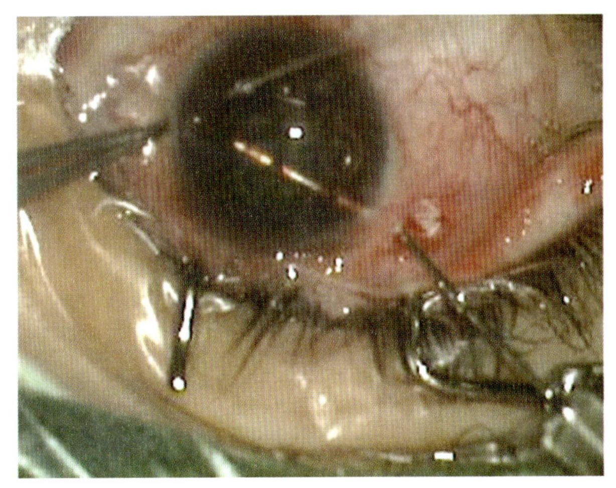

图 3-5-11 粘弹剂分离粘连

5）环形撕囊：此类患者晶状体前囊均有一层机化膜，并有一定的韧性，在截囊时用经典的截囊方法，有时不易将前囊正常截开，反而易使眼球大幅度移动，造成晶状体脱臼。可以先将机化膜揭开，再做晶状体前囊环形撕囊，或先将晶状体表面的机化膜钩出，再进行正常环形撕囊。

较小的瞳孔在环形撕囊时有一定的困难，用撕囊镊自下方瞳孔缘做一小的前囊截开，然后翻转此前囊膜，顺时针环形撕下 4.5 ~ 5 mm 直径前囊膜。若瞳孔更小，可以沿着瞳孔缘撕囊，不必对虹膜有太大的骚扰。

6）超声乳化晶状体核：此组患者晶状体核的硬度一般多在Ⅲ级左右，瞳孔大于 4.5 mm 左右时，手术操作可以比较顺利进行。但部分患者瞳孔仅 2.5 ~ 3 mm 左右，对虹膜后的晶状体不能看见，在蚀刻核时，直视操作范围受限，尽量应用分割晶体核法（crcaking nucleus），将晶体核刻槽，并逐渐分块，再一一将其从周边吸至瞳孔中央，然后超声粉碎吸出。对于技术欠熟练者，一定不要将超声乳化头伸入到看不见的虹膜后去操作。

7）I/A：在小瞳孔下完全将残留皮质吸干净，除了必须有一定的经验以外，正确的环形撕囊也是很重要的。前囊撕的圆，即使瞳孔很小，一般也是不会发生意外。技术熟练者不必仅局限在瞳孔区操作，可以将注吸针头完全伸入到虹膜下方，先冲松皮质后再逐渐吸出。此时操作必须保持前房深度的稳定，方可降低对后囊膜的损伤几率。

8）人工晶体植入：目前，临床多采用折叠式人工晶体，使得手术切口变得最小，术后各种并发症最少。人工晶体植入的方法有很多，应用自己掌握最熟练的方法之一便可。对小瞳孔患者，囊袋内及前房要注入足够的粘弹剂，必须看清楚人工晶体的下袢一次正确植入下方的囊袋内，植入的同时，左手用定位钩在瞳孔区轻压人工晶体，保护其光学部位缓缓送入囊袋内，并调整人工晶体位置。

9）再次前玻切并前后沟通：人工晶体植入后，伸入玻切头将前部玻璃体切除，并贯通切穿原虹膜周切口。如果原虹膜周切口已经粘连，必须在下方用切割头切出一个与玻璃体贯通的、宽敞的虹膜周切口，同时将前房及囊袋内的粘弹剂完全吸出。

10）间断缝合巩膜切口，结膜切口轻烧灼粘合。

11）结膜下注射妥布霉素及氟美松，阿托品眼膏涂布结膜囊内。

治疗长期无前房几个关键步骤的解读：

①无前房时做前房穿刺的秘诀：在前房未形成以前，先做前房穿刺隧道（图 3-5-12），以备术中做前房成形时的切口。操作时既不能损伤角膜内皮又不能碰伤晶状体，其诀窍在于：必须选择应用新的、锋利的 15° 穿刺刀；持刀手稳，缓缓将刀穿入角膜，进入前房少许，刀尖走行于虹膜表面；根据眼内压高低，立刻注入一定量的粘弹剂。

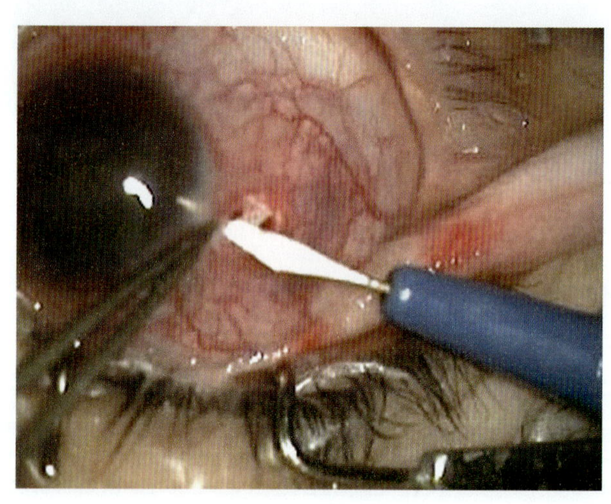

图 3-5-12　无前房时做前房穿刺隧道

②前部玻璃体切除：由于眼前结构的拥挤，房水迷流入玻璃体内，使得玻璃体压力增加，引起晶体 - 虹膜隔前移，此眼前结构异常之改变，已经不能进行规范顺序手术操作了。再者，此组患者前房紧闭，眼压多偏高，第一步就做白内障是不可能的，所以，首先应该减少一些眼内容积，减低眼后部对晶体 - 虹膜隔的压力，使眼前结构回位于正常。这样，才能再按照教科书规范顺序手术操作。

部分患者白内障明显加重、瞳孔很小，不易散大，往往不能在直视下做玻璃体切除，这叫做“盲切”。“盲切”时要特别注意切割头伸入的深浅位置，切割时的操作范围，“盲切”的功夫不是一朝一夕就能掌握的，必须多体会、多总结，才能似鱼儿在海底遨游，关键时刻镇定自若，也有如进入手术艺术之佳境。

③房角分离（goniosynechialysis，GSL）前房形成：GSL主要治疗房角关闭的中、晚期闭角型青光眼。而对于术后长期浅前房所造成的房角关闭，治疗效果更是有着惊人之处。以往，我们多采用传统的手术方法——青光眼滤过手术同时虹膜节段切除，这种手术仅可解除部分瞳孔阻滞，其不能使全部房角开放。由于不能彻底治疗，手术往往以失败而告终。自从眼内软材料引进以后，使得各种眼前节疾病的治疗有了新的飞跃。应用粘弹剂的软力量，将粘连已久的组织分开，基本对任何组织都是没有损伤的，但是千万不可用任何器械做硬性分离。

④白内障摘除：小瞳孔下做白内障超声乳化，必须掌握分割晶状体核的技巧，将其分割成多个小块，然后吸至瞳孔区，再逐一吃掉。尽量避免超声乳化头伸入虹膜后盲超，以免损伤晶状体后囊及悬韧带。

⑤眼前后沟通：这是手术的最后一步骤，也是手术成败的关键！前房、后房、晶体囊袋与前玻璃体完全沟通（图3-5-13A，图3-5-13B）。如何将这一步做的到位、做的完美，使手术成功，一劳永逸，就必须对其发病机制具有深厚的理论知识，局部解剖的了如指掌，以及手术技巧的如有神韵。

随着手术设备及术中应用软材料的发展，恶性青光眼这类难以治愈的顽固性青光眼的治疗达到了“山重水复疑无路，柳暗花明又一村”的境地。其整个手术操作切口小，重新形成的前房及人工晶体晶莹剔透，真犹如旧貌换新颜之感。

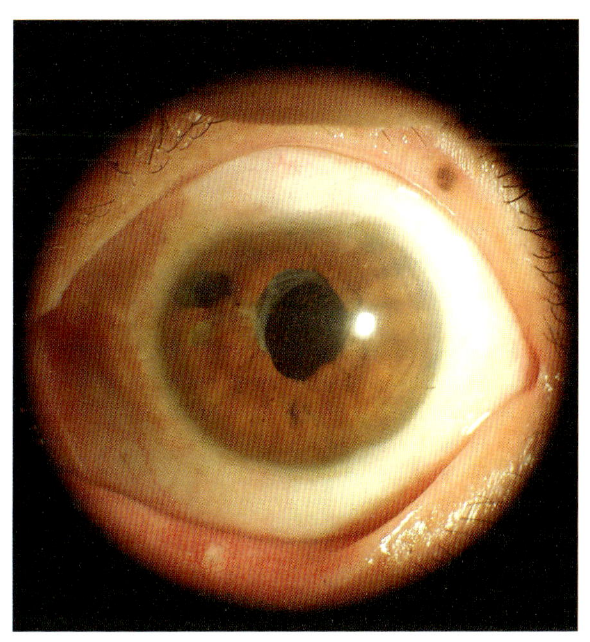

图3-5-13A　沟通孔位于9：30部位

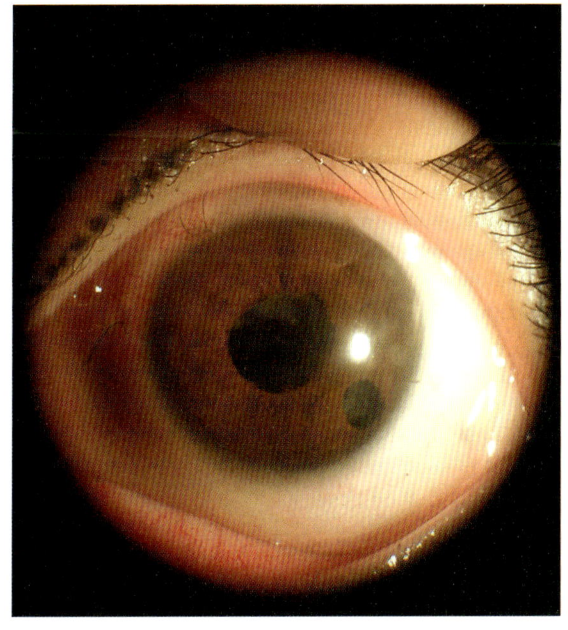

图3-5-13B　沟通孔位于5：00部位

（二）抽玻璃体水囊联合前房形成房角分离联合，现代白内障囊外摘除联合后房型人工晶体植入术

此种术式是比较传统的方法，一般在无超声乳化仪及玻璃体切割仪器时，或白内障核硬度为Ⅴ级核，应该采用此种术式。

1．手术适应证

任何原因引起的恶性青光眼。

2．手术方案设计原则

此种方法手术切口比较大，在手术前及时降低眼压很重要。即使眼压不易控制，在做白内障摘除之前，也要必须先做玻璃体切除，降低眼压，再做白内障囊外摘除及联合其他手术。如何使这样复杂的手术万无一失呢？应该设计既安全又真正能够降低眼压的方法是当务之急。

第一步为抽玻璃体水囊，必须将眼压下降；第二步将粘弹剂注入前房，分离房角使前房完全恢复；第三步分离虹膜后粘连、截囊；第四步做白内障囊外及人工晶体植入；第五步做稍微大一点的虹膜周边切除。手术步骤设计完后，再仔细检查患者的眼部，决定每一步手术的入路部位。术前周密的设计，与手术成功率有着密切的关系。

3．手术方法

大部分方法与以上手术相同。选择部位做角巩膜缘板层切口，在此切口后 3.5 mm 处做 1 mm 小切口，用前端已做标记的 9 号针头，从此切口垂直眼心方向伸入眼内，抽出玻璃体液 1 ml 左右。待眼压下降后，从角巩膜缘板层切口处刺穿入前房，并向前房内注入粘弹剂，形成前房、做一周房角分离，同时分离虹膜后粘连及揭开晶状体表面的机化膜，并做前囊环形撕开或开罐式前囊截开。扩大角巩膜缘切口，用带水注吸针头伸入晶体核及皮质之间进行水化分离，并同时将晶体核的缘托至上方的虹膜前表面，再伸入圈套器将晶体核娩出。此时先用 10-0 尼龙线将切口缝合 2 ～ 3 针后，再充分注吸残留皮质，若后囊完整，前房注入粘弹剂，同时植入后房型人工晶体。若后囊已破裂，必须充分处理成形玻璃体后，做后房型人工晶体睫状沟固定，最后做虹膜周边切除，缝合全部切口。

由于此类患者瞳孔均较小，在娩核时应特别加以小心，千万不可用圈套器下压虹膜，盲目地捞晶体核。这样不但会造成角膜内皮严重损伤，而且极易造成上方悬韧带断裂，玻璃体外溢，或者晶体核掉入玻璃体内，导致本不应该发生的严重手术并发症。

4．手术中并发症

（1）瞳孔缘撕裂：均由于瞳孔较小而又不易散大，加之此类患者虹膜弹性差，并有后粘连，所以在截囊或娩核时最易发生瞳孔缘撕裂，导致术后瞳孔散大，不易缩小。

（2）前房出血：虹膜表面有新生血管，分离瞳孔缘后粘连时，即可发生小出血；切口偏后直接损伤睫状体；切口本身出血流入前房等。少量出血只做前房冲洗即可，或注入粘弹剂止血。

（3）后囊破裂：多由于截囊方法掌握的不熟练或娩核方法不恰当所致。

(4) 晶状体核掉入玻璃体中：后囊破裂或晶状体悬韧带断裂。可以用玻璃体切除的方法清除残留的晶状体核及碎屑。

5. 手术后并发症及处理原则

(1) 角膜内皮水肿：此类患者角膜内皮细胞计数 600 ~ 1 500 mm^2 不等，若手术中再损伤，便可造成角膜内皮失代偿，进一步便形成大泡性角膜病变。

原因：手术中操作欠轻柔，器械直接损伤角膜内皮。特别是做房角分离时，若不能掌握其手术技巧，很易损伤角膜内皮。前囊膜或残留皮质粘附于角膜内皮时，角膜内皮可逐渐发生严重水肿，甚至失代偿。在手术中必须尽量将漂浮起的前囊膜剪除，不易操作时，术毕应前房内注入消毒空气，将漂起的前囊膜压下。对于残留在前房中的皮质碎屑也不容忽视，当术后残留皮质贴于角膜时，可造成角膜内皮明显混浊。应在人工晶体植入后，再用注吸针将眼内的残留皮质冲吸干净。严重的角膜失代偿，必要时需要做穿透角膜移植手术。

(2) 炎症反应：由于术前虹膜粘连较广泛，术中对于虹膜的操作较多，影响了正常的血液 - 房水屏障，其结果释放前列腺素等物质进入房水，引起眼内血管组织的应激反应。其表现为房水混浊、浮游细胞等。治疗局部可点皮质激素 + 抗生素药水，口服皮质激素及布洛芬等。

(3) 人工晶体虹膜夹持：人工晶体未能完全放置于晶体囊袋内，当瞳孔稍有散大，光学部便滑出来，形成人工晶体偏位、夹持；长期点缩瞳剂以及长期虹膜后粘连均可造成虹膜弹性丧失，导致手术后虹膜不能缩小，使人工晶体的部分光学部到虹膜前面。处理原则：在早期，先散瞳，将人工晶体轻压向后房，再缩瞳。若虹膜已有粘连时，应从眼压方面考虑，眼压高时，可用手术的方法调整人工晶体；眼压正常者可以暂时观察，不用做调整。我们在临床见到一例患者，青光眼白内障手术后人工晶体置入，手术后约 1 个月人工晶体的光学部逐渐向虹膜前滑出，以至全部位于虹膜表面。随访多年，眼内安静、眼压正常、视力 0.7，此类情况不必手术处理，手术医师应密切观察眼压情况。

(张舒心)

参考文献

1 王 涛，刘 磊，李志辉，等．继发性瞳孔阻滞性青光眼的超声生物显微镜检查．中华眼科杂志，2000；36(6):413-415

2 张舒心，刘 磊．青光眼治疗学．北京：人民卫生出版社，1998

3 张舒心．长期无前房的治疗探讨——房角分离前房形成及联合手术．眼科，1995；4:22-25

4 Martinez-Bello C，Capeans C，Sanchez-Salorio M．Ultrasound biomicroscopy in the diagnosis of supraciliochoroidal fluid after trabeculectomy．Am J Ophthalmol，1999 Sep;128(3):372-375

5 Popovic V．Early choroidal detachment after trabeculectomy．Acta Ophthalmol Scand，1998 Jun;76(3):367-371

6 Becquet F, Caputo G, Mashhour B, et al. Management of delayed massive suprachoroidal hemorrhage: a clinical retrospective study. Eur J Ophthalmol, 1996 Oct;6(4):393-397

7 Birt CM, Shin DH, Puklin J, et al. Late postoperative hypotony and choroidal detachment. Can J Ophthalmol, 1996 Apr;31(3):125-129

8 Sun X, Ji X, Chu R. An analysis of causes of post-operative shallow anterior chamber in glaucoma filtering surgery . Chung Hua Yen Ko Tsa Chih, 1995 Jan;31(1):39-42

9 Stewart WC, Crinkley CM. Influence of serous suprachoroidal detachments on the results of trabeculectomy surgery. Acta Ophthalmol, 1994 Jun;72(3):309-314

第六节　恶性青光眼

1869 年 von Graefe 首次提出恶性青光眼的概念。这种传统概念认为，它是一种发生在闭角型青光眼术后的罕见的严重并发症。其发生率为 2% ~ 4%，常常于术后停用散瞳剂或滴用缩瞳剂时发生。甚至在行通畅的虹膜周边切除的情况下出现，常规的抗青光眼治疗无效。因而成为一种令人望而生畏的青光眼术后并发症。然而，随着人们深入的研究，发现它不仅仅发生在闭角型青光眼术后，也可发生于许多其他眼科手术后，并与许多因素相关。由于眼部影像学的进展，近年来，对于恶性青光眼的病因、发病机制又有了新的认识，并提出了一套对恶性青光眼的规范治疗方法。

一、定义及分类

经典的恶性青光眼正如 Graefe 描述的那样，一直被认为是一种继发性闭角型青光眼，通常发生于青光眼滤过手术后。其特点为：浅前房和高眼压；使用局部降眼压药（缩瞳剂、β 受体阻断剂、肾上腺素能药）不能使眼压下降；经典的青光眼手术治疗无效；但是在许多病例中对睫状肌麻痹剂有明显的缓解反应。在临床工作中人们还逐渐发现，恶性青光眼也可发生于青光眼手术之前，及与手术无关的一些眼病。另外，许多诱因也均可导致恶性青光眼的发生。

在此基础上 Levene 提出了恶性青光眼的新概念，把恶性青光眼分为传统性和非传统性两大类。所谓传统性的恶性青光眼是指，发生于闭角型青光眼术后的恶性青光眼。此组患者具有一定相关的解剖因素，如：小眼球、小角膜、浅前房、窄房角、晶状体厚，而睫状环窄小等解剖基础。而非传统性的恶性青光眼是指由于使用缩瞳剂、炎症反应、外伤及阅读等引起的恶性青光眼。近年来国内刘磊等利用超声生物显微镜（ultrasound biomicroscope, UBM）研究恶性青光眼的发病机制，主张将恶性青光眼分为原发性和继发性两大类：原发者指眼部无其他继发因素而发病者，相当于 Levene 所指传统性恶性青光眼的大部分；继发者系指眼部其他疾患引起的恶性青光眼，相当于 Levene 所指的非传统性青光眼。

另一种恶性青光眼的分类方法是把它分为有晶状体眼、无晶状体眼和人工晶体眼三种情况。这种分类方法比较简单，有利于认识玻璃体在恶性青光眼中的作用。

睫状肌麻痹剂能治疗恶性青光眼，因此，现在有一种倾向就是把对扩瞳剂和对高渗药物有反应的非典型性青光眼命名为恶性青光眼或睫状环阻滞性青光眼，并不考虑其确切的机理。这类青光眼有不同的病因，有些病例与闭角型青光眼或青光眼的治疗毫无关系；有些病例既未曾做过手术又未曾有原发的房角关闭；而且不能用同一个机理解释。它们的特点不同，几乎涉及所有的眼科亚学科。如果按严格的临床和病理定义来衡量，这些病例不是恶性青光眼，但是它们确实相重叠。因此把这类青光眼放在恶性青光眼的诱因中做一些讨论。

二、恶性青光眼的诱因

1. 手术诱因

(1) 青光眼滤过性手术：青光眼滤过性手术是恶性青光眼的主要诱因。陈彼得报道，滤过性手术占所有诱因的 56.47%，其中巩膜咬切术占 39.39%；巩膜灼滤术占 18.18%；虹膜切除术占 12.12%；小梁切除术和巩膜分层咬切术占 6.06%；虹膜嵌顿术占 3.03%。何以小梁切除术所诱发的恶性青光眼少，还不是很清楚。抗青光眼手术之所以诱发恶性青光眼的原因，大部分患者是因为手术前具有眼轴短或晶体悬韧带先天异常的解剖结构，手术中，房水放出的同时晶体 – 虹膜隔随之前移；部分是由于手术刺激后造成睫状体水肿前移，从而引发晶状体和睫状环之间间隙缩小所致；再者，术后前房一直延缓形成，并不能及时处理，如瞳孔阻滞等，由于正常房水排出受阻，从而导致房水不能通过正常排出通路到前房，以至迷流进入玻璃体内，玻璃体容积增加，继续向前推挤晶体 - 虹膜隔，以至往返以复的恶性循环。

(2) 虹膜周边切除术：单纯周边虹膜切除术而诱发的恶性青光眼很少，原因可能是该手术对虹膜睫状体的刺激较小，但是若一眼已发生恶性青光眼，则另一眼做周边虹膜切除时应加倍小心。在周边虹膜切除术后发生恶性青光眼的病例中，可以观察到一个值得注意的现象，即通过周边虹膜切口，可以见到肿胀的睫状突与晶体周边相贴，而当眼压下降后，睫状突和晶状体周边又分开，相隔一定距离；这进一步支持恶性青光眼是由于睫状环阻滞的推论。

近年来 Nd：YAG 激光虹膜切除术后发生恶性青光眼的病例时有报道。但是有作者对此说法提出质疑，认为行激光打孔的病例往往有用匹罗卡品眼药的历史，因此究竟是何机理有待研究。

(3) 白内障、人工晶体手术：白内障摘除术后，恶性青光眼的发生率为 0.03%。囊内囊外摘除均可诱发恶性青光眼，但术式的差别与诱发率无关。囊内摘出时，发生青光眼的原因多是睫状体玻璃体阻滞；而囊外摘出时，发生的原因多由于睫状体与晶体囊膜阻滞造成；再者，残留的皮质也容易引起睫状体炎症，造成睫状突水肿，前移等。

1984 年 Epstein 等报道 3 例前房型人工晶体诱发恶性青光眼。近年来随着后房型人工晶体的普及，诱发恶性青光眼仍时有报道。Duy、Halkias 和 Melamed 等人相继报道后房型人工晶体植入术后诱发恶性青光眼的病例。并认为除上述原因外，与手术外伤及人工晶体作为一个屏障阻碍了房水的正常向前流动有关。

（4）全视网膜光凝：在激光治疗视网膜疾病的同时和治疗后数小时，均有发生高眼压的可能；但这种高眼压随时间而缓解，少数也需药物治疗。值得注意的是，在全视网膜光凝术治疗糖尿病性眼底病变时，Mensher 等报道在 45 例患者中，有 44 例前房变浅，14 例（31%）发生房角关闭，且检眼镜下可见脉络膜和睫状体平坦部水肿或脱离，超声波测量睫状体变厚，眼压可达 55 mmHg，且缩瞳剂治疗无效。据推测是因脉络膜渗出液进入玻璃体腔和环状脉络膜脱离造成晶体 - 虹膜隔前移而引起。

（5）视网膜脱离手术：Weiss 等报道一例视网膜脱离行巩膜扣带术后两天，前房变浅及脉络膜广泛脱离，服用甘油和滴用毛果芸香碱后前房更浅，排放脉络膜上腔液未能控制青光眼，经用睫状肌麻痹剂略有缓解，最后行巩膜切开，晶状体摘出和虹膜切除术方可控制。在手术中发现睫状突覆盖于晶状体赤道部前。Smith 报道 1 000 例巩膜缩短术，恶性青光眼的发生率为 4%。

（6）手术后并发症：手术后并发症，如严重的炎症反应，术后的脉络膜脱离，术后局限性脉络膜出血，均可诱发恶性青光眼。

2. 非手术诱因

（1）缩瞳剂的使用：占非手术诱因的第一位，国内报道占恶性青光眼的 24.7%。不仅单独应用缩瞳剂可诱发恶性青光眼，术后应用缩瞳剂也同样可引起恶性青光眼。国内报道手术后应用缩瞳剂而诱发恶性青光眼者占恶性青光眼的 14.12%。最初报道在闭角型青光眼用缩瞳剂诱发恶性青光眼，随后也有报道开角型青光眼应用缩瞳剂而诱发恶性青光眼。其发病机理是缩瞳剂虽可使滤帘间隙开大，增加房水流出；但另一方面，减少了房水经葡萄膜和巩膜间的排出量，而加大了前后房之间的压力差而造成前房更浅及晶体 - 虹膜隔前移。同时，缩瞳剂使睫状肌痉挛，从而使睫状环缩小，促使恶性青光眼的发作。

（2）葡萄膜炎：前段及后段的葡萄膜炎均可诱发恶性青光眼。国内报道占恶性青光眼的 7.4%，其发病机理与炎症导致的睫状体水肿、增厚和脱离有关。另外，风湿病及原田病所致恶性青光眼的直接诱因与葡萄膜炎症有关。

（3）外伤：Levene 报道由外伤所致的恶性青光眼。单侧的外伤造成患者的暂时近视，同时，外伤也引起睫状体的水肿和炎症，从而造成睫状环的缩小而引起睫状环阻滞。

（4）视网膜中央静脉阻塞：Hyams 等（1972）和 Grant（1973）报道闭角型青光眼由于中央静脉阻塞而诱发恶性青光眼；Weber(1987) 报道开角型青光眼由于中央静脉阻塞而有诱发恶性青光眼。其发病机制认为是液体由闭塞的视网膜静脉渗漏至玻璃体，造成了晶体 - 虹膜隔前移所致。Eisner 用眼底荧光血管造影证实，有明显的渗漏进入视网膜和玻璃体内。1977 年 Bloom 用房角镜检查发现睫状突增大，提出其发病机制为睫状体肿胀和移位的假说。

Hyams 的病例用毛果芸香碱有效，而 Bloom 的病例用睫状肌麻痹剂有效，因此很难评价这两种假说。

（5）真菌性眼内炎：Jones（1955）提出真菌性眼内炎的概念。认为由于虹膜与晶状体粘连，造成房水流向改变而致恶性青光眼。Mclean（1963）认为玻璃体脓肿可致前房变浅。Lass（1981）报道一例星形诺卡菌感染，其前房浅，眼压增高，行部分虹膜切除无效后，又行玻璃体抽吸联合前房注气，术后前房恢复。据此建议，细菌性玻璃体脓肿和眼内炎伴有恶性青光眼样改变者应及早手术治疗。

（6）早产儿视网膜病变：早产儿的增殖性视网膜病变可发生闭角型青光眼。Hittner 等和 Pollard 认为青光眼是因晶体 - 虹膜隔前移所至。而 Kushner 等报道用睫状肌麻痹剂可解除房角闭塞，且玻璃体抽吸术和晶状体摘出术可治愈这类青光眼。

3．其他

除上述诱因外，还有一部分恶性青光眼没有明显的诱因。Schwartz 报道一例没有明显用药史和手术史的恶性青光眼，他认为恶性青光眼的定义应做修改，不一定有青光眼手术史，这与 Levene 的观点一致。Disclafani 报道一例青光眼小梁切除术后，用氩激光拆除巩膜瓣缝线后发生了恶性青光眼，真可谓五花八门各显其能，谁都想沾这“恶性”之边来吓唬我们，目前，我们对其已经不再恐惧了，可以说，现在的系列规范治疗是完全可以把它彻底治愈。

三、发病机制

1963 年 Grant 通过虹膜切除的缺损区，看到睫状突尖端与晶状体接触，且多向前移位，在有些病例中与晶状体发生紧密的粘连。因此提出，前玻璃体、睫状突和晶状体周边部三者之间的关系在恶性青光眼的发病中起重要作用。他还注意到，在无晶状体眼的玻璃体向前移位，睫状突并与之粘连。

1976 年 Frayer 等在家兔眼上滴前列腺素 E_2，睫状突随之迅速充血、水肿，充满后房，压在晶状体上或前玻璃体膜上，经悬韧带间隙的房水排流受阻，房水潴留在玻璃体内形成水囊。

1978 年 Shaffe 等认为睫状环阻滞是主要因素，并提出将恶性青光眼改称为睫状环阻滞性青光眼。

Herschler（1980）认为，炎症和缩瞳剂可引起睫状突水肿，使睫状体与晶体赤道部的间隔减小。睫状肌麻痹剂应用 3 ～ 5 天可缓解青光眼，表明睫状体对发病的重要性。

由此可见，睫状体、玻璃体前界膜和晶状体三者关系的异常是恶性青光眼发病的主要原因。

1．恶性循环学说

在上述临床观察的基础上，1979 年 Epstein 等进行了动物实验，进一步阐述了玻璃体、玻璃体前界膜、高眼压和房水逆向流动在恶性青光眼发病中的作用，提出了“恶性循环”学说。

Epstein 等在小牛眼上作了进一步的研究认为，当眼灌注压增加时，液体从玻璃体向前流动的阻力明显增加，眼内压降低时这种阻力也随之降低。因此当眼内压增高时，不仅玻璃体容积增大，而且造成玻璃体膜的通透性下降。Epstein 等还证实了一个先前 Grant 的发现，即在眼内压下降后房水的外流不能回复至先前的水平。这一结论与玻璃体容积减小后房角不总是能立即开放相一致。Epstein 进一步推论，由于眼压增加而造成的玻璃体阻力增高，使玻璃体容积增大，从而导致浅前房和高眼压。膨胀的玻璃体向前压迫玻璃体前界膜至睫状体平部，使本来可以进行液体交换的前界膜关闭。这样又造成远期的继发性玻璃体膜的通透性下降。总之，高眼压会导致玻璃体容积增大，能够进行液体交换的玻璃体前界膜的面积减少和经玻璃体的液体流动阻力增大，导致浅前房和高眼压的恶性循环。

我们在临床中发现，恶性青光眼患者并不只发生在手术前眼压高的病人，而一定发生在具有眼轴较短的病人。这些患者眼前节组织之间间隙狭窄，在手术动荡之后，只要某一个组织有移位或水肿增大，均可能造成某些组织的位置异常，以至引起眼前节组织更加拥挤不堪。但是，在青光眼手术后引起恶性青光眼的首要因素就是晶体 - 虹膜隔前移，它可以引起房角关闭；瞳孔阻滞；晶状体赤道部与睫状环间距消失等，如果这些因素不能立刻解除，随之而来的便是房水找不到自己的正确出路，便迷流至玻璃体中，由此而引起玻璃体容积增多、前拥，以至晶体 - 虹膜隔更进一步向前，导致周而复始地再也不易控制的恶性循环。

2．无晶体眼恶性青光眼的发病机理

玻璃体手术在治疗恶性青光眼中的成功，说明玻璃体在恶性青光眼发病中的重要作用，这一点在无晶体眼恶性青光眼中也很清楚。无晶体眼恶性青光眼伴有玻璃体和玻璃体前界膜的前突，它们和瞳孔、虹膜后表面或睫状体平齐，房水无法进入后房而直接进入玻璃体中；为了进入前房，房水必须通过玻璃体，并且穿过玻璃体前界膜；而前界膜限制了房水进入前房；于是房水就存储在玻璃体的某处或周围，使前房变浅。因此，必须通过某种方法打破作为液体转运屏障的玻璃体前界膜。

离体正常人眼玻璃体后房灌注实验说明，在房水流动的正常情况下，玻璃体和前界膜对房水流动没有明显阻力，而恶性青光眼的情况不能用正常玻璃体解释。1972 年 Simmon 曾写道：尽管已经观察到玻璃体前界膜在无晶体眼恶性青光眼中的作用，但是没有证据支持这种观点。

3．人工晶体眼恶性青光眼的发病机理

近年来，随着后房型人工晶体的植入，诱发恶性青光眼者时有报道。许多作者对其发病机制都做了阐述，认为其发病机理为：残存的晶状体皮质引起睫状体的炎症反应，从而导致睫状突与玻璃体的粘连和房水的反向流动；第二个原因是手术创伤导致玻璃体基底部与睫状体平部的分离，这样反向流动的房水就进入玻璃体形成水囊，而完整的晶状体后囊和后房型人工晶体作为一个屏障阻碍了房水向前房流动，导致人工晶体 - 虹膜隔的前移，开始了恶性青光眼的恶性循环。

四、恶性青光眼的诊断与鉴别诊断

（一）临床诊断标准

1．青光眼滤过手术后前房变浅（包括中央前房和周边前房）或消失。

2．眼压升高或正常。

3．UBM 显示睫状突位置前移、与晶体赤道部相贴。

4．虹膜周边切除通畅。

5．未见脉络膜上腔渗漏液。

6．缩瞳剂及其他青光眼治疗均无效。

（二）鉴别诊断

1．脉络膜上腔出血

可以发生在手术中、手术后数小时或数天。表现为突然眼疼、视力下降、眼压升高、前房变浅或消失，用眼底镜检查发现眼底可见棕红色脉络膜隆起，严重者用裂隙灯检查便可以看到晶状体后面有棕红色球状隆起。可以采取后巩膜切开等方法治疗。

2．瞳孔阻滞

手术前的瞳孔阻滞，虹膜膨隆，周边前房极浅，UBM 检查，显示后房较深。一般应用 YAG 激光后，可以使前房明显加深。手术后的瞳孔阻滞，多见于长期局部点缩瞳剂者，在手术后瞳孔不易散大，使后房水不能正常进入前房，而导致前房形成缓慢。应该注意虹膜周切口是否通畅，并尽量采用一切方法散大瞳孔。

3．脉络膜脱离

青光眼手术后脉络膜脱离，一般是前房浅、眼压低，眼底检查可见灰色球状脉络膜隆起，B 超及 UBM 可以帮助诊断。治疗方法可以采用脉络膜上腔放液联合前房形成手术。

五、恶性青光眼的治疗

（一）药物治疗

从 von Graefe 提出恶性青光眼的概念以后，人们就在不断地寻找有效的治疗方法。1877 年 Heuser 首次提出使用阿托品，他报道一例青光眼术后无前房的病人用 10% 的阿托品后前房形成，由于当时没有使用恶性青光眼这个词，所以非常遗憾地是他的报道没有引起人们的重视。1962 年 Chandler 等重新提出使用睫状肌麻痹剂治疗恶性青光眼，认为睫状肌麻痹剂可使悬韧带紧张，晶状体后退，部分恶性青光眼得以缓解。同年，Tiberi 等提出静脉滴注尿素治疗恶性青光眼；第二年 Weiss 等提出应用甘露醇，浓缩玻璃体，以减少玻璃体的容积。直到 1972 年 Simmons 提出采用综合疗法，并确实有效地控制了恶性青光眼，便形成至今一直为人们所接受的早期药物治疗的系列方法。

在临床恶性青光眼一旦发生，采取常规抗青光眼治疗有导致病情恶化的危险，滴用缩瞳剂不仅不能降低眼压，反而会使前房更浅、眼压更高。而及早采取特殊的多种药物联合治疗，可使部分患者有所好转，药物治疗的有效率可达 50%。

1．局部应用睫状肌麻痹剂

早期应用可减轻睫状肌痉挛，并增强晶状体悬韧带的张力，使晶体 - 虹膜隔后移，解除瞳孔阻滞、房角阻滞及睫状环阻滞，继而前房形成，房水循环恢复正常，眼压下降。应用方法极为重要：局部点 1% 阿托品眼水，每日两组，每组三次，每 10 ～ 15 分钟一次，这样可以使得睫状肌充分麻痹，频点眼药水时，必须按压泪小点，避免全身吸收引起中毒。睡前点 1% 阿托品眼膏。点散瞳药后，必须及时观察瞳孔散大的情况。如果效果不好，应及时在角膜缘做结膜下注射混合散瞳剂 0.2 ～ 0.3 ml。

2．全身用高渗剂

包括 50% 甘油，1 ～ 2 g/kg；20% 甘露醇，1.5 ～ 2 g/kg。应用高渗剂可以使玻璃体脱水、浓缩、体积减小；有利于晶体 - 虹膜隔后移，前房加深。使用方法为：上午静脉点滴 20% 甘露醇，下午口服 50% 盐水甘油。对于糖尿病及肾功能不好的患者要特别注意，前者不能口服甘油盐水，应用甘露醇时也应该与内科医师共同协商是否需要同时加用胰岛素等；后者及体弱患者，应用高渗剂前后，应不断检查血电解质的改变，以便有问题后早期纠正。

3．眼局部及全身应用皮质类固醇激素

减轻炎症反应，减轻组织水肿及渗出，并避免组织之间的相互粘连。

4．口服醋氮酰胺，以减少房水的产生及向玻璃体迷流

应用全身药物时，要密切观察全身情况，定时做肾功能及钾、钠、氯等离子的检查。通过以上多种药物的联合治疗，如病情好转，眼压稍控制，前房逐渐形成，就可以将药物减量。减药方法：先停用高渗剂，然后依次停碳酸酐酶抑制剂、皮质类固醇激素，最后必须长时间保留 1% 阿托品眼膏或每日一次快速散瞳剂，甚至维持终生。

（二）手术治疗

青光眼滤过手术后引起恶性青光眼主要因素，是由前向后 - 房水流出，晶体虹膜隔前移，引起原本就狭窄的眼前节各组织之间的阻滞；而治疗恶性青光眼原则，确是由后向前 - 切除玻璃体后，使得眼前节各组织之间间距宽松，晶体 - 虹膜隔后移，眼前节各组织回到原位，恶性循环得以缓解。由于引起恶性青光眼的首要因素就是晶体 - 虹膜隔前移，所以，在治疗中必须使之恢复到原来的位置，才能打破恶性循环的恶性因素。

我们在做青光眼滤过手术结束时，前房注水形成，并将眼压提高到正常水平，使晶体 - 虹膜隔回到原位，是预防恶性青光眼的有效措施。在所有恶性青光眼病例中，均有房水异常迷流至玻璃体中形成水囊。因此，毫不奇怪，手术治疗的方法多设计为：抽吸玻璃体水囊或前部玻璃体切除、前界膜切开、晶体 - 虹膜隔后移、前房形成。其关键的目的在于，前者使玻璃体容积减少，是为后者各组织回到原位提供了有效的空间。

总之，恶性青光眼手术治疗方法，是随着人们对其发病机制的不断认识、手术设备的更新、手术技巧的逐渐娴熟而设计各异。

1．抽玻璃体水囊联合前房形成术

对于经药物治疗无法控制的恶性青光眼首选该术式。

这一传统手术方法首先由 Chandler（1968）所提出，主要用于治疗恶性青光眼，此手术简单易行，即使无显微手术器械，也可较好地完成，所以，对于用药物不能缓解的恶性青光眼，应尽早采取此手术方法，这也是青光眼医师必须掌握的手术技巧。

（1）手术时机选择：青光眼术后眼压高、无前房考虑为恶性青光眼时，应尽早进行局部及全身综合治疗，2 ~ 3 天若不见效，应根据情况可采取以下简单的联合手术治疗。

（2）手术方法（详见第五节）。

（3）手术中及术后注意事项

1）进入玻璃体内的针头前端 12 mm 部位必须用线结扎做一标志，以防术者手不稳误入过深或过浅时造成附近组织不必要的损伤。

2）针头必须垂直眼心方向进入玻璃体，否则易伤晶状体及视网膜。

3）针头伸入后，应在瞳孔区直视下操作。如恰好伸入水囊，则可很容易抽出液体；若抽不出液体时，针头在小范围内缓慢移动，探查水囊。

4）抽吸水囊时，用力要轻而均匀，若用力过猛，易造成玻璃体对视网膜的牵拉。

5）术后坚持应用睫状肌麻痹剂，必要时全身应用高渗剂及皮质类固醇激素。根据眼内稳定情况，再逐渐减药。

我们在临床有一例患者双眼滤过术后均发生恶性青光眼，其中一眼经抽吸 4 次玻璃体，同时前房注气，才使恶性青光眼缓解，术后视力、晶状体均同术前。所以，对年轻而晶状体正常的患者，尽量避免摘除具有调节力的晶状体。

2．玻璃体切除联合前房形成

Sugan（1972）和 Kaerner（1980）提出经睫状体平部的玻璃体切除术来治疗恶性青光眼，以保持房水向前引流，这一术式行之有效，更适合于晶状体还清亮，视力可望恢复的患者。1986 年 Lynch 等也报道了玻璃体切除术在人工晶体眼恶性青光眼治疗中的应用。在其他方法无效的情况下，玻璃体切除术现已经成为治疗有晶状体眼，无晶状体眼和人工晶体眼所引起恶性青光眼的有效方法之一。

我们所采用的玻璃体切除术是经睫状体平部的闭合式、一个切口的玻璃体切除术。其手术方法同“抽玻璃体水囊联合前房形成术”，只是将抽吸玻璃体改为切除玻璃体，这样可以减少对玻璃体的扰动，同时避免因不能一次抽吸出玻璃体而反复操作对眼组织的损伤。手术方法的改变是随着设备的更新（玻璃体切割机的引进）而不断改进设计，其操作技巧并不复杂。目的就是减少玻璃体腔内的容积，使前后房沟通，缓解眼前节的拥挤现象，解除房水迷流的“恶性循环”。

对于人工晶体眼的恶性青光眼，Lois（2001）报道了一种新的手术方法：于下方角巩膜缘做一穿刺口，置前房维持器以维持前房；于原虹膜周切处之外约 1 ~ 2 个钟点的角巩膜缘再做一穿刺口，切割头由此直接到达原虹膜周切口处，切除此处的悬韧带、晶体囊膜、玻璃体前界膜和前部玻璃体，使得前后房沟通。

3．玻璃体切除联合前房形成房角分离联合白内障超声乳化联合人工晶体植入术联合前后房沟通

手术方法见第五节。

4．抽玻璃体水囊联合前房形成房角分离联合现代白内障囊外摘除及人工晶体植入术

对于恶性青光眼伴晶状体核硬度在Ⅳ级或Ⅴ级以上者，同时无玻璃体切割仪器时，可以采取此手术方式，也同样可以达到预期的效果。

（1）手术时机

1）角膜与晶状体紧密相贴。

2）经联合用药 2 ~ 3 天后，眼压不易控制且前房仍不恢复。

（2）手术方法（可参考第五节）

1）麻醉：近年来，眼局部麻醉有较多的改进，多采用表面麻醉及球后麻醉，即可以很好地完成手术的全部。

2）牵引缝线：置上下直肌牵引线，对暴露比较好的眼可以不做牵引线。

3）切口：可以在原手术部位操作，上方沿角膜缘做结膜瓣，打开原巩膜瓣，沿角巩膜缘向两侧做板层切开。

4）抽玻璃体及前房形成：巩膜槽内角膜缘上 3.5 mm 处，平行切开约 0.5 mm，向眼心方向伸入 9 号针头，抽吸玻璃体液体 1 ~ 1.2ml。从此切口向前房注入粘弹剂，并同时分离房角组织及虹膜后粘连，密闭缝合此切口。

5）截囊：截囊针从角膜缘切口伸入前房，再充分分离虹膜后粘连，最好将瞳孔扩大至 3.5 ~ 4mm 以上，然后采用开罐法截囊。

6）娩出晶状体核：角巩膜缘全层剪开，根据瞳孔大小采用不同的娩核方法，正确的小瞳孔娩核方法是手术成败的关键。正确方法为：截囊后进行囊与核的水化分离，同时将晶状体核活动，并将上方的晶状体核缘翘起至瞳孔外。用粘弹剂注入晶状体核表面及后方，以保护角膜内皮及晶状体后囊，圈套器完全伸入晶状体核后方将其娩出，10-0 尼龙线间断缝合 2 ~ 3 针，充分注吸晶体皮质。

小瞳孔娩核，手法巧妙，并且需要有悉心备至的精细操作技巧。

7）植入人工晶体：前房注入粘弹剂，将人工晶体植入囊袋内，并调整晶状体位置。

8）扩大原虹膜周切口：确实看清楚虹膜周切口是否通畅，避免粘连后发生瞳孔阻滞；而且防备手术后前房再次消失时，此部位方便做 YAG 激光。

9）缝合切口：10-0 尼龙线间断缝合巩瓣及连续缝合角巩膜缘切口，间断缝合结膜。

10）结膜下注射妥布霉素及氟美松；阿托品眼膏涂结膜囊。

(3) 手术中及术后注意事项：此手术切口大于超声乳化切口，手术前眼压高，又无前房，如何使得手术既安全又成功，这是手术前需要认真考虑的主要问题。在白内障手术前必须首先降低眼压，形成前房。手术中采用抽玻璃体水囊降眼压时，手的动作不可过大，以防损伤晶状体后囊及视网膜。

小瞳孔娩核必须先想办法将晶状体核上缘翘出瞳孔外，直视下将圈套器伸入晶状体核后方，避免看不见晶状体核上缘，而强行伸入套晶状体核，这样容易损伤上方的晶体悬韧带，引起晶状体脱位，玻璃体外溢。

手术的最后，一定要考虑到术后再无前房的处理对策，做一个较大的虹膜周切口，以便日后做 YAG 激光，沟通前后房。

手术后根据前房情况决定是否坚持局部用睫状肌麻痹剂，少部分患者可能需要终生应用。

5. YAG 激光玻璃体前膜截开术

(1) 手术适应证

1) 白内障手术后（人工晶体眼及无晶体眼）发生的恶性青光眼患者。

2) 治疗恶性青光眼手术中，摘除晶状体后没有将晶体后囊、玻璃体前界膜以及相应部的前玻璃体切除，未能使前后沟通的患者。

(2) 激光部位及方法：一般选择在原虹膜周切口部位，或瞳孔散大后人工晶体光学部与瞳孔之间。

激光能量较低，多为 1.6 ~ 2.5 mJ；激光时便可看到水样玻璃体缓缓涌向前房，前房逐渐加深，激光成功。而有些患者激光后前房无明显加深，应该尽快选择手术治疗。

6. 氩激光经瞳孔睫状突光凝术

Herschler (1980) 将虹膜缺损区可见的睫状突进行氩激光光凝，激光后部分睫状突变白皱缩，使得睫状突与晶状体赤道部的距离增大，解除了睫状环阻滞。同时坚持散瞳药物治疗，可使部分恶性青光眼获得缓解。

(1) 手术适应证

1) 瞳孔可以充分散大，应用前房角镜检查可以看到足够多的睫状突。

2) 多次手术后瞳孔不能散大，但是从虹膜周切口可以看到多个睫状突。

(2) 激光部位及方法：持前房角镜或三面镜直视下，用氦氖激光瞄准束聚焦于睫状突。

所用能量为 0.5 ~ 0.8 W；对瞳孔可以散大者，应该照射睫状突 20 个左右；而瞳孔不能散大者，对虹膜周切口内的睫状突全部照射，尽量使睫状突皱缩离开晶状体赤道部。

目前，对恶性青光眼治疗的成功率已经有了明显的飞跃，其成功的关键在于对手术的决策及操作的妙手。对手术的决策在于正确的思维判断，能够快速反应每一个患者的手术时机；根据不同病情，正确设计术式和手术范围；对手术中可能出现问题的各种防范对策等，只要决策正确，妙手才能发挥作用。

恶性青光眼是临床上的一种难治性青光眼，尽管对它有了一定的认识，但是与其他类型青光眼相比，对发病机理的认识及手术治疗都是很棘手的。虽然近年随着设备仪器和手术技术的不断发展和进步，使得在发病机理和手术治疗方面均有极大的提高，但是有许多方面还不是很清楚，比如脉络膜上腔液的作用，它究竟是恶性青光眼的原因还是其结果，不同的作者有不同的认识，因此，还需要不断探索及研究。

（张舒心　王　涛　孙　霞）

参考文献

1 胡庆军，张舒心．青光眼滤过术后恶性青光眼合并睫状体脉络膜脱离．眼科，2002;11(1):17-19

2 张舒心，刘　磊．青光眼治疗学．北京：人民卫生出版社，1998

3 刘　磊，王　涛，李志辉，等．睫状环阻滞性青光眼的超声生物显微镜检查．中华眼科杂志，1998;34(3):178-182

4 王　涛，刘　磊，李志辉，等．继发性瞳孔阻滞性青光眼的超声生物显微镜检查．中华眼科杂志，2000;36(6):413-415

5 陈彼得．青光眼讲座（全国青光眼研究协作组），1984

6 张舒心．长期无前房的治疗探讨——房角分离前房形成及联合手术．眼科，1995;4:22-25

7 陈　虹，张舒心，等．恶性青光眼的人工晶体植入术及 Nd:YAG 激光治疗．眼科，1995;4:155-157

8 陈　虹，张舒心，等．恶性青光眼晚期的四联手术治疗．中华眼外伤职业眼病杂志，2001;23(2):234-236

9 孙　丽，张舒心，刘　磊，等．恶性青光眼的早期治疗．眼科，1997;4:218-219

10 Kodjikian L, Gain P, Donate D, et al. Malignant glaucoma induced by a phakic posterior chamber intraocular lens for myopia. J Cataract Refract Surg. 2002 Dec;28(12):2217-2221

11 Mathur R, Gazzard G, Oen F. Malignant glaucoma following needling of a rabeculectomy bleb. Eye, 2002 Sep;16(5):667-668

12 Tsai JC, Khaw PT, Hitchings Rin M A. Management of pseudophakic malignant glaucoma. Ophthalmology, 2002 May;109(5):820-821

13 Lois N, Wong D, Groenewald C. New surgical approach in the management of pseudophakic malignant glaucoma.Ophthalmology, 2001 Apr;108(4):780-783

14 Sengupta R, Austin M, Morgan J.Treatment of aqueous misdirection by trans-scleral diode laser photocoagulation. Eye, 2000 Oct;14(5):808-810

15 Francis BA, Babel D. Malignant glaucoma (aqueous misdirection) after pars plana vitrectomy. Ophthalmology, 2000 Jul; 107(7):1220-1222

16 Chaudhry NA, Flynn HW Jr, Murray TG, Nicholson D,et al. Pars plana vitrectomy during caratact surgery for prevention of aqueous misdirection in high-risk fellow eyes.Am J Ophthalmol, 2000 Mar;129(3):387-388

17 Greenfield DS, Tello C, Budenz DL, et al.Aqueous misdirection after glaucoma drainage device

implantation.Ophthalmology，1999 May；106 (5)：1035-1040
18 Ge J，Guo Y，Liu Y，et al. New management of malignant glaucoma by phacoemulsification with posterior chamber foldable intraocular lens implantation. Yan Ke Xue Bao， 1999 Sep；15(3)：162-168
19 Wang N，Zhou W，Ouyang J，et al. Pathogenesis and clinical classification of the malignant glaucoma. Yan Ke Xue Bao，1999 Dec；15(4)：238-241
20 Azuara-Blanco A，Dua HS. Malignant glaucoma after diode laser clophotocoagulation.Am J Ophthalmol，1999 Apr；127(4)：467-469
21 Zacharia PT，Abboud EB. Recalcitrant malignant glaucoma following pars plana intraocular lens implantation. Ophthalmic Surg Lasers，1998 Apr；29(4)：323-327
22 Hu N，Gong Q，Guan H. Mechanism and treatment of malignant glaucoma. Zhonghua Yi Xue Za Zhi， 1998 Mar；78(3)：225-226
23 Small KM，Maslin KF. Malignant glaucoma following laser iridotomy. Aust NZJ Ophthalmol，1995 Nov；23(4)：339-341
24 Byrnes GA，Leen MM，Wong TP，et al. Vitrectomy for ciliary block (malignant) glaucoma. Ophthalmology，1995 Sep；102(9)：1308-1311
25 Zaltas MM，Schuman JS. Malignant glaucoma：theory and therapy，from past to present. Semin Ophthalmol，1994 Dec；9(4)：243-247
26 Trope GE，Pavlin CJ，Bau A，et al. Malignant glaucoma. Clinical and ultrasound biomicroscopic features.Ophthalmology，1994 Jun；101(6)： 1030-1035
27 Tello C，Chi T，Shepps G，et al. Ultrasound biomicroscopy in pseudophakic malignant glaucoma.Ophthalmology，1993 Sep；100(9)：1330-1334
28 Luntz MH，Rosenblatt M. Malignant glaucoma. Surv Ophthalmol，1987 Oct；32(2)：73-93
29 Levene RZ. Current concepts of malignant glaucoma.Ophthalmic Surg，1986 Aug；17(8)：515-520
30 Lynch MG，Brown RH，Michels RG，et al. Surgical vitrectomy for pseudophakic malignant glaucoma. Am J Ophthalmol，1986 Aug 15；102(2)：149-153

第七节 难治性青光眼

目前难治性青光眼基本涉及到眼科领域内的各亚科，并随着各类手术的广泛开展，由此引起的不同类型的难治性青光眼有增多趋势。但是，由于现代技术设备的不断更新，而这些现代的技术就像从天空中飘落的精灵，使得很多难治性青光眼在医师巧手的编织下，不可思议地、从容地一个一个被治愈。

一、难治性青光眼定义和种类

所谓难治性青光眼系指虽经常规滤过性手术或联合应用抗代谢药物，甚至于睫状体破坏手术，以及辅加最大耐受量抗青光眼药物的联合治疗，而依然难于将眼压控制在正常范围以内的那些青光眼。

根据定义，顽固性青光眼包括如下各种情况下治疗后眼压控制不良的病例。

(1) 多次滤过手术眼压仍不能控制者。

(2) 复杂眼外伤后引起的青光眼，如晶状体脱位等。

(3) 因眼外伤后并多次手术引起的青光眼。

(4) 白内障手术后无晶体性青光眼、人工晶体性青光眼。

(5) 视网膜、玻璃体术后青光眼。

(6) 硅油注入术后青光眼。

(7) 眼部及全身血管性疾病引起的青光眼，如新生血管性青光眼。

(8) 一些复杂的继发青光眼，如ICE综合征、恶性青光眼、术后长期无前房等。

(9) 角膜移植术后青光眼。

(10) 先天性青光眼。

(11) 伴有葡萄膜炎的青光眼。

难治性青光眼手术失败的原因和常规抗青光眼手术是一样的，仍然是由于滤过通道的瘢痕化。所不同的是，难治性青光眼导致瘢痕化的危险因素更加明显，如何克服这些因素是提高手术成功率的关键。

二、滤过手术的组织病理学

1. 滤过手术伤口愈合的过程

青光眼滤过术后伤口愈合的过程其实就是一个炎症反应的过程。一方面，损伤因子直接或间接造成组织和细胞的破坏，另一方面，通过炎症充血和渗出反应，以稀释、杀伤和包围损伤因子。同时通过实质和间质细胞的再生使受损伤的组织得以修复和愈合。为了研究的方便，人为的把这一过程可分为三期：炎症反应期、增殖期和成熟期，这三期是相互关联的。

伤口愈合的初始阶段是炎症反应期。它的主要特点是血管扩张、通透性增加和白细胞渗出。

血管内的血液成分（如血浆及蛋白）渗出至血管外，它主要是对于直接的血管破坏的一种反应（包括结膜、巩膜上组织和虹膜的血管）；也是对于伤口局部的炎性介质的一种反应，这些炎性介质包括：①细胞释放的炎性介质：如血管活性胺（组胺和五羟色胺）、花生四烯酸代谢产物（前列腺素和白三烯）、细胞因子（白介素和肿瘤坏死因子等）、血小板激活因子等；②体液中产生的炎性介质：如激肽、补体和凝血系统。

血管通透性的增加导致纤维蛋白原、纤维连接蛋白及血小板在组织损伤处聚集，通过凝集反应形成凝血块，凝血块的形成则有利于其他组织成分向伤口处移动。

化学性趋化因子、补体系统的部分成分及血小板分泌的一些成分促使中性白细胞向伤口处聚集，在损伤的第 2 天中性白细胞达到高峰以防止伤口的感染。随后来源于周围组织以及由单核细胞转化而来的巨噬细胞激活缓冲因子，从而刺激成纤维细胞的移行和增殖，这一反应在损伤的第 3 天达到高峰至第 5 天开始减弱。

来源于血液间充质细胞和周围组织（Tenon 氏囊及巩膜上组织）的成纤维细胞通过纤维连接蛋白和组织因子（如五羟色胺和前列腺素）黏附于伤口处，成纤维细胞在第 3 天开始出现，在第 5 天时成为伤口处的主要成分。成纤维细胞对于瘢痕的形成是必要的。成纤维细胞向细胞外间隙分泌胶原前体物质，之后胶原前体物质在细胞外间隙中转化为原胶原。随后原胶原分子聚集成不成熟的可溶性胶原纤维，胶原纤维又经过交链形成成熟胶原，成纤维细胞还分泌一种粘多糖使得胶原支架更加稳定。

成纤维细胞形成后开始出现新生血管。受损处组织的小静脉基底膜的破裂使得血管内皮细胞增殖，和增殖的成纤维细胞一起形成的纤维血管组织称为肉芽组织。

伤口闭合是由两个过程组成的，即上皮细胞化和纤维收缩。伤口周围上皮细胞的增殖和移行对于表浅伤口的愈合是必要的；对于深部伤口而言，伤口周围肌纤维细胞向中间的运动，即纤维收缩，对于伤口闭合是必须的。肌纤维细胞来源于成纤维细胞，它能合成胶原，其许多特点类似于平滑肌细胞，这种收缩开始于第 5 ～ 7 天，最长在 4 ～ 5 周后仍可观察到。

伤口愈合的最后阶段称为塑型期。他开始于成纤维细胞化期间可持续超过 1 年，随着胶原成熟及转化为 I 型胶原，成纤维细胞转化为纤维细胞，毛细血管开始闭合、退化、消失，这样肉芽组织就逐渐转化为瘢痕组织。

以上瘢痕愈合过程可见于成功与不成功的青光眼滤过手术中。

Addicks 等报道，和成功的滤过泡相比，失败的滤过泡中可见到厚而致密的纤维血管组织，成功的滤过泡中可见到较为疏松的上皮下结缔组织、散在的胶原纤维和结膜下隧道样的空间。从临床上看，成功的滤过性手术以形成功能性滤过泡为特征，Addicks 等描述这种功能性滤过泡可以是薄壁和多囊状的，也可以是较弥漫平坦、壁较厚但相对周围结膜组织是少或无血管的。失败的滤过性手术的滤过泡也有 2 种：一是滤过泡完全消失而形成纤维瘢痕；另一是在滤过口处形成局限的、肥厚的 Tenon 氏包裹性囊肿，或称包囊状滤过泡，这种滤过泡虽有形态但失去房水引流作用。

2．不同类型难治性青光眼的危险因素

关于新生血管性青光眼的发病机制，普遍接受的理论为缺血的视网膜释放出血管生成因子，这些因子向前扩散引起虹膜和房角的新生血管形成。新生血管造成血 – 房水屏障的破坏和伴随的血浆蛋白渗漏，更刺激成纤维细胞的增生，纤维血管膜长入滤过口，直接导致滤过泡失败。

对于先天性青光眼和发育性青光眼以及其他发生在年轻人的难治性青光眼而言，滤过性手术失败，主要是由于 Tenon 氏囊成纤维细胞的强烈增生而引起的活跃的伤口愈合反应，在大多数病例中，尽管最大限度地应用了抗代谢药物，也无法对抗这种异常活跃的增殖活动。

对于无晶体和人工晶体眼，有多种因素影响手术后滤过泡的形成，比如原先结膜手术瘢痕，滤过口处可能的玻璃体嵌顿等。也有人认为主要原因是由于无晶体眼的玻璃体能释放成纤维细胞刺激素，刺激成纤维细胞增生。

葡萄膜炎性引起的青光眼的局部炎症反应明显，手术引起血管反应强烈反应。血－房水屏障的破坏，房水生物特性的改变，均易于激活成纤维细胞增生。研究表明，原发房水可以抑制成纤维细胞的增生，而继发性房水可以促进成纤维细胞的增生。

在另外一些病例中，并无上述的种种因素但却易于发生滤过泡失败，提示可能有瘢痕体质等。总之，失败者多因滤过口的成纤维细胞过度增生所致，但各种青光眼有其自己的原因所在。

三、难治性青光眼的手术治疗

（一）难治性青光眼术式方案设计的选择策略

根据我们的临床经验，对于不同的眼部情况，应设计不同的手术方案。

1．根据房角宽窄的形态设计术式

对于宽房角结构的患者，一般仅用青光眼阀植入联合术中应用一次性 MMC，如无晶状体性青光眼、人工晶体术后青光眼、多次滤过术后眼压仍失控的开角型青光眼、晚期先天性青光眼、部分新生血管性青光眼等。

而对于房角偏窄的患者，我们同时联合白内障超声乳化或囊外摘除联合人工晶体植入术及术中一次性应用 MMC。

2．根据眼部复杂情况设计术式

对于复杂的眼外伤，房角结构完全破坏、较多的晶状体皮质已与眼内组织粘连、广泛的虹膜组织损伤、或有植入性虹膜囊肿、因外伤后已行多次手术者等，应设计白内障超声乳化术联合青光眼阀植入及同时应用 MMC，或者晶状体玻璃体切除联合内窥镜眼内睫状突光凝术等。

3．根据眼病设计术式

例如对于葡萄膜炎引起的瞳孔膜闭，同时并发白内障者，手术后易有炎细胞活跃及色素的脱失，均可堵塞青光眼阀进液管的内口，所以应设计白内障超声乳化术联合人工晶体植入术联合玻璃体切除联合青光眼阀植入并同时应用 MMC。

对于白内障手术后的顽固性青光眼，应该青光眼阀植入并同时应用 MMC，必要时联合前部玻璃体切除术。

（二）治疗难治性青光眼的各类联合手术

自从玻璃体切除手术问世以来，其手术设备不断改进，使得一些眼前、后节疾病的治疗取得了突破性的进展，随着手术技巧娴熟及经验的积累，其手术的适应证也不断扩大。自 80 年代初，北京同仁医院将玻璃体切除技术应用于治疗难治性青光眼，使手术成功率获得明显提高，挽救了大量濒于失明的顽固性青光眼患者。

为了解决各类难治性青光眼，根据眼部情况不同，我们为此设计了多种联合手术方案，尽量一次达标，也就是一次控制眼压、提高视力。而有些难治性青光眼不能只靠一次手术就能治愈，而要打破常规、担多次风险，反复设计系列手术方案才能达到预期的效果，但是，必须要患者的密切配合才能完成。

青光眼的联合手术一般分为三大类：青光眼白内障的联合手术；对各类手术后并发症再治疗的联合手术；对难治性青光眼的联合手术。

临床常用对难治性青光眼的联合手术见于以下：

（1）前部玻璃体切除术 + 青光眼引流阀植入术 + 异体巩膜覆盖术。

（2）前部玻璃体切除术 + 前房形成房角分离 + 白内障超声乳化术 + 人工晶体植入术 + 前后房沟通术。

（3）前部玻璃体切除术 + 前房形成房角分离 + 白内障囊外摘除术 + 人工晶体植入术 + 前后房沟通术。

（4）滤过泡修补术 + 白内障超声乳化术 + 人工晶体植入术。

（5）二极管激光 + 板层角膜烧灼术（或羊膜移植术、板层角膜移植术）。

（6）脱位晶状体摘除术 + 前部玻璃体切除术 + 人工晶体睫状沟缝合术。

（7）脱位晶状体摘除术 + 前部玻璃体切除术 + 人工晶体睫状沟缝合术 + 青光眼阀植入术。

（8）脱位晶状体摘除术 + 前部玻璃体切除术 + 人工晶体睫状沟缝合术 + 内窥镜眼内睫状突光凝术。

（9）晶状体、玻璃体切除 + 人工晶体睫状沟缝合术。

以上各种联合手术均是对于难治性青光眼复杂病情的术式设计，必须根据患者的眼部病情、组织结构条件、经济条件、术者的手术技巧、临床经验、术中应变能力等综合分析后再制定，不可照猫画虎、生搬硬套，不可勉强应用，对于不同情况要设计不同的、正确的手术方案。

（三）主要介绍治疗晶状体脱位继发青光眼的联合手术

晶状体脱位继发青光眼的手术一次性治疗成功，取决于术前正确的决策，手术前的详细问诊，认真检查很重要。若手术术式设计不正确，不仅术后眼压得不到控制，而且还可能因为人工晶体未能植入而视力全无，这样往往导致以后再多次手术，以至造成对眼组织的过多损伤。

近年来，随着医疗设备逐渐改善及手术技巧的不断提高，使晶状体脱位后继发青光眼的手术治疗方法得到了迅速的发展，其术后效果也显著改善。由于晶状体脱位范围、部位的不同，继发青光眼的程度不同，而晶状体超声乳化联合张力环植入术、缝合人工晶体的手术方法以及联合何种青光眼术式也不尽相同。

1. 晶状体脱位的原因及类型

（1）晶状体脱位的原因：外伤后晶状体脱位（包括手术引起）、合并于遗传疾病的晶状体脱位（Marfan syndrome、Marchesani syndrome、同型胱氨酸尿症等）、继发于其他眼病（先天性青光眼、高度近视等）、不明原因的晶状体脱位等。

（2）晶状体脱位的类型：晶状体半脱位、晶状体全脱位（前房或玻璃体内）。

2．晶状体脱位的临床表现

（1）虹膜震颤：晶状体脱位后的第一个体征就是虹膜震颤，但是小范围的脱位是不容易被发现的。应该注意虹膜表面微细的变化。

（2）瞳孔区玻璃体：瞳孔区有少量散在带有色素的玻璃体，也是晶状体脱位的一个表现，多见于外伤后，也可见于自发性引起。

（3）前房全部加深：晶状体向后全脱位时，晶状体可以位于视乳头或黄斑的前表面，患者可以感觉眼前有黑影遮挡。前房明显加深，房角变宽，散瞳查眼底后可以发现其所在部位。

（4）前房部分变浅或加深：晶状体部分脱位时，悬韧带断裂的部位后移，此处前房加深；而有些明显的晶状体半脱位，可以造成部分前房变浅，导致房角关闭。

（5）晶状体位于前房：一般见于球形晶状体。当悬韧带断裂后，瞳孔稍大，球形的晶状体便脱出至前房。当瞳孔缩小而晶状体未来及回到后房时，便可发生晶状体后凸部位压迫瞳孔，造成前后房不能沟通，导致房水的正常循环受阻。

（6）晶状体虹膜夹持：多见于晶状体 1/2 以上半脱位者，部分晶状体位于虹膜前表面，部分位于虹膜后面。

（7）晶体悬韧带松弛：裂隙灯检查可见前房均匀一致极浅，晶状体向前移位，做超声生物显微镜（UBM）检查可以帮助诊断。

详细了解晶状体脱离的位置、玻璃体有否异位、房角是否异常、对手术术式的设计是极其重要的。大部分病人通过散瞳后，均可发现晶状体脱位的方向及范围。

3．晶状体脱位后引起青光眼的原因

（1）瞳孔阻滞：晶状体完全脱位至前房，同时瞳孔正常大小时，由于晶状体后凸度紧密压迫瞳孔，使得后房水不能进入前房，而引起眼压突然升高，药物也不易控制。最多见于球形晶体的患儿，一般在晚间瞳孔稍大，脱位的球形晶体便自由出入前后房，一旦患儿睡着后瞳孔缩小，脱位的球形晶体未能及时退回虹膜后，便可引起瞳孔阻滞，眼压升高。或白天未能及时退回，瞳孔稍微缩小，也可造成瞳孔阻滞，眼压升高，临床较为多见。再者，正常晶状体向前脱位，如外伤后，手术后，或晶状体悬韧带先天异常等，使晶状体向前移位，导致晶状体与瞳孔紧密相贴，前后房不能沟通，眼压升高。

（2）瞳孔及房角同时阻滞：晶状体向一侧半脱位，使得一侧前房明显变浅，造成此侧房角关闭，另侧在瞳孔区，玻璃体脱入前房，而引起瞳孔及房角（虹膜周边前粘连）阻滞，眼压升高。

（3）玻璃体引起瞳孔阻滞：严重的顿挫伤使得晶状体全脱位于玻璃体内，玻璃体进入瞳孔区，引起玻璃体瞳孔阻滞或玻璃体房角阻滞，眼压升高。

（4）睫状体分泌房水增多：晶状体脱位于睫状体部位，刺激其组织产生过多的房水，眼压升高。

(5) 房水排出受阻：晶状体脱位刺激小梁网水肿影响房水排出，眼压失控。

4. 晶状体脱位的手术治疗时机

掌握脱位晶状体摘除的手术时机，对避免视功能丧失是很重要的，根据多年临床经验，我们认为在以下情况应尽快手术：

(1) 晶状体脱位于前房及瞳孔区，即使晶状体正常清亮，也应将其尽早摘除。

(2) 晶状体完全脱位于玻璃体中，并引起青光眼、视网膜病变及眼内炎症反应者。

(3) 因晶状体脱位而影响视力或出现复视者。

5. 临床手术术式设计

传统的晶状体脱位摘除方法多为双针法、捞出法、囊内冷冻法等，往往手术后并发症严重，如：视网膜脱离、玻璃体出血等。而现代对晶状体脱位摘除的方法，是随着手术设备的不断改进、手术辅助材料的不断更新以及术者手术技巧的不断进步，对其有了更多的选择余地。

由于晶状体脱位的部位不同，时间不同引起青光眼的程度也各有所异，在术前要仔细询问病史，如：脱位的时间、外伤的时间、眼压高的程度，以及是否用药可以控制等；做详细的裂隙灯及眼底镜检查，根据眼部情况精心设计不同的手术方案。笔者曾经遇到一例患儿，双眼晶状体向上方脱位多年，手术时发现，脱位的晶状体与上方虹膜及睫状体已有明显的粘连，应用单纯摘除的方法是完全不可能的，改为晶状体、玻璃体联合切除后使手术成功。所以，在手术设计时，应该根据以上检查结果综合考虑：脱位的晶状体用什么方法摘出来最安全；是否需要植入人工晶体；是否联合抗青光眼手术，联合什么样的青光眼术式；各手术入路；各手术的相互衔接；术中易出现并发症的预防及防范措施等，必须经过综合分析后再设计术式及进行手术。这样的手术不仅可以一次成功，而且可以使病人在最短的时间内，获得对生活有用的视力。

6. 晶状体摘除的方法

根据晶状体脱位的形态、部位而采用的摘除方法各有不同。

(1) 晶状体全脱位入前房：对有硬核晶状体，应该将眼压降到一定程度再取出晶状体。首先采用高渗剂，若仍无效，再做前部玻璃体切除，待眼压确实下降至正常偏低时，再扩大角巩膜缘切口，用圈套器直接将晶状体捞出。对较软的晶状体可以做小切口，在晶状体的前囊做一字形切开，用注吸针或超声乳化仪器中的 I/A 系统将核与皮质一并吸出，最后用镊把囊拉出。

(2) 晶状体半脱位≤ 90°：可以考虑做白内障超声乳化术联合张力环植入。手术时必须动作轻柔，不可对晶状体悬韧带再有任何压力，同时左手可用晶体定位钩在囊袋内协助保护悬韧带，尽量避免再有新的悬韧带断裂。

(3) 晶状体半脱位≥ 90°

①角巩膜缘切口法：对晶状体核较硬的病人，应该做囊内或囊外摘除时，可以选择角巩膜缘切口。其优点为，一次将晶状体摘除，避免晶状体的硬核掉入玻璃体中而增加手术的难度。

②睫状体平部切口法：对晶状体核较软的并准备同时联合玻璃体切除病人，可以应用从睫状体平部切口，做晶状体粉碎并同时联合玻璃体切除。其优点为，手术切口小，减少了手

术中的并发症。

（4）晶状体全脱位入玻璃体中：过氟化碳液（Perfluorocarbon）摘出法　一般用于晶状体全脱位及晶状体切除时，部分晶状体核掉入玻璃体中。确认掉入玻璃体中晶状体的位置后，采用三切口闭合式玻璃体切除方法，先将晶状体取出通道及周围的玻璃体切除（图3-7-1），在晶状体的下方注入过氟化碳液（图3-7-2），使晶状体浮到瞳孔区，再剪开角巩膜缘，将晶状体捞出（图3-7-3）。然后，将过氟化碳液全部吸出（图3-7-4）。其优点为，明显减少了手术对周围视网膜的骚扰，尽量避免视网膜的并发症。

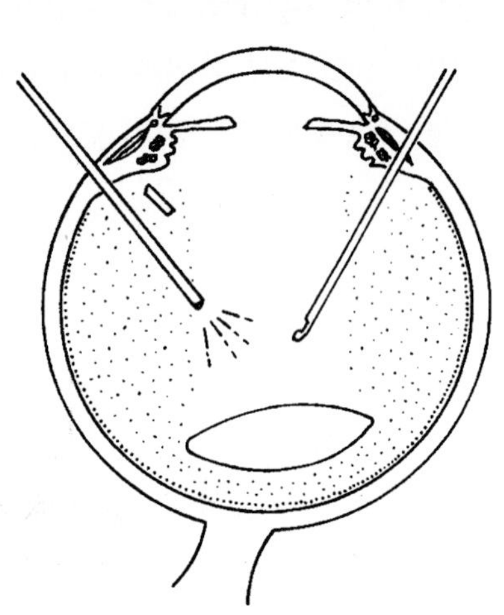

图3-7-1　将晶状体取出通道及周围的玻璃体切除

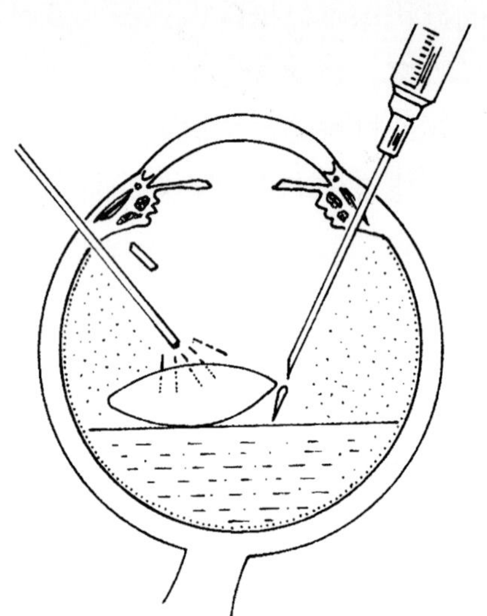

图3-7-2　在晶状体的下方注入过氟化碳液

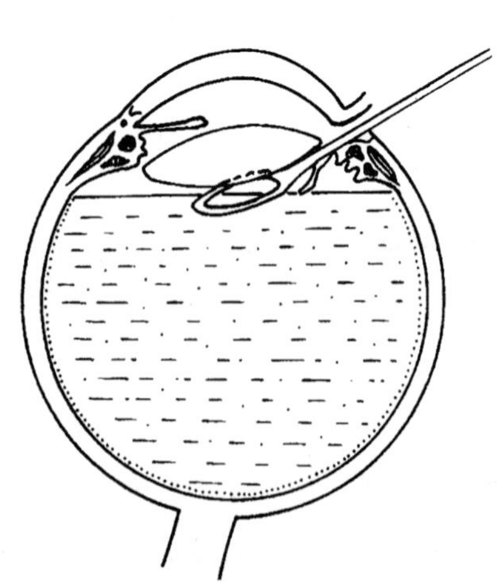

图3-7-3　晶状体浮到瞳孔区，再剪开角巩膜缘，将晶状体捞出

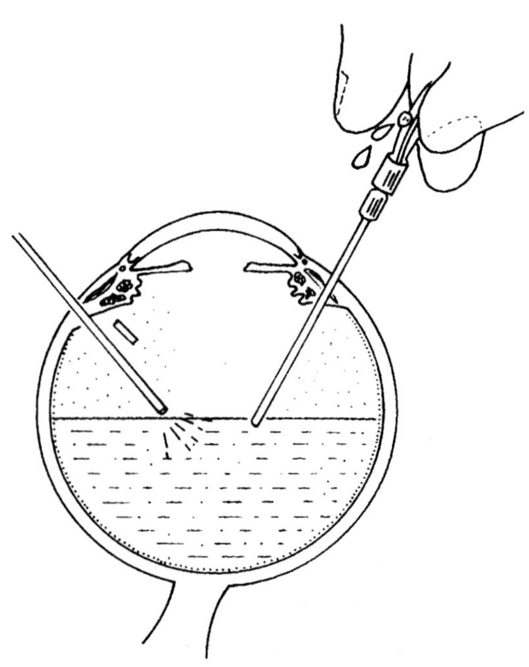

图3-7-4　将过氟化碳液全部吸出

7．人工晶体植入的方法

(1) 囊袋内植入法：晶状体半脱位≤ 90°，对晶状体核超声乳化顺利完成，并囊袋完整者，可以将人工晶体植入囊袋内，人工晶体一襻放置于脱位侧，以对囊袋起一支持的作用。

(2) 睫状沟固定法：晶状体半脱位≥ 90°，对仍有部分前囊或后囊残留者，可以将人工晶体直接放置在虹膜及晶状体囊之间。

(3) 经巩膜睫状沟缝合法：人工晶体睫状沟缝合术自 Malbran 及 Hu 等报告以来，临床缝合人工晶体的各种方法不断推出。

①经巩膜接力缝合法：用 1 ml 一次性注射器针头从 3 点角膜缘外 1 mm 处刺入，再用双直针 10–0 进口聚丙烯线的一直针，从 9 点角膜缘外 1 mm 处刺入，从虹膜后方伸入至瞳孔区，两针在瞳孔中心处汇合（图 3-7-5），将直针的针头插入注射针头内，然后左手轻轻将注射针头抽出，同时右手使直针随注射器一并带出；将缝线结扎于人工晶体襻的中央（图 3-7-6）；折叠人工晶体后并植入眼内（图 3-7-7），也可以稍微扩大切口直接植入；调整人工晶体位置后，分别结扎巩膜外人工晶体缝线（图 3-7-8）。此种方法定位准确，同时也大大减少了对睫状体的损伤，减少了眼内并发症的发生。

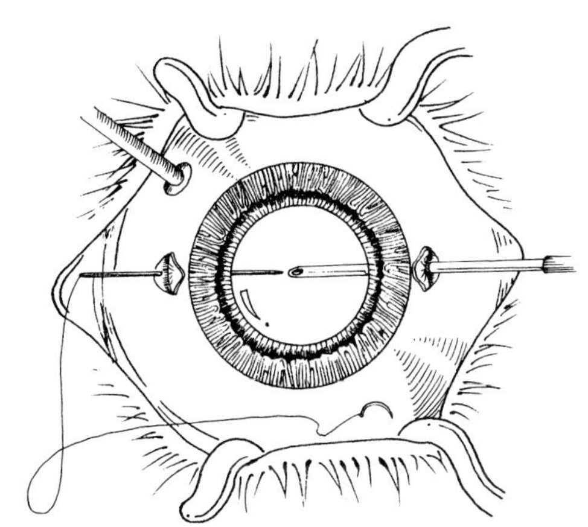

图 3-7-5 直针插入注射针头用接力法将线引出

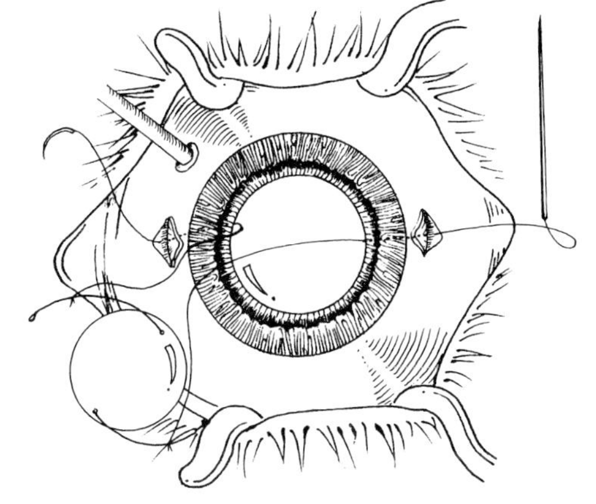

图 3-7-6 将线结扎于人工晶体襻的中央

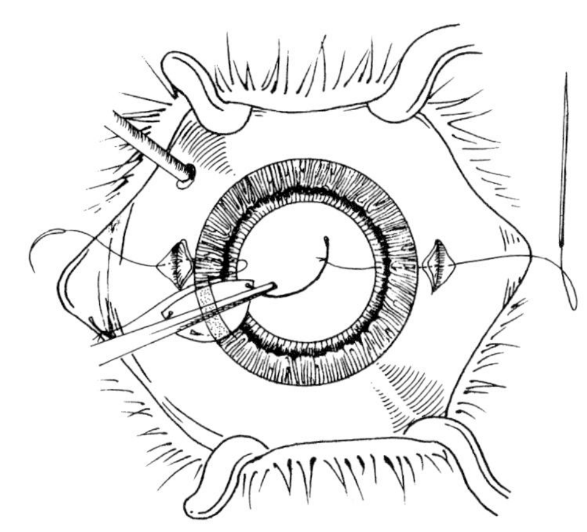

图 3-7-7 折叠人工晶体后植入眼内

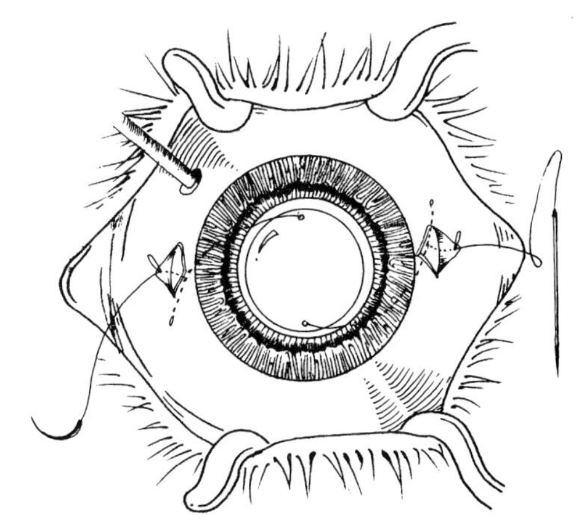

图 3-7-8 结扎巩膜外缝线

②经瞳孔缝合法：先将上方角巩膜缘切穿，用 10-0 双直针聚丙烯线，从角巩膜缘切口处伸入眼内，分别从 3 点及 9 点虹膜下睫状沟部位穿出角膜缘外 1 mm 的巩膜处（图 3-7-9A，图 3-7-9B）。将上方切口处缝线剪开，并分别结扎在人工晶体襻的中部，植入人工晶体，拉紧缝线，调整晶体位置后，结扎缝线（图 3-7-10A，图 3-7-10B）。此方法不易一次准确定位，反复定位很易造成眼内出血。

对有玻璃体脱出的病人，在缝合人工晶体前，先做玻璃体切除术，否则日久玻璃体牵拉易造成视网膜脱离，临床报道亦不少见。

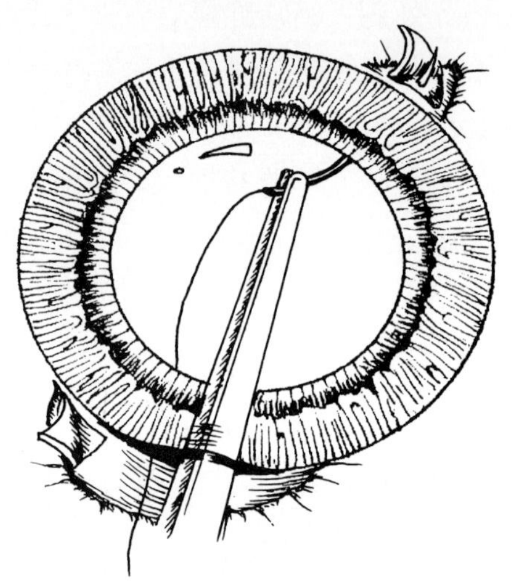

图 3-7-9A　缝针从角巩膜缘切口伸入眼内再从睫状沟部位穿出眼外

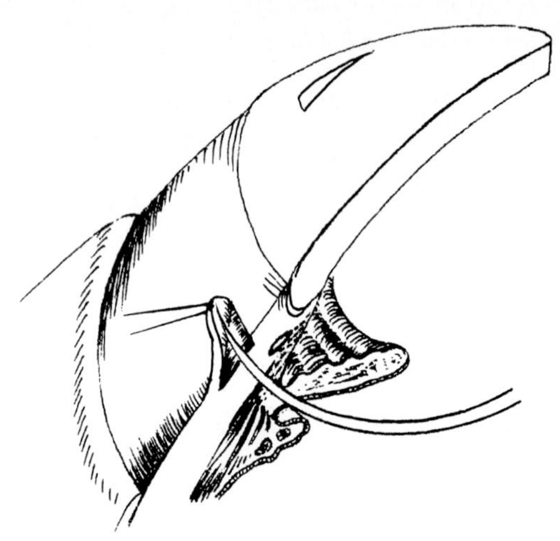

图 3-7-9B　从睫状沟出针的部位

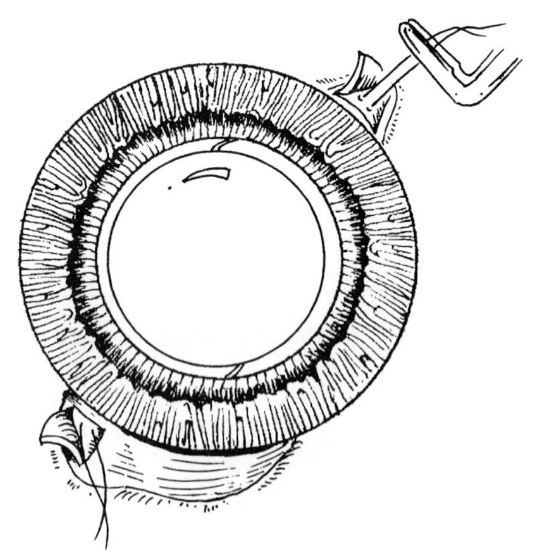

图 3-7-10A　人工晶体植入眼内，拉紧缝线调整晶体位置

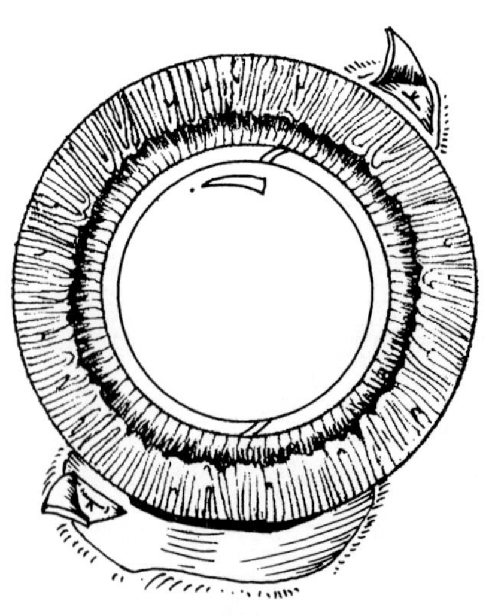

图 3-7-10B　结扎缝线

8. 联合青光眼的手术方法

对眼压难以控制的患者，在手术技巧上必须认真考虑，在哪个环节容易发生问题？而这些问题又如何处理？术后眼压降到多少合适？如何使眼压一直维持理想水平？如何防止术后眼压增高？如何减少手术中及手术后的并发症？等等。只有在手术前深思熟虑多一些，手术的成功率才能提高。

晶状体脱位引起青光眼的原因与脱位的部位、程度而各异，还有部分因外伤后晶状体脱位引起的继发青光眼，其原因更是比较复杂，所以，正确地选择抗青光眼的手术术式，对今后是否需要再多次手术，起着决定性的作用。尤其是第一次手术就准备做玻璃体切除者，必须要认真研究、设计手术方案，不可匆匆只想到将脱位的晶状体摘除就万事大吉了。这样，不仅对以后的再次手术可能将造成较大的困难，而且，增加了对眼组织不必要的损伤。

晶状体脱位后继发青光眼的术式选择，有时是比较困难的。

对于仅有瞳孔阻滞的早期病人，尽早做晶状体摘除，不用再联合青光眼手术便可治愈。为了避免因手术后虹膜后粘连再引起瞳孔阻滞，必要时可以同时做虹膜周边切除，使得前后房沟通。而一部分患者必须联合不同的抗青光眼手术，手术中还要加强防范各种问题的措施。以下介绍目前经常联合的抗青光眼手术。

（1）联合复合式小梁切除术

1）适应证：此手术适用于晶状体半脱位≤ 90°；瞳孔阻滞发生时间 1 周左右，或眼压需要用 2 种以上药物才可以控制的青光眼患者。

2）切口部位：多个联合手术的切口部位设计，对手术的成败、对眼组织的损伤程度均不可低估。这个手术的切口包括：固定灌注头切口、小梁切除口、玻璃体切除口及白内障超声乳化切口（预备白内障囊外切口）。

①固定灌注头切口：灌注头切口可以放在不影响其他手术的任何部位。此手术情况较为复杂，置眼内灌注，对手术中每一时期眼内压的维持起到很重要的作用，特别可以防止因切口过多，造成的眼压过低或手术中低眼压时间过长而导致的暴发性脉络膜上腔出血。再者，眼压低时，有些手术不易操作，如：低眼压时做巩膜瓣是有一定困难的。这联合手术的第一步固定灌注头，其不仅可以早一点降低眼压，而且还可以稳定地维持正常眼内压，使得后续手术安全完成。

②小梁切除口：设计在没有晶状体脱离的方位，以免手术时，发生玻璃体从滤过口处脱出，或因玻璃体堵塞小梁切除口而导致手术失败。

③白内障超声乳化切口（预留白内障囊外切口）：尽量选在右手利的部位。如果为软核晶状体脱位≤ 90°，可以采用白内障超声乳化切口；如果为硬核晶状体脱位，并≥ 90°范围，应该考虑采用白内障囊外切口。

④玻璃体切除口：简单玻切，也在右手利的白内障切口部，角膜缘后 3.5 ~ 4 mm，仅做一个切口便可，手术时必须将前房内的玻璃体处理干净；若晶状体掉入玻璃体内，除了玻切头入口，还应该再设眼内照明入口。

3）联合手术相互衔接及手术方法：联合复合式小梁切除手术与白内障及玻璃体手术的相互衔接如何考虑，这是最重要的，否则手术中就会发生难以弥补的严重问题。以下为常用的联合手术衔接法。

①先做眼内灌注头固定，将眼压维持在正常水平；角膜缘内1 mm处做隧道式穿刺口备用。

②在选择好的部位，先做3 mm×4 mm大小的巩膜瓣，并在巩膜瓣下放置0.4 mg/ml丝裂霉素C（MMC）1.5～2分钟，生理盐水冲洗。

③根据晶状体的软硬程度、脱离到哪个部位、脱离的范围等，决定做白内障及植入人工晶体的方法（具体方法见以上）。

④在整个手术中，玻璃体切除的早晚、切除量及部位，取决于眼压的高低；玻璃体脱出的部位及程度；晶状体脱离的位置；是否影响人工晶体植入的正常等。对需要将人工晶体缝置在睫状沟部位者，其睫状沟附近的玻璃体应该做切除，以防日后人工晶体偏位。

⑤待人工晶体完全植入并调整至正常位置后，将眼压也调整至正常，再做小梁切除，此时可以用缩瞳剂将瞳孔缩小后再做虹膜周边切除。同时根据瞳孔缩小的情况判断前房内是否还有玻璃体的存在，必要时对瞳孔区的玻璃体再做进一步处理，直至瞳孔缩小及变圆。巩膜瓣缝线采用可调整缝线，其对手术后发生的早期高眼压有一定的帮助。

⑥以上所有操作完成后缝合全部伤口，调整眼内压，再取下灌注头。取了灌注头以后，对眼压仍然偏低者，可以从角膜缘内的隧道穿刺口注入灌注液，再次调整眼压至15 mmHg左右，以防因术后眼压低而导致严重并发症。

（2）联合眼内引流阀植入术

1）适应证：晶状体半脱位≥90°；应用3种以上局部降眼压药水，或必须依靠口服降眼压药物，仍难以控制的顽固性青光眼；晶状体脱位同时伴眼压升高，时间在2周以上患者；复杂眼外伤后的晶状体脱位，伴继发青光眼等应该选择联合青光眼阀植入术。否则在血－房水屏障受过破坏的眼，它所释放的成纤维细胞刺激素，直接影响滤过泡的正常形成。在临床可以看到，很多病人虽然同时做了小梁切除手术，但是术后眼压仍不能控制。

2）切口部位：青光眼引流阀（ahmed glaucoma valve，AGV）有一个与巩膜弧度相同且宽大的硅胶盘。其盘宽13 mm，盘长16 mm，厚度1.9 mm。见于这样大而质硬的材料，必须避开几条直肌，所以，在应用Ahmed青光眼引流阀时，首先选择其放置在两条直肌之间的部位，与白内障操作的部位要分开。

3）联合手术相互衔接及手术方法

①先固定青光眼阀，因为植入青光眼阀时，对眼球有一定的压力，所以在眼球无任何切口的情况下，将引流阀的盘部固定于眼球赤道部。

②选择一个结膜无瘢痕、弹性好的两条直肌之间的部位，做以穹窿为基底的结膜瓣；充分分离结膜下筋膜组织至赤道部，并充分烧灼巩膜表面的血管；将含有MMC（0.4 mg/1 ml）5 mm×7 mm大小的棉片，放置在近赤道部的巩膜表面，5分钟后取出，并用生理盐水充分冲洗；做4 mm×5 mm大小的巩膜瓣，1/2厚度，以保护进液管；取出青光眼引流阀，从进液管前端注入生理盐水，将进液管内的空气排出；无齿镊夹住硅胶盘缓缓顺巩膜弧度放入赤

道部，盘的前缘距角膜缘 7 ~ 8 mm，用 6-0 可吸收线穿过硅胶盘的固定小孔，将其缝合固定于巩膜浅层；根据进液管放入前房的长度，剪一向上的斜面后，将其放置一旁待用。

硅胶盘放入的位置不可过于偏前或偏后，一般应放置在角膜缘后 7 ~ 8 mm 处。放置过于偏前，在睑裂部可见一较大的滤过泡，易引起患者的不适感及恐惧，而且平时揉眼后易造成结膜破裂（眼前部结膜组织较薄弱）。放置过于偏后时，整个硅胶盘易后滑，久之进液管可从眼内退出。

③固定灌注头后，继续做晶状体摘除、玻璃体切除及人工晶体植入（手术同以上方法）。密闭缝合白内障及玻璃体切除的切口。

④插入进液管的方法：进液管插入口的位置是手术成败关键之一。在用针穿刺之前，应根据患者眼部情况仔细判断刺开的部位及进液管插入后的位置，是否为最佳部位，然后再作穿刺。

用 7 号针头在巩膜瓣下的角巩膜缘外 1 mm 处刺穿，无齿镊轻夹进液管前端，顺切口伸入前房内约 2 mm。进液管在前房内伸展平，斜面向上，并于角膜及虹膜稍有距离。进液管插入的眼内位置，取决于眼内组织结构，既可以插入前房、后房、人工晶体前后，也可以插入玻璃体内。但是，后者一定要做前部玻璃体切除，以免进液管的虹吸作用，将玻璃体吸入管口，而造成房水排出不畅，导致眼压升高。

如临床遇到复杂情况，可灵活掌握进液管的放置位置。笔者的一位患者，是外伤后无晶状体眼，曾行白内障摘除及穿通角膜移植术，术后由于虹膜全部与角膜相贴，造成无前房导致眼压增高，术前戴镜矫正视力 0.6。我们应用前部玻璃体切除联合青光眼阀植入术，直接将进液管放置在虹膜后的玻璃体内。术后眼部无任何反应，角膜移植片及进液管均清亮，眼压控制理想。术后戴镜矫正视力 0.7，眼压 1.63 kPa（12.23 mmHg）。

⑤自体巩膜瓣覆盖进液管部位，10-0 尼龙线间断缝合 2 针。然后再用稍微大于自体巩膜瓣的板层异体巩膜，覆盖于硅胶盘表面，以避免结膜与青光眼阀长久地直接接触，摩擦后造成结膜瘘。对异体巩膜瓣缝合时，可仅缝合角膜缘部位，后方巩膜瓣仅铺平即可。

⑥此时再检查人工晶体及进液管的位置，是否正常，若没有问题，调整眼压，取下灌注头。密闭缝合结膜切口。

（3）联合经内窥镜做眼内睫状体光凝术：随着设备技术的发展，更为智能化地带有激光装置的眼内窥镜在 20 世纪 90 年代被应用于临床，在难治性青光眼的治疗领域内，有其独特的风格，形成最佳效果。可以在显示屏幕上直接观察到精确地激光能量对睫状突接受治疗后的形态，其定位准确，可以不损伤周围组织，也减少了眼球萎缩的发生率。

1）适应证：由于角膜混浊、水肿，不易直视下进行前房操作的顽固性青光眼；在治疗青光眼复杂病例的联合手术中，同时摘除晶状体眼的难治性青光眼。

2）切口部位选择：眼内窥镜手术入路一般有两种方法：一则从睫状体平部入路，此方法直接进入玻璃体，适用于无晶状体眼及联合晶状体摘除的眼；二则从角巩膜缘入路，在前后房充满粘弹剂的情况下，内窥镜探头可以经瞳孔进入虹膜后，对睫状突进行光凝；也可以在角膜混浊的情况下，进入前房角手术操作。对难治性青光眼，一般采用从睫状体平部入路的方法。

3）联合手术相互衔接及手术方法：手术设计准备用眼内窥镜进行睫状突光凝者，均在做完以上所有手术操作后，再做此术式。可以在玻切完成后，用同一个切口（由于光纤与激光装置设计在一个探头上，所以仅用一个切口即可）。探头平直伸入眼内，探头顶端距睫状突 0.5 mm 左右，看清睫状突时进行光凝。通常使用的能量参数为，功率 0.2 ~ 0.3 W；时间 2 秒；每个睫状突做 2 ~ 3 个点，睫状突皱缩、变白；光凝范围 90° ~ 180°。光凝完毕后，密闭缝合所有切口。

由于此手术技术要求较高，并且需要一定的显微手术技巧，而且手术设备昂贵，确实限制了该手术的发展。

（4）联合经巩膜二极管睫状体光凝术：近年来，二极管激光对难治性青光眼的治疗，逐渐在我国开展起来。其对巩膜的穿透性较强，睫状体的色素组织对此红外光有较高的吸收率，对组织的作用表现为热效应，其使得睫状体及其血管发生凝固性坏死。

1）适应证：已经做过多次手术的病人；结膜瘢痕多；眼部条件差。以上几种情况对术式的选择受到限制，不得已时可以选择经巩膜二极管睫状体光凝术。

2）联合手术相互衔接及手术方法：在整个联合手术过程中，首先做二极管睫状体光凝术，一般选择在下方照射 180°；功率为 1 ~ 1.75 W 左右，时间 2 秒；照射时，以出现轻的爆破音为准，对功率做调整。操作后睫状突组织皱缩、坏死，使房水生成减少。激光手术结束后，先做灌注头固定；然后做白内障摘除、玻璃体切除、人工晶体植入术（手术操作步骤及技巧同以上）。

9．手术并发症

此手术虽然较复杂，但是如果选择好手术适应证，设计好手术入路，那手术中及手术后的并发症是比较少见的。

（1）术中并发症

1）进液管切口稍大：用不合适或过粗的注射针头做穿刺口，使得房水从进液管周边渗出。目前笔者用 2ml 注射器针头刺入很合适。

2）进液管位置欠妥：多由于注射针头穿刺方向不正确引起。在注射针头刺入眼内通道之前，必须已经决定好将进液管插入什么地方，然后再判断注射针头穿刺的方向。过于向上刺入，多偏向角膜，过于向下刺入，便易刺入虹膜或直接损伤晶状体。在插入进液管时，不可操持过急，将注射针头在自体巩膜瓣下的角膜缘外 1 mm 处反复判断，针尖是水平刺入还是稍微向下倾斜刺入？进入后穿刺隧道是否合适？穿刺隧道是进入前房还是后房？是进入人工晶体后还是直接进入玻璃体内？进液管位置是否满意？等，要细察深思，反复推敲，细心琢磨。

3）穿刺口出血：进液管插入时将穿刺口的出血带入前房，堵塞进液管内口。可以将进液管拉出，清理后再重新插入，但是必须注意不可让房水过多地流出，以免造成眼压低、前房浅，导致再次插入的困难。

4）前房消失：注射针头穿刺时动作太慢，或进液管插入时不顺利，造成房水流出过多，导致前房消失。在做进液管穿刺口之前，先在角膜缘内 1 mm 处做前房穿刺口备用，一旦发生前房消失，可从角膜穿刺口注入生理盐水、消毒空气或粘弹剂。

5）人工晶体偏位：在人工晶体固定部位，有成形的玻璃体阻挡，使得晶体位置向一侧偏斜。如果拉紧固定人工晶体缝线时发现有位置偏离现象，必须立刻对偏离对侧的玻璃体做适当地处理。

（2）术后早期并发症（术后 1 个月之内）

1）低眼压或浅前房：插入口偏大时，房水从进液管旁流出；应用非限制性眼内引流装置，在早期硅胶盘周围尚未形成组织包裹，造成引流功能过强引起浅前房、低眼压、脉络膜脱离，严重者发生角膜内皮损伤或暴发性脉络膜上腔出血等。所以，在选择眼内引流装置时应该考虑选择限制性眼内引流装置，如：目前最常用的青光眼引流阀（AGV）或 Molteno 引流装置等。这些引流装置可以限制房水的外流量，只要手术轻柔，技巧正确，不仅可以将眼压控制在正常水平，前房稳定，而且，手术后前房无任何异常。再者，手术结束时要注意眼压高低、前房深度、青光眼阀的位置及瞳孔的大小，必要时做适当地调整。

2）进液管口堵塞：堵塞物可由凝血块、前房渗出物、晶状体碎屑及玻璃体等，部分病人几天后自行吸收，若因此而引起眼压升高，可以应用 YAG 激光将进液管口堵塞物质击散或击开，使其远离管口。若无效或眼压不能控制，必要时可以马上采取玻璃体切除手术，将进液管内口旁的堵塞物质或玻璃体切除干净。

3）人工晶体偏位或脱落：手术中对玻璃体处理的不够彻底；人工晶体缝合不牢固，或在巩膜外结扎缝线时，缝合针碰伤从眼内穿出的缝线，此种情况在手术结束时看不出晶体脱落，一旦手术后眼球活动较多时，便很快引起一侧的脱落。对此种情况在手术时，千万不可存有侥幸心理，宁可稍微延长一点手术时间，也要必须重新缝合碰断的这一针，否则避免不了二次手术再修补。

有 2 例患者为手术中不甚，将固定晶体襻的缝线碰断，因当时晶体位置无改变，抱有侥幸心理，故术中未做处理。术后均发生晶体一侧襻掉入玻璃体中，而又手术再次复位。

4）炎症：眼内情况复杂，手术操作及对组织骚扰较多，特别是对虹膜组织操作过多，术后反应大。手术后可以应用皮质类固醇激素。

5）进液管退缩到房角或进入前房过多：其主要原因是由于硅胶盘位置偏赤道后，当术后眼球活动较多，其容易滑向眼球后方，造成进液管退缩到房角，严重者，完全退出前房，裂隙灯检查看不到进液管的内口；或者对近赤道部的筋膜组织分离不充分，使得硅胶盘不能顺畅地放置于眼球赤道部，即使术中勉强固定，当术后眼球活动较多时，便可引起进液管的前移。

6）高眼压：多由于进液管内口堵塞。如：前房有形物质、玻璃体组织等。如果看到玻璃体组织，应该立刻做前玻璃体切除术，特别将进液管内口堵塞的玻璃体切干净。

7）暴发性脉络膜上腔出血：一般多发生于手术前眼压持续高并难以用药物控制者；因眼外伤曾多次手术者；手术后眼压过低，同时伴有剧烈咳嗽或动作过猛者等。预防的方法，在手术结束时调整眼压至 15 mmHg 左右；术后充分告知患者注意事项等。若发生出血，不要惊慌，进行双眼包扎，嘱卧床休息，减少活动，给予对症的相关治疗，并全身应用止血剂、高渗剂降低眼压，以促进出血尽快吸收。部分患者以上治疗效果显著，并且可以完全恢复原有视力。对药物治疗无效者，可以考虑手术脉络膜上腔放血或同时做玻璃体切除等。

（3）术后晚期并发症（术后3个月以上）

1）眼压升高：硅胶盘周围过度地纤维化而形成的纤维包囊，导致房水引流受阻，手术失败。这一点与小梁切除手术失败原因类似，可能它们存在类似的病理解剖基础。近年来，由于在青光眼阀植入术中联合应用丝裂霉素C，使得滤过区域成纤维细胞的增殖大大地受到抑制，但是有报道其发生率仍为6.1%～7.3%，尤其多见于比较年轻的患者以及有过多次手术史的患者。推测可能是年轻患者的过度的纤维化和过去的手术刺激反应增加了瘢痕的形成。一般多发生在术后半以后，眼压逐渐升高，包裹的盘部呈一较大的泡样改变。治疗的方法为：打开结膜，切除硅胶盘表面的纤维包囊，减轻房水排出阻力。有时需要反复地进行多次切除机化包裹的手术。仍不见效，可以应用二极管睫状体光凝补充（击射1/4～1/2象限）。

2）角膜失代偿：由于穿刺针进入眼内通道的方向偏上，造成进液管向上翘，内口的尖端与角膜内皮相贴；再者，进液管在前房的位置偏前，整个进液管均与角膜内皮相贴。对角膜仅有一点点的相贴，若不及时纠正，就会造成不可挽回的后果，角膜失代偿，视力明显下降或丧失。尽快手术调整进液管位置。

3）青光眼阀移位：缝线松或脱落；眼压较低时，青光眼阀可以向前移位，同时进液管也前移。可以尽快手术调整。

4）青光眼阀暴露：可能与排斥反应有关系。我们有一个病人，双眼的青光眼阀均暴露至角膜部，不得已将其全部取出。也有患者结膜较薄，久之，进液管或盘部暴露于外，若不及时修补，可能导致眼内感染。可以采用异体巩膜修补。

5）人工晶体再脱位：有一例患者术后半年，一侧晶体袢掉入玻璃体中，经手术再次缝合，恢复正常。

6）眼内炎：我们有一位患儿5岁，术后近半年，因急性结膜炎揉眼后，引起结膜破裂，造成细菌进入眼内，导致眼球萎缩。对年龄较小或年轻人，可以在青光眼阀的表面，覆盖板层异体巩膜，以减少其相互摩擦所造成的损伤。

7）复视：硅胶盘位置不合适，压迫了眼外肌；或较大的滤过泡对附近肌肉的影响；术后瘢痕对眼外肌的影响。在手术时操作温柔，尽量减少对周围组织的损伤。

8）视网膜脱离：视网膜脱离是眼内引流植入手术后十分少见而严重的并发症之一。常由于严重的渗出性或出血性脉络膜脱离所致，也可由于玻璃体疝入导管后牵引视网膜或术中粗心造成巩膜穿孔而引起。在某些病例中，由于视网膜附近的玻璃体的炎症反应和纤维化所引起。

①手术应该注意的问题：此类患者，均为眼部情况复杂，手术中可能出现的意外情况也很多，所以，做此手术时，保证眼内压的稳定非常重要，必须先做好灌注头的固定，以减少术中因眼压过低，而对术者造成的紧张心理，另外，可以从容地处理任何情况所导致的并发症，不会使之措手不及。由于目前有过氟化碳液的应用，使得晶状体全脱位手术变的安全、

方便。但是手术中对玻璃体切除必须彻底，否则过氟化碳液不易取干净，日后眼压仍不易控制；在做人工晶体睫状沟固定缝合时，应将前部玻璃体及缝合部位的玻璃体切除干净，以免术后人工晶体偏位或日后视网膜脱离；在进液管插入眼内时，必须注意与角膜及虹膜的关系，尽可能将进液管靠近虹膜侧，以避免损伤角膜，而引起角膜失代偿。

②对手术的临床评估：晶状体脱位后所引起的最严重并发症之一就是继发性青光眼。此病一次性正确地治疗难点在于，眼部情况复杂及手术医师技巧全面性欠缺。由于每位患者的病情各自不一，其所造成的损伤程度也不尽相同，所以，在手术方案制定时，往往取决于术者对病情及手术预后的判断、丰富的临床经验和自己娴熟手术技巧的全面程度。手术的设计，不能勉强一次到位，必须根据自己的经验及手术技巧，有时可以先将脱位的晶状体摘除，同时联合抗青光眼手术，以后再根据情况行人工晶体二次植入。同时做抗青光眼手术，青光眼的术式选择也是很重要的。在临床可以见到一些因为青光眼术式选择错误，而造成病人又多次手术。如：选择小梁切除术或者眼内睫状体剥离，眼压失控较多，后又再做青光眼阀植入手术或二极管睫状体光凝术。但是，有些病人在摘晶状体时便同时做了玻璃体切除者，对结膜组织损伤较多，对以后再次青光眼手术部位的选择及操作均造成很大的困难。

一个完美的手术，技巧只占 40%，其余 60% 是决策。什么是决策呢？决策就是正确的选择手术适应证，并能对术式做最合理的设计，甚至对手术的入路、切口方法、对可能出现的问题，加以深思考虑，制定出严密的防范措施。只有这样，手术技巧才会发挥作用。目前，由于手术设备比较完善，所以，手术术式的选择有了更广阔的前景，让我们将自己的思维、判断、设计及手术技巧浑为一体，不断创新，为提高难治性青光眼的治疗水准而不断努力。

（张舒心 王 涛 王 华 孙 霞）

参考文献

1 陈 虹，张舒心．Ahmed 阀门植入与人工晶体缝线固定术等联合治疗单眼无晶体青光眼．中国实用眼科杂志，2002；20(3)：200-202

2 王宁利，高汝龙，唐仕波，等．三种途径植入房水引流物治疗难治性青光眼的疗效观察．中华眼科杂志，2001；37：409-413

3 张舒心，孙 丽，陈 虹，等．联合玻璃体切除术在治疗难治性青光眼的临床研究与探讨．眼科，2001；10(2)：71-75

4 张舒心，刘 磊，张淑芳．经瞳孔睫状突光凝术治疗难治性青光眼．眼科，1993；2(4)：206-209

5 Hollander DA, Lin SC. Delayed therapeutic success with endoscopic cyclophotocoagulation in treating refractory post-penetrating keratoplasty glaucoma. Br J Ophthalmol, 2003 Jun; 87(6): 792-793

6 Hamard P, Loison-Dayma K, Kopel J, et al. Molteno implant and refractory glaucoma. Evaluation of postoperative IOP control and complications with a modifie surgical procedure. J Fr Ophthalmol, 2003 Jan; 26(1): 15-23

7 Autrata R, Rehurek J. Long-term results of transscleral cyclophotocoagulation in refractory pediatric glaucoma patients. Opthtalmologica, 2003 Nov-Dec;217(6):393–400

8 Ravinet E, Mermoud A. Deep sclerectomy in refractory congenital glaucoma. Ophthalmology, 2003 Sep;110(9):1859–1860

9 Ozdamar A, Aras C, Karacorlu M. Suprachoroidal seton implantation in refractory glaucoma: a novel surgical technique. J Glaucoma, 2003 Aug; 12(4):354–359

10 Lin S. Endoscopic cyclophotocoagulation. Br J Ophthalmol, 2002 Dec;86(12):1434–1438

11 Budenz DL, Scott IU, Nguyen QH,et al. Combined Baerveldt glaucoma drainage implant and trabeculectomy with mitomycin C for refractory glaucoma. J Glaucoma, 2002 Oct; 11(5):439–445

12 Sanchez-Galeana CA, Zadok D, Montes M, et al. Refractory intraocular pressure increase after phakic posterior chamber intraocular lens implantation. Am J Ophthalmol, 2002 Jul;134(1):121–123

13 Tang G, Meng F, Sun X, Lu T. Glaucoma valve devices for refractory glaucoma following vitrectomy. Chung Hua Yen Ko Tsa Chih, 2002 Feb;38(2):90–93

14 Yang X, Zheng X, Pan X, et al. The Ahmed glaucoma valve implantation for refractory glaucoma. Yan Ke Xue Bao, 2000 Dec;16(4):259–261

第四章 Chapter 4

葡萄膜病

第一节 Vogt-小柳原田病

Vogt-Koyanagi-Harada 病（Vogt-小柳原田病）是一种伴有神经系统异常、听觉功能障碍、皮肤和毛发改变等全身性异常的葡萄膜炎症性疾病。此种疾病在文献中尚有葡萄膜大脑炎、特发性葡萄膜大脑炎、Vogt-小柳原田综合征等多种名称。

此种疾病曾被认为包括三种类型，即小柳病、原田病和 Vogt-小柳原田病。小柳病指眼前段炎症（虹膜睫状体炎），原田病指眼后段炎症（后葡萄膜炎），小柳原田病指眼前、后段均受累。实际上，原田病是此病的最初表现，在未得到有效治疗时即蔓延至眼前段，由此可见，原田病和小柳病只不过是一种疾病不同时期的表现，因此不宜作为独立性疾病，而应统一使用 Vogt-小柳原田病这一名称。

此病在世界各地均有发生，但在色素较多的人种，特别是在中国人和日本人中易于发生。据报道，在日本此病的年发病率为 6.5/100 万，患病率为 15.5/100 万，我国目前尚无此病的流行病学资料。据我们对 1 752 例患者的资料分析发现，Vogt-小柳原田病在能够确定病因和类型的患者中占第二位，患者有 278 例，占患者总数的 15.9%，虽然此百分比可能高于实际百分比（因为在我们治疗的患者中，Vogt-小柳原田病之类难治性类型相对较多），但该资料也从一个侧面显示 Vogt-小柳原田病是我国常见的一种葡萄膜炎类型。在欧洲和美国的多数报道中，Vogt-小柳原田病在全葡萄膜炎中的比例为 0 ～ 13%，在整个葡萄膜炎中所占比例更低。

Vogt-小柳原田病可发生于任何年龄，但多发于 20 ～ 50 岁，据我们最近对 410 例患者的统计，最小发病年龄为 9 岁，最大为 70 岁，20 ～ 50 岁者 232 例，占 56.6%，发病无性别差异，但也有报道女多于男或男多于女。

一、病因和发病机制

有关此病的发病机制，目前尚不完全清楚，一般认为它是一种自身免疫性疾病，但有关此病的始动因素目前人们了解甚少。与此病有关的抗原有黑色素相关抗原、视网膜 S 抗原、光感受器间维生素 A 类结合蛋白（interphotoreceptor retinoid-binding protein，IRBP）等。与此病可能有关的感染因素有细菌感染、真菌感染和病毒感染，但在发病后眼组织中未发现有病原体。免疫遗传背景研究发现，此病与 HLA-DR4、DRw53 密切相关，亚型分析发现，与 DQA1*0301、DR4*0101、DRB1*0405 和 DQB1*0401 等相关。

二、临床表现

Vogt-小柳原田病的临床表现在疾病不同时期有很大不同，因此 Moorthy 等将其分为 4 个时期，即前驱期、葡萄膜炎期、慢性期（恢复期）和复发期（表 4-1-1）。最近对我国 400

余例 Vogt- 小柳原田病患者的临床资料进行分析，发现患者有独特的临床特征和进展规律，根据这些特点将此病归纳为以下 4 期，即前驱期、后葡萄膜炎期、前葡萄膜受累期和前葡萄膜炎反复发作期（表 4-1-2），我们的分期与 Moorthy 等的分期有相似之处，但也有明显不同之处，如两种分期的前驱期完全一致，但我们的分期更着重于炎症部位和性质的进展，更能反映出疾病的进展规律。下面将详细描述各个时期的临床表现。

表 4-1-1 Vogt- 小柳原田病的分期及其特点（Moorthy 等）

分期	特点
前驱期	持续 3 ~ 5 天，头痛、发热、头皮及皮肤过敏、耳鸣、听力下降、假性脑膜炎等表现
葡萄膜炎期	持续数周，肉芽肿性前葡萄膜炎、后葡萄膜炎、渗出性视网膜脱离
慢性期（恢复期）	持续 3 个月至数年，晚霞状眼底、Dalen-Fuchs 结节及其萎缩灶、Sugiura 征和白癜风
复发期	持续 3 个月至数年，轻度的全葡萄膜炎、肉芽肿性前葡萄膜炎的急性发作、视网膜色素紊乱，并出现多种并发症

表 4-1-2 Vogt- 小柳原田病的分期及其临床特点（杨培增）

临床分期	临床特点
前驱期	葡萄膜炎发病前 1 ~ 2 周内，常有头痛、耳鸣、听力下降、头皮接触感觉异常、颈项疼痛或强直等表现，可有眼痛、畏光、流泪等表现
后葡萄膜炎期	通常在葡萄膜炎发生后 14 天内，出现弥漫性脉络膜炎、脉络膜视网膜炎、视乳头炎及附近视网膜水肿、黄斑渗出或水肿，易于发生多发性神经上皮浅脱离，不少患者可发生临床可见的渗出性视网膜脱离，仍可有前驱期的一些表现，并可出现脱发等改变
前葡萄膜受累期	葡萄膜炎发生后约 15 ~ 60 天，仍可有弥漫性脉络膜炎、脉络膜视网膜炎、神经视网膜炎、渗出性视网膜脱离，开始出现非肉芽肿性前葡萄膜炎的表现，出现尘状 KP、轻度前房闪辉和少量至中等量的前房细胞，可有脱发、毛发变白、耳鸣、听力下降等全身改变
前葡萄膜炎反复发作期	在葡萄膜炎发生 2 个月后，肉芽肿性前葡萄膜炎反复发作，出现晚霞状眼底改变、Dalen-Fuchs 结节，易发生虹膜后粘连、并发性白内障和继发性青光眼等并发症，可出现头发、眉毛、睫毛变白、白癜风等全身改变

（一）前驱期

前驱期大致指葡萄膜炎发生前的 1 ~ 2 周内，此期患者可出现头痛、头晕、发热、乏力、颈项强直、头皮过敏（即触摸头发或头皮感到疼痛或出现不适）、眼痛、眼眶疼痛、畏光、流泪、耳鸣、听力下降等表现。上述表现中，最常见的为头痛、耳鸣、听力下降和头皮过敏。值得提出的是上述表现并非均出现，也并非同时出现，少数患者可无任何眼外表现。此外，有些表现也可出现于葡萄膜炎发生之后。

（二）后葡萄膜炎期

葡萄膜炎发生后的2周内，主要表现为后葡萄膜炎。患者往往表现为双眼视力突然下降，并且多数为严重的视力下降，视力可降为光感，甚至无光感。炎症主要发生于脉络膜和视网膜色素上皮水平，表现为双侧弥漫性脉络膜炎、脉络膜视网膜炎、视乳头炎、视乳头旁视网膜炎、神经视网膜炎，一些患者出现渗出性视网膜脱离，荧光素眼底血管造影和光学相干断层扫描技术检查发现在绝大多数患者有神经上皮脱离。

此期还可出现眼红、眼痛、眼眶疼痛等表现，但一般无明显前房炎症反应。此期患者可出现头痛、耳鸣、听力下降、头皮过敏现象等，少数患者可有脱发。

（三）前葡萄膜受累期

葡萄膜炎发生后2周至2个月内，患者通常仍有上述明显的眼底改变，不少患者出现渗出性视网膜脱离，但此期的一个突出表现是前葡萄膜受累，出现尘状KP，轻度至中等度前房闪辉和一定数量的前房细胞（通常为+～+++），此期一般不出现虹膜后粘连，也不出现虹膜结节，临床上表现为非肉芽肿性前葡萄膜炎。

此期患者仍可有头痛、耳鸣、听力下降等眼外表现，并且部分患者出现脱发、毛发变白等改变。

（四）前葡萄膜炎反复发作期

在葡萄膜炎发生2个月后，在治疗不及时、治疗方法不正确或不规范时，患者即可表现为反复发作的肉芽肿性前葡萄膜炎。此期典型地表现为：

（1）前葡萄膜炎反复发作或持续存在；

（2）前葡萄膜炎在临床上表现为肉芽肿性炎症，出现羊脂状KP，前房闪辉较为明显，前房细胞数量相对较少，虹膜可有肿胀、Koeppe结节（呈胶冻状）和／或Bussaca结节；

（3）易发生并发症，如虹膜后粘连、继发性青光眼、并发性白内障，少数患者可出现虹膜前粘连，角膜带状变性、视网膜下新生血管等；

（4）眼后段炎症逐渐消退，少数患者可有眼后段轻度至中度的活动性炎症，绝大多数患者出现晚霞状眼底改变，并出现Dalen-Fuchs结节，病变静止时，结节显得皱缩，外围以色素沉着，一些患者在视乳头周围出现视网膜脉络膜萎缩斑，可透见巩膜组织。

此期的眼外表现有毛发变白、脱发、白癜风，少数患者仍可有耳鸣、听力下降等表现。

值得说明的是，上述疾病分期反映该病大致的进展过程，而不是在某一天一定要进入某一期，此外积极正确的治疗可使疾病不再向前发展，如在后葡萄膜炎期，若给予有效治疗则可能不出现前葡萄膜受累期和前葡萄膜炎反复发作期。

三、实验室检查和辅助检查

（一）腰椎穿刺

在此病早期，由于炎症累及脑组织，可以引起脑脊液改变，表现为脑脊液淋巴细胞增多，但此种改变多于发病 8 周后恢复正常，因此此项检查在发病早期（发病后 8 周内）对诊断有重要帮助。值得说明的是，患者通常有典型的眼部及眼外表现，一般易于做出正确诊断，在临床工作中此种检查的作用通常有限。

（二）荧光素眼底血管造影

1．后葡萄膜炎期和前葡萄膜受累期的改变

此两期的荧光素眼底血管造影改变大致相同，主要表现为造影早期视网膜色素上皮水平的多发性点状强荧光，以后这些荧光点逐渐扩大，后期形成湖状荧光素集聚，大致可勾画出多灶性视网膜神经上皮脱离的轮廓。

2．前葡萄膜炎反复发作期

此期脉络膜视网膜色素上皮的炎症通常静止或处于低活动状态，荧光素眼底血管造影改变主要表现为弥漫性视网膜色素上皮损害、窗样缺损和色素增殖所致的遮蔽荧光。

（三）吲哚菁绿眼底血管造影

在后葡萄膜炎期和前葡萄膜受累期，吲哚菁绿眼底血管造影检查可发现以下改变：①弱荧光黑斑；②局灶性强荧光；③脉络膜血管节段性扩张、血管壁染色及渗漏；④视盘染色。

在前葡萄膜炎反复发作期，吲哚菁绿眼底血管造影检查的改变通常没有后葡萄膜炎期典型，一些患者可出现弱荧光斑、局灶性强荧光和脉络膜血管节段性扩张等改变。

（四）超声波检查

超声波检查可发现以下改变：①弥漫性后极部脉络膜低度至中度反射性增厚；②渗出性视网膜脱离局限于后极部或下方；③一定程度的玻璃体混浊，不伴有玻璃体的后脱离；④后部巩膜或表层巩膜增厚。

（五）超声生物显微镜检查

超声生物显微镜是用于评价眼前段组织结构和疾病的一种超声检查方法。它的问世使以往难以观察到的睫状体、睫状体周围组织、后房等改变得到正确评价。Vogt-小柳原田病患者进行此项检查可发现以下多种改变：①睫状体水肿及附近渗出；②后房渗出；③睫状体脱离；④房角关闭；⑤虹膜大的 Bussaca 结节；⑥虹膜膨隆；⑦睫状体萎缩。

四、诊断及诊断标准

Vogt-小柳原田病的诊断主要依据：无眼球穿通伤或内眼手术史，早期出现典型的双侧脉络膜炎、脉络膜视网膜炎，后期出现反复发作的肉芽肿性葡萄膜炎、晚霞状眼底改变、Dalen-Fuchs结节，患者可出现头痛、皮肤、毛发改变、耳鸣、听力异常等症状或体征。荧光素眼底血管造影检查等对诊断有一定帮助。

为了统一诊断标准，便于交流和协作，1978年美国葡萄膜炎研究学会制定了Vogt-小柳原田病的诊断标准（表4-1-3）。

表4-1-3 Vogt-小柳原田病诊断标准（美国葡萄膜炎研究学会，1978）

1．患者无眼球穿通伤或内眼手术史
2．下面4个体征中至少有3个
（1）双侧慢性虹膜睫状体炎
（2）后葡萄膜炎，包括渗出性视网膜脱离、视乳头充血或水肿、晚霞状眼底改变
（3）神经系统的一些表现：耳鸣、颈项强直、颅神经或中枢神经异常，脑脊液淋巴细胞增多
（4）皮肤改变：白癜风、脱发、毛发变白等

后来人们发现该标准不适宜早期患者，1999年在美国洛杉矶召开的第一届国际Vogt-小柳原田病会议上专门对此标准进行了讨论，作者有幸参加了这次会议，会议上草拟了一个诊断标准，并在2001年美国眼科杂志（Am J Ophthalmol）上公布了此标准。该标准较好地反映了此病各阶段的临床特点（表4-1-4），但此标准非常繁杂，难以掌握，最近我们根据我国400多例患者的临床资料，制定出符合我国患者的诊断标准（表4-1-5）。

表4-1-4 Vogt-小柳原田病诊断标准（1999年洛杉矶修订标准）

完全型Vogt-小柳原田病（应具有以下5种表现）
1．初次发生葡萄膜炎之前无眼球穿通伤及内眼手术史
2．无提示其他眼病的临床或实验室检查依据
3．双眼受累（根据患者就诊时所处疾病阶段应符合a或b）
a．早期表现
（1）必须具有弥漫性脉络膜炎的改变（具有或不具有前葡萄膜炎、玻璃体炎症反应或视乳头充血），表现为下列情况之一者
①病灶区出现视网膜下积液
②大泡状渗出性视网膜脱离
（2）如眼底表现不明确，应具有下列改变
①荧光素眼底血管造影显示，病灶区脉络膜充盈延迟，多个病灶区域的点状荧光素渗漏，大片状强荧光区，视网膜下荧光素积存和视乳头染色
②弥漫性脉络膜增厚，超声波检查无后极部巩膜炎表现
b．晚期表现

（续　表）

（1）病史提示原有 3a 中的表现，或有下面（2）或（3）的改变，或有（3）中的多项改变
（2）脱色素（具有以下一项即可）
①晚霞状眼底改变
② Sugiura 征
（3）其他眼部改变
①钱币状脉络膜视网膜色素脱失性瘢痕
②视网膜色素上皮细胞聚集成团块和／或移行
③复发性或慢性前葡萄膜炎
4．神经系统或听觉系统改变（检查时可能已不存在）
a．假性脑膜炎（不适、发热、头痛、恶心、腹痛、颈项强直；但仅有头痛不足以确定假性脑膜炎）
b．耳鸣
c．脑脊液淋巴细胞增多
5．皮肤表现
a．脱发
b．白发
c．白癜风
不完全型 Vogt- 小柳原田病（必须具有标准 1 ～ 3 和 4 或 5 的表现）
1．初次发生葡萄膜炎之前无眼球穿通伤或内眼手术史
2．无提示其他眼病的临床或实验室依据
3．双眼受累
4．神经系统或听觉系统异常：与上述的完全型 Vogt- 小柳原田病的表现相同
5．皮肤表现：与上述完全型 Vogt- 小柳原田病的表现相同
拟 Vogt- 小柳原田病
1．初次发生葡萄膜炎之前无眼球穿通伤或内眼手术史
2．无提示其他眼病的临床或实验室依据
3．双眼受累：与上述完全型 Vogt- 小柳原田病眼部病变相同

表 4-1-5　Vogt- 小柳原田病诊断标准（杨培增，2006）

临床描述
1．无眼外伤或内眼手术史
2．眼外表现（可是 1 种或多种）：头痛、耳鸣、听觉异常、脱发、白发、头皮过敏现象、白癜风等
3．（1）初发者
a．双眼弥漫性脉络膜炎、视乳头水肿、浆液性网脱
b．多灶性高荧光和视网膜下液积存
（2）复发者
a．反复发作的肉芽肿性前葡萄膜炎
b．晚霞状眼底
c．Dalen-Fuchs 结节
d．荧光素眼底血管造影呈窗样缺损或虫蚀样改变
判断　1 ＋ 2 ＋ 3（1）可以确定诊断
1 ＋ 3（2）也可以确定诊断
1 ＋ 3（1）基本可以确定诊断

五、鉴别诊断

Vogt-小柳原田病一般不难诊断，但在临床表现不够典型或用药物治疗改变其临床病程和特点时，应与其他类型的葡萄膜炎如交感性眼炎、类肉瘤病性葡萄膜炎、急性后极部多灶性鳞状色素上皮病变等相鉴别。

（一）交感性眼炎

交感性眼炎与Vogt-小柳原田病在临床上及组织学上有很大相似性，对鉴别有重要帮助的是前者有眼球穿通伤史或内眼手术史，而后者无这两种病史。交感性眼炎可以表现为肉芽肿性前葡萄膜炎、后葡萄膜炎或全葡萄膜炎，而Vogt-小柳原田病患者有典型的病程进展规律，即炎症从后极部向前蔓延，炎症从非肉芽肿性转变为肉芽肿性；再者交感性眼炎虽然可引起一些眼外表现，如耳鸣、脱发、毛发变白、白癜风等，但这些改变发生率相当低，且没有Vogt-小柳原田病患者的表现明显，根据这些表现一般不难将二者区别开来。

（二）类肉瘤病性葡萄膜炎

类肉瘤病（又被称为结节病）多发生于美国黑人，在我国是一种较为少见的疾病，此种疾病可累及多个系统、多个器官，如呼吸系统、淋巴结、皮肤、骨关节、神经系统和眼。肺部和胸部病变主要表现为肺门淋巴结肿大、肺部病变和纵隔淋巴结肿大，淋巴结改变表现为周围淋巴结无痛性肿大，皮肤病变有结节性红斑、冻疮样狼疮、斑丘疹和肉芽肿性结节，骨关节病变表现为骨关节炎、慢性非肉芽肿性滑膜炎或滑膜肉芽肿，神经系统受累可表现为肉芽肿性软脑膜炎、脑实质肉芽肿引起的癫痫、视神经炎等，眼部病变可表现为眼睑皮肤结节、泪腺肿大、结膜结节、干燥性角膜结膜炎和葡萄膜炎。葡萄膜炎是类肉瘤病在眼部的常见病变之一，可以表现为前葡萄膜炎、中间葡萄膜炎、后葡萄膜炎和全葡萄膜炎，炎症多呈肉芽肿性，易出现虹膜Bussaca结节、Koeppe结节和虹膜肉芽肿，眼底改变主要为视网膜静脉周围炎，特别是出现血管壁周围蜡烛泪样改变，也可出现出血、静脉闭塞和脉络膜的肉芽肿性结节。类肉瘤病所引起的葡萄膜炎可为单侧病变或双侧病变，疾病的进展没有规律性，也不易引起视网膜脱离和视网膜色素上皮脱离，不出现白癜风、毛发变白等眼外改变，根据这些，易于将其与Vogt-小柳原田病相鉴别。

（三）急性后极部多灶性鳞状色素上皮病变

此病在早期可表现为弥漫性脉络膜炎、神经视网膜炎和视乳头炎，但在眼底主要出现多发性圆形、扁平的黄白色病变，位于视网膜色素上皮水平，病变于数天或数周后开始消退，一般不出现多灶性神经上皮浅脱离，不会出现像Vogt-小柳原田病那样的Dalen-Fuchs结节、晚霞状眼底改变，也不会出现耳鸣、听力下降、毛发变白、白癜风等全身改变，荧光素眼底血管造影检查发现活动性病变早期弱荧光，晚期可出现强荧光和染色。根据这些病变一般易于将其与 Vogt- 小柳原田病相鉴别。

六、治疗

（一）治疗原则

由于 Vogt- 小柳原田病在临床表现上有特殊性，所以其治疗也与其他类型葡萄膜炎不同。根据此类疾病的特点，笔者提出以下治疗原则：

（1）初发患者应给予足够剂量（指每日剂量应足够，总的剂量也应足够）糖皮质激素治疗；

（2）复发患者应给予糖皮质激素以外的免疫抑制剂治疗或联合免疫抑制剂治疗；

（3）个体化原则，患者使用糖皮质激素或其他免疫抑制剂的剂量应视患者体质、年龄、性别、所患基础疾病、对药物副作用的耐受程度以及以往用药情况而定，不应该使用格式化的治疗方案；

（4）“持久战”原则，此病是一种慢性炎症性疾病，需治疗时间很长，过早停药或迅速减药常导致葡萄膜炎的复发；

（5）联合用药原则，主要适用于顽固性 Vogt- 小柳原田病的治疗，往往需联合两种或多种免疫抑制剂治疗。

（二）药物

1. 糖皮质激素

糖皮质激素是治疗初发 Vogt- 小柳原田病的主要药物，对顽固性患者常联合糖皮质激素和其他免疫抑制剂治疗。

糖皮质激素的初始剂量约为 1 ~ 1.2 mg/(kg · d)，治疗约 1 ~ 2 周后根据炎症控制情况逐渐减少剂量，剂量较大时可每 1 ~ 2 周减 2.5 ~ 5 mg，维持剂量通常为 15 ~ 20 mg/d，待炎症完全控制后尚应逐渐减少剂量，直至停药。

2. 苯丁酸氮芥

苯丁酸氮芥是治疗顽固性 Vogt- 小柳原田病的一种常用药物，初始剂量为 0.05 ~ 0.1 mg/(kg · d)，待炎症控制后逐渐减小剂量，此种药物长期应用可引起不育，还可引起白细胞减少、肝肾功能异常，在少数患者可引起胃肠道反应和皮肤过敏等副作用。

3. 环磷酰胺

环磷酰胺是治疗复发性和顽固性 Vogt- 小柳原田病的一种常用而有效的药物，初始治疗剂量为 2 mg/(kg · d)，待炎症减轻后应注意及时调整剂量。此药比苯丁酸氮芥的副作用大，特别是可引起出血性膀胱炎，对肝肾的损害也较大，还可引起与苯丁酸氮芥相似的其他副作用，所以在治疗过程中应注意监测药物的副作用，特别是要注意定期进行肝肾功能和血常规检查，发现问题时应减量，严重时则应停药。

4. 环孢素

环孢素是治疗顽固性 Vogt- 小柳原田病的常用药物之一。通常所用初始剂量为 3 ~

5 mg/(kg · d)，维持剂量为 2 mg/(kg · d)，剂量应随炎症情况和副作用的出现而及时调整，此药与苯丁酸氮芥和环磷酰胺相比一个最大优点是它对患者生育一般无明显影响（但在用药过程中应尽量避孕），但它可引起肾毒性、肝毒性、神经毒性和心血管毒性等副作用，长期大剂量使用可导致不可逆的肾功能衰竭，对于年老患者或有顽固性高血压患者应慎用，在应用过程中应定期测量血压，此药还可引起多种神经系统改变，如手颤、可逆性肌病，在个别患者尚可诱发精神分裂症，所以对有精神病病史或家族史者尽量避免使用此药。除上述副作用外尚可引起贫血、多毛、牙龈增生等副作用，此药具有较强的免疫抑制作用，长期使用可引起病毒感染或真菌感染。

5．中药

根据中医理论，Vogt-小柳原田病可分为 6 型，即外感风热型、肝火上炎型、肝胆湿热型、脾虚湿泛型、痰气郁结型和阴虚火旺型。

应根据中医辨证给予中药治疗，值得说明的是，同一患者在炎症的不同阶段可能属于不同证型，治疗时应辨证施治，应避免用一种方剂治疗所有患者或一种方剂治疗患者始终的格式化治疗方法。

七、预后

Vogt-小柳原田病是一种比较顽固的葡萄膜炎类型，其预后主要取决于治疗方法是否及时、方案是否正确，一般而言，早期、正确、规范的治疗往往可使患者获得较好的视力预后，如果治疗不及时或治疗断断续续则易导致葡萄膜炎反复发作，特别是可因继发性青光眼、并发性白内障、视网膜下新生血管而影响视力，甚至导致不可逆的视力丧失。

（杨培增）

参考文献

1 Bykhovskaya I，Thorne JE，Kempen JH，et al. Vogt-Koyanagi-Harada disease：clinical outcomes. Am J Ophthalmol，2005；140：674－678

2 Kitamura M，Takami K，Kitachi N，Namba K，Kitamei H，Kotake S，Ohno S. Comparative study of two set of criteria for the diagnosis of Vogt-Koyanagi-Harada's disease. Am J Ophthalmol，2005；139：1080－1085

3 Kouda N，Sasaki H，Harada S，et al. Early manifestation of vogt-koyanagi-harada disease as unilateral posterior scleritis. Jpn J Ophthalmol，2002；46：590－593

4 Parc C，Guenoun JM，Dhote R，et al. Optical coherence tomography in the acute and chronic phase of Vogt-Koyanagi-Harada disease. Ocular Immunol Inflam，2005；13：225－227

5 Read RW，Rechodouni A，Butani N，et al. Complications and prognostic factors in Vogt-Koyanagi-Harada disease. Am J Ophthalmol，2001；131：599－606

6 The standardization of uveitis nomenclature (SUN) working group. Standardization of uveitis nomenclature for reporting clinical data. Results of the first international workshop. Am J Ophthalmol，2005；140:509–516
7 Yamaki K，Hara K，Sakuragi S. Application of revised diagnostic criteria for Vogt-Koyanagi-Harada disease in Japanese patients. Jpn J Ophthalmol，2005;49:143–148
8 Yang P，Chen L，Zhou H，et al. Resistance of lymphocytes to Fas-mediated apoptosis in Behcet's disease and Vogt-Koyangi-Harada syndrome. Ocul Immunol Inflamm，2002;10:47–52
9 Yang P，Zhang Z，Zhou H，et al. Clinical patterns and characteristics of uveitis in a tertiary center for uveitis in China. Curr Eye Res，2005;30:943–948
10 杨培增，张 震，王 红，等. 葡萄膜炎的临床类型及病因探讨. 中华眼底病杂志，2002；18:253–255
11 张美芬，刘 勤，闵寒毅，等. Vogt-Koyanagi-Harada 综合征的治疗与预后. 中华眼科杂志，2002；38:200–203

第二节 交感性眼炎

交感性眼炎（sympathetic ophthalmia）是发生于单侧眼球穿通伤或内眼手术后的一种双侧肉芽肿性葡萄膜炎，可伴有脱发、毛发变白和白癜风等全身表现。受伤眼被称为诱发眼或刺激眼（exciting eye），另一眼则被称为交感眼（sympathizing eye）。

交感性眼炎可表现为前葡萄膜炎、后葡萄膜炎或全葡萄膜炎，外伤比内眼手术更易诱发此种疾病。据近年的统计，眼球穿通伤后交感性眼炎的发生率为 0.28%～1.9%，内眼术后其发生率为 0.02%。

患者多发生于男性，可能与男性易于受到眼外伤损害有关。

交感性眼炎在葡萄膜炎中所占的比例较低。在最近 20 多年的 22 份关于葡萄膜炎的报道中，9 份报道无交感性眼炎，在其余 13 份报道中交感性眼炎占全葡萄膜炎的 1%～6%，在我们最近报道的 1 752 例葡萄膜炎患者中交感性眼炎有 28 例，占 1.6%，在 727 例全葡萄膜炎患者中占 3.8%。

一、病因和发病机制

一般认为交感性眼炎是由自身免疫应答所引起的疾病，由于其表现与 Vogt - 小柳原田病相近，故被认为二者有内在联系。多种视网膜和葡萄膜抗原与其发生有关，但至于这些抗原是通过何种机制引起交感性眼炎目前尚不完全清楚。

目前已知下列因素与交感性眼炎发生有关：巩膜睫状区和角膜缘外伤、眼内异物存留、伤口有虹膜睫状体组织的嵌顿、伤后未能及时清创缝合、大于 5 mm 的伤口、发生感染的伤口、儿童眼外伤、反复进行的内眼手术等。

二、临床表现

从眼球穿通伤至交感性眼炎发生的时间被称为潜伏期，据报道，潜伏期最短者 5 天，最长者 66 年，多数患者潜伏期在 2 周至 2 个月。

受伤眼出现葡萄膜的炎症反应，通常表现为畏光、流泪、睫状充血、羊脂状 KP、前房闪辉、前房炎症细胞，如果此种炎症较长时间存在或反复发作，则往往预示着交感性眼炎的发生。

交感眼可出现虹膜睫状体炎或全葡萄膜炎的各种表现，不同时期检查可见不同的体征：在疾病早期，其表现更像是非肉芽肿性炎症，如出现睫状充血、尘状 KP、前房闪辉、前房细胞，无虹膜结节，眼底可见弥漫性脉络膜炎、视乳头水肿，而疾病发生一段时间或反复发作时，可看到羊脂状 KP、虹膜 Bussaca 结节或 Koeppe 结节、晚霞状眼底、Dalen-Fuchs 结节等。

患者也可出现类似 Vogt- 小柳原田病的全身表现，如脱发、头发变白、白癜风、耳鸣、听力下降、脑膜刺激症等，但通常这些眼外表现的发生率相当低，且没有 Vogt- 小柳原田病患者那么典型。

并发症的发生主要取决于炎症持续的时间和炎症是否反复发作，长期的炎症和反复发作的炎症易引起并发症，最常见的并发症为并发性白内障，此外尚可引起继发性青光眼、视网膜下新生血管、脉络膜视网膜瘢痕、眼球萎缩等。

三、诊断

交感性眼炎的诊断主要依据以下几个方面：

（1）有眼球穿通伤史或内眼手术史；

（2）双眼出现肉芽肿性葡萄膜炎；

（3）晚霞状眼底和 Dalen-Fuchs 结节；

（4）荧光素眼底血管造影发现早期视网膜色素上皮水平强荧光点状渗漏和后期融合成片状（类湖状）强荧光（疾病早期）或出现弥漫性视网膜色素上皮损害和窗样缺损改变（长期和慢性炎症患者）。

四、鉴别诊断

交感性眼炎由于有明确的眼球穿通伤或内眼手术病史，多数患者表现为双侧肉芽肿性全葡萄膜炎，易于诊断，但在少数患者由于以往眼外伤非常轻微或时间久远，易于被医生和患者所忽略，给诊断和鉴别诊断带来一定困难，因此在诊断和鉴别诊断时应特别注意。

应与此病鉴别的主要有 Vogt－小柳原田病、晶状体诱发的葡萄膜炎、类肉瘤病性葡萄膜炎等。

（一）Vogt-小柳原田病

Vogt-小柳原田病是无眼外伤史或内眼手术史的一种双侧肉芽肿性全葡萄膜炎，在葡萄膜炎发生前通常有典型的前驱症状，如头痛、颈项强直、发热、耳鸣、听力下降等，葡萄膜炎有典型的进展规律，最初均毫无例外地表现为弥漫性脉络膜炎、脉络膜视网膜炎和渗出性视网膜脱离，如疾病得不到有效控制则逐渐累及眼前段，表现为全葡萄膜炎，炎症性质也从早期的非肉芽肿性炎症（仅从临床表现上看）进展为肉芽肿性炎症。患者往往有典型的眼外表现如脱发、毛发变白和白癜风。根据这些改变一般易于将其与交感性眼炎鉴别开来。

（二）晶状体诱发的葡萄膜炎

晶状体诱发的葡萄膜炎是由于晶状体皮质进入房水引起的一种肉芽肿性葡萄膜炎，表现为伤眼或双侧眼的葡萄膜炎，多发生于手术或外伤后 2 周内。随着手术技术的进步和眼外伤后修复伤口和清除晶状体物质的技术进步，此种葡萄膜炎已相当少见。此种炎症主要发生于残存晶状体皮质的周围，一般无眼后段受累，更无脉络膜视网膜炎的改变，用糖皮质激素治疗效果不明显，清除残存的皮质可使炎症迅速消退和预防炎症复发，根据这些特点，一般易于将此病与交感性眼炎区别开来。

（三）类肉瘤病性葡萄膜炎

类肉瘤病在我国是一种少见的疾病，其所引起的葡萄膜炎更为少见，患者往往有多系统多器官受累的病变，如出现肺门淋巴腺病、周围淋巴结肿大、结节性红斑、冻疮样狼疮、关节炎和多种神经系统病变，在眼部主要表现为葡萄膜炎，出现肉芽肿性前葡萄膜炎、后葡萄膜炎或全葡萄膜炎，“蜡烛斑”样改变是典型的眼底改变，也可引起非肉芽肿性炎症。血清血管紧张素转化酶升高，血清及泪液溶菌酶水平升高对诊断有重要帮助，活组织学检查对确定诊断有重要帮助。根据这些特点，易于将其与交感性眼炎区别开来。

五、治疗

交感性眼炎的治疗与 Vogt-小柳原田病相似，对于早期患者可给予强的松口服，初始剂量 1 ~ 1.2 mg/(kg · d)，待炎症减轻后则应逐渐减量，维持量为 15 ~ 20 mg/d，治疗时间通常在 10 个月以上。对于炎症复发者则应联合糖皮质激素和苯丁酸氮芥、环磷酰胺、环孢素治疗或硫唑嘌呤等进行治疗。

苯丁酸氮芥的初始剂量为 0.06 ~ 0.1 mg/(kg · d)，维持剂量为 2 mg/d；环磷酰胺的初始剂量为 2 mg/(kg · d)，维持剂量为 1 mg/kg · d；环孢素初始剂量为 3 ~ 5 mg/(kg · d)，维持剂量为 2 mg/(kg · d)，治疗时间应在 10 个月以上。由于上述免疫抑制剂可引起多种毒副作用，如肝肾功能障碍、骨髓抑制、不育、出血性膀胱炎、高血压、神经系统异常等，所以在治疗过程中应定期进行肝肾功能、血常规等检查，并要注意监测其他毒副作用。

患者如有眼前段炎症，则应给予糖皮质激素滴眼剂、睫状肌麻痹剂和非甾体消炎药滴眼剂治疗，点眼的频度应视炎症控制情况而定，一般而言，在前房细胞消失后，即不应给予糖皮质激素点眼治疗，如有较明显的前房闪辉可给予睫状肌麻痹剂和非甾体消炎药滴眼剂点眼治疗。对于交感性眼炎并发的白内障应在规范治疗使炎症完全静止后（笔者建议至少应在炎症静止 6 个月以上）才进行白内障摘除术，也可考虑行人工晶体植入术。

有关伤眼摘除在预防交感性眼炎的有效性，目前尚有争议，有人认为在眼受伤后两周内（在未引起炎症之前）可能有预防作用，笔者建议对于那些伤后无任何恢复视力希望的患者，可以考虑摘除眼球，对于仍有希望恢复一定视力的患者，一定要尽量进行治疗以保住眼球；对于交感性眼炎已经发生的患者，再摘除伤眼已无预防作用。

六、预后

交感性眼炎的预后取决于治疗开始时间和治疗方法是否正确，一般而言，早期规范的治疗可使炎症完全控制，使交感眼恢复很好的视力，诱发眼视力恢复主要取决于受伤的严重程度和原有的基础眼病，如患者经历了多次视网膜脱离复位手术，即便是炎症得以控制，诱发眼的视力恢复往往不够理想。交感性眼炎反复发作，不规范的治疗以及严重的并发症往往使患者预后较差或极差。

（杨培增）

参考文献

1 Comer M, Taylor C, Chen S, et al. Sympathetic ophthalmia associated with high frequent deafness. Br J Ophthalmol, 2001；85:496

2 El-Asrar AM, Al-Obeidan SA. Sympathetic ophthalmia after complicated cataract surgery and intraocular lens implantation. Eur J Ophthalmol, 2001；11:193-196

3 Gurdal C, Erdener U, Irkec M, et al. Incidence of sympathetic ophthalmia after penetrating eye injury and choice of treatment. Ocul Immunol Inflamm, 2002；10: 223-227

4 Miserocchi E, Baltatzis S, Ekong A, et al. Efficacy and safety of chlorambucil in intractable noninfectious uveitis: the Massachusetts Eye and Ear Infirmary experience. Ophthalmology, 2002；109:137-142

5 Pollack AL, McDonald HR, Ai E, et al. Sympathetic ophthalmia associated with pars plana vitrectomy without antecedent penetrating trauma. Retina, 2001；21:146-154

6 Power WJ. Sympathetic ophthalmia. In: Foster CS, Vitale AT, ed. Diagnosis and Treatment of Uveitis. Philadelphia: W.B. Saunders Company, 2002:742-747

7 Yang PZ, Zhang Z, Zhou HY, et al. Clinical patterns and characteristics of uveitis in a tertiary center for uveitis in China. Curr Eye Res, 2005；30:943-948

8 杨培增，张 震，王 红，等．葡萄膜炎的临床类型及病因探讨．中华眼底病杂志，2002；18:253
9 Subedi S. Sympathetic ophthalmia : a blinding complication of ocular injury. JNMA, 2005; 44:57-59
10 Damico FM, Kiss S, Young LH. Sympathetic ophthalmia. Semin Ophthalmol, 2005; 20:191-197
11 Vote BJ, Hall A, Cairns J, et al. Changing trends in sympathetic ophthalmia. Clin Experiment Ophthalmol, 2004; 32:542-545
12 Chu DS, Foster CS. Sympathetic ophthalmia. Int Ophthalmol Clin, 2002; 42:179-185

第三节 晶状体过敏性眼内炎

晶状体过敏性眼内炎（phacoallergic endophthalmitis）是一种由残留晶状体皮质所引起的葡萄膜炎，此种眼内炎不是一种严格意义上的眼内炎（眼内炎一般指感染因素所引起的眼内炎症）。此病主要表现为眼前段炎症，在组织学上典型地表现为晶状体周围“洋葱状”的细胞浸润，最里层围绕晶状体皮质的是中性粒细胞，最外层为非肉芽肿性炎症和纤维性肉芽肿反应，中间则为肉芽肿性炎症。

晶状体过敏性眼内炎是晶状体相关葡萄膜炎中的一种类型。与晶状体有关的炎症有多种类型，Muller-Hermelink 将其分为 6 种类型：①伴有或不伴有非肉芽肿性前葡萄膜炎的巨噬细胞反应；②晶状体过敏性眼内炎；③晶状体诱导的肉芽肿性炎症；④晶状体溶解性青光眼；⑤感染性晶状体相关葡萄膜炎；⑥残余期及瘢痕形成。而 Cousins 等也将其分为 6 种类型：①经典的晶状体诱导的眼内炎（晶状体过敏性眼内炎）；②晶状体相关炎症的变异，包括肉芽肿性晶状体诱导的葡萄膜炎；③与感染有关的晶状体相关性葡萄膜炎；④非特异浸润和巨噬细胞反应；⑤晶状体溶解性反应；⑥纤维化和非特异性改变。

此病发生于眼球穿通伤损伤晶状体后或白内障术后有晶状体皮质存留的患者。其发生机制尚不完全清楚，一般认为对晶状体抗原的免疫反应是造成此种炎症的重要原因，也有人认为一些细菌感染在此病发生中也起着一定作用，但这些感染的细菌（如痤疮丙酸杆菌）可能通过佐剂效应而促进了此病的发生。

一、临床表现

晶状体过敏性眼内炎可发生于白内障术后或伤及晶状体的眼球穿通伤之后，表现为肉芽肿性炎症，患者有眼红、轻度眼痛、视物模糊和视力下降，检查发现羊脂状 KP，较明显的前房闪辉和前房细胞、虹膜后粘连，可见晶状体皮质残留，少数患者可发生双侧肉芽肿性前葡萄膜炎。

此种葡萄膜炎的一个重要特征是糖皮质激素治疗有一定效果，但只要残存的晶状体皮质不清除，炎症即不会完全消失。

二、诊断

此病的诊断主要基于：①白内障手术史、眼球穿通伤史；②肉芽肿性前葡萄膜炎；③糖皮质激素治疗有效但不能根除炎症；④残存晶状体皮质的取出可使炎症完全消退，组织学检查发现典型的“洋葱状”炎症反应；⑤房水和玻璃体细菌学检查和培养有助于排除感染所引起的眼内炎。

三、鉴别诊断

此病主要与交感性眼炎和一些特发性肉芽肿性前葡萄膜炎相鉴别。

（一）交感性眼炎

交感性眼炎是眼球穿通伤或内眼手术后造成的眼内抗原暴露所致的自身免疫应答引起的自身免疫性疾病，患者通常表现为全葡萄膜炎，用糖皮质激素可使炎症完全消退，易于复发，后期可引起晚霞状眼底、Dalen-Fuchs 结节等典型改变，患者也可出现毛发变白、耳鸣、听力下降、白癜风等全身表现。这些特点有助于二者的鉴别诊断。

（二）特发性肉芽肿性前葡萄膜炎

此种疾病无眼球穿通伤病史和白内障手术史，表现为一种慢性复发性炎症，糖皮质激素和其他免疫抑制剂可完全控制炎症。根据这些特点易于将二者区别开来。

四、治疗

（一）糖皮质激素

糖皮质激素尽管不能根除晶状体过敏性眼内炎，但可使炎症减轻，并且术前应用可以减轻手术所致的炎症反应，因此应使用糖皮质激素点眼剂点眼治疗，所用频度应根据炎症严重程度而定。一般不需要全身使用糖皮质激素。

（二）非甾体消炎药

非甾体消炎药有助于减轻前葡萄膜炎和手术损伤所致的炎症反应，可选用双氯芬酸钠滴眼剂点眼治疗，一日 3 ~ 8 次。一般不需全身应用。

（三）睫状肌麻痹剂

睫状肌麻痹剂有助于解除睫状肌痉挛，预防虹膜后粘连，可根据炎症严重程度选择睫状肌麻痹剂，常用的有1%阿托品眼膏、2%后马托品眼膏和托品卡胺等。

（四）手术治疗

清除残存的晶状体皮质是治愈晶状体过敏性眼内炎的根本方法，一旦确定诊断即应尽早给予手术治疗，以清除残存的晶状体皮质。

（五）抗感染治疗

此种疾病一般不需抗感染治疗，如怀疑有细菌感染或证明有细菌感染时，应联合抗感染药物治疗。

五、预后

此病的预后较好，清除残存皮质后炎症不再复发，患者也多能恢复较好的视力。

（杨培增）

参考文献

1 Abela-Formanek C, Amon M, Schild G, et al. Inflammation after implantation of hydrophilic acrylic, or silicone intraocular lenses in eyes with cataract and uveitis: comparison to a control group. J Cataract Refract Surg, 2002; 28:1153-1159

2 Irvine WD, Flynn HW, Murray TG, et al. Retained lens fragments after phacoemulsification manifesting as marked intraocular inflammation with hypopyon. Am J Ophthalmol, 1992; 114:610-614

3 Jones NP, ed. Uveitis: An Illustrated Manual. Oxford: Butterworth Heinemann, 1998: 355-358

4 Kresloff MS, Castellarin AA, Zarbin MA. Endophthalmitis. Surv Ophthalmol, 1998: 193-224

5 Lai JC, Lobanoff MC, Fukushima A, et al. Uveitis induced by lymphocytes sensitized against a transgenically expressed lens protein. Invest Ophthalmol Vis Sci, 1999; 40:2735-2739

6 Michel SS, Foster CS. Lens-induced uveitis. In: Foster CS, Vitale AT, ed. Diagnosis and Treatment of Uveitis. Philadelphia: W.B. Saunders Company, 2002: 817-821

7 杨培增. 临床葡萄膜炎. 北京: 人民卫生出版社, 2004: 477-485

第四节 Behcet 病

Behcet 病（Behcet's disease）是一种以多系统多器官损害为特征的自身免疫性疾病，基本的病理改变为血管炎，临床上典型地表现为葡萄膜炎、口腔溃疡、多形性皮肤损害、生殖器溃疡，也可出现关节、胃肠道、神经系统等改变。

此病在文献中还被称为 Gilbert-Adamantiades-Behcet 综合征（Gilbert-Adamantiades-Behcet syndrome）、Adamanatiades-Behcet 综合征（Adamanatiades-Behcet syndrome）、Adamanatiades-Behcet 病（Adamanatiades-Behcet disease）、复发性前房积脓性虹膜炎（recurrent iritis with hypopyon）、葡萄膜脑炎综合征（uveo-encephalitis syndrome）、阿弗他溃疡（aphthos ulcers）、Behcet 综合征（Behcet's syndrome）和丝绸之路病（silk road disease）。

Behcet 病主要发生于远东、中东和地中海沿岸的一些国家，日本、中国、土耳其、伊朗、科威特、沙特阿拉伯等国家是此病的高发区，在我们最近统计的 1 752 例葡萄膜炎患者中，Behcet 病有 289 例，占患者总数的 16.5%，在日本、韩国报道的全葡萄膜炎患者中 Behcet 病占 25% ~ 37%，但在美国、英国、阿根廷、荷兰、印度等国报道的全葡萄膜炎患者中，Behcet 病所占比例在 5% 以下。

Behcet 病多发生于 20 ~ 49 岁的青壮年，多数报道男性居多。在我们最近统计的 437 例患者中，发生于 20 ~ 49 岁者有 359 例，占 82.2%，男性患者有 288 例，占 80.2% [20 ~ 49 岁男性患者占总患者人数为 65.9%（288/437）]。

一、病因和发病机制

一般认为，Behcet 病是一种自身免疫性疾病，与此病有关的抗原可能有口腔黏膜抗原、视网膜 S 抗原、光感受器间维生素 A 类结合蛋白、血管基底膜等，但任何一种抗原引起的免疫反应均不足以解释为什么此病会有如此广泛的器官和系统受累这一现象。

Behcet 病被认为是一种 Th1 细胞介导的疾病。最近我们从转录因子水平证实了此种观点，对活动期 Behcet 病患者研究发现，其周围血单个核细胞 T-bet（Th1 细胞的一种重要的转录因子）mRNA 及蛋白表达均显著高于正常人，患者结节性红斑中有大量 T-bet 阳性细胞，此种结果提示 T-bet 可能是此种疾病的靶基因。

Behcet 病是一种反复发作的疾病，有关此病复发和慢性化机制，目前尚不完全清楚。我们最近研究发现，Behcet 病患者的淋巴细胞对凋亡有很高的抵抗性，即这些细胞不易发生凋亡，进一步研究发现，患者淋巴细胞 Fas/FasL 表达不平衡，即 Fas 表达升高，但 FasL 表达并未随之升高。Fas/FasL 是一对重要的诱导凋亡分子，二者表达紊乱提示淋巴细胞不能有效通过二者的反应进入凋亡途径，因而长期存在，此可能是 Behcet 病性葡萄膜炎慢性化或炎症复发的一个重要机制。

早期的研究还提示 Behcet 病的发生可能与 I 型单纯疱疹病毒、酿脓链球菌、血链球菌、唾液链球菌等感染有关，可能是这些感染通过某种机制启动了自身免疫应答，后者则引起了多系统多器官的损害，但目前尚未证实抗感染制剂对此种疾病有治疗作用。

世界范围内的研究表明，此病与 HLA-B5、HLA-B51 密切相关，也有报道与其他 HLA 抗原相关，但这些相关性尚有待于更多研究证实。

二、临床表现

（一）眼部病变

眼部病变是 Behcet 病最常见的病变之一，占患者 80% 左右。眼部病变主要有葡萄膜炎、点状角膜炎、环状角膜实质混浊、角膜溃疡、表层巩膜炎、坏死性巩膜炎等。

葡萄膜炎是 Behcet 病引起眼部病变中最重要和最常见的改变，呈非肉芽肿性炎症，通常双眼发病，可表现为虹膜睫状体炎（女性较多出现此种炎症）、视网膜炎、视网膜血管炎、视网膜脉络膜炎、全葡萄膜炎等多种类型。

前葡萄膜炎可有睫状充血或无睫状充血，KP 为尘状，通常有大量的前房细胞，约 25% ~ 30% 的患者出现前房积脓，此种前房积脓有以下特点：①无菌性积脓；②易反复发作；③可无任何充血的情况下出现（寒性前房积脓）（图 4-4-1）；④对糖皮质激素敏感，用其点眼后多在数天内消失；⑤手术外伤常是诱发因素。前房闪辉相对较轻；后葡萄膜炎可表现为玻璃体混浊、细胞、视网膜水肿、出血、黄斑囊样水肿、血管变细、血管闭塞成为白线（幻影血管）（图 4-4-2），晚期通常出现视神经萎缩和视网膜萎缩。

长期反复的葡萄膜炎易引起并发性白内障、继发性青光眼、增殖性视网膜病变、视网膜脱离、视网膜下新生血管形成等并发症。

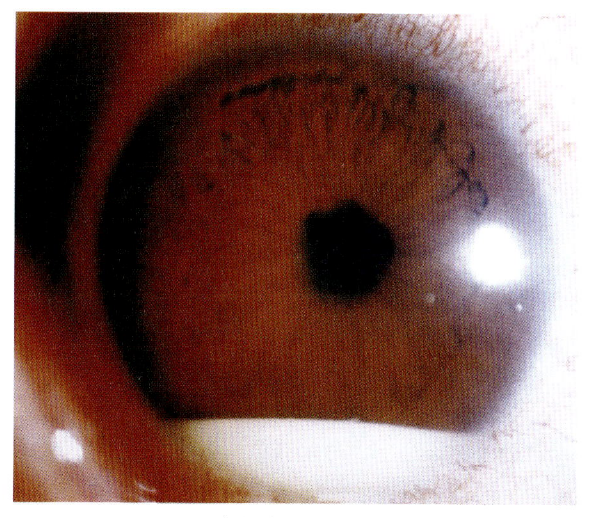

图 4-4-1 Behcet 病患者出现的寒性前房积脓

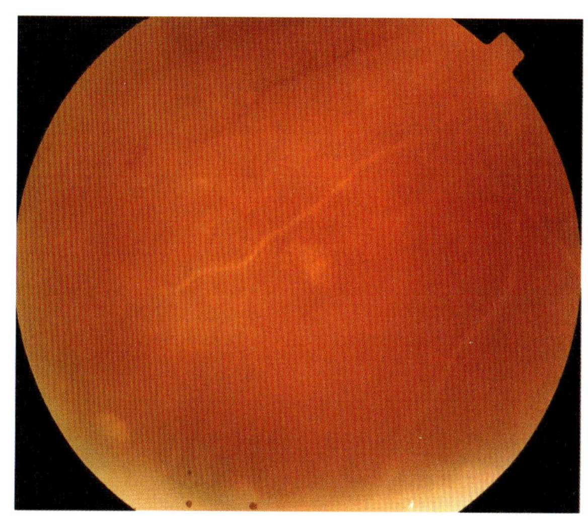

图 4-4-2 Behcet 病患者的眼底幻影血管

（二）口腔溃疡

口腔溃疡是 Behcet 病最常见的临床表现，多数报道将近 100% 的患者出现此种病变，并且在多数患者口腔溃疡是此病的最初表现。口腔溃疡多发生于易于受摩擦的部位，如舌头、唇、黏膜、牙龈等部位，溃疡可单发或多发，最多时可同时发生 10 个以上。通常有显著的疼痛，严重时可影响咀嚼，妨碍进食，溃疡持续时间多在 10 天内消失，溃疡发生间隔数天至数月不等，也可长年不断。

（三）皮肤损害

皮肤损害也是 Behcet 病的常见病变之一，发生率约 80%，典型地表现为多形性改变，如结节性红斑、渗出性红斑、皮肤疖脓肿、溃疡、痤疮样皮疹和毛囊炎、皮下血栓形成等，其中以结节性红斑最为常见，多发生于下肢前面。

此外，针刺后皮肤出现丘疹和红斑，甚至发生脓点是此病的一种特征性改变。此病的皮肤改变多为自限性，但少数病变可长期存在，笔者即遇到一例土耳其患者，其腿部有两个直径 5 ~ 6 cm 大而深的溃疡，在土耳其治疗 5 年之久不能愈合。

（四）阴部溃疡

阴部溃疡也是 Behcet 病的一种常见改变，发生率约 30% ~ 80%。生殖器溃疡多发生于口腔溃疡、皮肤病变、葡萄膜炎之后，虽然可反复发生，但其复发频度远低于葡萄膜炎、皮肤病变和口腔溃疡。生殖器溃疡为有痛性溃疡，有自限性，通常于 2 周内痊愈，大而深的溃疡可遗留下瘢痕。

（五）关节炎

关节炎是较为常见的全身性病变，发生率为 50% ~ 80%，多累及膝关节，足、肘和手关节也易于受累，表现为关节红肿疼痛或无明显红肿但有明显疼痛，严重时影响行走，但一般不引起关节变形。

（六）其他改变

血管炎是此病的一种基本病变，可累及任何血管，如累及脑、肺，可导致严重的后果，大动脉受累引起的动脉瘤可因血管破裂而导致死亡。

中枢神经受累可表现出多种异常，如烦躁、失眠、多梦、精神异常（人格变化、痴呆、记忆障碍、意识障碍、幻觉等）和中枢性运动障碍。脑脊液检查可见淋巴细胞增多，蛋白浓度增高，并可发现 IgG、IgA 和 α_2 巨球蛋白。

消化道改变发生率较低，主要表现为消化道溃疡，多发生于回盲部，严重者可导致穿孔。此外尚可出现肝周脓肿、肛周瘘管等病变。

肺部损害发生率较低，主要出现肺的血栓性血管炎，出现血痰、咯血等。

附睾炎发生率低，但易被怀疑为附睾结核，患者出现明显的睾丸肿胀和压痛，多为自限性，但可反复发作。

三、实验室检查和辅助检查

Behcet病尚无确定的实验室检查，但患者可有血沉加快、中性粒细胞轻度增高等非特异性改变，HLA-B5、HLA-B51阳性对诊断有一定帮助，皮肤过敏反应性试验（即针刺局部出现丘疹、红斑或脓疱疹）对诊断有重要帮助。

荧光素眼底血管造影对诊断有重要价值，典型的改变有视网膜毛细血管弥漫性渗漏，一些患者可有视盘血管受累、毛细血管闭塞、无灌注区、侧枝循环形成和视网膜新生血管等。

吲哚菁绿血管造影检查可发现弱荧光黑斑，脉络膜血管增粗、弥漫性强荧光等。

四、诊断标准

目前国际上有多个诊断标准，比较常用的标准为日本Behcet病研究委员会制定的标准（表4-4-1）和国际Behcet病研究组制定的标准（表4-4-2）。

分型标准有日本Behcet病研究委员会分型标准（表4-4-3）、Dilsen等的分型标准（表4-4-4）和Benezra的分型标准（表4-4-5）。

表4-4-1 日本Behcet病研究委员会制定的诊断标准

1．主征	2．次征
（1）复发性口腔溃疡	（1）不伴关节变形和强直的关节炎
（2）皮肤损害	（2）副睾炎
①结节性红斑	（3）以回盲部溃疡为代表的消化系统病变
②皮下血栓性静脉炎	（4）血管病变
③毛囊炎样皮疹或痤疮样皮疹	血管炎
（3）眼病变	血栓性静脉炎
①虹膜睫状体炎	动脉瘤等
②视网膜葡萄膜炎（视网膜脉络膜炎）	（5）中度以上的中枢神经系统病变
③葡萄膜炎的并发症	3．参考试验
虹膜后粘连	（1）皮肤对刺激的反应亢进
晶状体前囊色素沉着	（2）末梢血白细胞数量增加
视网膜脉络膜萎缩	血沉加快
视神经萎缩	血清急性反应蛋白阳性
并发性白内障	（3）HLA-B51（B5）抗原阳性
继发性青光眼	
眼球萎缩	
（4）生殖器溃疡	

表 4-4-2　国际 Behcet 病研究组制定的标准

1．复发性口腔溃疡（一年内至少复发 3 次）
2．下面四项中出现两项即可确诊
(1) 复发性生殖器溃疡或瘢痕
(2) 葡萄膜炎
(3) 多形性皮肤损害
(4) 皮肤过敏反应性试验阳性

表 4-4-3　日本 Behcet 病研究委员会的分型

分　型	主 要 特 征
完全型	复发性口腔溃疡、皮肤损害、葡萄膜炎和生殖器溃疡
不完全型	1．出现 3 种主征或者 2 种主征和 2 种次征
	2．典型的眼部病变和其他一种主征或 2 种次征
疑似型	出现 2 种主征，但无眼部病变
可疑型	出现 1 种主征
特殊型	
肠型	以回盲部溃疡为主要临床表现的 Behcet 病
血管型	以血栓性血管炎或动脉瘤为主要表现的 Behcet 病
神经型	以中枢神经系统病变为主要特征的 Behcet 病

表 4-4-4　Dilsen 等的 Behcet 病分型

分　型	主 要 特 征
确定型	1．皮肤过敏反应性试验（+），出现 1 个主征或次征
	2．皮肤过敏反应性试验（±），出现 2 个主征或 1 个主征和 2 个次征
	3．皮肤过敏反应性试验（−），出现 3 个主征或出现 2 个主征和 2 个次征
可疑型	1．皮肤过敏反应性试验（±），出现 1 个主征或 1 个次征
	2．皮肤过敏反应性试验（−），出现 2 个主征或 1 个主征和 2 个次征
Behcet 病素质	皮肤过敏反应性试验阳性，但无任何主征或次征出现

表 4-4-5　Benezra 的 Behcet 病分型

分　型	主 要 特 征
眼型	主要表现：葡萄膜炎、视网膜血管炎、前房积脓
	其他表现：口腔溃疡、生殖器溃疡、血栓性静脉炎、关节炎、皮肤毛囊炎、结节性红斑
全身型	主要表现：口腔溃疡、血栓性静脉炎、关节炎
	其他表现：葡萄膜炎、皮肤毛囊炎、结节性红斑、生殖器溃疡
神经型	主要表现：大脑血管炎、颅神经麻痹
	其他表现：葡萄膜炎、视神经炎、口腔溃疡、生殖器溃疡
混合型	主要表现：葡萄膜炎、腔静脉综合征和中枢神经系统表现

五、诊断注意事项

在患者出现多种眼外表现和葡萄膜炎时，只要注意询问病史和观察眼外表现，诊断通常没有困难，但对于眼外表现不典型或在疾病早期尚未出现明显的全身病变时，了解 Behcet 病性葡萄膜炎的特征非常重要，表 4-4-6 列出此类葡萄膜炎的一些特征，以供诊断时参考。

表 4-4-6　Behcet 病性葡萄膜炎临床特征

复发频繁，发作间隔多在数天或数周内
反复发作无菌性前房积脓
葡萄膜炎常有自限性
常有明显的玻璃体混浊和细胞
常有弥漫性视网膜水肿
视网膜幻影血管
荧光素眼底血管造影显示弥漫性微血管渗漏

六、鉴别诊断

Behcet 病性葡萄膜炎表现为非肉芽肿炎症，应与能够引起此种炎症的葡萄膜炎相鉴别，主要应与 HLA-B27 阳性的前葡萄膜炎、特发性视网膜血管炎、Eales 病等相鉴别。

（一）HLA-B27 阳性的急性前葡萄膜炎

HLA-B27 阳性的急性前葡萄膜炎是前葡萄膜炎中一组常见而又重要的类型，强直性脊椎炎、炎症性肠道疾病、牛皮癣性关节炎和 Reiter 综合征等伴发的急性前葡萄膜炎多属此种类型，尚有患者不伴有任何全身病变，此种类型通常急性发病，有显著的眼红、眼痛、畏光、流泪，检查可见明显的睫状充血、大量尘状 KP，前房有大量炎症细胞，多伴有纤维素性渗出，可伴有前房积脓，但此种积脓流动性差，患者视力通常受影响不大，仅在出现反应性黄斑水肿或视乳头水肿时才出现明显视力下降，此种炎症持续时间多在 4 ～ 8 周，复发间隔通常在数月或数年以上，仔细询问病史可发现有相应的病史。根据上述表现一般不难做出鉴别诊断。

（二）特发性视网膜血管炎

特发性视网膜血管炎是一类不明原因的视网膜血管炎性疾病，患者通常仅有眼后段改变，如视网膜血管迂曲、血管鞘、视网膜出血、玻璃体混浊等，虽然患者可有前房细胞，但眼前段一般无明显受累，而 Behcet 病通常表现为全葡萄膜炎，眼前段炎症通常相当严重，此外 Behcet 病通常有明显的眼外表现，根据这些一般不难将二者区别开来。

（三）Eales 病

Eales 病是一种多发生于青壮年男性的特发性视网膜静脉周围炎，典型地表现为反复的视力下降，检查眼前段多无明显异常，玻璃体积血、混浊、视网膜血管鞘、视网膜出血、渗出、周边毛细血管无灌注，视网膜新生血管等，患者通常无全身改变。此与 Behcet 病引起的视网膜血管变细、幻影血管、视网膜萎缩有明显不同。此外，Behcet 病患者有典型的眼外表现，这些都有助于鉴别诊断。

七、治疗

Behcet 病性葡萄膜炎是最为难治的葡萄膜炎之一，其治疗往往需要医生有耐心、爱心和患者的积极配合。

（一）药物

1．糖皮质激素

糖皮质激素对控制 Behcet 病患者葡萄膜炎的炎症有迅速效果，但国际范围的研究表明，它并不能预防葡萄膜炎复发，也无助于控制炎症进展和改善患者的视力预后，因此，此药不宜长期大剂量使用。但对以下患者可以考虑使用：

（1）患者出现前房炎症，可给予糖皮质激素点眼治疗，点眼频度视炎症严重情况而定，对于有严重前房炎症特别是有前房积脓者可每小时点眼一次，并联合睫状肌麻痹剂，一般而言，此种前房炎症在用药后迅速消退，多于 1 周消失。

（2）出现严重视网膜炎、视网膜血管炎或视乳头炎症，在短期内即可造成视功能严重损害者，可短期给予大剂量糖皮质激素治疗，一般给予泼尼松口服，初始用量为 1 ～ 1.2 mg/(kg · d)，用药 5 ～ 7 天后即迅速减量。

（3）其他免疫抑制剂治疗效果不佳者，可联合糖皮质激素和其他免疫抑制剂治疗。

2．非甾体消炎药

非甾体消炎药主要是点眼的方法治疗前房炎症反应，全身应用的有效性尚有待于进一步研究确定。

3．睫状肌麻痹剂

睫状肌麻痹剂主要用于前房有炎症反应者，使用的主要目的是预防虹膜后粘连，消除新鲜的虹膜后粘连、解除睫状肌痉挛和改善血液循环。常用的药物有后马托品、阿托品和托品卡胺，非常严重的炎症宜选用 1% 阿托品眼膏，一天点眼 1 ～ 2 次，待炎症有所控制则应改用后马托品眼膏（此药作用时间短，可以使瞳孔处于不断运动变化之中，因而可有效预防虹膜后粘连），前房炎症轻微者可给予托品卡胺点眼治疗。

4．苯丁酸氮芥

此药是治疗 Behcet 病及 Behcet 病性葡萄膜炎的有效药物之一，可单独使用或与其他免疫抑制剂联合应用，初始用量 0.06 ～ 0.1 mg/(kg · d)，维持剂量 2 mg/d，治疗时间通常需 1 年以上，治疗过程中应注意定期进行肝、肾功能监测和血常规检查（详见 Vogt- 小柳原田病一章）。

5．环磷酰胺

环磷酰胺与苯丁酸氮芥均属氮芥类药物，也是一种有效的药物，但毒副作用则较苯丁酸氮芥为大，治疗初始剂量为 2 mg/(kg · d)，可根据炎症情况和患者的耐受性调整剂量。

6．环孢素

环孢素主要通过抑制白细胞介素 -2 及其受体表达而发挥免疫抑制作用，是一种常用的免疫抑制剂，治疗的初始剂量一般为 3 ~ 5 mg/(kg · d)，维持剂量为 2 mg/(kg · d)，治疗时间通常在 1 年以上，应注意此药的肾毒性、肝毒性、心血管毒性和神经毒性。

7．秋水仙碱

秋水仙碱主要通过抑制白细胞的趋化作用而发挥抗炎效果。此药在日本使用较多，认为有较好的治疗效果，但在西方国家使用较少，认为此药作用有限，笔者使用此药治疗一些患者，虽然未进行详细统计分析，但总体感觉，此药不如氮介类药物和环孢素有效。使用剂量一般 0.5 mg，一日 2 ~ 3 次，口服，此药副作用较小，可引起肝、肾功能异常、白细胞减少、胃肠道反应和中枢神经系统异常。

8．α - 干扰素

α - 干扰素 2a 和 2b 是近年来用于治疗 Behcet 病性葡萄膜炎的生物制剂之一，可能通过诱导淋巴细胞凋亡和诱导调节性 T 细胞产生而发挥作用，治疗所用剂量为 $(3 \sim 9) \times 10^6$ IU/次，每周 2 ~ 3 次。副作用有感冒样表现、单关节炎、脱发、白细胞减少、腹泻和甲状腺病。

9．抗肿瘤坏死因子抗体或可溶性肿瘤坏死因子抗体

Infleximab（Remicade）是一种来源于小鼠的抗肿瘤坏死因子的嵌合单克隆抗体，通过与该因子结合或与该因子的受体结合而发挥作用，剂量为 5 mg/kg，静脉注射，隔周或数周注射一次。

Entanercept（Enbrel）是基因重组的人类肿瘤坏死因子的可溶性受体，通过与循环的肿瘤坏死因子结合而发挥抗炎作用。一般用量为 25 mg，皮下注射，每周 2 次。副作用有注射处红肿、溃疡、出血、骨髓抑制、继发性感染、皮肤过敏性疾病、胃肠道反应、血压升高、神经系统异常等。

上述两种生物抑制剂对 Behcet 病性葡萄膜炎有一定的效果，据报道，治疗期间炎症多可得以控制，但停药后易复发。总体而言，两种生物制剂目前用于 Behcet 病性葡萄膜炎治疗的报道尚为数不多，有关其作用，适应证和注意事项等尚需进一步研究确定。

10．抗凝剂

抗凝剂对 Behcet 病可能有一定的治疗作用，但总体而言，效果不理想。

11．中医中药

中医中药对改善患者的全身状况、促进炎症消退和减少免疫抑制剂的用量方面有一定的效果，但单用中药难以控制此种葡萄膜炎。

Behcet 病性葡萄膜炎在中医辨证多属“热症”、“实证”。笔者将其分为风热型、毒火内炽型、肝火上炎型、肝旺湿热型和阴虚火旺型 5 种型。治疗则宜分别给予疏风清热、泻火解毒、清肝泻火、清热利湿和滋阴降火等治疗（详见杨培增著《临床葡萄膜炎》193 ~ 197 页）。

（二）治疗方案

笔者曾于 2004 年制定出 Behcet 病的 7 种治疗方案（表 4-4-7），使用这些治疗方案时应充分考虑患者葡萄膜炎的严重程度，患者自身的各种因素，前述建议的治疗剂量是一种基本剂量，在使用时还应视患者的具体情况而定。一般而言，总的治疗时间一般应在一年以上。

表 4-4-7　杨培增制定的 Behcet 病性葡萄膜炎治疗方案（摘自杨培增著《临床葡萄膜炎》）

治疗方案	主要药物	适应证
方案Ⅰ	糖皮质激素滴眼剂 睫状肌麻痹剂 非甾体消炎药滴眼剂 中医辨证施治	仅有眼前段受累的 Behcet 病性葡萄膜炎
方案Ⅱ	苯丁酸氮芥 中医辨证施治 滴眼制剂点眼 *	适用于视网膜炎、视网膜血管炎、全葡萄膜炎、反复发生的前房积脓
方案Ⅲ	苯丁酸氮芥 糖皮质激素 滴眼制剂点眼 * 中医辨证施治	适用于方案Ⅱ治疗无效的 Behcet 病性葡萄膜炎患者
方案Ⅳ	环孢霉素 A 糖皮质激素 滴眼制剂点眼 * 中医辨证施治	适用于方案Ⅲ治疗无效或有强烈生育要求的 Behcet 病性葡萄膜炎患者
方案Ⅴ	苯丁酸氮芥（或环磷酰胺） 环孢霉素 A 糖皮质激素 滴眼制剂点眼 * 中医辨证施治	适用于方案Ⅳ治疗无效的 Behcet 病性葡萄膜炎患者
方案Ⅵ **	①苯丁酸氮芥联合糖皮质激素和秋水仙碱 ②苯丁酸氮芥联合糖皮质激素和硫唑嘌呤 ③苯丁酸氮芥联合糖皮质激素和 FK506 ④苯丁酸氮芥联合硫唑嘌呤和糖皮质激素 ⑤环磷酰胺联合糖皮质激素和环孢霉素 A ⑥环磷酰胺联合糖皮质激素和 FK506 ⑦环磷酰胺联合糖皮质激素和秋水仙碱 ⑧糖皮质激素联合 α-干扰素	适用于上述各种方案治疗无效的 Behcet 病性葡萄膜炎患者

* 包括糖皮质激素点眼剂、睫状肌麻痹剂和非甾体消炎药

** 每个方案中均可联合中医辨证施治

（三）并发症的治疗

Behcet 病性葡萄膜炎所致的并发症治疗应非常慎重，对于那些短期内不会造成视功能丧失的并发症（如白内障），应特别强调在炎症完全控制后才给予手术治疗，否则手术刺激将会加重炎症反应，或使炎症复发。对于那些眼压急剧升高的患者，则应在使用有效免疫抑制剂和降眼压药物治疗的同时，尽快沟通前后房或建立房水的流出通道。对于玻璃体混浊或出血者，一般应药物治疗，待炎症完全消退后（炎症控制时间越长越好），如有增殖性玻璃体视网膜病变可能会引起视网膜脱离时可考虑进行玻璃体切除和相应的手术治疗。

八、预后

总体而言，Behcet 病性葡萄膜炎的预后较差，但积极有效规范的治疗常可控制炎症进展，也可使炎症完全治愈，少数患者对多种免疫抑制剂不敏感，最终可因视网膜血管完全闭塞、视网膜萎缩、视神经萎缩和眼球萎缩而丧失视力。

（杨培增）

参考文献

1 Evereklioglu C. Current Concepts in the Etiology and Treatment of Behcet Disease. Surv Ophthalmol, 2005; 50:297–350

2 Idil A, Gürler A, Boyvat A, et al. The prevalence of Behcet's disease above the age of 10 years. The results of a pilot study conducted at the Park Primary Health Care Center in Ankara, Turkey. Ophthalmic Epidemiol, 2002; 9:325–331

3 Chang HK, Kim JW. The clinical features of Behcet's disease in Yongdong districts: analysis of a cohort followed from 1997 to 2001. J Korean Med Sci, 2002; 17:784–789

4 Yoshida A, Kawashima H, Motoyama Y, et al. Comparison of patients with Behcet's disease in the 1980s and 1990s. Ophthalmology, 2004; 111:810–815

5 Yang P, Zhang Z, Zhou H, et al. Clinical patterns and characteristics of uveitis in a tertiary center for uveitis in China. Curr Eye Res, 2005; 30:943–948

6 Tugal-Tutkun I, Onal S, Altan-Yaycioglu R, et al. Uveitis in Behcet's disease: an analysis of 880 patients. Am J Ophthalmol, 2004; 138:373–380

7 International Study Group for Behcet's Disease: Criteria for diagnosis of Behcet's disease. Lancet, 1990; 335:1078–1080

8 Ambresin A, Tao Tran V, Spertini F, et al. Behcet's disease in western Switzerland: epidemiology and analysis of ocular involvement. Ocul Immunol Inflamm, 2002; 10:53–63

9 Nishiyama M, Nakae K, Umehara T. A study of familial occurrence of Behcet's disease with and without ocular lesions. Jpn J Ophthalmol, 2001; 45:313–316

10 Zamir E, Bodaghi B, Tugal-Tutkun I, et al. Conjunctival ulcers in Behcet's disease. Ophthalmology, 2003; 110:1137–1141

第五章 Chapter 5

视网膜病

视网膜是一层透明的膜样结构，后界位于视乳头周围，前界位于锯齿缘。其外面紧邻脉络膜，内面紧邻玻璃体。视网膜后极部有一直径约 2 mm 的浅漏斗状小凹陷区，称为黄斑。其中央有一小凹为黄斑中心凹，中心凹处可见反光点称中心凹光反射。黄斑区有密度较大的视锥细胞,约占视网膜视锥细胞的10%,在黄斑以外视锥细胞逐渐减少。在黄斑中心约 0.5 mm 直径范围无毛细血管，其营养供应依赖于脉络膜毛细血管；在黄斑中心约 0.25 mm 直径范围没有视杆细胞，在此以外视杆细胞逐渐增多。

黄斑鼻侧约 3 mm 处有一直径约 1.5 mm，境界清楚的淡红色的圆形盘状结构称为视盘（视乳头），是视网膜上视觉纤维汇集向视中枢穿出眼球的部位。视乳头中央有小凹陷区称视杯或生理凹陷。视乳头由神经纤维聚合而成，不含视细胞，故无视觉，在视野中形成生理盲点。其中并有视网膜中央动静脉穿过。

在光镜下，视网膜的组织结构从外至内分为十层：

1．视网膜色素上皮（retinal pigment epithelium，RPE）

RPE 为整齐排列的单层六边形细胞，后极部（尤其黄斑部）RPE 细长且色素较多，而周边部则短胖色素少。每个细胞顶上大小不等、长短不一微绒毛，将视杆细胞外节插入其间，因此 RPE 既能将来自脉络膜的营养物质传递到视网膜的外层；并能吞噬其脱落的膜盘及代谢产物；其较多的色素还能遮挡光线，以确保视细胞对影像的分辨力；另外细胞与细胞之间的封闭小带（紧密连接）可以避免脉络膜血管正常漏出液中的大分子物质进入视网膜，构成视网膜外屏障（视网膜－脉络膜屏障）。RPE 细胞死亡后，不能再生，靠相邻的细胞相互移行而填补空缺。

2．视杆与视锥细胞（光感受细胞层）（rod and cone of the retina or photorecepter cells of retina）

为视网膜上传递视觉信息的第一级神经元。分视杆与视锥细胞两种，二者在数量、分布和功能上各不相同，视锥细胞感受强光和色觉、主要集中在黄斑部；而视杆细胞感弱光、中心凹处没有视杆细胞，距中心凹 0.13 mm 开始出现并逐渐增多，在 5 mm 左右数量最多，再向周边又逐渐减少。

3．外界膜（external limiting membrane）

是视细胞之间、视细胞和 Müller 细胞之间和 Müller 细胞粘连小带。

4．外核层（outer nuclear layer）

为视细胞的细胞体，有细胞核和细胞质。

5．外丛状层（outer plexiform layer）

为视细胞的轴突、双极细胞树突、水平细胞突起以及 Müller 细胞突起相互连接构成的疏松的网状结构，在靠近此层的内侧，这些突触连接点构成中界膜，视网膜毛细血管即到此为止，不会伸向外核层。黄斑区的外丛状层较厚，该处视细胞的轴突最长，并且走行倾斜（尤其中心凹处）失去网状结构，呈纤维状排列称为 Henle 纤维层。

6. 内核层（inner nuclear layer）

主要由水平细胞、双极细胞、Müller 细胞和无长突细胞的细胞核构成。

7. 内丛状层（inner plexiform layer）

为内核层和神经节细胞层的轴突连接构成。

8. 神经节细胞层（ganglion cell layer）

主要由神经节细胞组成，此外尚有 Müller 细胞、神经胶质细胞和视网膜血管的分支等。神经节细胞在视网膜的绝大部分区域为一层细胞，而在黄斑区为 8 ~ 10 层，向中心凹附近逐渐减少，中心凹处则无神经节细胞。

9. 神经纤维层（inner fiber layer）

由神经节细胞轴突即神经纤维构成，该层在视盘周围最厚，向视网膜周边部则逐渐变薄。

10. 内界膜（internal limiting membrane）

由 Müller 细胞的基底膜及神经胶质细胞的突起组成，约 0.5 μm 厚，其厚度随年龄增加。

视网膜在解剖学上源于神经外胚叶。在胚胎约 3 周时，由神经外胚叶形成视泡，以后视泡逐渐凹陷形成视杯，视杯的两层渐融合，外层发育成视网膜色素上皮层；内层则分化形成视网膜的神经上皮层。由于此二层组织在解剖上的差异，因而在视网膜的神经上皮和视网膜色素上皮之间有一终生存在的潜在腔隙，在病理情况下易于相互分离，形成临床所见的视网膜脱离。

视网膜色素上皮、玻璃膜和脉络膜的毛细血管层三者构成一个统一的功能整体，称为色素上皮 - 玻璃膜 - 脉络膜毛细血管复合体，对维持视细胞微环境有着重要的作用，很多眼底疾病均与此复合体的损害相关。

视网膜的营养来自两个血管系统：即视网膜中央动脉系统和脉络膜血管系统。视网膜中央动脉发自眼动脉，在进入眼内视乳头分为上下两支，随之分为鼻上、鼻下、颞上和颞下四支，再逐级形成毛细血管网，视网膜中央动脉的四支主干及其浅层毛细血管网位于视网膜的内界膜下，分布于视神经纤维层、神经节细胞层。深层毛细血管网分布于内核层，终止于内核层与外丛状层之间。因而视网膜内层由视网膜中央动脉供应，而视网膜外层因无视网膜血管，由脉络膜毛细血管供应。约 25% 的人由睫状动脉发出的睫状视网膜动脉供应部分视网膜以获取部分营养。视网膜上的动、静脉血管在交叉处被一共同的外膜包绕，这种血管交叉处的共同外膜是形成视网膜分支静脉阻塞的解剖因素。

视网膜毛细血管内皮细胞之间存在有封闭小带（zonula occludens）或称紧密连接（tight junction）以及壁内周细胞（intramural pericyte）。阻止血管内物质渗漏到视网膜神经上皮内，构成了视网膜内屏障（血 - 视网膜屏障）；同时由于视网膜色素上皮细胞之间也有封闭小带存在，亦阻挡了这些物质进入视网膜神经上皮层，因而视网膜色素上皮则构成了视网膜的外屏障（脉络膜 - 视网膜屏障）。如果病理情况导致上述任一种屏障功能障碍，都将使视网膜神经上皮发生水肿、渗出和脱离。

第一节 视网膜动脉阻塞

视网膜中央动脉及其分支属于末梢动脉，正常情况下相互间无交通支相连。一旦发生阻塞可立即引起相应区域视网膜急性缺血缺氧，视力立即受损，其程度与阻塞血管大小、阻塞点部位以及阻塞的程度密切相关，是眼科临床常见的急症之一。

自Von Graefe等人在1859年首次报导该病以来，迄今为止已有大量的关于该病的描述。

一、发病率

视网膜动脉阻塞的发病率约为1/5 000。据Wills眼科医院统计视网膜中央动脉阻塞的发病率约为门诊就诊患者的1/10 000，多发生于老年人，平均年龄为58岁；多为单眼发病，左右眼无明显差别，双眼发生率约为1% ~ 2%；男性较女性多见。

二、病因

引起视网膜血管发生阻塞的主要原因为血管栓塞、血管痉挛、血管壁的改变致血栓形成和血管受压等。在临床上可为单因素致病，也可以是上述多因素综合引起病变发生。

（一）血管栓塞

栓子进入视网膜动脉可导致血管阻塞。这种情况多引起视网膜中央动脉阻塞的发生。因为视网膜中央动脉在经过筛板时管径变窄，尤其是老年人常伴有该处组织的硬化，因此栓子易于在筛板处存留导致阻塞发生。常见的栓子类型有：

（1）胆固醇栓子：为栓子中最常见者，主要来源于粥样斑坏死，其中含胆固醇的物质脱落进入血流。这种栓子小，呈黄色反光，可为多个。

（2）血小板纤维蛋白性栓子：主要源于血管内皮细胞受损，血小板和纤维蛋白在血管内皮粗糙面形成血栓性斑块，脱落后进入视网膜血流。这种栓子较大，呈灰白色。

（3）钙化栓子：来源于钙化的主动脉瓣或二尖瓣和钙化的粥样硬化斑。栓子色白，无光泽，多呈卵圆形。

（4）其他栓子：如肿瘤栓子、脂肪栓子、脓毒栓子、气体栓子和药物栓子等。

（二）血管痉挛

是视网膜动脉阻塞的常见原因之一。痉挛多为暂时并常复发，发作频率无明显规律性，轻度的视网膜血管痉挛，患者仅自觉短暂的视物模糊，而强烈的血管痉挛可使血流完全中断，产生一过性黑矇。血管痉挛可发生于血管无器质性病变，但血管舒缩功能不稳定的年轻人；

也可发生于有动脉硬化和高血压的老年人。此外，尚有其他一些因素也可引起视网膜血管痉挛的发生，如身体受机械和药物激惹可产生反射性血管痉挛；内外源性毒素的刺激；血管内膜炎症或血栓的刺激等。

（三）血管壁的改变及血栓形成

不少动脉阻塞患者常伴有高血压动脉硬化、粥样动脉硬化和糖尿病等全身疾病。由于上述病变本身使血管内皮粗糙、管径不规则和变窄，易于形成血栓。各种炎症也可直接侵犯动脉壁产生动脉炎，如巨细胞动脉炎、全身性红斑狼疮、多发性结节性动脉炎、硬皮病以及皮肌炎等。

（四）血管外部的压迫

各种疾病如青光眼、视乳头埋藏性玻璃疣和球后肿瘤；一些手术及术中操作如巩膜环扎术、眼眶手术、过度电凝止血；或外伤致球后出血等均可导致眼压和眶压的升高，诱发动脉阻塞的产生。

在实际临床工作中，虽然我们无法确知多数患者致病确切的病理生理机制，但绝大部分都能发现一些相关的全身性异常。如多发生于患有高血压、糖尿病、心脏病、颈动脉硬化的老年人；患者常伴有偏头痛、血黏度异常、血液病、口服避孕药、外伤或具有心内膜生物。

三、临床表现

根据视网膜动脉阻塞部位分为中央总干阻塞、分支阻塞、毛细血管前小动脉阻塞、睫状视网膜动脉阻塞和视网膜中央动静脉联合阻塞。

（一）视网膜中央动脉阻塞（central retinal artery occlusion，CRAO）

临床特点是突然发生的、无痛性的视力丧失。根据阻塞部位可分为完全性和不完全性阻塞。完全性者症状严重，发作迅速，视力可突然丧失。部分患者有先兆症状，即曾出现一过性黑矇，数秒或数分钟后自行恢复的历史。如反复发作多次后可忽然视力急骤地严重下降。多数眼视力降至眼前手动或数指。眼部检查瞳孔扩大，直接光反射消失或迟钝。眼底检查见视乳头颜色苍白。视网膜中央动脉及其分支变细，管径不规则，小动脉几乎不能辨认。静脉管径也略变细，血流停滞呈节段状，并可前后移动。视网膜（尤其是后极部）在阻塞后 1 ~ 2 小时呈现乳白色弥漫状混浊水肿，但黄斑部由于视网膜较薄且无内层；加之深面的脉络膜循环正常，故透过菲薄的黄斑部组织可见脉络膜血管呈现的红色，与其周围灰白水肿的视网膜形成鲜明的对比，呈现樱桃红点。一般很少见到出血，即使偶尔见到出血，出血量也是很少。发病 2 ~ 3 周后，视网膜水肿逐渐消退，视网膜内层恢复透明，黄斑区樱桃红点消失，但由于视网膜的神经节细胞和神经纤维已经缺血坏死，因而视功能也不能恢复。视网膜血管变细，后期可伴有白鞘，甚至呈白线状。视乳头颜色苍白，视网膜常出现色素沉着与脱色素改变。

眼底荧光血管造影检查结果则因为患者就诊后检查时间的不同、阻塞程度的轻重各异等荧光图像也大不一样。一般来讲，若在阻塞后数小时和数日造影，脉络膜充盈时间多为正常，臂－视网膜循环时间和视网膜循环时间均延长，即视网膜动脉和静脉充盈迟缓。若血流尚未完全中断，由于动脉灌注压降低，导致动脉内荧光血柱普遍变细，呈串珠或节段状，小动脉呈钝形残端形成无灌注区；或中央动脉管腔内无荧光素灌注，而视盘来自睫状动脉的小分支可充盈，荧光素由视乳头毛细血管进入视盘处的中央静脉形成逆行充盈。黄斑周围小动脉呈断支状。数周后，若阻塞动脉重新开放，血流恢复，荧光造影可无异常发现。但有的患者则仍表现为动脉充盈迟缓，循环时间的延长。眼电生理检查表现为 ERG 的 b 波下降，A 波一般正常。Ops 值下降，EOG 一般正常。另外，根据中央动脉阻塞程度的差异，通常在颞侧能保留小岛状视野（图 5-1-1）。

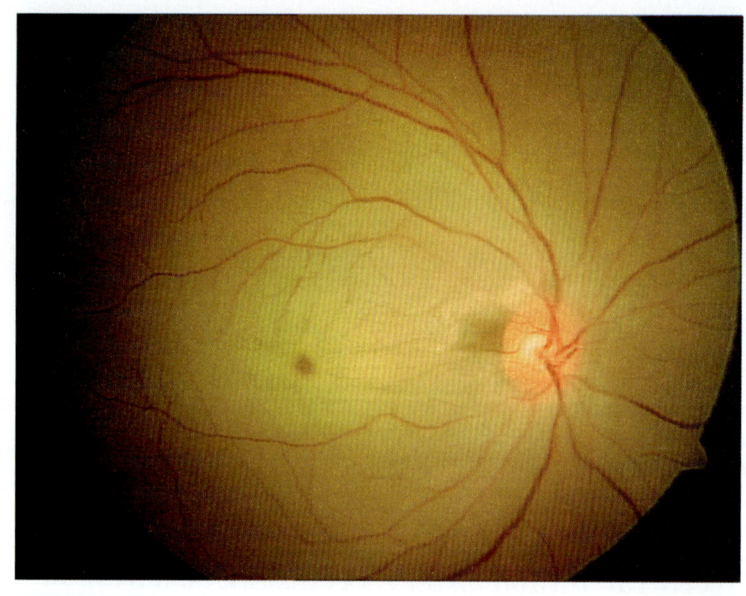

图 5-1-1　CRAO 后极部网膜水肿，黄斑中心呈樱桃红色

（二）视网膜分支动脉阻塞（branch retinal artery occlusion，BRAO）

发病率较中央动脉阻塞为少，亦由栓子或血栓形成引起。视力受损程度和眼底表现根据阻塞部位和程度而定，后极部以外的阻塞可无临床症状，阻塞好发于颞上分支，阻塞部位通常在围绕视盘的大血管或大的分叉处。眼底检查可见阻塞动脉变细窄，相应静脉也变细，阻塞处血管内有白色或淡黄色发亮小斑块，阻塞支动脉供应的相应区域视网膜呈象限形或扇形混浊水肿，如影响黄斑也可出现樱桃红点。ERG 一般正常或有轻度异常。视野为相应的神经束或扇形缺损。眼底荧光血管造影显示阻塞动脉和相应静脉较未阻塞支充盈迟缓，个别者到晚期阻塞动脉仍未充盈，甚至于逆行充盈。数周后，视网膜水肿消退，阻塞支动脉变细并有白鞘。荧光血管造影可恢复正常。少数者阻塞支可与未阻塞支或睫状血管形成侧支循环（图 5-1-2）。

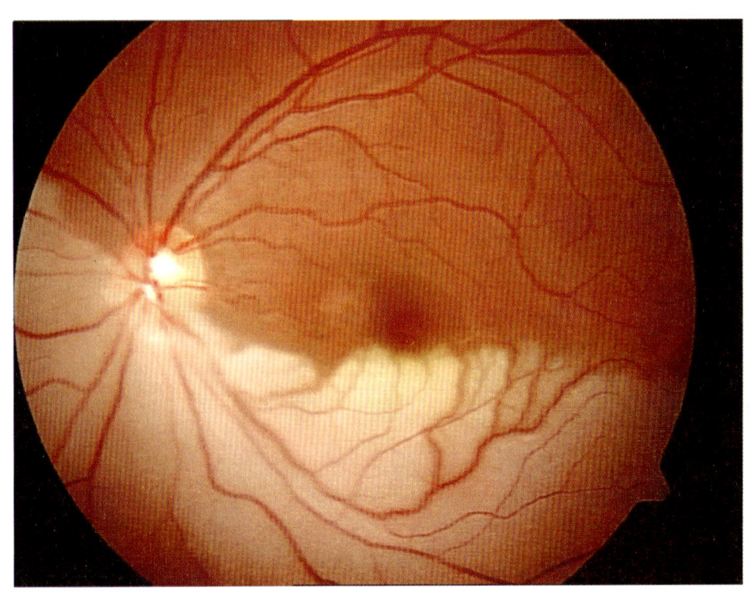

图5-1-2 视网膜分支动脉阻塞区域网膜呈现灰白色水肿

（三）毛细血管前小动脉阻塞（precapillary arteriole occlusion）

视网膜毛细血管前小动脉阻塞多见于一些全身病的眼底表现，如高血压、糖尿病、辐射病、胶原血管病、镰状细胞性贫血、白血病和亚急性心内膜炎等。因为急性毛细血管前小动脉阻塞，阻断了神经纤维的轴浆运输，轴浆细胞器聚集肿胀，断裂形成似细胞体（cystoid body）即棉绒斑，眼底检查见棉绒斑呈棉絮状软性渗出斑，一般小于 4 DD 大小，通常在 5 ~ 7 周内逐渐消散。荧光血管造影呈斑片状无灌注区，邻近毛细血管扩张，晚期荧光素渗漏。视野检查可有相应小暗点。

（四）睫状视网膜动脉阻塞（cilioretinal artery occlusion）

在临床偶然情况下，可见到供应黄斑及其附近区域视网膜的睫状视网膜动脉阻塞。多见于年轻患者，中心视力突然严重下降，眼底检查可见自视乳头颞侧缘到黄斑区视网膜呈现一舌形或矩形乳白色混浊水肿区，并有樱桃红点。相应区域视野缺损。另外，睫状视网膜动脉阻塞在临床上尚可与视网膜中央静脉阻塞或缺血性视乳头病变联合发病。

（五）视网膜中央动静脉联合阻塞（combined central retinal artery and vein occlusion）

表现了两者共同的临床特征。其病因类似于视网膜中央动脉阻塞者，并可伴有引起血管炎的全身性疾病，球后注射亦可导致其发生。患者通常突然视力丧失，检眼镜下可见后极部视网膜混浊水肿，伴有黄斑部的樱桃红点，同时视网膜静脉迂曲扩张，还伴有多数的视网膜的出血，视盘水肿明显。眼底荧光血管造影可发现，中等管径视网膜血管血流的突然中断和大片的视网膜毛细血管无灌注区；虽然临床检查显示后极部网膜明显地增厚，但造影时荧光染料却少有渗漏入黄斑区，据推测其原因可能系视网膜血流突然中断所致。这种患者视力预后极差，多为手动视力，偶有自发缓解。约有 80% 最终发生虹膜红变和新生血管性青光眼。发生时间约为阻塞患病后 1 周至数年均有，平均时间约 6 周。

四、并发症

以前的文献多认为视网膜中央动脉阻塞后很少发生新生血管性青光眼，但近年报告其发病率大约为 15% ~ 20%。但这些病人多同时合并有颈内动脉狭窄，致使视网膜动脉长期处于低灌注状态。

五、治疗

实验研究表明，视网膜缺血时间超过 90 分钟，将导致光感受细胞发生不可逆的死亡。因而，在临床上应将视网膜动脉阻塞（尤其是中央动脉阻塞）作为眼科急症处理，一旦明确诊断，立即紧急抢救，分秒必争。可作下述治疗：

（一）降低眼内压

嘱病人自行间歇性按摩眼球，方法是闭眼后用手指压迫眼球 10 ~ 15 秒，然后立即松开手指数秒钟，重复数次；或静脉滴注渗透性利尿剂；或立即进行前房穿刺放出房水；以突然降低眼内压，使视网膜动脉扩张，促使栓子被冲到周边小支血管中，以减少视功能受损的范围。

（二）扩张血管

吸入亚硝酸异戊酯（每安瓿 0.2 ml）；舌下含硝酸甘油（0.5 mg/ 片）；球后注射妥拉苏林（12.5 ~ 25 mg）/ 乙酰胆碱 / 罂粟碱；球后注射利多卡因封闭睫状神经节等以促使血管扩张。

（三）吸氧

每小时吸入 10 分钟 95% 氧气和 5% 二氧化碳 95% 混合气体，由于吸入气中氧分压升高，因而可增加血液内的氧含量；其次吸入气中二氧化碳尚有扩张血管，增加血流量的作用。

（四）纤溶制剂

对怀疑有血栓形成或纤维蛋白原增高的患者可应用纤溶药物。尿激酶 5 000 ~ 10 000 单位或去纤酶静脉滴注或缓慢推注，每日一次，注意使用中每日应复查血纤维蛋白原，若下降至 200 mg% 以下即应停药。

（五）其他

可口服烟酸、阿司匹林、潘生丁等。

（六）病因治疗

应积极应用一切条件进行全身检查，特别注意颈动脉及心血管系统以寻找病因，积极治疗全身疾病。

六、预后

由于视网膜对缺血的耐受性很差，加之一般病人就诊时间较晚，失去了理想的抢救时机，因此绝大多数视网膜中央动脉阻塞患眼的预后亦较差，视力恢复至0.2以上者仅为12.9%～27%。有睫状视网膜动脉供应者，预后较好，80%以上的患眼视力可恢复至0.4或更好。

（刘瑜玲）

第二节 视网膜静脉阻塞

视网膜静脉阻塞(retinal vein occlusion)是一种常见的可致盲的视网膜血管疾患，其发生率仅次于糖尿病性视网膜病变。本病易于诊断，其特点是静脉扩张迂曲，沿静脉分布区域的视网膜有出血、水肿和渗出。临床上依据阻塞部位的不同，而分为视网膜中央静脉阻塞、半侧视网膜静脉阻塞及视网膜分支静脉阻塞。

一、发病率

本病比视网膜动脉阻塞多见。多发生在50岁以上的中老年人，分支阻塞较总干阻塞更为常见，国外报告的发病年龄比我国学者报告者为大。Hayreh报告681例，平均64.8岁，总干和分支阻塞年龄无差别。我国患者发病年龄较小，平均年龄总干阻塞为44.3岁，分支阻塞54.1岁。男女的性别差异不大。常为单眼发病，左右眼无差别；双眼发病者较少，约占3%～6.8%，且常先后发病，很少同时受累。另外，大部分病人还同时患有高血压、心血管疾病和糖尿病等。

二、分类与临床分型

按照视网膜静脉阻塞的部位不同分为总干阻塞、半侧阻塞和分支阻塞三大类。总干阻塞部位多位于视乳头的筛板区或筛板后区的视网膜中央静脉的主干；半侧阻塞部位在视盘上或视盘边缘；分支阻塞的压迫点多位于筛板之前、视盘边缘或围绕视盘约1～2PD的范围内，其压迫点一般都在动静脉交叉处。

在临床上，对于视网膜静脉阻塞有不同的分型，根据阻塞程度的不同可分为完全性阻塞与部分性阻塞。而 Hayreh 则主要根据眼底荧光血管造影是否发生大面积毛细血管闭塞，导致广泛的视网膜缺血而将本病分为非缺血型和缺血型两类。前者又称为静脉郁滞性视网膜病变或有灌注型，后者又称为出血性视网膜病变或无灌注型，两者的预后截然不同。一般来讲，非缺血型视网膜静脉阻塞，视网膜出血及水肿均较缺血型者为轻，一般不会发生大面积缺血，即使发生小区域的缺血区其范围也很局限，视力损害多不太严重，不会产生视网膜新生血管，预后也较好，视力障碍多由于长期的黄斑水肿所致。而缺血型视网膜静脉阻塞眼底出血和水肿均较明显，且常有视乳头水肿和视网膜的多处棉绒斑。视力损害较严重，常降至 0.1 以下。荧光血管造影有大量视网膜毛细血管无灌注区、动静脉短路、微血管瘤或新生血管形成，后期可因出血机化而引起增生性玻璃体视网膜病变，进而发生牵引性视网膜脱离；或因虹膜红变（rubeosis）及前房角新生血管形成而引起新生血管性青光眼导致患眼失明。因此，缺血型视网膜静脉阻塞的预后极为严重。但应该指出的是，临床上上述两型病情并非绝然分开，非缺血型可发展转变为缺血型，往往在本病的早期，阻塞不完全，病情较轻，眼底出血较少，以后病情发展，阻塞趋向完全，眼底出血增多，眼底荧光血管造影显示大片的毛细血管无灌注，则表明病情已转变为缺血型。

三、病因

引起视网膜静脉阻塞的病因较为复杂，常为多种因素综合致病。但对某一特定的患者而言，可能其中之一为其主要的致病因素。总的来讲，与高血压、高血脂、炎症、动脉硬化、血液高黏度和血流动力学异常等有密切关系。

（一）血管壁的异常变化

据文献报道，50% ~ 70% 的视网膜静脉阻塞患者同时伴有高血压和动脉硬化，而视网膜静脉阻塞最常见的阻塞点部位是在巩膜筛板区和动静脉交叉处。在上述两个部位，视网膜动脉和静脉相互毗邻，解剖关系密切，有共同结缔组织鞘膜围绕。当动脉硬化时，受硬化外膜的限制，静脉受压管腔变窄，且管壁内皮细胞受刺激增生，管腔变得更窄，血流变慢，甚至停滞，导致血小板、红细胞和纤维蛋白原沉积而形成血栓致静脉阻塞发生。属于这类原因所致的阻塞多为中年以上的患者，多同时伴有高血压、糖尿病或血液病等全身性疾病。

另外，一些全身和眼局部的炎症也可影响到视网膜静脉，使视网膜静脉壁本身产生炎症或炎症产生的毒素使静脉管壁内面粗糙增厚，内膜受损，内皮细胞增生，引起血小板聚集，纤维蛋白原、血液细胞成分聚集而导致血栓形成，管腔闭合。静脉的炎症可来自病毒感染、丹毒、结核、梅毒、败血症、心内膜炎、肺炎、脑膜炎、鼻窦炎以及眶蜂窝织炎等。因这类原因所致的视网膜静脉阻塞，多见于 40 岁以下的中青年患者。

（二）血液流变学的异常

临床观察发现绝大多数视网膜静脉阻塞患者有高脂血症。多数还伴有血浆黏度和全血黏度、纤维蛋白原等高于正常人群。这表明了血液成分的改变，尤其是黏弹性的改变与视网膜静脉阻塞的发病有密切的关系。据推测其可能的机制是，红细胞表面在正常情况下带有负电荷，故彼此排斥而悬浮于血液中。当高脂血症、高蛋白血症、或纤维蛋白原增高时，这些脂类和纤维蛋白原可包裹于红细胞表面而使其失去表面的负电荷，因而容易聚集形成团块并与血管壁粘连。同时由于纤维蛋白原含量增加或脂蛋白及其球蛋白含量增多，均可增加血浆黏度和全血黏度、使血液变黏稠，增加血流阻力，更易形成血栓。此外，血液中凝血系统和纤溶系统不平衡，也进一步促使血小板聚集性增强，导致血栓形成。

（三）血流动力学的异常

任何导致视网膜静脉血流缓慢的血液循环障碍均易于引致血栓的形成，如长期高血压患者突然血压降低致灌注压下降、心脏功能代偿不全、心动过缓、颈内动脉受压迫、大动脉炎和大量失血等均可引起血流动力学的改变，使血流减慢。另外，观察还发现，部分患者尚合并存在原发开角青光眼，其原因可能由于眼压增高影响了筛板区视网膜中央动脉灌注，同时静脉受压影响静脉回流，致血流淤滞形成血栓。

此外，过度疲劳、情绪激动、头部外伤和口服避孕药和利尿药等均可为发病的诱因。

四、临床表现

（一）视网膜中央静脉阻塞（central retinal veinocclusion）依据临床分型不同有以下两种不同类型的表现

1. 非缺血型（nonisehemic）

又称为静脉郁滞性视网膜病变（venous stasis retinopathy）或灌注型（perfused）。视力可以正常或轻度减退，视野大致正常或有轻度改变。眼底检查：视网膜中央静脉所有分支轻度扩张、迂曲，伴有视网膜所有象限的点状和火焰状出血，视盘正常或边界轻度模糊、水肿。黄斑区正常或有轻度水肿、出血。没有或偶见视网膜棉絮状斑。眼底荧光血管造影显示视网膜循环时间正常或稍延长；具有血管通透性的改变如：视网膜静脉扩张、迂曲，轻渗漏和管壁荧光素着染；毛细血管轻度扩张及少量微血管瘤形成；视乳头正常或有毛细血管扩张，轻度渗漏；黄斑正常或有轻度荧光素渗漏（图 5-2-1）。但未见视网膜毛细血管无灌注区或仅见极小区域。随病程的延长（约在发病后 2 ～ 3 个月）视网膜出血、水肿和渗出逐渐吸收、消退。但出血可反复出现，以致多年后，在眼底周边部还可见到散在的小出血点。黄斑区呈暗红色或有轻度色素紊乱。部分患者在视盘或其边缘上有襻状和迂曲的睫状视网膜血管侧支形成，静脉迂张减轻或消失，静脉血柱旁常出现白鞘。一项研究表明该型患者临床病程具有多样性，即完全康复占 48%（11/23）；病情恶化，转变为缺血型静脉阻塞者占 22%（5/23）；部分恢复者占 30%（7/23）。

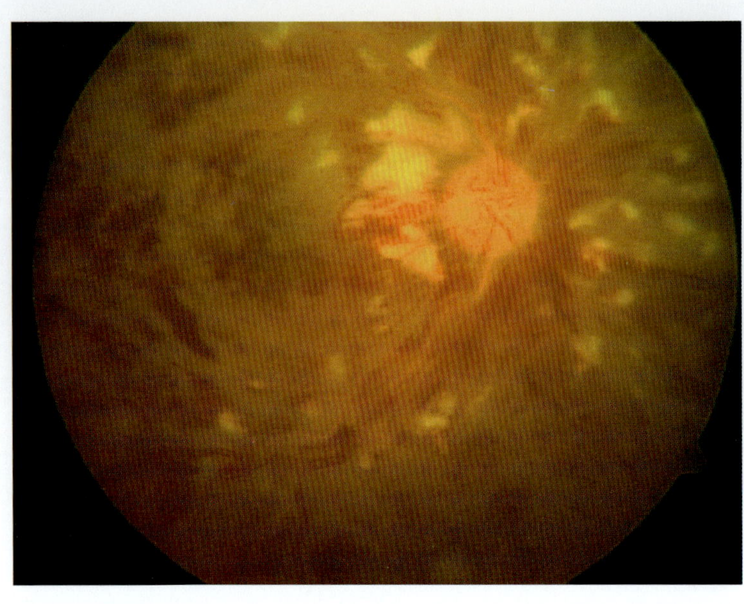

图 5-2-1 CRVO 视网膜上多数出血，静脉迂张明显

2. **缺血型**（ischemic）

又称为无灌注型（nonperfused）、出血性（hemorrhagic）。多数患者视力明显减退，严重者视力可降到数指或仅能辨手动。周边视野常正常或有不规则的向心性缩小。眼底检查可见患眼视网膜静脉粗大、迂曲呈腊肠状，静脉血柱为黯红色；视盘高度水肿充血，边界模糊并可被出血掩盖。大量火焰状出血遍布眼底各处，严重者可发生视网膜前出血，甚至穿破内界膜成为玻璃体内出血。黄斑区可有明显水肿隆起和出血，可呈弥漫水肿或成囊样水肿。动脉管径正常或变细。由于急性毛细血管前小动脉阻塞抑制了神经纤维层的轴浆运输而致视网膜常有棉絮状斑（图 5-2-2）。电生理检查视网膜电图 b 波降低或熄灭，暗适应功能降低。荧光血管造影显示，视网膜内循环时间延长，视乳头毛细血管扩张，渗漏荧光素；大片出血遮蔽了脉络膜和视网膜的荧光，看不见视网膜毛细血管循环的状况。而未被出血遮掩的静脉，呈现显著扩张迂曲的形态，静脉管壁有大量荧光素渗漏，后期管壁着染明显。毛细血管也高度纡曲扩张。黄斑有点状或弥漫荧光素渗漏，若存在黄斑囊样水肿则后期形成花瓣状或蜂窝状荧光积存。晚期（大约在发病后 3 个月左右）动脉管径大多数变细并有白鞘。静脉管径不规则，视网膜出血和棉絮状斑大多数吸收；或仍留有少许硬性渗出。视乳头水肿消退，颜色恢复正常或变淡，其表面或边缘常有睫状视网膜侧支血管形成，呈环状或螺旋状，较为粗大。黄斑水肿消退，有色素紊乱，或花瓣状暗红色斑（提示以往曾有黄斑囊样水肿）。视乳头和视网膜可有新生血管形成，引起玻璃体出血，纤维增殖，牵拉性视网膜脱离，甚至发生新生血管性青光眼。眼底荧光血管造影显示视网膜有大片毛细血管无灌注区；闭塞区周围表层及深层残存的毛细血管呈代偿性扩张，微血管瘤形成。视乳头有粗大侧支或新生血管，后者有大量荧光素渗漏。黄斑可正常或残留点状渗漏、或花瓣状渗漏、或表现为点片状透见荧光。动脉管径变细，静脉管壁着染或有少许渗漏。毛细血管无灌注区附近常有动静脉短路、微血管瘤或／和新生血管形成。

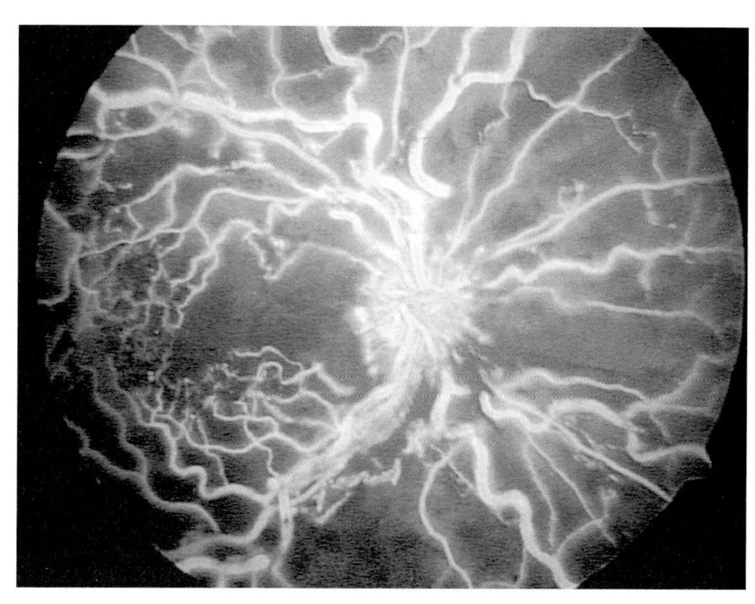

图 5-2-2 CRVO 静脉迂张，广泛毛细血管无灌注区形成

（二）视网膜分支静脉阻塞

视网膜分支静脉阻塞（branch retinal vein occlusion）多发生在颞侧（90.3%），尤其颞上分支最多见（约 54.9%）（图 5-2-3，图 5-2-4）。在所有分支静脉阻塞中，以鼻侧支阻塞在临床上最为少见，发病率只有 1% 左右。患者一般视力正常或有不同程度的下降，其严重与否与阻塞支大小及是否影响黄斑部而异。视野有与视网膜受损区域相对应的改变（通常表现为与阻塞静脉引流区相符的相对或绝对性神经束状暗点）。眼底检查发现阻塞部位多位于静脉的第一至第三分支的动静脉交叉处，阻塞点远端视网膜静脉血管扩张，迂曲，该区视网膜水肿，并有火焰状或片状出血，视网膜水肿增厚，可见棉絮状斑。有时可见血管阻塞点处有白色纤维组织增生如细纱状或薄膜状，动静脉被包裹在薄膜内，但静脉受压管径变细，甚至不能辨认。黄斑区常因分支小静脉及毛细血管回流受阻而发生管壁渗漏，引起阻塞侧黄斑区水肿隆起，甚至黄斑囊样水肿。此时荧光血管造影发现阻塞静脉充盈迟缓，阻塞点远端静脉迂曲扩张，管壁有荧光素渗漏，往往视网膜受累区域分布在水平分界的上或下半侧。如有黄斑囊样水肿则形成不完全花瓣状高荧光。随着病程进展，出血和水肿逐渐吸收消退，黄斑区可见星芒状或环状硬性渗出，继之黄斑水肿消退，留下色素紊乱或囊样变性瘢痕。伴行动脉产生继发性硬化，管径变窄有白鞘伴随。受累静脉管径恢复或粗细不均，血流完全恢复 / 部分恢复，或完全闭塞呈银丝状，静脉管壁有白鞘。阻塞点附近和视网膜水平缝处可见侧支形成。有大片毛细血管闭塞者，可发生视盘和视网膜新生血管，甚至发生玻璃体出血。眼底荧光血管造影显示由于毛细血管受损闭塞引起的无灌注区形成，还可见微血管瘤、新生血管和侧支循环形成。原阻塞静脉荧光充盈正常或仍有延迟。管壁一般无渗漏或偶有局限渗漏。阻塞处静脉变细或完全无荧光素流通过，其附近和水平缝处常有侧支血管形成。严重主干阻塞可产生大片无灌注区，并常常在视盘和 / 或无灌注区的边缘有新生血管，致大量荧光素渗漏。在无灌注区附近还可见动静脉短路。

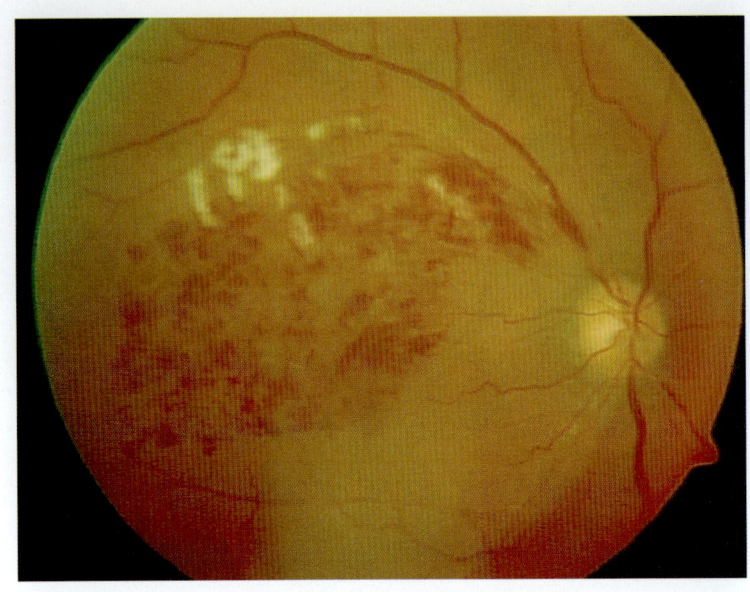

图5-2-3　颞上血管分支阻塞局部网膜大量出血及渗出

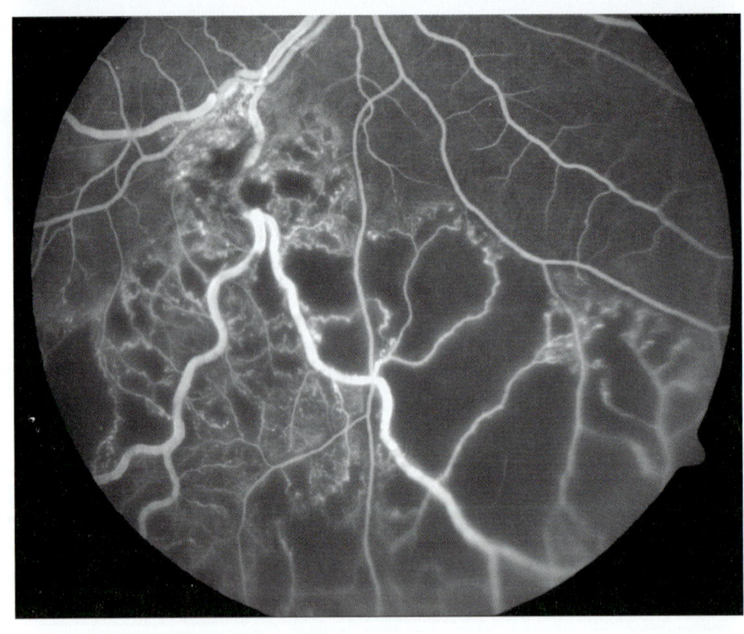

图5-2-4　颞下分支静脉阻塞可见无灌注区

（三）半侧性视网膜静脉阻塞

半侧性视网膜静脉阻塞（hemicentral retinal vein occlusion）通常视网膜静脉在视乳头上只有一个主干，但由于解剖发育的变异，少数人的视乳头上出现两支静脉主干。半侧性阻塞即是其中一支主干在筛板处或视神经内发生阻塞，致使在阻塞静脉所引流的半侧眼底出现视网膜的出血、渗出、水肿和静脉淤滞。这一型阻塞在临床上比较少见。视其引流的范围视网膜受累可为1/2、1/3或2/3。其临床表现，病程和预后与视网膜中央静脉阻塞类似。但总的来讲，由于尚有较大范围的视网膜未受侵犯，尤其黄斑部受累程度轻时，视力预后可望较好（图5-2-5）。

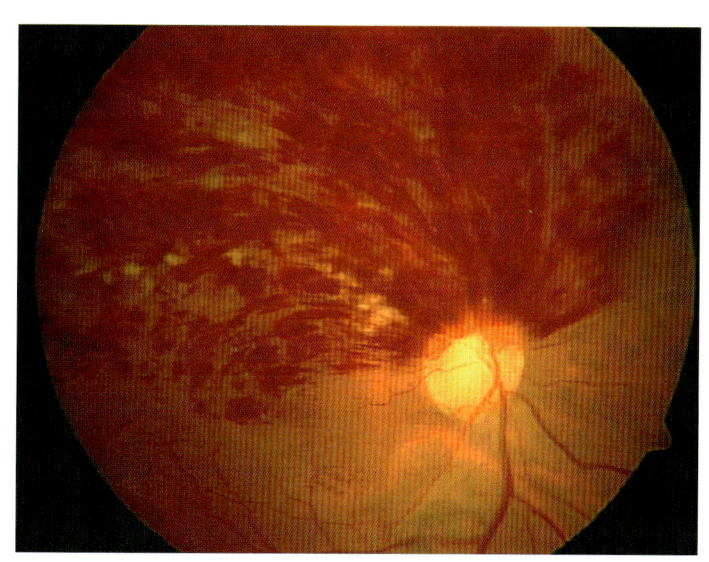

图 5-2-5 半侧性视网膜静脉阻塞上半网膜大量出血

五、诊断与鉴别诊断

依据前述的视网膜静脉阻塞的典型眼底表现特征，辅以眼底荧光血管造影检查，诊断并不困难。但须与以下眼底病鉴别：

（一）糖尿病性视网膜病变

一般为双眼，视网膜静脉扩张迂曲不明显，出血散在且多呈点状，同时实验室检查血糖增高，尿糖阳性，加之有糖尿病的全身症状可以鉴别。

（二）高血压性视网膜病变

常双眼对称发病，视网膜出血表浅，多位于后极部，静脉虽然扩张但不纡曲发暗。常见棉絮状斑和黄斑部星芒状渗出。

六、并发症

临床观察发现，视网膜静脉阻塞后常见危及视力的并发症主要为黄斑水肿和新生血管形成及其引致的一系列改变。

（一）黄斑水肿

为视网膜静脉阻塞最常见的并发症，其严重程度和持续时间与阻塞的部位及轻重密切相关。总干阻塞的发病率略高于分支阻塞。水肿发生的时间根据病情轻重而有不同，病情严重者发生较早，黄斑呈现弥漫性水肿或囊样水肿。轻者数月后水肿消退，黄斑部呈现暗红色，遗留下色素变动。重者除黄斑部增厚外，呈现界限清楚的泡状隆起，排列呈花瓣状或放射状。

范围也轻重不等，轻者仅限于黄斑区或只占其 1/2，多见于视网膜分支静脉阻塞。重者其范围可包括上下血管弓，视乳头颞侧缘的后极部眼底。囊泡内如有积血则形成一半月形液平面，囊泡后壁可有色素增殖。眼底荧光血管造影显示晚期呈典型花瓣状或蜂房状渗漏。囊样水肿消退很慢，数月至一年不等，个别可长达两年不吸收。数年后黄斑囊泡消失变平，呈暗红色花瓣状图形，也可有色素和纤维增殖导致中心视力的永久性损害。

（二）新生血管

视网膜新生血管形成也是常见的并发症之一，其发生的时间一般为发病后 3 个月，随病程延长发病率增高。分支阻塞者较总干阻塞发生率为高。新生血管常发生在视网膜无灌注区的边缘和／或远离缺血区的视盘上。其形态最初呈芽胞状，逐渐长大呈丝网状、花圈状或海团扇状。眼底荧光血管造影显示荧光素的迅速渗漏。通常认为，视网膜新生血管的产生与视网膜无灌注区的范围大小有密切关系，无灌注区面积愈大，产生新生血管的可能性愈大。

（三）新生血管性青光眼

新生血管性青光眼是本病最严重的并发症。发病率各家报告不等，多在 10% ～ 20%。多见于视网膜中央静脉阻塞缺血型。一般在阻塞后 2 ～ 3 个月发病,故以往又称为“百日青光眼”，也有报告 2 周或数年后发病者。其特点是由于严重缺血，致使虹膜出现新生血管，逐渐长入前房角和小梁网，堵塞房角导致虹膜周边前粘连，房角关闭，眼压升高。患者主诉头痛眼胀，检查见球结膜血管扩张充血，角膜水肿，前房一般深浅正常，可有前房出血，虹膜瞳孔缘色素上皮外翻等。本类型的青光眼使用药物治疗难以控制眼压。

七、预后

本病的视力预后与阻塞的类型、阻塞部位、阻塞程度和是否发生并发症等诸多因素有关。一般说来，分支阻塞预后较总干阻塞好，非缺血型比缺血型者为好，不少病人虽未经特殊治疗，视网膜出血、水肿均可消退，侧支循环建立，视力也有不同程度的恢复；然而也有不少病人因长期黄斑囊样水肿以致中央视力不能恢复。缺血型视网膜静脉阻塞者常因视网膜新生血管的形成，引起玻璃体出血、广泛的增生性玻璃体视网膜病变、牵引性视网膜脱离、新生血管性青光眼等严重并发症或后遗症而失明。迄今为止，对治疗效果的观察发现，目前的所有治疗措施并不能改善视网膜中央静脉阻塞的视力预后，而是防止或减少其严重的并发症如黄斑囊样水肿、新生血管和新生血管性青光眼等的发生。

八、治疗

视网膜静脉阻塞目前尚无特殊有效的药物治疗。一般而言应积极寻找发病原因，治疗其原发疾病。

（一）纤溶制剂

理论上可促使纤维蛋白溶解，减轻或去除血栓形成。包括尿激酶、链激酶和去纤酶。但实际上经大量的病例统计均未能肯定其明显的疗效。

1. 链激酶

与血液中纤维蛋白溶解酶原相结合成为复合激活因子，并使其激活转变为纤维蛋白溶酶，使纤维蛋白溶解，达到溶解血栓的效果。链激酶给药前半小时先肌注异丙嗪 25 mg 和静脉滴注地塞米松 2.5 ～ 5 mg 或氢化可的松 25 ～ 50 mg 以减少副作用，初次剂量 50 万 U 溶于 100 ml 生理盐水或 5%葡萄糖溶液中静脉滴注，30 分钟滴完。维持剂量，60 万 U 溶于 250 ～ 500 ml 5%葡萄糖溶液，静脉滴注 4 ～ 5 小时，每日 1 ～ 2 次，5 ～ 7 天为一疗程。

2. 尿激酶

为纤溶酶原的激活剂。理论上可使纤溶酶原转变为纤溶酶，进而发挥水解纤维蛋白的作用，令血栓溶解。常用剂量为：

(1) 静脉给药，5 000 ～ 10 000 IU 溶于 5%～ 10%葡萄糖溶液或生理盐水 20 ml 推注或 250 ml，每日一次，5 次为一疗程。

(2) 球后注射，100 ～ 500 IU 溶于 0.5 ～ 1 ml 生理盐水，每日或隔日一次，5 次一疗程。

(3) 理疗通过离子透入，每天一次，10 天为一疗程。

3. 去纤酶

又称蝮蛇抗栓酶，是从蝮蛇毒中分离出的一种蛇毒酶制剂，可使血液中纤维蛋白原明显下降而表现明显的抗凝效应。剂量为 0.25 ～ 1 单位／每千克体重。一般成人用 40 单位(4 ml)溶于 250 ～ 500 ml 生理盐水或 5% 葡萄糖溶液中静脉点滴，约 4 ～ 5 小时滴完。治疗前后需检查血纤维蛋白原，高于 150 mg 时才给第二次点滴，3 次为一疗程。

（二）抗血小板聚集剂

常用低分子右旋糖酐、阿司匹林和潘生丁等。低分子右旋糖酐可减少血液黏稠度，改善微循环，20% 300 ～ 500 ml 静脉点滴，每天一次，10 天为一疗程；阿司匹林具有较持久的抑制血小板聚集的作用，每天口服 25 ～ 50 mg，每日一次，可长期服用。潘生丁可抑制血小板的释放反应从而减少血小板聚集，口服 25 mg，每日三次。

（三）皮质类固醇制剂

青年患者多由视网膜血管炎症所致，可用皮质激素治疗以减轻水肿，改善循环。

（四）激光

对黄斑囊样水肿持续 3 个月以上者，应采用激光进行格子样光凝黄斑区渗漏的小血管、毛细血管，以防止长期黄斑囊样水肿引起的中央视力损害，增进中央视力或防止其继续恶化。对有大面积毛细血管无灌注区或已产生新生血管者，应即采用激光进行全视网膜光凝术，以防止新生血管的形成或促使已产生的新生血管闭塞，以减少和防止玻璃体出血、牵引性视网膜脱离和新生血管性青光眼的发生。总的来讲，激光对总干阻塞只能预防新生血管和减轻黄斑囊样水肿，对视力改善的效果不大，但对分支阻塞则效果较好。

（五）其他

可根据病因给以降血压药或降眼压药。一些中药可活血化瘀、扩张血管，抑制血小板聚集，降低毛细血管通透性，改善微循环。黄斑囊样水肿者有人试用高压氧治疗，也可有一定疗效。

（刘瑜玲）

第三节　视网膜静脉周围炎

视网膜静脉周围炎（retinal periphlebitis）又称 Eales 病、青年复发性玻璃体出血。1882 年由 Henry Eales 首次报道。本病多见于青年男性，发病年龄以 20 ～ 30 岁为最多。多双眼发病，两眼多在一年内先后发病，且易复发。临床上主要表现为发生于视网膜周边部的闭塞性视网膜血管疾病。

一、病因

病因多种多样，多数人认为本病可能与结核有关。临床上观察发现虽然大多数患者有结核菌感染病史，但常无活动性结核病，仅有少数人在肺部、纵隔，或身体其他部位可查见陈旧结核病灶。推测其发病原因多为由结核菌素引起的Ⅲ型变态反应。故对本病患者，应详细了解有无结核病史，或与结核患者长期接触的历史。这种患者结核菌素试验常为阳性。可疑者应做胸部 X 光检查以除外肺结核。

此外，某些局部病灶感染如牙齿脓毒病灶、慢性扁桃体炎、中耳炎、鼻窦炎和皮肤脓肿等也为较常见病因。

二、临床表现

本病多双眼受累。患者自觉症状因受累血管的大小、出血量多少及部位而定。早期由于病变在周边部小血管且出血量不多、一般不影响视力，病人多无自觉症状或仅有轻微飞蚊症。当病变侵及较大血管，致使大量出血进入玻璃体，患者可突然发生视力严重下降，仅见手动或仅有光感。

眼底检查：在发病时散瞳进行眼底检查，常因玻璃体内有大量的积血，无法见到眼底红光反射或稍可见红光反射，看不见眼底。只有当玻璃体出血吸收或大部分吸收时，方能查清眼底发现病变。

视网膜血管的改变主要位于眼底周边部，视网膜周边部小静脉不同程度地迂曲扩张、管径不规则，可扭曲呈螺旋状或环状，静脉旁常伴有边缘不清、宽窄不一的白鞘，偶尔小动脉也受累。受累血管附近多有大小不同和数量不等的点片状或火焰状出血。也可见静脉旁有白色结节或不规则状渗出斑，有时渗出斑部分掩盖静脉，使其呈现似中断或切削状外观。上述改变最初只表现于眼底周边部的某支或某几支小静脉，随病情进展，病变可波及视网膜各象限周边部的小静脉，每枝静脉及其附近均有相同病变，并渐向后部发展、波及更大的静脉。炎症活动期间，偶见同时合并发生脉络膜炎，这时则可见病灶附近尚有边界模糊的黄白色或灰白色渗出斑位于视网膜血管深面。部分静脉炎症可发展为分支静脉阻塞，主要位于有病变区域的分支小静脉。视网膜上的出血可局限于视网膜，也可穿破内界膜进入玻璃体。反复玻璃体出血者，待出血吸收后，检查眼底受累静脉管径恢复正常，但粗细不匀，有白鞘伴随，附近可有绒团状或海团扇状新生血管或吻合支形成。由于多次玻璃体出血，还可产生玻璃体视网膜增殖，机化纤维索条产生，这些索条收缩进一步可牵拉视网膜形成破孔和视网膜脱离。

另外，本病偶可侵犯一支或数支视网膜大静脉，致使其管壁扩张充盈，有较多出血和白色渗出，导致黄斑部视网膜水肿和星芒状渗出。视盘常有水肿充血。少数患者还可同时伴发虹膜睫状体炎。

眼底荧光血管造影改变主要为受累静脉管壁不规则、荧光素渗漏、组织染色、微血管瘤、毛细血管扩张、无灌注区和新生血管形成。几乎所有病例在眼底周边部均有不同程度的毛细血管无灌注区形成，随病程进展无灌注区边缘还可见微血管瘤、动静脉短路以及新生血管形成。

三、病理

急性期视网膜周边部小静脉壁及其周围组织有多形核细胞浸润。在慢性和晚期病例，静脉壁及其周围组织有淋巴细胞、浆细胞、上皮样细胞、偶有巨细胞浸润。这些细胞浸润形成结节，压迫血管壁使管腔变窄。炎性细胞也可侵犯管腔，使管腔部分或完全阻塞。也可由于血管内皮细胞增殖、突入管腔，血管壁玻璃样变增厚，使管腔变窄乃至完全阻塞。血管壁最终完全为纤维结缔组织所取代。

四、病程和预后

本病的临床特点是慢性和复发性。部分患者经过几次反复发作后，视网膜损害自行缓解，出血、渗出和水肿逐渐吸收，玻璃体出血大部分消失，仍可恢复较好视力。有些患者则反复发生玻璃体出血，往往在视网膜损害未完全静止之前，新的视网膜、玻璃体出血又有发生，可持续数年或数十年尚有活动性病变，由于反复发作后玻璃体积血机化，纤维组织增殖成为增生性玻璃体视网膜病变、牵拉性视网膜脱离等使视力难以恢复，终至失明。

应该指出的是，该病病程虽为慢性，但不同患者及不同眼别病情复发频率和严重程度不等。有的患者发作几次后自行停止，视力保持良好；而另一些则频繁发作，持续若干年。病情轻重也不等，轻症者仅有慢性静脉周围炎的改变，如静脉旁白鞘、色素紊乱而不发生新生血管和玻璃体出血，或玻璃体出血较少，数月后吸收、眼底和视力恢复正常。重症者则反复玻璃体出血、长时间不能吸收，导致新生血管或牵拉性视网膜脱离，甚至发生并发性白内障、虹膜红变和继发性青光眼等。

五、诊断

由于本病常为双眼受累，而且两侧病情程度也多不一致。因此若在临床上见到病人一眼有大量的玻璃体积血而无法查见眼底时，不管对侧眼有无症状均应充分散瞳检查眼底，尤其应详查周边部视网膜，如能在患者另眼周边部发现一处或数处静脉小分支病变，如迂曲扩张、管径不均、血管旁白鞘和／或出血、渗出，即可作为本病的临床诊断依据。另外，对主诉飞蚊症的年轻患者也应常规详查眼底周边部，以早期发现本病。

六、治疗

（一）病因治疗

应尽可能查找病因，及时治疗。首先应进行全面体检和必要的化验室检查，如胸片检查有无结核或结节病；皮肤、口腔科等检查是否存在脓毒性病灶或溃疡等；如发现活动或陈旧性结核病灶，应给予规范的抗结核治疗。若仅有 PPD 试验阳性，则无论是否发现病灶，可试用一段时间的抗结核治疗，注射链霉素或口服异烟肼，或对氨柳酸钠 3 ～ 6 个月。也可行结核菌素脱敏疗法，以减轻复发程度。如怀疑为脓毒性病灶引起者，可清除可疑病灶，如龋齿、扁桃体炎、中耳炎、鼻窦炎等。

（二）一般治疗

大量玻璃体出血突然发生后，应嘱患者避免剧烈活动，卧床休息，包扎双眼或戴针孔眼镜限制眼球活动，半坐位让血液沉于玻璃体下部。同时多给患者安慰和解释，以消除由于视力急骤下降而产生的焦虑、恐惧心理。可给予口服凉血止血药物如云南白药、三七片、维生素 K 等；维生素 C 和路丁减低血管脆性；陈旧玻璃体出血可肌肉注射碘制剂，或做离子透入以促进出血吸收。对于是否应用皮质激素，目前尚有争议。部分作者认为，近期有效，但长期应用反而会使病情迁延，最终效果不佳。

（三）光凝治疗

近年来，应用激光光凝封闭病变血管及毛细血管无灌注区等以阻止病变进展取得了较好的疗效。其方法是对周边部毛细血管无灌注区行散射光凝以消除视网膜的缺血缺氧区；对微血管瘤直接光凝；对扁平的新生血管先光凝其外周视网膜，然后直接击射在新生血管上，使其闭塞；但对新生血管比较饱满者则不能直接光凝，否则容易破裂出血，只能先行大面积散射光凝令其萎缩，再做直接光凝。

（四）玻璃体手术及眼内光凝

严重的玻璃体积血长期不吸收（> 3 个月）和 / 或有机化膜导致牵拉性视网膜脱离者，可行玻璃体切割术，同时进行眼内激光光凝。

（刘瑜玲）

第四节 急性视网膜坏死

急性视网膜坏死综合征（acute retinal necrosis syndrome，ARN）又称为桐泽型葡萄膜炎（Kirisawa uveitis）。本病于 1971 年由日本 Urayama 首次报道。近年来，随着玻璃体视网膜手术、电镜及分子生物学技术的进展，已基本确定本病是由疱疹病毒感染引起，临床上以视网膜坏死、视网膜动脉炎、玻璃体混浊和后期视网膜脱离为其特征。本病较为少见，主要发生于健康成年人，男女比例约为 2 ∶ 1，单眼多于双眼，双眼 ARN 病例两眼发病间隔时间则多在 4 ~ 6 周之内。发病年龄有两个高峰，一为 20 岁，另一高峰则为 50 岁左右，前者主要为 HSV 感染，后者系 VZV 感染引起。除上述两种病毒外，巨细胞病毒（CMV）、带状疱疹病毒及水痘病毒亦可导致本病。

一、病因

尚未完全明了。大多数人认为与病毒感染有关。目前基本上已被确定的有单纯疱疹病毒（herpes simples virus，HSV type 1 or 2）和水痘带状疱疹病毒（varicella zoster virus，VZV）。这两种病毒，不仅在血清学方面取得根据，而且在急性期眼内容（房水、玻璃体）中培养并分离成功。但也有作者认为本病由病毒引起的观点还不能最后肯定，因为临床上发现疱疹病毒感染率很高，而急性视网膜坏死则罕见；有人将坏死视网膜的乳液注入猴和兔的视网膜下未能引起视网膜炎；本病患者血小板凝集功能亢进，因而有可能动脉血管内皮损害促进视网膜和脉络膜毛细血管闭塞，甚至小动脉闭塞，促进了本病的发生发展。此外，也有人认为本病有一定遗传背景，近年来通过 HLA 研究，支持了这一观点。

二、分期

活动性视网膜炎一般持续 4 ~ 6 周，逐渐退行。临床上一般将本病分为 3 期：急性期、恢复期和终末期。也有人不主张分期，仅将本病分为轻型和重型。轻型者最后视网膜色素紊乱，残留萎缩灶和血管鞘；重型者有明显玻璃体混浊，大量视网膜增殖，玻璃体纤维化，牵拉性视网膜脱离，大多数最后眼球萎缩。

三、临床表现

多起病隐匿，早期仅觉轻度眼红、疼痛、怕光、眼前黑点飘动及视力模糊等。

眼部检查：轻者早期视力正常或仅有轻、中度下降；重者随时间进展视力严重下降。眼前节常表现为前葡萄膜炎，睫状充血，角膜后壁有细小后沉着或羊脂状沉着，房水 Tyndall 现象阳性，偶有纤维蛋白渗出或积脓。眼压也可能增高。随病程进展，约 2 周后出现本病典型的眼后节三联征：

（一）玻璃体炎

玻璃体内早期有细胞浸润，短期内混浊加重呈尘埃状。3 ~ 4 周后玻璃体机化膜形成。偶有玻璃体出血。由于玻璃体浓密混浊，致使检查时看不清眼底。

（二）视网膜血管炎

血管炎以小动脉炎为主，累及视网膜和脉络膜。临床上见视网膜动脉壁有黄白色浸润，管径粗细不匀，有的呈串珠状，随后动脉变窄、血管周围出现白鞘。可伴有视网膜出血，但不明显。同时部分小静脉也可有浸润、阻塞、出血和鞘化。少数病例血管炎可累及视神经，表现为视乳头充血水肿、边界模糊，黄斑部出现水肿皱褶。

（三）周边部视网膜坏死灶

眼底周边部视网膜常有多发、局灶性的白色或黄白色浸润和肿胀病灶，呈多形性或圆形斑状，边界模糊、位于深层，偶可见于后极部。起初可仅限于一个象限，随病程进展可发展至整个眼底周边部。在重型者病变的高峰时期，黄白色渗出可扩大至中周部及后极部眼底。另外，眼底周边部还多伴有散在的斑点状出血。

视野检查早期正常，晚期变小或缺损。电生理检查早期 a 波、b 波降低或消失，提示感光细胞功能障碍。

大约 4 ~ 6 周后，前节炎症减轻或消退。视网膜出血和坏死灶逐渐消退，留下色素紊乱和视网膜脉络膜萎缩灶，视网膜血管闭塞呈白线状。

发病 2 ~ 3 个月以后，玻璃体混浊加重，机化膜形成，机化收缩牵拉已萎缩变薄的视网膜，致使视网膜周边部形成多发性破孔，破孔大小不等、形状不规则，多位于邻近正常的视网膜病灶区边缘，导致约 75%的病人发生牵拉性视网膜脱离。发生时间最早者为发病后 1 个月，大多数发生在发病后 2 ~ 3 个月。多为全视网膜脱离。视盘色白萎缩。黄斑呈退行性变或玻璃纸样变性，也可有黄斑破孔形成。

四、荧光血管造影

急性期眼底荧光血管造影发现视网膜动脉和脉络膜毛细血管床充盈迟缓；动脉可呈节段状充盈，静脉扩张；视网膜病灶处脉络膜荧光渗漏与遮蔽并存；视盘可有荧光素渗漏。晚期视乳头染色，视网膜血管壁渗漏并有染色。由于视网膜周边部血管闭塞可产生毛细血管无灌注区。

缓解期及终末期视网膜萎缩病灶处因有色素沉着呈现斑驳状荧光斑，有的可融合成片，形成大片强荧光区。并见脉络膜荧光渗漏。

五、诊断

根据本病典型的临床表现如急性发病、广泛的葡萄膜炎、闭塞性血管炎和眼底周边部多数黄白色渗出性病灶等特点应不难做出诊断。1994 年美国葡萄膜炎学会曾推荐如下标准作为本病的临床诊断依据。

1．周边视网膜有单个或多个不连续的病灶。黄斑区病损虽然少见，如伴有周边视网膜病损则不应排除 ARN 的诊断。

2．如不经抗病毒治疗，病灶进展迅速（边缘扩展或出现新病灶）。

3．病变沿周缘扩大。

4．闭塞性血管病变主要累及视网膜小动脉。

5．前房及玻璃体有显著的炎症反应。

此外，并存有巩膜炎、视乳头病变或视神经萎缩均支持本病的诊断，但并非诊断必需体征。

近年来，采取前房房水进行聚合酶链反应（polymerase chain reaction，PCR）检测，可以发现病毒 DNA，为临床早期、快速诊治提供依据。

六、病理

病理改变显示在视网膜、脉络膜和视盘的血管周围（以动脉为主）有大量炎性细胞的弥漫性浸润，以淋巴细胞、浆细胞为主，急性期可有中性粒细胞，偶见嗜酸性粒细胞，并有纤维组织增生。以上病理改变也可波及巩膜和眼外肌。受累血管管壁增厚和玻璃体变性，管腔闭塞。晚期视网膜神经节细胞层和神经纤维层胶质增生，内核层增厚，外丛状层、外核层和杆锥细胞层以及视网膜色素上皮层广泛变性萎缩，色素增殖。玻璃膜纤维样变性。坏死区网膜除留有比较完整的血管系统外，其余组织结构已不可辨认。据报道，应用扫描电镜观察，可在不少患者的视网膜细胞、色素上皮细胞及视网膜血管内皮细胞中发现疱疹病毒颗粒。

七、治疗

（一）抗病毒治疗

抗病毒药无环鸟苷（acyclovir）为治疗该病的首选药物。用法为每次 500 mg 加入生理盐水 500 ml 内缓慢静脉滴注，每 8 小时 1 次，连续 7 天为 1 个疗程。然后改用口服此药，每次 200 mg，每 6 小时 1 次，持续服用 6 周。可以防止另眼发病（双眼患病者，另眼大多在 6 周内发病）。研究证明无环鸟苷能有效抑制病毒活性而不损害正常细胞，但如果静脉给药 1 周后，炎症仍不能有效控制时，可改用丙氧鸟苷（gancilovir），其剂量、用法、疗程、注意事项同无环鸟苷。

（二）抗凝治疗

由于本病易于发生血管阻塞，因此可同时口服乙酰水杨酸肠溶片以防止血小板凝聚，抑制血液的高凝状态，用法为每次 25 mg，每日 3 次，饭后服用。

（三）糖皮质激素

对是否常规使用糖皮质激素存在争议。多数人认为在应用抗病毒治疗的前提下，可加用糖皮质激素做球周注射或口服，用法为地塞米松 2.5 mg 与 2% 利多卡因（lidocaine）0.5 ml，每日或隔日 1 次，共 3 ~ 6 次。如眼前节有炎症者，可用 0.5% 地塞米松水溶液滴眼、1% 阿托品眼液和／或眼膏点眼。

（四）激光光凝及手术

由于现行的药物治疗并不能有效阻止视网膜脱离的发生，Duker 等人报道大约 75% ~ 91% 的本病患者在后期仍因视网膜脱离而丧失视力，因此多数作者主张早做激光光凝以阻止病损进展，预防视网膜脱离或使视网膜脱离区域局限于周边视网膜。但常因本病玻璃体混浊明显而妨碍施行有效光凝。为此，近年来，不少人采用联合手术治疗，包括经睫状体平坦部玻璃体切割、膜切除、视网膜下积液内引流、眼内激光及球内注射惰性气体或硅油眼内充填，使视网膜脱离复位率得到提高。Blumenkranz 曾对 16 只眼进行了玻璃体切割，巩膜环扎，冷凝和／或光凝，注气或不注气联合手术，15 只眼视网膜复位，取得了较好的疗效。

（刘瑜玲）

第五节 Coats 病

Coats 病又称为外层渗出性视网膜病变（external exudative retinopathy）或视网膜毛细血管扩张症（retinal telangiectasis）。1908 年由 Coats 首次报道。本病不很常见，但也并非十分罕见。多见于男性青少年，12 岁以下占 97.2%，女性较少。少数发生于成年人，甚至老年人。通常侵犯单眼，偶为双侧，左右眼无差异。Coats 曾将本病眼底镜下特征描述为：

（1）眼底有大量黄白色或白色渗出。

（2）眼底有成簇的胆固醇结晶沉着或／和出血。

（3）血管异常，呈梭形、球形扩张，或呈纽结状、花圈状、扭曲状卷曲。

（4）某些病例最后发生视网膜脱离、继发性白内障、虹膜睫状体炎、继发性青光眼。

（5）本病青年男性多见，一般全身健康，无其他病灶。

以往曾将本病分为三种类型：第 I 型为不伴有血管异常的渗出性视网膜病变。第 II 型为伴有血管异常和出血的渗出性视网膜病变。第 III 型出现动静脉交通和血管瘤。后来随着时代的进步尤其是眼底荧光血管造影技术在临床的应用，人们逐渐认识到第三种类型乃是另一类独立血管性疾病，应更名为 von Hippel 病，故不再归属于 Coats 病一类。1912 年 Leber 报告了发生于成年人的多发性粟粒状动脉瘤病（multiple miliary aneurysms），其特点是视网膜有微动脉瘤和环状渗出。目前大多数作者趋向于 Leber 的病例属于 Coats 病成人型。

一、病因和发病机制

本病病因尚不清楚。多数作者认为儿童和青少年 Coats 病系因先天视网膜小血管发育异常所致。据推测可能是由于视网膜小血管先天性发育异常，致使局部血管内皮细胞屏障作用丧失，血浆内成分自血管内大量渗出并蓄积于视网膜神经上皮下，导致视网膜组织大面积损害。成年患者的成因则更为复杂，除有先天性血管异常因素外，可能还有其他原因。如检测发现有的患者血中胆固醇偏高、曾有葡萄膜炎史，推测炎症可能为其诱因。也有人发现本病患者类固醇物质分泌量超过正常，糖耐量曲线延长，显示肾上腺皮质功能亢进，故认为内分泌失调和代谢障碍可能在成人型 Coats 病的发生发展中也发挥了一定的作用。

二、临床表现

本病视力的减退因黄斑受损害的迟早和程度而表现不同。早期病变位于眼底周边部，黄斑部未受损害，视力不受影响，故常无自觉症状。加之多系单眼，又多发生在儿童和青少年，故常不为患者自己发觉，直至视力显著下降或瞳孔出现黄白色反射，或眼球外斜才来就诊。

眼前节检查无阳性体征，屈光间质清晰，眼底检查视乳头正常或略充血。视网膜上有单个或多个大片黄白色或白色渗出斑块，病变开始可出现于眼底任何部位，但以颞侧，尤其围绕视盘和黄斑附近的后极部常见；面积大小不等，形态不规则，可局限于一二个象限，或遍及整个眼底。渗出多位于视网膜血管下面，浓厚者有时可遮盖血管。隆起度不一，自不明显到十余个屈光度不等。有时渗出物排列成半环状或环状，则称为环状视网膜病变（circinate retinopathy）。在渗出斑块的表面和周围常见发亮小点状的胆固醇结晶小体，深层暗红色片状出血，散在或排列成环状的深层白色斑点，偶可见色素沉着。病灶区内视网膜血管异常显著。早期血管病变多位于颞侧周边部，也可见于鼻侧或其他象限。表现为视网膜第二或第三分支以后的小血管，动静脉均有明显损害，尤以小动脉明显。血管管径不规则，周围有白鞘，扩张纡曲，管壁呈囊样、梭形瘤样扩张，或排列呈串珠状。也可呈螺旋状或纽结状迂曲。可有新生血管和血管间短路交通形成。病变位于黄斑区附近者可侵犯黄斑，产生黄斑水肿和星芒状渗出，重者晚期黄斑形成机化瘢痕。

由于血管异常是视网膜下产生大片渗出及出血等病变的基础。故病变的进展速度主要与视网膜血管异常的程度和范围有明显关系。而且整个病程缓慢进行，病变时轻时重，晚期大块渗出增多可占据整个眼底，引起视网膜局部或全部球型脱离，脱离网膜外观呈现黄白色发灰暗或略带青灰颜色。不少病例大块渗出使视网膜高度隆起至晶体后囊，出现白色瞳孔，酷似视网膜母细胞瘤。最后视网膜下和视网膜内渗出机化，被瘢痕组织代替。有的病例发生视网膜血管大出血，出血进入玻璃体，导致玻璃体积血，后期机化形成增殖性玻璃体视网膜病变。晚期可并发虹膜睫状体炎，并发性白内障或继发性青光眼，最后眼球萎缩。

眼底荧光血管造影对本病具有极为重要的诊断价值，造影可以发现检眼镜检查无法发现的视网膜大片毛细血管扩张的特征性改变。但却往往因为患者年幼，不能配合检查；或者早期未发现病变，就诊时病变已非常严重（如发生了渗出性视网膜脱离或大量的玻璃体出血）致无法看清眼底，影响造影质量。眼底荧光血管造影典型的表现为血管异常改变，病变区小血管、毛细血管扩张迂曲，管壁呈现纺锤状、串珠状或囊样扩张。不少患者视网膜毛细血管床闭塞，形成大片无灌注区。在无灌注区附近可见微血管瘤和动静脉短路。但不论是否存在视网膜毛细血管无灌注区，视网膜新生血管形成却很少见。整个造影过程中，异常血管渗漏明显，晚期病变区可因荧光素染色呈现大片强荧光。大片出血则呈遮蔽荧光。大片渗出则因位于视网膜外丛状层对视网膜荧光不产生明显影响。如黄斑部受损可呈现不完全的或完全的花瓣状或蜂房样高荧光；若晚期已有瘢痕机化，则造影早期表现为局部的遮蔽背景荧光，后期瘢痕着染呈强荧光（图 5-5-1）。

三、诊断与鉴别诊断

根据本病患者的典型表现，不难做出临床诊断。但应将本病与视网膜母细胞瘤、早产儿视网膜病变、转移性眼内炎等多种发生于儿童期并出现白瞳症的眼病鉴别。其中，尤以与视网膜母细胞瘤的鉴别特别重要，因为如果不慎将视网膜母细胞瘤误诊为 Coats 病，则将延误对视网膜母细胞瘤的治疗而危及患儿生命。

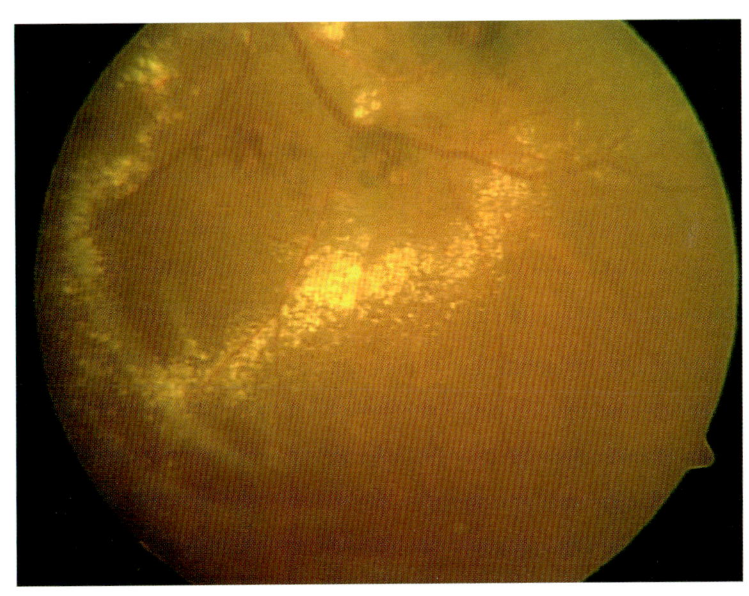

图 5-5-1 Coats 病彩色像示视网膜上多数渗出

（一）视网膜母细胞瘤

多见于儿童，晚期病变常发生灰白色视网膜脱离，令瞳孔区出现“猫眼”状反光，较易与 Coats 病混淆。由于二者治疗手段迥异，预后截然不同，故需特别加以区别。视网膜母细胞瘤病程发展较快，网膜呈灰白隆起，有卫星样结节，出血少，有钙质沉着，网膜上看不到视网膜异常血管和血管瘤等 Coats 病特有的血管异常及毛细血管扩张等血管改变。应用超声波检查发现实质性肿块回波。

（二）早产儿视网膜病变（晶状体后纤维增生，Terry 综合征）

多发生于接受过高浓度氧气治疗的早产儿，氧对未成熟视网膜，即未完全血管化的视网膜引起原发的血管收缩和继发的血管增殖。常在生后 2 ～ 6 周双眼发病。早期视网膜小动脉变细，静脉迂曲扩张，新生血管形成。此后全部血管扩张，视网膜水肿、混浊、隆起、出血，隆起部可见增生的血管条索，向玻璃体内生长。晚期玻璃体内血管增生，结缔组织形成，牵引视网膜形成皱褶，重则晶体后可见机化膜，散瞳后可见被机化膜拉长的睫状突。参考病史可供鉴别。

（三）转移性眼内炎

常继发于全身急性感染性疾病，特别是肺部感染。但患者眼前节常有不同程度的炎症表现，如角膜后壁沉着、前房水闪光阳性，瞳孔缩小等葡萄膜炎体征。且眼底检查无 Coats 病的血管异常改变。

（四）糖尿病性视网膜病变

有时见大片或环状脂质渗出及微血管异常，但糖尿病患者有全身糖尿病的病史、症状和体征，常为双眼发病。

四、病理

由于近年来眼科各种诊疗技术的进步，文献中有关本病组织病理学检查的报道很少，且多为晚期病例。但人们发现无论何种类型，本病的病理改变基本相同，即由于视网膜血管的异常，导致视网膜多层次、大面积的继发性损害。

曾有人应用电镜对一例早期 Coats 病例进行了观察。发现视网膜血管内皮细胞有空泡、变性，病变严重处尚可见内皮细胞层完全消失，血管壁外围仅存神经胶质。Farkes 则观察到该病视网膜下渗出物的成分与血浆成分相同。

晚期病例则呈现视网膜神经上皮层广泛脱离，脱离的视网膜下充满血性和蛋白质性渗出液，有大量泡沫细胞和胆固醇结晶空隙，以及吞噬脂质的巨噬细胞。视网膜血管扩张、血管壁增厚、玻璃样变。PAS 染色显示内膜下有阳性的黏多糖沉积。血管内皮细胞增生变性，使血管变窄甚至闭塞。还有的血管内皮细胞脱落、屏障功能消失，血液外溢。血管周围有明显的慢性炎性细胞浸润，主要为大单核细胞和淋巴细胞。脉络膜也可有慢性炎性细胞浸润。随病变的发展，后期视网膜内、视网膜与脉络膜间的渗出物逐渐被纤维结缔组织取代。视网膜色素上皮细胞也增殖、变性和脱落。最终视网膜完全纤维化。

五、治疗

（一）药物治疗

由于本病病因不明，目前仍无有效的药物治疗。激素治疗效果不确切，虽可在一定程度上促进渗出和水肿的吸收，使病情获得暂时缓解，但停药后病变仍继续发展。

（二）光凝疗法

激光治疗主要用于病变尚较为局限的早中期病例，此时神经上皮下积液不多，效果较好。光凝的目的是使视网膜异常血管闭塞，视网膜内和／或视网膜下渗出减少，使病变区由脉络膜视网膜瘢痕取代。一般选用黄绿激光，激光参数一般为 200 ～ 500 μm，时间 0.2 ～ 0.5 秒，调整能量从低能级逐渐增大至视网膜出现中白外灰反应斑为度。播散性光凝整个血管病变区，包括毛细血管无灌注区及有渗漏的视网膜。对于粗大如瘤样扩张的异常血管，可局部联合直接光凝。随着异常血管的萎缩以及视网膜缺氧状态得到改善，视网膜的水肿、出血和渗出随之逐渐消退，一般渗出常于光凝后 4 ～ 6 周开始吸收，完全消退则要一年以上。

由于本病病程呈慢性进行性发展，复发率很高，在治疗结束后随访过程中，应该定期进行眼底荧光血管造影检查，及时发现残留或新出现的异常血管，进行补充光凝。

（三）冷凝或电凝疗法

如果渗出性视网膜脱离严重，视网膜下积液太多，单用激光疗法效果欠佳，可单独使用或与激光合并使用，可取得一定效果。

（四）其他

对本病的并发症如继发性青光眼或白内障等，可根据具体病情考虑手术治疗方案。

（刘瑜玲）

第六节 糖尿病性视网膜病变

糖尿病（diabetes mellitus，DM）是一种由于胰岛素绝对或相对分泌不足所致的以糖代谢紊乱为主的常见疾病。临床上主要分为两型，Ⅰ型，又称为胰岛素依赖型（insulin dependent diabetes mellitus，IDDM）；Ⅱ型，也称为非胰岛素依赖型（non-insulin dependent diabetes mellitus，NIDDM）。Ⅱ型远较Ⅰ型多见。糖尿病可引起全身许多组织、器官的广泛损害，在眼部可引起多种疾病，如视网膜病变、白内障、青光眼和眼内、外肌麻痹等，而糖尿病视网膜病变（diabetic retinopathy，DR）则是其中最严重的微血管并发症之一。

一、流行病学

在美国，糖尿病视网膜病变是工作年龄人群首位致盲性眼病。近年来随着人们生活水平的提高和饮食结构的改变，我国糖尿病发病率也逐年增加，据统计，20 世纪 80 年代初为 0.67%、90 年代中期则增长为 2.5%。因此 DR 也成为我国人群重要的致盲性眼病之一。胰岛素依赖型的糖尿病患者，约 10% 起病后 5 ～ 9 年左右便可发生视网膜病变，15 年后约 50% 的人发生，25 年后有约 80% ～ 90% 的人出现视网膜病变。非胰岛素依赖型糖尿病患者的糖尿病视网膜病变发病情况与此相似，但因不少患者发病日期难以确定，病程也更难估计。一般说来，约 1/4 糖尿病患者有糖尿病视网膜病变，约 5% 有增殖性糖尿病视网膜病变。

糖尿病视网膜病变的发生和发展，不仅取决于代谢障碍的程度，也同时与糖尿病病程时间长短、患病年龄、遗传因素以及患者血糖控制状况等有关。一般而言，随着糖尿病病程的延长和患者年龄的增加，各种类型的 DR 患病率均随之提高。糖尿病病史 20 年以上，几乎 99% 的 IDDM 患者和 60% 的 NIDDM 都会有不同程度的 DR 发生；患糖尿病 30 年以上的患者中，约 25% 患增殖性糖尿病视网膜病变，约 2% ～ 7% 因视网膜病变失明。糖尿病控制与并发症研究（diabetes control and complication trial research group,DCCT）结果表明，加强血糖控制可降低视网膜病变危险性，并减缓 IDDM 患者视网膜病变的发展，加强血糖控制还可减慢严重非增生型或增生型 DR 的进展，降低黄斑水肿的发生率。Wisconsin 进行的流行病学研究（WESDR）也显示降低血糖可降低 IDDM 和 NIDDM 患者的 DR 发生和发展。

二、发病机制

迄今为止，DR 的发病机制尚不清楚。多年来对本病临床过程观察和研究形成了如下几种学说：山梨醇通路异常激活；组织蛋白非酶糖基化；脂质过氧化和自由基损伤、生长因子合成和释放失调、血液流变学改变和微循环障碍等学说，但总的来讲，许多学者认为本病主要是由于长期的慢性高血糖以及随之产生的一系列内分泌、新陈代谢等改变导致视网膜微血管系统的损害，随后引起视网膜组织一系列的病理变化。

糖代谢机制紊乱是引发糖尿病性视网膜病变的根本原因。由于 DR 早期病理改变表现为选择性的毛细血管周细胞消失，微血管瘤和毛细血管基底膜增厚等，因而有人推测，高浓度的葡萄糖在醛糖还原酶的作用下转变为山梨醇。而山梨醇在细胞内代谢缓慢，并因其极性而难于透出细胞膜，造成细胞内渗透压升高，水分渗入细胞引起电解质失衡和代谢紊乱，导致周细胞损害和消失，从而减低了毛细血管的收缩力和调节毛细血管血流量的作用。

另外，长期高血糖作用下，血红蛋白中糖基化血红蛋白含量比例增高，使血红蛋白与 2,3-二磷酸甘油酸结合下降，这样，一方面使红细胞携带氧量降低，另一方面糖基化血红蛋白对氧的亲和力大于正常血红蛋白，使氧不易在包括视网膜在内的一些外周组织中释放，导致组织缺氧且日渐严重。

视网膜的循环障碍和缺血还可能与糖尿病患者血液成分改变、黏度增高、血小板黏着和凝集异常等有关。研究发现血小板的凝集功能随糖尿病视网膜病变的发生和发展有不断加强的趋势。这些异常的血小板黏着和凝聚便可能是引起毛细血管闭塞、视网膜组织缺血缺氧的重要因素之一。 观察还发现，糖尿病患者的血液黏度明显增高，容易引起血管内皮损害，形成微血栓。本病患者红细胞凝集性增加和变形能力降低，使之不能穿过管径细小的毛细血管，从而加剧视网膜组织的缺血缺氧的重要因素。

近年有人认为患者体内生长激素分泌水平在其糖尿病视网膜病变发生发展中也起着一定的作用。曾经有作者对一些患有糖尿病的侏儒患者进行了 10 年以上的随访观察，未发现他们发生糖尿病视网膜病变。据认为生长激素分泌增高可抑制糖代谢，导致细胞内山梨醇积聚，增加糖尿病患者血管中糖蛋白和黏多糖的沉积并加速血管硬化，从而促进视网膜血管和微血管微血栓形成而引起视网膜病变。

研究表明，增生型糖尿病视网膜病变的发生和发展，是由于在视网膜组织缺氧的情况下，产生了一种和／或多种“新生血管因子”所致。此现象本质上与体内许多新生血管性疾病相似，属于机体对缺血缺氧的一种代偿反应，临床上应用全视网膜光凝治疗，能够有效导致患者视网膜和虹膜上的新生血管消退，也在一定程度上间接说明了这种因子的作用。

此外，另有一些研究则显示，糖尿病患者可具有不同的遗传学基础，在免疫遗传学的观察研究中，也发现不同类型 HLA 抗原与特定的糖尿病视网膜病变类型的发生率有较为密切的关系。

三、临床表现

在 DR 初期，患者一般无明显眼部自觉症状。当病变进展，则可导致不同程度的视力障碍。如视网膜新生血管或血管破裂使出血进入玻璃体，量少时患者可自觉眼前有黑影飘动；而出血量大时则因大量血液积存于玻璃体腔内，视力可严重丧失，甚至仅存光感。若病变累及黄斑区，可有视野中央暗影，中心视力下降和／或视物变形等症状。另外，如黄斑区以外的视网膜血管闭塞，或增殖性视网膜病变导致视网膜脱离，则引起相应部位的视野缺损等。总之，糖尿病视网膜病变的临床过程为慢性进行性，发展速度不一，体征多样化，为了更好地反映眼底病变的状况和程度，便于临床医师在防治工作中的需要，依据临床上有无视网膜新生血管形成，将 DR 的整个病变过程分为背景型糖尿病视网膜病变（background diabetic retinopathy，BDR）和增生型糖尿病视网膜病变（proliferative diabetic retinopathy，PDR）。

（一）背景型糖尿病视网膜病变

BDR 是糖尿病视网膜病变最常见的类型，以眼底出现微血管瘤、硬性渗出、棉絮斑、视网膜水肿、静脉扩张和出血、视网膜内微血管异常、小动脉异常和局部毛细血管无灌注区等，而尚未形成视网膜新生血管为特征。

1．微血管瘤（microaneurysm，MA）

微血管瘤是眼底镜下和荧光血管造影最早可查见的糖尿病视网膜病变。微血管瘤在检眼镜下表现为视网膜上边界清晰的红色小点，常呈圆形，颜色深红类似于视网膜深层的小出血点，大小不等。DR 患者的微血管瘤常先出现于眼底后极部，尤其是黄斑区颞侧。随病程延长，则分布于视网膜各处并常密集成簇状。微血管瘤也可发生管壁破坏和透明变性致使血管瘤管腔闭塞。一般而言，在 DR 病变发展过程中，总是新的微血管瘤发生与旧的消失相伴存在。

眼底荧光血管造影可见微血管瘤表现为边界清晰的圆形点状高荧光，在视网膜毛细血管的动静脉两侧均有分布。多数在眼底镜下不易或无法查见的微血管瘤，荧光血管造影检查能使其清楚可见。

导致微血管瘤形成的主要因素是视网膜局部组织的缺氧以及随之产生的毛细血管内皮细胞代偿性增生。由于微血管瘤内皮细胞结构不健全，血中蛋白和其他物质，以及荧光素分子均可渗漏到视网膜组织内，导致其周围视网膜不同程度的水肿，因而其是造成 DR 患者视网膜水肿的重要原因（图 5-6-1）。

2．出血斑

在病程早期，DR 患者的视网膜出血往往位于内核层，呈圆形斑点状，多与视网膜内微血管异常以及微血管瘤相伴发生，很少不发现其他血管异常的单纯出血。随病情进展，可有神经纤维层火焰状出血或条状出血，严重者甚至融合成大片位于内界膜下或突破内界膜成视网膜前出血，表现为上界呈水平线，下界呈现半球弧形的舟状出血。倘若大量出血突破玻璃体后界膜进入玻璃体腔内，则引起玻璃体混浊，导致极度的视力下降。荧光血管造影检查中，出血可表现为完全遮蔽其下面的视网膜与脉络膜荧光，其形态、大小与出血相符合。

3. 棉絮斑（cotton-wool spot）

又称为软性渗出或局部神经纤维层梗死，棉絮斑表现为大小不等（约为 1/4 ~ 1/3 DD 大小）、形状不规则、边界不清的灰白色的斑块状病灶，呈棉絮或绒毛样，位于视网膜神经纤维层。常出现于后极部视网膜距视盘大约 3 ~ 4 个视盘直径的范围内，多数沿大血管附近分布。其本质是视网膜微血管闭塞性损害，组织严重缺血导致神经纤维层发生梗死的表现。荧光血管造影检查时，棉絮斑早期表现为毛细血管无灌注的弱荧光区，后期则显示为荧光染色。而其外围扩张的毛细血管常有荧光素的渗漏（图 5-6-2）。

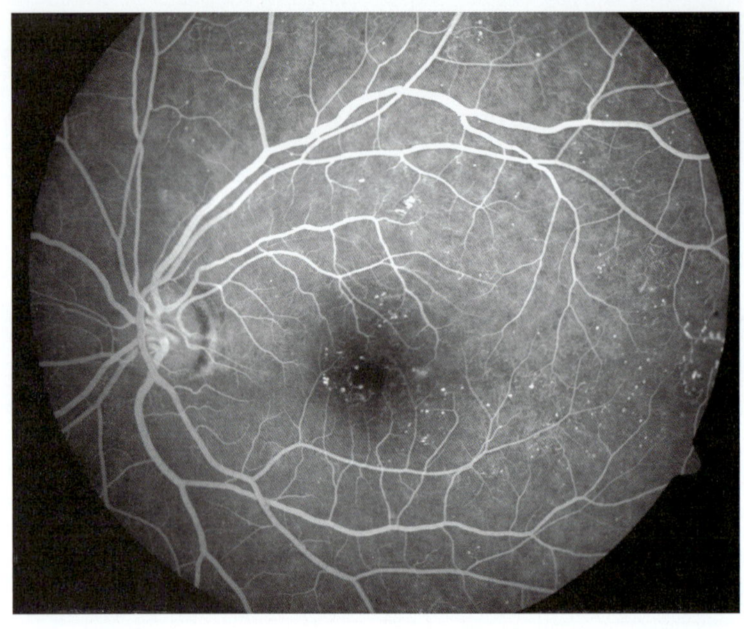

图 5-6-1　背景型 DR 微血管瘤呈现点状强荧光

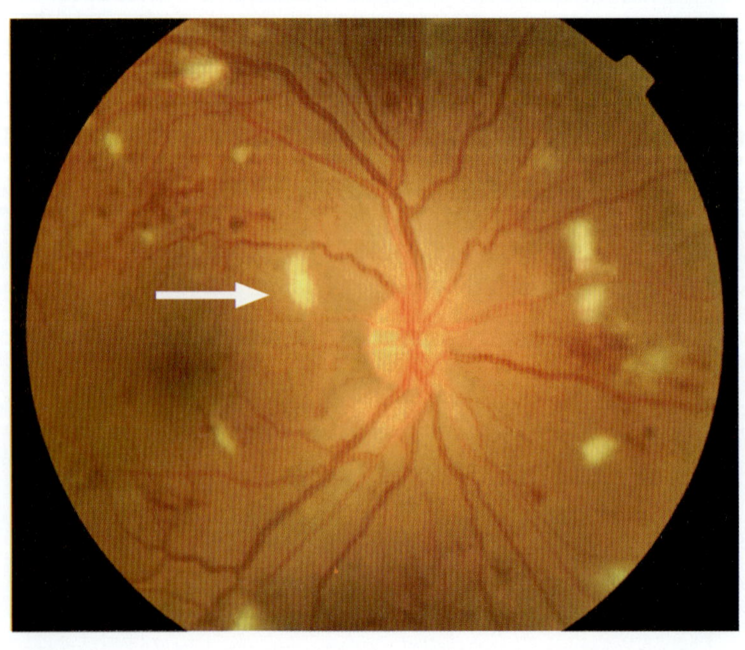

图 5-6-2　BDR 可见视网膜散在棉絮斑（箭头）图

4. 硬性渗出（hard exudates）

表现为眼底后极部边界清楚的黄白色斑点。这种渗出大小不等，可数个或成簇分布；也可在黄斑区或其附近排列呈环状；或相互融合呈大斑片状。硬性渗出位于视网膜深部的外网状层，一般认为主要是视网膜毛细血管渗漏物质逐渐吸收以后遗留的类脂质。这种脂质组成的黄白色渗出物在病情好转后，经过较长时间才可逐渐吸收而消失。眼底荧光血管造影检查时，硬性渗出本身不显影，也不似出血或色素那样遮蔽荧光，但却常常在这些渗出斑点的边缘或环形渗出的中央发现明显的毛细血管异常和渗漏，并在这些渗出吸收以后遗留的瘢痕部位表现为高荧光，说明该处有毛细血管和色素上皮的损害（图 5-6-3）。

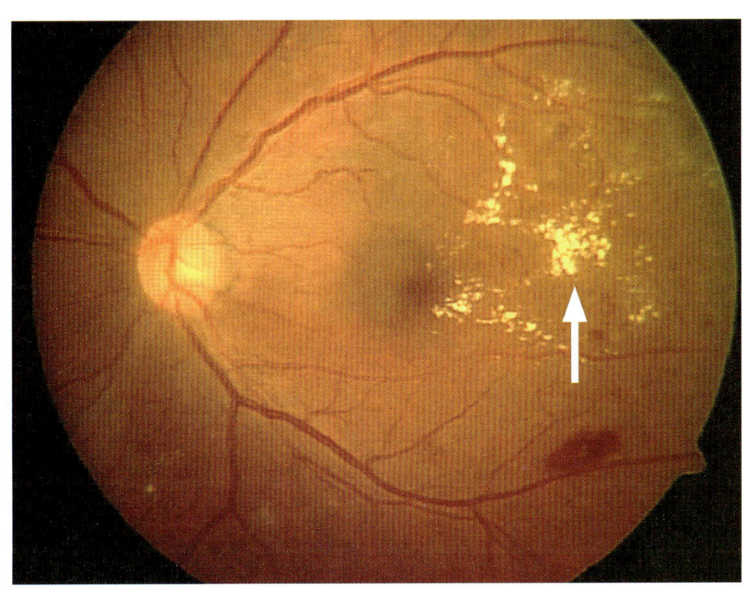

图 5-6-3 BDR 的硬性渗出（箭头）

5. 视网膜血管病变

（1）视网膜动静脉异常：DR 患者的视网膜静脉常常呈现为迂曲扩张和管径不均匀，在其他特征性改变尚不明显时已可检查发现。视网膜病变后期更为突出，静脉血管可呈典型的串珠状或腊肠状改变，血管可盘绕成环形，有的并有血管白鞘状改变。视网膜病变严重者，静脉管壁有荧光素渗漏、染色和滞留，甚至发生分支静脉阻塞。而动脉异常则主要表现为小动脉闭塞和小动脉硬化等。视网膜的动脉血管异常通常在眼底镜下检查常不明显，但荧光血管造影常可显示管径粗细不匀，有节段性的扩张和狭窄。在造影后期，异常血管节段往往呈荧光着色和渗漏，与静脉的表现类似，并常与静脉改变相伴出现。这些改变在有血管闭塞的部位尤为明显。

（2）视网膜毛细血管异常：包括毛细血管扩张、渗漏、无灌注区形成以及视网膜内微血管异常等。毛细血管扩张也是 DR 患者视网膜的早期改变之一。部分糖尿病患者在眼底镜检查尚未查见视网膜病变以前，荧光血管造影即可发现有视网膜毛细血管扩张，其原因可能是由于缺血缺氧，致使部分毛细血管壁的周细胞逐渐消失，内皮细胞增生，管腔逐渐闭塞，其附近毛细血管则呈代偿性扩张。随病程进展，组织缺血缺氧的程度加重，自动调节不能代偿，毛细血管便可发生器质性损害。在较严重的糖尿病视网膜病变，可出现毛细血管明显的异常扩张，粗细不匀和迂曲，可呈 U 字形弯曲或其他形态。临床上将其统称为视网膜内微血管异常（intraretinal microvascular abnormalities，IRMA）。IRMA 出现，标志着局部视网膜的严重缺血状态。也有人认为其实质上是开始生长的视网膜内新生血管。荧光血管造影检查可清晰显示毛细血管的各种异常；黄斑区病变较重者，也能查见黄斑毛细血管拱环变形，甚至拱环毛细血管网破坏而不连续。扩张的毛细血管、IRMA 和微血管瘤，管壁结构通透性异常，在荧光血管造影检查时表现为荧光染料的渗漏，后期成为边界模糊的强荧光团。这种血浆物质自血管内向外的渗漏是视网膜产生渗出、出血和水肿等病变的基础。

其次是毛细血管无灌注区的形成，这是眼底荧光血管造影检查才能发现的较严重和有重要意义的视网膜病变。它的出现说明毛细血管壁细胞破坏并有较严重的小血管闭塞。在荧光血管造影检查时此区表现为大小不等的斑点状或片状无荧光的暗区，此区周围的毛细血管正常形态中断。无灌注区多首先发生于赤道部视网膜，逐渐向后极部和周边部发展。无灌注区波及黄斑区者，在荧光血管造影时常观察到中心凹的无血管区增宽；中心凹周围毛细血管拱环的连续性中断。

(3) 动静脉交通：另外，眼底镜下检查有时可见较毛细血管粗大，可将动脉和静脉直接相连接的异常扩张血管。造影检查时，这些血管多数可有管壁荧光着色和较轻微的渗漏，并位于毛细血管闭塞区内。这种血管多系毛细血管闭塞过程中发生的侧支循环，是视网膜血管床试图恢复正常血流的一种表现。

6．糖尿病性黄斑病变（diabetic maculopathy）

糖尿病性黄斑病变包括黄斑水肿、渗出、出血、微血管瘤、缺血和 PDR 病变等，是严重影响视力的重要原因，其中以黄斑水肿最常见。眼底镜检查时，多数较轻的黄斑水肿仅表现为视网膜的轻度增厚，检查时易于忽略，从而难以做出准确的判断。严重黄斑水肿时，渗漏液体可蓄积于黄斑区中心凹周围呈放射状排列的外丛状层，形成积液的小囊腔，称为囊样黄斑水肿（cystoid macular edema，CME）。眼底镜下观察，严重 CME 时黄斑区视网膜呈增厚不透明外观，中心凹表现蜂窝状隆起。裂隙灯显微镜行前置镜检查时则可发现该处视网膜明显肿胀变厚。CME 可见于 BDR 和 PDR。长期持续的 CME 可导致黄斑囊样变性甚至视网膜穿孔，导致不可逆的视力丧失。

荧光血管造影检查时，早期较轻的水肿仅观察到黄斑部毛细血管、微血管瘤通透性增加呈现轻度荧光素渗漏，造影后期在黄斑区呈模糊的斑片状荧光。严重囊样黄斑水肿，则见黄斑区荧光素渗漏明显，造影晚期呈现围绕中心凹排列的、花瓣状、环形或弥漫性强荧光（图 5-6-4）。另外，黄斑水肿的眼底，还常观察到中心凹周围毛细血管拱环破坏，中心凹无血管区（foveolar avascullar zone，FAZ）扩大，黄斑区毛细血管闭塞等黄斑区的缺血性改变。

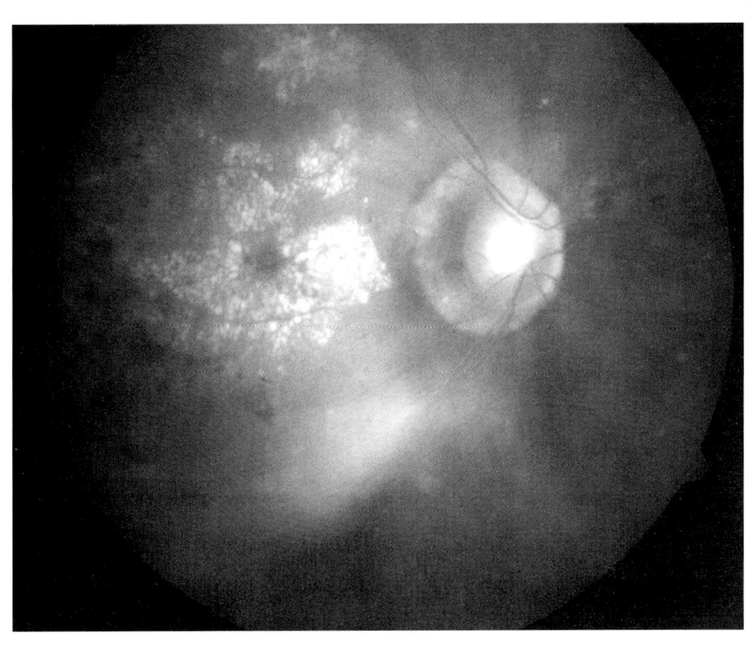

图 5-6-4 示黄斑部水肿呈弥漫性强荧光

（二）增生性糖尿病性视网膜病变（PDR）

新生血管形成是 DR 病情进展到增生性糖尿病视网膜病变的重要标志，也是此期的临床特征。新生血管常常出现在视盘附近或正常与缺血缺氧区交界的视网膜上。视盘上及其周围 1DD 范围内的新生血管称为视盘新生血管（new vessels at disc，NVD），其他任何部位的新生血管均称之为视网膜新生血管（new vessels elsewhere，NVE）。初期细小的新生血管芽位于视网膜内时，在眼底镜下不容易查见，但因其管壁结构异常，大量渗漏荧光素，眼底荧光血管造影检查则易于识别。以后随病情发展，新生血管可穿出内界膜进入玻璃体后表面和／或玻璃体腔内。眼底镜下观察，生长茂盛的新生血管网表现为视网膜大血管邻近蜷曲迂回的纤细血管网状结构。因新生血管壁结构不健全，易于出血，因而 PDR 患者常常伴有视网膜表面或／和玻璃体内的积血。荧光血管造影检查时（图 5-6-5），静脉早期可显现新生血管的荧光形态，如新生血管位于视网膜平面内时其形态多呈小芽状、线状或花瓣状等；若 NV 超出视网膜平面，则多见呈扇贝状或不规则线团状。另外，与新生血管发生的同时，视网膜组织在新生血管附近逐渐发生纤维细胞增殖，形成纤维条带。这些增殖条带随病程延长而增多，并收缩牵引而导致新生血管出血或视网膜脱离发生。

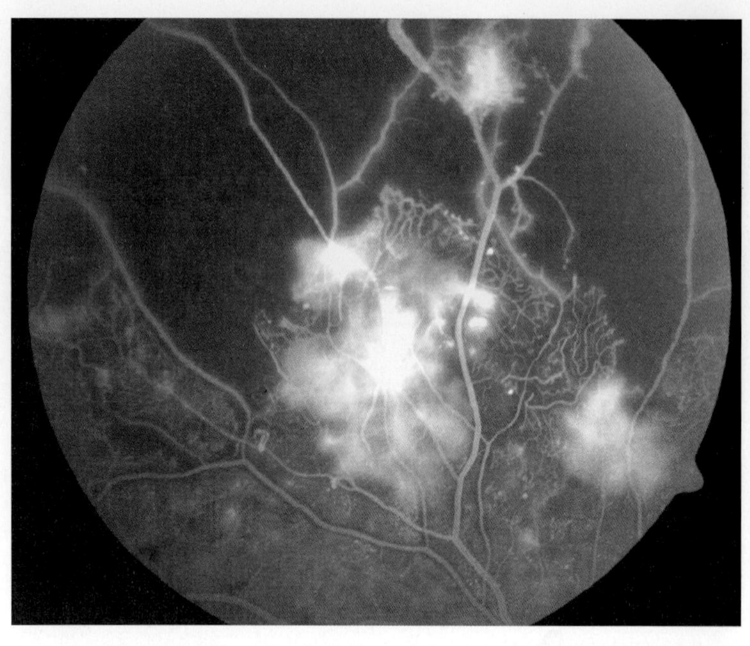

图 5-6-5 PDR 显示 NVE 和大片的毛细血管无灌注区

四、病理

背景型糖尿病视网膜病变时，视网膜毛细血管壁局部周细胞丧失和血管壁扩张形成微血管瘤。微血管瘤发生初期时常常瘤壁较薄，随后细胞增生并有多层基底膜样物质包绕之，在瘤腔内渐有纤维素和红细胞聚集，聚积量多时可使瘤腔闭塞。另外，背景型糖尿病视网膜病变，还可发现程度不等的视网膜静脉扩张，尤其是小静脉，常呈现襻状、环状等不规则形状。在视网膜内核层或外丛状层内常有毛细血管或微血管瘤破裂出血，严重者血 - 视网膜屏障呈弥漫性破坏，液体大量渗漏入视网膜内，发生视网膜水肿和硬性渗出，尤以外丛状层为甚。黄斑部视网膜因存在较多放射状排列的 Henle 纤维，常呈现明显水肿。硬性渗出则是血管渗漏的液体和类脂质物质沉积于外丛状层，液体成分逐渐吸收以后所致。白色的软性渗出，则是由于视网膜毛细血管闭塞，导致神经纤维层的灶性梗死所致。与此同时荧光血管造影检查可明确显示视网膜毛细血管无灌注区的存在。

随视网膜组织缺血缺氧程度的加重，可诱发新生血管产生，起源可来自于静脉，或一簇细小的视网膜内微血管异常。新生血管壁内皮细胞之间缺乏紧密连接，因此荧光血管造影时可发现新生血管呈现特征性的大量迅速渗漏荧光染料。一般新近发生的新生血管并无结缔组织成分，以后逐渐相继出现玻璃体视网膜结缔组织增生。长期存在的新生血管在长时间的自然病程中也可渐渐发生退行改变，最后自行萎缩。

五、分期

如上所述，糖尿病性视网膜病变的临床表现形态多样。为了在临床和研究工作中对病变做出准确的记录和描述，便于评价治疗效果和估计预后，不少国内外作者均对糖尿病视网膜病变进行过多种不同的分型和分期。

1984 年 Sigelman 曾提出按黄斑病变轻重不同的分期标准，其主要内容如下：

第一期，背景型糖尿病黄斑病变。眼底荧光素血管造影检查发现视网膜有范围较小和数目较少的缺血性病灶；晚期黄斑区有轻微荧光素渗漏。

第二期，局限性渗漏性黄斑病变，黄斑区有不等程度的硬性渗出斑，眼底荧光素血管造影显示黄斑周围有较多缺血灶，后期相中有来自微血管瘤和扩张毛细血管的较强荧光素渗漏。

第三期，弥漫性渗漏性黄斑病变，检眼镜下有明显弥漫性黄斑水肿，有多量硬性渗出物或形成渗出环；眼底荧光素血管造影显示黄斑区及其周围视网膜有多处缺血灶，晚期相中有弥漫性荧光素渗漏，并形成黄斑区微囊样荧光素积存。

第四期，囊性退变性黄斑病变，眼底荧光素血管造影显示眼底后极有广泛的视网膜缺血灶和强荧光素渗漏，晚期有以黄斑中心凹为中心的花瓣状荧光素积存。

我国现行的糖尿病性视网膜病变分期标准，是 1984 年 6 月在哈尔滨举行的第一次全国眼底病学术会议上制订的，主要依据眼底检查或眼底照相时糖尿病视网膜病变的临床特点，并考虑当时国内眼底病检查仪器水平（多数医院并不具备眼底荧光血管造影机）确定。其分期标准如下表（表 5-6-1）。

近年来，为了增进世界范围内眼科医师、内分泌科医师和初级社区医师之间有关糖尿病及其并发症方面的交流，在 DR 的 ETDRS 分级标准和有关的 DR 的临床研究、流行病学研究基础之上，新近制定了一个关于糖尿病视网膜病变（表 5-6-2）和糖尿病性黄斑水肿的国际临床严重程度分级标准（表 5-6-3）(Proposed international clinical diabetic retinopathy and diabetic macular edema disease severity scales, Ophthalmology, 2003；110(9):1677—1682)。

表 5-6-1 糖尿病视网膜病变分期标准 *

分期	视网膜病变	
单 I	有微血管瘤或 / 和并有小出血点	(+) 较少，易数 (++) 较多，不易数
纯 II	有黄白色“硬性渗出”或并有出血点	(+) 较少，易数 (++) 较多，不易数
型 III	有白色“软性渗出”或并有出血点	(+) 较少，易数 (++) 较多，不易数
增 IV	眼底有新生血管或并有玻璃体出血	
殖 V	眼底有新生血管和纤维增殖	
型 VI	眼底有新生血管和纤维增殖，并发视网膜脱离	

“较少，易数”和“较多，不易数”均包括出血病变

* 见中华眼科杂志 1985 年第 21 卷第 2 期第 113 页

表 5-6-2　糖尿病视网膜病变国际临床分类法

建议的疾病的严重程度	散瞳检眼镜可观察的发现
无明显视网膜病变	无异常
轻度非增生性糖尿病视网膜病变	仅有微动脉瘤
中度非增生性糖尿病视网膜病变	程度比仅有微动脉瘤重，但比重度者轻
重度非增生性糖尿病视网膜病变	有以下任一种表现： 4 个象限每个都有 20 以上的视网膜内出血或微动脉瘤 2 个以上象限有确定的静脉串珠状改变 1 个以上象限有明显的 IRMA 无增生性视网膜病变体征
增生性糖尿病视网膜病变	以下一种或更多： 新生血管、玻璃体积血，视网膜前出血

表 5-6-3　糖尿病性黄斑水肿（DME）国际临床分类法

建议的疾病的严重程度	散瞳检眼镜可观察的发现
无明显的 DME	后极部无明显的视网膜增厚或硬性渗出
有明显的 DME	后极部有明显的视网膜增厚或硬性渗出
存在 DME	轻：有些视网膜增厚或硬性渗出，但远离黄斑中心； 中：视网膜增厚或硬性渗出趋向但没有累及中心凹； 重：视网膜增厚或硬性渗出累及黄斑中心

六、诊断

临床上诊断糖尿病视网膜病变并不困难，根据患者糖尿病史、双眼发病以及特异性的眼底表现即可确定诊断。

七、治疗

糖尿病视网膜病变的治疗，一般来讲有以下几个方面：

（一）药物治疗

由于糖尿病是终生性疾病， 迄今为止尚无根治方法。因而临床上对糖尿病视网膜病变也缺乏有效的药物治疗。目前，对此类患者来讲，首先，应在内分泌科医师指导下进行药物治疗和饮食控制，将血糖控制在正常范围内（糖化血红蛋白 <10%），同时高血压和高血脂也因能够导致血管发生病理改变，从而加速病情的恶化，故也应积极同时治疗使血压和血脂降至正常水平，以尽可能延缓 DR 的发生和发展。其次，20 世纪 60 年代初期发现经水杨酸

盐治疗类风湿关节炎同时有糖尿病的患者，糖尿病视网膜病变的发生率极低。阿司匹林对血小板凝集有抑制作用，在临床上并对微循环血栓形成的预防有一定帮助。因此近年有人主张对糖尿病患者进行小剂量阿司匹林口服治疗，以预防视网膜病变的发生。2,5 二羟苯磺酸钙（calcium dihydroxy 2,5-benzenesulfonate），商品名为导升明（doxium），国内同类产品的商品名为多贝斯，均可用于治疗早期糖尿病视网膜病变，有可能减轻糖尿病视网膜毛细血管的渗漏性，降低血液的高黏稠度和血小板的凝聚力，达到减轻糖尿病视网膜病变的目的。另外，对于黄斑部及其周围有环形分布的硬性渗出及血脂偏高的糖尿病患者，应摄取低脂膳食，也可适当服用降胆固醇药物如安妥明等，有报道证实其可减少视网膜渗出并改善视功能。

（二）激光光凝治疗

激光治疗是目前眼科学界公认的治疗 DR 的首选方法。其原理是光凝可有效破坏一定面积的神经视网膜组织，从而降低了患眼视网膜对氧的需求，以达到减少相关的血管增生因子的释放，从而缓解或清除视网膜缺血缺氧状态和新生血管等病变的发生和发展；再由于激光灼伤需氧量高的外层视网膜，并使之成为瘢痕，导致视网膜组织变薄，可使氧更易于从脉络膜血循环进入内层视网膜。激光光凝治疗具体应用方法如下：

1．背景型糖尿病视网膜病变

在此期，主要采用局部或格状光凝（focal or grid pattern photocoagulation）方法治疗对中央视力有严重威胁的黄斑水肿或对已经有广泛毛细血管无灌注区形成的患眼施行全视网膜光凝治疗（pan retinal photocoagulation，PRP）。美国糖尿病视网膜病变早期治疗研究组推荐的黄斑水肿激光光凝的适应证为：A．黄斑中心凹或在离中心凹 500 μm 以内的视网膜水肿增厚；B．黄斑中心凹或在离中心凹 500 μm 以内有黄白色渗出斑。C．视网膜水肿增厚区 ≥ 1 DD，且距中心凹不到 1 DD。多年的临床实践证明，经激光光凝治疗后，可以有效减轻或消除黄斑水肿；抑制新生血管的产生，从而达到保持部分视网膜，尤其是黄斑区视网膜的视功能的目的。

2．增生型糖尿病视网膜病变

光凝治疗 PDR 的根本在于封闭新生血管以防止视网膜和／或玻璃体的出血，并阻止继续发生纤维组织的增殖。对有 NVD 或 NVE 的患眼，均需进行弥散性全视网膜光凝治疗，6 ～ 8 周后未消退的新生血管可以在新生血管局部加密行直接激光光凝固治疗。全视网膜光凝的范围，为距视神经乳头边缘 1 个视盘直径至眼底赤道部，以及距黄斑中心上、下和颞侧各 2 个视盘直径，避开视乳头黄斑束和颞侧上下血管弓之间的后极部视网膜，形成眼底一大片播散光凝点的椭圆形光凝区域。全视网膜光凝治疗虽为现在治疗 PDR 较好的方法，但也存在不少副作用，如患者在术后某些视功能，包括夜间视力、颜色视力和周边视力大多均有减退，光凝近期还常有患眼中央视力轻度下降，以及自觉眼前闪光等症状。如术前已有黄斑水肿者，光凝术后有可能加重。此外，若术前已有严重的纤维血管增殖，术后有可能发生纤维血管膜收缩而导致出血和视网膜脱离。此外，由于 DR 病情的长期性，光凝术后应注意定期随诊观察，及时发现残余或复发的新生血管，以随时进行补充或重复的光凝治疗（图 5-6-6）。

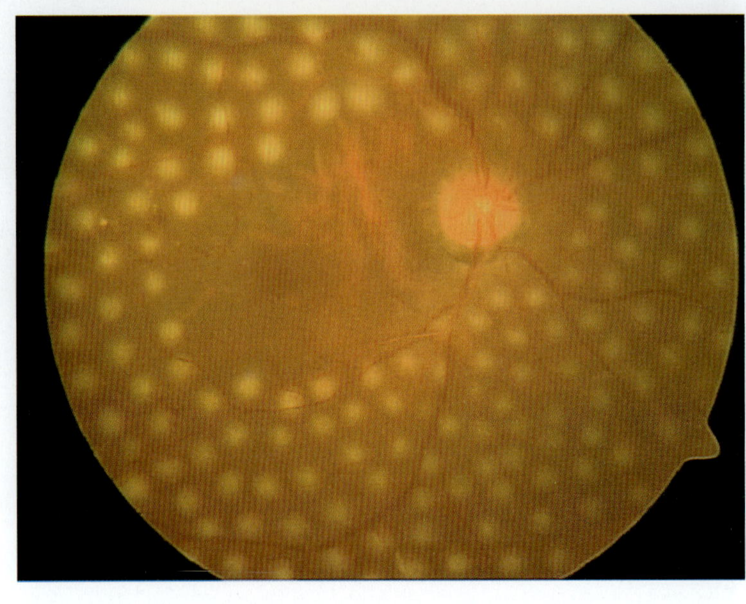

图 5-6-6 PDR 行全视网膜光凝治疗

（三）手术治疗

手术主要用于治疗 PDR 的并发症，如新生血管引起的大量玻璃体腔积血经药物治疗不能吸收；或玻璃体视网膜增殖条带牵引导致牵拉性视网膜脱离和／或孔源性视网膜脱离等。若玻璃体积血严重且较长时间不能消散吸收，则应采用玻璃体切除手术联合眼内激光光凝治疗，以达到清除积血，切断和分离机化条索，缓解对眼底组织结构的牵拉，恢复视网膜的正常解剖位置。同时，也便于患者手术后长期的眼底检查随访观察，并有利于进行后续的光凝治疗。

（刘瑜玲）

第七节　原发性视网膜色素变性

一、定义

视网膜色素变性（retinitis pigmentosa，RP）是视网膜感光细胞及 RPE 细胞广泛受累的一组遗传性疾病，以进行性的视野丧失及异常的 ERG 为特征。RP 最初的命名主要根据的是疾病的临床特征，而近年来随着分子遗传学的飞速发展，人们发现有多种基因的突变都可以导致临床上出现 RP 的表现，而 RP 又与多种遗传性视网膜脉络膜疾病具有共同的致病基因。因此，目前在文献中，通常将以 RP 为代表的一系列具有相似致病基因的疾病统称为“RP 及其相关疾病（retinitis pigmentosa and allied diseases）”。在此由于篇幅有限，仅对狭义上的 RP 进行重点论述。

二、流行病学

典型 RP 的发病率在全球为 1 ∶ 5 000，在中国为 1 ∶ 4 016。

三、组织病理

RP 的病理改变涉及到视网膜的各个层次。最早出现的组织学改变是视杆细胞外节变短，外核层细胞核减少。随后，视锥细胞也出现和视杆细胞一样的病理改变。凋亡是最终引起感光细胞死亡的共同通路。在感光细胞死亡之后，RPE 细胞从 Bruch 膜上脱落下来，并迁移到神经视网膜内，迁移的 RPE 细胞围绕视网膜血管聚集，RPE 脱失区下面的脉络膜毛细血管也随之发生萎缩。在视网膜感光细胞与 RPE 细胞广泛发生凋亡、萎缩的同时，内层视网膜中的细胞也出现相应的病理改变。Müller 细胞发生活跃的胶质增生，星形胶质细胞的增殖，造成视盘的苍白以及视网膜前膜的形成，还有学者发现在各种类型的 RP 患者中，视网膜节细胞的数目都有明显的丢失。

四、遗传方式

常见的三种孟德尔遗传方式在 RP 这个疾病中都有体现：常染色体显性遗传 RP（ADRP），常染色体隐性遗传 RP（ARRP），X 连锁隐性遗传 RP（XLRP）。RP 的遗传方式与患者的发病年龄、疾病进展速度以及最终的视力预后都存在联系。ADRP 发病年龄最晚，进展缓慢，预后相对较好，XLRP 发病年龄最早，进展快，预后最差，ARRP 则介于两者之间。在美国的统计数据显示，ADRP 占 10% ~ 20%，ARRP 占 20%，XLRP 占 10%，而没有家族史的散发 RP 病例达 40%，散发病例所占比例如此之高可能与家系收集不够完整有关，由于家系中上一位患者在多代之前而难以追溯。此外，线粒体遗传及 X 连锁显性遗传的 RP 也罕有报道（RetNet）。

五、致病基因

目前发现的 RP 及其相关疾病的致病基因超过 84 种（RetNet），这些基因大多在视网膜感光细胞或 RPE 细胞中表达，基因编码的蛋白大多是参与感光细胞外节视觉级联反应（visual cascade）或 RPE 细胞视循环（visual cycle）中的功能蛋白（如 Rhodopsin，RPE65，ABCA4 等）或转录调节因子。同一个基因不同的突变位点，可能产生不同的临床表型。比如 RDS-peripherin 基因突变可以导致 RP，也可以导致锥 - 杆细胞营养不良和图形性营养不良；Rhodopsin 突变除引起 RP 外还可以产生先天性静止性夜盲；CRX 基因突变可以导致 Leber 先天性黑矇和锥 - 杆细胞营养不良。这就要求临床医生不但要认识疾病的临床表现，还要从疾病的本质——基因上重新对疾病进行分类。

六、临床表现

（一）典型性 RP

典型的 RP，又称为杆 - 锥细胞营养不良（rod-cone RP）。

1．症状

最重要的临床症状是早年（30 岁前）出现的夜盲。RP 患者出现明显临床症状的时间与遗传方式有关，一般而言，X 连锁 RP 发病最早，其次是常染色体隐性遗传 RP，常染色体显性遗传 RP 的发病年龄最晚。

2．体征

多双眼对称。眼底呈现出斑驳样外观，在血管旁成簇的色素颗粒沉着，被称为“骨细胞样刺样的色素沉积”（图 5-7-1）。动脉变细，视盘蜡样苍白，周边视网膜及 RPE 萎缩表现，黄斑中心光反射通常消失，偶尔可以出现黄斑囊样水肿。在罕见情况下，由于周边视网膜血管病变会导致类似 Coats 病的脂质渗出和浆液性视网膜脱离。大约 3.6%的 RP 病人会出现。由于视网膜前的新生血管导致的玻璃体出血也有报道。玻璃体也可以出现异常，最常见的是玻璃体腔内出现细小灰尘样的色素细胞。此外，在 RP 的患者中，完全的玻璃体后脱离，玻璃体内棉球样混浊，皮质后间隙纤维交织，梭形的玻璃体浓缩都较正常人常见。白内障是 RP 常见的前节异常，晶状体后囊下混浊是最常见的白内障类型。3% 的患者伴有开角型青光眼。近视非常常见。其他少见的眼部伴随体征还有圆锥角膜、视盘玻璃膜疣等。

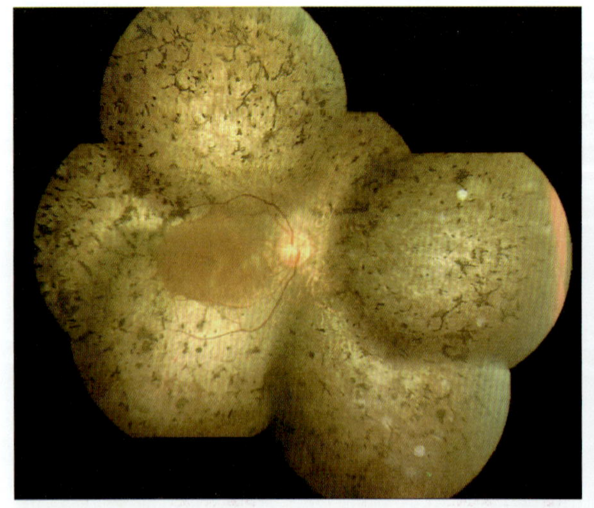
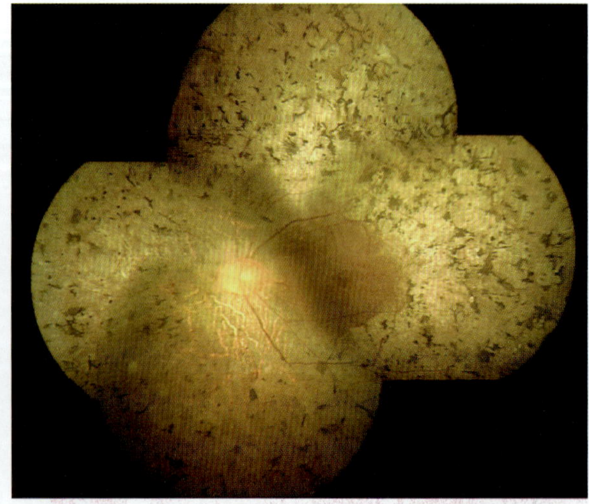

图 5-7-1　同一 RP 患者双眼底对称性改变，大面积色素上皮萎缩，仅在后极部有岛状的色素上皮残留，在色素上皮萎缩的区域内有大量骨细胞样的色素沉积于视网膜血管旁

(二)特殊类型 RP,非典型性 RP

1. 白点状视网膜炎(retinitis punctata albescens)

从后极部至周边部弥漫分布的白色斑点,但以赤道区最多,白点位于视网膜深层。

2. 节段性 RP(sectorial RP)

不像典型 RP 眼底弥漫性的改变,此型 RP 病变仅累及眼底的 1 个象限(通常在鼻侧)或半侧视网膜(通常在下方),病变区与正常视网膜之间有清楚的分界。双眼多对称分布。大多数病例进展缓慢或静止不发展,但定期随访观察仍然十分必要。

3. 中央型或旁中央型的 RP(central RP, pericentral RP)

色素改变从视盘开始,沿颞侧血管弓发展,也向鼻侧发展。

4. 单侧 RP(unilateral RP)

RP 作为一种遗传性眼病,大多为双眼对称发病,但有的病例双眼发展十分不对称,一眼表现为典型的 RP,而对侧眼很多年后方才出现改变。真正的单侧 RP 是非常罕见的,诊断时要十分慎重。

5. 无色素改变的 RP(RP sine pigmento/pauci-pigmentary RP)

实际为没有眼底改变的早期 RP。以往认为它是 RP 的一个亚型,但目前认为将其归为 RP 发展过程中的一个阶段更为合理。

(三)伴有眼部 RP 的系统性疾病

很多全身性的遗传性疾病都伴有眼部的 RP 表现,多数为非典型的 RP。在此只列举几种相对重要的疾病。

1. Bassen-Kornzweig 综合征

伴有脊髓小脑共济失调和棘红细胞增多症,AD 遗传,由于 β 脂蛋白缺陷所致。

2. Refsum 病

伴有多神经病,小脑共济失调,耳聋,嗅觉缺失,心肌病,鱼鳞病,以及脑脊液蛋白增高(细胞白蛋白倒置)。AR 遗传,由于植烷酸 2- 羟化酶缺陷所致。

3. Usher 综合征

伴有先天性耳聋。AR 遗传。

4. Kearns-Sayre 综合征

与染色体 DNA 缺失有关。

5. Bardet-Biedl 综合征

伴有智力障碍,多指/趾,肥胖和性腺发育不全。

七、辅助检查

1．视网膜电流图（electroretinogram，ERG）

对 RP 的诊断及分类具有重要价值。明适 ERG 和暗适 ERG 分别测定视锥与视杆细胞的反应，此外 30 Hz 光刺反应也反应视锥细胞的功能。RP 患者视杆及视锥细胞的反应都有下降，但视杆细胞受累更为严重，表现为暗适 ERG 异常为主，a 波与 b 波振幅下降，b 波潜伏时间延长，到疾病晚期，甚至出现熄灭型 ERG。

2．多焦 ERG

能更加准确地显示视网膜各个区域视杆与视锥细胞的反应，有利于对疾病的发展进行动态的随访观察。

3．视野

是诊断 RP 的另一项重要检查。RP 典型的视野改变为，双眼对称性的中周部环形的视野缺损，视野损害逐渐向中央及周边部扩展，患者通常能保留一定的中心视力，但随着病程的发展最终也会出现中心视力的丧失。

八、诊断与鉴别诊断

典型的 RP 根据夜盲的病史，眼底特征性的改变以及电生理和视野的改变不难做出诊断。关键是不典型的 RP 容易出现误诊和漏诊。

1．原发性视网膜色素病变与继发性病变的鉴别

对于一个没有阳性家族史的病例或者单眼发病的患者，要首先除外感染、炎症、外伤等后天因素造成的继发性色素改变，如既往有眼动脉栓塞，弥漫性的色素膜炎，梅毒感染，副肿瘤综合征，药物引起的视网膜毒性。还要考虑全身一些代谢性疾病或其他脏器疾病所继发的视网膜色素病变。眼科医生要通过仔细地询问病史及家族史，详细的眼部及全身检查，最终做出正确的诊断。

2．白点状视网膜炎的鉴别

要与白点状眼底，先天性静止性夜盲，家族性 drusen，眼底黄色斑点症（Stargardt 病）进行鉴别。电生理和视野检查具有重要的诊断意义。

3．Leber 先天性黑朦（Leber congenital amaurosis，LCA）

有些病例也会出现骨细胞样的色素改变。但发病年龄更早，病情更重。典型的 LCA 自出生时即出现严重的视力下降，患儿的视力可以从 0.1 到无光感。常常伴有眼震，ERG 显示视锥和视杆的反应都严重受损。

九、治疗

基因治疗理所应当是治疗 RP 行之有效的方法，但目前仍然处于研究阶段，虽然在动物实验中取得了可喜的成效，但短期内还无法应用于临床。临床医生目前能为患者提供的帮助有以下三个方面：

（1）对患者进行心理安慰。很多 RP 的患者都认为自己得的是不治之症，面临的是双目失明的痛苦。医生应该告诉患者大多数 RP 患者的疾病发展过程是比较缓慢的，病人在较长一段时间内可以保留有用的中心视力，不会在短期内失明。

（2）对 RP 家系进行遗传方式的分析，给予患者必要的遗传学咨询和婚育方面的指导。

（3）治疗并发症，如并发性白内障。

（陈慧瑾　马志中）

参考文献

1 Dryja TP, Berson EL. Retinitis pigmentosa and allied diseases. Implications of genetic heterogeneity. Invest Ophthalmol Vis Sci, 1995;36:1197-1200

2 Berson EL. Retinitis pigmentosa: unfolding its mystery. Proc Natl Acad Sci USA, 1996;93:4526-4528

3 Milam AH, Li ZY, Fariss RN. Histopathology of the human retina in retinitis pigmentosa. Prog Retin Eye Res, 1998;17:175-205

4 Weleber RG, Gregory-Evans K. Retinitis pigmentosa and allied disorders. In: Ryan SJ, eds. Retina. 3rd ed. St. Louis: Mosby, 2001: 362-460

5 Rivolta C, Sharon D, DeAngelis MM, Dryja TP. Retinitis pigmentosa and allied diseases: numerous diseases, genes, and inheritance patterns. Hum Mol Genet, 2002 May 15;11(10):1219-1227. Review. Erratum in: Hum Mol Genet, 2003;12:583-584

6 Kalloniatis M, Fletcher EL. Retinitis pigmentosa: understanding the clinical presentation, mechanisms and treatment options. Clin Exp Optom, 2004;87:65-80

7 Hartong DT, Berson EL, Dryja TP. Retinitis pigmentosa. Lancet, 2006; 368:1795-1809

8 Daiger SP, Bowne SJ, Sullivan LS. Perspective on genes and mutations causing retinitis pigmentosa. Arch Ophthalmol, 2007;125:151-158

第八节　年龄相关性黄斑变性

年龄相关性黄斑变性（age related macular degeneration，AMD），既往称之为老年性黄斑变性，顾名思义是指与年龄增长、人体老化直接相关的，发生在黄斑区的一种退行性改变。

一、流行病学

在发达国家，AMD是65岁以上老年人中首位的致盲原因。在我国，随着生活水平的提高及人均寿命的延长，AMD的发病率也逐年上升。在国外，关于AMD的流行病学调查已经开展了多年，其中比较著名的研究项目有beaver dam eye study（BDES）和在澳洲开展的blue mountains eye study（BMES）。我国在这方面的研究近年也有报道。

1．年龄

是目前公认的AMD的最主要的危险因素。

2．种族

来自世界不同地区的流行病学资料显示白色人种AMD的患病率高于黑色人种。

3．吸烟

是目前比较肯定的AMD的危险因素。有研究显示，同年龄组吸烟者发生干性和湿性AMD的几率分别是不吸烟者的2.54倍和4.55倍。

4．心血管疾病

血脂，血压，心脑血管疾病与AMD的发生可能有一定的相关性，但结论仍然存在争议。

5．饮食习惯

研究表明，饮食中的叶黄素和玉米黄素能够降低AMD的发生率，此外，多不饱和脂肪酸的摄入也能降低AMD的发生。

二、发病机制

发病机制学说

1．氧化应激

视网膜组织的耗氧量高，同时长期暴露在光照射下，随着年龄增长，光氧化反应过程中产生的活性氧中间物质（reactive oxygen intermediates，ROI）在视网膜局部逐渐积累，ROI对光感受器细胞及视网膜色素上皮（retinal pigment epithelium，RPE）细胞中的类脂质、核酸、蛋白质产生损伤作用，导致RPE细胞吞噬消化感光细胞外节膜盘的能力下降，消化不全的膜盘物质在RPE细胞内堆积形成脂褐素颗粒。此外，ROI还能激活细胞凋亡及促进新生血管生成。

2. 老龄化学说

随着年龄增长，Bruch 膜的厚度明显增加，使得 RPE 与脉络膜毛细血管之间通过 Bruch 膜的物质交换效率降低，RPE 的代谢产物在 Bruch 膜的内胶原纤维层中沉积，形成玻璃膜疣（Drusen）。

3. 炎症免疫学说

在 Drusen 内发现有大量免疫球蛋白轻链、补体成分。2005 年在 Science 上连续发表的三篇文章提出补体因子 H（complement factor H，CFH）的多态性与 AMD 的发生有关。

三、临床分型

萎缩型 AMD（干性 AMD）、新生血管性 AMD（湿性 AMD）。

四、萎缩型 AMD（干性 AMD）

干性 AMD 占 AMD 患者的绝大多数（90%）。干性 AMD 的主要病理改变是黄斑区的 RPE 细胞发生退行性改变和萎缩。

（一）临床症状

早期可无症状，随后出现渐进性的视力下降，通常双眼受累。

（二）体征

干性 AMD 的特征性改变是出现 Drusen 和 RPE 异常。

1. Drusen

Drusen 是在黄斑区的 RPE 细胞深层出现的黄色的沉积物。BMES 发现 40 岁以上的白种人群中约 90% 在至少一眼的黄斑区有 1 ～ 2 个小的硬性 Drusen。在组织学上，Drusen 代表了 Bruch 膜内层的异常增厚，在电镜下将局部沉积的物质分为板层状沉积物和线状沉积物两类。按照大小可以将 Drusen 分为大（直径≥ 125 μm）、中（直径 64 ～ 124 μm）、小（直径 <64 μm）三个等级，按照病变边界形态又进一步将 Drusen 分为三类：散在分布而境界清楚的称为硬性 Drusen，无固定形态而境界不清的称为软性 Drusen（图 5-8-1），几个 Drusen 相互融和相连时称为融和 Drusen。年龄相关性眼病研究（age related eye disease study，AREDS）的结果显示，大量、大的 Drusen 比少数、小的 Drusen 更容易进展为地图样萎缩或湿性 AMD；软性 Drusen 及融和 Drusen 较硬性 Drusen 更容易进展为地图样萎缩或湿性 AMD。因此可以这样理解，Drusen 的存在代表了组织的老化，它并不是 AMD 所特有的，但是特定形态 Drusen 的出现却高度提示 AMD 的可能。

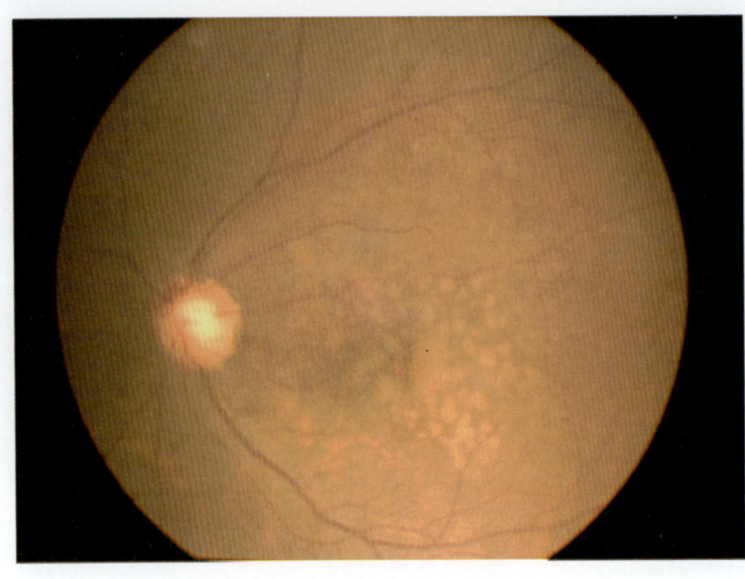

图 5-8-1 干性 AMD，黄斑区大量软性 Drusen

2．RPE（视网膜色素上皮细胞）异常

干性 AMD 时出现的 RPE 异常可以分为以下三种形式：

（1）地图样萎缩：RPE 萎缩或消失相连成片，其上的神经视网膜及其下的脉络膜毛细血管层一并萎缩变薄，可以透见深层的脉络膜大血管（图 5-8-2）。

（2）非地图样萎缩：RPE 萎缩尚未连接成片，而呈现出斑驳状的脱色素改变。

（3）局灶性的色素沉着：在外层视网膜出现的散在的色素沉着。

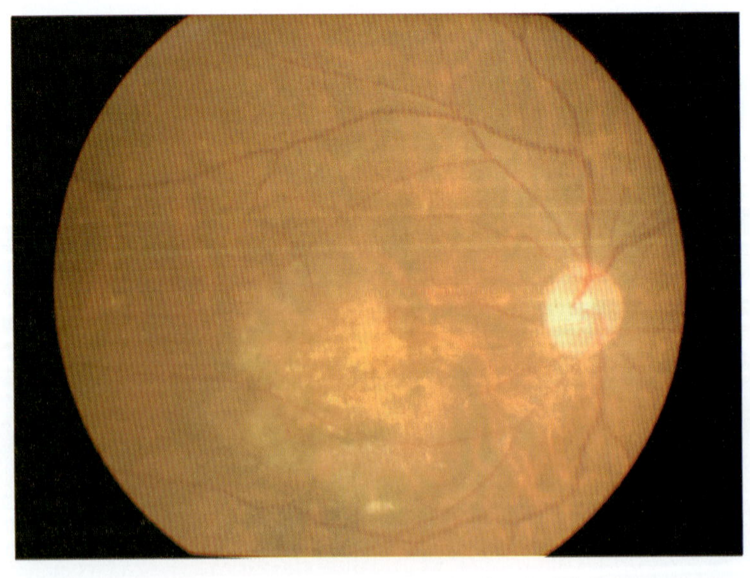

图 5-8-2 干性 AMD，地图样萎缩

（三）眼底荧光血管造影表现

在 FFA 上，Drusen 由于晚期着染或染料积聚而呈现出高荧光。RPE 萎缩表现为透见荧光，而色素沉着则表现为荧光遮蔽。

（四）鉴别诊断

1. Drusen 的鉴别诊断

（1）家族性 Drusen：发病年龄轻，有家族遗传性，眼底表现为无数的，大小不等的 Drusen，范围常常超出血管弓，也可以到达视盘鼻侧。在 FFA 上表现更为明显，出现"满天星"的改变。

（2）糖尿病硬性渗出：也可以表现为黄斑区黄色点状病变，但病变的层次是在视网膜内，而 Drusen 是在 RPE 下。而且除硬性渗出外，通常还伴有糖尿病的其他眼底改变。

（3）眼底黄色斑点症（Stargardt 病）：典型病例伴有特征性的临床三联征，即黄斑区萎缩，眼底 RPE 层散在分布的黄色斑点，以及 FFA 时脉络膜背景发暗。发病年龄远早于 AMD，是重要的鉴别要点。

2. RPE 异常的鉴别诊断

（1）高度近视眼底：RPE 萎缩不局限于黄斑区，伴有其他高度近视眼底改变。

（2）视锥细胞营养不良：可以出现黄斑区牛眼样的萎缩病变，发病年龄早，明视 ERG 的异常是重要鉴别点。

（3）中心性晕轮状脉络膜营养不良：表现为黄斑区境界清楚的圆形或椭圆形的 RPE 和脉络膜毛细血管萎缩灶，但发病年龄早，有家族遗传史可与 AMD 相鉴别。

（4）中心性浆液性脉络膜视网膜病变：可以造成黄斑区的色素改变。但发病年龄轻，不伴有 Drusen，常常伴有多发的小的 RPE 浆液性脱离。

（5）RPE 图形样萎缩：为遗传性视网膜营养不良，40 ~ 60 岁发病，通常无自觉症状或仅有轻微的视物模糊，往往在常规体检时发现。黄斑区可以出现黄白色的病灶或色素改变，FFA 早期表现为病灶中央遮蔽荧光，周围透见荧光。而造影晚期病灶中央着染变为高荧光，有助于与 AMD 鉴别。

（6）视网膜药物毒性：如氯喹所致的视网膜毒性，也可以造成斑驳样的脱色素改变，类似 RPE 非地图样萎缩。仔细询问有无用药历史对鉴别诊断有所帮助。

（五）治疗

1. 干性 AMD 至今没有有效的治疗方法，重在预防。

2. AREDS 的研究结果显示，抗氧化剂（大剂量的维生素 C、维生素 E 和 β 胡萝卜素）和锌剂的联合使用，能够延缓中期（大量中等大 Drusen；至少一个大 Drusen；非中心性的地图样萎缩）和晚期（因 AMD 一眼视力丧失）AMD 患者疾病的进展和视力的丧失。因此 AREDS 建议，对于中期和晚期 AMD 患者，应该给予抗氧化剂和锌剂的联合治疗，但对于吸烟的患者最好不补充 β 胡萝卜素，因为 β 胡萝卜素会增加吸烟者肺癌的发病率。初期的 AMD 患者不必补充微量元素，仅需要维持均衡饮食并戒烟。

3. 紫外线照射与 AMD 的发生没有肯定的因果关系，但外出戴遮阳镜并无坏处。

4. 预防性光凝：以往的研究认为对干性 AMD 的患者进行预防性光凝治疗会增加脉络

膜新生血管的发生率。目前有两项大规模的随机临床试验，CAPT(complications of age-related macular degeneration prevention trial)和PTAMD(prophylactic treatment of AMD trial)，正在进行当中。这两项试验主要探索使用低能量的格栅光凝能否降低干性AMD患者视力丧失的风险。

五、新生血管性AMD（湿性AMD）

湿性AMD的发病率虽低，只占AMD患者的10%，但它能够引起严重的视力损害（指任何一眼视力≤0.1）。AMD患者出现严重视力损害的原因有90%是因为湿性AMD所致。

顾名思义，新生血管性AMD最重要的特点是有脉络膜新生血管（choroidal neovascularization，CNV）的存在，由于CNV的渗漏导致视网膜下及视网膜内部液体和血液的积存，所以又名湿性AMD。

组织病理学上，CNV通常与纤维组织并生，形成纤维血管复合体。Gass根据纤维血管复合体的部位将其分为两型：位于RPE下的纤维血管复合体被定义为Gass Ⅰ型，在组织学上它主要表现为Bruch's膜内层的增生和异常增厚；位于视网膜感光细胞与RPE细胞之间的纤维血管复合体被定义为Gass Ⅱ型。但是随着病程的进展，RPE层最终将被纤维血管组织所破坏，纤维血管复合体与RPE之间的相对位置也就很难界定了。

（一）临床症状

主要的临床症状是视物模糊和视物变形，特别是近视力变形明显。其他可能伴随的症状有视物变小及中心或旁中心暗点。病变初期，视物模糊和视物变形的主要原因是由于CNV的渗漏导致视网膜下及视网膜内部液体和血液的积存。当CNV累及到黄斑中心凹时，病人出现急剧的视力下降。在病变后期，纤维血管组织导致的视网膜感光细胞及RPE细胞不可逆的破坏将造成永久性的视力损害。

（二）体征

湿性AMD典型的眼底表现是黄斑区的出血、脂质渗出（图5-8-3），以及黄斑区的浆液性脱离。出血可以发生在多个层次，它可以局限在RPE下，也可以穿透RPE进入到视网膜下或视网膜内部，甚至可以突破视网膜进入玻璃体腔。其中，视网膜内出血可能是视网膜血管瘤性增殖（retinal angiomatous proliferation，RAP）病变的早期表现，RAP是联系CNV与视网膜血循环的血管吻合。当使用裂隙灯加前置镜检查时可以观察到黄斑区精细的立体图像，在某些患者可以看到RPE的局限性隆起，还有些患者可以观察到视网膜下深在的灰绿色隆起的CNV组织，其表面的视网膜往往有浆液性脱离。在少数患者，黄斑区的浆液性脱离是提示CNV存在的唯一体征。在病程久的患者中，可以看到由CNV和纤维组织所构成的盘状瘢痕。在瘢痕的周围可能伴有新的出血、渗出，使得病灶的范围进一步扩大。

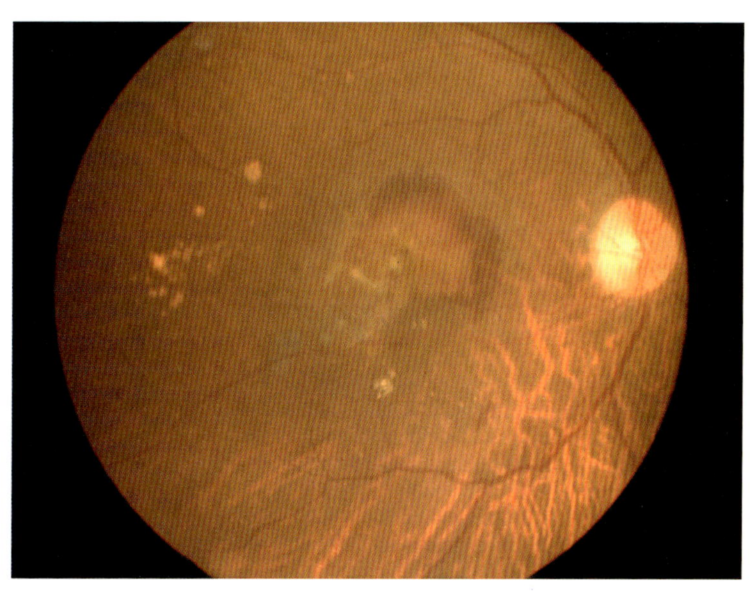

图 5-8-3 湿性 AMD，黄斑区出血、渗出

此外，湿性 AMD 还可能伴有一些特殊体征，比如视网膜色素上皮脱离（retinal pigment epithelial detachments，PED），与神经上皮脱离不同，PED 表现为一个境界非常清楚的圆顶样的隆起。PED 的出现并非代表一定有 CNV 存在。AMD 患者出现 PED 有四种可能的原因：① Drusen 样的 PED：是由软性 Drusen 大面积融合导致的 PED，没有 CNV 存在；②纤维血管性的 PED（fibrovascular PED）：是隐匿性 CNV 的一种类型；③浆液性的 PED：其下可能有 CNV 存在；④出血性的 PED：由 CNV 出血所致。这四种 PED 单纯从眼底表现上很难鉴别，但是在荧光造影时却有不同的表现（见荧光造影部分）。单独的 PED 无法确定 CNV 的存在，但如果在 PED 的周围同时伴有出血、脂质渗出及浆液性脱离这些体征的话，就高度提示在 PED 下面可能存在 CNV。有时，在色素上皮脱离区（PED）与未脱离区的交界处会发生视网膜色素上皮破裂（Retinal pigment epithelial tears），色素上皮破裂游离的边缘发生收缩并向内翻卷。Gass 认为色素上皮破裂的原因可能是因为脱离的 RPE 细胞不堪承受其下的 CNV 渗出液体或纤维血管组织本身的张力而发生破裂。

（三）辅助检查

1．眼底荧光血管造影（FFA）

（1）CNV 的分类：FFA 是 CNV 诊断和分类的金标准。根据 FFA 可以将 CNV 分为两种主要形式：

①典型性 CNV（Classic CNV）：造影早期（脉络膜充盈期）即出现境界清楚的花团状高荧光，在造影的中、晚期，病灶的荧光强度进一步增强，由于 CNV 的渗漏导致病灶的边界在后期变的模糊（图 5-8-4）。

②隐匿性 CNV（Occult CNV），又进一步分为两种：

a．纤维血管性 PED（fibrovascular pigment epithelial detachment，FVPED）：在

造影剂注入后1～2分钟出现斑驳的高荧光，立体造影成像下可以观察到RPE不规则的隆起。造影晚期可能不出现病灶边缘的渗漏。

b．造影晚期出现的不明来源的渗漏（late leakage of an undetermined source）：指在造影晚期出现脉络膜渗漏，但在造影早期或中期没有明确对应的典型性CNV或FVPED出现。它表现为斑驳的高荧光，同时伴有视网膜下染料的积存。通常这一类型CNV的边界很难界定，包含这一成分的病灶不能进行光凝治疗（图5-8-5）。

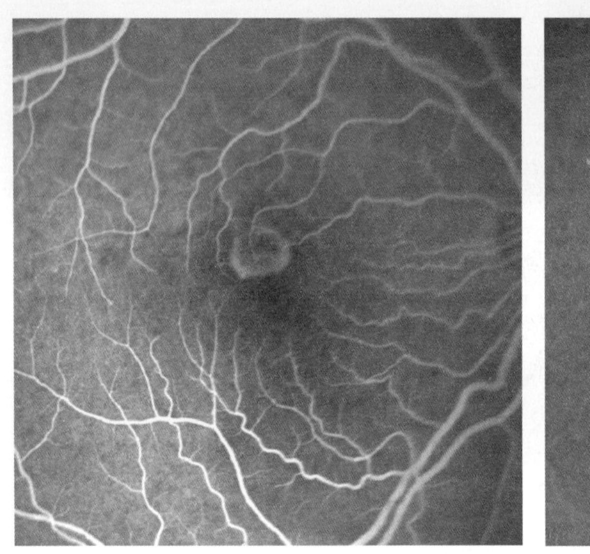
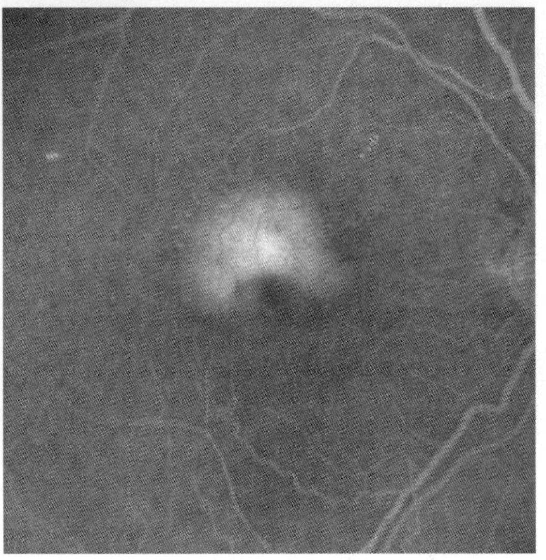

图5-8-4　典型性CNV，FFA造影早期（左图）即出现境界清楚的花团状高荧光，到造影晚期（右图）由于CNV的渗漏导致病灶的边界变的模糊

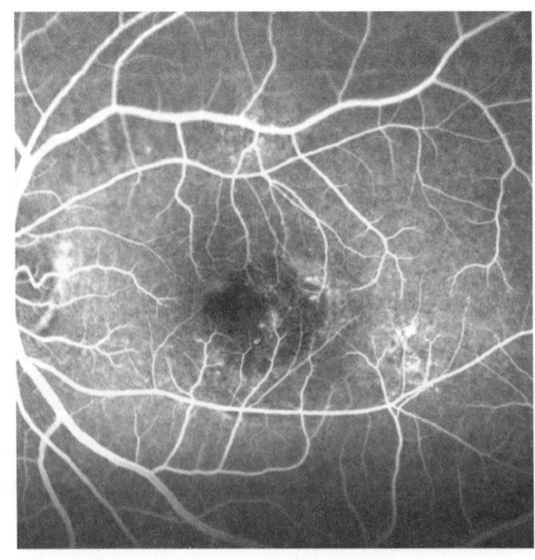
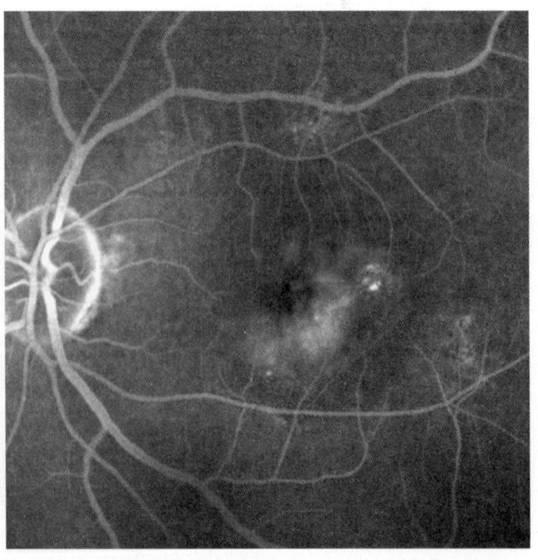

图5-8-5　隐匿性CNV，FFA造影早期（左图）黄斑区仅见散在点状高荧光，没有明确的CNV病灶。造影晚期（右图）出现不明来源的渗漏，表现为斑驳的高荧光，边界很难界定

(2) FFA 中的名词概念：在 FFA 影像中，一个病灶通常由多种成分组成，典型性 CNV 和隐匿性 CNV 可以同时存在。当典型性 CNV 超过或等于整个病灶面积 50%时，称作主要典型性（predominantly classic）；典型性 CNV 占整个病灶面积的 1%～49%时，称作微小典型性（minimally classic）；当整个病灶不包含典型性 CNV 而只有隐匿性 CNV 时，称作隐匿性（occult with no classic）。此外，在 FFA 中，经常用“边界清楚”和“边界不清”来描述整个 CNV 病灶与正常未受累的视网膜之间界限的清晰程度。应该注意不要混淆的是，“边界清楚”并不等同于“典型性”，“边界不清”也不等同于“隐匿性”。典型性 CNV 可以边界不清，隐匿性 CNV 也可以边界清楚。

(3) 四种 PED 在 FFA 中的不同表现：FFA 对 PED 的鉴别诊断具有重要价值。

Drusen 样的 PED（drusenoid PED）：造影早期表现出微弱的荧光，晚期不增强，范围相对较小。

①纤维血管性的 PED(fibrovascular PED)：造影中期出现的斑驳状荧光，造影晚期可能伴有神经上皮下的染料积存。

②浆液性的 PED(serous PED)：造影早期出现的均匀一致的明亮的高荧光，造影中期显示出光滑清晰的轮廓，晚期可能有很少量的渗漏。

③出血性的 PED(hemorrhagic PED)：表现为脉络膜荧光遮蔽。

(4) 视网膜色素上皮破裂具有典型的 FFA 表现：色素上皮破裂的区域表现为早期高荧光，后期脉络膜与巩膜着染，很少有渗漏；色素上皮折叠的区域表现为早期遮蔽荧光，晚期可能因其下的 CNV 出现渗漏。

2．吲哚菁绿血管造影（ICG）

与 FFA 使用的造影剂荧光素钠不同，吲哚菁绿染料发出的是近红外波长的荧光，它可以穿透出血的遮挡，提高隐匿性 CNV 的诊出率。CNV 在 ICG 上主要有三种表现形式：

(1) 热点（hot spot）：在造影中期出现的点状强荧光，面积≤ 1PD。

(2) 荧光斑（plaque）：在造影中晚期出现的边界清晰的强荧光，面积＞ 1PD。

(3) 边界不清的荧光。此外，ICG 造影对于湿性 AMD 与息肉样脉络膜血管病变（polypoidal choroidal vaculopathy，PCV）的鉴别有着重要价值。

3．光学相干断层扫描（OCT）

是一项具有高分辨率的无创检查。可以清楚地显示神经上皮脱离及 PED，并有助于显示 CNV 与 RPE 的相对位置，CNV 在 OCT 上表现为高反射的光带。

4．微视野

可以在小瞳状态下将彩色眼底照相与自动微视野检查的结果叠加，使视网膜光敏度与眼底病变很好地对应起来。在眼球跟踪系统的监视下，能够对视网膜的特定位置进行准确地投射刺激，增加了检查的可信度，较传统的视野检查更直观、准确。同时它还能对患者的固视位置及固视稳定性进行分析。微视野检查对黄斑部病变的定位及治疗前后的对比随访很有价值。

5．多焦视网膜电流图（mfERG）

可以同时刺激视网膜上多个不同的部位，记录不同部位的混合反应，通过转换将各个部位的波形分离提取出来，并将各个部位的反应振幅综合成一个三维的地形图，可以很直观地反映黄斑区视网膜的功能。mfERG 对黄斑部病变的定位及治疗前后的对比随访很有价值。湿性 AMD 的 mfERG 在病变对应的区域振幅明显下降，地形图上中央高峰缺如或明显降低。

（四）鉴别诊断

1. CNV 的鉴别诊断

除 AMD 外，其他可引起 CNV 的常见原因还有眼组织胞浆病，病理性近视，血管样条纹，脉络膜破裂，特发性 CNV。

（1）眼组织胞浆病：因荚膜组织胞浆菌感染之后遗留的眼部并发症，以眼底中周部和后极部出现小的脉络膜-视网膜萎缩灶为主要特点，可以伴发 CNV。

（2）病理性近视：通常指近视度数超过 −8.0D，眼轴长度超过 32.5 mm 的近视病人。眼底出现特征性的改变，包括视盘的倾斜，视盘旁的脉络膜视网膜萎缩，漆样裂纹，Fuchs 斑，后巩膜葡萄肿，视网膜的萎缩、变性，裂孔形成，可以伴发 CNV。

（3）血管样条纹：典型的眼底改变为从视盘放射状发起的深红色或棕色的不规则条纹，类似视网膜血管的走行，但所在层次更为深在，它代表了 Bruch 膜的不连续或破裂，严重者可以出现 CNV。血管样条纹可以与某些全身疾病伴发，最常见的伴随疾病是弹性假黄瘤。

（4）脉络膜破裂：有眼部钝挫伤的历史。眼底后极部可见因脉络膜破裂遗留的新月形的瘢痕，凹面朝向视盘。由于 Bruch 膜破裂，可以继发 CNV。

（5）特发性 CNV：病因不明。

2. 黄斑区出血、渗出性病变的鉴别诊断

（1）视网膜大动脉瘤：也可能造成视网膜前，视网膜内或视网膜下的出血，当出血累及到黄斑区时容易与湿性 AMD 混淆。FFA 可见沿视网膜小动脉走行分布的动脉瘤扩张的管腔，有助于鉴别。

（2）息肉样脉络膜血管病变（polypoidal choroidal vasculopathy，PCV）：以反复发作的多灶性浆液性或出血性 PED 为特点，有些患者眼底可能看到多发的橘红色结节。PCV 的 FFA 表现与 AMD 相似，常常误诊为 AMD，ICG 造影对两者的鉴别至关重要，PCV 病例 ICG 造影可见典型的息肉样病变。

（3）Sorsby 黄斑营养不良：眼底表现与 AMD 几乎完全一样，但具有家族史，常染色体显性遗传，因 TIMP3 基因突变所致。

（4）中心性浆液性脉络膜视网膜病变：少数的湿性 AMD 仅表现为黄斑区的浆液性神经上皮脱离，容易误诊为中心性浆液性脉络膜视网膜病变。因此，对于年龄在 50 岁以上的浆液性 PED 病例建议做 FFA 除外 AMD。

（5）糖尿病黄斑水肿：有的糖尿病视网膜病变，黄斑区水肿、渗出、出血较重，而周边部病变较轻，若不仔细检查也可能误诊为 AMD。

（6）黄斑分支静脉阻塞：可以表现为黄斑区的浓密出血，FFA 见黄斑分支静脉充盈迟缓，有助于鉴别。

(7) 视网膜毛细血管扩张症：包括特发性黄斑中心凹旁的毛细血管扩张、Leber 粟粒样动脉瘤、Coats 病三种形式，均可以表现为黄斑区的渗出和出血，但发病年龄较轻，FFA 见到异常扩张的毛细血管是主要鉴别点。

(8) 脉络膜肿瘤：特别是脉络膜黑色素瘤，与出血性 PED 的眼底表现类似，均可表现为视网膜下圆顶形隆起的棕黑色肿块。超声检查脉络膜黑色素瘤具有特征性的内部低回声，有助于鉴别。

3．玻璃体出血的鉴别诊断

当湿性 AMD 患者以玻璃体出血为首诊表现时，需要除外其他常见的玻璃体出血的原因，如糖尿病视网膜病变，视网膜静脉阻塞，视网膜裂孔等。仔细询问病史，检查对侧眼以及眼部 B 超有助于对出血原因做出鉴别。

(五) 治疗

1．激光治疗

(1) 传统的激光治疗 (thermal laser)：利用热凝固效应使渗漏的新生血管封闭。适应证局限，只适用于黄斑中心凹外或中心凹旁的，边界清楚的典型性 CNV。此外，在封闭 CNV 的同时对其表面的 RPE 细胞和神经视网膜也有破坏作用，会产生永久性的旁中心或中心暗点。

(2) 光动力治疗 (photodynamic therapy，PDT)：通过静脉注入光敏性药物之后，用红外波长的低能量的光照射病变组织，增殖的新生血管内皮细胞含有高水平的低密度脂蛋白 (LDL) 受体，它可以摄取与 LDL 结合的光敏性药物，受激发的光敏剂在病灶局部发生光化学反应产生活性氧，使局部的毛细血管内皮细胞受损，产生血栓，闭塞 CNV。与传统的热效应激光相比，PDT 的优势在于能选择性地作用于 CNV 组织，对视网膜色素上皮和神经上皮没有损害，因此适用于治疗黄斑中心凹下的 CNV。关于 PDT 治疗 AMD 有两项重要的临床试验研究：TAP (treatment of AMD with photodynamic therapy) 和 VIP (verteporfin in photodynamic therapy) 研究。基于 TAP 和 VIP 的研究结论，FDA 目前已经正式批准 PDT (Verteporfin) 用于治疗具有主要典型性 CNV 的 AMD 患者。对于符合 VIP 研究入选条件 (近期病变有进展，病灶小，基线视力较差) 的单纯隐匿性 CNV 以及小范围的微小典型性 CNV 患者，也可酌情进行 PDT (Verteporfin) 治疗，尽管它们目前还未得到 FDA 的正式批准。PDT 的缺陷在于它只是暂时让已经形成的新生血管稳定不发生渗漏，但无法阻止新的血管形成，因此治疗后存在较高的复发率。除 TAP 和 VIP 研究以外，目前还有几项有关 PDT (Verteporfin) 的研究正在进行当中，包括 VIO (visudyne in occult CNV trial)，VERITAS (visudyne plus intravitreal triamcinolone or pegaptanib study)，VISTA (visudyne and triamcinolone acetonide trial)。

(3) 经瞳孔温热疗法 (transpupillary thermotherapy，TTT)：利用 810 nm 的近红外二极管激光，对靶组织产生温热效应。促使 CNV 闭合的机制还不明确。然而，TTT4CNV 试验 (transpupillary thermotherapy for CNV trial) 的结果表明 TTT 对于面积

<3 000 μm 的单纯隐匿性 CNV 没有显示出明显的治疗效果。

2．药物治疗

曲安耐德玻璃体腔注射：具有减轻眼内水肿和抑制新生血管增殖的作用。

① Macugen（Pegaptanib）：阻断 VEGF165。玻璃体腔注射，每 6 周一次。Macugen 在 2004 年 12 月正式得到 FDA 批准，用于新生血管性 AMD 的治疗。

② Avastin（Bevacizumab）：抗 VEGF 单克隆抗体。

③ Lucentis（Ranibizumab）：抗 VEGF 单克隆抗体的 Fab 片段。目前正处于三期临床试验中。

④ RETAANE：抑制血管生成的类固醇药物。目前正处于三期临床试验中。

⑤ Sirna-027：一种小 RNA 干扰药物，特异性靶点是 VEGF-R1，能显著降低 VEGF-R1 的 mRNA 表达。

⑥ VEGF-Trap：是 VEGF-R1 和 R2 的双重阻断剂。

⑦基因治疗：腺病毒携带的色素上皮衍生因子（AdPEDF），具有抑制新生血管形成的作用，目前正处于一期临床试验中。

3．放射治疗

主要原理是放射线可以抑制新生血管的增殖。放射治疗在湿性 AMD 中的应用目前还缺乏大样本的随机对照试验，放射的剂量和疗效还存有争议。

4．手术治疗

对于大面积黄斑下出血的病例，激光治疗无法进行，等待出血吸收的结果将是黄斑下纤维瘢痕的形成和视力的永久丧失。对于这样的病例，特别是有一眼已经因为 AMD 失明的病例，在病人全身条件允许的情况下，应该抓住时机积极地采取手术干预。

（1）黄斑转位手术：由于 AMD 的根本病因在于 RPE-bruch's 膜 - 脉络膜毛细血管复合体的病变，视网膜神经上皮层的损害是继发的，黄斑转位的机理即在于在这种继发损害发生之前或者还不太严重的时候，将黄斑区的神经上皮移到一片相对正常的土壤上，继续行使功能。黄斑转位手术分为大范围转位和局限转位两种。基本的手术步骤是常规三通道玻璃体切除后，人工视网膜脱离，然后在接近锯齿缘的位置行 360° 或 180° 视网膜切开，在重水的辅助下以视盘为中心将视网膜顺时针或逆时针旋转，从而将黄斑区的神经上皮移至周围相对正常的色素上皮区。术毕眼内硅油填充。二期硅油取出联合眼肌手术矫正旋转性复视。局限转位则是通过局部折叠缩短后极部的巩膜脉络膜组织造成黄斑区视网膜的相对移位，PVR 的发生较大范围转位少，且无需联合眼肌手术。但适应证比较狭窄，只适合病灶比较小的病例，而这些病例往往也可以进行 PDT 治疗。

（2）眼内注气联合眼内注射 tPA（组织纤溶酶原激活剂）：玻璃体腔注射 tPA 促使黄斑下出血液化，然后玻璃体腔内注入膨胀气体，术后让病人保持俯卧位，依靠气体的顶压作用将黄斑下的出血驱赶到黄斑区周围，使病人的视力得到短暂的提高。

（3）手术取出黄斑下新生血管膜 / 清除积血：通过玻璃体手术，视网膜切开，掀起颞侧的视网膜，直视下取出 CNV 复合体，彻底去除病灶。黄斑下手术（SST，submacular surgery Trial）研究小组的随机对照试验的结果显示手术组与非手术组之间无明显差异。

（4）手术取出黄斑下新生血管膜联合色素上皮移植：由于 CNV 的解剖位置，在手术取出黄斑下 CNV 时往往不可避免地将局部的 RPE 细胞一并带下，留下 RPE 的缺损区，术后病人的中心视力也自然不会恢复。因此，有学者尝试在手术取出 CNV 的同时联合色素上皮移植，尽可能恢复黄斑区正常的组织解剖。这一设想的最大困难是色素上皮的来源问题。同种异体的 RPE 植片具有一定的排斥性；带全厚脉络膜的自体游离 RPE 植片由于组织过厚在视网膜下难免以萎缩和纤维化告终；自体 RPE 细胞的悬液视网膜下注入的方式对细胞的活性和数量有所要求，且返流入玻璃体腔内的 RPE 细胞可能会促使 PVR 的发生；带脉络膜毛细血管的自体游离 RPE 移植是一种比较有前景的手术方式，目前正处于探索阶段。

（陈慧瑾　马志中）

参考文献

1 Klein R, Klein BE, Tomany SC, et al. Ten-year incidence and progression of age-related maculopathy: the Beaver Dam eye study. Ophthalmology, 2002;109: 1767-1779

2 Mitchell P, Wang JJ, Foran S, et al. Five-year incidence of age-related maculopathy lesions: the Blue Mountains eye study. Ophthalmology, 2002; 109: 1092-1097

3 Li Y, Xu L, Jonas JB, Yang H, Ma Y, Li J. Prevalence of age-related maculopathy in the adult population in China: the Beijing eye study. Am J Ophthalmol, 2006;142:788-793

4 Xu L, Li Y, Zheng Y, Jonas JB. Associated factors for age related maculopathy in the adult population in China: the Beijing eye study. Br J Ophthalmol, 2006;90:1087-1090

5 Chen SJ, Cheng CY, Peng KL, Li AF, Hsu WM, Liu JH, Chou P. Prevalence and associated risk factors of age-related macular degeneration in an elderly Chinese population in Taiwan: the Shihpai Eye Study. Invest Ophthalmol Vis Sci, 2008;49:3126-3133

6 Klein RJ, Zeiss C, Chew EY, et al. Complement factor H polymorhism in age-related macular degeneration. Science, 2005;308: 385-389

7 Haines JL, Hauser MA, Schmidt S, et al. Complement factor H variant increases the risk of age-related macular degeneration. Science, 2005; 308: 419-421

8 Edwards AO, Ritter R 3rd, Abel KJ, et al. Complement factor H polymorphism and age-related macular degeneration. Science, 2005; 308: 421-424

9 Davis MD, Gangnon RE, Lee LY, Hubbard LD, Klein BE, Klein R, Ferris FL, Bressler SB, Milton RC. Age-Related Eye Disease Study Group. The Age-Related Eye Disease Study severity scale for age-related macular degeneration: AREDS Report No. 17. Arch Ophthalmol, 2005;123:1484-1498

10 Age-Related Eye Disease Study Research Group, SanGiovanni JP, Chew EY, Clemons TE, Ferris FL 3rd, Gensler G, Lindblad AS, Milton RC, Seddon JM, Sperduto RD. The relationship

of dietary carotenoid and vitamin A, E and C intake with age-related macular degeneration in a case-control study: AREDS Report No. 22. Arch Ophthalmol, 2007;125:1225−1232

11 Bressler NM, Bressler SB, Haynes LA, et al. Verteporfin therapy for subfoveal choroidal neovascularization in age-related macular degeneration: four-year results of an open-label extension of 2 randomized clinical trials: TAP Report No. 7. Arch Ophthalmol, 2005;123:1283−1285

12 Pieramici DJ, Bressler SB, Koester JM, Bressler NM. Occult with no classic subfoveal choroidal neovascular lesions in age-related macular degeneration: clinically relevant natural history information in larger lesions with good vision from the Verteporfin in Photodynamic Therapy (VIP) Trial: VIP Report No. 4. Arch Ophthalmol, 2006;124:660−664

13 Machemer R. Macular translocation. Am J Ophthalmol, 1998; 125:698−700

14 Pieramic DJ, de Juan E Jr, Fujii GY, et al. Limited inferior maculartranslocation for the treatment of subfoveal choroidal neovascularization condaryto age-related macular degeneration. Am J Ophthalmol, 2000;130: 419−428

15 Bressler NM, Bressler SB, Hawkins BS, et al. Submacular surgery trials randomized pilot trial of laser photocoagulation versus surgery for recurrent choroidal neovascularization secondary to age-related macular degeneration: I. Ophthalmic outcomes submacular surgery trials pilot study report number 1. Am J Ophthalmol, 2000;130:387−407

16 Haller JA, Hawkins BS, Hillis AI. Submacular surgery trials. Ophthalmology, 2006;113:884−885

17 MacLaren RE, Uppal GS, Balaggan KS, et al. Autologous transplantation of the retinal pigment epithelium and choroid in the treatment of neovascular age-related macular degeneration. Ophthalmology, 2007;114:561−570

18 Hu Y, Zhang T, Wu J, Li Y, Lu X, Qian F, Yin Z, Ma Z. Autologous transplantation of RPE with partial-thickness choroid after mechanical debridement of Bruch membrane in the rabbit. Invest Ophthalmol Vis Sci, 2008;49:3185−3192

第九节　视网膜母细胞瘤

视网膜母细胞瘤（retinoblastoma，简称 RB）是婴幼儿最常见的一种眼内恶性肿瘤，对视力和生命有严重的威胁和危害。1597 年 Pawius 最早对本病做了临床描述，19 世纪中叶 Von Graefe 开创手术治疗的先例。我国的首例为毕华德 1921 年报告。100 多年来，对视网膜母细胞瘤进行了大量的临床、病理、遗传和流行病学研究，特别是近 20 年来，由于生物学技术的迅速发展，尤其是癌基因和抗癌基因的发现，揭示了人类恶性肿瘤发生的两大机理：一是癌基因的激活；一是抗癌基因的失活。视网膜母细胞瘤作为代表由于抗癌基因失活而导致细胞恶变的一大类恶性肿瘤的典型，在眼科学、肿瘤学、医学遗传学、细胞遗传学和分子生物学等领域的共同关注和研究中，已取得不少新的进展。

一、发病情况和流行病学

1. 发病率

视网膜母细胞瘤的发病无种族差异。据Vogel（1979）收集欧美、日本和南非黑人的19份发病率调查报告，估计视网膜母细胞瘤的发病率在活产儿中约为1 ∶ 15 000至1 ∶ 28 000，我国沈福民等在上海的调查报告为1 ∶ 23 160。近年视网膜母细胞瘤的发病率有增高的趋势。例如欧美报告，20世纪50年代前为1 ∶ 34 000与1 ∶ 20 000之间，50年代后发病率上升，如荷兰为1 ∶ 15 200，芬兰为1 ∶ 16 000，美国为1 ∶ 18 000，挪威为1 ∶ 17 000，日本20世纪60年代前为1 ∶ 24 000，1976年则为1 ∶ 16 400。发病率增高的原因，可能一方面由于诊断和登记的完善，减少了漏诊病例；另一方面由于早期诊断和合理的治疗提高了治愈率，存活者有较多机会将病理基因遗传给后代。此外，也可能与环境污染导致基因突变率增加有关。

2. 患病眼别

视网膜母细胞瘤单眼病例居多，约占60%～82%，双眼病例约占18%～40%。

3. 性别

男女患病无性别差异。

4. 患病年龄

部分患儿出生后即已患病；平均诊断年龄，双眼患者为10个月龄（3岁以上少见），单眼患者为24个月龄（7岁以上少见）。一般来说，发病年龄双眼早于单眼患者，有家族史者早于单独发生的病例。也有个别罕见病例34岁，甚至62岁时诊断为本病，则多属于视网膜母细胞瘤的自发退行或良性的视网膜细胞瘤（retinocytoma）。

二、临床表现

（一）临床分期

根据视网膜母细胞瘤一般的发展过程，临床可分为四期，即眼内生长期、眼内压增高期（青光眼期）、眼外扩展期及全身转移期。由于肿瘤生长部位、生长速度和分化程度不同，临床表现也不尽一致。例如生长在视盘附近或视网膜周边部的肿瘤，可早期侵犯视神经或睫状体向眼外蔓延，并不经过青光眼期而直接进入眼外扩展期；又如临床上诊断为青光眼期者，病理学检查已可能有眼外扩展。

1. 眼内生长期

其早期症状和体征是视力障碍和眼底改变。

早期病变可发生于眼底任何部位，但以后极部偏下方为多。若肿瘤发生于视网膜内核层，易向玻璃体内生长，称为内生型。眼底检查可见肿瘤呈圆形或椭圆形，边界不清，呈白色或黄白色隆起的结节，表面有新生血管或出血。结节大小不一，约 1/2 ~ 4 个视盘直径或更大，可单独发生，也可同时发生数个结节。若肿瘤发生于视网膜外核层，则易向脉络膜生长，称外生型，常引起视网膜脱离，脱离的视网膜上血管怒张弯曲。

由于肿瘤组织脆弱，肿瘤团块可散播于玻璃体及前房，造成玻璃体混浊、假性前房积脓、角膜后沉着或在虹膜表面形成灰白色肿瘤结节。

视力的改变与肿瘤发生部位有关。若肿瘤小、位于眼底周边部，常不影响中央视力；若肿瘤位于后极部，体积虽小，仍可较早地引起视力减退，并可产生斜视或眼球震颤；若肿瘤充满眼内或视网膜广泛脱离，则视力丧失。

由于视力丧失，瞳孔开大，经瞳孔可见黄白色反光，称为“黑朦性猫眼”。目前据国内外文献报告，临床仍以“猫眼”为本病最易发现的早期症状。事实上瞳孔出现黄白色反光时，病情已发展到相当程度，因此，临床上可以婴幼儿斜视为早期发现本病的线索，并应充分散瞳检查眼底，以诊断或排除本病。

2．眼内压增高期

眼内肿瘤生长增大，特别是影响脉络膜和前房时，可导致眼内压升高，引起明显的头痛、眼痛、结膜充血、角膜水肿等青光眼症状。由于儿童眼球壁弹性较大，在高眼压作用下，眼球膨大，角膜变大，形成“牛眼”或巩膜葡萄肿。

3．眼外扩展期

肿瘤向眼外蔓延的途径如下：穿破角膜或巩膜形成突出于睑裂的肿块，表面常有出血坏死；穿破巩膜或沿巩膜上的导管（如涡状静脉、睫状血管等）蔓延至眶内形成肿块，使眼球突出；沿视神经或视网膜中央血管向眶内或颅内蔓延。后者为最常见的扩展途径。

4．全身转移期

晚期瘤细胞可经视神经向颅内转移；经淋巴管向局部淋巴结、软组织转移；或经血循环向骨骼、肝、脾、肾及其他组织器官转移。最终导致死亡。

（二）特殊表现

除上述典型的临床表现和经过，部分病例还有以下特殊表现：

1．视网膜母细胞瘤的自发消退（spontaneous regression）和视网膜细胞瘤（retinocytoma）

约 1% ~ 2%的视网膜母细胞瘤病例可发生肿瘤自发消退，其发生率为其他恶性肿瘤的 1 000 倍。视网膜母细胞瘤的自发消退有两种表现：一种是眼球痨，即由于缺乏血液供应，或由于免疫反应，肿瘤组织发生坏死和产生炎性反应，肿瘤停止生长，眼球萎缩塌陷，表现为临床“自愈”；另一种是呈现所谓“视网膜细胞瘤”，这类患者有视网膜母细胞瘤家族史或另眼同时患视网膜母细胞瘤，在视网膜上出现非进行性灰白色半透明包块，常伴有钙化和色素紊乱。这种病变预后良好，被认为是视网膜母细胞瘤基因突变发生在相对分化而未最后成熟的视网膜母细胞所致。

2. 三侧性视网膜母细胞瘤(trilateral retinoblastoma)

近年来发现，某些视网膜母细胞瘤患者，可伴发组织学上类似视网膜母细胞瘤的颅内松果体瘤及蝶鞍上或蝶鞍旁的原发性神经母细胞瘤，称之为“异位性视网膜母细胞瘤”(ectopic retinoblastoma)。可出现于双眼视网膜母细胞瘤患者，故又称为“三侧性视网膜母细胞瘤”。三侧性视网膜母细胞瘤并非视网膜母细胞瘤的颅内转移，也不是视网膜母细胞瘤与松果体瘤或蝶鞍神经母细胞瘤的偶然共生。由于视网膜光感受器细胞与松果体有种系发生和个体发生的关系，因此三侧性视网膜母细胞瘤被认为是视网膜母细胞瘤基因异常表达的另一种方式。三侧性视网膜母细胞瘤在双眼患者中的发生率约为0.4%～2.3%。临床应与视网膜母细胞瘤颅内转移相鉴别。在视网膜母细胞瘤患儿中若发现有一独立的颅内中线部位肿瘤时，无论它是与小的双侧视网膜母细胞瘤同时出现，或是成功地治疗了小的双侧性视网膜母细胞瘤一段时间后才出现，都应考虑三侧性视网膜母细胞瘤的可能性。

3. 视网膜母细胞瘤存活者的第二恶性肿瘤(second malignant neoplasm)

近30年来，由于诊断和治疗水平的提高，视网膜母细胞瘤的治愈率和存活率也大有提高。对长期存活者随访观察，发现部分患者若干年后又发生其他恶性肿瘤，称之为第二恶性肿瘤。其组织学类型至少在23种以上，如成骨肉瘤、横纹肌肉瘤、纤维肉瘤、网状肉瘤、恶性黑色素瘤、神经母细胞瘤、肾母细胞瘤、急性淋巴性白血病、霍奇金病、皮脂腺癌、表皮样癌、甲状腺癌等。其中最常见的是成骨肉瘤。就股部成骨肉瘤而言，视网膜母细胞瘤存活者的患病率为一般人群的500倍。最初认为第二恶性肿瘤的发生与视网膜母细胞瘤的放射治疗有关，但大宗病案分析，发现不少患者发生在远离放射部位，如股骨；并且一些未做过放射治疗的患者也发生第二恶性肿瘤，说明第二恶性肿瘤的发生与放射无关。另一方面，绝大部分第二恶性肿瘤(约88.2%～97.5%)发生于双眼视网膜母细胞瘤患者，而双眼视网膜母细胞瘤属于遗传型，故第二恶性肿瘤的发生也被认为与遗传有关。80年代中期，利用分子生物学技术，发现在视网膜母细胞瘤患者的第二恶性肿瘤组织(如成骨肉瘤、纤维肉瘤、恶性网状细胞瘤等)中，有视网膜母细胞瘤基因(Rb基因)缺失或表达异常，有力地证实了第二恶性肿瘤的发生与Rb基因改变有关。最近对未进行放射治疗或用过放射治疗但肿瘤发生在放射区外的患者进行调查，在明确视网膜母细胞瘤诊断后，第二恶性肿瘤发生率在10年为10%，20年时为30%，32年时为68%。一旦发生第二恶性肿瘤，预后即很差。

三、遗传学

1821年Lerche首次报告一家系同胞7人中4人患视网膜母细胞瘤，1896年DeGoueva报告了第一个两代垂直遗传的家系，1930年Franceschett首先提出本病属于常染色体显性遗传。20世纪70、80年代以来，随着细胞遗传学和分子遗传学的发展，视网膜母细胞瘤遗传学研究有很大进展。

视网膜母细胞瘤可分为遗传型和非遗传型两大类，其发生有三种情况：

1. 约40%的病例属于遗传型，其发病是合子前决定的，即由患病父母或基因携带者父母遗传所致，或正常父母生殖细胞突变所致，为常染色体显性遗传。这类患者发病早，约85%为双眼发病，有多个病灶，易发生第二恶性肿瘤。但约10%～15%为单眼发病，其原因可能是视网膜母细胞瘤基因外显不全，与双眼者仅为表现度不同而已。

2. 约60%的病例属于非遗传型，其发病系患者视网膜母细胞发生突变所致，不遗传，发病较迟，多为单眼发病，单个病灶，不易发生第二恶性肿瘤。

3. 少数病例（约5%）有体细胞染色体畸变。主要为13号染色体长臂中间缺失，不同的病例缺失节段长短不同，但均累及13号染色体长臂1区4带（13q14），经高分辨染色体显带确定最小的缺失节段为13q14.2。这类患者除视网膜母细胞瘤外，依其染色体缺失节段大小不同，常伴有轻重不等的全身异常。主要表现为智力低下和发育迟滞，还可出现小头畸形、眼距过宽、眉弓突出、小眼球、低耳位、先天性心脏病及胆、肾、肠等器官畸形。其他染色体异常还包括13号染色体与X或3号染色体不平衡易位，13号染色体与X或1号染色体平衡易位，Yq-，以及某些非整倍体染色体综合征患者伴发视网膜母细胞瘤，如21三体（Down综合征）、47，XXY（Klinefelter综合征）、47，XXX（超雌）和47，XYY（超雄）综合征等。

散发病例和家族性病例：94%的病例（包括单眼和双眼病例）表现为散发发病，6%的病例为家族性发病。

通过视网膜母细胞瘤的家系分析，根据不同表现度的基因携带者父母的子女中单眼和双眼患者的分布，进行亲代外显率估计，本病外显率在75%～100%，一般公认为90%左右。

通过对20世纪文献报告的31对做过卵性鉴别的视网膜母细胞瘤双生子研究，计算视网膜母细胞瘤在双生子中的患病一致率：23对同卵双生子中，两人同患视网膜母细胞瘤者18对，一致率为78.26%；9对异卵双生子中，同患者1对，一致率为11%，二者有显著差异。利用双生子患病一致率计算视网膜母细胞瘤的遗传度为75.53%，说明遗传因素在视网膜母细胞瘤的发生中起主要作用。

四、病因学及发病机理

视网膜母细胞瘤的病因及发病机理尚未完全明了，但近20年来随着生物学技术的迅速发展，已取得突破性进展，并已作为一大类恶性肿瘤发病机理研究的代表，受到广泛的关注。关于视网膜母细胞瘤的发病机理，有多种假说，如二次突变论、延迟突变论、突变嵌合体论及复等位基因论、宿主抗性论、隐性调节基因突变论及抗癌基因论等。其中最重要的是二次突变论和隐性调节基因突变论及抗癌基因论。

1. 二次突变论

Knudson通过对视网膜母细胞瘤的研究，1971年首先提出“二次突变”论，认为一个正常细胞要经过二次突变才能演变成癌细胞。如果第一次突变发生于亲代生殖细胞，则由此发育形成的个体中，所有细胞（包括生殖细胞）均有此突变，因而是遗传的；如果第一次突变发生于体细胞（如视网膜母细胞）则不遗传。无论遗传或非遗传型，第二次突变均发生于体细胞。遗传型视网膜母细胞瘤患者所有体细胞中均带有一次突变，其视网膜任何一个细胞只要再发生一次突变即可产生视网膜母细胞瘤，因而有早发、多发的特点，若其他组织细胞再发生一次突变即可产生第二恶性肿瘤。而非遗传型患者，两次突变均发生于一个视网膜细胞的几率较小，所以发病迟，且常为单发，亦不易发生第二恶性肿瘤。这就解释了视网膜母细胞瘤和其他一些具有遗传倾向的肿瘤所表现的共同发病特点。这一学说已为多数学者所接受。

2. 隐性调节基因突变论及抗癌基因论

Comings 1973 年提出一个肿瘤发生的重要理论，他假定所有细胞都含有结构转化基因(其中某些可能是假定的癌基因)，这些基因活化时，能使细胞在生长中解脱正常抑制。而这些基因在胚胎发生期间是有正常活性的，但在分化过程中它们被一对二倍体等位调节基因所关闭，这两个等位的调节基因发生突变是解除抑制和随后发生细胞恶化转化的原因。80 年代肿瘤研究最辉煌的成就是癌基因和抗癌基因的发现，并提出一切恶性肿瘤发生的两大机理，一是癌基因的激活；一是抗癌基因的失活。这一重大发现不仅使 Comings 的假设得到升华，并为揭示人类恶性肿瘤的发生机理开创了新纪元。而视网膜母细胞瘤作为研究隐性调节基因突变论和抗癌基因论的典型，在肿瘤病因学和发病机理的研究中占有极重要的地位。

60 年代至 70 年代中期视网膜母细胞瘤的遗传研究主要集中在细胞遗传学领域，早在 1962 年和 1963 年，Stallard 和 Lele 分别报告了视网膜母细胞瘤患者有一条 D 组染色体长臂缺失。70 年代染色体显带技术发明后，证实为 13 号染色体长臂 1 区 4 带缺失（13q14−），并陆续报告了不少病例，从而提出在 13q14 上可能存在一对与视网膜母细胞瘤有关的基因——Rb 基因，该基因的缺失或失活可能导致视网膜母细胞瘤的发生。

70 年代末至 80 年代中期，由于在细胞水平上 13q14− 的检出率不高，而且对 Rb 基因及其产物的结构和功能所知甚少，这段时期的主要研究是采取与 Rb 基因位点紧密联锁的遗传标记间接检测 Rb 基因位点存在的异常，其中主要的两项工作是酯酶 D（esterase D，EsD）和 13 号染色体 DNA 限制性片段长度多态性（restriction fragment length polymorphism，PFLP）的研究。

1986 年以来，视网膜母细胞瘤的研究进入了一个新时期，即从分子水平分离和克隆到 Rb 基因，从仅含人 13 号染色体的人 - 鼠杂交细胞株 DNA 中分离到 Rb 基因，并作了基因序列分析，在此基础上又进一步从人视网膜细胞瘤 cDNA 分离到 Rb 基因 cDNA。1987 年以后，美国 Lee 和我国黄倩等，先后用基因工程技术从 Rb 基因 cDNA 构建了 Rb 基因表达质粒（expression plasmid）并在大肠杆菌中成功地表达出 Rb 基因的蛋白产物，对这种基因蛋白产物的结构和生物学功能正在进行深入的探讨和研究，为阐明视网膜母细胞瘤，甚至类似的其他恶性肿瘤的病因和发病机制，开辟了很好的有希望的前景。

五、病理学

1. 病理学分型及特点

按肉眼观察和肿瘤生长的部位，有两种类型：

(1) 内生型：肿瘤起源于视网膜内核层，向玻璃体内生长，早期易为眼底检查所表现。

（2）外生型：肿瘤起源于视网膜外核层，沿视网膜下间隙及脉络膜方向生长，造成视网膜脱离，检眼镜早期不易发现肿瘤团块。

从显微镜下的组织病理学分型：一般分为未分化型及分化型 2 类。

（1）未分化型：瘤细胞排列不规则，细胞形态差异很大，可为圆形、椭圆形、多角形或不规则形，胞浆少，核大而深染，分裂相多见，恶性程度较高。由于肿瘤生长迅速，血液供应不足，在远离血管处的瘤组织可大片坏死，而围绕血管外围的存活瘤细胞可形成珊瑚样或指套样排列，称为假菊花形排列。

（2）分化型：瘤细胞呈方形或低柱状，围绕一个中央腔隙形成菊花形排列（Flexner-Wintersteiner rosette）。细胞核位于远离中央腔的一端，相对较小，细胞质较多，核分裂相少，恶性程度较低。分化更好的病例，则可见类似光感受器的成分呈花瓣样突起伸向中央腔内，称为小花（fleurettes）。恶性程度更低。

2．超微结构

视网膜母细胞瘤在电子显微镜下主要分为未分化的瘤细胞及有光感受器分化成分的瘤细胞。未分化的瘤细胞排列紧密，无间质组织，偶尔可见中间连接方式。细胞形态差异大，核大，具有多形性，有多核及多核仁现象，细胞质少并富有游离核糖体。有光感受器分化成分的瘤细胞呈环形排列，中央为含抗透明质酸酶的酸性黏多糖腔隙，相邻的细胞以中间连接方式相连。瘤细胞为柱状，核较小，位于远离中央腔的一端，每个细胞只有一个核，核内一个核仁。细胞质较多，主要细胞器为线粒体、微管、粗面内质网及高尔基体。一些细胞突顶端有纤毛伸向中央腔内，其横切面为 9+0 型，有的纤毛顶端有球形膨大结构，其内有少量平行排列的膜结构。以上结构与正常视网膜光感受器细胞有相似的特点，因此可以认为视网膜母细胞瘤是起源于视网膜胚胎细胞。

3．免疫组织化学特点

关于视网膜母细胞瘤起源于神经原还是神经胶质细胞，曾有过长期的争论。近年来应用免疫组织化学的方法做视网膜母细胞瘤病理学研究，为探讨视网膜母细胞瘤的组织发生来源提供了新的依据。

不同的组织细胞有不同的免疫学特征，细胞表面有不同的抗原决定簇。常见的神经原抗原决定簇有：神经原特异性烯醇化酶（neuron specific enolase，NSE）、P 物质、多巴胺 b- 羟基化酶（dopaminb-hydroxylase，DBH）、破伤风毒素、脑啡肽（enkephalins）等；视网膜光感受器的抗原决定簇有：视紫质、S 抗原、光感受器间细胞结合蛋白（inter photorecepter cell bindingprotein，IRBP）等；神经胶质细胞的抗原决定簇有：神经胶质原纤维酸性蛋白（glial fibrillary acidic protein，GFAP）、S-100 蛋白等。

用以上抗原的标记物做视网膜母细胞瘤组织染色显示多数肿瘤细胞具有神经原分化的特点，如 NSE 染色阳性，但也有神经胶质细胞分化的特征，如 GFAP 染色阳性。许多作者同意瘤细胞起源于神经原系统的看法，认为瘤组织中观察到的胶质细胞大概是反应性的，是来自为肿瘤破坏的视网膜。但有的作者发现在部分病例中胶质细胞主要分布在血管周围，而且分化良好的肿瘤中特别突出，因此不能否认胶质细胞的起源。比较合理的解释是视网膜母细胞瘤可能起源于一个能分化成神经原和神经胶质细胞的更原始的视网膜细胞——视网膜母细胞。

六、诊断

1. 病史和体征

多数视网膜母细胞瘤病例，在其发展过程中常具有典型的临床表现，可从病史和临床检查中作出诊断。早期症状和体征为视力障碍及眼底改变，但由于疾病发生于婴幼儿，不易为家长注意，往往失去早期就诊的机会。临床上许多患儿由于视力减退失去注视力而常导致斜视或眼球震颤，这些现象可作为早期发现的线索，对可疑的病例应充分散瞳进行仔细的眼底检查，必要时可在全麻下检查。目前，临床仍以“猫眼”为本病最易发现的早期症状，但实际上，瞳孔出现“猫眼”样反光时，病情已发展到一定程度。

2. 超声波检查

超声波检查大大提高了本病的早期诊断率。特别是对那些由于屈光间质混浊妨碍眼底检查，或因合并视网膜脱离等继发性病变而难以诊断的非典型病例更有诊断价值。目前临床常用 B 型超声波，早期病变呈实质性肿块回波，较晚期病变由于肿瘤组织坏死空隙形成，呈囊性型肿块回波。

3. 电子计算机 X 线体层扫描（CT 扫描）

CT 扫描不仅可发现和描画出肿瘤的位置、形状和大小，而且可查出肿瘤向眼球外蔓延引起的视神经粗大，眶内包块及颅内转移等情况。

4. X 线照相

眼眶 X 线照相可显示肿瘤内的钙化，以及眼眶骨壁的破坏，视神经孔的大小，对本病的诊断和处理有一定参考价值。

5. 细胞学检查

抽取房水或玻璃体进行细胞学检查，对于本病的诊断和鉴别诊断有一定的帮助，但有促进肿瘤通过眼球壁穿刺孔向球外扩展的危险，故不应轻易采用。

6. 房水生化检查

有人报告视网膜母细胞瘤患者房水与血浆中乳酸脱氢酶比值升高。其他酶如磷酸葡萄糖异构酶亦有增加。以上生化检查对视网膜母细胞瘤的诊断和鉴别诊断有一定参考价值，但不能作为辅助诊断的可靠依据。

七、鉴别诊断

典型的病例可通过病史和临床检查做出诊断，但不典型的病例，特别是当视网膜脱离掩盖肿瘤或因出血、炎症反应造成玻璃体混浊时，诊断较为困难，常误诊为其他眼病。临床上有许多以瞳孔内有黄白色反光为主要特点的眼病应与本病鉴别。

1. 转移性眼内炎及葡萄膜炎

小儿高热急性传染病后，病原体（细菌、病毒等）引起视网膜血管阻塞，形成局限性黄白色病灶，进而导致玻璃体脓肿，则呈黄白色瞳孔。此外小儿肉芽肿性葡萄膜炎，周边性葡萄膜炎有时亦呈白瞳。病史、超声波及前房穿刺细胞学检查可资鉴别。

2. Coats 病

多发生于 6 岁以上男性儿童少年，病程较长，发展较慢。视网膜血管广泛异常扩张，常伴有血管瘤，视网膜下形成大片白色渗出，常伴有出血和胆固醇结晶，进而继发视网膜脱离而呈白色瞳孔，超声波检查无实质性肿块回波。

3. 早产儿视网膜病变（晶体后纤维增生，Terry 综合征）

多发生于接受过高浓度氧气治疗的早产儿，氧对未成熟视网膜，即未完全血管化的视网膜引起原发的血管收缩和继发的血管增殖。常在生后 2 ～ 6 周双眼发病。早期视网膜小动脉变细，静脉迂曲扩张，新生血管形成。此后全部血管扩张，视网膜水肿、混浊、隆起、出血，隆起部可见增生的血管条索，向玻璃体内生长。晚期玻璃体内血管增生，结缔组织形成，牵引视网膜形成皱褶，重则晶体后可见机化膜，散瞳后可见被机化膜拉长的睫状突（晶体后纤维增生，Terry 综合征），超声波检查可供鉴别。

4. 原始玻璃体增生症

本病为眼部先天异常。原因为胎儿期的玻璃体动脉未消失并有增殖所致。表现为晶体后面有较厚的灰白色结缔组织并伴新生血管。一般出生后即发现白瞳孔，见于足月产婴儿，90%以上为单眼发病。多伴有小眼球、浅前房、瞳孔异常等。超声波检查可帮助鉴别。

5. 视网膜发育不全、先天性视网膜皱襞、先天性脉络膜缺损和先天性视网膜有髓神经纤维等

均为先天性眼底异常，严重者可呈白瞳孔。眼底检查可以鉴别。

6. 幼线虫肉芽肿

犬弓蛔虫（toxocara canis）卵被幼儿经口摄入后，在肠道孵化的幼虫经睫状动脉或视网膜中央动脉侵入眼内，可见于视网膜形成孤立的白色肉芽肿。患儿可伴有白细胞及嗜伊红细胞增加，肝肿大，对犬弓蛔虫血清抗体效价上升等。

八、治疗

视网膜母细胞瘤的治疗原则应根据眼部及全身受肿瘤侵犯的情况而定。方法的选择又应根据肿瘤的大小和范围，单侧或双侧，以及患者的全身情况而定。传统的治疗方法有手术治疗（包括眼球摘除、眼眶内容物剜除）、外源性放射治疗、浅层巩膜贴敷放射治疗、光凝治疗、冷冻治疗及化学疗法等。一般对于全身情况较好，视网膜局限性病变（肿瘤大小不超过 10 mm 直径），可选择非手术疗法，如放射、光凝或冷冻治疗，必要时可采取联合治疗或辅以化学疗法，以保存部分视功能。对于双眼患者，应尽最大努力挽救一只眼的视功能，但对病变范围较广或已侵犯眼球外组织者，最好采取手术治疗联合其他综合治疗以争取较好的治疗效果。

1．手术治疗

由于视网膜母细胞瘤死亡率较高，所以目前仍以手术切除肿瘤为主。

(1) 眼球摘除术：若病变限于眼内，但超过一个象限，以眼球摘除为首选治疗。双眼患者病重侧眼做眼球摘除，病轻侧眼可考虑其他疗法；若双眼均病变严重，无望挽救视力，则双眼摘除也是必要的。手术操作应十分轻柔，以防肿瘤细胞进入血循环，切除视神经应尽量长一些，不少于 10 mm。

(2) 眼眶内容剜除术：若肿瘤扩散到巩膜或视神经，应行眼内容物剜除术，但预后不好。术后应联合放射治疗和化学治疗。

2．放射治疗

视网膜母细胞瘤（尤其是未分化型）对放射治疗敏感，因此放射治疗是该病的有效疗法。治疗时可根据病情，选用浅层巩膜贴敷疗法或外部放射疗法。

(1) 浅层巩膜贴敷放射疗法：适用于孤立的、小的（直径 <10 mm），而且离开视盘或黄斑中心凹至少 3 mm 以外的肿瘤。双眼病例的病轻侧眼亦可用此疗法。目前主要使用 ^{60}Co 贴敷板，将其缝在与肿瘤相应的巩膜面，放置 7 天，当钴板释放出 3.0 ~ 4.0 Gy 后再手术取除。此外用“钉”或“铑”敷贴板也有较好疗效。

(2) 外部放射疗法：适用于眼内较大的肿瘤或多发性肿瘤，侵犯视盘或黄斑部的肿瘤，双眼患者病情轻的一眼，以及眼球摘除术后或眶内容物剜除术后的辅助治疗，也可用于肿瘤的复发治疗。过去使用平伏 X 线，现已为高能辐射所取代。常用的是“钴治疗机和电子加速器，通过眼前部或颞侧部照射，总剂量为 3.5 ~ 4.0 Gy。从眼前部照射有引起放射性白内障的危险，颞侧照射产生白内障的危险性小，但可能照射不到视网膜前部。可采取两种方法联合照射，并采取适当措施对晶体加以保护。

3．光凝治疗

光凝治疗系将强光源发出的光经光学系统聚焦在视网膜肿瘤区，借光热凝结作用截断进入肿瘤的血源，以促使肿瘤细胞坏死萎缩。主要适用于未侵及视盘、黄斑中心凹、脉络膜及玻璃体的局限性小肿瘤。常用的是氙弧光及红宝石激光。其方法是在肿瘤周围光灼两圈，能量要达到使附近视网膜变白和供应肿瘤的血管闭锁，但不能破坏 Brueh 膜，以免肿瘤细胞扩散至脉络膜及日后产生脉络膜新生血管。1 ~ 2 周再光凝肿瘤。较大的肿瘤可进行多次光凝，治疗数周后肿瘤可消退成扁平瘢痕。

4．光化学疗法

光化学疗法疗效还不能十分确定，是近年来的一种治疗肿瘤的新方法。静脉注射光敏剂血卟啉衍生物（hematoporphyrinderivative，HPD），再用特定光谱的激光照射肿瘤，称为激光 - 血卟啉疗法（hematophorphyrin derivative-photodynamic therapy，HPD-PDT），为视网膜母细胞瘤的治疗提供了新的手段。HPD 对许多肿瘤有亲合性，可以特异地、高浓度地积聚在肿瘤组织中，静脉注射 72 小时后，肿瘤组织与正常组织间 HPD 浓度差可达 10：1，再用一定能量的红光、绿光或白光照射肿瘤组织，在能量转化过程中，处于激发三重态的 HPD 与三重态的氧作用，产生单态氧，其细胞毒作用能杀死癌细胞，产生治疗效应。目前治疗视网膜母细胞瘤的采用的激光光源有 514.5 nm 绿色氩激光和 630 nm 红色染料激光。

5. 冷冻治疗

冷冻治疗适用于较小的肿瘤，特别是放射和光凝治疗较困难的赤道部以前的周边部肿瘤。冷冻的温度宜在 −90 ~ −110℃，每个冷冻点每次持续冷冻 1 分钟，每点重复三次。有效的治疗一般在 2 ~ 3 周后肿瘤消退，脉络膜萎缩，形成扁平的有色素包围的瘢痕组织。

6. 化学疗法

应用全身化学疗法可用于两种情况：一是与光凝、冷冻或放射治疗合并应用，以治疗早期小肿瘤；二是应用于已行眼球摘除术或眶内容物剜除术后的晚期病例或已有转移的病例。常用的药物有烷化剂，如环磷酰胺、三乙烯聚氰胺（triethylenemelamine，TEM）等；抗代谢剂和甲氨蝶呤；抗生素类如放线菌素 D、亚德利亚霉素（adriamycin）等，细胞抑制剂 prospidin；植物药长春新碱等，以及 vincristine 等。数种药物联合使用，可合理地作用于细胞增殖周期的不同时期，从而提高治疗效果。化学疗法常产生全身性严重副作用，临床应用时应有儿科和肿瘤科医生配合进行。

九、预后

1. 生命预后

近百年来，视网膜母细胞瘤的生命预后已有很大改善。一个世纪前死亡率为 100%，由于诊断和治疗技术的改进，目前在欧美及其他工业国家，本病死亡率已下降到 10%以下。生命预后与许多因素有关，如肿瘤的大小和部位，诊断和治疗的迟早，治疗措施是否合理等。临床上按 Reese-Ellsworth 的分类法，可根据初诊检查大体决定治疗方案及作出预后估计。

Ⅰ ~ Ⅱ期肿瘤可采取保守治疗，Ⅳ、Ⅴ期应手术摘除眼球。

预后亦与组织学改变有关，一般来说，分化程度好的较分化程度低的预后好；肿瘤限于视网膜者较侵犯脉络膜、视神经或已有眼外扩散者好。死因分析，50%的患者死于肿瘤的眼外转移，20%是由于发生了第二恶性肿瘤。

2. 视力预后

单眼患者未受累眼的视力预后是良好的。在患眼摘除或治疗后，另眼应定期检查，多数患儿成年后，健眼视力良好。双眼患者视力预后取决于病变范围及治疗效果。若肿瘤小未侵及视盘或黄斑中心凹附近，治疗后可期望得到较好的视力，若肿瘤侵及视盘附近或黄斑中心凹，即使成功地根治了肿瘤，视力预后亦不佳。

十、预防

目前对视网膜母细胞瘤尚无有效的预防措施。但加强对经治疗的患者及有高发风险的家庭定期随访观察是一个积极的预防措施。

（刘瑜玲）

第六章 Chapter 6

视网膜玻璃体脉络膜手术

视网膜脱离是在眼科临床工作中较常见的多发病，治疗不及时常会导致患眼的视功能丧失甚眼球萎缩。它是指视网膜内九层视网膜神经上皮层与视网膜色素上层的分离。视网膜脱离根据病因的不同分为孔源性视网膜脱离(rhegmatogeneous retinal detachment，RRD)、牵引性视网膜脱离（traction retinal detachment，TRD）渗出性视网膜脱离（exudative retinal detachment，ERD）和外伤性视网膜脱离（traumatic retinal detachment)。视网膜脱离伴有视网膜裂孔而不伴有其他眼部疾病或全身疾病者称为孔源性视网膜脱离。可发生在各种年龄段，与视网膜变性出现裂孔、玻璃体液化与牵拉有关，常见于近视眼、眼部受外伤和无晶体眼（白内障手术后）等。疑难的孔源性视网膜脱离系指临床处理较困难，手术治疗易出现并发症导致手术失败或预后较差的一类特殊的孔源性视网膜脱离。临床上较常见的疑难孔源性视网膜脱离包括：

（1）黄斑裂孔性视网膜脱离；

（2）巨大裂孔性视网膜脱离；

（3）无晶状体眼和／或人工晶状体眼合并视网膜脱离；

（4）脉络膜脱离性视网膜脱离；

（5）先天性脉络膜缺损合并视网膜脱离。

除以上较疑难特殊的视网膜脱离外，临床上还有一类视网膜脱离，由于手术适应证选择不恰当、手术处理错误和出现较严重的手术并发症，从而使原本简单孔源性视网膜脱离的治疗变的复杂和棘手。同样亦归为疑难视网膜脱离治疗范畴。

第一节　黄斑裂孔性视网膜脱离

一、概述

黄斑裂孔性视网膜脱离（retinal detachment due to macular hole 或 retinal detachment related to macular hole）属特殊类型的RRD，经常见于高度近视眼、眼外伤、无晶体眼和人工晶状体眼，黄斑部视网膜出现裂孔也可伴其他部位的视网膜裂孔(14.5% ~ 34%)。国人的黄斑裂孔性视网膜脱离以高度近视居多。黄斑裂孔性视网膜脱离的发病机制同一般 RRD 机制。其中黄斑裂孔形成是黄斑裂孔性视网膜脱离发生的必要条件，包括特发性和非特发性黄斑裂孔（近视和外伤）；而玻璃体视网膜牵引、玻璃体液化则是其发生的充分条件。玻璃体视网膜牵引在黄斑裂孔性视网膜脱离发生中起到至关重要的作用。1955 年 Schepens 首先提出了玻璃体的前后纵向牵引在 RRD 发生中的作用；1988 年 Gass 提出了玻璃体切线方向牵引黄斑部视网膜导致特发性黄斑裂孔（idiopathic macular hole，IMH）发生；临床观察表明 IMH 患眼中只有约 5% ~ 10% 发生视网膜脱离，而在高度近视眼中约 50% ~ 70% 黄斑裂孔导致孔源性视网膜脱离，在高度近视眼中玻璃体牵引有其特殊性，虽然高度近视眼中玻璃体液化、后脱离的发生率可达 70% ~ 85% 或更高，但其玻璃体更易发生玻璃体液化和劈裂，使后部视网膜表面特别是黄斑区残留玻璃体后皮质导致切线方向牵引。另外在高度近视眼后巩膜葡萄肿易引起前后纵向牵引。由于黄斑解剖位置及功能上的特点，黄斑裂孔手术后视力恢复较差，特别是近年来为国内外学者关注。

二、临床特点

1. 黄斑裂孔

临床上注意区分黄斑裂孔与黄斑囊样水肿至关重要。RRD 波及黄斑区时间较长后，黄斑区水肿、囊样变性和黄斑区视网膜变薄非常似裂孔，通过裂隙灯显微镜结合 90D 全视网膜镜或三面镜检查可将其区分开来；显微镜下细窄裂隙光带切入黄斑裂孔时，在黄斑裂孔边缘光带断裂、移位并向裂孔内面凹陷，表现出 Watzke-Allen 征，而在黄斑囊样水肿时，光带移位向表面凸出不断裂（图 6-1-1）。在高度近视眼伴后巩膜葡萄肿、脉络膜萎缩发生的黄斑裂孔性视网膜脱离，其黄斑裂孔形态较难确认，此种黄斑裂孔亦称“黄斑白孔”（图 6-1-2）。有时因后极部视网膜隆起较高遮挡黄斑或黄斑裂孔表面玻璃体浑浊、前膜形成使黄斑裂孔较难发现，根据黄斑裂孔性视网膜脱离的特点和在手术显微镜下方可确诊。

2. 视网膜脱离的特点

单纯黄斑裂孔性视网膜脱离时，早期视网膜脱离的范围仅局限于后极部，随病程延长有时向下方和颞侧发展并全视网膜脱离；约 3.2% ~ 11.5% 患眼视网膜脱离长期局限于黄斑区附近，并不扩展到周边部。长期的黄斑裂孔性视网膜脱离发生 PVR、固定视网膜皱襞时亦常位于后极部黄斑和视盘附近；黄斑裂孔性视网膜脱离亦会在周边视网膜出现裂孔，出现不同的视网膜脱离特点。此时黄斑裂孔可以因 RRD 黄斑水肿、黄斑变性而发生（RRD accompanied macular hole），亦可为引起 RRD 的原因（RRD due to macular hole）。

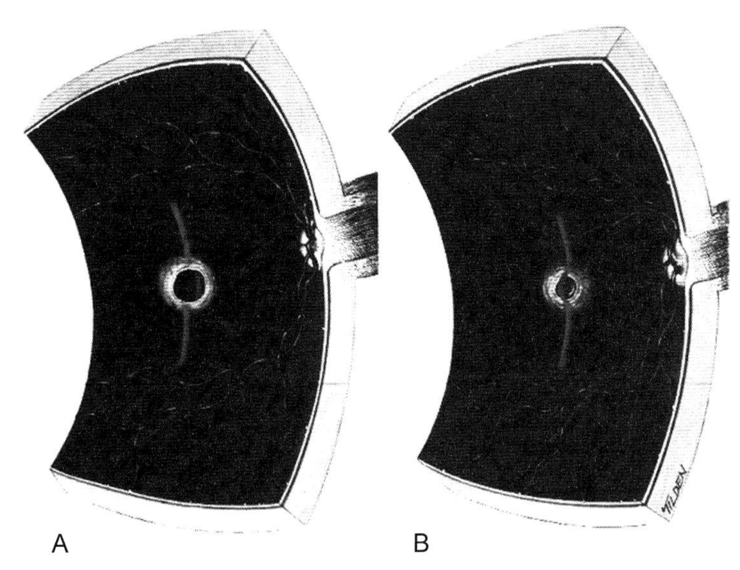

图6-1-1 黄斑裂孔时裂隙光带移位并向内凹陷，而黄斑水肿时裂隙光带不移位并向外凸出

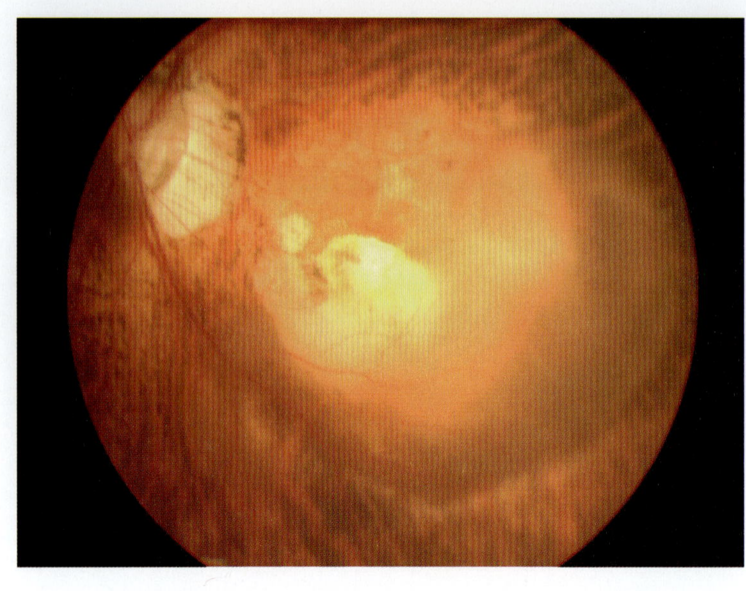

图 6-1-2 黄斑“白孔”视网膜脱离，视网膜脱离局限于后极部，脉络膜萎缩与后巩膜葡萄肿

三、诊断与鉴别诊断

首先应鉴别是否孔源性、渗出性和牵引性视网膜脱离，然后应注意此 RRD 是否因黄斑裂孔引起，特别值得注意的是 RRD 伴高度近视眼、无晶状体（人工晶状体）眼、外伤眼应除外黄斑裂孔性视网膜脱离的可能；需要通过间接检眼镜（IDO）、裂隙灯结合 90D 全视网膜镜、B 超和光相干断层扫描图像分析（OCT）进行分析确诊（图 6-1-3）。特别是黄斑劈裂引起的牵引性视网膜脱离需要进行 OCT 检查方能确诊（图 6-1-4）；而对于“黄斑白孔”，需要较丰富的临床经验，有时需进行显微镜下的手术检查才能将其明确诊断。

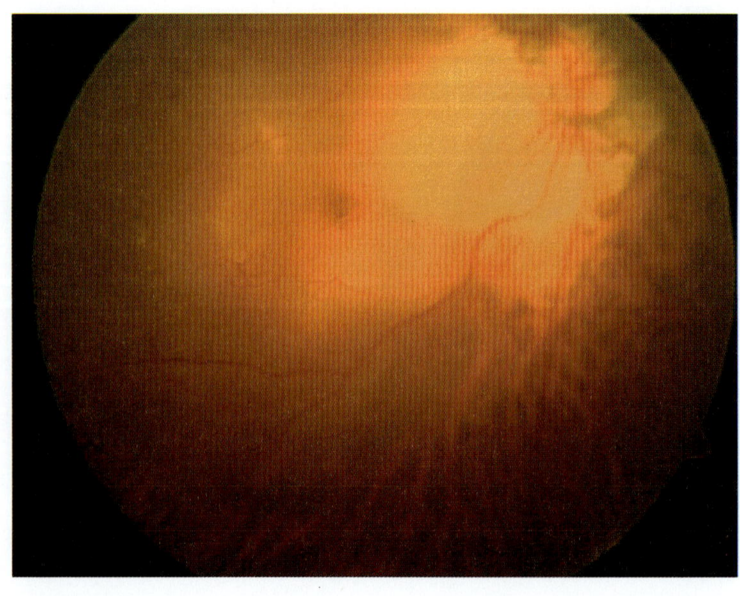

图 6-1-3A 黄斑裂孔性视网膜脱离，眼底图

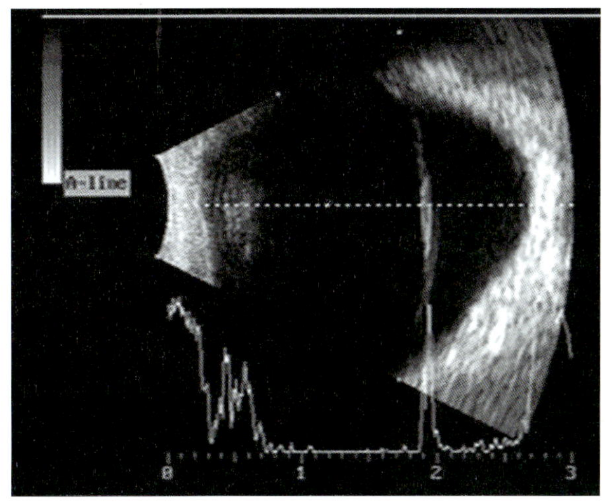

图 6-1-3B　黄斑裂孔性视网膜脱离 B 超

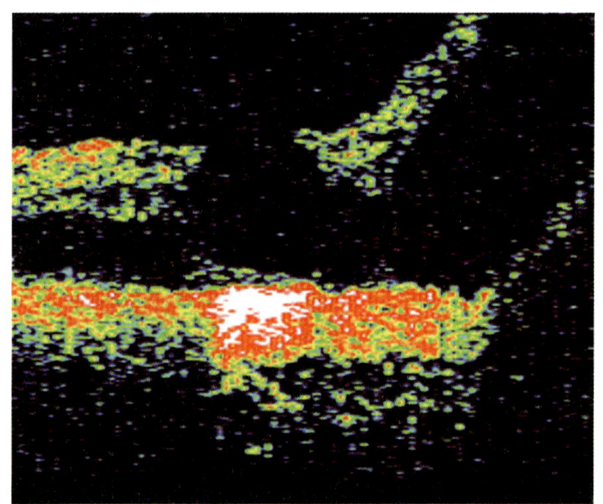

图 6-1-3C　OCT 明确的黄斑裂孔

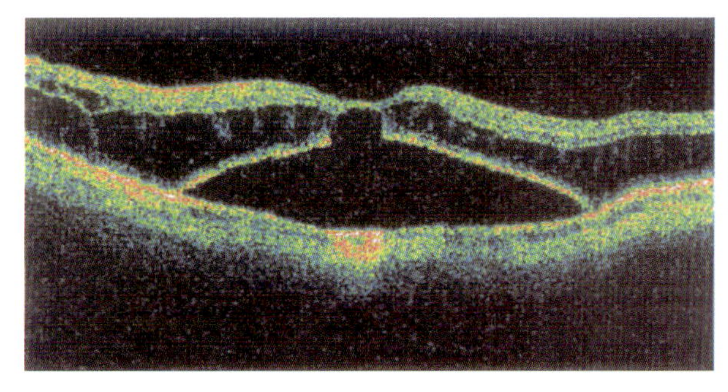

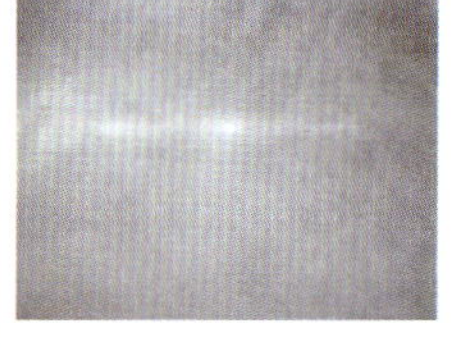

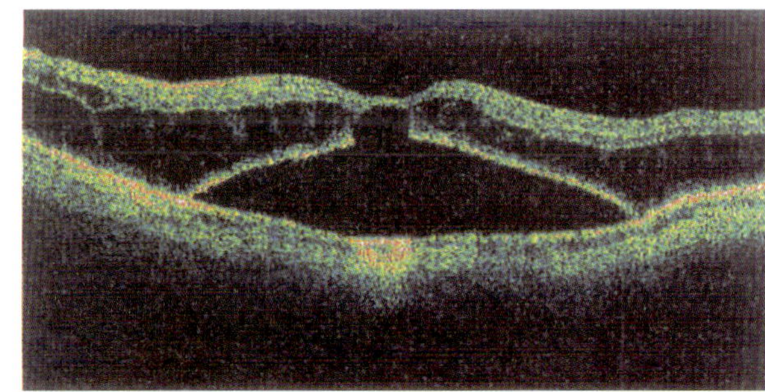

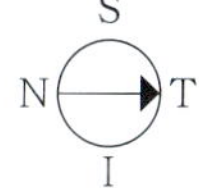

图 6-1-4　黄斑劈裂伴视网膜脱离的 OCT 扫描图像

四、治疗

1. 预防性手术

黄斑裂孔特别是非特发性（近视、外伤）可引起视网膜脱离，早期为预防发生视网膜脱离行激光治疗而引起视力下降。现在由于玻璃体视网膜手术技术的成熟，国内外学者建议对其施行玻璃体切除手术以防止视网膜脱离的发生。手术中可联合晶状体摘除人工晶状体植入，核心部的玻璃体切除，人工玻璃体后脱离，可选用内界膜剥除、自体血清或血小板来封闭裂孔；手术后封闭的黄斑裂孔OCT检查可显示三种状态即“U”、“V”和“W”型（图6-1-5）。临床研究表明：OCT显示的“U”型黄斑裂孔愈合形态，视力恢复最好。

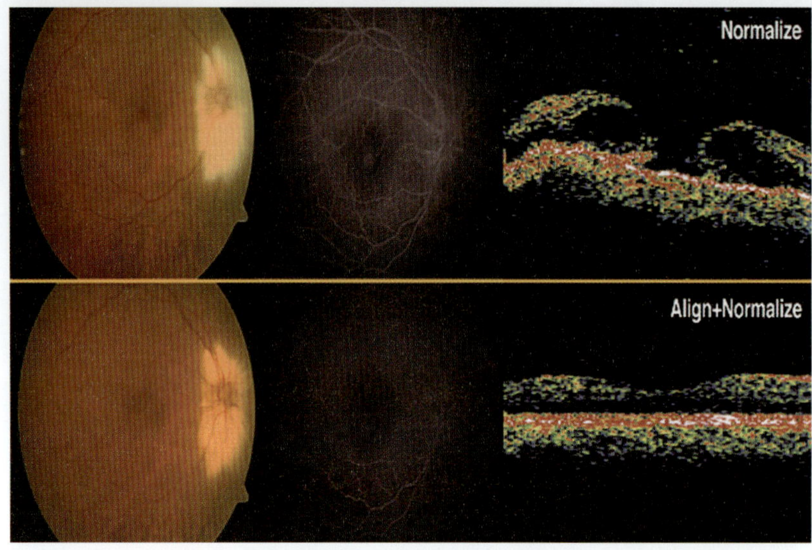

图 6-1-5A 特发性黄斑裂孔手术后的三种形态，“U”型

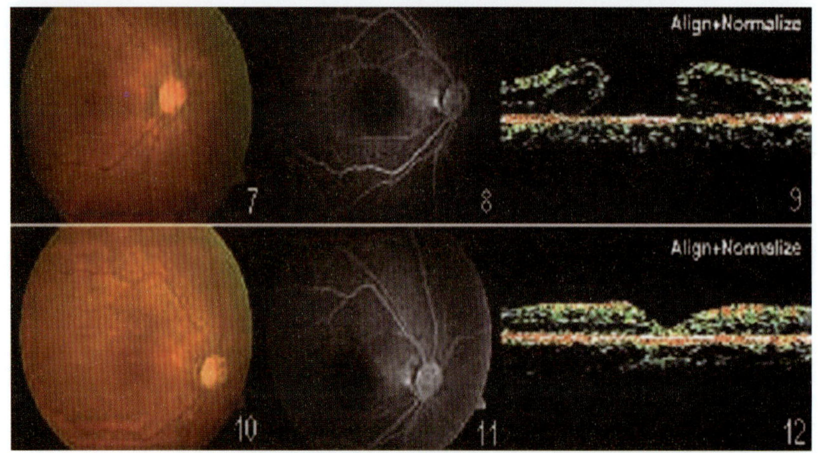

图 6-1-5B 特发性黄斑裂孔手术后的三种形态，“V”型

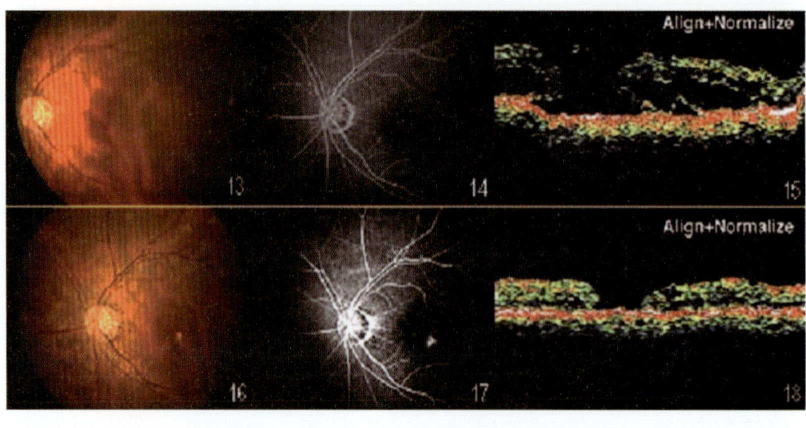

图 6-1-5C 特发性黄斑裂孔手术后的三种形态，“W”型

2. 气性视网膜固定术（pneumatic retinopexy）

单纯的黄斑裂孔源性视网膜脱离，如果视网膜脱离仅局限于后极部视网膜，视网膜脱离时间较短，黄斑裂孔表面或黄斑裂孔下无增殖膜形成，视网膜表面无 PVR、星状固定皱襞可仅采取玻璃体腔注气手术，病人手术后俯卧位 1 ～ 2 天后，由于气泡的表面张力作用，顶压黄斑部视网膜裂孔从而阻断黄斑裂孔处的液流，色素上皮泵的作用将视网膜下积液完全吸收，此时可联合黄斑裂孔颞侧周围的"C"形激光治疗，约 60% 的患眼可获成功；联合黄斑裂孔颞侧周围的"C"形光凝不仅可提高黄斑裂孔性视网膜脱离的成功率而且不影响黄斑裂孔性视网膜脱离的视力恢复（图 6-1-6）。手术中气体的选择一般为纯长效气体 (SF6 约 0.5 ml C3F8 约 0.3 ml)，应当注意高度近视眼的眼轴较长、脉络膜功能和色素上皮功能较差，

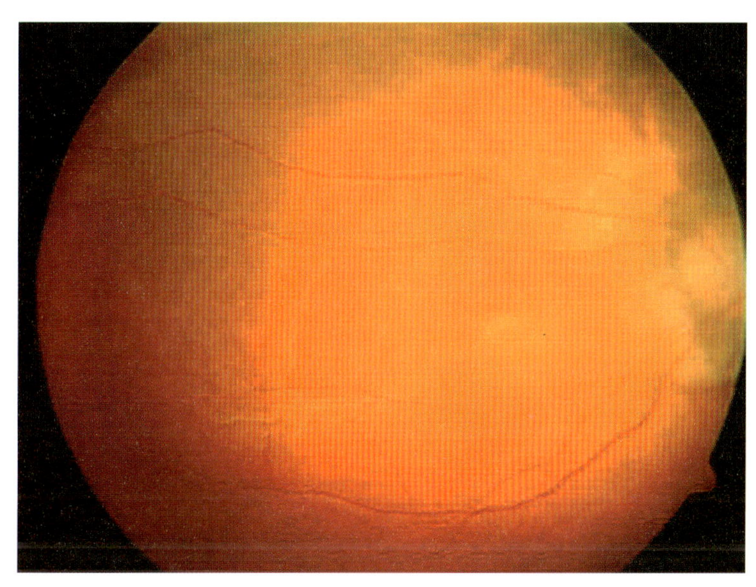

图 6-1-6A 黄斑裂孔性视网膜脱离气性视网膜复位手术联合黄斑区"C"形光凝，手术前

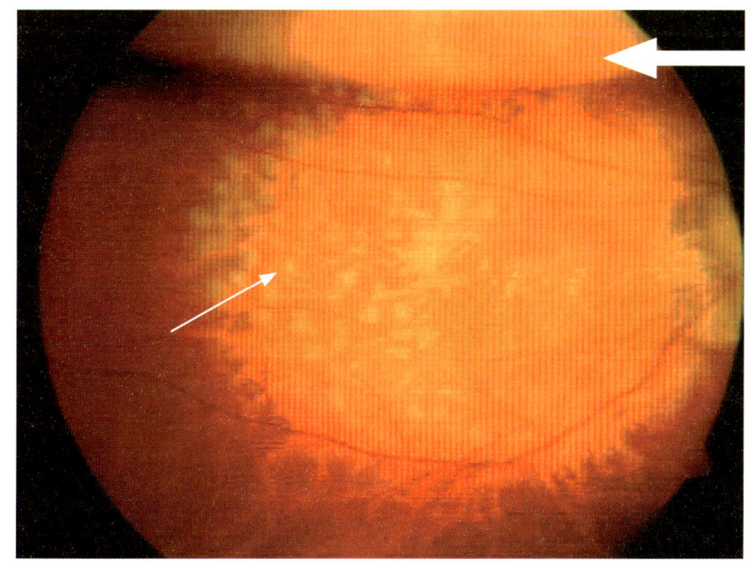

图 6-1-6B 黄斑裂孔性视网膜脱离气性视网膜复位手术联合黄斑区"C"型光凝手术后，大箭头：玻璃体腔中的气泡；小箭头："C"型光凝斑

所需气体填塞的时间长，以纯 C3F8 气体为佳（表 6-1-1），玻璃体腔注气后应注意患眼的眼压和光感是否存在；为使较多的气体注入玻璃体腔并防止眼压过高导致视网膜中央动脉阻塞，可在玻璃体腔注气前或后进行前房穿刺放出前房水。为确保气体推注入玻璃体腔应在睫状体平坦部（角膜缘后 4 mm）垂直巩膜并向玻璃体腔中央进针，借助于光源可在玻璃体腔中看到针尖；为防止产生无效的气泡（鱼卵样，Fish eggs）和小气泡进入视网膜下（图 6-1-7A），应以连续的中等速度向玻璃体腔推注气体并一气呵成（图 6-1-7B）。由于手术后联合激光治疗，伴有角膜、晶状体等浑浊的患眼应除外。

表 6-1-1 玻璃体腔气体量、持续时间和最大膨胀体积

气体	剂量 (ml)	持续时间（天）	膨胀高峰时间	膨胀高峰体积
空气	0.8	4	即刻	不膨胀
SF6	0.5	12	36 小时	2 倍
C3F8	0.3	38	72 小时	4 倍

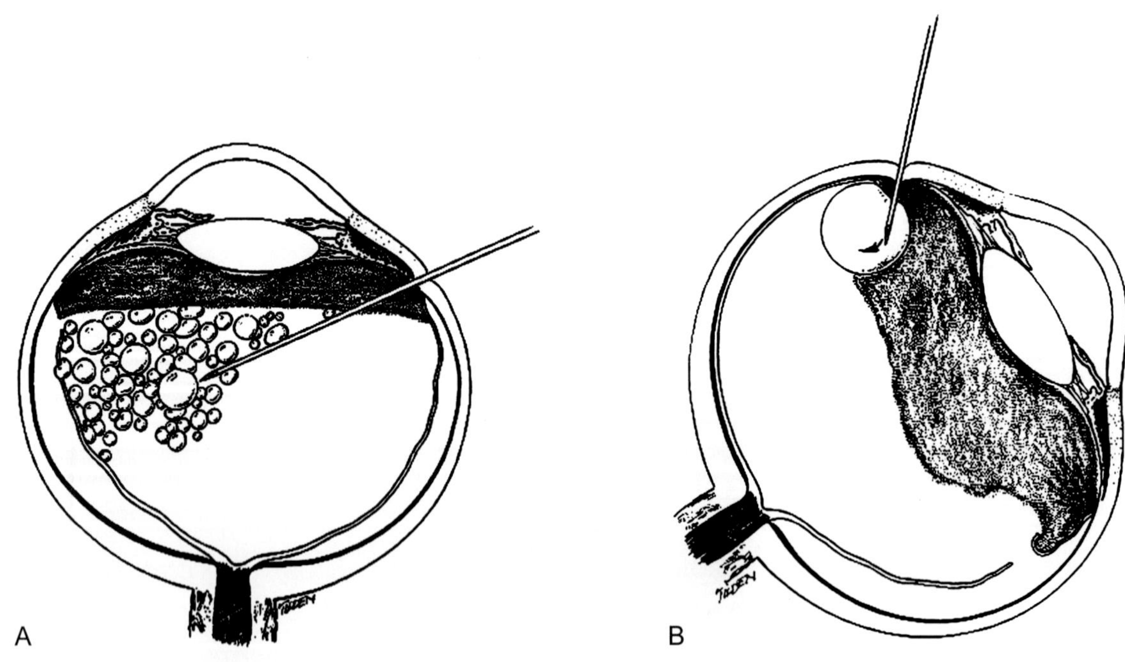

图 6-1-7 玻璃体腔注气示意图

A．“Fish eggs”征：注气后形成多个小气泡，不具备顶压视网膜作用并易进入视网膜下；B．玻璃体腔注气的正确方法

3. 玻璃体切除手术

伴其他部位视网膜裂孔、手术后复发性黄斑裂孔性视网膜脱离，时间较长伴 PVR、“黄斑白孔”的 RRD 则需要进行玻璃体切除联合玻璃体腔中长效气体、硅油填充手术治疗。高度近视眼玻璃体视网膜手术应注意几点：

（1）高度近视眼由于眼轴长、后巩膜葡萄肿形成，进行眼球后麻醉时易误穿通眼球壁，导致眼球穿通伤，玻璃体出血。

（2）高度近视眼巩膜壁薄，脉络膜功能差和脉络膜血管硬化，易发生眼压低而导致脉络膜脱离、出血等，故在行玻璃体切除手术前，一定要准确确认眼外灌注的蝶型针头为玻璃体腔内而非脉络膜下灌注；行气－气交换时注意控制眼压平稳勿使眼压过低或波动过大。

（3）在高度近视眼中玻璃体牵引有其特殊性，玻璃体更易发生玻璃体劈裂，使后部视网膜表面特别是黄斑区残留玻璃体后皮质导致切线方向牵引。引起手术失败玻璃体切除手术时可以通过玻璃体腔中曲安奈德染色注意识别并将其切除干净，另外高度近视眼后巩膜葡萄肿易引起前后纵向牵引，导致黄斑劈裂合并视网膜脱离，为牵引性视网膜脱离而非黄斑裂孔引起，手术中处理相同（图 6-1-8）。

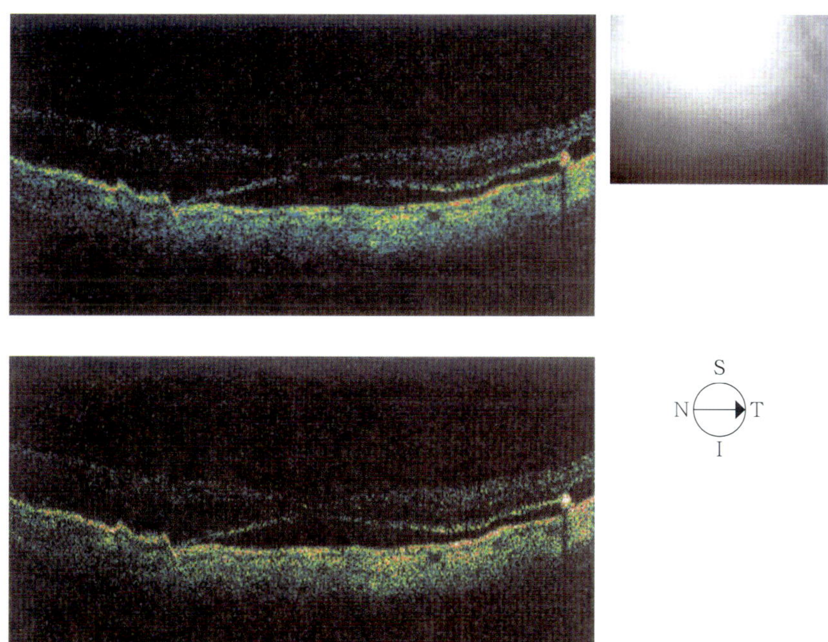

图 6-1-8　黄斑劈裂玻璃体腔注气手术后的 OCT 图像

(4) 黄斑裂孔性视网膜脱离发生PVR、固定视网膜皱襞时亦常位于后极部黄斑和视盘附近，由于眼轴长、视网膜薄和脉络膜萎缩等原因手术中难辨别清楚，可以使用重水来确认，对松软易碎的膜可用黄斑刷刷除；无论是采用膜钩、黄斑刷还是MVR刀来剥除黄斑裂孔附近的前膜或内界膜均应采用向心法即"OUT-IN"由外向黄斑裂孔的方向进行剥除，避免黄斑裂孔扩大（图6-1-9)，对于较难分离并剥除的膜可采用双手剥膜、粘弹剂辅助技术（图6-1-10)。

(5) 气液交换经黄斑裂孔行内放液时应采用带硅胶头的笛针，缓慢进行并防止使裂孔扩大和损伤视网膜色素上皮细胞。

(6) 为提高黄斑裂孔视网膜脱离的解剖复位率而不影响手术后视力，可联合黄斑区的"C"型光凝或经黄斑裂孔的视网膜色素上皮阈下激光光凝。

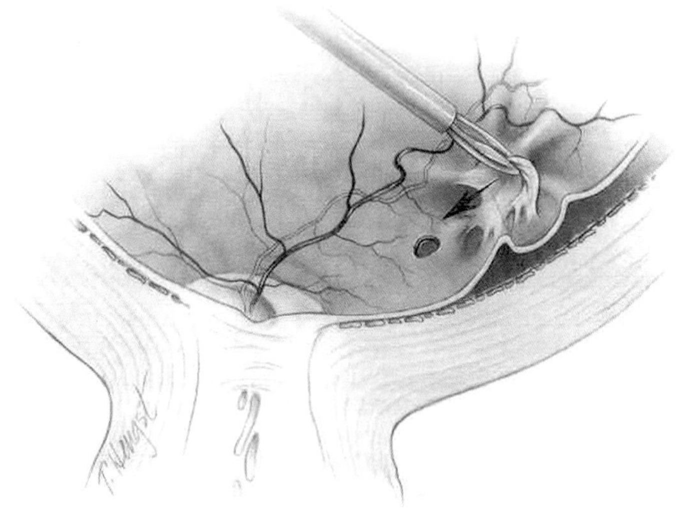

图6-1-9 剥除黄斑表面膜（内界膜），避免引起黄斑裂孔和黄斑裂孔的扩大应采用"OUT-IN"方向即以黄斑为中心向心方向剥除

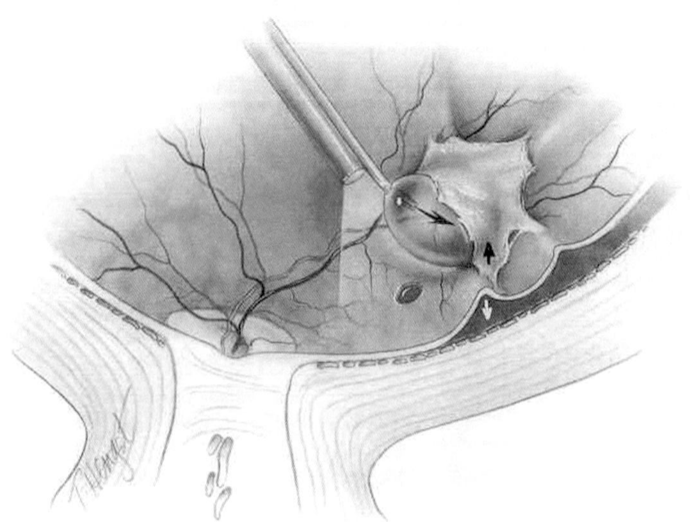

图6-1-10 对于粘连紧密的膜可采用粘弹剂分离技术

From: Jerald A. Bovino, Macular surgery. Appleton and Lange. Paramount publishing Business and professional Group, 1994,p112-117

(7)"黄斑白孔"伴后巩膜葡萄肿的黄斑裂孔性视网膜脱离，无论其解剖预后还是视功能恢复均较差。

(8)黄斑裂孔视网膜脱离经常伴高度近视眼，视网膜周边存在较广泛的变性区和干性视网膜裂孔，应细致处理。

(9)伴高度近视眼的黄斑裂孔性视网膜脱离玻璃体手术后易出现眼压高等情况，应注意处理。

(许艺民)

第二节 巨大裂孔性视网膜脱离

一、概述

巨大裂孔性视网膜脱离是较复杂的特殊的RRD。视网膜巨大裂孔是指裂孔弧形边缘所对应的角大于或等于90°，有的可达到360°；巨大裂孔性视网膜脱离发展迅速、极易导致PVR发生，手术难度大，预后差。

1. 病因

视网膜巨大裂孔比较少见。据统计，在正常人群中，巨大裂孔性视网膜脱离约占RRD的1/200。视网膜巨大裂孔依病因可为四种类型：

(1)原发性视网膜巨大裂孔。

(2)继发于脉络膜、视网膜变性的视网膜巨大裂孔。

(3)外伤性视网膜巨大裂孔。

(4)并发于综合征的视网膜巨大裂孔，如Marfan综合征、Wangner-Stickler综合征等。Schepens曾对122例视网膜巨大裂孔的类型进行了统计分析，其中原发性66.4%，外伤性21.6%，并发格子样变性8.8%，并发于视网膜过度凝固（电凝、冷凝、光凝）3.2%。

2. 发病机制

原发性者发病机制尚不完全清楚，一般认为玻璃体变性是原发性视网膜巨大裂孔发生的主要原因。玻璃体基底部的玻璃体的胶原纤维伸入到视网膜的内界膜上，形成玻璃体的基底部与视网膜、睫状上皮的牢固粘连是视网膜巨大裂孔形成的组织学基础。同时睫状上皮亦易被撕裂，巨大视网膜裂孔经常伴有睫状上皮的脱离。视网膜巨大裂孔开始时可以是断续的数个视网膜小裂孔，进而彼此相连，融合成视网膜巨大裂孔。

二、临床表现

非外伤性视网膜巨大裂孔患者以青壮年为主，男性明显多于女性，常见于近视眼患者，高度近视（-8 D以上）者占40%以上；可双眼同时发病，有家族遗传倾向。视网膜巨大裂孔发病急骤。早期症状为闪光感和飞蚊症；视网膜巨大裂孔好发于玻璃体基底部后缘，是玻璃体牵拉撕裂引起，视网膜巨大裂孔易沿其两端的放射状撕裂口向后纵行扩展（图6-2-1），而引起视网膜巨大裂孔的继续扩大；视网膜巨大裂孔以颞侧多见；很快导致视网膜脱离并波及黄斑区；由于出现大面积视网膜色素上皮的暴露，极易发生视网膜色素上皮细胞的游离，血－视网膜屏障破坏严重和低眼压、脉络膜脱离等使巨大裂孔性视网膜脱离极易出现增殖性玻璃体视网膜病变（PVR），PVR可使视网膜巨大裂孔的后瓣反转、卷曲僵硬（图6-2-2A，图6-2-2B），使视网膜组织内增生、全层增厚和缩短；PVR使巨大裂孔性视网膜脱离手术较困难，手术后视网膜脱离易复发。

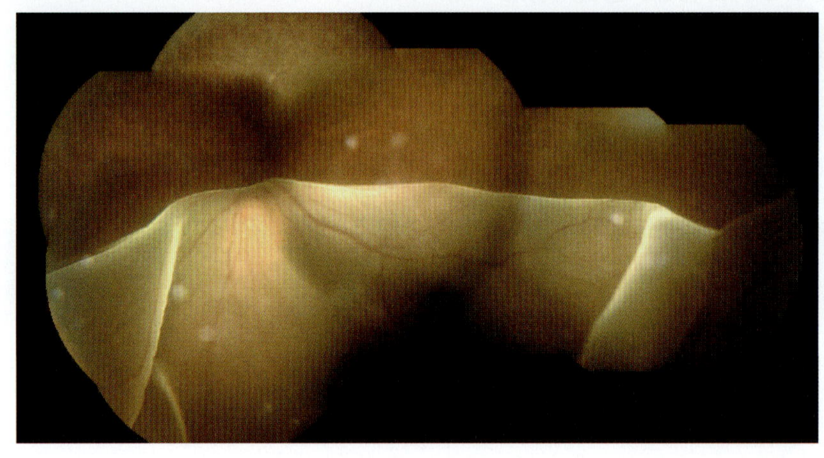

图6-2-1　巨大视网膜裂孔。其裂孔范围超过两个象限，视网膜裂孔后缘发生返折、将视盘和黄斑遮挡，由于大范围的视网膜色素上皮裸露区的存在，易发生PVR使手术预后差

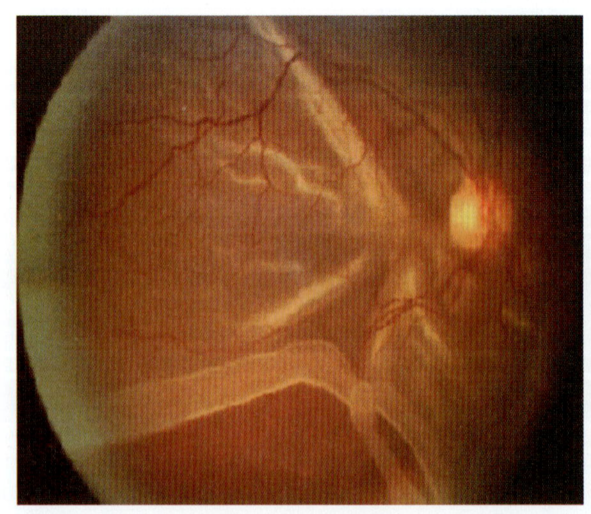

图6-2-2A　巨大裂孔性视网膜脱离，视网膜固定皱襞形成

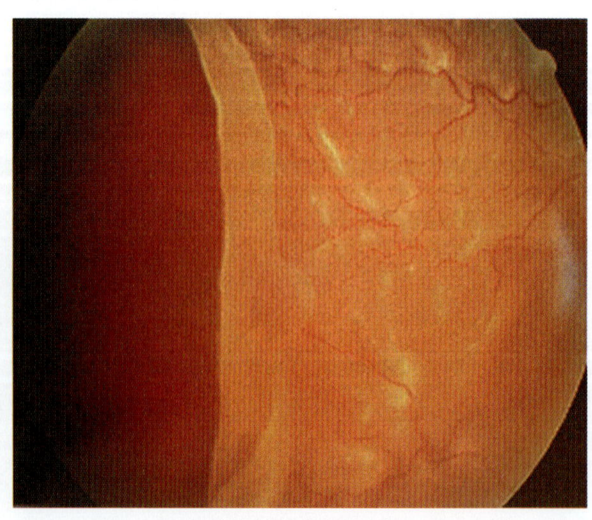

图6-2-2B　巨大裂孔性视网膜脱离，裂孔后缘，PVR形成

非外伤性视网膜巨大裂孔性视网膜脱离经常伴随玻璃体液化、后脱离和出血等病理改变。巨大裂孔性视网膜脱离玻璃体液化与后脱离可有两种病理情况，常见的一种为后部玻璃体近完全液化但未发生完全的玻璃体后脱离，虽然视网膜巨大裂孔处的玻璃体完全液化，但一层纤薄的玻璃体覆盖在视网膜巨大裂孔的后缘后视网膜；视网膜脱离时间延长，这层覆盖在视网膜内表面纤薄的玻璃体可变为较韧的视网膜前膜，视网膜前膜收缩使巨大裂孔后缘卷曲产生 PVR；基底部玻璃体完全粘连于视网膜巨大裂孔的前瓣，此处玻璃体内可出现纤细膜平行于眼球赤道部。少见的一种为视网膜巨大裂孔后部玻璃体完全液化并发生了完全的玻璃体后脱离，后脱离的玻璃体仅在视网膜巨大裂孔的后缘稍许粘连并不引起裂孔后缘卷曲，在裂孔处前后缘两侧玻璃体内可出现互相分开的平行于眼球赤道部两层玻璃体纤细膜（图 6-2-3A，图 6-2-3B）。

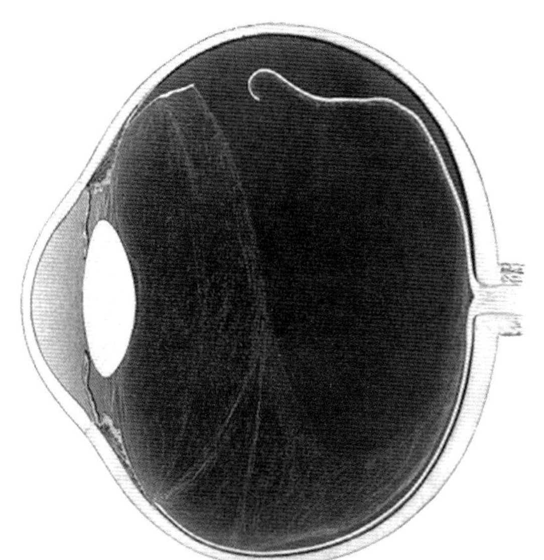

图 6-2-3A 巨大裂孔性视网膜脱离玻璃体状态，后部玻璃体近完全液化，但未完全玻璃体后脱离

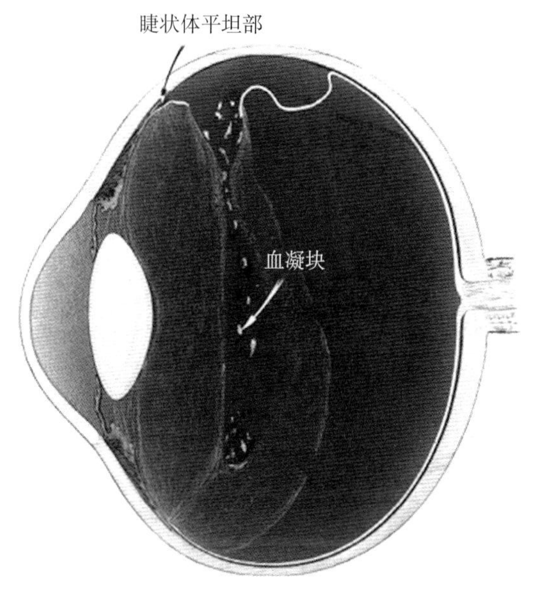

图 6-2-3B 巨大裂孔性视网膜脱离玻璃体状态，后部玻璃体近完全液化，并完全玻璃体后脱

From: Charles L, schepens MD. Retinal detachment and allied disease. W.B. saunders company. Philadelphia, 1983;1:23

三、治疗

巨大裂孔性视网膜脱离病程发展快，PVR 进展迅速并很易使视网膜僵硬，需尽快手术治疗。

1. 巩膜外环扎手术

巨大裂孔性视网膜脱离时间较短，巨大裂孔的后瓣未发生翻转、卷边，裂孔的范围常在 180°，可以选择巩膜外环扎手术；手术应注意由于巨大裂孔色素上皮裸露多，常伴低眼压，冷凝位置一定要确切，应注意将巨大裂孔的两侧角和前后缘适当冷凝，且不可过度冷凝和冷凝色素上皮裸露区，导致手术后 PVR 发展、手术失败；外加压的位置必须准确和充分，特别是注意巨大裂孔的两侧角和后缘；常需切开脉络膜放出视网膜下液。由于视网膜裂孔大，放液时容易形成“玻璃体腔－视网膜裂孔－脉络膜穿刺口”短路使视网膜下液残留，放液后眼压过低；可选择适当勒紧外加压或环扎带后在巨大裂孔的后部放液，放液前充分电凝巩膜切开口的两唇和膨出的脉络膜避免出血，速度适中避免视网膜嵌顿，一旦出现放液困难，切记不要强行放液（如反复穿刺、扩大巩膜切口和加压）明智的做法是重新在间接检验镜下评价眼底后，选择其他处放液；放液后眼压过低可立即玻璃体腔内注入消毒气体（空气、长效气体）维持眼压，手术后注意使裂孔居于最高位可采取头低、侧卧和俯卧位等。

2．玻璃体切除联合眼内激光和长效气体、硅油填充手术

巨大裂孔性视网膜脱离时间较长，巨大裂孔的后瓣发生翻转、卷边，巨大裂孔的两侧向后撕裂，PVR 形成应选择玻璃体切除手术。手术中尽量完全切除玻璃体，特别注意将巨大裂孔前后瓣及两侧角的玻璃体切除干净，剥除干净视网膜表面增殖膜，并在重水下用带硅胶头的笛针将巨大裂孔卷曲的后瓣展平，重水的应用（1987 年，美国 Stanley Chang）使巨大裂孔的玻璃体切除手术简单并彻底改变了巨大裂孔的预后；在巨大裂孔手术中应用重水应注意以下几点：

（1）重水应用的时机。一般应在赤道后玻璃体切除基本完成，后部 PVR（特别是后部视网膜表面膜、黄斑前膜、视网膜下膜）剥除干净后应用；如果存在后极部视网膜裂孔（可能伴发亦可能为医源性视网膜裂孔）应将裂孔附近的牵引彻底处理干净后使用重水，否则易发生重水进入视网膜下（图 6-2-4）。

（2）渐次、分布和逐量应用重水。巨大裂孔的两种玻璃体状态和易形成 PVR 的性质，使巨大裂孔的前后缘、两侧角和卷曲翻转的后缘存在玻璃体、PVR 膜和固定皱襞；渐次、分布和逐量应用重水可将巨大裂孔翻转的视网膜后缘复位（图 6-2-5A，图 6-2-5B），在稳定视网膜的基础上有效的切除这些部位的玻璃体（图 6-2-6）、剥除 PVR 膜（图 6-2-7A，图 6-2-7B）并在重水的辅助下分清 PVR 膜、视网膜固定皱襞和视网膜僵硬处（图 6-2-8），边注入重水边进行玻璃体切除等操作提高了手术效率。

（3）因巨大裂孔后瓣僵硬短缩，可在重水下行巨大裂孔后瓣及两侧角局部松弛性视网膜切开。

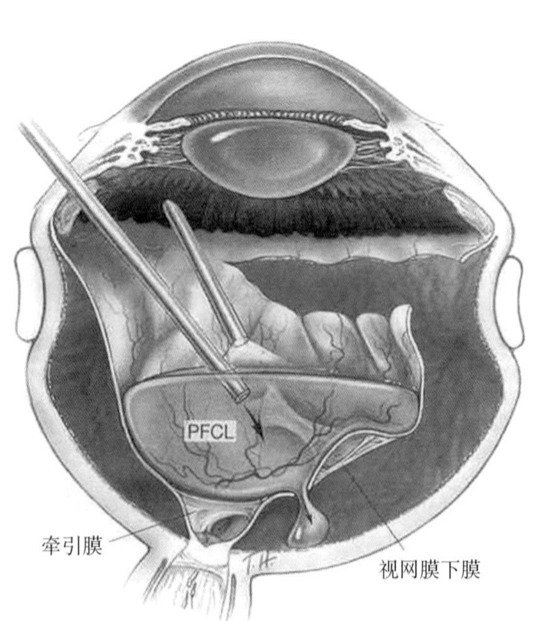

图 6-2-4　裂孔附近的视网膜表面膜未完全剥除干净，此时注入重水易进入视网膜下

From: Stephen J. Ryan, Retina. Elsevier Inc. Volume III. 2006, P2188

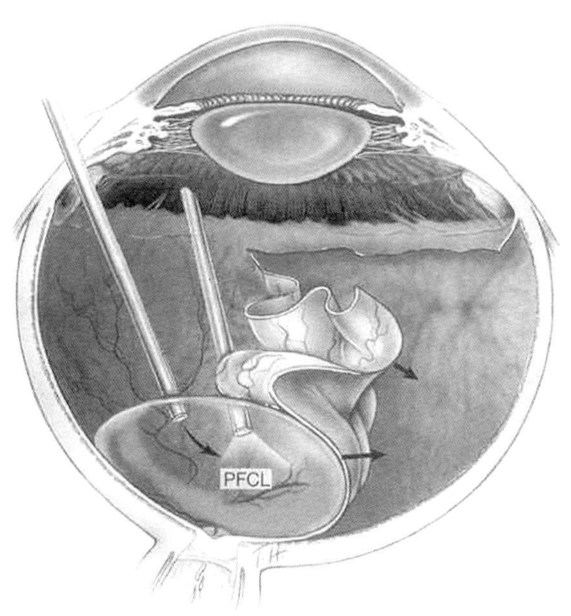

图 6-2-5A　渐次、分步和逐量应用重水，边处理 PVR 边注入重水

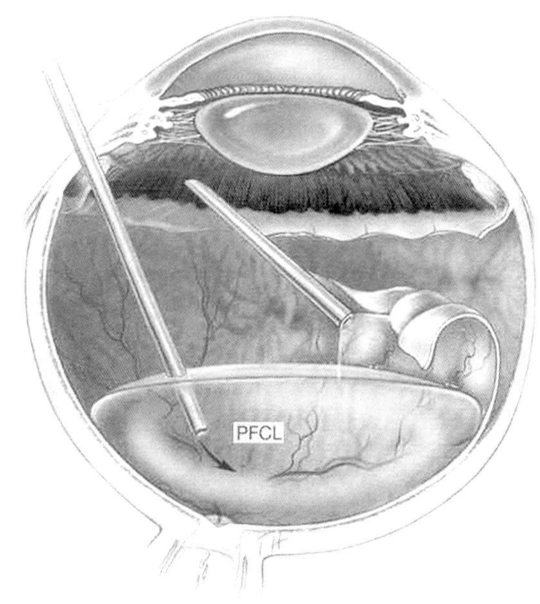

图 6-2-5B　渐次、分步和逐量应用重水，使巨大裂孔视网膜脱离卷曲的视网膜后缘复位

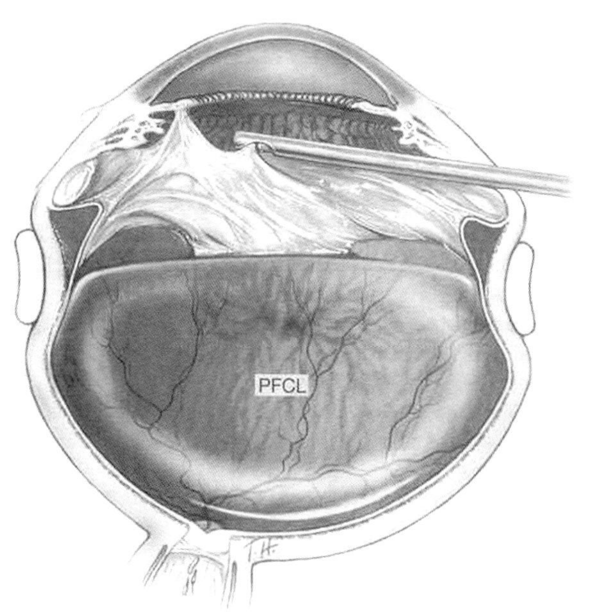

图 6-2-6　注入重水稳定巨大裂孔视网膜脱离后缘和周边视网膜后，切除巨大裂孔前缘玻璃体和周边玻璃体

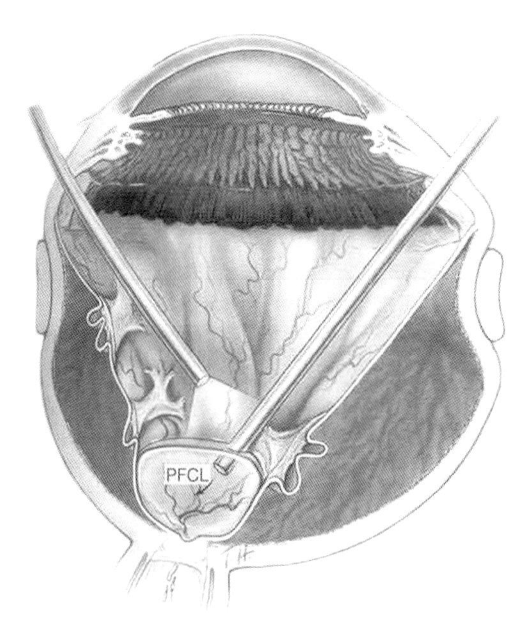

图 6-2-7A　重水注入后处理 PVR 膜

From: Stephen J. Ryan, Retina. Elsevier Inc. Volume Ⅲ. 2006, P2181–2185

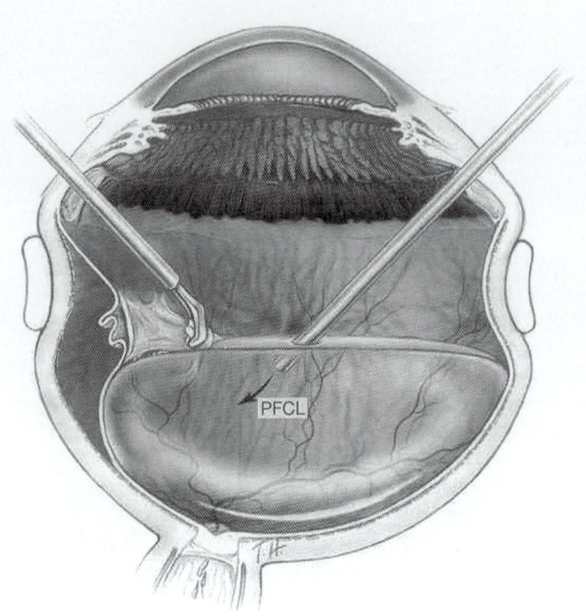

图6-2-7B　再次重水注入稳定视网膜后有效处理新的PVR膜

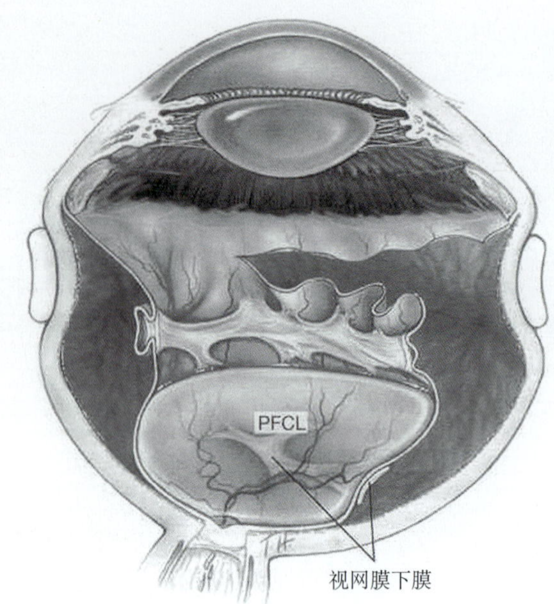

图6-2-8　重水辅助分清视网膜下膜

From: Stephen J. Ryan, Retina. Elsevier Inc. Volume Ⅲ. 2006, P2181–2185

(4) 在巨大裂孔视网膜脱离手术中使用重水应避免形成重水小滴进入视网膜下。

(5) 巨大裂孔视网膜脱离尽量行彻底的重水–水–气交换；否则巨大裂孔行气体和重水交换时易出现裂孔后缘视网膜“滑坡”，直接行硅油与重水交换可避免此现象的发生。

(6) 重水下联合使用激光光凝可减少手术后的PVR，因巨大裂孔性视网膜脱离手术后易形成PVR，特别是手术后黄斑前膜严重影响视力（图6-2-9）故玻璃体手术中封闭巨大裂孔尽量不用电凝、冷凝。

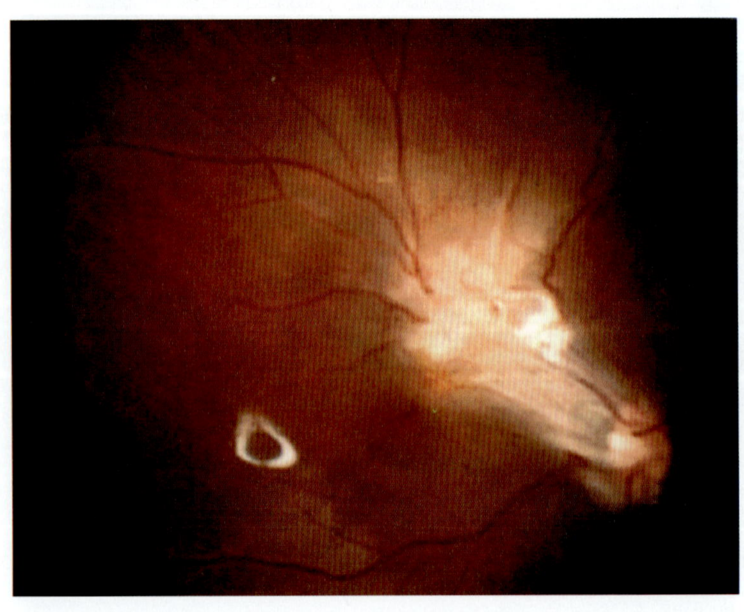

图6-2-9A　巨大裂孔视网膜脱离手术后黄斑前膜，黄斑前膜手术前，眼底图

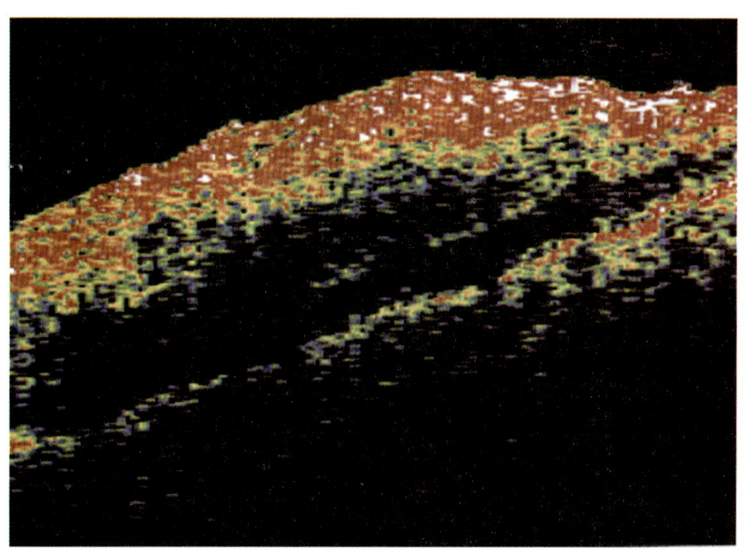

图 6-2-9B　巨大裂孔视网膜脱离手术后黄斑前膜，黄斑前膜手术前，OCT 图

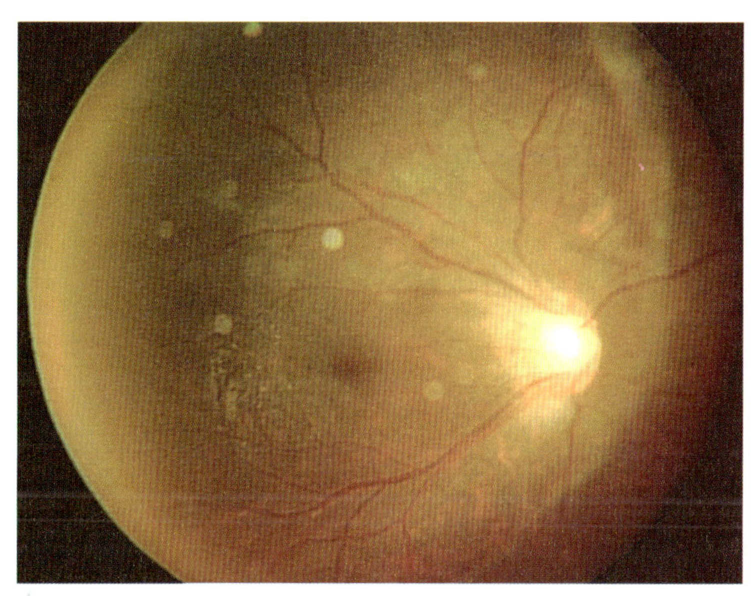

图 6-2-9C　巨大裂孔视网膜脱离手术后黄斑前膜，黄斑前膜手术后，眼底图

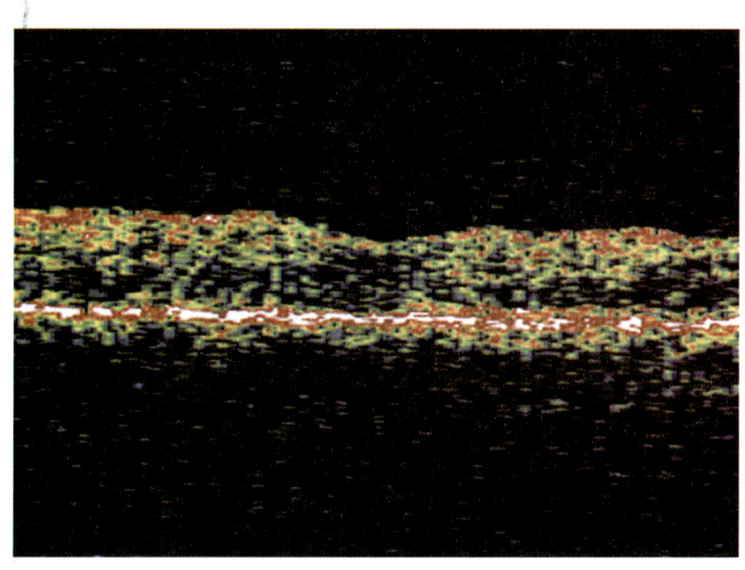

图 6-2-9D　巨大裂孔视网膜脱离手术后黄斑前膜，黄斑前膜手术后，OCT 图

(7) 巨大裂孔性视网膜脱离合并较严重的前部PVR时应将晶状体一并切除并处理干净PVR，可同时保留晶状体的前囊以防手术后气体／硅油进入前房，引起瞳孔阻滞和硅油接触角膜产生并发症（图6-2-10）。

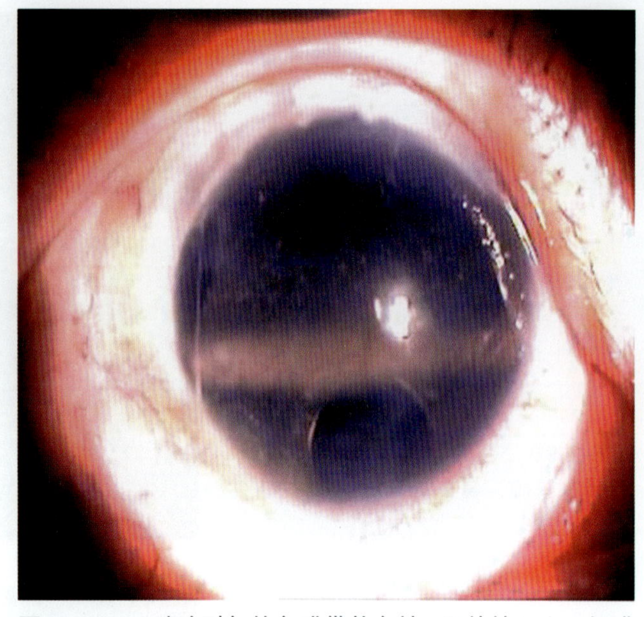

图6-2-10　硅油引起的角膜带状变性，即使植入人工虹膜膈亦未能阻止其发生

（许艺民）

第三节　人工晶状体眼和／或无晶状体眼合并视网膜脱离

一、概述

人工晶状体眼或无晶状体眼(aphakic retinal detachment，ARD；pseudophakic retinal detachment，PRD)由于瞳孔不易散大，晶状体囊膜残留／浑浊、人工晶状体折射等使眼底观察困难，无晶状体眼或人工晶状体眼视网膜脱离裂孔小且多位于视网膜周边使手术中较难发现或全部检出视网膜裂孔，手术前、后易形成PVR等使无晶状体眼或人工晶状体眼视网膜脱离手术相对棘手，视网膜解剖复位率较低，从而将其归为疑难的视网膜脱离。

二、病因和临床特点

国内外文献报告，白内障手术后无晶状体眼的视网膜脱离（aphakic retinal detachment，ARD）发生率为0.4%～3.5%。其发生与多种因素相关，但在白内障手术中玻璃体脱出是最重要的因素。特别是在手术中没有很好地处理玻璃体脱出使前部玻璃体与角膜、巩膜切口粘连，并与角膜接触，角膜水肿浑浊、虹膜前后粘连、瞳孔变形，瞳孔区残留浑浊增厚的晶状体囊、皮质（图 6-3-1）。过去盛行的晶状体囊内摘除术较囊外摘除术更易使玻璃体基底部和晶状体小带受影响，故其发生视网膜脱离较多。老年性白内障手术后较先天性白内障易发生视网膜脱离。人工晶状体眼视网膜脱离还与晶状体后囊破裂及人工晶状体植入手术后炎症反应有关。近来的研究表明：YAG 二次后囊膜切开增加人工晶状体眼视网膜脱离的危险。无晶状体眼或人工晶状体眼视网膜脱离裂孔不易发现，常位于视网膜周边，有时发生黄斑裂孔；裂孔小常伴玻璃体牵引，可为小的圆形、马蹄形和锯齿缘离断。由于多存在玻璃体液化、裂孔处玻璃体牵引，视网膜脱离范围大并易发生脉络膜脱离和 PVR。另外，外伤性白内障由于不合时机、不适宜地植入人工晶状体也会导致视网膜脱离发生危险。

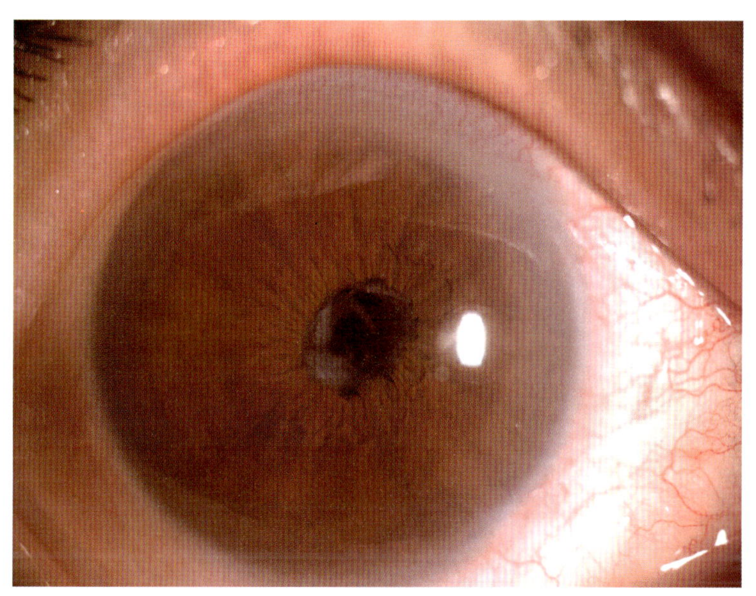

图 6-3-1A　人工晶状体眼视网膜脱离严重的前节紊乱，人工晶状体眼皮质残留

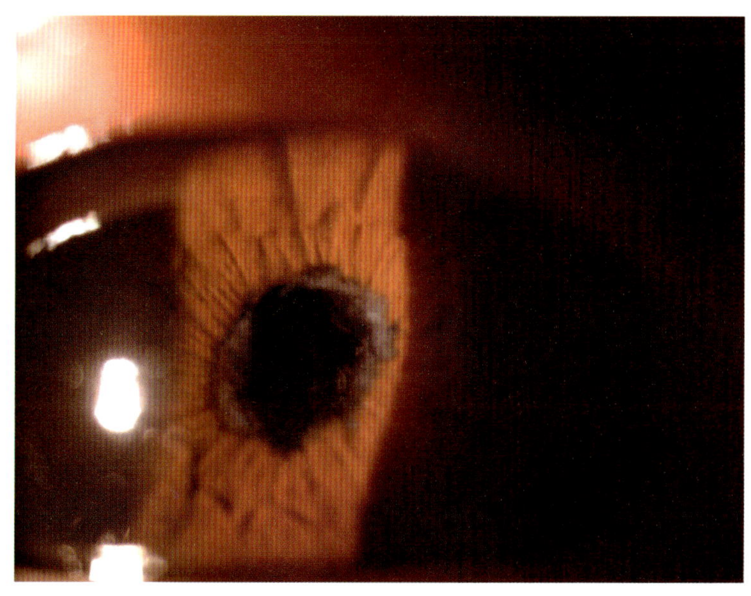

图 6-3-1B　人工晶状体眼视网膜脱离严重的前节紊乱，瞳孔粘连

三、无晶状体眼／人工晶状体眼视网膜脱离的手术治疗

无晶状体眼／人工晶状体眼视网膜脱离手术选择仍然遵循着尽量外路手术原则，因前节紊乱影响裂孔的发现与封闭治疗，应玻璃体切除联合前节手术治疗。其手术适应证的选择与手术者经验有关。

（一）巩膜环扎术

无晶状体眼／人工晶状体眼视网膜脱离如果 PVR 不剧、非黄斑裂孔、非外伤后应首选巩膜环扎手术治疗。瞳孔小、浑浊的囊膜、人工晶状体和角膜透明度差均较大影响裂孔的发现，有经验术者可根据视网膜脱离形态特点（图 6-3-2），结合巩膜外加压和熟练的间接检验镜技术找出裂孔。

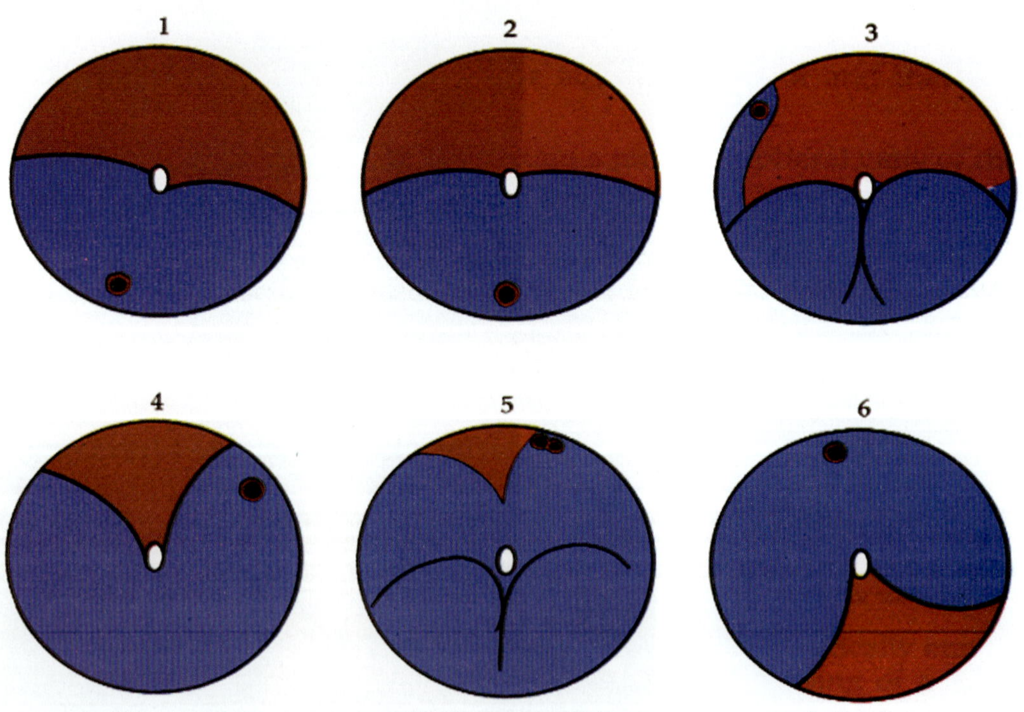

图 6-3-2　裂孔的位置与视网膜脱离的特点示意图

由于马蹄形裂孔较小且位于周边，裂孔瓣关闭使查找困难，可用冷凝头/顶压器前后滑行将视网膜裂孔后缘顶起使裂孔张开并试行冷凝，裂孔在冷凝后变白的视网膜背景上呈现黑色轮廓而被证实，但应避免大范围盲目冷凝；因视网膜脱离广泛并常伴发 PVR，手术中切开脉络膜放液是较明智选择。手术中放视网膜下液点的选择应尽量选择在水平眼外肌的（内、外直肌）上下缘，此处缺少脉络膜大血管且巩膜较薄，但切记最后放视网膜下液的位置一定在手术中通过间接检眼镜检查眼底后决定，特别是放视网膜下液困难的时候，不要盲目扩大切口、反复穿刺和加压眼球，应选择其他位置放液，否则易发生玻璃体视网膜嵌顿。发生视网膜嵌顿后较容易识别，巩膜切口部位有淡灰色珠状物堵塞，间接检眼镜下可见以放液点为中心的星状皱襞（图 6-3-3）。小范围的视网膜嵌顿一般不引起视网膜裂孔（图 6-3-4），严重的视网膜嵌顿常导致视网膜裂孔，应在嵌顿处行巩膜外加压处理，最好不同时行嵌顿处的视网膜冷冻，避免加重 PVR 的发展；可手术后在视网膜嵌顿周围行 3 ～ 5 排包绕式光凝，必要时需行玻璃体视网膜手术处理。

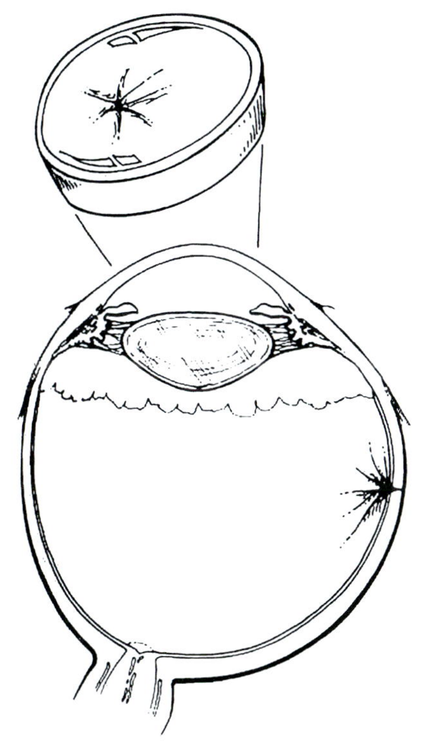

图 6-3-3　间接检验镜下视网膜嵌顿的特点，视网膜呈现以嵌顿处为中心的放射状皱襞

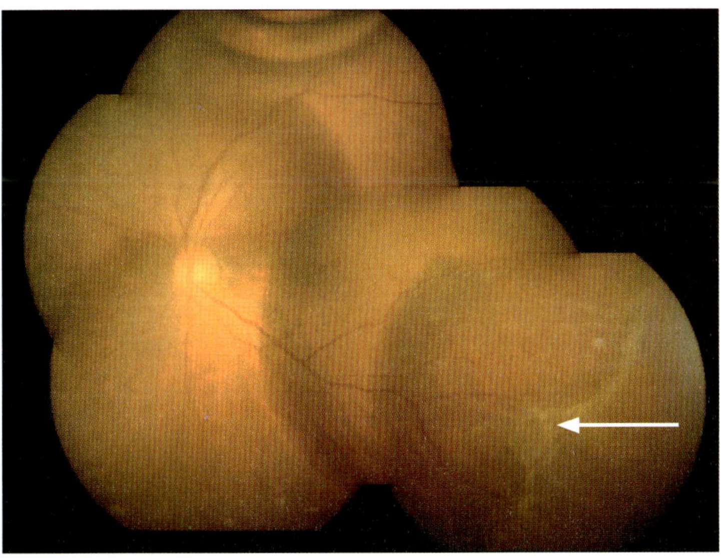

图 6-3-4　小范围的视网膜嵌顿（箭头）不导致视网膜裂孔、不影响视网膜复位

（二）玻璃体切除手术

虽然有经验的手术者尽量选择外路手术（如巩膜外环扎），但对于前节紊乱严重、伴PVR严重、外伤后的无晶状体眼／人工晶状体眼视网膜脱离应选择玻璃体切除手术。通过睫状体平坦部巩膜切口，不仅可行后段玻璃体切除，复位视网膜等操作，还可有效处理无晶状体眼／人工晶状体眼遗留的前节紊乱，处理好前节紊乱不仅为后段手术提供了手术视野与操作空间，而且祛除了影响PVR发展、视网膜稳定的因素，有利于视网膜复位。应将嵌塞于切口内的玻璃体彻底切除，对连接牵引睫状突坚硬的虹膜后膜、睫状体膜可用玻璃体剪刀将其分段放射状剪开后切除，虹膜萎缩、僵硬致瞳孔不能开大可用虹膜拉钩拉开（图6-3-5）。

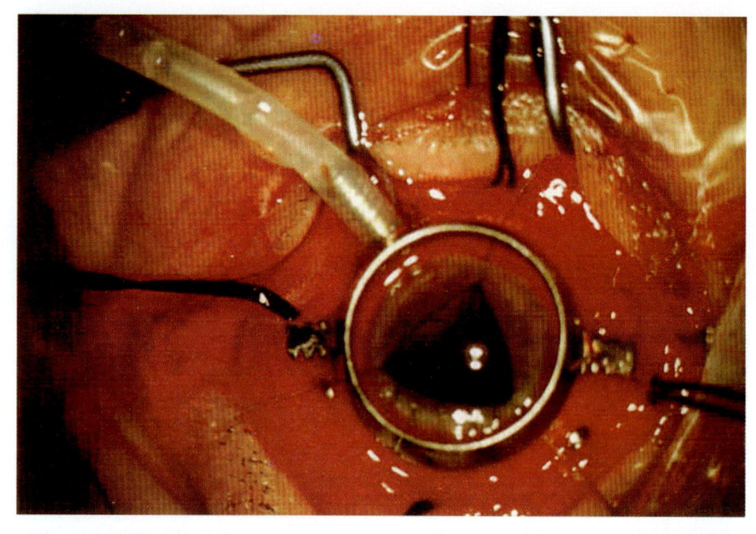

图6-3-5　玻璃体手术中虹膜拉钩扩大瞳孔

完全祛除人工晶状体的表面膜，特别是随白内障超声乳化的普及，小的环型撕囊与手术后的前囊膜收缩综合征使玻璃体视网膜手术野影响严重，可应用玻璃体视网膜剪刀沿环形浑浊的前囊膜边缘行数个放射状剪开后，再用玻璃体切割头切除，处理严重的aPVR时，应将人工晶状体取出并完全切除残留的囊膜，取出脱位的人工晶状体，尽量不Ⅰ期复位或行悬吊式人工晶状体固定术；外伤人工晶状体植入后视网膜脱离，要注意廓清伤道周围组织，消除伤道立体式的增殖空间。不影响后段视网膜复位的前节结构尽量保留与修复，如虹膜、前后囊膜和人工晶状体，可防止玻璃体内填塞物（气体、硅油）进入前房接触角膜，引起青光眼和角膜并发症。因裂孔位于周边部常有玻璃体牵拉存在，应行完全的玻璃体切除，特别是周边玻璃体应切除干净。根据PVR程度选择长效气体、硅油充填。无晶状体眼／人工晶状体眼视网膜脱离的玻璃体切除手术治疗后易发生瞳孔阻滞性青光眼、硅油接触角膜、人工晶状体脱位与前后膜形成、aPVR复发导致手术失败。联合硅油或长效气体填充手术后有时会发生硅油／气体瞳孔阻滞性青光眼，除具有眼痛、头痛、眼压高和光感不确定等急性青光眼的临床表现外，还表现为前房消失、硅油或长效气体与角膜接触；发生此种情况应尽快手术处理，包括：前房成型、房角分开和玻璃体腔抽气或硅油等；延误处理或不处理会导致角膜内皮失代偿、房角粘连继发青光眼等严重并发症。

（许艺民）

第四节　脉络膜脱离型视网膜脱离

一、概述

RRD 伴睫状体、脉络膜脱离称脉络膜脱离型视网膜脱离，常引起低眼压、较重的葡萄膜炎反应和 PVR，发展较快，预后较差。属复杂和疑难的视网膜脱离。

二、临床特点

本病多见于老年人、高度近视眼、无晶状体／人工晶状体眼、外伤等。主要原因为 RRD 引起低眼压导致脉络膜脱离，而脉络膜脱离可加剧低眼压发生，两者恶性循环引起较重的葡萄膜反应，并刺激 PVR 发展。睫状体和脉络膜脱离导致的低眼压表现为：前房加深、虹膜出现同心圆式皱褶，虹膜震颤和晶状体晃动；视网膜裂孔常为马蹄形和黄斑裂孔，偏于后极；视网膜脱离广泛，由于脱离的脉络膜像塞子或扣带将视网膜裂孔封闭，故视网膜脱离浅在并表现出细小的皱褶，视网膜裂孔难于发现；由于 PVR 发展迅速，常可见视网膜固定皱襞，视网膜僵硬。B 型超声波、UBM 检查可发现睫状体和脉络膜脱离并有助于鉴别脉络膜肿瘤。常需要与原发性葡萄膜炎症、特发性葡萄膜渗漏综合征鉴别；特发性葡萄膜渗漏综合征一般无明显的葡萄膜炎症，视网膜脱离光滑、视网膜下液清亮并具有游走性，无视网膜固定皱襞和 PVR 表现。

三、手术治疗

由于视网膜脱离、脉络膜脱离和低眼压恶性循环，加剧葡萄膜炎症反应和 PVR 进展，故脉络膜脱离型视网膜脱离应尽快手术，只有尽快手术封闭视网膜裂孔、视网膜复位，才能打断视网膜脱离、脉络膜脱离和低眼压恶性循环；手术前后应用激素控制葡萄膜炎症，充分散大瞳孔，避免瞳孔粘连和减轻 PVR 发展也很必要。

（一）前节紊乱轻、PVR 不重的脉络膜脱离型视网膜脱离可采用巩膜外加压、环扎手术

注意手术中冷凝不过量，放视网膜下液前注意较充分的脉络膜电凝止血，手术中注意及时向玻璃体腔中补充 BSS、消毒气体维持眼压，环扎带不宜过紧，应位于赤道部。由于眼压低、眼球变形、出血与组织粘连重等，环扎带易过紧、位置易靠前、手术操作易损伤涡状静脉等可发生眼前节缺血；临床上大多于手术后 2 ~ 5 天发病，发病时角膜水肿、前房变浅、严重的虹膜睫状体炎和眼压升高；晚期出现虹膜节段性萎缩、低眼压和视神经萎缩（图 6-4-1）。轻型病例可局部或全身应用糖皮质激素治疗，严重病例需松解环扎带，去除植入物。

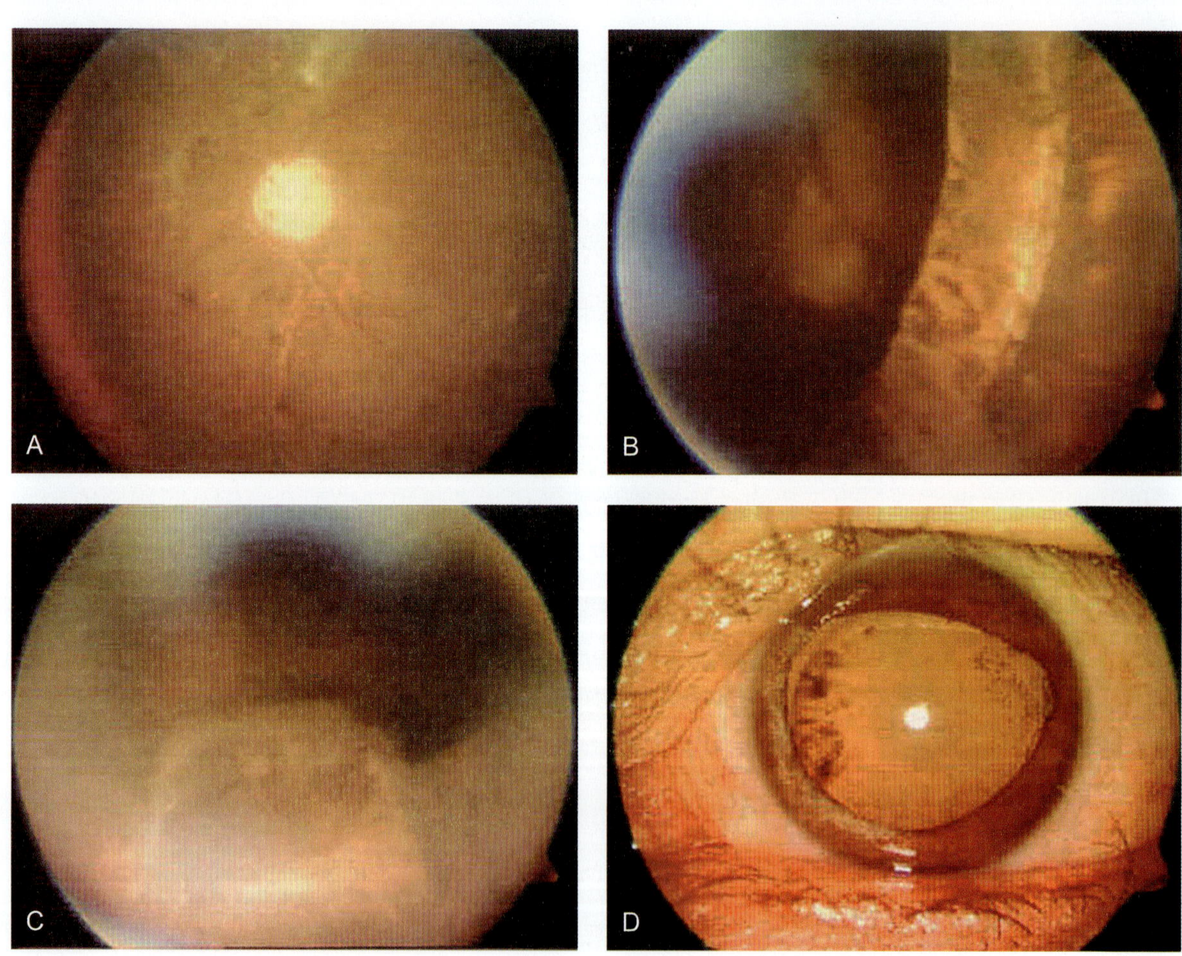

图 6-4-1　巩膜外环扎手术后前节缺血

A．眼底视神经萎缩，血管闭塞　B，C．眼底高耸的环扎和加压嵴　D．虹膜节段性萎缩

（二）前节紊乱重，PVR 明显、裂孔较靠后极应选择玻璃体切除手术

瞳孔粘连应用粘弹剂分离，瞳孔小可采取前房注入稀释的甲基肾上腺素、粘弹剂撑开、虹膜拉钩扩大瞳孔（亦可使用广角镜手术系统），尽量不要行虹膜节段性切除或括约肌切开，以防止手术后硅油接触角膜产生并发症；晶状体浑浊或需处理较严重的 aPVR 可行晶状体切除；开始进行玻璃体切除手术前一定确认灌注头的蝶型针是否在玻璃体腔内，最好在斜面镜下经进入玻璃体腔中导光纤维直接照射下确认，常常发生蝶型针头未完全穿透睫状体上皮，此时可用 MVR 刀切开。一旦发生了脉络膜下误灌注，应立即停止灌注，将外灌注接口敞开置于眼球平面以下，同时用 5 号长针头刺入玻璃体腔中建立临时灌注，升高灌注瓶高度将脉络膜内的液体排出。正常的灌注一经建立，脉络膜脱离大多消失无需另外处理。彻底切除周边基底部玻璃体，将视网膜表面膜剥除干净，视网膜僵硬处充分切开；由于长期葡萄膜炎症反应和低眼压，视网膜水肿明显，剥膜和切开视网膜时应避免出血，应在重水下将裂孔和视网膜切开缘行 3 ～ 5 排激光光凝，尽量不用冷凝避免手术后 PVR，玻璃体腔内选择长效气体 / 硅油填充。

（许艺民）

第五节　糖尿病玻璃体 - 视网膜病变的手术治疗

糖尿病性视网膜病变已成为我国严重损害视力和致盲的主要疾病之一，因各种因素使许多患者未得到有效的药物及激光治疗，使病变进展到明显的增殖期和黄斑水肿等，绝大多数只能采取玻璃体视网膜手术治疗，来恢复视功能。

糖尿病性视网膜病变增殖期的视网膜脱离多为玻璃体牵拉和增殖膜收缩，而引起的牵拉性视网膜脱离，少部分合并视网膜裂孔，裂孔一般较小，位于玻璃体牵引张力较高的增殖膜边缘，常发生于赤道后，巩膜扣带术难以封闭裂孔。玻璃体手术可以切除增殖膜，清除出血，眼内封闭裂孔。

切割头进入玻璃体腔后先切除前玻璃体，然后逐渐向周边及后极部扩大，先不分离切除后部视网膜前增殖膜，用 30° 和 50° 的接触镜切断与后部增殖膜相连的玻璃体或增殖膜，切除周边和基底部玻璃体，靠近锯齿缘前后的玻璃体不必切除干净，以免造成医源性裂孔和损伤较透明的晶体，残留的基底部玻璃体不影响视网膜复位，术后也少有增殖反应。处理后极部或血管弓前增殖膜时，从与视网膜尚有空隙的增殖膜处开始切除，常见于视盘周围的增殖膜，用切割头沿着增殖膜的平面逐渐向外扩大，如果增殖膜与视网膜的空隙太小，可用切割头轻轻向前分离，但不要过度向前挑起，而撕裂视网膜形成裂孔造成视网膜脱离，或撕断血管引起大量出血，增加手术的难度。增殖膜与视网膜空隙太小，也可用膜钩沿水平面或略向前分离，或用粘弹剂注入空隙内，退后视网膜增加空隙的大小，再伸入切割头切除增殖膜。

增殖膜在视网膜血管的沿线上粘连紧密，难以分离，如强行分离同样造成视网膜裂孔，更严重的是撕断血管引起大量出血，使手术难以进行。切断粘连紧密四周的增殖膜，遗留粘连处的小片残膜，不影响视网膜复位。处理视网膜脱离处的增殖膜也采用相同的方法，尽量避免扩大脱离范围，使视网膜漂浮起来。在增殖膜未松解的情况下注入重水试图贴复视网膜，是难以奏效的，有时可撕裂视网膜或进入视网膜下。新生血管较丰富的增殖膜，切除前先予以电凝。较大血管的出血，单手手法止血非常困难，具备特殊照明的手术显微镜时，可用双手法，一手用笛针清除出血，另手操作电凝头，有效电凝出血处。常规显微镜下，可做另一个平坦部巩膜穿刺，由助手负责照明，术者改为双手操作。增殖膜粘连紧密难以松解，可行视网膜切开和切除。松解了增殖膜和玻璃体牵拉后，视网膜脱离仍可能未复位，视网膜下液比较黏稠，即使在脱离最高处切开视网膜，也只能吸出部分视网膜下液，注入重水能使脱离的视网膜平复一些，这些部位的激光反应不明显，过强能量可击穿视网膜。只要在脱离视网膜外围良好光凝。术后视网膜下液可逐渐吸收，视网膜达到复位。视盘表面残留增殖膜可不强求剥除，有时造成出血并且难以电凝。清除后极部视网膜下大片渗出物比较困难，可在渗出最明显处用电凝头做一个视网膜小圆孔，多次注入 BSS 液，清洗出部分渗出物。

增殖活跃明显、视网膜脱离范围较大、视网膜多个裂孔、下方裂孔、视网膜切开和切除等情况下，用硅油作充填利于视网膜的复位和降低增殖反应。复发性视网膜脱离，多因视网膜表面再增殖膜收缩或和视网膜新裂孔所致，手术方法基本相同。术中仔细辨认视网膜前增殖膜，予以充分松解，裂孔周 3 ～ 4 圈光凝。按照视网膜切开、切除的部位和范围、裂孔部位，选择长效气体或硅油充填。联合白内障超声乳化、人工晶体植入者，术后易发生炎症反应，导致虹膜后粘连，人工晶体表面渗出物沉积。术后可球旁注射地塞米松 3 ～ 4 天，局部滴激素眼液，短效散瞳药活动瞳孔。

（窦宏亮）

第六节　先天性脉络膜缺损并发视网膜脱离

一、概述

先天性脉络膜缺损并发视网膜脱离（congenital choroidal coloboma with retinal detachment）由于裂孔不易发现和封闭，同时可伴眼部虹膜缺损、先天性小眼球、先天性小角膜、先天性白内障和先天性视盘小凹等异常，临床治疗棘手，属疑难和复杂性视网膜脱离。

二、临床特点

先天性脉络膜缺损为胚胎裂闭合不全的结果，脉络膜缺损区内视网膜缺乏脉络膜营养，发育不良，视网膜极其薄弱，萎缩，常形成多发裂孔而引起视网膜脱离；下方的脉络膜缺损常见，为脉络膜和色素上皮缺损的白色区域，此区内的未发育的视网膜较薄、表面欠光滑。相应巩膜较薄，向外膨隆呈巩膜葡萄肿。视网膜脱离常为较广泛的浅脱离，PVR 一般较轻，大部分视网膜裂孔与脉络膜缺损有关，并且位于缺损区内及其边缘，裂孔呈圆形、椭圆形；由于裂孔在白色的背景下缺乏对比度，缺损边缘的裂孔常被脱离的视网膜遮挡，裂孔难以发现，一部分裂孔位于缺损区外与脉络膜缺损无关，可为各种形态并较易于发现。特别需注意缺损区内裂孔伴发缺损区外裂孔的可能。

三、手术治疗

（一）巩膜外环扎或外加压

如果手术前在缺损区外明确查见裂孔，无明显的 PVR 和眼前节紊乱情况，可选择本手术方式。准确、适量的冷凝处理裂孔，裂孔外加压位置准确很必要，可辅助切开脉络膜放出视网膜下液，玻璃体腔内注入消毒气体等，无须处理脉络膜缺损区。但如果在脉络膜缺损区存在隐匿性的视网膜裂孔可导致手术失败。由于玻璃体手术的日益成熟，特别在脉络膜缺损性视网膜脱离手术中，视网膜裂孔的检出率高，现已经倾向于选择玻璃体切除手术。

（二）玻璃体切除手术

手术前在缺损区外检查不到视网膜裂孔，或可疑缺损区裂孔伴缺损区外裂孔，较严重 PVR 的病例需选择本手术方式。标准的三通道玻璃体切除手术，人工 PVD 将玻璃体切除干净。注意用眼内导光纤维的直接照射下在脉络膜缺损区和交界区寻找视网膜裂孔，视网膜隆起较高或裂孔查找困难，可尝试行部分的气液交换，通过“油”性视网膜下液的流动方向来寻找可能的裂孔；裂孔位于交界区边缘，其附近视网膜常不平和僵硬需行松弛性视网膜切开，注意处理干净菲薄的视网膜表面 PVR 膜，特别是隐藏于脉络膜缺损区的视网膜表面膜，缺损区内的视网膜常僵硬和缩短，应行充分的视网膜切开和切除，必要时应联合交界区边缘的视网膜切开；无论缺损区内的视网膜是否切除，交界区视网膜是否切开，必须将整个缺损区内视网膜裂孔当成巨大视网膜裂孔进行光凝处理，交界区视网膜脉络膜应行 3 ~ 5 排激光光凝，注意避开视盘、乳斑束和黄斑；缺损区前缘和两侧角可行冷凝处理。玻璃体腔中填塞长效气体和硅油。脉络膜缺损常伴隐匿性的开角青光眼，手术后选择玻璃体腔填塞物应注意，并注意处理手术后的高眼压情况。

（许艺民）

第七节　眼内炎的玻璃体手术治疗

通常是指细菌或真菌引起的玻璃体视网膜感染性炎症，常发生于锐器、农作物、植物性眼球穿通伤。手术后眼内炎最常见于白内障手术和青光眼滤过泡穿孔。致病菌革兰染色阳性占多数，但培养结果不一致，培养阳性率也仅为 25% ~ 35%。除少部分病例能及早诊断，经玻璃体注射抗生素、配合局部和全身抗生素治疗能控制眼内炎外，大部分眼内炎需及时地玻璃体视网膜手术，才能挽救部分视力和眼球。特别是儿童眼外伤后眼内炎，常延误诊断和治疗时间。

角膜明显混浊、玻璃体全混、视网膜脱离、光感光定位不确者手术效果非常差，应慎重选择玻璃体视网膜手术。

常规三切口玻璃体手术，尽可能清除脓性渗出物。前房脓性和纤维素性渗出物遮挡玻璃体和眼底，先经角巩缘切口清除。周边玻璃体明显渗出混浊，可经巩膜穿刺口，切除软核晶体。人工晶体表面沉积渗出物，用穿刺刀经巩膜穿刺口刺破晶体囊膜，玻璃体切割头清除渗出物，并切除大部分囊膜。严重的眼内炎玻璃体充满灰白色脓性物，无法观察到视网膜，切割时由前向后、由中央向周边的逐层切除脓性物。视网膜表面的灰白色斑点状脓胎，用笛针吸除。表面的层状膜性渗出物与视网膜粘连较紧，实际并非完整的膜，难以分离和清除，剥离时易引发视网膜出血和破裂，不强求完全清除。眼外伤后眼内炎可伴发视网膜脱离，清除表面渗出物时更加困难，视网膜水肿脆弱、血管扩张，难以复位的视网膜可切除。较重的眼内炎在玻璃体基底部和睫状体上皮表面形成浓厚的渗出膜，尽可能清除，同样不强求彻底干净，避免损伤睫状体上皮，导致术后低眼压。儿童眼内炎和视网膜周边部炎症明显时，行巩膜环扎，以防术后周边玻璃体增殖牵拉视网膜脱离。术中激光光凝视网膜裂孔。儿童眼内炎和较严重的眼内炎最好选用硅油充填，手术灌注液内加入庆大霉素（8 μg/ml）或和万古霉素（10 μg/ml），手术结束时玻璃体腔内注入 1 ml 同样浓度的庆大霉素（8 μg/ml）或和万古霉素（10 μg/ml）。术后静脉滴注广谱抗生素。

（窦宏亮）

第八节　视网膜劈裂合并视网膜脱离

视网膜劈裂是视网膜神经上皮层的层内分离。包括先天性、老年性及牵拉性视网膜劈裂三种类型。先天性是在神经纤维层劈裂，老年性发生在丛状层。劈裂的内外层可分别形成裂孔，仅有内层孔可不出现视网膜脱离，外层孔不到 1/4 的眼引起局限性视网膜浅脱离。内外层孔同时存在时才发生视网膜脱离。老年性视网膜劈裂伴发视网膜脱离的几率较高，但临床上先天性视网膜劈裂多见。

赤道前视网膜劈裂伴发视网膜脱离，选择常规巩膜扣带术，手术中仔细顶压发现视网膜全层孔或内、外孔，如果视网膜脱离比较高，先放出部分视网膜下液，再行冷凝。

后极部视网膜劈裂常伴有玻璃体的牵拉，选择玻璃体切割术解除牵拉，同时给予气体充填，术中先切除晶体后及中央区玻璃体，切断形成前后牵拉的玻璃体，黄斑前的玻璃体可用曲安耐德染色，可比较完全切净玻璃体，黄斑前玻璃体粘连比较紧，切除时不宜用大的吸力，以免撕破黄斑形成裂孔，难以与黄斑分离时，可残留在原处，防止术后形成黄斑裂孔，用低浓度长效气体顶压。

伴发玻璃体增殖或视网膜下条索和视网膜脱离，行玻璃体切割时要仔细分清玻璃体和劈裂的视网膜，可切除仅存大血管和神经纤维组织的劈裂内层，切除前充分电凝血管防止出血，切除视网膜表面浓缩的玻璃体皮质后，注入重水压平视网膜，给予光凝，给予硅油或长效气体充填。

（窦宏亮）

第九节 渗出性视网膜脱离

是指由全身或眼部病变引起的无裂孔的视网膜脱离，病变的主要机理是视网膜血管或和色素上皮细胞屏障功能破坏，导致视网膜下腔浆液或和脂质性渗出，使视网膜神经上皮层与色素上皮分离。部分渗出性视网膜脱离可考虑手术治疗，包括 Coat's 病、视盘小凹、脉络膜炎、脉络膜肿瘤等。

一、Coats 病

系一组因视网膜血管发育异常所致的外层渗出性视网膜病变，以视网膜毛细血管及小血管的异常梭状或囊状扩张、渗漏为特征，常伴有视网膜内及视网膜下的脂质渗出，随病程进展可发生渗出性视网膜脱离。Shields 把 Coats 病分为 5 期（表 6-9-1）。

表 6-9-1 Coats 病分期

分期	表现
1 期	视网膜毛细血管扩张
2 期	毛细血管扩张和渗出
	A．黄斑中心凹外渗出
	B．中心凹渗出
3 期	渗出性视网膜脱离
	A．次全脱离
	1．中心凹外脱离
	2．中心凹脱离
	B．全脱离
4 期	视网膜全脱离和青光眼
5 期	终末期病变（失明、眼球痨、白内障）

1、2 期主要采用视网膜激光光凝或结合冷凝治疗。3 期视网膜局限性脱离范围较小时根据病情可试行巩膜外冷凝术，巩膜外冷凝术可较好地封闭异常血管，使其萎缩，但冷凝应适当，仅局限性地冷凝异常血管区，不可大面

积冷凝视网膜，否则可能加重渗出性视网膜脱离。手术后密切随访，出现新病灶及时补充光凝。如果视网膜脱离范围较大，伴有玻璃体出血、大量视网膜前增生牵引性视网膜脱离、黄斑牵引者、大量视网膜下渗出妨碍对视网膜异常扩张血管冷凝者，以玻璃体切割术较为安全有效。手术中要明确是否有玻璃体后脱离，可人为造成后脱离，然后将其及基底部玻璃体切除干净。长期炎性反应、渗出、视网膜脱离等，常伴发视网膜前及视网膜下增殖膜，术中彻底清除这些增殖膜。视网膜下液稠厚，常伴有脂质渗出物而呈泥沙状，难以从小的视网膜孔彻底引流，因此需要做较大的视网膜切开，选择切开上半部周边视网膜，利于手术后玻璃体充填物顶压和视网膜复位，尽可能清除净视网膜下渗出物，同时去除视网膜下增殖膜或条索，注入过氟化碳液体展平视网膜，视网膜切开和病变处给予充分的激光光凝，视网膜内有渗出光凝反应不佳时，可给与巩膜外冷凝，冷凝不宜过重。最好选择硅油作为充填物，利用硅油长期内顶压的效果，使视网膜与脉络膜贴近，以期促进视网膜下液吸收，便于进一步激光治疗。手术后定期随访，发现新病灶及时补充光凝。

二、葡萄膜炎

一些葡萄膜炎常伴发视网膜脱离，绝大多数为非孔源性的渗出性视网膜脱离，中间型葡萄膜炎多发生前部玻璃体增殖，机化膜收缩牵引视网膜脱离。经合适剂量的糖皮质激素治疗，大部分葡萄膜炎得到控制，脱离的视网膜得以复位。只有少数激素治疗效果不佳，视网膜脱离长期不复位或和伴发黄斑囊样水肿，可考虑选择玻璃体手术。同时，手术可能有另几个方面的作用，如切除混浊的玻璃体或并发的白内障、清除大量炎性物质、祛除大部分抗原和抗体物质等。但是葡萄膜炎的眼球对手术刺激非常敏感，在急性期内不使用糖皮质激素进行手术是危险的，必须严格选择手术和手术时机。急性期不宜玻璃体手术。手术前和手术后 4 ～ 6 周内口服强的松 30 ～ 40 mg/d。

手术中发现玻璃体脱离常不完全，并与视网膜粘连较紧，而视网膜水肿及炎症累及，强力人工脱离时可撕破视网膜。用高速玻切切除炎性混浊和液化的玻璃体。视网膜放液孔最好选在上半部，便于玻璃体充填物的顶压，放液孔不得不选在下方或施行视网膜切开、切除，应做巩膜环扎。中间型葡萄膜炎在周边视网膜和睫状体上皮表面形成较厚的渗出物，与视网膜和睫状体上皮没有分界线，试图切除干净渗出物，可能也切除了视网膜组织和睫状体上皮，不强求切除干净渗出物。僵硬的周边视网膜可考虑切开切除，注入全氟化碳液挤出视网膜下液，充分激光光凝视网膜放液孔和周边视网膜切开切除处，选择硅油作为充填物。

（窦宏亮）

第十节　重度眼外伤

人们对眼球穿通伤病理机制认识的不断加深以及玻璃体切除技术的逐步成熟大大改变了开放性眼外伤的治疗模式。无数的伤眼因此摆脱了被摘除眼球的命运。在以往被判定毫无希望的眼睛，在今天却可能获得有用的视力。角膜浑浊不能阻止我们抢救眼球，无光感不再是手术禁忌，预防交感性眼炎已不是摘除伤眼的充分理由。然而临床上经常会遇到一期处理不当的伤口、延误的治疗以及大量的本该避免的并发症。所以，本文重点介绍机械眼外伤和严重眼化学、热烧伤救治进展。

一、前节开放伤处理概念的转变

前节开放伤是角膜组织和前部巩膜（角膜缘后 5 mm 以内）组织的全层裂伤。经典的处理方式是在最初伤口处理中，严密缝合裂伤。切除或还纳脱出葡萄膜组织，在允许的范围内处理损伤的晶状体组织。修复性手术后，预防感染，减轻创伤性炎症，睫状肌麻痹剂等处理。这是开放伤经典的处理模式。接下来是等待伤眼的自然修复过程。对某些伤眼的后续治疗只是针对某些远期的并发症。

经典的外伤处理留下了哪些不良后果呢？经典的外伤处理基本修复了角巩膜创口和脱出于伤口外的或嵌夹于伤口组织。而在伤道内口以及周围的损伤组织并未进行充分和合理的处理。而这正是后来发生远期并发症的隐患。

1. 粘连性角膜白斑形成

参与粘连白斑形成的组织成分包括伤道内口内嵌塞的虹膜组织，晶状体囊膜组织，纤维素渗出物、血块和修复过程加入的纤维细胞。这些组织最终以纤维化瘢痕形成完成伤道修复。后果是较大的粘连性白斑形成（图 6-10-1，图 6-10-2），房角狭窄或闭锁以至粘连，继发青光眼发生。

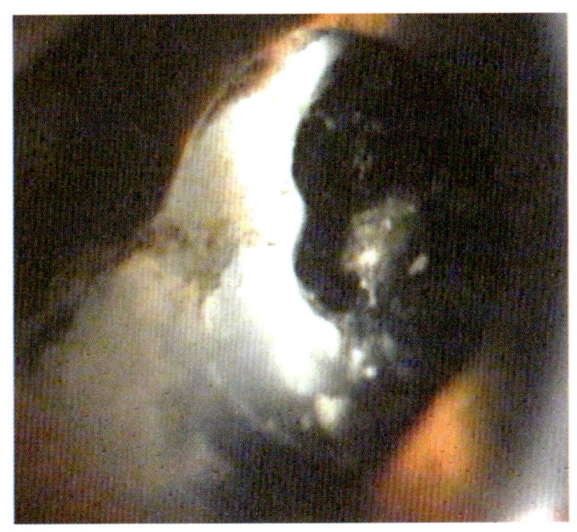

图 6-10-1　粘连性角膜白斑

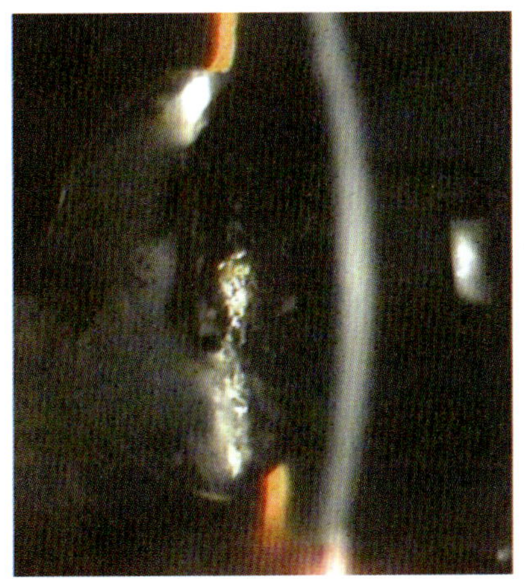

图 6-10-2　粘连性角膜白斑，瞳孔区纤维素渗出机化

儿童患者甚至发生角巩膜葡萄肿。距离角巩缘近的粘连白斑会有大血管长入（图 6-10-3）。

这会使穿通性角膜移植失败。粘连性角膜白斑还常常引起瞳孔变形、移位、闭锁，瞳孔区虹膜后瘢痕性纤维膜形成（图 6-10-4）。图 6-10-5 是图 6-10-4 伤眼散瞳后看到的玻璃体内增殖改变。

这种瘢痕性纤维膜与白内障术后形成的后发白内障有本质的不同，具有较强的收缩牵引性，因此对前部玻璃体、睫状上皮的影响大，甚至可引起牵引网脱和低眼压。

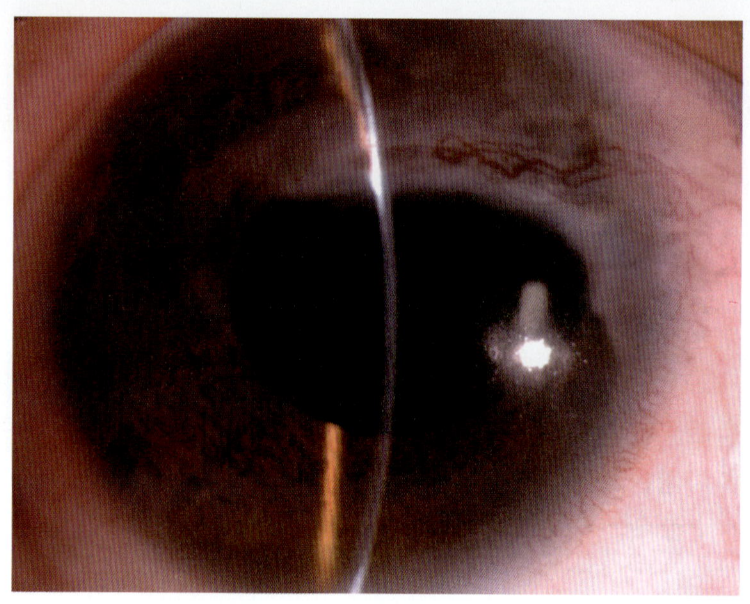

图 6-10-3　粘连性角膜白斑新生血管长入

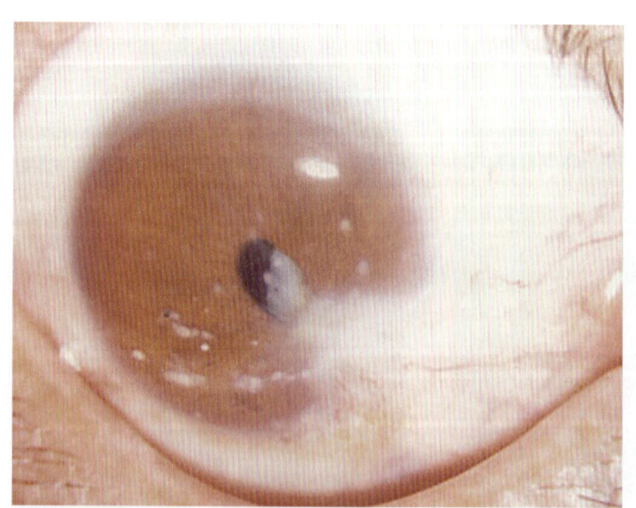

图 6-10-4　瞳孔区纤维膜形成

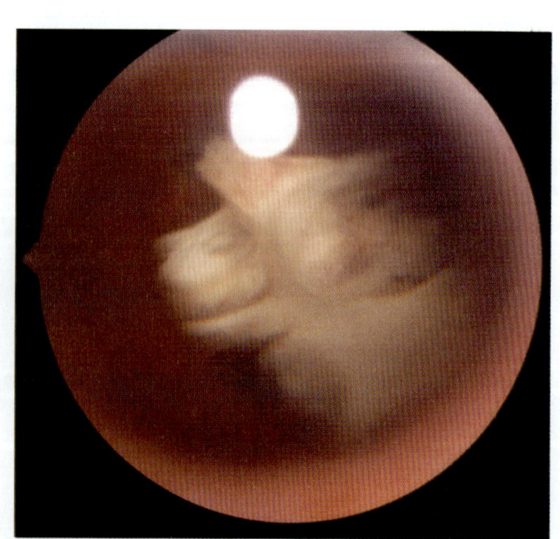

图 6-10-5　玻璃体增殖性病变

2. 房角结构的损害

伤道愈靠近角巩缘受损的可能和范围就愈大。基本病理改变是房角损伤局部的瘢痕形成并向两侧扩展的粘连闭锁。主要危害是对眼压的影响。原因是最初处理伤口时很难将伤道内口的血块、纤维素渗出和虹膜组织清除。随着伤道的修复过程使之形成瘢痕性组织。

3. 后房周边区间隙异常

角巩缘后的全层裂伤，伤道内口处积聚的血块、渗出物、晶状体损伤物质，玻璃体组织瘢痕愈合后使相应处的后房间隙闭锁，这使 1 期植入的人工晶状体偏位或光学部瞳孔嵌夹。

4. 睫状上皮脱离

角巩缘后的巩膜全层裂伤不仅导致周边后房结构的异常，同时，瘢痕化组织也会导致睫状上皮的脱离（图 6-10-6），从而导致低眼压的发生。在儿童的外伤眼，由于巩膜硬度低可能误认为是眼球萎缩。

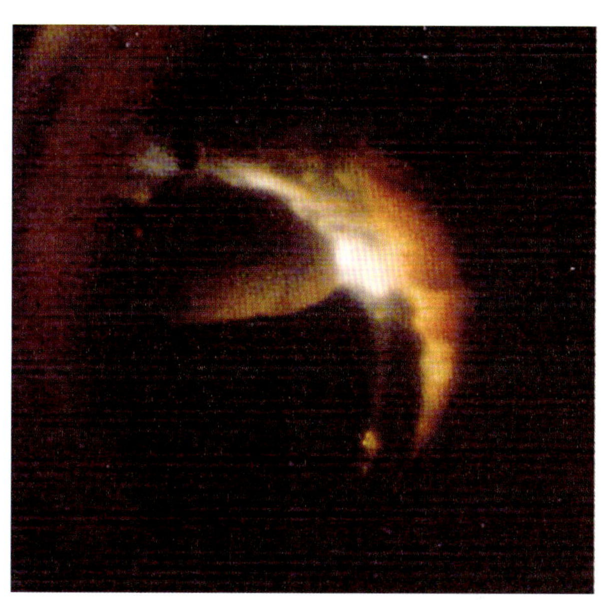

图 6-10-6 瘢痕组织牵拉导致睫状上皮脱离

5. 增殖性玻璃体视网膜病变（PVR）

角巩缘和前部巩膜的全层裂伤很少不发生玻璃体出血（因为虹膜动脉大环正位于睫状体的前部）。如前所述，伤道内口的异常组织结构与玻璃体出血相互作用，使伤道附近的异常修复效应放大，累及范围更大。以玻璃体出血为支架，向中心部位扩展，形成增殖性玻璃体病变，收缩牵引的结果会使伤道对侧发生视网膜脱离。更为常见的是在伤道同侧向后扩展，累及玻璃体基部和锯齿缘。基部玻璃体从不发生后脱离，它的牵引收缩自然会导致视网膜脱离。如果发生锯齿缘解离则会形成混合性视网膜脱离（既有裂孔又有牵引）。脱离的视网膜会进一步引发特发 PVR 的机制从而导致广泛 PVR 的发生。没有及时发现和及时治疗的 PVR 通常是伤眼悲剧命运的直接原因。

通过以上分析，不难看出经典的开放前节外伤处理解决的只是伤道的外口和裂伤组织界面，而伤道内口，如血块、嵌夹组织和渗出物，以及组织的结构紊乱均未得到处理。事实上，急诊情况下的最初伤口修复手术也很难做到这些。

另外，上述这些并发症都在外伤修复的晚期阶段才会显现出来。换言之，这些病理改变的形成和发展除了伤道内部组织结构异常为条件以外，还有一个必备的条件是时间。倘若在伤道内部瘢痕形成发生之前，清除了伤道内部出血、渗出物、损伤组织积存物，使相邻健康组织修复原位，则可中断异常修复的自然病理过程，从而防止各类严重并发症的发生。

6. 后续治疗

到这里我们不难理解，在经典的外伤修复手术和晚期并发症的处理之间，缺失了一个适时处理伤道内部的环节，即后续治疗。这是本节所要阐述的核心概念。后续治疗应当包括：

（1）评估并非所有的前节开放损伤都需要后续手术治疗。因此，充分评估经一期手术修复术的伤眼情况对后续手术治疗具有决定性意义。比如，伤口仅局限在角膜组织，前房完好形成，伤道内部情况都在直视可见范围内，散瞳眼底检查，没有隐藏的后节组织合并损伤时，则不必实行后续手术治疗。但累及角膜缘以至更靠后的前部巩膜损伤就不同了。伤道内口的病变是通过一般检查难以发现的。因此，在伤眼评价中，仔细观察伤道的范围是非常重要的，也就是要将损伤分区的概念运用到伤情的评价中。UBM 检查有时会提供帮助，但最可靠的还是直视下的评价。所以充分散瞳，利用间接检眼镜结合巩膜外加压技术来仔细观察伤道内部情况是非常重要的。仔细复习最初伤口处理的记录具有重要意义。

（2）后续治疗的概念：后续治疗是指在伤口最初修复后的近期（约在伤后 1 ～ 3 周）内，主要以前部玻璃体手术为主要方式的治疗。以经扁平部闭合式玻璃体切除术为基本术式，采用玻璃体手术的基本技术和一般原则，通常需要有经验的玻璃体视网膜手术医生完成。

（3）后续治疗的指征：角巩膜缘或角巩膜缘后 5 mm 内巩膜全层损伤；虹膜或晶状体物质嵌塞伤口；前房深浅不一致或消失；晶状体的严重损伤；损伤房角处血块及纤维素渗出的积聚；玻璃体积血；玻璃体内朝向伤道方向的定向性条纹（图 6-10-7）的存在；在角巩膜伤口最初处理中有玻璃体脱出的记录。

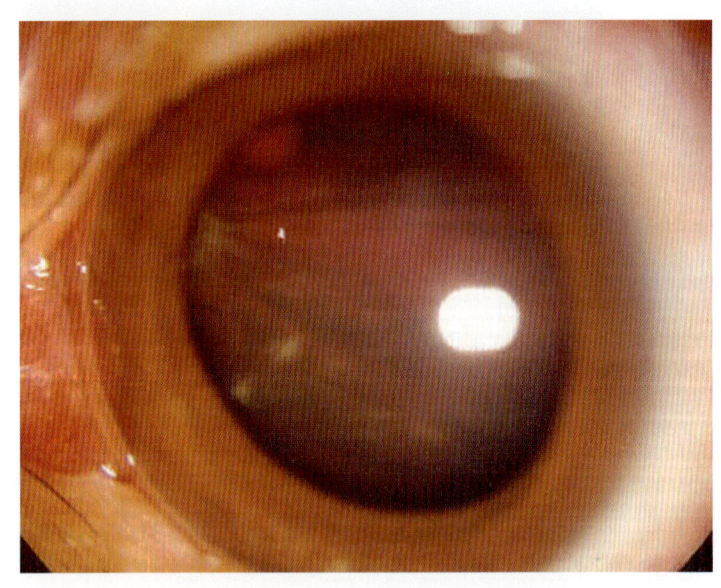

图 6-10-7　玻璃体朝向伤道的定向性条纹

（4）后续治疗的内容：①切除伤口内面嵌塞的虹膜组织、玻璃体、血凝块、纤维渗出物，修剪至周围组织平面，并将伤道周围与健康组织之间清理出隔离带，以防伤道修复过程中瘢痕组织再次累及健康组织，尤其是后方的视网膜组织、玻璃体基部和两侧的睫状体组织。②完全切断虹膜与伤道的联系。③彻底清除晶状体的皮质、核性物质。如有可能保存非伤道区域的囊膜。④恢复房角间隙、虹膜后间隙。⑤充分切除伤道附近的玻璃体，尤其是两侧睫状体表面和锯齿缘表面的玻璃体。⑥伤道后方锯齿缘后视网膜预防性光凝。⑦利用玻璃体手术的优势条件，术中进行眼底的彻底检查，发现和处理可能存在的合并损伤，包括手术中的医源损伤（如切口后的锯齿缘解离）。⑧尽量保存健康组织资源，如虹膜、瞳孔和晶状体囊袋，以便为未来的视功能重建创建基础条件。

眼前节开放损伤最初修复手术后，后续治疗可能会改善伤眼的预后，但这里必须说明的一点是，这个概念的提出完全是出于笔者的经验，仅供参考。

二、眼后段外伤

1. 眼内炎

眼内炎在穿通性眼外伤中发生率约占 2% ～ 7%，最常见于眼内异物。临床过程进展迅速。临床表现伤眼疼痛，前房严重的纤维素渗出，前房积脓，晶状体后玻璃体内反射黄白色光，视网膜血管炎等。外伤后眼内炎的发生危险性可被及时地修复伤口、尽早地异物摘除、预防性结膜下抗生素注射和严密的随访所减少。引起外伤后眼内炎感染的常见病原微生物是杆菌属、葡萄球菌属、其中包括表皮葡萄球菌、金黄色葡萄球菌和各类真菌。杆菌属中蜡样杆菌（Bcereus）占培养阳性的 26% ～ 46%，常常和受泥土污染的受伤环境关系密切。对万古霉素和丁胺卡那霉素敏感。外伤后眼内炎属院外感染，细菌毒力强、发展快、预后差。临床确诊后主张立即采取玻璃体手术治疗。疑似病例，无论是否实施了玻璃体内的注药，应每隔 2 小时就检查一次光感情况，如有向恶化发展应立即决定玻璃体手术。

2. 外伤性黄斑裂孔

中心凹极端的薄弱。顿挫伤可致全层黄斑裂孔。可以是单一机制也可是复合的机制。比如顿挫性坏死和玻璃体牵引。裂孔可以在伤后立即发现，也可能在 Berlin 水肿后发生。也可能在脉络膜破裂出血吸收后发现。外伤黄斑裂孔通常不发生视网膜脱离，一般不须预防性光凝。近年来有人主张早期实施手术封闭黄斑裂孔治疗，效果尚未确定。

3. 外伤性无光感眼

美国眼外伤登记显示，6 002 例严重眼外伤中 484 只眼伤后无光感，其中 340 只眼有随访记录。其中 13% 获光感以上视力进步。总体眼眼球摘除率是 71%。一期眼摘者为 60%。我们登记的接受玻璃体手术机械眼外伤 719 只眼中，无光感眼 64 只眼，5 只眼失访。其余 59 只眼中，51 只眼是开放伤。59 只无光感眼中获解剖及功能修复（≥光感）者 27.1%，解剖修复 8.5%，两者相加是 35.6%。其他包括低眼压（6.8%），硅油依赖眼（33.9%），眼球萎缩（3.4%），眼球摘除（20.3%）四者相加是 64.4%。

从这些数据的统计中不难看出：外伤后无光感是一种极其重笃病症。在玻璃体手术问世之前，通常是一期行眼球摘除的指征。当代玻璃体手术技术巨大进步，使这些伤眼的预后有明显的改观。从上面 2 组数据得知，大约有 15% ～ 30% 这类伤眼可获得解剖或视功能的挽救。

问题是如何将这些可能被挽救的伤眼从那些无力挽回的伤眼中区别开来。通常要经历 2 个筛选流程。

第一流程是依照最初伤口修复时的评估，按伤眼有、无光感确定的处理方向（图 6-10-8）。

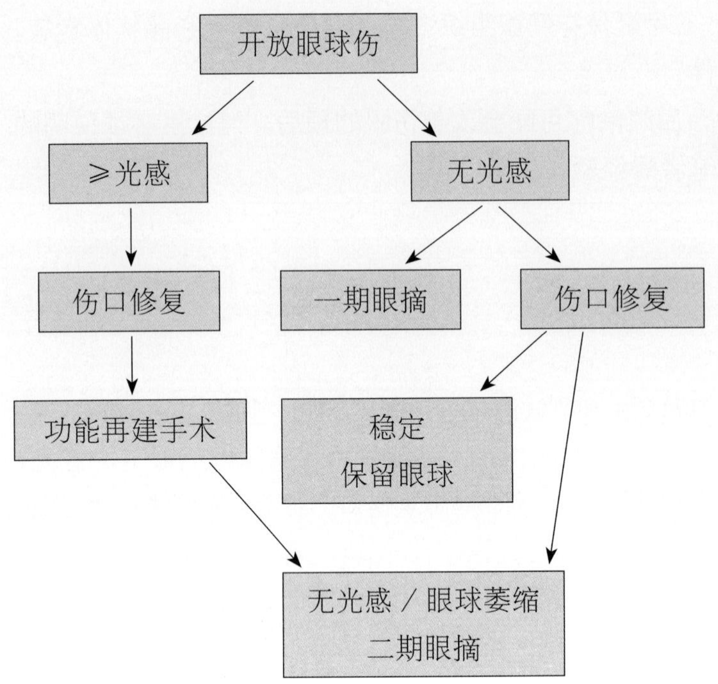

图 6-10-8　开放眼球伤伤口最初修复工作流程图

第二流程是为无光感眼行探查性玻璃体手术中的评估而确定的处理流程图（图 6-10-9）。

脉络膜上腔大出血（massive suprachoroidal hemorrhage，MSCH）是开放伤无光感眼最常见的合并症。MSCH 合并脉络膜裂伤或缺损者，脱离的脉络膜很难再复位。注入的硅油常常进入脉络膜上腔（图 6-10-10）。这通常是决定眼球摘除的指征。如果睫状体组织尚存活力，并且依然有大面积视网膜组织存留，脉络膜缝合和生物胶黏合技术可能有意义。

睫状体是房水分泌的部位，当有广泛睫状体组织损坏、解离、移位时，挽救手术后很难维持正常眼压，这也是行眼球摘除的指征之一。

视网膜大部或全部流失，保存眼球的意义不大，而且这样的伤眼也很少有不合并脉络膜和睫状体的严重损害，因此也通常是选择眼球摘除的指征。如为年轻的伤眼，脉络膜、睫状体不伴有严重损害时，可能有保存眼球的必要。外伤无光感眼有部分伤眼会合并角膜血染。国际上通常采用的手术方式是钻下不透明角膜，利用临时性人工角膜（TKP）实施闭合式玻璃体切除术，眼内手术完成以后利用供体角膜进行穿透性角膜移植，这种方法的优点是术后可以观察到眼底从而进行评价。并在一定的时期内对术眼进行随访。但这项技术的缺点是很快发生植片排斥，因为在伤眼炎症充血的情况下实行的移植。很难保持植片的长期透明。一旦需要再次移植，其排斥率将更高。另外这些术眼预后未定，那些因为其他部位的病变导致的伤眼不良命运，供体角膜的移植也就失去了意义。我们通常采用的方式是不用供体角膜材料，而是采用患眼自身的病变角膜片重新缝合到原位。许多时候这些植片会逐渐恢复透明，或部分恢复透明（图 6-10-11），即使不能恢复透明，需要行穿透角膜移植的术眼，其排斥的几率会显著降低。

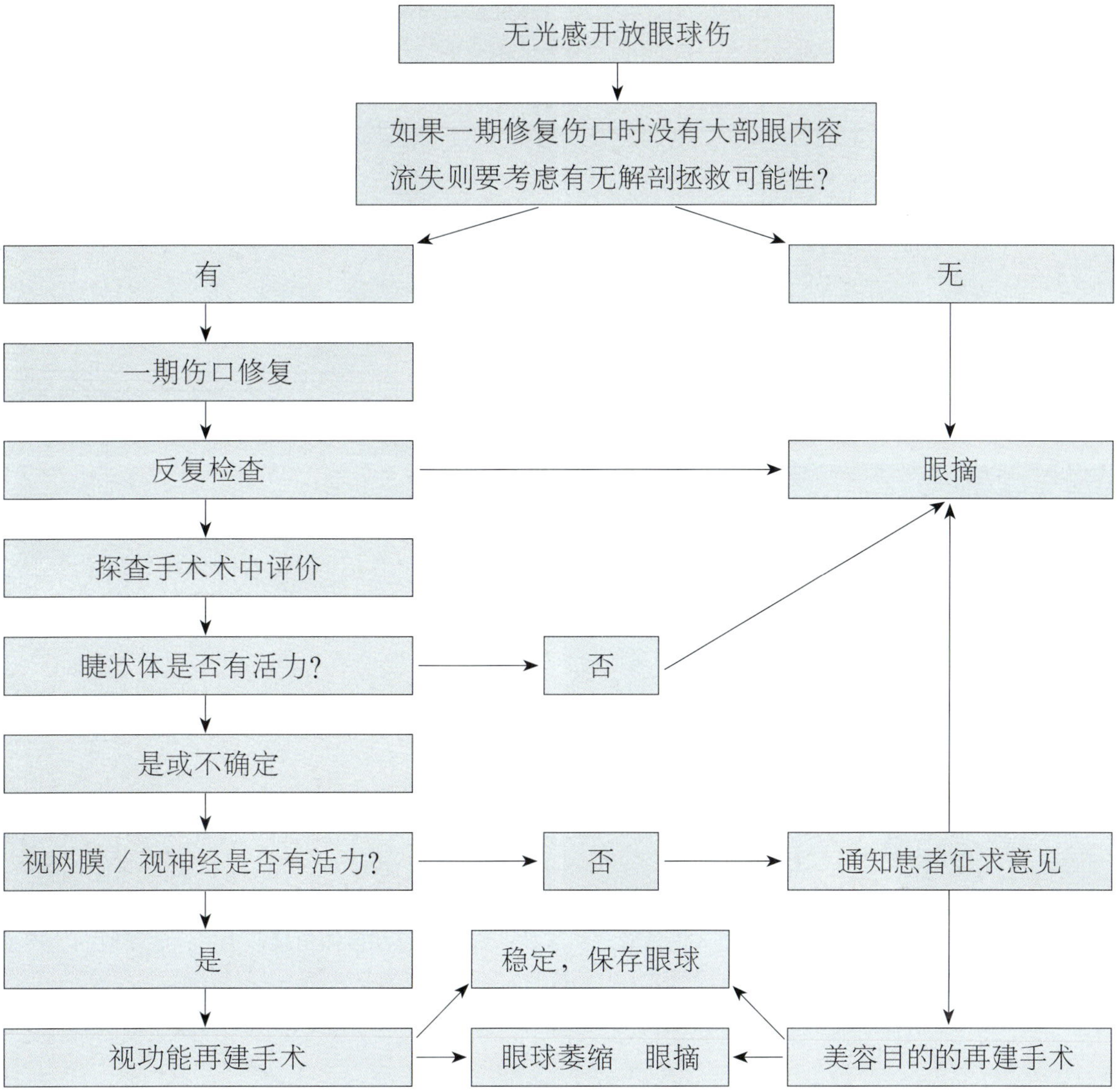

无光感开放眼球伤

↓

如果一期修复伤口时没有大部眼内容流失则要考虑有无解剖拯救可能性？

有 → 一期伤口修复 → 反复检查（→ 眼摘） → 探查手术术中评价 → 睫状体是否有活力？（否 → 眼摘） → 是或不确定 → 视网膜／视神经是否有活力？（否 → 通知患者征求意见 → 眼摘 / 美容目的的再建手术） → 是 → 视功能再建手术

无 → 眼摘

视功能再建手术 → 稳定，保存眼球 / 眼球萎缩　眼摘

美容目的的再建手术 → 稳定，保存眼球 / 眼球萎缩　眼摘

图 6-10-9　外伤无光感眼探查性玻璃体手术工作流程图

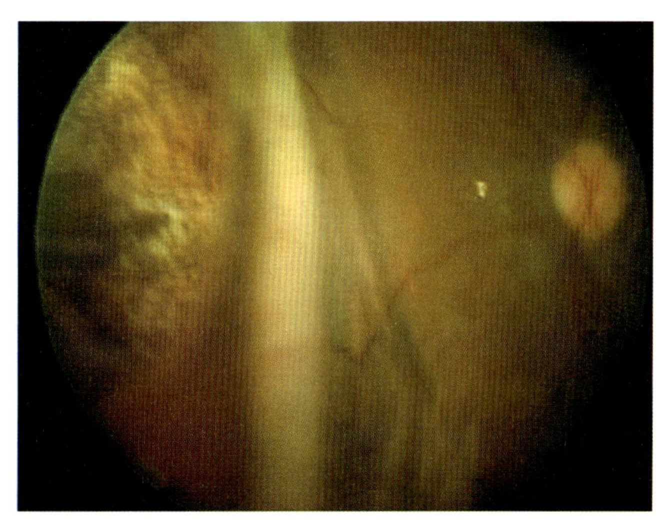

图 6-10-10　脉络膜未复位，硅油进入脉络膜上腔

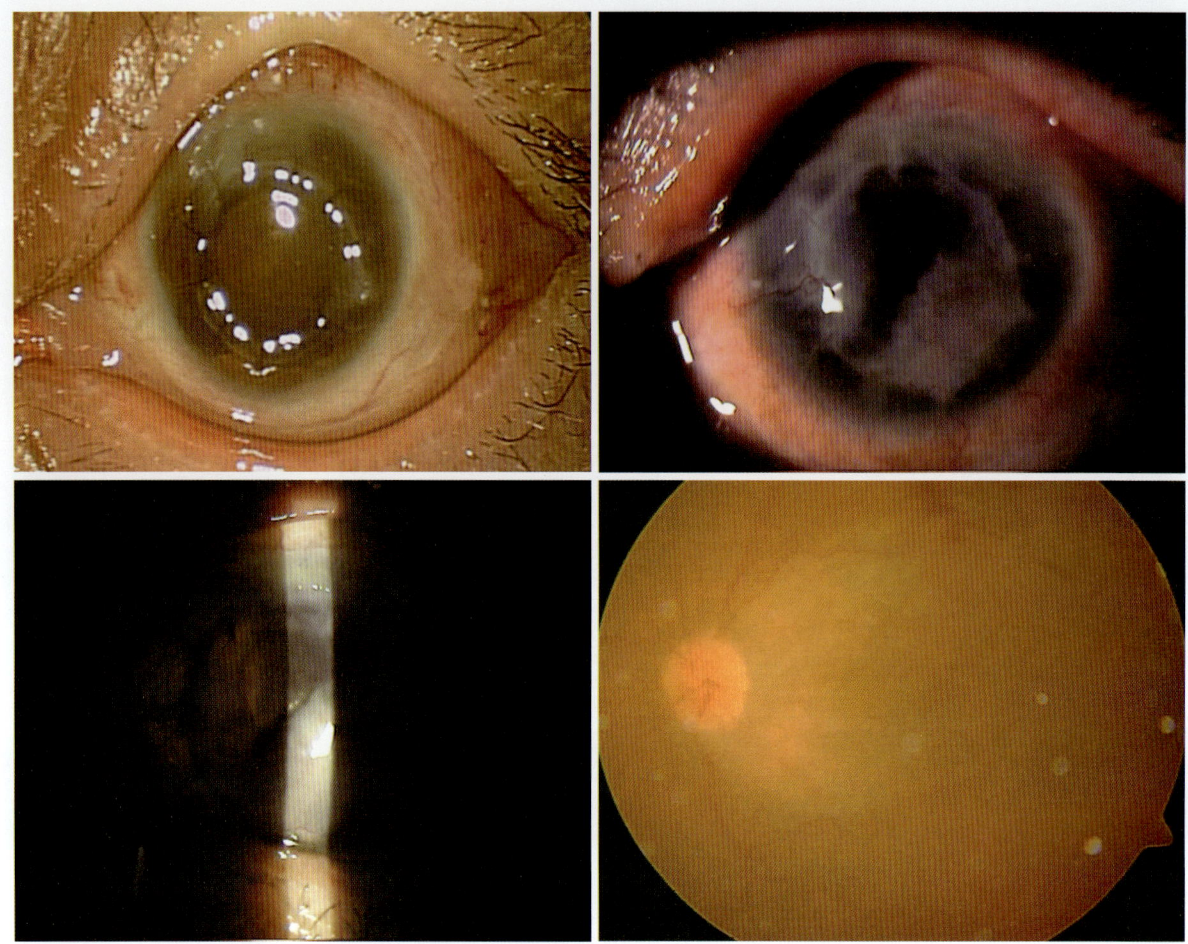

图 6-10-11　血染的角膜，经采用临时人工角膜进行玻切、硅油填充和自体角膜移植后，随着时间的推移，角膜逐渐部分恢复透明

4. 外伤性 PVR 的防治

外伤性增殖性玻璃体视网膜病变（traumatic proliferative vitreoretinopathy, traumatic PVR）是玻璃体视网膜组织经历机械损伤特别是开放性损伤后的不良修复病理改变。有类似于特发 PVR 的病理过程，但又具有自身的特殊性，以引发牵引性视网膜脱离为主要临床特征，通常是伤眼不良结局的直接原因。

外伤性 PVR 的形成和发展需要具备几个基本的要素，一是损伤部位的修复过程；二是组织的紊乱特别是视网膜组织；三是 PVR 发生发展所需要的时间。三个要素相互关联并相互影响，决定 PVR 过程的取向。因此，外伤性 PVR 的防治也就必须围绕这三个核心问题采取针对性措施。

开放性后节损伤的玻璃体手术时机。PVR 形成会在伤眼 2 周以后的手术中发现显著的 PVR 改变，因此，累及后节的开放眼球伤应当在伤后 1 周，最晚不要超过 4 周，实施玻璃体切除手术。目的是在 PVR 没有造成严重后果之前，中断其病理学发展过程。

伤道的处理：在伤道处积聚着血块，嵌塞的玻璃体和视网膜组织，局部的成形渗出物和伤道外口长入的纤维细胞组织，这是未来形成伤道处瘢痕愈合的基础，也是与相邻健康组织相连扩大异常修复的基础，充分清理和切除 PVR 发生的源头是防治 PVR 发生最关键的环节。另外，为了切断伤道与周围健康组织的联系，伤道周围与健康组织之间必须创立一个有效的隔离带，以防伤道处瘢痕愈合时再累及健康组织。

紊乱组织结构的修复：伤眼视网膜脱离的存在是 PVR 发生发展最危险的因素，因此，伤后即发生的视网膜脱离必须在伤后尽早实施玻璃体切除手术，以便脱离的视网膜复位。这里必须强调的一点是，经玻璃体切除方式的视网膜复位手术必须以处理好伤道处的病变为前提，否则复位的视网膜还会被伤道处的瘢痕形成过程所牵引而再次发生牵引网脱。另外还要说明的一点是，在一期伤口处理时，在没有对伤道内口进行恰当处理的情况下，对伤道周围进行预防冷冻是有害而无益的。

三、眼表严重的化学（包括热）烧伤

这里说的严重眼表化学伤是指 Roper-Hall（1965）分类的Ⅳ级（角膜混浊看不到虹膜和瞳孔，角膜缘缺血大于 1/2 周围），或是 Dua HS，King AJ 和 Joseph A（2001）修订的新分类的Ⅳ～Ⅵ级［预后不确定到很差；角膜缘受累范围大于 1/2 到全圆周；结膜受累范围大于 50%～100%（全部）受累；可比评分（Analogue Scale）6.1 ～ 12（角膜缘受累时钟位)、51%～ 100%（结膜受累面积)］。

在对角膜缘干细胞充分认识和自体角膜缘移植，同种异体角膜缘移植或羊膜移植等技术问世之前，这些严重的眼表烧伤，依靠常规的处理措施一般预后较差或很差。

角膜上皮的修复从角膜缘干细胞而来。修复过程是采取从周围向中心区生长，同时也延着角膜缘迁移生长的方式进行。而结膜的干细胞是位于穹窿部，修复损伤时它们分别向球结膜和睑结膜方向生长去覆盖创面。

对角、结膜干细胞的认识和新技术的重要进展归结到一点是促进眼表损伤组织的再上皮化。获得再上皮化修复的角膜才能防止组织溶解、穿孔或基质变薄，防止感染，减少后来的血管化和瘢痕化。结膜的尽早修复也是防止后来发生瘢痕缩窄、干眼和为角膜损伤修复创建良好环境的重要前提。

严重的眼表烧伤的治疗，包括自体角膜缘移植，同种异体的角膜缘移植，羊膜移植结合全身免疫抑制剂和自体血清的应用。

自体角膜缘移植适用于单眼眼表的烧伤，角膜缘烧伤严重而广泛，结膜烧伤面积较小的病例。前提是健眼有可利用的角膜缘供体资源，突出优势是不引起排斥反应，促进修复作用最佳，不需要免疫抑制剂。缺点是双眼烧伤时此方案无法实行。

同种异体角巩缘组织移植适用那些双眼烧伤的病例。基本的方法是利用眼库内供体眼的周边区角膜或角膜缘组织移植到患眼。尽管宿主细胞最终要将这种组织排斥掉或取代移植组织，但会获得较好的远期效果。这可能是因为排斥反应的发生需要一定的免疫诱导期，与组织损伤愈合过程产生了“时间差”。当免疫排斥发生时损伤创面的上皮化过程已经完成。移植的这些“过渡性”组织，在它们被排斥掉或被宿主细胞替代之前，对组织愈合发挥了重要的支架和桥梁作用。在它们被排斥之前，已经完成了自己的“历史”使命。这种作用于机体其他部位的大面积皮肤烧伤，通常采用同种异体皮片移植相似。为了避免异体移植组织的快速排斥，并能更好地发挥其作用，合理地使用免疫抑制药物，如环孢 A 和皮质类固醇药物会明显减轻排斥反应和延长移植组织存活的时间，为损伤的愈合争取更多的时间，获得更好的结局。

随着人们对组织愈合过程中基质重要作用的认识，越来越重视结膜组织的尽早修复，为角膜组织和角膜缘组织的修复创建更好的微环境。如果有广泛结膜创面存在，角膜缘移植组织则不会成活并发挥促进愈合作用。因为供体结膜组织来源困难，因此保存羊膜组织移植成为修复结膜组织的主要方法。羊膜组织来源丰富，抗原性差，手术操作容易，有很好的基底膜作用，对结膜的再上皮化取得了良好效果。因此，被广泛应用于严重眼表烧伤的治疗。

总之，严重眼表烧伤治疗的最重要进展是尽早主动地修复烧伤组织创面，减少伤后早期并发症，为晚期并发症治疗创造有力条件，改善预后。这与经典的被动等待组织修复相比取得了本质的飞跃。

（马志中）

参考文献

1 Roper-Hall MJ. Thermal and chemical burns. Trans Ophthalmol Soc UK, 1965;85:631-653

2 Dua HS, King AJ, Joseph A. A new classification of ocular surface burns. Br J Ophthalmol, 2001;85:1379-1383

3 Dua HS, Forrester JV. The corneoscleral limbus in human corneal epithelial wound healing. Am J Ophthalmol, 1990;110:646-656

4 Thoft RA. Kerotoepithelioplasty. Am J Ophthalmol, 1984;97:1-6

5 Alfaro Ⅲ DV, Liqqett PE. Vitreoretinal surgery of the injured eye. Philadelphia. Lippircott-Raven Publishers, 1999

第十一节　驱逐性脉络膜上腔出血

一、概述

脉络膜上腔出血指发生在脉络膜和巩膜之间的出血。出血可以发生在内眼手术的术中或术后，也有自发性出血。出血的量或多、或少。若在术中发生大量的脉络膜上腔出血，则可称之为驱逐性脉络膜上腔出血。若出血发生在术后，则称之为迟发性脉络膜上腔出血。本文讨论的脉络膜上腔出血是指内眼手术术中发生的局部的或大量的脉络膜上腔出血，即驱逐性脉络膜上腔出血。

驱逐性脉络膜上腔出血是内眼手术的最为严重的并发症。可发生在白内障、青光眼、角膜移植及玻璃体等多种内眼手术。其中，大切口的白内障手术术中发生脉络膜上腔出血的几率约为 0.2%。超声乳化的出现显著降低了脉络膜上腔出血发生率，约为 0.03% ~ 0.06%。

尽管驱逐性脉络膜上腔出血的发病机制尚不十分清楚，从众多的临床病例中报告中可以发现，老年人、青光眼、高度近视、动脉硬化、高血压或服用心血管系统的药物是发生脉络膜上腔出血的危险因素。低眼压是术中发生驱逐性脉络膜上腔出血的最重要诱发因素。几乎所有的驱逐性脉络膜上腔出血都是由术中低眼压诱发的。可能的机制有两种：一种是低眼压导致坏死的后睫状动脉破裂所致；另一种说法是由于低眼压导致脉络膜发生渗漏所致，似乎后者更有说服力。简单解释如下：

（1）低眼压导致血管壁内外压力差陡然增加、脉络膜毛细血管扩张。

（2）后极部发生脉络膜上腔渗漏。

（3）随着渗漏的增加，穿行于巩膜和脉络膜之间的血管受到牵拉。

（4）血管破裂形成大量的脉络膜上腔出血。

驱逐性脉络膜上腔出血发生时，绝大多数患者有眼部疼痛、晶状体或虹膜向前膨隆、脉络膜隆起、高眼压甚至伤口裂开。术后超声波检查可证实脉络膜上腔出血。出血可为部分性脉络膜上腔出血（2 个象限以下）或完全性脉络膜上腔出血（3 个象限以上，隆起的球性脉络膜相互接触）。同时会有玻璃体出血及视网膜脱离。角膜水肿、前房极浅。视力降至光感或无光感。预后极差。

二、驱逐性脉络膜上腔出血的治疗

1. 预防措施

术前详细查体，了解全身疾病及用药情况，及时发现驱逐性脉络膜上腔出血的危险因素。术前眼压高的病人，在做青光眼或白内障之前应尽可能利用药物或压迫眼球的方法降低眼压。术中低眼压是最主要的诱发因素，因此，术中避免眼压急剧下降，保持眼压稳定尤其重要。术前停止抗凝血药物，在全麻下降低血压有助于预防脉络膜上腔出血的发生。

2. 术中诊断和处理

术中及时发现脉络膜上腔出血至关重要。驱逐性脉络膜上腔出血的早期表现有眼压突然升高、眼球坚硬，红光反射消失，前房变浅同时伴有虹膜晶状体前移，患者烦躁，主诉眼痛和头痛。

一旦怀疑驱逐性脉络膜上腔出血发生，以立即关闭手术切口。若没有大的伤口开放，如在玻璃体切除术中，则应立即采取措施升高眼压。有眼内容脱出不易还纳时，后巩膜切开可有助于降低眼压、减少眼内容物脱出。关于是否应该立刻进行后巩膜切开尚存在争议。反对者认为脉络上腔的出血极易凝固，而且，后巩膜切开会使眼压下降，这与我们希望的增加眼内压来止血相矛盾，脉络膜会继续出血。如果有灌注液体维持眼压，则后巩膜切开才会更有意义。通常以 BSS 或空气形成前房。

驱逐性脉络膜上腔出血后的当日给予激素、镇静药物、静脉给高渗剂、降低血压等对病情发展有好处。

3. 二期手术

并非所有的驱逐性脉络膜上腔出血都需要二期手术。二期手术应针对驱逐性脉络膜上腔出血所致的并发症和脉络膜上腔出血的引流。脉络膜上腔出血量大、眼压高、难以控制的眼痛都需要进行脉络膜上腔出血的引流。合并孔源性或牵拉性视网膜脱离、大量玻璃体出血、玻璃体嵌塞于伤口、晶状体部分残留等则需要进行玻璃体手术。再次手术的时机一般选在脉络膜上腔的积血完全液化后进行。一般认为，积血液化发生出血后的 7 ~ 14 天。B 超有助于判断积血液化的程度。

脉络膜上腔出血的引流方法：局部脉络膜上腔出血可在睫状体平坦部建立灌注，但严重的全脉络膜上腔出血，应首先从角膜缘建立灌注，维持眼压，然后再行后巩膜切开，放出脉络膜上腔积血。如果需要玻璃体手术，则应在脉络膜复位后再经睫状体平坦部建立灌注。

三、预后

驱逐性脉络膜上腔出血的预后极差。随着技术的进步和超声乳化的普及，很多情况下，驱逐性脉络膜上腔出血都表现为局部的脉络膜上腔出血，经过及时的处理和二期手术，部分患者保存了有用的视力。

（王常观）

参考文献

1 Chu TG，Green RL. Suprachoroidal hemorrhage. Surv Ophthalmol，1999;43:471-486

2 Beyer CF，Peyman GA and Hil JM. Expulsive choroidal hemorrhage in rabbits. A histopathologic study. Arcives of Ophthalmol，1989；107:1648-1653

3 Sharma YR，Gaur A，Azad RV. Suprachoroidal haemorrhage. Secondary management Indian J Ophthalmol，2001;49:191-192

4 魏文斌，杨文利，王景昭. 驱逐性脉络膜上腔出血的手术处理. 中华眼底病杂志，1998；34：408-410

第十二节　慢性视网膜脱离的治疗

一、概述

陈旧性视网膜脱离显然是一个与时间有关的概念，即长时间的视网膜脱离。那么，视网膜脱离多长时间才是陈旧性视网膜脱离呢？有人说 6 个月以上的视网膜脱离是陈旧性视网膜脱离，也有人说是一个月以上的视网膜脱离。回顾国内学者报告的有关陈旧性视网膜脱离的研究后发现，除了时间这个因素外，多数学者是以视网膜脱离的形态特征来定义陈旧性视网膜脱离这一概念的。其中最主要的特征是“广泛的视网膜下膜”，可见陈旧性视网膜脱离的概念不是由时间来定义的。

再看一下对陈旧性视网膜脱离临床特征的描述：“小于 30 岁患者居多，多数为近视眼患者，视网膜脱离范围多超过 2 个象限，视网膜下膜为白色机化条索或呈弥漫性增殖，眼底检查未能发现明显视网膜裂孔者不在少数。因大部分患者无法确切告知视网膜脱离的时间，临床常以视网膜下膜出现作为陈旧性视网膜脱离的诊断依据”。可以看出仅凭时间不能做出诊断，因为大部分患者无法确切告知视网膜脱离发生的时间。另外，视网膜脱离的时间长并不是该病的主要特点。比如说，一个 60 岁的人发生了玻璃体后脱离，然后形成大的马蹄形视网膜裂孔，导致视网膜脱离。视网膜脱离通常发展得很快，如果不予治疗，6 个月或 1 年以后，应属于陈旧性视网膜脱离，其眼底表现通常不会是上面所描绘的样子。再如玻璃体切除术后发生的视网膜脱离，若不治疗，6 个月或 1 年以后更不会是上面所描述的样子。因此，目前国内有些学者所说的陈旧性视网膜脱离并不是长时间得不到治疗的视网膜脱离，而是具有某些临床特征的一类视网膜脱离，即多发生在青少年，多数无法告知发病时间，视网膜脱离范围大，伴有广泛的视网膜下增殖膜，易被误诊。可见，这些特点无法用仅强调发病时间长短的陈旧性视网膜脱离这一名词来概括。

而慢性视网膜脱离则能更好地表达出这些临床特征。也就是说，进展缓慢是这类视网膜脱离的特点。正是因为病情进展缓慢，症状不明显，使得多数患者不能给出明确的患病时间。或者，虽然患者知道眼睛出了问题，但是因为症状轻而没有引起的重视，延误就医。慢性视网膜脱离自然是长时间的视网膜脱离，所以，脱离的范围通常较大，视网膜下膜是其特征。而年轻为这些特征提供了解剖学基础。如，柯根杰等 2006 年报告 72 例陈旧性视网膜脱离，其中，年龄小于 30 岁者占 82.6%。因为青少年的玻璃体液化或后脱离发生的程度或速度较中老年人要轻、要慢，所以视网膜的裂孔通常较小，视网膜脱离通常较浅，脱离的进展较慢。再加上没有玻璃体后脱离，所以尽管脱离时间长，却很少发生视网膜表面增殖，而只发生视网膜下增殖，所以本文选用慢性而不是陈旧性来描述这类视网膜脱离，即慢性视网膜脱离（图 6-12-1）。

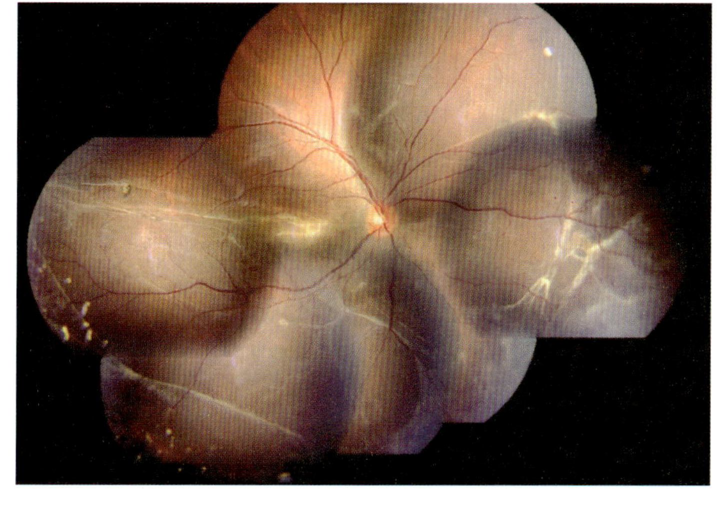

图 6-12-1　慢性视网膜脱离：视网膜脱离浅，广泛的视网膜下增殖

二、治疗

1．巩膜扣带术

慢性视网膜脱离的治疗应尽量选用比较简单的术式，目前巩膜扣带术（环扎或外加压）是治疗慢性视网膜脱离主要方法。视网膜下增殖或机化膜，即使有时视网膜下条索呈晾衣绳样改变也不是巩膜扣带术的禁忌证。选择巩膜扣带术的优点有：①术式简单；②并发症少；③术后视力恢复好于玻璃体手术；④医疗费用少。

手术注意事项：同其他视网膜脱离手术一样，利用双目间接眼底镜寻找和处理视网膜裂孔仍然是最关键的步骤。与普通的巩膜扣带术相比，使用巩膜环扎的频率更高，放视网膜下液显得更有意义。若用巩膜环扎，则要扎得更紧一些；若用外加压，则要加压得更高一些。

2．玻璃体切除术

随着技术进步，医疗器械、材料的改进，玻璃体手术的适应证越来越宽。对很多视网膜脱离来说，即可用巩膜扣带术也可用玻璃体切除术。大夫可能根据自己的喜好来选择术式。二者的手术成功率相似。但是对于慢性视网膜脱离来说，一般倾向于巩膜扣带术。因为，在这类患者中，巩膜扣带术的成功率很高，可达到95%以上。而且，相对于玻璃体手术来说并发症少，手术的费用低等优点。但是，有些情况下，建议选用玻璃体手术。一是巩膜扣带术难以封闭裂孔，如：裂孔离黄斑近，或裂孔附近的视网膜有皱褶或严重的玻璃体牵拉。二是为恢复视力着想，如：中心凹下或中心凹附近有视网膜下膜，只有清除视网膜下膜才有可能恢复视力。有了先进的设备，青少年的玻璃体切除术并不比其他的玻璃体切除术难做。而且，在巩膜扣带术失败的病例，玻璃体切除术可能是唯一的选择。

三、预后

因为慢性视网膜脱离的病程长、范围大、合并广泛的视网膜下膜，即使手术使视网膜成功复位，术后视力恢复可能不理想。但是，巩膜扣带术的成功率很高，在90%～99%之间，而且76%的患者术后视力得到提高。所以，我们还应该对慢性视网膜脱离患者的治疗采取积极的态度。

（王常观）

参考文献

1 James M，O'Doherty M，Beatty S. The prognostic influence of chronicity of rhegmatogenous retinal detachment on anatomic success after reattachment surgery. Am J Ophthalmol，2007;143:1032–1034

2 杨小丽，张　哲，陈凤娥，等．陈旧性视网膜脱离的临床分析．临床眼科杂志，2002；110：410–412

3 崔　彦，毕宏生，王兴荣，等．陈旧性视网膜脱离的手术治疗．眼科，2005；14：244–246

4　何根杰，王　林，顾永昊．巩膜扣带术治疗陈旧性视网膜脱离临床分析．中国实用眼科杂志，2006；24：1183－1184

5　田超伟，朱　琦，王雨生，等．巩膜外加压术治疗陈旧性视网膜脱离．中华眼底病杂志，2006；22：35－38

6　孟　岩，张文一，王云肖，等．手术治疗陈旧性视网膜脱离．中国实用眼科杂志，2004；22：753－754

7　姚　毅，王志军，姜　荔，等．伴视网膜下增生的陈旧性视网膜脱离行巩膜外加压术的疗效观察．中华眼底病杂志，2005；21：150－152

第十三节　永存原始玻璃体增生症

一、概述

永存原始玻璃体增生症（persistent hyperplastic primary vitreous，PHPV）常发生于足月婴儿。在出生或出生后不久即发现瞳孔区发白，90% 单眼发病。目前尚未发现有基因异常，但我院曾经收治一双胞胎，4 只眼睛均为严重的后段 PHPV，所以不能排除基因缺陷的可能性。PHPV 常伴有小眼球、浅前房和受拉变长的睫状突。PHPV 是由于原始玻璃体发育异常，以至于次级玻璃体形成后原始玻璃体仍然存在，包括原始玻璃体在内的中胚叶组织和玻璃体动脉系统的增生。这种增生在眼球后段表现为视网膜皱襞，在前段表现为晶状体后白色的纤维血管膜。除部分仅累及前段的 PHPV 经过手术治疗可获得较好的视力预后外，大部分 PHPV 的自然过程是反复的玻璃体出血，继发青光眼，最终眼球摘除或眼球萎缩。

PHPV 分为前段 PHPV 和后段 PHPV。仅累及前段的 PHPV 占 25.3%，仅累及后段的占 12.0%，同时累及前、后段的占 62.7%。

前段 PHPV：在仅累及前段的 PHPV 眼，后极部完全正常。视力预后较好。白瞳由白内障、膜性白内障、或晶状体后的纤维血管膜引起（图 6-13-1）。可看见被拉长的睫状突。有不同程度的小眼球。可有浅前房、青光眼、斜视、晶状体内出血等。Haddad 研究了 62 例摘除的 PHPV 眼球。50% 晶状体后囊膜破裂和晶状体皮质的吸收，这也是白内障和膜性白内障的原因。55 例单眼发病的 PHPV 眼球中有 32 只眼属于不同程度的小眼球。Pollard 报告小眼球的比例在 84%。

导致青光眼的因素有房角发育不良，反复出血和色素膜炎，晶状体后囊膜破裂致晶状体膨胀或对晶状体皮质的过敏反应等。

后段 PHPV：70% 的后段改变表现为视网膜皱襞，也可能仅为玻璃体动脉残留。后段 PHPV 的视力损害通常是因为视网膜皱襞累及黄斑，或牵拉性视网膜脱离累及黄斑（图 6-13-2）。黄斑和视盘也可能发育不良。在严重的病例，几乎看不到视网膜的血管结构。这些都是后段 PHPV 视力预后差的原因。

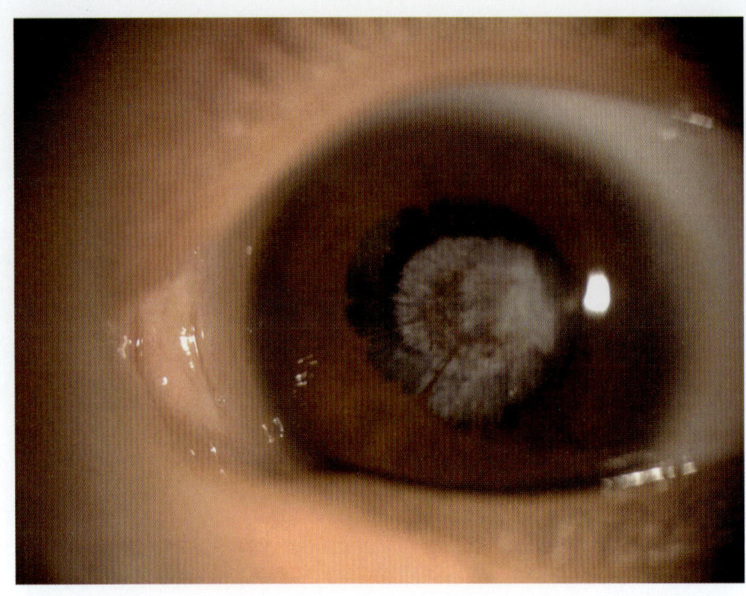

图 6-13-1 前段 PHPV- 膜性白内障

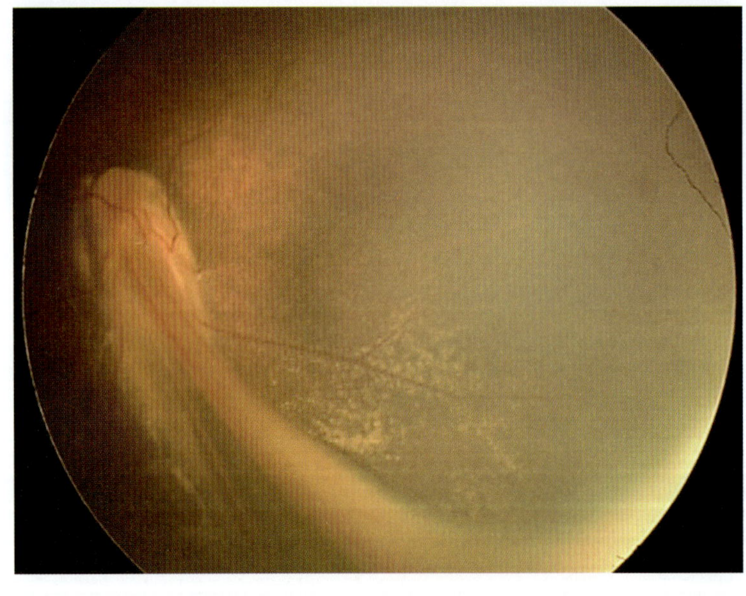

图 6-13-2 后段 PHPV- 视网膜皱襞，黄斑受累

鉴别诊断：应与 Coats 病、眼部弓蛔虫病、早产儿视网膜病变（ROP）相鉴别。Howard 等研究了数百例因怀疑视网膜母细胞瘤而转诊的病人，其中，58% 最终被确诊为视网膜母细胞瘤，其余的病人中 28% 是 PHPV，16% 是 Coats 病，另外 16% 是眼部弓蛔虫病。可见 PHPV 极容易被误诊。

二、PHPV 的治疗

1．治疗 PHPV 的目标有 3 个

（1）避免导致青光眼和眼球萎缩等并发症。

(2) 改善外观。白内障切除可以解决白瞳问题，如果不能做白内障切除，可以配戴美容接触镜。斜视可以通过手术来矫正。

(3) 恢复视力。影响视力预后的最重要因素是后极部视网膜是否受累。只有那些后段正常或基本正常的眼睛，在白内障切除后才有可能获得一定的视力。其中，弱视治疗也是重要的环节。

2. 手术治疗

手术通常采用玻璃体切割器切除白内障、晶状体后或玻璃体内的纤维血管膜。手术的入路存在分歧。有两种方式。一是通过睫状体平坦部，即角膜缘后 2 ~ 3.5 mm；二是经角膜缘入路。采用角膜缘入路的大夫更多。睫状突常被拉长至晶状体后的纤维血管膜内，周边的视网膜也可能被拉向睫状突或晶状体后的纤维血管膜，所以，这些大夫做玻璃体切除时选择角膜缘入路以免伤到周边视网膜。

3. 手术疗效

Pollard 做了 80 例 PHPV 手术，只有 15 眼视力在 0.01 以上。这 15 例手术均为前段 PHPV，手术是在生后 1 个月内进行的，而且术后 1 ~ 2 周内开始配戴角膜接触镜，以及遮盖治疗弱视。有 10 例累及后段的 PHPV，其中一例拒绝手术，一例随访。手术包括经睫状体平坦部的晶状体切除、膜切除和玻璃体切除。结果是在手术眼中，无一例发生青光眼，但是，无一例手术眼获得好于手动的视力。80 例 PHPV 中有 52 例属于同时累及前、后段的 PHPV。均接受了手术治疗。其中 10 例做了经睫状体平部的晶状体切除、膜切除和玻璃体切除。其余 42 例做了经角膜缘入路的晶状体切除、膜切除和玻璃体切除。术后视力均在手动一下。其中 2 例眼球萎缩，2 例青光眼。

三、预后

前段 PHPV 手术后有可能获得有用的视力。而累及后段的 PHPV 术后的视力都在手动以下。尽管不能获得有用的视力，但是有效地避免了青光眼和眼球萎缩，这也是非常有意义的。对于前段 PHPV 来说，及早手术非常重要。术前应该仔细向患儿家长解释 PHPV 的视力预后和我们手术的目的，以免对治疗产生过高的期望。同时，还要告诉有可能获得有用视力的患儿父母弱视治疗的必要性。

（王常观）

参考文献

1 Hunt A, Rowe N, Lam A, Martin F. Outcomes in persistent hyperplastic primary vitreous. British Journal of Ophthalmology, 2005;89:859-863

2 ZF Pollard. Persistent hyperplastic primary vitreous: diagnosis, treatment and results. Trans Am Ophthalmol Soc, 1997;95:487-549

第十四节 脉络膜黑色素瘤

一、概述

脉络膜黑色素瘤是成年人眼球最常见的眼内恶性肿瘤。治疗脉络膜黑色素瘤的最主要目的是防止肿瘤的转移。眼球摘除术一直是治疗脉络膜黑色素瘤的最主要方法，至今仍是很多医生的唯一方法。但近年来，随着技术的进步，新方法不断出现。概括起来，治疗脉络膜黑色素瘤的方法有：观察、眼球摘除、激光光凝、经瞳孔温热疗法（TTT)、放射性敷贴、放疗、局部切除、免疫疗法、化疗，或联合使用两种以上的方法。相对眼球摘除来说，其他疗法均可称为保守疗法，其目的在于保留眼球或视力。据英国利物浦眼科肿瘤中心的 Damato B 等报告，在 1993—2003 年期间，该中心收治的 1 632 个脉络膜黑色素瘤病人中有 65% 的病人接受了不同方法的保守治疗。目前，获得较多应用的是放射敷贴。眼黑色素瘤研究协作组 (COMS) 的大规模及长期的临床实验研究证实，巩膜放射敷贴疗法的患者生存率与眼球摘除术没有显著差别。脉络膜黑色素瘤的局部切除避免了放射线对黄斑和视神经损伤，因而可以较好的保留视力，有时，因肿瘤靠近视神经或中心凹无法使用放射敷贴时，局部切除成为医生的选择之一。

二、手术方法

手术切除有两种方式。一是经眼内局部切除；二是经巩膜局部切除。两种方法的适应证不同。经眼内局部切除主要用于在视盘或中心凹附近的脉络膜黑色素瘤，而经巩膜局部切除适用于位置比较靠前及睫状体的较小的肿瘤。术前要进行详细的查体，旨在明确是否有肿瘤转移以及肿瘤的部位和大小。

1. 眼内局部切除

（1）360° 剪开球结膜，做 4 条外直肌的牵引线，仔细检查巩膜和窝静脉，确定有无肿瘤的眼外扩散。

（2）经睫状体平坦部进行三切口玻璃体切除术，尽量保留前部玻璃体。因为前部玻璃体可以塞住巩膜切口，所以利于防止肿瘤细胞经巩膜切口流出进入结膜下。

（3）在肿瘤边缘电凝止血后做弧形视网膜切开，再将视网膜与脉络膜分开。以激光和电凝烧灼肿瘤表面及其边缘可达到止血的目的。另外，用药物降低血压有利于减少出血。

（4）用玻璃体切割器切除肿瘤和其周围约 0.5 mm 正常的脉络膜组织，直至巩膜。

（5）激光光凝暴露的巩膜，将前部玻璃体切除后，经气液交换使视网膜复位。再行激光封闭切开的视网膜边缘。最后硅油填充玻璃体腔。

2. 经巩膜局部切除

(1) 360° 剪开球结膜，做 4 条外直肌的牵引线，仔细检查巩膜和窝静脉，确定有无肿瘤的眼外扩散。

(2) 用巩膜透照法确定肿瘤的边界。

(3) 从前向后做板层巩膜瓣，覆盖且大于肿瘤边界 3 ~ 5 mm，深达 3/4 或 4/5 巩膜厚度。

(4) 电凝肿瘤的边缘止血，降低血压有助于止血。

(5) 行 3 切口玻璃体切除以降低眼内压，也可以在不做灌注的情况下切除部分玻璃体降低眼内压。

(6) 在肿瘤边界外约 2 mm 处剪开内层巩膜，暴露葡萄膜，电凝瘤体周围正常脉络膜后，切开脉络膜，分离下面的视网膜，将深层巩膜和肿瘤一起切除，迅速把巩膜瓣复位缝合。

(7) 眼内激光光凝脉络膜缺损的边缘预防视网膜脱离。玻璃体腔内充填气体或硅油。

3. 手术并发症

最常见的并发症是玻璃体出血。术中降低血压和彻底止血可减少此类并发症。少量出血可予观察，大量出血时则要进行玻璃体手术。视网膜脱离也是常见并发症之一。眼内激光和过氟化碳液的应用减少了视网膜脱离的发生。其他并发症有肿瘤的残留或复发、白内障、视神经萎缩、色素膜炎、青光眼等。

三、预后

视力预后取决于肿瘤的位置和大小，以及手术并发症的情况。在治疗厚度大于 6 mm 脉络膜黑色素瘤时，与放射性敷贴相比，局部切除的视力预后要好一些。Puusaari I 等研究显示，局部切除后肿瘤残留、复发的可能性要大，这是选择这种治疗时必须考虑的。不过，肿瘤局部切除后，患者的 5 年生存率与放射性敷贴治疗相似。

(王常观)

参 考 文 献

1 Collaborative Ocular Melanoma Study (COMS) Group. The COMS Randomized Trial of Iodine 125 Brachytherapy for Choroidal Melanoma. V. Twelve-Year Mortality Rates and Prognostic Factors: COMS Report No. 28. Arch Ophthalmol, 2006;124:1684-1693

2 Damato B, Lecuona K. Conservation of eyes with choroidal melanoma by a multimodality approach to treatment: an audit of 1632 patients. Ophthalmology, 2004;111:977-983

3 Puusaari I, Damato B, Kivelä T. Transscleral local resection versus iodine brachytherapy for uveal melanomas that are large because of tumour height.Graefes Arch Clin Exp Ophthalmol, 2007;245:522-533

4 Bell DJ, Wilson MW. Choroidal melanoma: natural history and management options. Cancer

Control, 2004;11:296–303

5 Kivela T, Puusaari I, Damato B.Transscleral resection versus iodine brachytherapy for choroidal malignant melamomas 6 millimeters or more in thickness. A matched case control study. Ophthalmology, 2003;110: 2235–3344

第七章 Chapter 7

视神经病

第一节 缺血性视乳头病变

缺血性视乳头病变（ischemic optic neuropathy， ION）又称血管性假性视乳头炎。它是以突然视力减退、视乳头水肿和与生理盲点相连的象限性缺损视野为特点的一组综合征，主要由于供应视乳头的血液循环障碍所致。可以根据发病部位的不同，分为前部缺血性视神经病变和后部缺血性视神经病变。后部缺血性视神经病变眼底检查无明显改变，又由于缺乏病理证实，多为推测，故不赘述。前部缺血性视乳头病变是由于供应前部视神经的小血管障碍所导致的缺血性改变。

一、视神经的解剖及血液供应

（一）视乳头

视乳头位于后部眼底，在黄斑部的鼻侧约 3 mm 处，为圆或竖的椭圆形。在活体上用检眼镜观察时，为带点红色的圆盘，故又称为视盘。视神经纤维透明无色，有丰富的毛细血管网分布于其内，故使之带红色。视乳头中央或其稍偏颞侧有一个小的凹陷，是视神经纤维进出的部位，称生理凹陷，又称“视杯”，正常人的视杯变异很大，但较圆，且双眼对称。视乳头周围的神经纤维清晰可辨，鼻侧的神经纤维层稍厚中央动静脉由此通过。视乳头部仅有神经纤维而无视网膜的其他各层，故无视觉功能，因而有盲斑之称。视野检查中的生理盲点，即系由此产生。由于视乳头处集中了眼底上的全部神经纤维，由此走向球后，此处神经纤维最厚，又缺少 Mülle 纤维和内界膜的约束作用，在视网膜水肿和颅内压增高时，易于吸水肿起，向球内方向膨出，形成视乳头水肿。正常的视乳头，边界清楚，色泽呈玫瑰黄，颞侧的颜色比鼻侧的浅（图 7-1-1）。

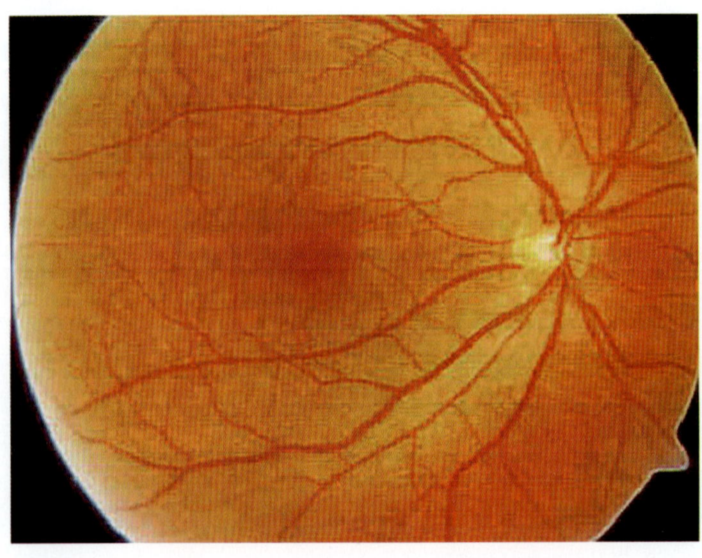

图 7-1-1 正常视乳头

（二）视乳头的分区

表面神经纤维层：为视乳头的最内部分，主要由神经元组成。

筛板前区：主要结构为神经元和星形细胞。

筛板区：由巩膜结缔组织和少量弹力纤维组成的窗样结构薄片组成。神经纤维成束通过这些窗样开口离开眼球。

筛板后区：这一区域的特点是星形细胞减少，开始具有髓鞘组织。成束的神经纤维由结缔组织分开。

（三）视神经

视神经由超过 100 万根轴突组成，这些轴突起源于视网膜神经节细胞，向枕部皮质延伸。视神经可分为下列局部解剖区：

1．眼内段（视盘）：包括视盘、筛板前和筛板部。

2．眶内段：位于肌锥之内。

3．管内段：位于神经管内。

4．颅内段：终于视交叉。

（四）视乳头及前部视神经的血液供应

视乳头血液供应较复杂，最表面的神经纤维层由视网膜中央动脉的小分支供应，而视乳头筛板及筛板前的血液供应，来自于睫状后动脉的分支，在视乳头周围的巩膜内组成 Zinn-Haller 环，此环与视网膜中央动脉之间没有沟通。睫状后短动脉由眼动脉发出，沿视神经前行，到达眼球后部围绕视神经发出 15 ~ 20 支分支称为睫状后短动脉。分鼻侧和颞侧两组，在眼球后极部垂直或斜行穿过巩膜进入脉络膜，形成脉络膜三层血管，直到毛细血管小叶，分区供应营养脉络膜和视网膜外层。故睫状后短动脉的病变对视神经前部缺血性坏死或视神经炎症，关系十分密切（图 7-1-2，图 7-1-3）。

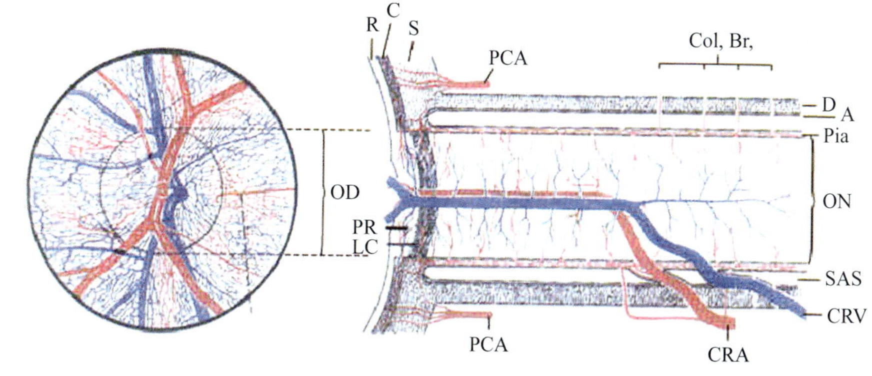

图 7-1-2 视乳头和眶内视神经的血供示意图
(R) 视网膜；(C) 脉络膜；(S) 巩膜；(PCA) 睫状后动脉；(D) 硬脑膜；(A) 蛛网膜；(Pia) 软脑膜；(ON) 视神经；(SAS) 蛛网膜下间隙；(CRV) 视网膜中央静脉；(CRA) 视网膜中央动脉；(OD) 视盘；(LC) 筛板

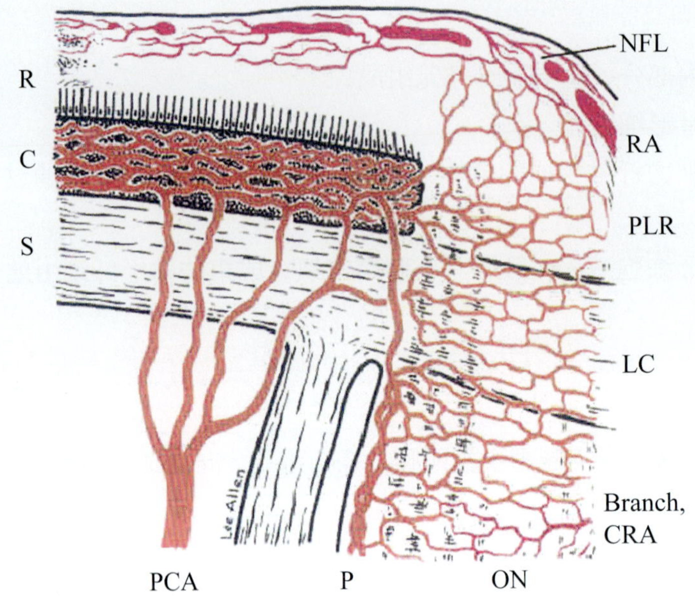

图 7-1-3　视乳头和筛板后视神经血液供应示意图

(C) 脉络膜；(Branch，CRA) 视网膜中央动脉分支；(LC) 筛板；(NFL) 视乳头表面的表浅神经纤维层；(ON) 视神经；(P) 软脑膜；(PCA) 睫状后动脉；(PLR) 筛板前区；(R) 视网膜；(RA) 视网膜小动脉；(S) 巩膜

二、临床分型

根据病因可分为非动脉炎性和动脉炎性前部缺血性视神经病变。

(一) 非动脉炎性前部缺血性视神经病变 (nonarteritic anterior optic neuropathy，NAION)

又称动脉硬化性前部缺血性视神经病变，多见于 40 ~ 60 岁患者，可有高危视盘、糖尿病、高血压、高血脂等危险因素。相对的夜间性低血压可能在发病中起作用，特别是服用抗高血压药物的患者。25% ~ 40% 的对侧眼也会发病。非动脉炎性前部缺血性视神经病变是以无痛性视力下降伴视乳头水肿为特征的常见疾病。它的名字提示它不是巨细胞动脉炎所致。

1．流行病学

非动脉炎性前部缺血性视神经病变是导致突然视力下降的一种常见疾病。发病率在 50 岁以上的人群中为 2 ~ 10/10 万，平均发病年龄为 55 ~ 65 岁（40 ~ 70 岁）。近年来常有较年轻的有已知危险因素的患者中诊断本病。多为双眼。但一般双眼不同时发病，可间隔数周至数年。

2．病因学

睫状动脉狭窄、闭塞，眼压增高或使视盘灌注压降低的病变，均可造成视盘缺血。通过睫状后短动脉侧支和 Zinn 环的急性血流障碍是导致该病的主要原因。重要的危险因素包括：

（1）小杯盘比和小视盘（亦称为先天性异常视盘或“高危视盘”），是最主要的危险因素（图 7-1-4）。

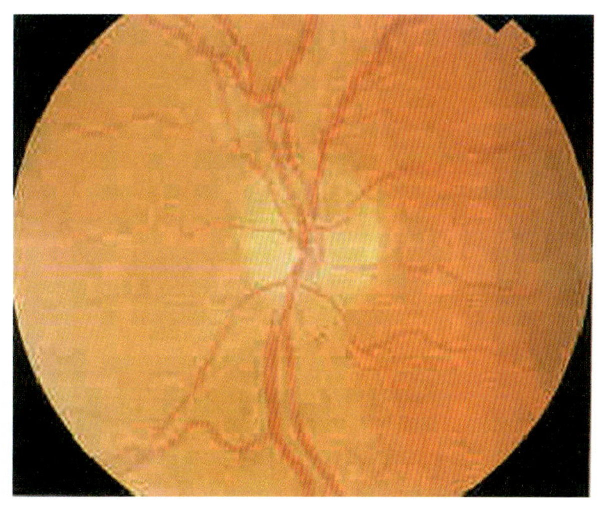
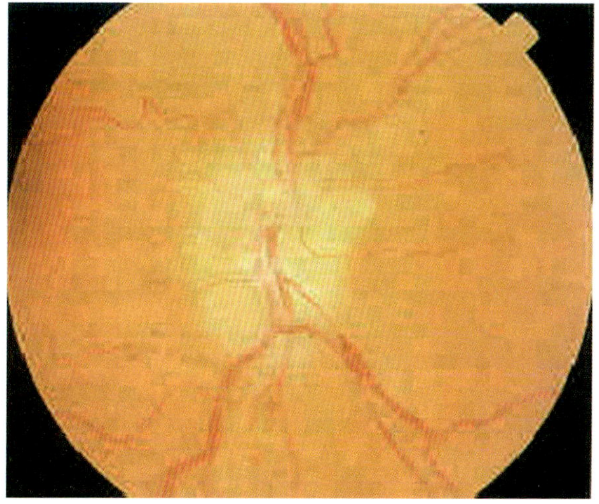

图 7-1-4 左图为“高危视盘”，右图为视盘隆起伴视网膜神经纤维层水肿特别是视盘上方

（2）高血压。

（3）糖尿病。

（4）高脂血症。

（5）其他血管性危险因子：与小血管疾病和凝血系统病变有关的情况可能很重要，但尚无确切证据。

（6）自发或手术后大出血，或严重低血压。

（7）白内障术后。

（8）视盘玻璃膜疣易发 NAION。

3. 临床表现

（1）症状：患者主诉突然无痛性视力下降，患者常可说出确切的发病日期，病变不影响黄斑区，中央视力障碍较轻，一般轻度或中度下降，很少会导致患眼无光感。但有些可无症状。

（2）体征

①视力下降：在“缺血性视神经病变减压试验”（ION-DT）的研究中，约 1/2 患者最初视力优于 20/64，1/3 低于 20/200。

②相对性传入瞳孔障碍：除非对侧眼也有视神经病变或严重的视网膜病变，患眼可见相对性传入瞳孔障碍。

③色觉障碍：色觉丧失程度通常与视力成正比，不像视神经炎患者那样色觉与视力下降不成比例。

④眼底：视盘水肿较轻，隆起一般不超过 3 个屈光度，水肿可以是呈扇形或节段性。视盘边界较为模糊，视盘表现局限性颜色变淡，或为轻度充血，视盘周围可有细小出血。1 ~ 2 周后视盘水肿消退，边界清楚，颜色部分或全部苍白（图 7-1-5）。

⑤视野：多数表现为与生理盲点相连的象限性缺损，多为水平偏盲或垂直偏盲，然缺血区决不以正中线为界（图 7-1-6）。

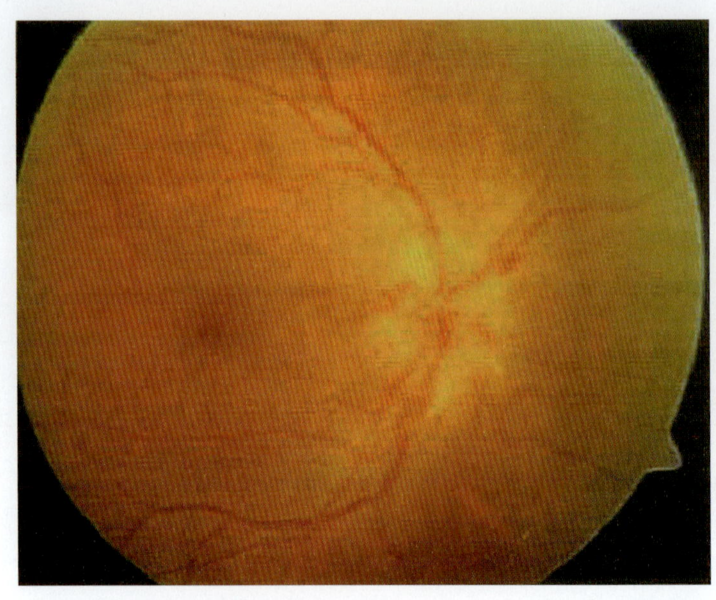

图 7-1-5　缺血性视神经病变彩色眼底图

视盘表面及周围视网膜轻度水肿，边界模糊，视盘周围有细小条状出血

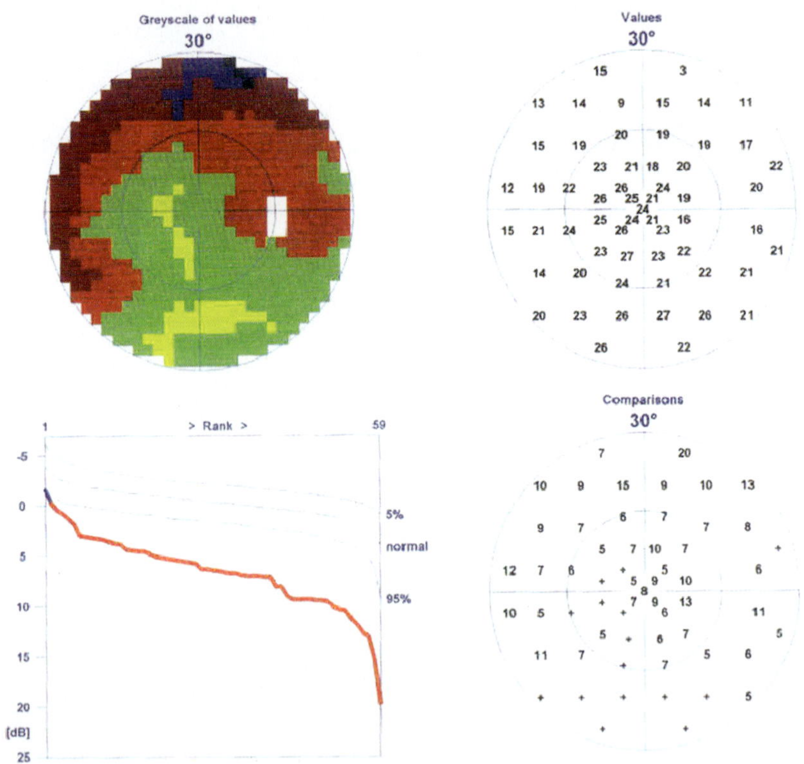

图 7-1-6　缺血性视神经病变的视野图

图中显示与生理盲点相连的束状暗点

⑥荧光素眼底血管造影检查：早期可见视盘局限性弱荧光，造影晚期弱荧光区因明显的荧光素渗漏而呈现强烈荧光，病变部位通常与视野缺损的部位相对应（图 7-1-7 ~ 图 7-1-9）。

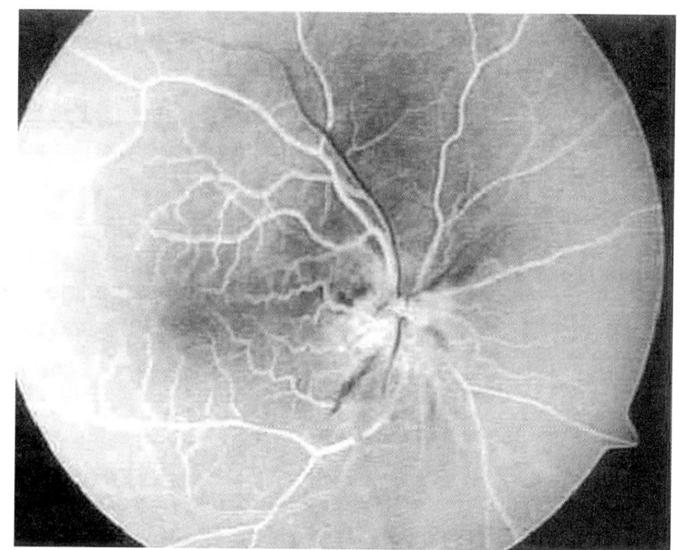

图7-1-7 缺血性视神经病变荧光素眼底血管造影像

造影早期可见视盘表面荧光强度不均匀

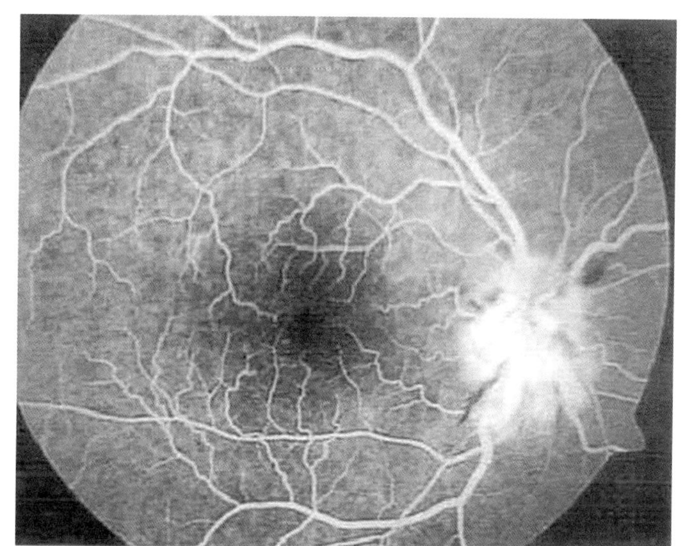

图7-1-8 缺血性视神经病变荧光素眼底血管造影像

造影过程中视盘荧光素渗漏，出血部位表现为荧光遮蔽，提示这种出血位于视盘的表面

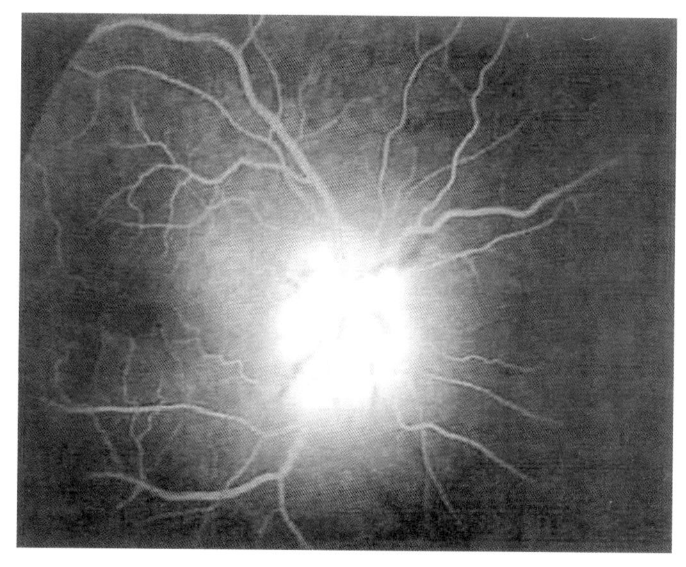

图7-1-9 缺血性视神经病变荧光素眼底血管造影像

造影晚期由于视盘的荧光素渗漏而呈现明显的强荧光

4. 诊断和检查

该病的临床诊断依据为视神经乳头充血水肿，常伴有视乳头周围网膜火焰状出血，并有视神经病变体征。但需排除临床表现提示有其他病因所致的前部视神经病变（如巨细胞动脉炎，炎症性视神经病变）。

所有55岁以上的患者需排除由巨细胞动脉炎引起的AION。为此需做完善的病史回顾和体检，查找巨细胞动脉炎的其他症状和体征，并行红细胞沉降率（erythrocyte sedimentation rate，ESR），和（或）C反应蛋白（C-reactive protein，CRP）检查。

其他针对潜在血管性危险因素（血压、空腹血糖、心脏评估）的检查可能对本病有所帮助，但尚无证据显示控制这些危险因素可以避免本病再次发作。

NAION的视乳头水肿在6～8周内消退。如视乳头水肿持续超过2个月，应进一步检查是否有其他致视神经病变的原因。

5. 病程

视功能丧失可在发病时即达极至，亦有35%患者视功能在随后的数日或数周内继续恶化。ION-DT的结果显示40%的患者最终视力可恢复3行以上。视乳头水肿在数周后可消退，代之以视神经萎缩伴有视乳头边缘小动脉变细。对侧眼发生NAION的危险性估计在12%～14%。同一眼复发的可能性小于5%。

6. 鉴别诊断

（1）动脉炎性前部缺血性视神经病变：眼底改变与非动脉炎性缺血性视神经病变相似，但视力预后较差，可降为手动，临床表现为突然视力丧失和睡眠头痛。检查可见视盘苍白水肿，可触及变厚的颞动脉，血沉高。

（2）视乳头炎：视乳头炎发病急，视力障碍明显，视乳头水肿并有出血及多量的渗出，黄斑部常受波及，导致扇形排列的黄白点，视野主要是明确的中心暗点，致视力下降明显。退行期的视乳头灰白，其表面及附近呈不洁状，为继发性视神经萎缩的表现。

（3）Foster-Kennedy综合征：为额叶肿瘤所致，发病缓慢，且伴有嗅觉障碍等。与本病共同之处，即双眼前后发病时，可出现一眼视盘水肿，一眼视盘萎缩。Foster-Kennedy综合征常伴有颅内压增高的现象，视乳头水肿比较严重，一般视神经萎缩侧呈中心暗点，视乳头水肿侧则呈生理盲点扩大，CT和MRI等神经系统的特殊检查，可证实颅内有占位性病变。

（4）正常眼压性青光眼：前部缺血性视神经病变有典型的视野缺损，发病急，视乳头无青光眼凹陷的表现，加之大片的视野缺损没有相应的视乳头改变。青光眼的视野改变为逐渐发生的弧形束状暗点，视野缺损的程度常与视乳头表现的改变相应。

7. 治疗

（1）针对全身病治疗。

（2）全身应用糖皮质激素，以缓解由循环障碍所致水肿、渗出，对动脉炎性尤为重要，可大剂量使用，以预防另侧眼发作。

（3）静滴血管扩张药，改善微循环。

（4）口服乙酰唑胺，降低眼内压，以相对提高眼灌注压。

（二）动脉炎性前部缺血性视神经病变（arteritic anterior optic neuropathy，A-AION）

较非动脉炎性前部缺血性视神经病变少见，主要为颞动脉炎（或称巨细胞动脉炎）所致的缺血性视神经病变，以 70 ～ 80 岁的老人多见。动脉炎性前部缺血性视神经病变是因睫状后短动脉闭塞性阻塞导致筛板前或筛板部视神经梗死。

1．流行病学

动脉炎性前部缺血性视神经病变的年发病率约为 3/10 万人。发病年龄均大于 60 岁。女性比男性稍多，大约占 55%。

2．病因学

巨细胞动脉炎（giant cell arteritis，GCA）是一常见的双侧肉芽肿性血管炎，主要影响中动脉和小动脉。常见的部位包括：颞动脉、眼动脉、睫状后短动脉、视网膜中央动脉以及椎动脉的近端。巨细胞动脉炎很明显它是遗传性疾病，有证据显示在美国北欧人及其后代多发本病，且它与 HLA-DRB1 有高度相关。尽管这个免疫性疾病的最初激发因素不明，但它促使 CD_4 型 T 细胞通过血管滋养管进入血管外膜。这些 T 细胞产生 γ 干扰素，导致血管腔闭塞。巨噬细胞也可通过血管滋养管进入并分泌白细胞介素 -6（IL-6）和白细胞素 -1β（IL-1β）。这些存在于动脉壁中层的巨噬细胞分泌金属蛋白酶，这种酶可消化动脉壁成分，释放平滑肌细胞向动脉管腔移行，导致血管内膜增生。因此，巨细胞动脉炎导致缺血的主要病理过程并不是动脉壁结构的破坏，而是血管内膜的增生所致的动脉管腔阻塞。血管内膜的增生是一种抗原驱动的免疫反应，它需要在所有的 3 层（血管中层、血管外膜、血管内膜）结构中形成新的毛细血管以支持增生的组织。这些炎性动脉产生了血小板衍生生长因子（PDGF A，B），它们的表达与动脉腔阻塞相关。这些生长因子由位于血管内层和中层交界处的巨噬细胞和巨细胞所分泌。狭窄病变也可见较高浓度的血管内皮生长因子（VEGF）。估计约 50% 的巨细胞动脉炎患者视力丧失是由于动脉炎性前部缺血性视神经病变。

3．临床表现

（1）视力障碍：患者常主诉突然单眼视力丧失或严重的视力障碍。

（2）眼底：视盘梗死呈白垩色，且伴其他缺血性改变，如与视盘相连的视网膜发白和视网膜棉絮斑（图 7-1-10）。

（3）复视：约 15% 巨细胞动脉炎患者有这一主诉。

（4）一过性黑矇：发生在单眼或双眼，持续数分钟或数小时。

（5）头痛：常见于新发病者。

（6）头皮触痛：患者可能定位于颞浅动脉分布区，或更广泛。患者常主诉不能梳头，戴眼镜，甚或侧睡。

（7）颌跛行：因咬肌缺血导致咀嚼时疼痛。该症状高度提示巨细胞动脉炎。

（8）体质下降：患者丧失食欲，体重下降及衰弱。

（9）风湿性多发性肌痛：以身体近端肌群疼痛和僵直为特点，早晨或运动后加重。

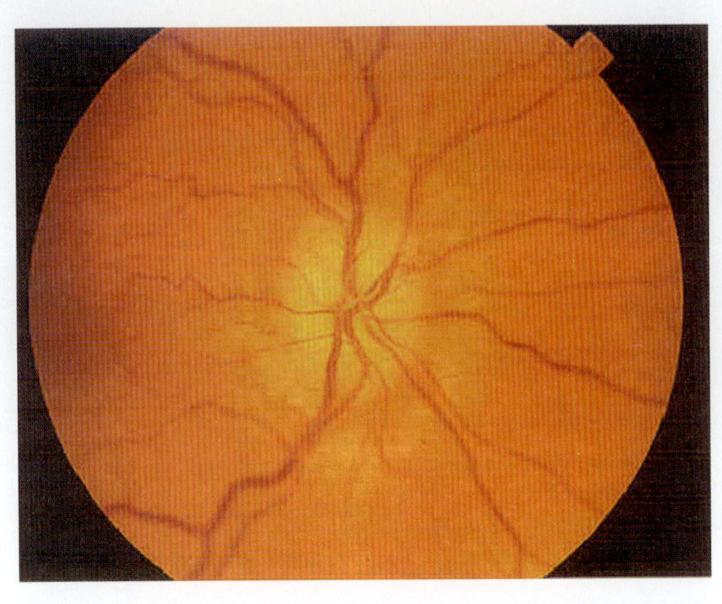

图 7-1-10 动脉炎性前部缺血性视神经病变眼底图

视盘梗死，呈白垩色，可见神经纤维层出血。下方可见巨细胞动脉炎特征性的向视网膜延伸的梗死

（10）视网膜动脉阻塞：因视网膜中央动脉阻塞（CRAO）引起视力下降，在 GCA 中较为少见。临床上，其表现与其他的视网膜动脉阻塞相同，均为突发视力丧失和视网膜发白。老年患者发生 CRAO 但视网膜小动脉中未见栓子必须怀疑 GCA。

（11）脉络膜缺血：有时眼底表现正常或接近正常，而视力严重下降。眼底荧光造影可见严重的脉络膜循环不足。

（12）眼缺血综合征：是 GCA 的少见表现形式，但对于视力下降、低眼压和眼前节炎症的患者应想到本病。本症为眼动脉受累所致。

（13）眼位偏斜：复视可因眼外肌，脑神经Ⅲ、脑神经Ⅳ、脑神经Ⅵ梗死所致，也可因脑干梗死作为脑卒中的部分表现。

（14）颞浅动脉异常：可表现为硬结、突出、无搏动和疼痛（图 7-1-11）。

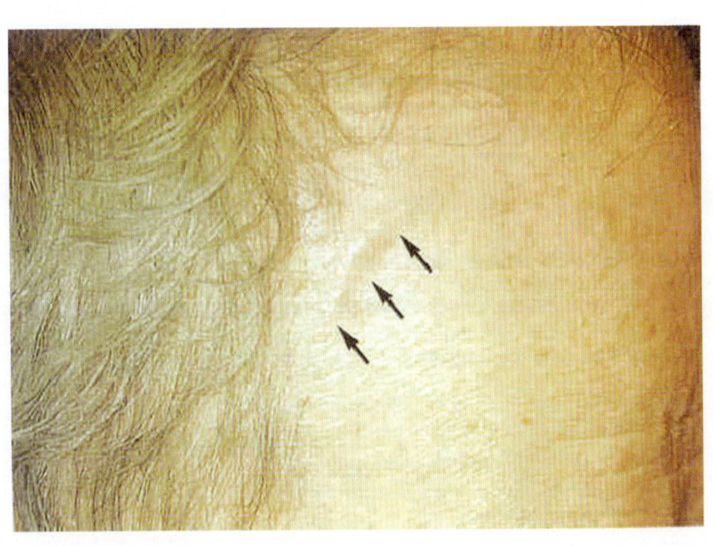

图 7-1-11 巨细胞动脉炎患者的变硬、无搏动和触痛的颞浅动脉（箭头）

(15) 继发于动脉炎的可能与GCA伴随的全身异常包括：脑干卒中、夹层动脉瘤、主动脉瓣关闭不全、其他脏器梗死（如肠、肾等）。

4. 诊断和检查

A-AION常倾向于双眼发病，即使治疗，也常在数日或数周后影响对侧眼。因此，在对侧眼受累前对GCA做出诊断并给予恰当的治疗就很关键。实验室检查可协助确诊动脉炎性前部缺血性视神经病变。

(1) 红细胞沉降率（ESR）：是GCA的传统检查，通常升高。但ESR无特异性。

(2) C反应蛋白（CRP）：被认为是对GCA较ESR更为敏感的指标。

(3) 颞动脉的活检：是确诊的金标准。阳性活检包括发现炎性单核细胞和内弹力层破坏。可能有血管中层坏死和多核巨细胞（图7-1-12）。

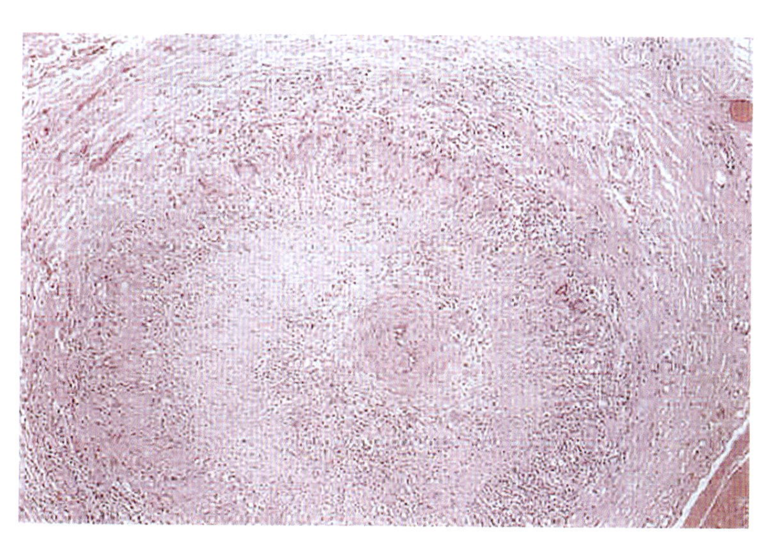

图7-1-12 颞动脉活检标本示动脉管腔阻塞伴炎症，多核巨细胞明显

5. 鉴别诊断

同非动脉炎性视神经病变，同时需与非动脉炎性视神经病变相鉴别，GCA引起的A-AION有特征性改变。视盘梗死呈白垩色，且伴其他缺血性改变，如与视盘相连的视网膜发白和视网膜棉絮斑。AION伴视网膜缺血是强有力的证据，说明AION继发于GCA。A-AION的视力下降常重于NAION。A-AION的视力可降至手动或无光感，而这在NAION中很少见。视盘水肿消退后，A-AION和NAION的视盘外观不同，后者为节段性或完全苍白，而A-AION典型的表现为视杯凹陷。

6. 治疗

唯一有效的治疗为立即使用大剂量的全身激素治疗（起始静脉注射强的松剂量高达1 000 mg）。随着红细胞沉降率的降低，C反应蛋白水平下降以及临床症状的消失，逐渐减少激素的量。维持剂量将持续几个月。另外也可试用扩血管药物己酮可可碱。应该注意的是即使只是怀疑为巨细胞性动脉炎，也应该全身使用大剂量的激素治疗（如250 mg静脉注射强的松）。

7．预后

即使是治疗很及时，患眼的预后也会很差。即刻使用激素治疗是绝对的适应证，因为75%的患者对侧眼会在几个小时内受累，同时椎动脉也存在危险。

（侯志强）

第二节　视乳头水肿

视乳头水肿（papilledema）或称视盘水肿（edema of optic disc）不是一个独立的疾病，而是一个典型的体征。它是由全身和局部的多种因素引起的视盘非炎症性、阻塞性水肿，通常无视功能障碍。眼底表现为视盘隆起、充血和边缘模糊，常伴视网膜水肿、渗出、出血以及静脉怒张等继发性改变。临床上多为颅内压增高所致，故是神经系统疾病的重要体征之一。

一、病因

视神经周围依次有软脑膜、蛛网膜和硬脑膜包绕，这三层膜分别是颅内同名膜的延续。软脑膜盖于视神经纤维上，分叉伸入纤维之间，将其分成许多束；蛛网膜在筛板水平进入巩膜，其下腔有脑脊液，后方与颅内蛛网膜下腔相通，往前直达视神经周围；硬脑膜位于最外层，在前端与巩膜外2/3融合，在视神经骨管处，与骨膜融合。视盘的解剖位置特殊，其筛板前方承受着眼球内的压力，而后方有蛛网膜下腔的压力。正常情况下，眼内压为10～21 mmHg（1.33～2.79 kPa），颅内压约为120 mmH_2O（1.18 kPa）左右，因此视盘前方的压力高于后方。当视盘两侧这一正常的压力关系发生变化时，即可能发生视盘水肿。引起视盘水肿的原因很多，为描述方便，通常分为以下几种。

（一）眼部疾病

眼内压的突然降低常引起视盘水肿，这是由于眼内压下降，供应筛板前区的脉络膜血管扩张、渗漏造成的。临床上造成眼内压下降常见的原因有眼球破裂或穿孔、角膜瘘、白内障摘除和抗青光眼术后，非破裂性眼球钝挫伤也可造成持续性低眼内压。眼内压的突然升高，如急性闭角型青光眼，可引起视盘周围的毛细血管闭塞，视盘缺血缺氧，发生视盘水肿。此外，视网膜血管炎，尤其是炎症累及视网膜中央静脉时，常可引起眼内血液循环的改变，表现为视乳头水肿。

（二）眶部疾病

各种眶内占位病变压迫眶内段视神经均可引起视盘水肿，包括肉瘤、纤维瘤、骨髓瘤、眼动脉瘤和视神经本身的肿瘤。眶内脓肿或副鼻窦炎可引起眶蜂窝织炎或眶内组织肿胀，表现视盘水肿。视盘水肿尚可见于内分泌性突眼症。

（三）颅内疾病

颅内压增高是视盘水肿最重要的原因，常见的原因有：

1. 颅内占位性病变。
2. 脑积水，因脑脊液循环阻塞或分泌过多而致脑积水。
3. 颅腔太小。
4. 静脉回流在颅外受阻，如心力衰竭或纵隔肿物等。
5. 动静脉瘘使颅内血管扩张。
6. 脑水肿：如静脉血栓形成、外伤、中毒、高血压病以及脱髓鞘疾病的退行性病变所致的脑组织水肿等。

其中脑肿瘤最常见，大约 80%的脑肿瘤伴视盘水肿。肿瘤的性质和大小与视盘水肿无直接关系，但肿瘤所在的位置与视盘水肿有一定关联。小脑肿瘤视盘水肿发生迅速，而大脑肿瘤视盘水肿通常出现较晚，进展缓慢。引起颅内压增高的疾病尚有脑脓肿、孤立性结核瘤、脑炎和脑病以及脑膜炎等。

各种原因的脑出血，尤其是当血液进入视神经鞘时常发生视盘水肿。脑脊液的变化，如 Guil-Lain-Barre 综合征脑脊液中蛋白含量增加、脑脊液黏度升高和吸收障碍或脑组织肿胀，均可使颅内压增高而引起视盘水肿。

（四）全身性疾病

许多全身性疾病均可发生视盘水肿。尽管原因尚不完全清楚，但这些疾病常可造成脑水肿或脑缺血缺氧，引起颅内压增高，而发生视盘水肿。这些疾病包括恶性高血压、重度贫血和红细胞增多症等血液病、肺囊样纤维化、肺气肿、慢性支气管炎和先天性心脏病等心肺功能衰竭性疾病以及甲状腺功能亢进和甲状旁腺功能减退等内分泌性疾病等。在结节性多动脉炎和红斑狼疮等胶原性疾病的晚期可以发生视盘水肿。许多全身用药，如皮质类固醇强化治疗和长期使用口服避孕药也可发生视盘水肿。

二、发病机理

尚不完全清楚。多数学者认为，颅内压增高，使压力传导至视神经蛛网膜下腔，眶内段视神经受压，中央静脉回流受阻，从而发生视盘水肿。观察还发现，视网膜中央静脉和中央动脉之间的压力关系对维持正常的眼内血循环具有一定作用，通常二者的压力比为 1 ∶ 3。当静脉压升高，动脉压也随之升高时，将无视盘水肿发生；若动脉压不能随静脉压变化，二者压力接近 1 ∶ 1.5 时，必将发生视盘水肿。

血管性因素可能在发病中起重要作用，但并不是唯一的原因。1970 年代中后期，有人提出轴浆流阻滞学说。正常视网膜神经节细胞的轴浆从眼内向视神经方向运行，并有赖于眼内压和视神经内压之间的生理性压力差。当颅内压增高时，视神经的蛛网膜下腔压力也随之增高，筛板两侧的压力差减小，导致轴浆运输阻滞于筛板区。筛板前区视神经纤维肿胀，水、蛋白质以及其他轴浆成分渗漏至细胞外间隙，细胞外间隙的渗透压增加。神经纤维的肿胀，也使视盘内的小静脉受压，视盘毛细血管扩张、渗漏，使组织间隙的液体吸收发生障碍，最终发生视盘水肿。

迄今尚无任何一种学说能够完满地解释所有视盘水肿的发生机理。

三、临床表现

（一）症状

视盘水肿早期无视觉症状。即使水肿较严重，视力也多不受影响。只有当出血、渗出波及黄斑时才表现视力下降。虽然视野检查可发现生理盲点扩大，但这一改变通常不易被患者察觉。若视盘水肿进一步发展，患者可出现短暂的、一过性视物模糊，视力可轻度下降，甚至失明，但很快就完全恢复。视物模糊可无明显诱因，也可在体位突然改变时发生；轻压眼球常可诱发。可以发生在 1 眼，或 2 眼交替、或同时发生。每次发作通常仅持续数秒钟，有的患者每天可发作 20 ～ 30 次。视盘水肿长期得不到缓解时，视神经将发生继发性萎缩，此时可出现视力减退、视野狭窄或失明。

患者尚可伴有颅内压增高引起的头痛、恶心、呕吐、复视、瞳孔散大及全身运动僵直等症状。

（二）体征

根据眼底改变，可将视盘水肿分为早期、进展期和晚期 3 个阶段。

1. 早期

即视盘明显水肿前的初期改变，常包括以下表现：①视盘色泽变化：由于颅内压增高，视网膜中央静脉回流受阻，引起视盘表层毛细血管扩张，充血所致。在判断视盘有无充血时应注意，视盘本身的色泽变异较大。婴幼儿和 70 岁以上的老年人视盘色泽淡，中青年偏红；近视眼视盘色淡，而远视眼偏红。②视盘边缘模糊：需与视盘先天异常表现的视盘边缘模糊区别。视盘水肿时，视盘边缘模糊常由鼻侧开始。若颞侧缘更模糊时，则应多考虑其他局部的病变。当它与其他早期体征同时出现时诊断价值大。③视盘肿胀：利用彩色立体照相和荧光血管造影可以发现视盘肿胀。视盘肿胀的发生有一定顺序，常由视盘下方开始，然后依次波及上方、鼻侧和颞侧。各部位水肿程度也不一致。使用直接检眼镜不易发现这一体征。④邻近视神经乳头周围的视网膜变成青灰色，也是早期视神经乳头水肿的一个常见征象，在充血发红的视乳头与暗红色的视网膜之间，围绕视神经乳头周围的一圈视网膜的灰白色水肿环，是一个较为醒目的体征（图 7-2-1）。⑤视神经纤维层裂片样出血：在视盘表面或其边缘处出现纤细的放射状条纹，多为视盘内或其周围扩张的毛细血管破裂所致。尤其用裂隙灯显

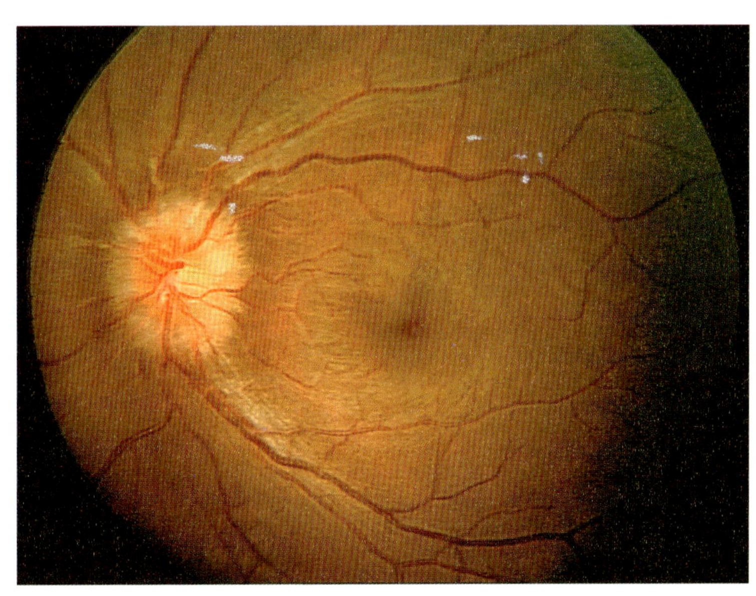

图 7-2-1 视乳头水肿早期，视乳头周围视网膜呈青灰色，充血的视乳头与深红色视网膜之间，围绕视神经乳头周围的一圈视网膜的灰白色水肿环

微镜结合眼底接触镜或间接镜观察时出血更明显。⑥视网膜中央静脉搏动消失：一般认为，当颅内压超过 200 mmH_2O 时，中央静脉的自发性搏动即消失。但是颅内压有明显的波动，而且在正常人群中约有近 20%的眼无此现象。因此，中央静脉搏动消失并非诊断视盘水肿的必需。如能观察到静脉搏动，仅说明此时被检者颅内压低于 200 mmH_2O，并不能肯定无视盘水肿。

2．进展期

若水肿加重，大约 7 ~ 10 天后即进入此期。视盘水肿十分明显，眼底的主要表现如：①视盘本身的改变：除视盘颞侧外，其余象限边缘变得更加模糊。视盘表面隆起，并高出视网膜平面，起初视盘隆起的高度小于 2 D。大约 1 周后，视盘充血更明显，其色泽与周围视网膜色泽接近，视盘的位置仅能依靠大血管的汇合来确定。隆起高度通常为 5 ~ 7 D，有时也可达 8 ~ 9 D 以上。视盘边缘遮盖了周围的视网膜，看起来视盘呈蘑菇状。由于视盘神经纤维肿胀，并向侧方扩张，使视盘的范围扩大。视盘组织失去透明性，而变得明显混浊。视盘隆起程度可由检眼镜估测。②血管的改变：由平坦的视网膜向隆起的视盘过渡时，视网膜血管呈爬坡状。在视盘边缘处，有的血管被肿胀的组织埋没，好像血管发生了中断。视网膜动脉无明显变化，视网膜中央静脉迂曲、怒张、充血明显，其血流呈暗红色。视盘表面的毛细血管床扩张，血管数目增多，加重了视盘充血。有时尚可见微动脉瘤形成。视盘表面及其附近出血增多，常表现为火焰状，有时也可见深层圆形点状出血。③棉绒斑（“cotton wool” spots）和渗出：视盘表面出现边界不清的白色斑块，即称棉绒斑，为神经纤维肿胀、变性的结果。偶尔在黄斑区可见星状或扇形的视网膜渗出。④ Paton 线（Paton line）：即在视盘颞侧，以垂直方向与其同心性排列的条纹。这是由于视盘肿胀，视网膜从其颞侧缘移位，引起内界膜皱褶，产生折光改变的表现。Paton 是各种原因所致的视盘水肿最肯定的一个体征，但由于不很明显，若不留意，眼底检查时极易遗漏。当水肿加重，使该部位也发生水肿时，此体重将消失。

3. 晚期

当视盘水肿仍存在，视盘充血和肿胀开始减退，视网膜静脉怒张减轻时即表示已进入此期。最终将发展为视神经萎缩。此时患者可出现视力减退、视野缩窄，眼底发生以下变化：①视盘颜色变白：视盘由进展期的充血状态逐渐变为灰白色，这种改变最初发生在视盘边缘，随后波及整个视盘。其原因为肿胀变性的神经纤维被增生的神经胶质取代的结果。②视网膜血管狭窄：视网膜中央动脉变细。中央静脉也由迂曲、怒张状态逐渐恢复到正常管径，甚至变得更细。并可见血管白鞘形成。③视盘隆起度降低：逐渐形成一个边界模糊不清、颜色苍白、轻微隆起的晚期萎缩性视盘水肿。最终视盘将完全变平，呈典型的继发性视神经萎缩的表现。

（三）视野改变

生理盲点扩大是视盘水肿最常见的视野改变，也常是唯一的改变。盲点通常呈渐进性扩大，扩大范围与水肿程度大体一致。扩大的生理盲点致密程度不一，由中心向周围逐渐降低。范围可扩展至正常生理盲点外数度，甚至达到固视点。视盘水肿使邻近视网膜受压、脱离和侧向移位是这一改变的主要原因。周边视野向心性缩小是继发性视神经萎缩的表现，通常出现在视盘水肿的晚期。鼻侧视野发展较颞侧快，因此在完全失明前患眼可仅存颞侧视岛。这种改变与青光眼的视野改变相似，二者可能有共同的发病机制。

同视力改变一样，视盘水肿的视野缺损常逐渐发生，出现较慢。若视野突然发生改变，多系局部病变引起。若发现中心绝对暗点和其他视野缺损（如双眼颞侧或象限性偏盲），则为视路上段局部受压的表现。

（四）眼底荧光血管造影表现

早期视盘水肿，造影早期常无明显改变，但造影后期，由于视盘边缘轻微染色而使视盘呈一片边界不清的朦胧状强荧光区（图 7-2-2）。进展期表现为造影早期即可见视盘表层扩张的辐射状毛细血管及多数微动脉瘤，随即扩张的毛细血管渗漏荧光素，视盘及其周围染色，呈一片强荧光。进入晚期，若视神经萎缩较重，同时视盘血管网减少时，视盘在造影早期呈弱荧光，后期呈强荧光。

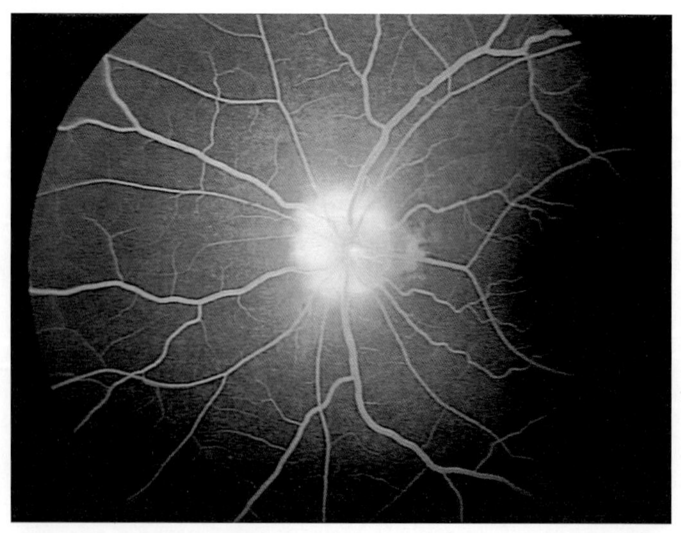

图 7-2-2　视乳头水肿

荧光血管造影 10′36″ 视盘边缘轻微染色而使视盘呈一片边界不清的朦胧状强荧光区

四、诊断与鉴别诊断

进展期的视盘水肿具有典型的临床表现，诊断较容易。诊断困难的是早期视盘水肿。应用彩色立体照相、视野检查和眼底荧光血管造影等对诊断有一定帮助。对诊断不明确的，应在短期内连续复查眼底，观察视盘及其周围视网膜的细微变化，以明确诊断。对已确诊的视盘水肿，需作头颅 CT 或 MRI 检查；必要时行腰穿，做脑脊液分析，以期明确视盘水肿的原因。视盘水肿常需与下列疾病鉴别。

（一）视盘炎（papillitis）

为邻近眼球视神经的一种急性炎症，发病急，视力损害严重，多累及双眼，很易与视盘水肿混淆。其特点为：①多数患者双眼突发视物模糊，在 1 ～ 2 天内视力严重障碍，甚至无光感。可有眼球转动痛，少数人尚有头痛、头昏，但多无恶心、呕吐。②瞳孔不同程度的散大，对光反应迟钝或消失。③眼底表现视盘充血，边界模糊。水肿较轻，多不超过 2 ～ 3 D。视盘周围的视网膜也有水肿，有的整个后极部视网膜明显水肿。视网膜静脉曲张，视盘周围少许小的火焰状出血，很少渗出。视盘附近的玻璃体内可见炎性细胞。晚期视盘炎可发生继发性萎缩。④视野改变主要是巨大的中心暗点。周边视野一般变化不大，炎症严重时也可有明显的向心性缩窄。

（二）前部缺血性视神经病变（anterior ischemicoptic neuropathy）

是因供血不足引起的视盘梗塞性疾病，常为特发性。在明确的致病因素中，最常见的为巨细胞动脉炎。眼部损害一般为睫状后动脉感染所致。临床有如下特征：①多在 50 岁以后发病；两眼同时或先后受累，相隔数周致数年不等。②发病突然，无疼痛。视力可在数小时或数天内逐渐下降，直到无光感。丧失的视功能几乎不可能恢复，或恢复极有限，此点有别于视盘炎。③眼底表现为轻度视盘水肿，通常伴视盘周围神经纤维层出血。可表现部分视盘肿胀。水肿消退后，视盘可呈现区域性颜色变淡或苍白。④眼底荧光血管造影视盘荧光不对称。造影早期多数表现为视盘某一区域呈弱荧光，其余部分荧光正常；后期弱荧光区因渗漏而呈强荧光。少数病例在造影早期即显强荧光，后期荧光更加强烈。⑤视野改变具有重要的诊断价值。多为与生理盲点相连的弓形视野缺损。视野缺损不以正中线为界。视盘荧光异常区与视野缺损范围相对应。

（三）视盘玻璃膜疣（optic nerve drusen）

为筛板前神经组织中出现的玻璃样物质。发病率为 0.3% ～ 1%，组织病理学发病率为 2%。具有不典型的常染色体显性遗传特征，75% ～ 80% 为双侧性。临床上分为 2 型：表层玻璃膜疣表现为不规则的，黄色反光颗粒，可以是孤立的，也可呈簇状；埋藏性视盘玻璃膜疣不易直接看到，可以引起假性视盘水肿。

玻璃膜疣一般不对称。由于神经纤维受压，视网膜下出血或视网膜下新生血管形成可以引起视力丧失，但少见。常有视野缺损，包括生理盲点扩大，神经纤维束缺损，偶尔出现不规则的周边视野缩窄，或严重的视野缺损。眼底表现包括：①视盘生理凹陷消失，但中央静脉搏动存在。②视网膜血管由视盘中央发出，分支异常，大血管数目增多。③视盘边缘不规则，无表层毛细血管扩张、出血、渗出及棉绒斑，视盘周围无视网膜皱褶。④眼底荧光血管造影视盘血管无荧光素渗漏。玻璃体疣可有自发荧光，造影后期可染色。

（四）假性视盘水肿（pseudopapilledema）

是一种常见的视盘先天异常，多见于眼球较小的远视眼。

视盘本身也小。由于视神经纤维通过较小的巩膜孔，神经纤维较拥挤，因而表现视盘边界不清和生理凹陷缺如。因血管较密集，视盘色红。视盘可有轻微隆起，但一般不超过 2 D。绝大多数在进出视盘的视网膜中央动、静脉血管旁可见灰白色或略带青灰色的半透明的鞘膜包裹。假性视盘水肿的眼底表现终身不变，无出血、渗出。视力正常，或矫正后正常。视野正常，生理盲点大小正常，或比正常略小。患者多有远视及散光。眼底荧光血管造影无异常，这对与其他疾病鉴别有重要价值。

五、治疗和预后

视盘水肿的视力预后常不易估计。一般说来，发展越快，对视力威胁越严重。视网膜动脉狭窄，鞘膜形成，表示视神经组织已经出现不可逆性改变，视力预后不佳。另一个视力预后不良的指征是当水肿仍存在时，视盘已苍白，这意味着视盘的神经轴突明显减少。若视力、色觉和视野等视功能一旦出现障碍，即使再行减压术，视力预后也极差。因此，视盘水肿的早期诊断、积极治疗是十分重要的。

视盘水肿是多种疾病的共同表现，因此首先应进行病因治疗。

（一）药物治疗

首先要治疗导致颅内压升高的原因，脱水剂和皮质类固醇对减轻脑水肿有一定作用，同时可给予神经营养药物。

（二）手术治疗

若是由颅内占位病变引起颅内压增高所致，通过手术去除占位病变，视盘水肿即可缓解。若颅内病变不能去除，若存在脑脊液吸收障碍，行脑脊液分流术也可部分降低颅内压，减轻视盘水肿。单从保护视功能的角度考虑，视神经鞘减压术（optic nerve sheath decompression）则是一个较安全，有效的措施。视神经鞘减压术是将视神经鞘膜切开或切除，使鞘内脑脊液得以引流的一种手术方式，以往又称视神经开窗术。早在 1872 年首先由 deWecker 用于治疗颅内压增高性视盘水肿，近年手术适应范围扩大，已用于治疗前部缺血性视神经病变、视神经挫伤和视网膜静脉阻塞等眼科疾病。视神经鞘减压术治疗视盘水肿的目的是防止视功能进一步损害，并不能去除引起视盘水肿的病因，故属一种对症疗法。

视神经鞘减压术确切的作用机制尚不十分清楚，目前有以下几种说法：①视神经鞘减压术与脑脊液分流术类似，通过切开的视神经鞘，脑脊液引流入眶内，而后被眶组织吸收；②视神经鞘减压术后，在视神经周围形成瘢痕，中断了脑蛛网膜下腔与视神经蛛网膜下腔的交通，增高的颅内压不能传导至筛板的后方，使筛板前后异常的压力关系得以恢复正常；③视神经鞘减压术可以改善眼球后血循环，缓解视盘水肿时的缺血状态，减轻对视神经的损害。对有适应证的患者，若手术成功，视功能将迅速改善。部分患者的颅内压增高的症状缓解，视盘水肿大多在 2 周～ 2 个月内消退。但对已发生视神经萎缩的视盘水肿而言，即使手术后视盘水肿可消退，视功能效果则不理想。常见的手术并发症有眼球运动障碍、瞳孔活动异常和复视等，多在术后 1 ～ 2 个月内自然恢复。这与术中断离直肌和扰动睫状神经节有关。一些患者术后视功能无明显改善，有的甚至视力下降，并出现视盘苍白，与术前存在不可逆的视神经萎缩有关。最严重的一类并发症是损伤视神经、视网膜中央动脉和中央静脉阻塞等，可造成视功能永久性丧失。手术时充分暴露视神经，并在直视下选择正确的部位切开视神经鞘膜至关重要。

（三）假性颅内肿瘤的颅内压增高现象可自行恢复

数周至数月内症状减轻或恢复。自行恢复的原因可能在一侧静脉窦发生血栓后，对侧起代偿作用，或血栓机化后再通，使静脉回流恢复。

（孙岩秀）

第三节 视神经炎

视神经炎是指原发于视神经的炎症。其中发生于球内段的称为视神经乳头炎，发生于眶内段、管内段、颅内段的称为球后视神经炎。以往认为后者发生于眼球后段视神经，而眼底没有任何改变，所以称之为球后视神经炎，但是由于两者除眼底改变外，发病原因、治疗及临床表现都基本相同，所以目前国外文献中已经基本摒弃了球后视神经炎这一名称，统称为视神经炎，同时也不再将之分为急性和慢性两种。本节中也将两者统一进行叙述。

视神经炎与多种系统性自身性免疫病有关，但是作为其中最常见的类型，急性脱髓鞘性视神经炎与多发性硬化密切相关。约 50% 的多发性硬化患者会发生视神经炎，其中 15% ～ 20% 的患者视神经炎为首发表现。根据视神经炎治疗研究小组（Optic Neuritis Treatment Trial，ONTT）2003 年发布的 10 年多中心研究结果，38% 初诊为视神经炎的患者终诊断为多发性硬化。所以对于这些可疑为多发性硬化的患者进行早期治疗有助于控制病情、减少复发。

一、临床表现

（一）症状

亚急性视力下降，多为单眼发病（儿童多为双眼发病），视力常在数小时或数天内下降至最低。色觉异常，常表现为红色觉丧失。ONTT 的研究结果显示，眼球转动时疼痛者约占所有病人的 90%。

大部分病人即使未经治疗视力也可逐渐恢复。ONTT 安慰剂组中初诊时患眼视力的中位数为 20/60，15 天后提高到 20/25，1 个月后为 20/20。如果视力持续下降超过 1 周或者在 4 周内还未开始有所恢复者应考虑其他疾病的可能。但是有的患者即使视力恢复至正常（20/20），仍可能有某些轻微的症状存在，譬如仍感觉视物模糊或者红色觉异常。

（二）体征

外眼检查无异常，可有眼球压痛。视力差异较大，轻者正常（20/20），重者可降至无光感。瞳孔对光反射表现为传入性瞳孔运动障碍，即使病变程度较轻，患眼的直接对光反射和对侧眼的间接对光反射仍然会有减弱的表现。双眼视神经炎患者若双眼病变程度不等，则病变较重的眼表现有相对传入性瞳孔运动障碍；若双眼病变程度相等，该体征阴性。

眼底检查：2/3 视神经炎患者眼底无改变，这种情况既往称之为球后视神经炎（图 7-3-1A）。少数病人视神经乳头有轻度的充血水肿（图 7-3-1B），但水肿多不超过 3 个屈光度。少数病人可伴有线状出血（图 7-3-2A，图 7-3-2B）。超过 3 个屈光度的水肿或伴有出血的视盘水肿应当除外其他病变可能，如颅内高压或前部缺血性视神经病变等。视盘旁视网膜可出现水肿或棉絮斑，称为视神经视网膜炎。发病数周后，尽管视力可能有所恢复，但是可以发现视神经萎缩和神经纤维层变薄的改变。

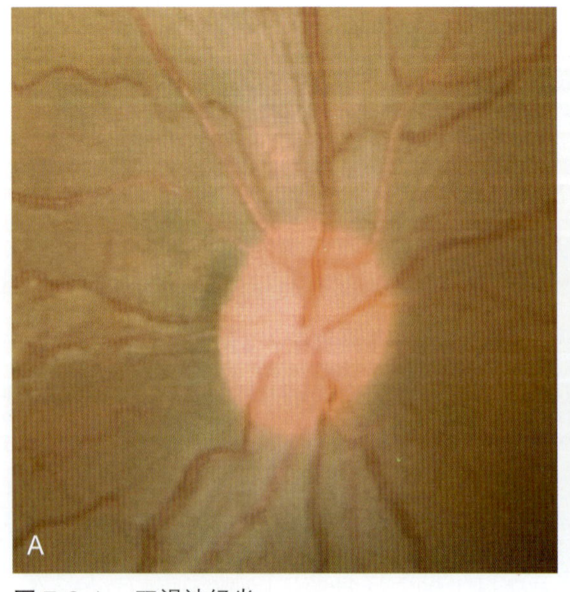

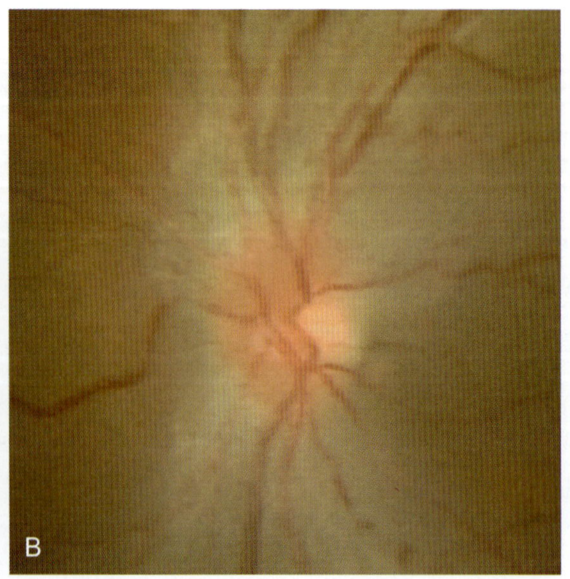

图 7-3-1　双视神经炎

A．右眼视盘未见异常；B．左眼视盘轻度充血、水肿

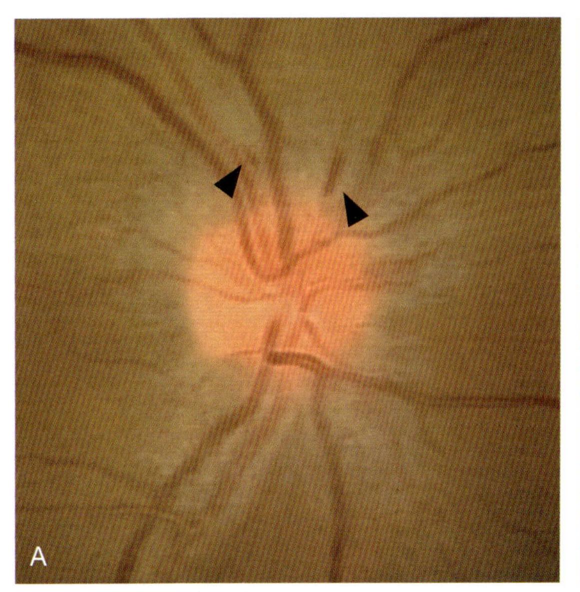

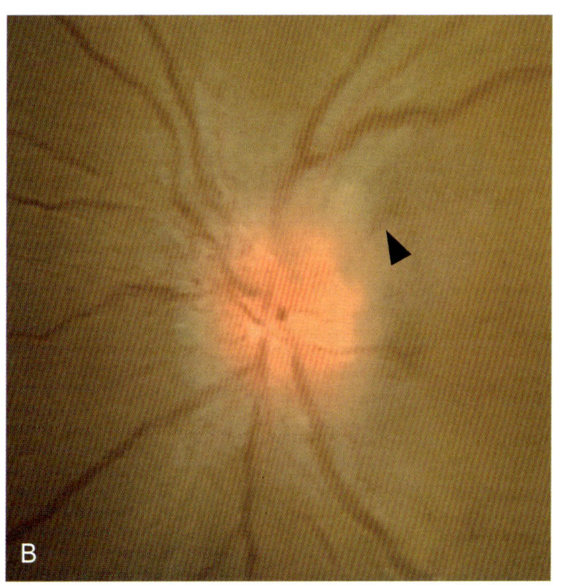

图 7-3-2 双视神经炎

A，B．双眼视盘充血、水肿（箭头示视盘旁视网膜线状出血）

根据 ONTT 10 年的随访结果，对于首诊时仅表现为视神经炎而头颅 MRI 无脑白质脱髓鞘改变的患者，有的临床表现可能提示今后不会发生多发性硬化或发生的可能性比较小。这些表现主要包括：视盘或视盘旁视网膜出血；不伴有疼痛；严重的视乳头水肿；无光感；视网膜渗出。但应当注意的是，由于这些表现在视神经炎中出现的可能性比较小，所以有这些表现的患者首先应当排除其他疾病的可能。

发生于儿童的视神经炎与发生于成年人的典型视神经炎有所差异，发生于儿童的视神经炎多为双侧，视盘水肿更为多见，视力丧失也更加明显（84% 的患眼视力低于 20/200）。76% 的患儿视力可以恢复至 20/40 以上。首发表现为视神经炎的患儿 10 年内多发性硬化的发生率为 13%，而 20 年内的发生率为 19%。

（三）视野

典型表现为中心型暗点。如果病变累及乳斑束则表现为巨大中心暗点，有的巨大中心暗点可以扩展到整个中心 30° 视野范围（图 7-3-3）。如果病变主要侵犯视神经鞘及周边部神经纤维者，多表现为视野的向心性缩小（图 7-3-4）。一般单侧视神经炎只表现为单侧视野缺损，但如果病变累及视神经后段，由于 Wilbrand 膝状弯曲的存在，可以表现为患侧眼典型的视野缺损和对侧眼颞上视野的象限性缺损。

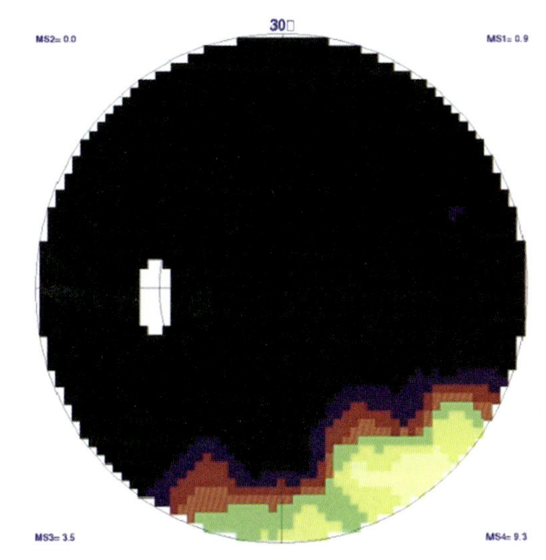

图 7-3-3 巨大中心暗点

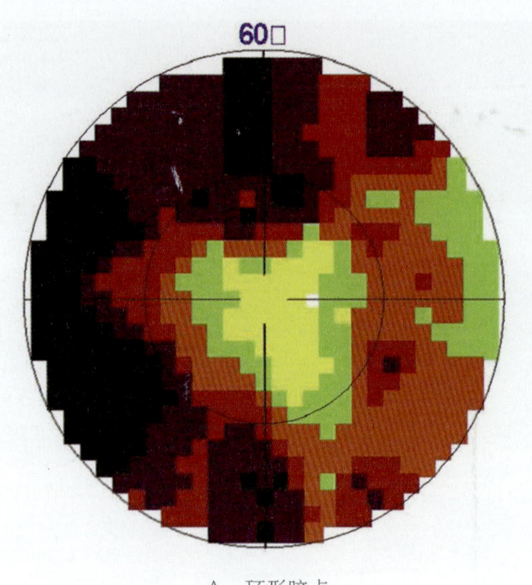

A．环形暗点

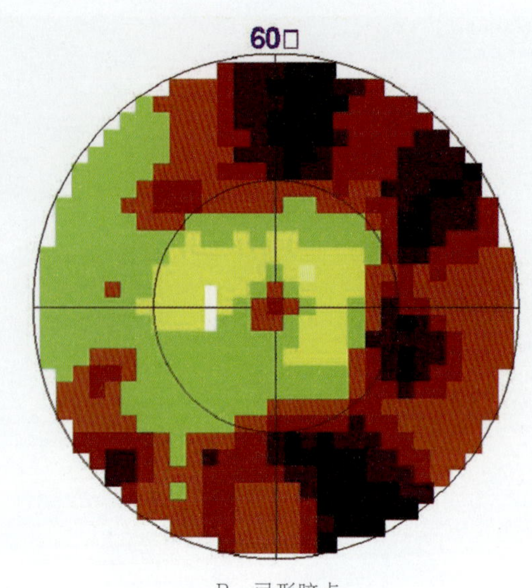

B．弓形暗点

图 7-3-4　双视神经炎

（四）MRI

对于诊断或高度怀疑为视神经炎的患者应当在发病 2 周内常规行眼眶及头颅 MRI 检查。经增强及压脂技术处理后，视神经常表现为增强、增粗（图 7-3-5A）。此外，行 MRI 检查更重要的目的在于发现是否存在发展成为多发性硬化的高危病变。典型的预示可能会发展成为多发性硬化的病变多大于等于 3 mm，椭圆形，位于脑室周围白质，向脑室方向呈放射状分布（图 7-3-5B）。ONTT 研究结果显示，在出现一个或多个这种脑白质脱髓鞘改变的视神经炎患者中，10 年内发生多发性硬化的可能性为 56%，而在没有这种脱髓鞘改变的患者中仅为 22%。

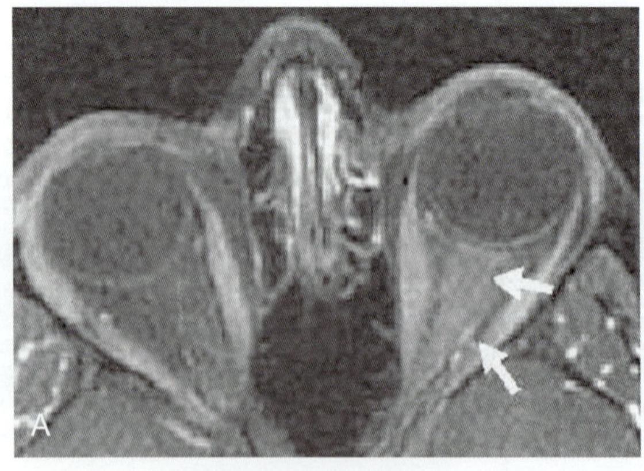

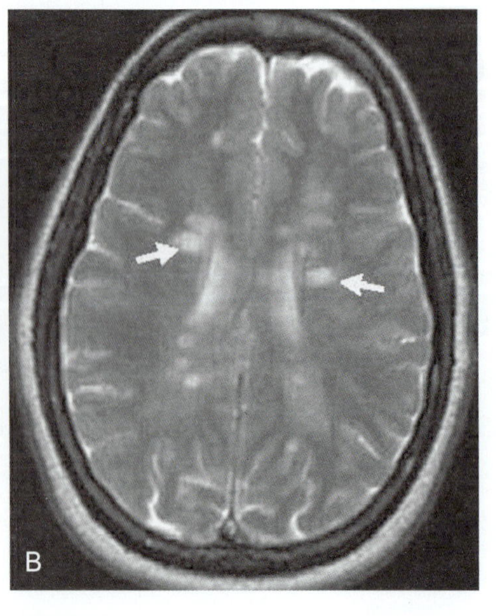

图 7-3-5　左视神经炎眼眶及头颅 MRI *

A．箭头示增强压脂后左侧视神经增粗，均匀强化；

B．箭头示脑室旁多个长 T_2 椭圆形病灶

* 图片引自 Laura J. B. Optic Neuritis (2006)

（五）其他检查

脑脊液蛋白寡克隆条带检查对于预示是否具有发生多发性硬化的风险有重要的提示作用，特别是对于 MRI 中无脱髓鞘改变或改变不典型（如病灶较小，非椭圆形，不位于脑室周围）的患者。

视诱发电位（VEP）检查对于可疑视神经炎的患者比较有帮助，超过 65% 的视神经炎患者表现为潜伏期延长及振幅降低。但是其他一些病变也可以有这种改变。相比之下，多焦 VEP 的敏感性和特异性更强，但作为一种常规检查尚待普及。

OCT 检查对于发现并追踪视神经纤维层变薄具有一定的作用，但目前并不作为对视神经炎患者的常规检查。

荧光素眼底造影（FFA）检查并不能确诊视神经炎，但可以除外其他病变如前部缺血性视神经病变等。主要表现为视盘表面血管扩张，早期渗漏，随时间逐渐增强（图 7-3-6）。

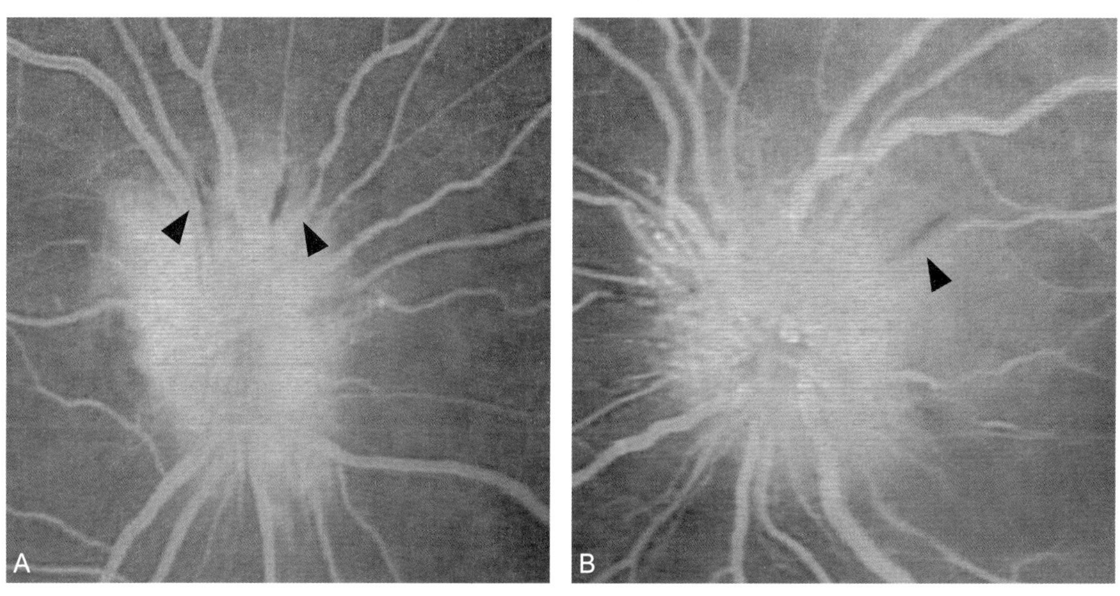

图 7-3-6 双视神经炎荧光造影（同图 7-3-2 患者）

晚期双眼视盘明显渗漏（箭头示视盘旁线状遮蔽荧光，提示有小片出血）

二、诊断与鉴别诊断

典型的视神经炎病例应符合以下三方面临床表现：最佳矫正视力不同程度下降；除瞳孔对光反射外，内外眼检查均无任何异常；视野出现中心暗点。

不典型病例应当和其他视神经疾患进行鉴别（表 7-3-1）。

表 7-3-1 视神经炎急性期鉴别诊断

	视神经炎	前部缺血性视神经病变	Leber 遗传性视神经病变
年龄	20 ~ 50	> 50	26 ~ 37
男性比	33%	50%	80% ~ 90%
疼痛	90% 患者；眼球运动时加重；1 周内有所恢复	< 10%；颞动脉炎患者伴有头痛	多无疼痛，偶有头痛
视力下降	数小时至数日(最多 10 日)内视力进行性下降；成人多为单眼	多在清醒时视力突然下降；成人多为单眼	数周至数月内视力进行性下降；双眼先后发生
视乳头	1/3 出现视乳头水肿（儿童视乳头水肿多见）；出血及视网膜渗出少见	视乳头水肿；局限性视盘颜色变淡；可有线状出血；对侧眼视杯偏小	苍白或充血；常有血管扩张
视野	典型为中心暗点；也可表现为弓形暗点，哑铃型暗点或半侧偏盲（垂直的鼻侧或颞侧）	象限性偏盲，典型的为水平线上、下偏盲	中心型或哑铃型暗点
视力恢复	2 ~ 4 周内开始恢复，常可达到 20/20 或以上	40% 患者数月后 Snellen 视力表可提高 3 行或以上	约有 33% 患者视力有不同程度的恢复

三、病因

多方面因素可以导致视神经炎的发生，但临床上绝大多数病例并查不出明确的病因。目前认识到的病因主要有以下几种：

（一）多发性硬化

多发性硬化为中枢神经系统脱髓鞘性疾病，好发于视神经、脊髓、脑干等部位，近年来我国多发性硬化患者有逐渐增多的趋势。约有 1/3 多发性硬化患者发生视神经炎。15% 的多发性硬化患者首发症状为视神经炎，随后才会出现其他症状。多发性硬化可以导致视神经纤维的脱髓鞘改变，常导致严重的视力障碍，虽可自行恢复，但一段时间后可以再次发作。反复发作的视神经炎可以导致视力越来越差。因此对于首发表现为视神经炎的患者应常规检查头颅 MRI，如果发现 MRI 显示合并有 2 个以上脑室旁白质椭圆形的、大于等于 3 mm 直径的放射状分布病变时，或者反复发作的视神经炎患者应当高度怀疑多发性硬化的可能。此外，作为多发性硬化的一个亚型，视神经脊髓炎患者也可首发表现为视神经炎。

（二）B 族维生素缺乏

多发生于酗酒或者不能正常进食者。作为三羧酸循环中的辅酶，体内缺乏 B 族维生素可以导致葡萄糖代谢障碍，造成体内丙酮酸堆积。过多的丙酮酸容易导致视神经的损伤，常表现为双侧乳斑束的损伤。

（三）药物或中毒

多表现为慢性视神经损伤。长期吸烟（特别是旱烟）、酗酒容易导致体内维生素 B_{12} 缺乏导致视神经炎的发生；甲醇中毒是引起视神经损害的另一常见原因，多因饮用含有工业酒精的假酒而致；长期服用乙胺丁醇、利福平、链霉素等抗结核药物也可以导致视神经损害；此外，氯霉素、奎宁、痢特灵、洋地黄、口服避孕药等药物以及铅、砷、铊等重金属均可引起视神经损害。

（四）急、慢性感染性疾病

流感、腮腺炎、水痘、麻疹、猩红热、结核、伤寒、梅毒等传染病均可引起视神经炎。既往认为局部感染如鼻窦炎等可以导致视神经炎的发生，但近年来发现多数诊断为鼻窦炎导致的视神经炎患者，经证实实际上是多发性硬化，所以目前认为鼻窦炎引起视神经炎的可能性极小。眼内感染如脉络膜视网膜炎、虹膜睫状体炎或眶蜂窝织炎也均可导致视神经炎。

（五）代谢性疾病

糖尿病、甲状腺功能障碍、哺乳均可发生视神经炎，其中发生于哺乳期妇女的视神经炎称为哺乳期视神经炎，停止哺乳并予激素及维生素治疗后可以恢复正常。

四、治疗

1．积极寻找病因，并根据病因进行相应治疗。

2．补充 B 族维生素。

3．肾上腺皮质激素治疗。

根据 ONTT 的多中心研究结果，对于脱髓鞘性视神经炎即使不予任何治疗，部分患者的视力也可以在数周之后自行恢复；静脉使用甲基强的松龙可以加速视功能的恢复，但是对于长期的视力预后并没有帮助。

在 ONTT 的研究中，发病 8 天内的患者被随机分为了三组，一组口服强的松 [1 mg/(kg · d) 应用 2 周，此后每 4 天减量一次]；另一组静脉使用甲基强的松龙（250mg 每 6 小时一次应用 3 天）继之口服强的松 [1 mg/(kg · d) 应用 11 天，此后每 4 天减量一次]；第三组予口服安慰剂。结果显示，静脉使用甲基强的松龙的一组视功能，特别是视野的恢复最快。一年后随访发现各组间视力预后无明显差异。静脉使用甲基强的松龙的一组两年内发生多发性硬化的比例最低，另外两组基本相似。此外，2 ～ 10 年内视神经炎的复发率口服强的松组明显增高，而另外两组基本相似。

所以目前得到大家公认的结果是，对于单纯的急性脱髓鞘性视神经炎患者（排除多发性硬化的高危因素）可以不予激素治疗；在排除使用激素的禁忌证而患者自己同意的情况下，可以静脉使用大剂量甲基强的松龙冲击治疗以加速视力的早期恢复；但是常规剂量口服强的松治疗对于视神经炎的治疗是没有任何益处的。

4．干扰素：肌肉或皮下注射干扰素 β-1a 或皮下注射干扰素 β-1b 可以减缓脱髓鞘性视神经炎或多发性硬化的发展。对于有高度危险发展成为多发性硬化的急性脱髓鞘性视神经炎患者(MRI 显示合并有脑室旁脑白质的椭圆形的、大于等于 3 mm 直径的放射状分布病变)，应当在积极予以静脉甲基强的松龙冲击治疗的基础上长期给予干扰素治疗。

5．静脉注射丙种球蛋白：疗效尚待明确。

（由德勃）

参考文献

1 李美玉．眼科学．北京：北京大学医学出版社，2003

2 李凤鸣．中华眼科学．北京：人民卫生出版社，2005

3 Laura J.B. Optic Neuritis. The New England Journal of Medcine， 2006；354 (12)：1273-1280

4 Foroozan R， Buono LM， et al. Acute demyelinating optic neuritis. Current Opinion in Ophthalmology， 2002；13：375-380

5 Beck RW， Trobe JD， et al. High-and Low-risk profiles for the development of multiple sclerosis within 10 years after optic neuritis： experience of the Optic Neuritis Treatment Trial. Archives of Ophthalmology， 2003；121：944-949

第四节 视盘血管炎

视盘血管炎 (optic disc vasculitis) 是一种视盘血管的非特异性炎症。视盘的血管分为筛板前区的睫状动脉小支和筛板后区的视网膜中央动、静脉。当炎症主要累及筛板前区，引起睫状动脉炎，视盘由于血管渗透性增加和组织缺氧而水肿，称为水肿型；当炎症主要累及筛板后区，引起视网膜中央静脉炎，可致静脉完全或不完全阻塞，眼底表现类似视网膜中央静脉阻塞，称为静脉阻塞型。

一、病因

属于视盘血管局部炎症，多数无眼部或全身其他病变，但有文献报道，个别病人合并全身荨麻疹性血管炎或活动性 E-B 病毒感染。有研究表明，高血压和吸烟是患病的危险因素。

二、临床表现

1．病人多为 40 岁以下健康的青壮年，无明显性别差异，大多数为单眼发病。

2．常表现为患眼视物模糊，眼前黑影或闪光感。

3．患眼视力正常或轻度减退，但个别病人视力损害严重。

4．患眼眼底视盘充血，边界模糊不清。水肿型视盘隆起明显，但不超过 3 个屈光度，视盘及其周围视网膜上可有少量火焰状出血；静脉阻塞型视网膜静脉迂曲扩张，而动脉无明显改变，沿视网膜静脉有较多的火焰状出血及渗出（图 7-4-1）。

5．视野检查表现为生理盲点扩大。

6．眼底荧光血管造影显示静脉阻塞型表现为视网膜静脉充盈迟缓，视盘毛细血管及静脉管壁荧光素渗漏，后期视盘及视网膜呈强荧光。水肿型表现为视盘毛细血管扩张，荧光素渗漏，后期视盘呈强荧光（图 7-4-2）。

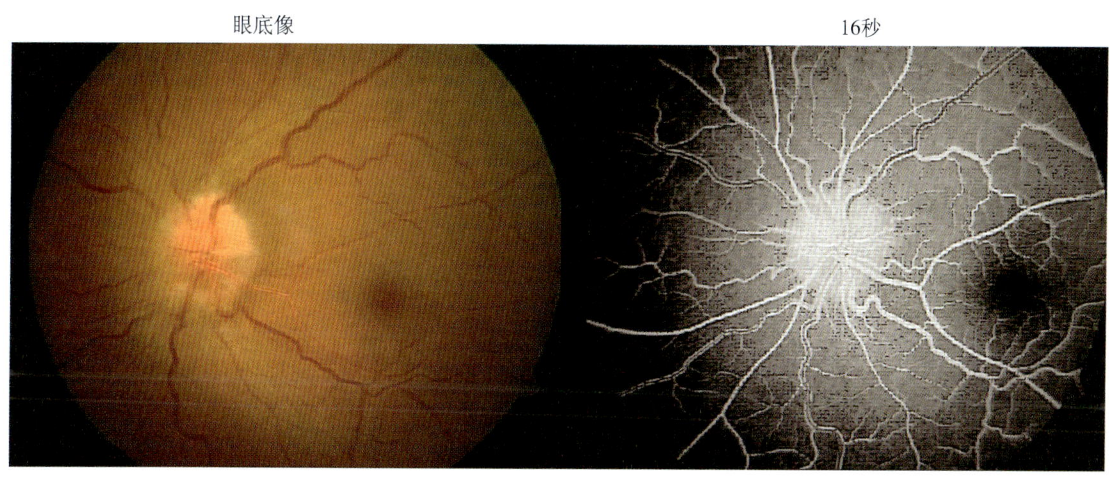

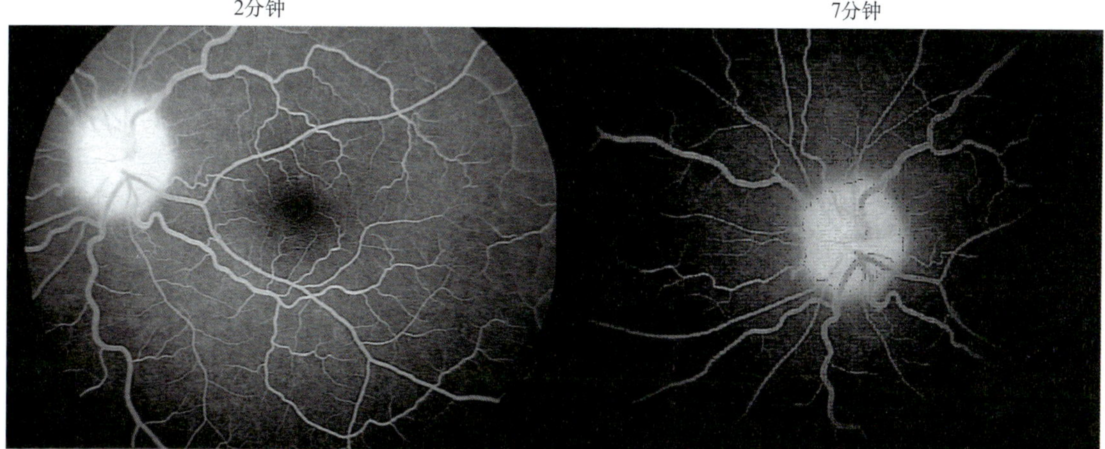

图 7-4-1 视盘血管炎水肿型眼底像及荧光造影

44 岁女性，左眼前黑影飘动 2 周，视力 0.8，视盘轻充血隆起，边界模糊不清，静脉迂曲扩张，造影早期视盘毛细血管扩张，随时间逐渐渗漏，后期呈一团模糊不清的强荧光

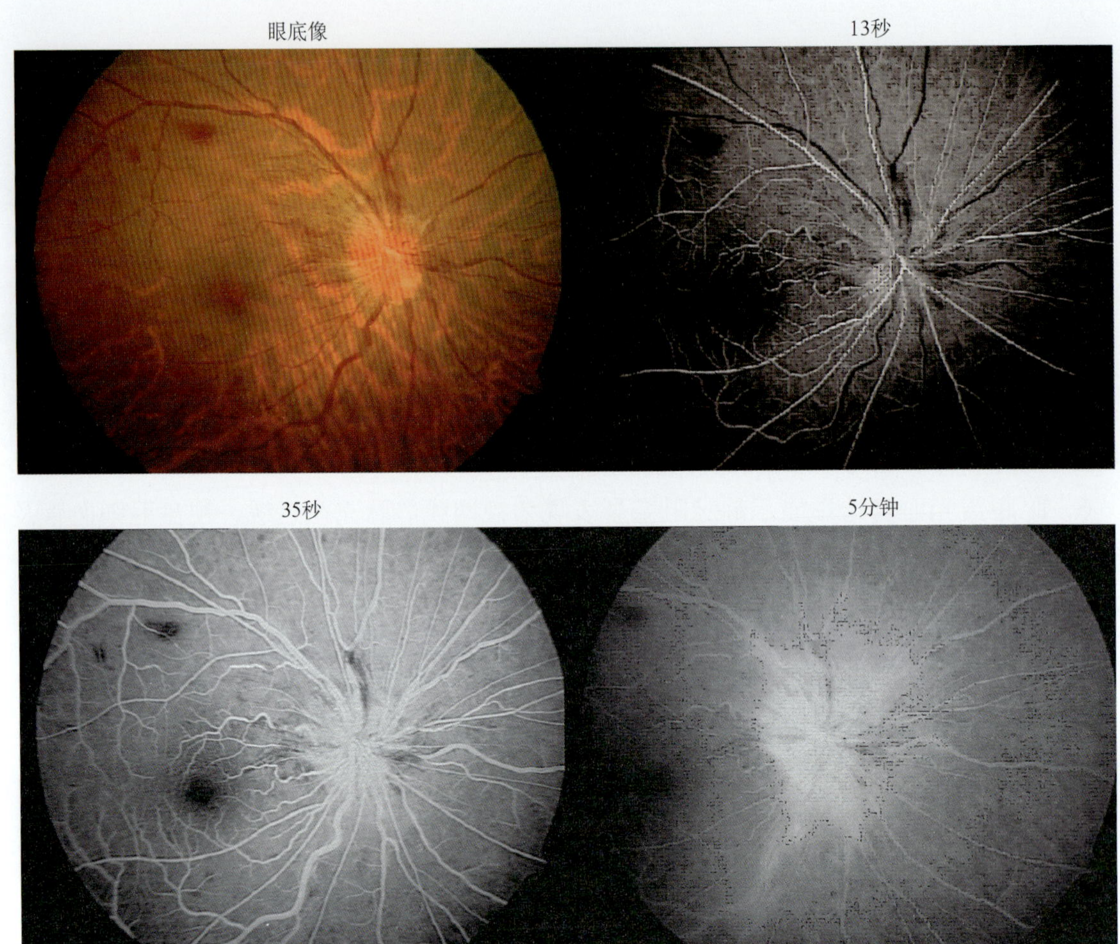

图 7-4-2　视盘血管炎静脉阻塞型

40 岁女性，右眼视物模糊 2 周，视力 0.8，视盘充血轻隆起，边界模糊不清，视盘及血管旁火焰状出血，造影 13.2 秒动脉充盈，15.9 秒静脉出现层流，31 秒静脉基本充盈，视盘及盘周静脉扩张渗漏，视盘周围及后极、周边均可见条状、片状出血遮蔽荧光

三、治疗

早期大剂量皮质类固醇激素治疗，可抑制炎症反应，促进水肿吸收，缩短病程，效果较好。

四、预后

及时而正确的治疗，眼底和视力均可恢复正常，预后好；如治疗不当或延迟治疗可致视神经萎缩或黄斑病变而影响视力。少数病例有时可自愈。

（张　钰）

第五节 多发性硬化

多发性硬化（multiple sclerosis， 多发性硬化）是一种进展缓慢、加剧和缓解反复交替的神经系统脱髓鞘疾病，病变累及部位广泛，最常侵犯的部位是脑室周围的白质、视神经、脊髓的传导束、脑干和小脑等处，可以同时或先后侵犯多组中枢神经。我国的多发性硬化多表现为脊髓和视神经的损害，视神经炎的发病率为68.6%，其中约74.0%的病例表现为球后视神经炎。

一、发病率和流行病学

多发性硬化的发病率随纬度增加而增加，离赤道愈远发病率愈高。多发性硬化高危地区如美国北部、加拿大、冰岛、英国、北欧等地，患病率为40/10万或更高，亚洲和非洲国家发病率较低，约为5/10万。多发性硬化地理分布，患病率西方高于东方，其差异还可能与种族不同有关。女性的发病率比男性高1.4～3.1倍，在发病较晚的病人中，性别比例趋于相等。

二、发病机制

目前认为，多发性硬化的发生是由于易感个体免疫耐受性的损坏所致，主要的因素包括遗传、环境和免疫系统异常。一般认为，疾病的易感性是由遗传所决定的，而其发病取决于环境因素。

（一）自身免疫反应

多发性硬化的发病机制主要包括最初的炎性阶段，此为自身免疫性疾病的标准，接着为选择性脱髓鞘，最后为变性阶段。

辅助性T细胞（T_H）被认为在中枢神经系统自身免疫性反应中起到关键作用，主要是在炎性脱髓鞘反应中，但仍未证实。T细胞存在于任何个体中，在外周部被抗原决定簇或自身抗原所激活。激活后T细胞能通过血脑屏障而迁移至炎症地点。此过程受黏附趋化、迁移分子影响。T细胞（包括$CD_4^+T_H$和CD_8^+细胞毒素的表型）释出前炎性细胞因子，通过其他免疫细胞损伤髓鞘。T细胞还可能诱发B细胞的激活和抗体形成，而后者对髓鞘有损伤作用。总之，损伤主要包括以下两种模式：

（1）T细胞和巨噬细胞介导的脱髓鞘。

（2）抗体介导的脱髓鞘，其中包括补体的激活。

此外，轴索损伤和缺失也发生在疾病早期，造成了不可逆转的损害。

（二）遗传因素

遗传因素在多发性硬化发病中有重要作用。这已从加拿大关于多发性硬化遗传易感性的实验和许多其他家族研究中得到证实。这些证据包括：

（1）多发性硬化具有明显的家族倾向：多发性硬化患者的一级亲属患病危险率为 3% ~ 5%，在二、三级亲属中为 1.5% ~ 2.5%，而加拿大一般人群中大约为 0.2%。

（2）同卵双生患病一致率（大约为 30%）比异卵双生患病一致率（3% ~ 5%）高很多。

（3）收养关系的一级亲属的发病率与一般人群相同，只有生物学一级亲属患病率的 1/25。

家族研究分析表明，多发性硬化的易感性至少依赖于 2 个基因，可能为多基因所致。然而确切基因仍然不明。已知第 6 对染色体短臂上，HLA-DW2 单倍型与多发性硬化的危险性相关。其他基因估计包括有 TCR、IGS、TNF2、MBP、CTLA4（激活 T 细胞表面的一种分子表达产物）。已经证实 HLA 区有重要意义，相关的位点可能位于第 2、3、5、7 染色体短臂上和第 2、17、19 染色体长臂上。基因研究证实了许多易感基因单独的作用很小，在它们之间有上位的相互作用。多发性硬化的生物学型基因标记物有待进一步研究，决定自动免疫和神经系统变性的基因组已明确区分。

（三）环境因素

被认为与多发性硬化发病有关的各种环境因素包括特殊食物、毒物、心理压力、麻醉、外科手术及其他创伤等。这些因素的研究都是回顾性的，没有一种因素证实确实有效。有一研究认为，每天的日晒时间和多发性硬化的流行呈负相关，可为维生素 D 所调节。有许多假设认为，多发性硬化的发病是由于病毒或其他病原体感染所致，但很少研究表明这些病原体在多发性硬化中可重复检出。

三、临床特点及分型

多发性硬化是中枢神经系统多灶性疾病，以中枢神经系统的慢性炎症、脱髓鞘和继发的胶质增生为特征。其临床、影像、病理变化呈多相性，表现为不同患者和同一患者不同时期临床过程和表现有很大的差异。在温和气候下，其发病率为 0.1%。年轻人易患病（发病年龄大约为 28 岁左右），常致残（50% 的患者发病 15 年后需借助拐杖行走）。大约 85% 的患者始发于复发-缓解型多发性硬化（RR 多发性硬化），表现为神经系统症状、体征几天至几周发展后达高峰；加重期之间有临床缓解期；缓解时间长短不一，有的可持续几年，但也有永远缓解的。只有这种表现的患者可能是由于中枢神经系统的播散性脱髓鞘炎性过程所致，称为临床孤立综合征（CIS）。其余 15% 的患者发病表现为逐渐进展的神经功能异常，称为原发进展型多发性硬化（PP 多发性硬化）。大约 2/3 的 RR 多发性硬化患者最终转化为继发进展型多发性硬化（SP 多发性硬化），表现为复发频率在一段时间后减少，而呈进行性神经功能异常。还有进展复发型（PR 多发性硬化）表现为发病后病情逐渐进展，其间有明确快速的复发。一些研究表明，PP 多发性硬化和 PR 多发性硬化的自然病程大体是相同的。

主要症状有视力障碍、运动和感觉障碍或颅神经受累等。首发症状以单眼或双眼视力减退、肢体疼痛、感觉异常、奇痒及无力为最多见。

球后视神经炎是多发性硬化的主要类型。临床特点是多为单眼患病，发病突然，患眼有眼球后疼痛及眼球转动痛，视物模糊；呈进行性视力减退，或突然视力减退至光感，病变严重者甚至可完全失明。眼底检查早期通常无明显异常，有时可有视乳头轻度水肿，其隆起度很少超过 2 D。视乳头周围的出血和渗出较为少见。病变后期可发生视神经萎缩。患眼的瞳孔稍大，直接对光反射迟钝，间接对光反射存在，有时只在瞬间可有较灵敏的直接对光反射，称为球后视神经炎性瞳孔。视野检查有中心、旁中心或哑铃状暗点等，由于视交叉、视束和视放射的受累可引起同侧或颞侧偏盲，但少见，因病灶呈多发性，视野改变极不规则。色觉障碍以红绿色觉明显，色相排列检查法更易发现其异常。

除视神经受累外，尚可见两个典型眼征，即核间性眼肌麻痹和视网膜静脉周围白鞘，前者系指病变侧眼内收不足，向外注视时出现单眼水平性眼球震颤，后者系指视网膜静脉周围有白色、灰色或带金属反光的混浊，可使部分静脉阻塞，多累及第二、第三分支，不散瞳检查常易疏忽。脑干的脱髓鞘斑块也可引起其他颅神经机能障碍，以外展神经受累较多见，其次为动眼神经，滑车神经往往不受累。动眼神经障碍多呈不完全性，常见上睑下垂和瞳孔大小不等，不一定伴有眼球运动障碍，如有眼球运动障碍，则以向上、向下受限多见，说明病灶在动眼神经核或神经纤维尚未离开脑干之前。其他，眼球震颤常由于脑干或小脑病变引起，小脑病变呈水平性或旋转性眼球震颤，向病变侧运动时更明显。

四、诊断标准

2001 年推荐的多发硬化诊断标准包括：

1．2 次或 2 次以上的发作；存在有 2 个或 2 个以上病灶的证据，不需附加条件。

2．2 次或 2 次以上的发作；存在有 1 处病灶证据，再附加下列条件之一：

（1）MRI 证实病灶在空间上呈多发性；

（2）有与多发性硬化一致的 2 个或 2 个以上 MRI 病灶，且脑脊液阳性（指脑脊液寡克隆带阳性或增高的 IgG 合成率，下同）；

（3）等待提示另一病变的又一次临床发作。

3．1 次发作，有 2 个或 2 个以上病灶证据，再附加下列条件之一：

（1）MRI 证实病灶在时间上的多发性；

（2）有第 2 次临床发作。

4．1 次发作，有 1 个客观病灶的临床证据（单一症状），再附加下列条件之一：

（1）MRI 示病灶在空间上的多发性；

(2) 2个或2个以上与多发性硬化一致的MRI病灶且脑脊液阳性，加上MRI病灶在时间上的多发性；

(3) 有第2次的临床发作。

5. 多发性硬化隐袭的神经进展提示，再附加下列条件之一：

(1) 脑脊液阳性和空间上的多发性：①9个或9个以上长T_2病灶；②或者2个或2个以上的脊髓病灶；③或者4～8个脑病灶加上1个脊髓病灶；

(2) 异常的VEP加上4～8个脑病灶，或少于4个脑病灶加上1个脊髓病灶，加上MRI病灶在时间上的多发性；

(3) 病情继续进展1年以上。

MRI对多发性硬化病灶空间上呈多发性的诊断标准（4条中符合3条即可诊断）：

(1) 有1处增强的病灶或有9个长T_2信号病变（平扫）；

(2) 至少有1处幕下病灶；

(3) 至少有1处近皮层的病灶；

(4) 至少有3个脑室旁的病灶。1处脊髓病灶可替代1处脑病灶。

MRI对于多发性硬化病灶在时间上呈多发性的标准：

(1) 如果首次扫描在临床发作事件3个月或3个月以上，有增强扫描的病灶存在，即足以证实病灶在时间上的多发性，即使病灶不在起初临床事件提示的部位；如果本次没有发现增强病灶，需要随访扫描，随访扫描的时间安排不是很关键的，但是推荐3个月；如果出现一个新的长T_2或是增强病灶，就满足了时间上呈多发性的标准。

(2) 如果扫描是在临床发作3个月以内进行的，第2次扫描是在3个月或3个月以上进行，显示有新的增强病灶，就满足了时间上呈多发性的证据；如果第2次扫描没有增强病灶，在第1次扫描3个月以上的扫描发现新T_2病灶，或者是1个增强病灶也能满足时间上呈多发性的标准。

五、治疗

多发性硬化的治疗目标是减轻疾病严重程度，降低复发率，减少或延缓功能残疾的发生。近年来，随着对多发性硬化发病机制认识的不断深入，加之神经病理学、神经影像学的发展，多发性硬化的治疗也有了巨大的突破，主要治疗方法有以下几种。

（一）皮质类固醇激素和血浆置换疗法

这两种治疗主要用于急性复发型多发性硬化的治疗。皮质类固醇能缩短急性期和复发期的病程，改善轴突传导性，促进血脑屏障的恢复。目前主张甲强龙500～1 000 mg静滴，连用3～5天。血浆置换主要用于对大剂量皮质类固醇治疗不敏感的多发性硬化病人，可能的作用机制与清除自身抗体有关。

（二）免疫调节治疗

治疗多发性硬化的免疫调节药物主要有 β-干扰素（IF-β）la、1b 和 glatiramer acetate（GA，copaxone 或 copolymer Ⅰ）。在国外，IF-β 已成为治疗复发-缓解型（RR）多发性硬化的一线药物，它可以减少临床复发次数，使 MRI 上新损害病灶减少并损害体积缩小。GA 是人工合成的多肽混合物，免疫化学特性同髓鞘碱性蛋白（MBP）类似，可用于 RR 型多发性硬化的治疗。

（三）调节性细胞因子

多发性硬化病人存在 Th1/Th2 细胞比例失调，Thl 细胞分泌 TNF-α、IL-12、IF-γ、NO 等物质促进炎性反应；Th2 细胞分泌 IL-1、IL-4、IL-10、IL-13 抑制免疫反应。因此，抑制炎性因子的释放和促进消炎因子的分泌是今后多发性硬化治疗方向之一。经典的 ABC 疗法：A-β 干扰素 1α，B-β 干扰素 1b，C-copaxone。其他如雌三醇（E_3）、IL-10、IL-1 受体阻滞剂、IL-12 阻滞剂等药物均处于临床实验阶段。

（四）神经保护及促进髓鞘再生

基于对前体少突胶质细胞（OPC）功能的研究，有人设想通过补充 OPC 来治疗多发性硬化。应用大剂量免疫球蛋白 0.4 g/(kg · d) 静点，连续 3 ~ 5 天，可用于 RR 型和 SP 型多发性硬化的治疗。可根据病情需要每月加强治疗 1 次，用量仍为 0.4 g/(kg · d)，持续 3 ~ 6 个月。临床验证可以减少临床复发率和运动障碍的进展，这可能与它的免疫调节、促进髓鞘再生功能有关。

（五）免疫抑制治疗

免疫抑制药如环磷酰胺、甲氨蝶呤、硫唑嘌呤、环孢霉素 A 能减轻多发性硬化的症状，但是它们对于 MRI 上脱髓鞘损害无任何减轻作用，而且全身不良反应大，目前在多发性硬化的治疗中已很少应用。

（六）一般治疗和对症治疗

1. 疲劳是许多病人常见的主诉，运动和物理治疗是非常重要的，应保证足够的卧床休息，避免过劳，尤其在急性复发期。

2. 膀胱、直肠、性功能障碍常需要治疗，可以用药物，严重者可以留置导尿或膀胱造瘘等，并应注意预防感染。

3. 严重痉挛性截瘫和大腿痛性屈肌痉挛可口服氯苯氨丁酸，国外在监护下可根据病情严重程度定期在鞘内释放氯苯氨丁酸。

4. 姿势性震颤可用受体阻滞剂或安定类药物，亦可用异烟肼必要时合用吡哆醇。

5．认知功能障碍和抑郁、眼球活动异常和视力障碍以及对温度的敏感性等均需要对症处理。

综上所述，多发性硬化虽然是一种发病机制不完全清楚的自身免疫疾病，但目前已有比较明确和适用的临床诊断标准和分型分期标准。在诊断方法中，MRI 的突出作用受到人们极大的重视和关注，并已列入了新的临床诊断标准中。特别是近几年，脑萎缩的 MRI 测量、萎缩的发生机制及其与多发性硬化的关系受到国外研究者的高度重视。在治疗方面，目前认为最具疗效的药物是 IF-β 和 GA，其他如皮质类固醇、血浆置换及大剂量的免疫球蛋白在临床上仍有较广泛的应用。

（赵　琳）

第六节　视神经脊髓炎

视神经脊髓炎（neuromyelitis optica，NMO）也称 Devic 病，或 Devic 综合征，主要表现为视神经和脊髓的原发性中枢神经系统炎性脱髓鞘疾病。既往认为是多发性硬化（multiple sclerosis，MS）的一个变异型，但近年来研究表明视神经脊髓炎可能是一种独立的疾病，这对视神经脊髓炎的治疗及预后有重要意义。视神经脊髓炎多见于东方人，少见于西方人。

一、临床分型

依据临床过程将患者分为单相型和复发型。

二、病理

视神经脊髓炎病理改变为脱髓鞘、硬化斑和坏死空洞形成，伴血管周围炎性细胞浸润。视神经损害主要累及视神经和视交叉，脊髓损害好发于胸段和颈段。脊髓急性期病灶有许多特征性改变。脊髓大体观可见肿胀、软化、空洞形成。镜下可见灰质和白质管周有轻度炎性脱髓鞘或完全出血、坏死等不同程度改变。多数患者有大量中性粒细胞、嗜酸性粒细胞等浸润。嗜酸性粒细胞在 NMO 发病中的作用尚不明确，可能是最初的反应，也可能是继发于补体 C5 a 片段的活化。最近关于脊髓标本活检和尸检的免疫病理研究支持视神经脊髓炎与体液免疫相关，在活动性髓鞘破坏区域可发现以 IgG 和 C9 新抗原（补体活化的标记）沉积物，也可见于有血管增生和纤维化改变的血管壁。

三、临床表现

视神经脊髓炎好发于女性，在复发患者中女性是男性的 3 倍多。发病年龄为 5 ～ 60 岁，以 21 ～ 41 岁常见，许多患者是儿童，60 岁以上的老年人发病少见。

视神经脊髓炎是视神经和脊髓同时或相继受累的急性或亚急性脱髓鞘疾病。

视神经炎的临床表现，可为单侧或双侧视神经炎（optic neuritis，ON），伴或不伴球后疼痛，可有不同形式的视野缺损。单侧受累较双侧多见。视神经炎首次发作且病情达高峰时，近 40% 患眼完全失明。大多患者视力经治疗可有改善，尤其单时相病程患者；复发的视神经炎患者则可导致不断累积的视力损伤。研究表明在视神经脊髓炎临床症状未完全出现前，部分患者可能已累及视神经。尸检也证实部分仅有复发性脊髓炎的患者视神经和视交叉存在慢性脱髓鞘改变。

脊髓炎的临床表现，典型急性脊髓炎发作表现为脊髓完全横断，从数小时至数天内两侧脊髓的运动、感觉和括约肌功能严重受损。运动障碍可迅速进展为截瘫或四肢瘫，偶可发生脊髓休克。少数患者病变为非对称性，可表现为 Brown-Sequard 综合征、脊髓中央综合征。在有复发病史的患者中常见 L’ Hermitte 征、发作性痛性肌痉挛、根性疼痛。首次发作的症状多数可缓解。脊髓炎可严重致残甚至死亡。

四、辅助检查

（一）脑脊液（CSF）检查

脑脊液检查结果显示：①脑脊液细胞数在两型患者均有增高，单相型患者全部伴发热和血 WBC 升高，复发型患者不伴发热，仅极少数有 WBC 升高；②两型患者的 CSF 蛋白都呈轻、中度升高；③ CSF-IgG 在单相型中测不到，在复发型中呈现不同程度的增高；④蛋白 2 细胞分离现象。

（二）MRI 检查

以视神经炎为首发症状的病例，MRI 检查中可见视神经增粗或视交叉前段视神经出现片状长 T_1、长 T_2 异常信号，累及单眼或双眼，随着病程的反复和进展，MRI 检查可看到视神经变细、萎缩。以脊髓炎为首发症状的病例，MRI 表现：病变均发生在颈段、胸段或颈胸段同时受累；T_2WI 呈条状高信号，T_1WI 呈低信号，Gd-DTPA 增强可见不规则强化，脊髓纵向融合病变，超过 1 或 2 个以上椎体节段；并可表现一定占位征象，常误诊为胶质瘤。脊髓炎在急性期通常可见受累节段水肿、肿胀，强化明显。T_2 加权像上可见混杂信号，典型病灶有空洞或坏死且常位于脊髓中央。大多数视神经脊髓炎患者脊髓病灶累及 3 个或 3 个以上椎体节段，病灶相互邻近，强化明显。随时间延长，NMO 脊髓病灶由水肿、强化明显发展为持续存在的髓内 T_2 异常信号，并有节段性脊髓萎缩。

五、诊断与鉴别诊断

（一）诊断标准

Wingerchuck 等在 1999 年提出了新的视神经脊髓炎诊断标准，其具体内容为：

必要诊断标准：①视神经炎；②急性脊髓炎；③无视神经及脊髓以外的受累。

主要支持条件：①发病时颅脑 MRI 阴性（正常或不符合 MS 影像学诊断标准）；②脊髓 MRI 有≥ 3 个椎体异常的 T_2 信号；③ CSF 细胞数增多（WBC>50 mm^3）或中性粒细胞 >5 mm^3。

次要支持条件：①双侧视神经炎；②至少一眼视力持续低于 20/200；③和疾病相关的一个或一个以上肢体持续无力（MRC 2 级或以下）。

上述条件中符合全部必须诊断标准和 1 个主要支持条件或 2 个次要支持条件，并除外其他自身免疫疾病所致的视神经脊髓损伤可能性时，可以考虑视神经脊髓炎。2006 年 Wingerchuck 等结合免疫测定，发现血清 NMO-IgG 抗体阳性率在 NMO 患者达 76%，特异性达 94%。因而，将诊断标准进行了修改，去掉了次要支持条件，保留必须诊断标准和主要支持条件的前两条，将第 3 条 CSF 细胞数变化改为血清 NMO-IgG 抗体阳性。

（二）鉴别诊断

长期以来视神经脊髓炎被认为是多发性硬化的亚型或者变异型。多发性硬化是细胞免疫和体液免疫共同参与导致的以脑脊髓白质损害为主的中枢神经系统炎性脱髓鞘疾病。多发性硬化的主要病理特点为脱髓鞘、部分再髓鞘化、轴索损伤和胶质瘢痕的形成。Wingerchuk 等报道了 71 例视神经脊髓炎患者的人口统计学、疾病谱、临床事件，即视神经炎及脊髓炎特点、CSF 和血清学研究、MRI 的特征和长期病程评估，认为视神经脊髓炎的病程、实验室检查和神经影像学特点均与 MS 不同。另有学者对 13 例视神经脊髓炎患者的临床表现、CSF、电生理学及影像学检查结果进行分析，认为视神经脊髓炎和多发性硬化有所不同。最近，有研究利用间接免疫荧光技术检测 NMO-IgG，为视神经脊髓炎与多发性硬化相区别提供了重要证据。

六、治疗和预后

对于视神经脊髓炎急性期患者通常采用大剂量皮质类固醇治疗，如每日 500 ～ 1 000 mg 甲泼尼龙静脉滴注冲击治疗 3 ～ 5 天，之后每天口服泼尼松 60 mg，可加速视神经炎的恢复，终止或缩短视神经脊髓炎的恶化，近期有效率 80%；但不良反应较大，对远期预后无改善，不能减少复发率。复发患者通常给予肾上腺糖皮质激素及免疫抑制剂如硫唑嘌呤治疗，可改善症状，减少其复发率。硫唑嘌呤起始剂量为 50 mg/d，每次增加 50 mg，数周后增加至 3 mg/（kg · d）同时加用泼尼松 60 ～ 80 mg/d，直至化验结果显示硫唑嘌呤起效（白细胞数持续轻度减少，平均红细胞容积值增大）后缓慢减量，持续数个月。这种联合治疗需要持续监测血常规和肝功能，注意有无感染，采取措施限制骨钙流失，同时避免接种活疫苗。由于血浆置换可以有效清除循环血中的自身抗体及免疫复合物，已被用于该病的二线治疗。由于该病被认为是抗体介导的，有个例报道用大剂量丙种球蛋白静脉滴注冲击治疗[400 mg/(kg · d)，5 天]，并用预防感染、改善微循环、营养神经药物综合治疗，其安全性好，不良反应小，能迅速有效地控制症状，并被认为能够改善 NMO 的远期预后，减少复发。视神经脊髓炎有再发的倾向，且随着复发次数的增多，病情更难控制。Wingerchuk 等曾报道 33% 的复发型患者发生呼吸衰竭，其中 93% 的患者因此而死亡；而仅 9% 的单相型患者发生呼吸衰竭，并且恢复。复发型患者 5 年生存率为 68%，单相型患者为 90%。单相型患者病情重于复发型，但长期预后如视力、肌力和感觉功能等均较复发型患者好。

综上所述，视神经脊髓炎的临床经过、血清学、神经影像学、免疫病理学方面的特点均与多发性硬化不同。由于 NMO 的复发型有很高的发病率和死亡率，鉴别诊断对于合理治疗是很必要的。CSF 检查、血清 NMO-IgG 检查及 MRI 检查对于 NMO 的诊断和鉴别诊断起了重要作用。对于 NMO 患者通常采用大剂量皮质类固醇治疗，并给予免疫抑制剂及神经营养因子等辅助治疗。大剂量丙种球蛋白静脉滴注以及血浆置换为 NMO 的治疗提供了新的方法。但是 NMO 确切的发病机制，以及如何预防 NMO 的复发，对肾上腺糖皮质激素治疗无效的复发患者如何进行治疗，仍然是有待研究解决的难题。

（朱秀安）

参考文献

1 Wingerchuk DM, Weinshenker BG. Neuromyelitis optia: clinical predictors of a relapsing course and survival. Neurology, 2003;60(5):848-853

2 Luchinetti CF, Mandler RN, McGavern D, et al. A role for humoral mechanisms in the pathogenesis of Devic's neuromyelitis optica. Brain, 2002;25(7):1450-1461

3 Bergamaschi R, Tonierri S, Franciotta D, et al. Oligoclonal bands in Devic's neuromyelitis op tica and multip le sclerosis: differences in repeated cerebrosp inal fluid examinations. Mult Scler, 2004;10(1):2-4

4 Milano E, Disapio A, Malucchi S, et al. Neuromyelitis optica: importance of cerebrosp inal fluid examination during relap se. Neurol Sci, 2003;24(3):130-133

5 Correale J, Fiol M. Activation of humoral immunity and eosinophils in neuromyelitis optica. Neurology, 2004;63(12):2363-2370

第八章 Chapter 8

眼部成形

第一节　眼部成形总论

医学整形美容学是通过医学手段，包括药物、仪器及手术等，以达到改变人体外部形态、色泽并部分改善生理功能，从而增进人的生命活力美感和提高生命质量。因此，它是一门融科学性、技术性与艺术性于一身的学问。因此，现代整形美容学更加强调微创和精细的操作；更加强调巧妙的手术设计和隐蔽切口；更加强调以坚实的理论基础指导实践；更加强调术后护理和人文关怀；同时也更加强调专业医生的自身修养。眼科整形美容作为医学整形美容外科与眼科的交叉和分支学科，近年来也随着科技革命走入了一个新时代，激光技术和射频技术的发展以及各种填充材料、止血材料、手术缝线的进步都令这一学科日新月异和充满活力。但是万变不离其宗，所有“现代”都离不开“基础”，只有注重基本素质的培养和基本功的训练，并在实践中经常反思，才能逐渐把握这一领域的精髓，从而构成自己独有的生命态度和行医风格。

一、个性化治疗方案

考虑多元因素，诸如病人的病情、病史、年龄、性别、职业、经济状况以及审美和价值取向等等；隐蔽切口，比如上睑下垂的结膜入路矫正手术，如能熟练掌握技巧，既可达到表面无创口的要求，又能减轻术后反应。

二、电刀、激光刀的应用

使得手术切口更加精细，其良好的凝血止血作用令手术野更加清晰而层次分明。近年来射频技术的发展使得微创外科更加精准，是目前所知的外科最微小的切割方式，被称为“分子刀”。我们近年来应用射频技术的经验提示：手术者需要更熟练地掌握解剖才能精准操作，因为手术者在使用射频刀切割时没有使用普通手术刀切割时的手感。

三、良好止血可以事半功倍

比如眼球摘除Ⅰ期眼台植入手术后常常因渗血而眶压升高，造成患者疼痛、呕吐等，近来我们采用止血海面或止血胶，在眼球摘除时眶内止血良好之后再植入眼台，术后患者各种不适症状明显减轻。

四、严谨学风，精致操作

整形美容手术中，缝合十分重要。连续皮内缝合使眼部皮肤切口闭合得平整漂亮；睑缘纵行切口做垂直褥式缝合，线结的大小和方向都关系到患者术后的感觉和预后。手术缝线及生物胶的合理选用和搭配可以增进手术效果并减轻患者痛苦。比如对眼睑皮肤切口的闭合，我们采取 6-0 可吸收缝线埋藏缝合，必要时配合使用医用胶粘合切口，表面无线结，无需拆线。这种方法特别适用于儿童患者，可免去拆线之烦恼。

五、整形美容术后护理是细节工作

人性化的服务与关怀可为患者减轻痛苦、增强信心、促进康复。从 2005 年 6 月起，我们采取术后 48 ~ 72 小时冰敷以减少渗血、消肿止痛、预防感染，颇有成效。另外，术后关心患者的心理变化，加强激励，减少疑虑，必要时请心理医生给予指导与支持。

着眼细节，重视基本功，做好每一例平凡的手术，才能在疑难病例面前有思路、有力道。

由于眼科急诊值班医生大都是住院医和主治医，临床经验有限，在进行外眼处置时常碰到一些棘手问题，需要用到整形知识，故将这部分内容讲述如下。

（闵 燕）

第二节 眼科急诊处置中相关的整形原则与技巧

眼科急诊中以眼部皮肤、结膜裂伤为多见。眼部外观的恢复不仅关系到对视功能的保护，还关乎患者日后的心理健康，故其处置原则常与整形相关。急诊处置多是在医生疲惫困顿的时间进行，随着车祸等问题的增加，伤情复杂的病例也日益见多，这就更要求我们果断而细致地进行处理，而我们的职业道德、修养和技术水平，就隐藏在伤口最终的命运之中。

一、眼科急诊处置中的整形原则

（一）眼科急诊整形手术的适应证

眉部、眼睑、结膜外伤，形成难以直接闭合的创面或勉强缝合后将产生明显畸形，甚至造成视功能障碍的急诊患者，在生命体征平稳、没有严重的出血或休克和潜在致命性脏器损伤的前提下，均可施行急诊整形手术。整形手术需要精细操作，并要求创面 I 期愈合，急诊外伤时软组织往往受到污染，似与整形原则相悖，但眼部血运十分丰富，临床经验表明，只要清创进行得细致、彻底，加之合理应用抗生素，伤口感染是可以避免的。

（二）急诊整形手术的麻醉要求

整形手术必须在良好的麻醉状态下进行，整形手术的操作十分精细，手术时间相对较长，估计手术时间较长的复杂手术，应选择全身麻醉；对于精神紧张、躁动不安的患者或儿童，也应在施行基础麻醉后辅以局部麻醉以减少全身用药。

（三）整形清创术的原则

严格遵守无菌原则与无创原则。冲洗创口要仔细，去除所有异物，尤其是对于单纯擦伤的患者，要彻底刷洗创面，避免产生难治性、外伤性文身。对于有多量泥沙等异物的不洁伤口，先用双氧水冲洗，术后用碘仿纱布覆盖，可有效地防止感染。准确判断组织活力，既要爱护组织，又要去除坏死组织，同时要明确组织缺损的范围及程度，常规测量健侧颜面以获得精确数据。对于皮肤、黏膜缺损大、不能直接拉拢缝合的伤口，可利用植皮／黏膜或皮瓣／结膜瓣转移技术Ⅰ期修复缺损。

（四）眼部急诊清创的特殊性

眼部皮肤、结膜裂伤原则上应在48小时以内予以缝合。在眼睑裂伤的清创缝合手术中，应注意尽可能保留眼睑组织，特别是皮肤和睑板。有皮肤缺损时，如局部较清洁，且于伤后48小时之内，可做局部皮瓣或游离植皮修复创面。伤口不洁或时间过久，姑且局部换药，待其自然愈合后Ⅱ期整形；也可尝试刃厚皮片游离移植（刃厚皮片易成活，但术后收缩严重，颜色变化也大）。此时应注意是否有角膜暴露，要保护好角膜，必要时做湿房甚至睑裂缝合术或睑缘粘连术，待Ⅱ期整形之后再切开睑裂。个别病例眼部软组织大范围撕脱伤，眼睑、结膜大部缺失，甚至露出眶骨，剩下一个孤零零的眼球。这时，首先要用湿房保护好眼球，然后可考虑做额部动脉岛状皮瓣或吻合血管的前臂皮瓣进行修复，同时移植口腔黏膜做成皮瓣的衬里。但有时由于伤势过于严重，手术效果不尽人意。

（五）眼睑修复的原则与各层的再造

上睑缺损必须考虑修复后上睑的活动性，以便于视物和润滑角膜。上睑中间的小缺损，常因闭合不全而易进沙尘，可引起角膜溃疡甚至失明，因而一般尽量少用上睑修复下睑，可用下睑修复上睑，再用其他组织修复下睑。再造的眼睑需具备皮肤、代替睑板的支架组织和黏膜。因眼睑内壁直接接触角膜，必须以润滑的黏膜修复，如对侧眼的结膜或口腔黏膜，如伤眼已无法保留，则可用皮片或皮瓣修复。睑板缺损可用耳廓软骨、鼻中隔软骨或贮藏的异体巩膜修复，下睑睑板还可用Medpor（高密度聚乙烯）修复。有学者应用硬腭黏骨膜瓣修复眼睑缺损，提供了黏膜与支架的复合体，获得了很好的效果。眼轮匝肌皮瓣最适合于修复下眼睑的缺损，皮瓣应用灵活、安全，操作相对简单，术后效果极佳。

（六）特殊类型眼外伤的处理

1．眼睑纵行皮裂，要向患者交代以后可能由于瘢痕收缩会形成睑缘切迹或外翻。缝合时最好根据情况做适当的转位皮瓣，减少日后的纵行收缩。如未掌握皮瓣技术，应认真将肌层对合缝合（最好用可吸收缝线，埋藏缝合），然后缝合皮肤。眼睑纵行全层裂伤，应分层对合缝合，包括睑板（板层缝合时，线结不要露出睑结膜面，可做埋藏式缝合）。如涉及睑缘时做垂直褥式缝合。

2．上眼睑的较深裂伤，应注意是否伤及上睑提肌。发现有上睑提肌断裂退缩，应在显微镜下寻找其断端，并对合缝合。自皮肤伤口入路寻找较易，方法是经由上睑轮匝肌深面向上方寻找，找到眶隔后提起即可看到上睑提肌纤维，令患者向上看时可见其近端收缩内陷。上睑提肌损伤后，即使做了缝合，术后由于粘连也可能发生上睑运动障碍，这一点要及时告知患者。

3．眦角部的皮裂，要注意是否伤及内、外眦韧带及泪小管。如有损伤，应予复位缝合眦韧带及吻合泪小管。内、外眦移位往往由于外伤后眦韧带未复位所致。泪小管的损伤还可造成慢性泪囊炎、泪道瘘管等并发症。

4．眉毛缺损的修复：眉毛可以阻挡额部的汗水流入眼中，对面部的美学及表情也很重要。外伤后应按眉毛的生长方向精心对位缝合。眉部的纵行裂伤一定要注意缝合肌层，否则由于皱眉肌的力量使局部瘢痕增宽影响眉部外观。如有眉毛缺损，应争取Ⅰ期再造，可选择残眉推进法或头皮瓣转移术。随着毛发移植技术的成熟与完善，更多的眉缺损患者可以进行安全、有效的眉毛种植手术。没有条件行即刻移植的患者，要求急诊处理眉缺损时，尽量将创口遗留于原眉形之中。

5．球结膜裂伤一般对合缝合即可。大面积缺损时可做局部转位结膜瓣，或对侧眼结膜移植术，或口唇黏膜移植术。如果睑、球结膜伤口相对，缝合后应每日以玻璃棒分离之，以防形成睑球粘连。

6．严重眼球破裂伤不能保留眼球时，目前我们还是主张做眼球摘除术。术中不剪断各直肌的节制韧带，可做四直肌对端缝合，以一黑线做标记。如能在每条直肌止端保留一点板层巩膜，可作为以后寻找直肌断端的标志。

7．眼部复合伤涉及副鼻窦、口腔甚或颅脑时，需要多科合作，共同完成急诊整形手术，以保证正确全面的诊治。

急诊整形手术是软组织创伤治疗时间与疗效的最佳结合，因为整形外科的无创操作原则是把爱护组织贯穿于切开、止血、剥离及缝合的每一项具体操作中，将外科手术对组织的损伤降低到最低程度，将关闭创面与组织修复同时完成，最大限度地利用了尚未失活的组织。急诊手术经彻底清创后，组织解剖关系清楚，避免了Ⅱ期手术时瘢痕粘连挛缩等弊端，同时也为患者缩短了疗程和减少了医疗费用。

掌握以上整形原则后，还要具备精巧细致的缝合技术，才能达到最好疗效。

二、常用的眼部皮肤缝合技术

1．眼部皮肤缝合一般使用 6-0 黑丝线或尼龙线，皮下组织和肌肉的缝合用 6-0 可吸收缝线。

2．常用的眼部皮肤缝合有连续皮内缝合和间断缝合。连续皮内缝合主要用于无张力的水平切口或伤口的缝合，比如下睑袋或一些眼部肿物水平梭形切除后的缝合。略有张力时，可在轮匝肌层用 6-0 可吸收缝线做埋藏式间断缝合。因眼部皮肤薄弱，其下方的线结尽量埋向深处，特别是使用黑色缝线时，以免在皮肤菲薄处透见黑色线结。间断缝合用在皮肤切口时要注意在皮肤较薄和张力较小的地方缝线距皮缘近些，一般在 1 mm 以内，而皮肤较厚和张力较大处可适当加大距离。另外在皮肤移植时，皮片与周围皮肤厚度不同，缝合时要注意不要使二者出现“台阶”。

3．在做各种皮瓣时常常形成一些尖角，在外伤时又会出现窄条皮肤。对尖角和窄条状皮肤的缝合，缝线自皮瓣尖端或窄条皮肤下面的组织通过，避免了自皮肤面出入针所致皮肤豁裂。结扎时不要用力过度，使创缘对合即可，以免造成血运不良。

4．睑缘垂直伤口的缝合尤为讲究。这种伤口如果简单地直接拉拢缝合，愈合后随着纵行瘢痕的收缩，会出现睑缘切迹。用垂直褥式缝合法，可以明显减少出现上述问题的机会。睑缘的垂直褥式缝合，针是从灰线处出入（两断端灰线对齐）。缝线结扎于睑缘，留较长的尾线固定于远离睑缘的眼睑皮肤，可避免线头刺激眼球。此针缝线结扎时可见睑缘伤口处轻度隆起，待愈合后则渐平复。为使伤口闭合牢靠，可于睑板伤口上加缝几针板层间断缝线。然后再分层缝合皮下组织和皮肤。与往常一样，术后 5 ～ 7 天即可去除皮肤缝线，而睑缘的那针垂直褥式缝线要到术后 10 ～ 14 天方可去除，以期伤口愈合牢固。该缝合法可用于眼睑外伤、肿瘤或瘢痕切除后遗留的纵行睑缘全层伤口。当然，对于较长的纵行伤口，仅仅睑缘一针垂直褥式缝线是不够的，还需要 Z 成形术才能进一步缓解垂直张力。

5．眼科急诊中有时也会遇到需要闭合睑裂的患者，如重度眼球突出、结膜水肿及眼睑化学或热烧伤所致兔眼，以及眼部植皮之后等等。闭合睑裂分为临时性和永久性两种。临床上，习惯将那种只用缝线把睑裂临时缝合起来的操作称为睑裂缝合术；而将那种在上下睑缘做出创面使睑裂愈合在一起的做法称为睑缘粘连术。睑裂缝合术是用 3 针水平褥式缝线将上下睑缘缝合，用于暴露性角膜炎、眼窝填充术后结膜水肿等的治疗。睑裂缝合线可视病情在 5 ～ 7 天去除；时间再长的话，缝线可自行豁开皮肤而脱落。必要时，可做睑缘粘连术。睑缘粘连术是做上下睑中部 2/3 长度的灰线切开，深度 2 ～ 3 mm，小心地将睑缘后唇的上皮剪除，然后上下睑缘后唇创面相对，做 3 针间断缝线；再将睑缘前唇对合，做 3 针水平褥式缝线，使两前唇创面紧密相贴。前唇的皮肤缝线 7 天去除。根据病情于术后 3 ～ 6 个月做睑裂切开术。睑缘粘连术用于上下眼睑植皮术、结膜囊内皮片或口腔黏膜移植术，以及需要较长时间闭合睑裂以保护眼球的情况。

睑裂缝合术和睑缘粘连术是一项简单而实用的技术，在多种情况下可以起到保护眼球、减轻结膜水肿并防止水肿之结膜脱出睑裂之外、加速暴露性角膜炎症或溃疡的愈合，可对抗眼睑皮肤瘢痕的收缩作用。但在儿童要注意弱视问题，即在上述睑缘粘连的中央留下一定间隙，使瞳孔得以露出。此间隙两侧的睑缘粘连可分别向内外眦延长做一些，以加强力量，但注意向内勿伤及泪点。

举所美必观其所终。眼睛是重要的表情器官，眼部皮肤、结膜创口的缝合尤为重要，医生的辛苦尽在手下的一针一线，等到日后伤口愈合时，才能看到当初的功夫。

（闵　燕）

第三节 严重倒睫和双行睫的手术矫正

内翻倒睫是眼科常见和多发病，严重时可以致盲。内眼手术前首先要排除内翻倒睫等外眼疾患，以防术后感染、角膜损伤和其他并发症。所以说，内翻倒睫矫正术是一项重要的工作。

首先要强调，内翻（entropion）和倒睫（trichiasis）是两个概念，二者常常同时存在，但也可见到单纯倒睫病例。单纯倒睫时，睑缘位置仍然保持正常。倒睫可以是一部分，也可以是整排睫毛倒向眼球。这时用通常的手术方式，如 Hotz 术，就不能奏效，因为它是针对“内翻”设计的。所以，严重的倒睫病例往往让年轻医生感到棘手。对难治性倒睫，有下面几种手术供参考和选择。

一、眼睑前层后退术

用尖刀自灰线切开，向内达泪点外侧，向外可到外眦，如此使眼睑分为前后两层。将前层后退 3 ~ 5 mm，以褥式缝线固定于睑板前面。睑板暴露的创面数日即可被表皮覆盖。

二、睑缘唇间异体巩膜植入术

灰线切开，深 5 mm 左右，将一条异体巩膜嵌入前后唇之间，做 3 针水平褥式缝线，自前唇进针穿过异体巩膜和板层睑板，再自前唇出针，轻轻结扎，使唇间的异体巩膜得以固定。待异体巩膜逐渐被血管化后，睑缘就变厚了，向内倒的睫毛就不能触到眼球。

三、倒睫毛囊剔除术

对部分顽固性倒睫，可以在显微镜下将其毛囊剔除。先做灰线切开，用齿镊将前唇轻轻牵拉外翻，即可看到其内面黑色的毛囊。确认那些倒睫的毛囊，用尖刀剔除或用剪刀剪除，也可用烧红的大头针间断烧灼毛囊。毛囊破坏后，相应的睫毛即可轻易被拔除，以此判断倒睫的毛囊是否被准确地破坏。在去除毛囊的过程中，很难免损伤部分睑板，如损伤范围过深过大，出现睑板明显变薄，可睑缘唇间适当植入异体巩膜。

四、双行睫切除术

正常的睑板腺表达为一种变态皮脂腺。正常的睑板腺在人类已不具有产生睫毛的能力，但在某些情况下睑板可能会恢复睑板腺与毛囊共存的现象，在组织学上就表现为睑板腺组织发生转化，原睑板腺开口处长出另外的睫毛，因此这可能是一种返祖现象。

值得一提的是，倒睫与双行睫（distichy）有时混淆。双行睫是在灰线内侧又生出一排睫毛，而倒睫只是前排睫毛倒向眼球。注意，倒睫的毛囊在睑缘前层组织中，而双行睫的内排毛囊在睑板内。双行睫的治疗也是灰线切开后剔除后排毛囊，必要时做睑板切除术。先天性双行睫少见，其内排睫毛的粗细和颜色与前排者相似，故内排毛囊也较明显，易于寻找和剔除。眼部酸碱烧伤、严重的干眼症（如皮肤黏膜剥脱综合征）时，可出现继发性双行睫，此时内排“睫毛”极为细小而色淡，其毛囊却相当深在，可在睑缘上方 4 ~ 5mm 的睑板内，即使在显微镜下也很难完全清除这些灰白细小的毛囊。术前要充分交代病情，告知患者只能在一定程度上改善症状。

（闵　燕）

第四节　难治性外伤性眼睑退缩的修复

严重眼睑退缩除可影响外观，还会造成暴露性角膜炎等，故应及时修复。临床上遇到的外伤性眼睑退缩常因大量皮肤瘢痕和周围组织复合损伤等使病情复杂化，手术修复多较棘手，需要术者明确受伤的层次，确实松解瘢痕，才能达到治疗目的。

眼睑外伤涉及到上睑提肌或下睑缩肌的时候，由于瘢痕挛缩使眼睑向上或下退缩而露出角膜缘以外的巩膜，即为外伤性眼睑退缩（traumatic eyelid retraction）。由于外伤的原因，可伴有眼睑内、外翻，但仅仅矫正内、外翻不能使眼睑复位。

外伤性眼睑退缩的修复手术在上下睑略有不同。

一、外伤性上睑退缩的修复

即上睑提肌腱膜和 Müller 肌延长术。自重睑线切开皮肤、轮匝肌，分离暴露睑板和眶膈，剪开眶膈后稍加分离即可见上睑提肌腱膜。自睑板上缘切断上睑提肌腱膜和 Müller 肌，注意保护好结膜，仔细将此肌与下方的结膜分离至穹窿部。将适当宽度的异体巩膜植片置于上睑提肌腱膜和睑板之间，并用 6-0 可吸收缝线分别与二者固定缝合。分层缝合切口。异体巩膜植片的大小，应较上睑退缩量宽 2 mm 左右，且于退缩最严重处最宽，具体根据眼部外伤瘢痕部位、程度和眼睑退缩量而定。如有较重皮肤瘢痕收缩或皮肤缺损时，应做局部皮瓣予以修复。

二、外伤性下睑退缩的修复

即下睑缩肌和 Müller 肌延长术。下睑退缩修复术可经皮肤或结膜入路。

1．结膜入路可避免皮肤面的切口。先做牵引缝线翻转下睑，于下穹窿结膜下注射局麻药使结膜隆起，在外眦部穹窿结膜做一小切口，以虹膜恢复器沿结膜下探入，使结膜与下面的组织分离，此分离向下做到穹窿部。沿睑板下缘下方 1 mm 水平剪开结膜，进一步用刀轻轻划开 Müller 肌和下睑缩肌（此二者往往很难分开，也有人将它们共同称为下睑缩肌），并将它们与前面的组织分离至下穹窿部，此时就可见该二肌一起向下退缩，眼睑随之恢复正常位置。取适当宽度的异体巩膜置于下睑缩肌和睑板之间，用 6-0 可吸收缝线固定缝合。缝合颇为讲究，即使是可吸收缝线，也应用埋藏式缝合，以免线结突出菲薄的结膜而刺激眼球。以 6-0 黑丝线连续缝合结膜切口，术后 5 日拆线。

2．有时皮肤入路更为方便可靠，比如结膜瘢痕重而影响手术，或下睑支持力量不足需要植入材料等等。自下睑缘下 3 mm 水平切开皮肤、轮匝肌，分离暴露睑板下缘，自此处切开下睑缩肌和 Müller 肌并与其下的结膜分离，使下睑缘抬高至正常位置。取适当宽度的异体巩膜置于睑板和下睑缩肌之间，并分别与二者缝合。巩膜植皮两端最好与内外眦韧带固定缝合 1、2 针，以加强下睑向上的支持力量。异体巩膜的宽度较下睑退缩量宽 2 ～ 3 mm。同样，有皮肤缺损时应用局部皮瓣修复之。

3．注意点

（1）外伤性眼睑退缩是由于外伤后上睑提肌或下睑缩肌瘢痕挛缩使上睑向上、下睑向下退缩，可能不与眼睑内、外翻同时发生。

（2）眼睑退缩的矫正方法，历史上有过多种术式。Blaskovick 首先描述自睑板上缘切断上睑提肌腱膜和 Müller 肌的手术方法。Goldstein 描述了上睑提肌腱膜后退术。以后又有许多学者在手术入路和手术方法方面做过多种尝试和改进。上述这些方法对 Graves 眼病之眼睑退缩是有效的，但对瘢痕较重的外伤性眼睑退缩则效果不好，需要将挛缩的上睑提肌或下睑缩肌松解延长，方能使眼睑复位。

（3）外伤性眼睑退缩往往合并皮肤瘢痕和结膜瘢痕，自皮肤入路操作较容易且可同时进行皮肤瘢痕或缺损的修复。

（4）外伤性眼睑退缩矫正术时使用异体巩膜植片可达到良好效果，特别是在下睑，异体巩膜不仅可起到延长腱膜的作用，还可起到向上支持下睑的作用。当下睑退缩量大或瘢痕重，需切除较多瘢痕组织时，可植入双层异体巩膜以填补组织缺损并支持下睑。MEDPOR 下睑插片也是修复下睑退缩的有效支撑材料（稍候有述）。

（5）术中把握好异体巩膜植片的大小和缝合后的张力。在上睑，使矫正后的上睑缘位于角膜上缘下方 2 mm；在下睑，使矫正后的下睑缘位于角膜下缘上方 1 mm。手术中可以令患者坐起观察，以排除重力的影响。

（6）原则上眼睑整形手术应在外伤后 6 ～ 12 个月后再进行，但是如果退缩较重、造成睑裂闭合不全时，应考虑提前行眼睑退缩矫正手术，或做睑缘粘连术，以免发生暴露性角膜炎甚或更严重的后果。

（7）对有暴露性角膜炎的患者，术后多会很快好转，如有欠矫，可影响病情恢复，必要时进行二次修复。术后也可能因过矫而出现上睑下垂，如果程度很轻最好不再手术，所谓“适可而止”、“见好就收”，对那些严重的上睑下垂才考虑再次矫正。

（闵　燕）

第五节 保存异体巩膜植片和MEDPOR下睑插片的应用

某些先天性的下睑退缩、Graves眼病下睑退缩、外伤性下睑退缩，当下睑缩肌明显挛缩时，仅靠局部松解难以达到目的，这时就要为下睑补充支持力，从而要使用异体巩膜或MEDPOR下睑插片；另外长期戴义眼后的下睑松垂下坠、面神经麻痹后下睑松弛外翻等等的整复手术，也常常用到这两种材料。

一、MEDPOR生物材料

是用线状高密度聚乙烯（linear high-density polyethylene）制成，具有以下特点：

1．无毒无害。动物实验和临床应用均未发现有任何全身和细胞毒性作用。

2．可制成内联多孔结构，允许受体组织长入其中。

3．坚实又有相当韧性，手术中易于切削、剪裁和缝合固定，不发生脆裂。

4．可制成球体、薄板及各种与缺损形状和植床相吻合的异型体。

5．其吸附性和多孔结构使之易受污染，故需要严格灭菌使用和术者熟练的操作技巧。

二、MEDPOR下睑插片

MEDPOR下睑插片（MEDPOR Lower Eyelid Spacer Implants）是分别与左右眼下睑解剖形状相适应的厚度为0.45 mm之薄板，大小为27 mm×16 mm。

三、MEDPOR下睑插片与保存异体巩膜的比较

1．MEDPOR下睑插片较保存异体巩膜的硬韧度好，对下睑的支持力量大得多。

2．异体巩膜植入眼睑后可有部分吸收，影响了它的长期支持作用；MEDPOR下睑插片不会吸收，作用持久。

3．MEDPOR下睑插片材质很薄，不会出现下睑厚钝外观；而异体巩膜移植（有时为了加强作用而用双层）后，可使下睑显得较厚并有较硬的手感。

4．MEDPOR下睑插片在植入手术中不允许暴露；异体巩膜则可用于结膜瘢痕重或结膜短缺的病例，允许在结膜面小范围裸露，裸露区可逐渐血管化并被上皮覆盖。

5．异体巩膜可用于上睑和下睑的整形手术，而 MEDPOR 插片只用于下睑。

四、手术方法

1．下睑缘下 3 mm 水平切开皮肤、轮匝肌，分离暴露睑板下缘。

2．于眶隔浅面向下分离，达眶下缘后面。分离过程中可将眶隔浅层切开。

3．在外伤性下睑退缩时，如见下睑组织包括下睑缩肌有瘢痕化或向下牵拉作用明显时，应松解瘢痕、切断下睑缩肌并向下分离使之后退，方可将下睑缘上提到正常水平。

4．将 MEDPOR 下睑插片置于睑板下缘和下眶缘之间。MEDPOR 下睑插片形状与患者所需不符时，可做适当裁剪，注意使裁剪缘平滑。

5．MEDPOR 下睑插片上缘与睑板下缘做 3 ～ 4 针固定缝线，两端与内、外眦韧带缝合固定。

6．在眶下缘后做分离，使插片下缘位于眶下缘后面。下睑插片的支撑作用和其两端与眦韧带缝合后的悬吊作用共同托举睑板，形成向上支持下睑的力量。

7．将轮匝肌严密覆盖于下睑插片表面，以 6-0 可吸收缝线做间断埋藏式缝合轮匝肌切口。

8．间断缝线或连续皮内缝线缝合皮肤切口。

9．使用保存异体巩膜时，手术过程与上基本相同，但由于其生物特性，结膜面允许小范围暴露；为了加强支持作用，常植入双层异体巩膜。

五、注意点

1．MEDPOR 下睑插片是一种异质材料，术中不允许暴露。

2．手术中要用轮匝肌等血运良好的组织层严密覆盖，以防晚期暴露。

3．结膜瘢痕重、血运差时慎用，以防结膜破损而暴露植片。

4．术中将下睑缩肌后退以后，如发现结膜下组织薄弱，可将无张力的软组织铺垫于此层，但不要形成对下睑向下的牵拉作用。

5．MEDPOR 下睑插片发生晚期暴露时，多需取出植片后伤口才会愈合。

6．该插片不能用于上睑，因其不能适应上睑的灵活运动；又因 Bell 氏现象的缘故，插片一旦暴露可造成严重角膜损伤。

7．下睑插片植入术后，下睑活动度受限，故对有视力的眼睛可造成向下注视时视物障碍，术前应充分向患者交待这一点。

（闵　燕）

第六节　外眦延长 Z 形皮瓣修复眼睑缺损

修复眼睑缺损，常要用到各种皮瓣。皮瓣的设计和应用颇为灵活，是一项对医生和患者都很个性化的技术，对眼睑解剖的谙熟、结构的理解以及对皮瓣技术的掌握，构成了眼睑缺损修复手术的关键。

眼睑肿物切除手术常常造成较大的眼睑缺损，需要精心的设计和精致的操作，从而治病又美容。外眦部延长 Z 皮瓣是一项有用的技术，颇受笔者青睐。下面以两个实例示其效果。

一、病例一

患者男，89 岁。主诉右眼下睑肿物 4 年，近半年增长快，门诊以“右眼鳞癌？”收入院。

检查：视力：右眼 0.4，左眼 0.5；眼压：双眼 Tn；右眼下睑内眦部肿物，约 1.1 cm×1.6 cm×0.3 cm，侵及结膜面约 2 mm，下泪点、泪小管均受累，肿物色红，触之较硬，无活动，压痛不明显，表面有破溃、痂皮，见血性、水性分泌物流出，肉眼观泪阜部未侵及，下睑内侧轻外翻，眼球各方向转动未受限。双眼晶体核性混浊，硬度Ⅱ级，余未见明显异常。局部引流浅淋巴结无肿大。胸片及全身体格检查未见异常。

眼科诊断：1．右眼下睑肿物（性质待查）；2．双眼老年性核性白内障。

2005 年 5 月局部麻醉行右眼下睑肿物切除 + 眼睑修复术。手术切除肿物及其周围 3mm 组织，做好标记，行冰冻切片病理组织学检查，结果：右眼下睑皮脂腺癌，标本基底及周边未见癌细胞。眼睑整形手术设计如下：

1．设计一个外眦部延长的 Z 形皮瓣（图 8-6-1）。

2．沿设计线切开皮肤，在眶缘内的切口，应包括下面的轮匝肌。分离出各个皮瓣。

3．外眦部做“Z”形切开，皮瓣转位，断外眦韧带下支延长下睑。内眦部缺损区分层对位缝合，外眦皮瓣转位后对位缝合，上睑去除松弛的皮肤少许，外观良好。

手术后予抗生素药物，1 周去除皮肤缝线，伤口愈合良好，眼睑位正，无内外翻，外观满意。10 天后石蜡切片病理检查示：右眼下睑皮脂腺癌，切缘干净。

术后 3 月患者复诊，精神好，无不适。眼部检查：右眼睑缘位置正常，眼睑光滑、平整，未见肿物复发，外观良好，睑裂闭合完全，眼球各方向转动自如。嘱患者定期随诊（图 8-6-2 ～图 8-6-9）。

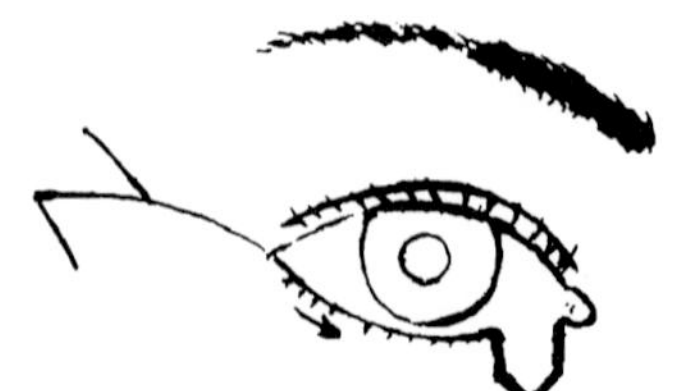
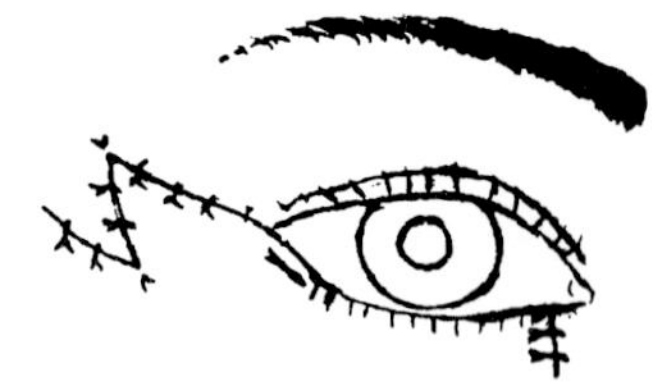

图 8-6-1　病例一手术设计图

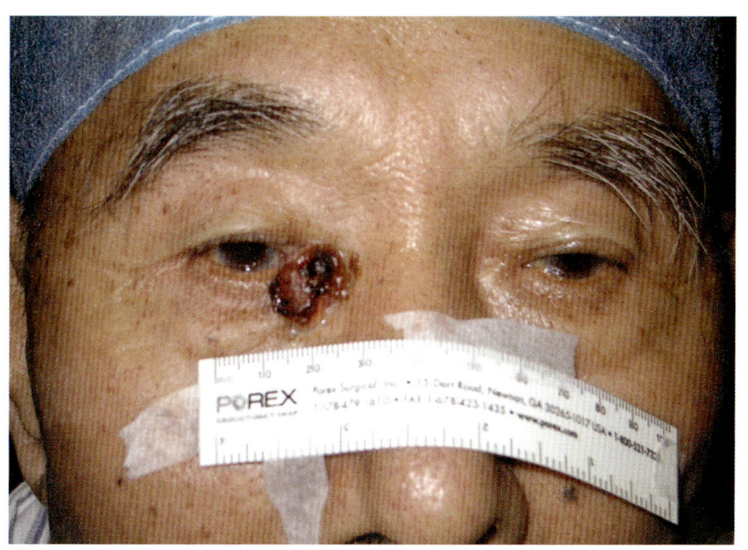

图8-6-2 右眼下睑内眦部肿物，术前，标尺示肿物大小

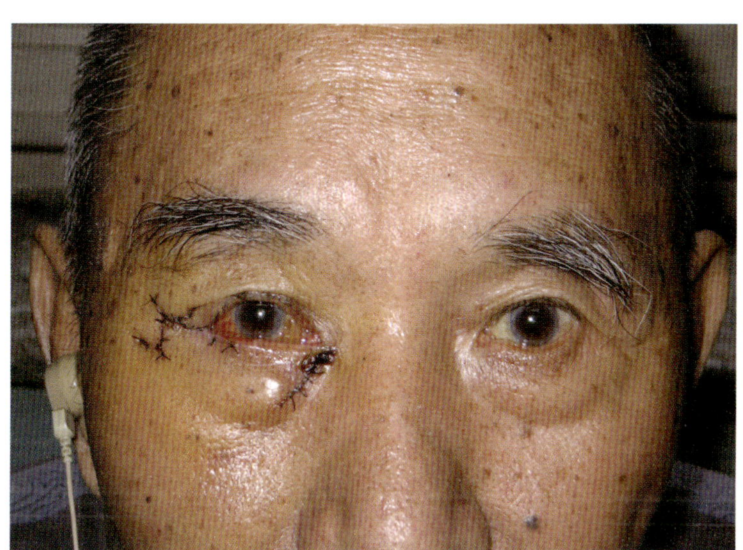

图8-6-3 术后1周，睁眼

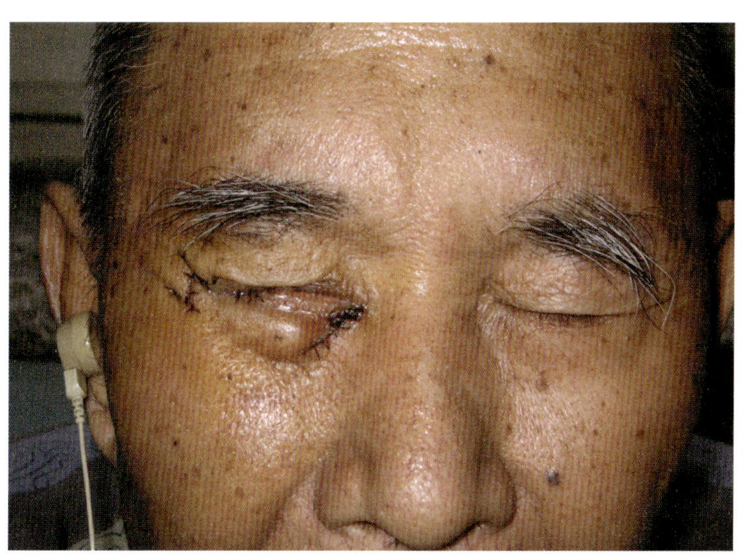

图8-6-4 术后1周，闭眼

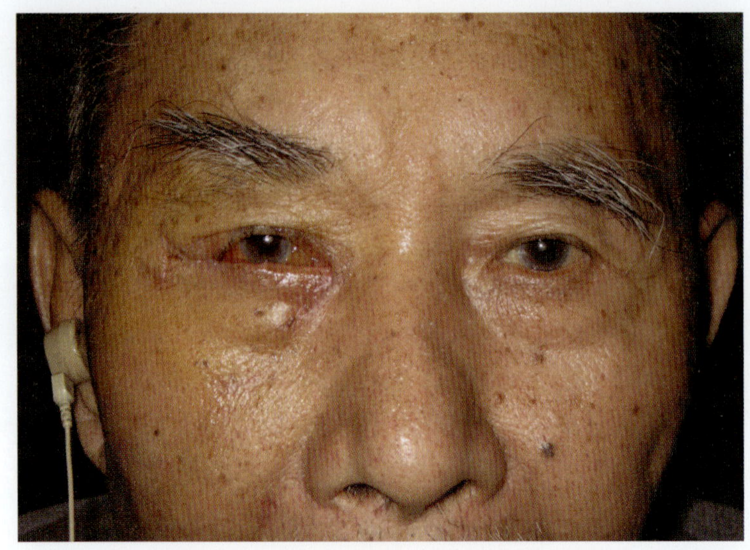

图 8-6-5　术后 2 周，睁眼

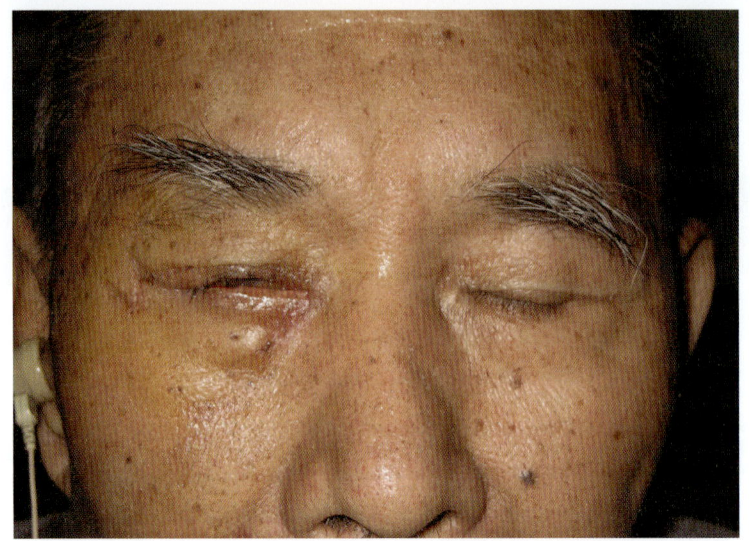

图 8-6-6　术后 2 周，闭眼

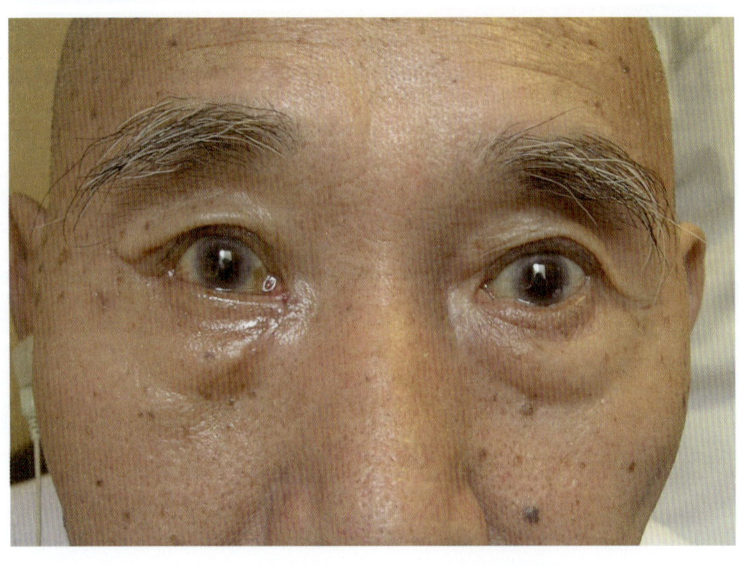

图 8-6-7　术后 2 月，睁眼

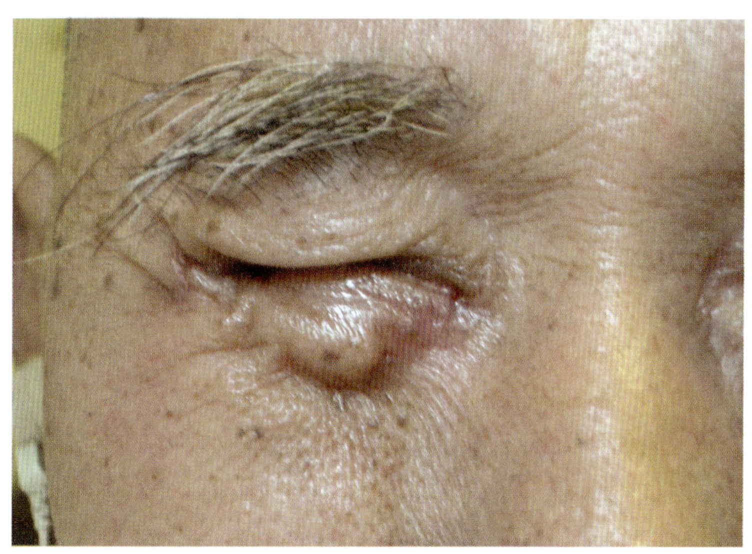

图 8-6-8 术后 2 月，闭眼

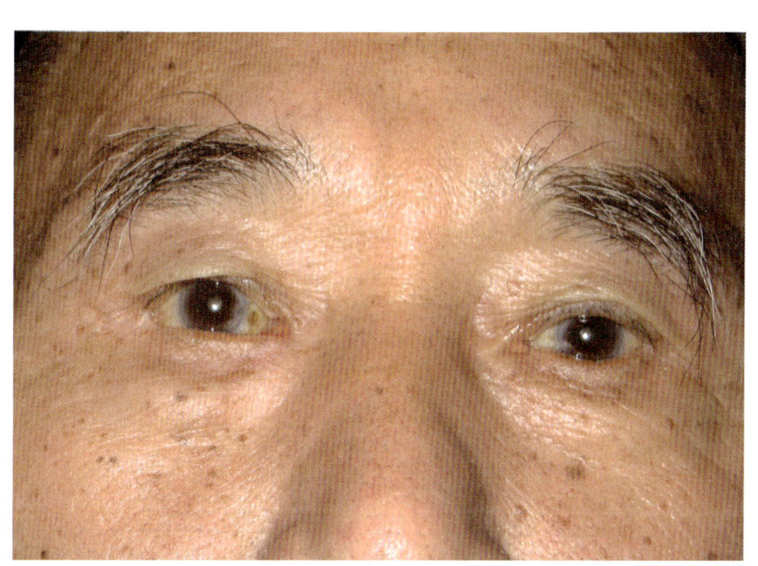

图 8-6-9 术后 3 月

二、病例二

患者女，71 岁。主诉左眼上睑肿物 2 年，近 4 月增长快，无破溃出血史。门诊以“左眼皮脂腺癌？”收入院。

检查：左眼上睑中部睑板面可见黄白色肿物，约 10 mm × 8 mm，侵及睑缘，质硬，表面不平，无溃破及出血，无压痛；眼球未见明显异常；局部引流浅淋巴结无肿大。胸片及全身体格检查未见异常。

眼科诊断：左眼上睑肿物（皮脂腺癌）。

2005 年 8 月局部麻醉行左眼上睑肿物切除＋眼睑修复术。术中冰冻切片病理组织学监控，报告左眼上睑皮脂腺癌，肿物切除干净。眼睑修复手术与“病例一”类似，只是做一个与之相反的Z形皮瓣（图8-6-10）。手术效果良好，病人满意。

2周后石蜡切片病理检查示：左眼上睑皮脂腺癌，切缘干净。

术后随诊2月，患者全身状况良好，眼睑未见肿瘤复发，眼球正常，眼部外观满意。嘱患者定期随诊（图8-6-11～图8-6-18）。

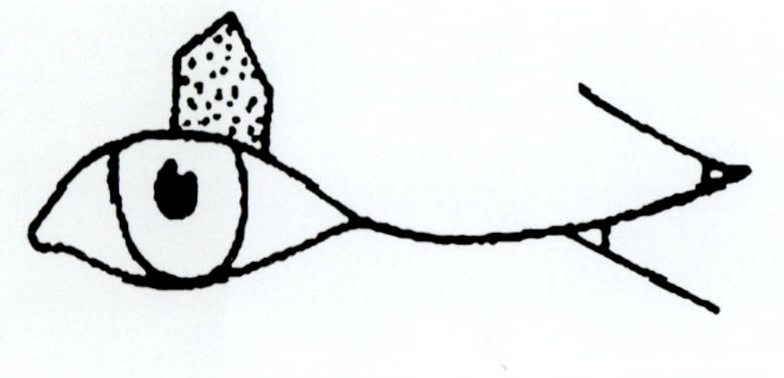

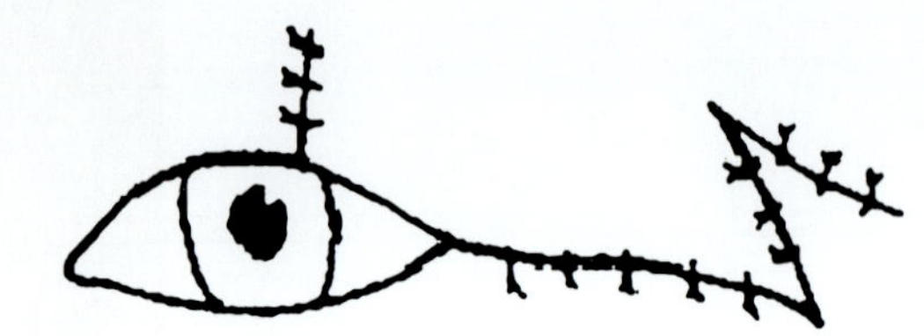

图8-6-10　病例二手术设计图

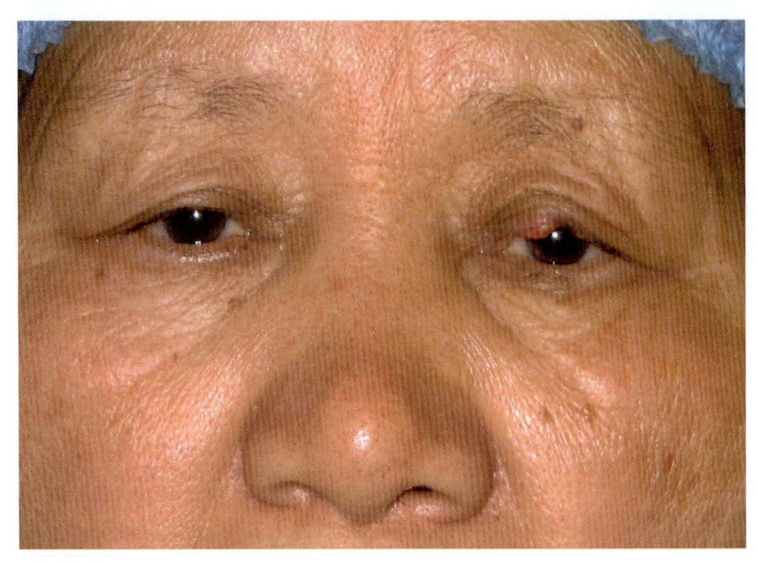

图8-6-11　左眼上睑中部肿物，术前

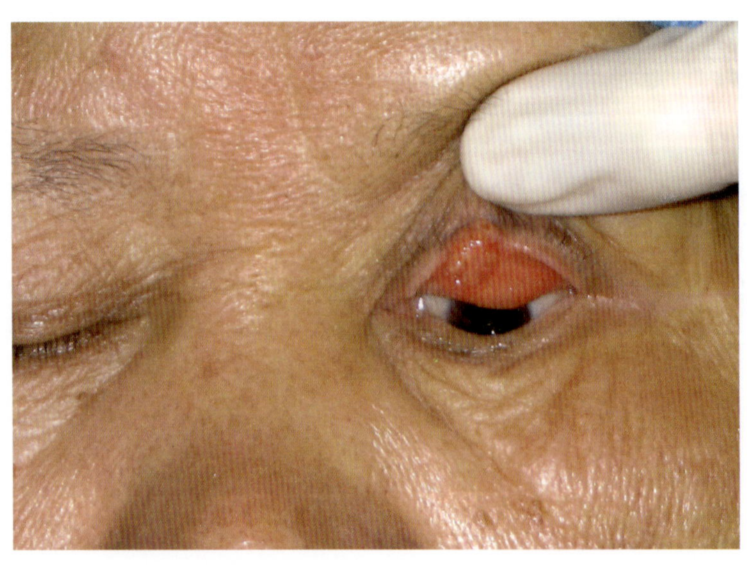

图8-6-12　术前，示眼睑内面肿物外观

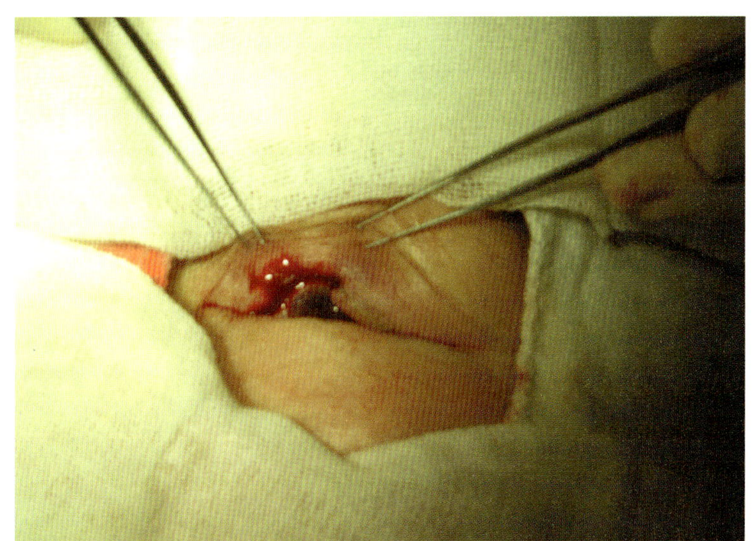

图 8-6-13 手术切除肿物后之眼睑缺损范围

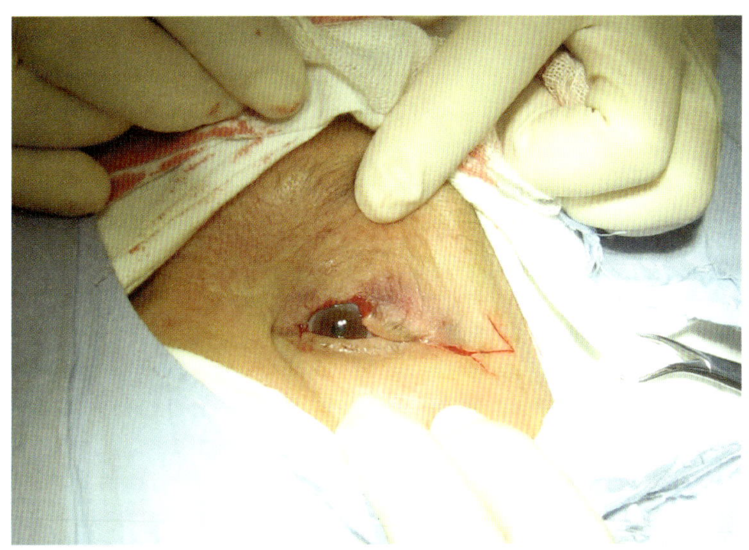

图 8-6-14 手术设计修复眼睑缺损

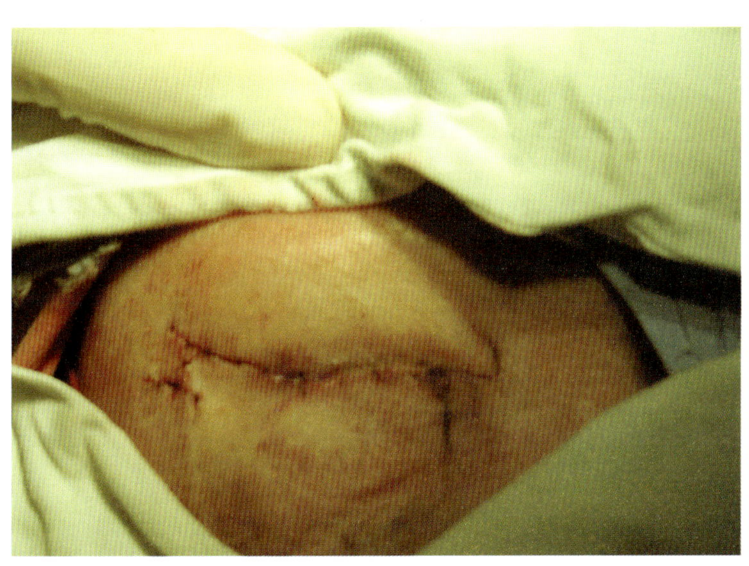

图 8-6-15 手术完毕

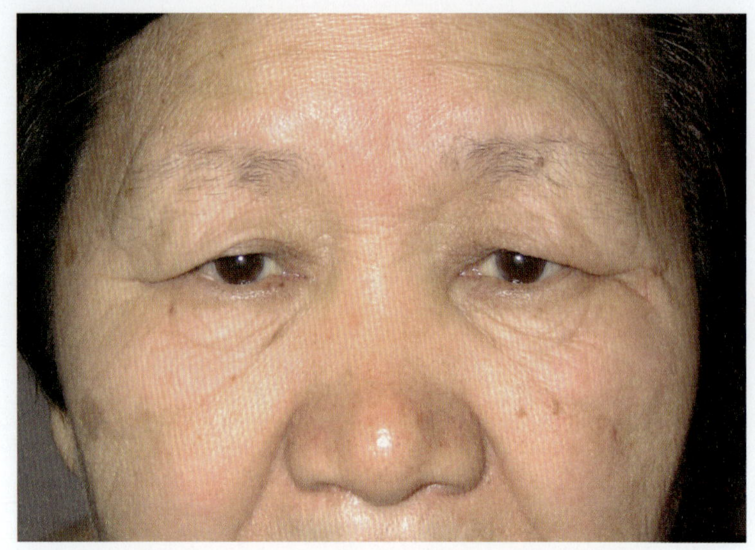

图 8-6-16　术后 2 月，睁眼

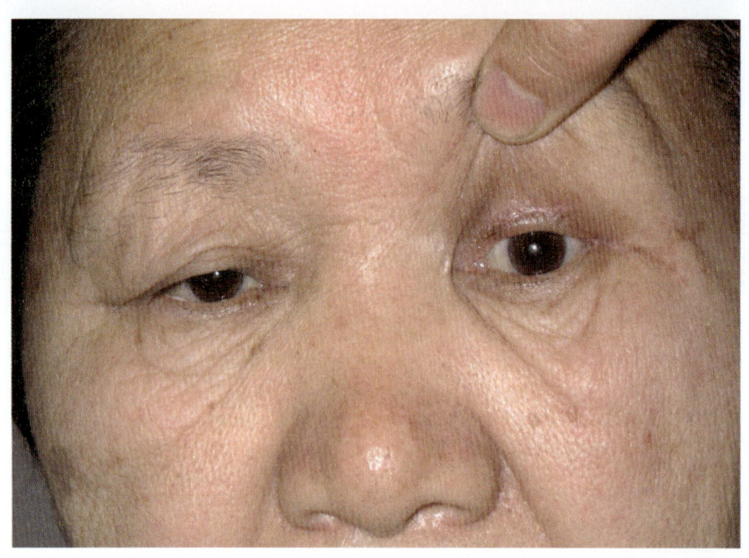

图 8-6-17　术后 2 月，示左眼睑缘情况

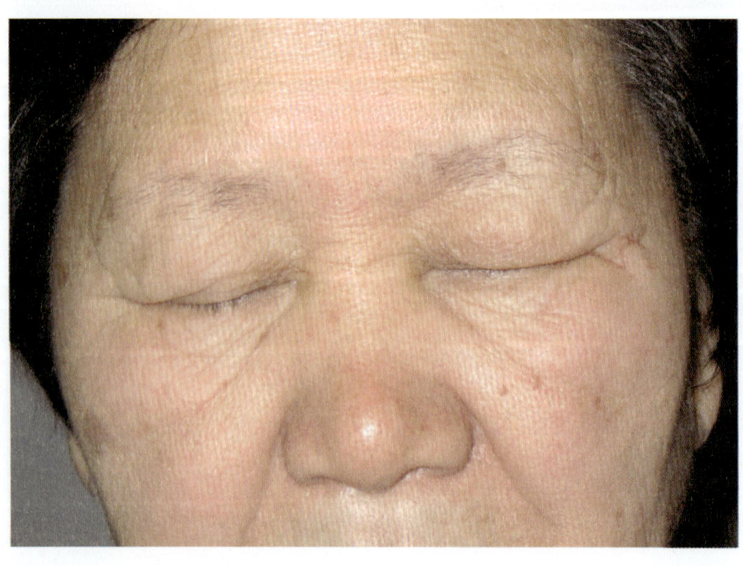

图 8-6-18　术后 2 月，闭眼

三、眼睑缺损修复手术要点

1．眼睑缺损可见于各种外伤或肿瘤切除术后、先天畸形和感染。

2．眼睑缺损小且仅累及眼睑前层时，在缺损区周围稍做潜行分离很易直接缝合。但累及睑缘的前层缺损，其两侧不易拉拢，需做部分或全部灰线切开后，才能使两创缘对合。

3．全层眼睑缺损时，如缺损区横径小于睑缘长度的1/4（老年人可允许达睑缘长度的1/3以上），可直接拉拢缝合；张力较大时，可做外眦松解（上睑断外眦韧带上支，下睑断外眦韧带下支）。

4．眼睑全层缺损直接拉拢缝合时，睑缘要准确对位，睑缘的缝合用垂直褥式缝线（在眼睑皮肤缝合一节已述）。Wheeler氏法可使眼睑深浅两层的创口错开，良好地防止日后瘢痕收缩所致的眼睑成角畸形。也可用Z成形术改变垂直于睑缘创口的方向，减轻瘢痕牵引力量。若眼睑缺损面积大、情况复杂，则需要做各种组织瓣或游离组织移植。

5．眼睑浅层缺损的修复可以设计各种皮瓣（flap），可从邻近眼睑、颧部、颞部、鼻侧部或额部转至缺损处。上睑缺损常选用颞部皮瓣；下睑缺损多用颧部或同侧上睑皮瓣；睑内侧较小的缺损可用鼻侧皮瓣。修复上睑缺损时应选择皮肤较薄的供区，以免影响上睑运动。在眼睑部剥离皮瓣，操作在轮匝肌下进行；剥离范围超过外眶缘后应在皮肤和轮匝肌之间进行。

6．不能用皮瓣修复的皮肤缺损，需要做游离皮肤移植（skin graft）。供皮区的选择次序为：耳后、锁骨上、上臂内侧、腹部、大腿内侧。这是按照皮肤的薄厚和细腻程度而定的，但随着人们对躯体美的日益重视，多不愿选择太明显的地方作为供区，如锁骨上区的皮肤，我们已经不用；上臂内侧也较少应用；腹部皮肤多取在下腹，可在靠近腹股沟处。

7．耳后的皮肤薄而细致，用全层即可。腹部及腿部的皮肤较厚，可用板层。

8．眼睑的游离植皮除感染创面以外，不用刃厚皮片（表皮移植），因日后收缩太重。

9．眼睑较大的游离植皮术，应做适当的睑缘粘连术，以抵抗瘢痕收缩。

10．睑板缺损可用保存异体巩膜来修复。巩膜有着与睑板相似的结构，又有相当的韧性，是代替睑板的良好材料。手术中将异体巩膜剪成与缺损范围相适应的形状大小，两端与睑板断端缝合，在上睑要与上睑提肌断端缝合。内侧要用穹窿结膜做成衬里，表面以各种皮瓣覆盖。

11．全睑板缺损时，异体巩膜两端与内、外眦韧带缝合。

12．异体巩膜不能与口唇黏膜或游离皮片同时使用，所有的游离组织均需有良好的血供条件才能成活。

13．眼睑的最内层组织即结膜的缺损可造成眼睑内翻，可用对侧眼结膜移植或口唇黏膜移植来修复。结膜缺损多与睑板、皮肤缺损同时存在，使手术较为复杂。

14．当眼睑全层缺损范围大、伤情重时，可考虑做岛状动脉皮瓣同时移植口唇黏膜来保护眼球。但这种手术后眼部外观厚实钝拙，且无眼睑运动功能，只能起到保护眼球的作用。

15．较大范围的眼睑全层缺损（水平长度大于睑裂长度1/2时）修复后，应做睑缘粘连术，以对抗晚期瘢痕收缩。6～8个月后做睑裂切开术。

（闵　燕）

第七节　不同情况下的眼球摘除手术

眼球摘除是一项基本手术，大家对其多已形成“定势思维”。但是，在临床实践中我们经常遇到各种各样的眼球，为其施行摘除手术时需用术者给与“特别对待”。今天我们将此题目进行讨论，目的是让大家对一些看似简单的手术在概念上和技巧上给予足够重视。

眼球摘除术是一项破坏性手术，其目的是解除无视力眼的疼痛、防止恶性肿瘤扩散和改善容貌。做眼球摘除手术应该严格把握适应证，合理运用。眼球摘除手术虽然已经形成操作常规，但实际上在不同情况下做眼球摘除手术的过程和重点是不一样的。我做眼整形医生 20 年来做过约千余例眼球摘除，反思这些手术过程，体会颇多。

一、眼球破裂伤

急诊眼球摘除时要特别慎重，一定要充分交代病情并签好手术同意书。现在的观点强调尽量不做一期眼球摘除，尽可能缝合破裂的眼球，让病人对“失去眼球”这一现实有一定时间去接受，这个心理过程十分重要。当然，对交感性眼炎要给予足够的关注和预防。对急诊严重眼外伤、无法保留眼球，且患者业已同意摘除眼球者，在行眼球摘除手术时要注意清除眶内污染物；对眼内组织脱入眶内者，要认真清除这些组织，特别是色素膜；注意眼睑、泪器、眼眶等其他组织复合伤；不宜即时植入眼台，因为不洁的创口、周围组织复合伤等常使情况复杂化，不如二期植入眼台安全。

二、眼球萎缩

对于已经萎缩、无明显症状的眼球，做摘除眼球时，如眼压太低，为防止遗留“漏斗”，可人工提高眼压，比如球内注水。对常规眼球摘除手术改进一点：断 4 条直肌止端时，剥取小片板层巩膜与直肌相连，其白色组织即成为直肌止端的鲜明标志，使得以后植入眼台手术中寻找直肌变得十分容易。

三、青光眼绝对期

有时因长期高眼压，患者已耐受而无明显症状，此时摘除眼球时多无特殊。但有些患者疼痛仍十分明显，这时摘除眼球术中多有明显疼痛，可少量前房放液降低眼压，从而减轻手术中不适症状。先天性青光眼患者常有角巩膜葡萄肿，手术中要特别注意勿穿破。另外，如果是闭角型青光眼患者，摘除眼球术后要即刻给对侧眼点缩瞳剂，并注意观察，防止青光眼急性发作。

四、眼内炎症

有眼内炎症（如色素膜炎）的患者，手术中疼痛多较明显，要给予充分的麻醉药量，最好用 2% lidocaine 和 7.5% bubivocaine 混合液（1 ∶ 1），局部注射后要给与充分的作用时间，镇痛效果才好。

五、先天性小眼球

可能合并眶内囊肿，术前要仔细检查，必要时做眼眶 CT 等以了解情况。如有眶内囊肿一并摘除，并做囊腔填充。

六、严重眼部外伤

如眼眶骨折后，眼球壁可与周围软组织甚至眼眶粘连，手术有一定困难，术后可能出现眼肌运动障碍、结膜囊狭窄等后发症，术前要充分交代病情。眶内软组织瘢痕重者也不宜一期植入眼台。

七、硅油眼

做眼球摘除手术中如发生眼球穿破，要将流入眶内的硅油冲洗干净，以防眶内组织发生不良反应。

八、严重睑球粘连

严重睑球粘连常继发于化学或热烧伤，眼前节球壁可能会有融解、葡萄肿等，如做眼球摘除时注意眼球穿孔问题。

九、眼内恶性肿瘤

摘除眼球时动作要格外轻巧细致，不给眼球施加压力，必要时做外眦切开以利手术操作。在此提及剪除视神经长度问题，眼内恶性肿瘤时尽量剪除较长的视神经，但不能过度向外牵拉视神经，以免管内段视神经缩入颅内出血引起严重后果。对于非肿瘤性的眼球摘除手术，我的经验是平贴眼球后壁断视神经，这样可减少眶内软组织的损伤。

十、眼球摘除注意事项

1. 小儿全身麻醉做眼球摘除时还要反复核对眼别，慎防摘错眼球。
2. 任何情况下摘除的眼球都送病理检查，要形成常规。

十一、对眼球摘除的态度

最后值得一提的是，患者对眼球摘除的态度可能大相径庭，有人认为这只坏眼既无视力又不美观，还有交感性眼炎之虞，十分同意摘除它；另一些人总觉得还是自己的好，宁可忍受一定痛苦和冒一些风险而拒绝摘除眼球。从医生的角度讲，任何治疗的初衷都是尽量减少损伤和避免一些术后可能发生的问题。一位做了眼台植入术的患者告诉我，他的伤眼永远是凉的，特别是冬天。我特意问过做角膜遮盖术后配戴义眼的患者，他们没有明显的上述感觉。由此可见，不论是多么好的眶内植入物，都很难取代眼球与周围组织微妙的解剖和血运联系。因此，对眼球摘除我们要十分慎重，既要考虑到病人的生理、心理需要，又要考虑有关法律问题，避免不必要的医疗纠纷。

（闵　燕）

第八节　眼眶发育与儿童眼窝填充手术时机

儿童眼窝填充手术如果处理不当，会引起一系列并发症，因此我们要慎重对待。

我们知道，眼球的存在和生长，对眼外肌和眼眶的发育至关重要。临床上我们常见到幼时失去眼球或先天性无眼球者，其患侧眶部乃至面部发育迟缓。因此有这样一种观点：儿童失去眼球后，越早植入眼台越好。多年前我们也曾做过数例小儿眼窝填充术，术后近期效果良好，但远期效果不佳。那么，对失去眼球的儿童患者，何时植入眼台为宜呢？我们在温习眼眶发育的有关文献之后，从几个方面来考虑这个问题。

一、颅颌面的生长发育

在生命的最初两年，颅部发育 80%，7 岁时颅骨完成发育；而面部发育要持续到 20 岁以上，从而颅面比由出生时的 7 ～ 8：1 变为 2 ～ 2.5：1。

颌面发育从出生到 5 ～ 6 岁最快，特别在 2 岁以前，无性别差异。以后进入缓慢期，再进入青春快速增长期，是生长发育至最大的时期，有性别差异，常是女孩早于男孩。以后又进入缓慢期，男孩在 24 岁左右，女孩在 18 ～ 20 岁左右颌面发育完成。

婴幼儿的眼眶发育与颌面发育是一致的，5 岁时眼眶容积已经完成了成人的 90%。男 15 岁，女 11 岁眼眶发育即终止。

二、儿童时期摘除眼球对眼眶发育的影响

眼眶及颌面发育有赖于正常眼球的存在和发育。近来有关眼眶发育的研究成果又给我们带来一些新概念：①儿童和成人在摘除眼球之后都会发生眼眶容积的缩小，时间越长，缩小程度越严重，当然在成人一般不引起临床所见的面容不对称。②实验证明摘除眼球之后眼眶的缩小程度与摘除眼球手术后时间的关系要大于摘除眼球时年龄的关系。③实验证明眶内压与眼眶发育有关。新生儿眼眶发育需要正常的眶内压，持续增加的眶内压可以刺激眼眶加速生长。对幼年牛眼患者的研究也表明：不断增加的眶内软组织与眼眶容积的增加有关。④实验证实在摘除眼球时是否做一期眼台植入对眼眶容积没有影响，说明眼台植入不能增加眼眶发育。

我们的经验也进一步证实了这些结论：

病例 1：男，15 岁，1 岁时左眼外伤摘除眼球，未戴过义眼，1 年前在当地行眼台植入术。外眼相可见左眼软组织明显前凸，结膜囊极度狭窄，无法纳入义眼。X 光片显示左眼眶腔明显狭小，义眼台占满眼眶（图 8-8-1）。

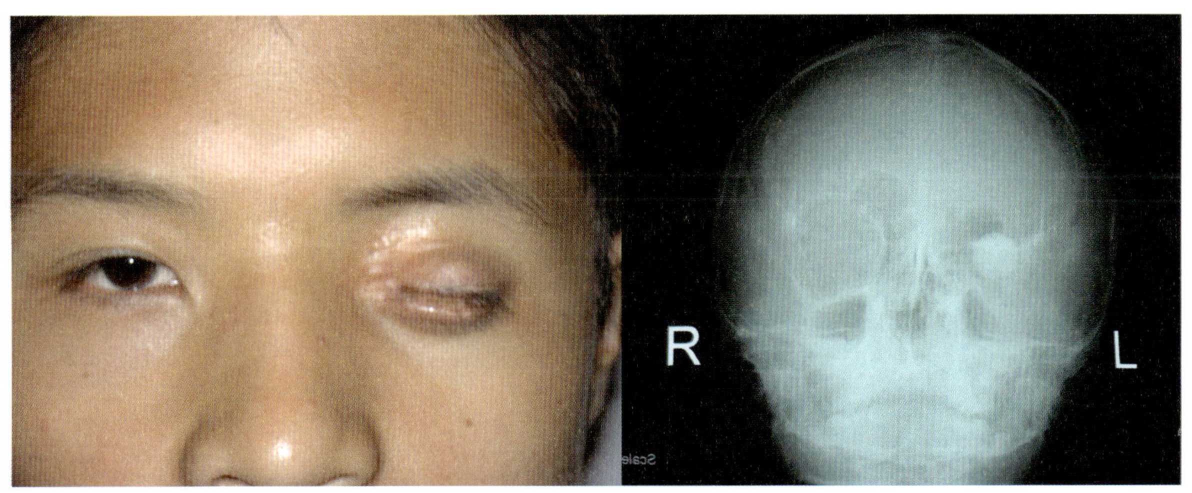

图 8-8-1 病例 1

病例 2：男，26 岁，出生后即发现双眼异常，右眼无眼球，左眼小，但有部分视力。右眼未戴过义眼，1 年前在当地行右眼台植入术。现可见右眼部软组织明显前凸，结膜囊消失（图 8-8-2）。

上面这两个病例说明，幼时没有了眼球的刺激，眼眶没有良好发育，致使眶腔明显狭小，这时盲目植入眼台不仅不能改善外观，且造成了新的问题，使下一步整形手术非常棘手。

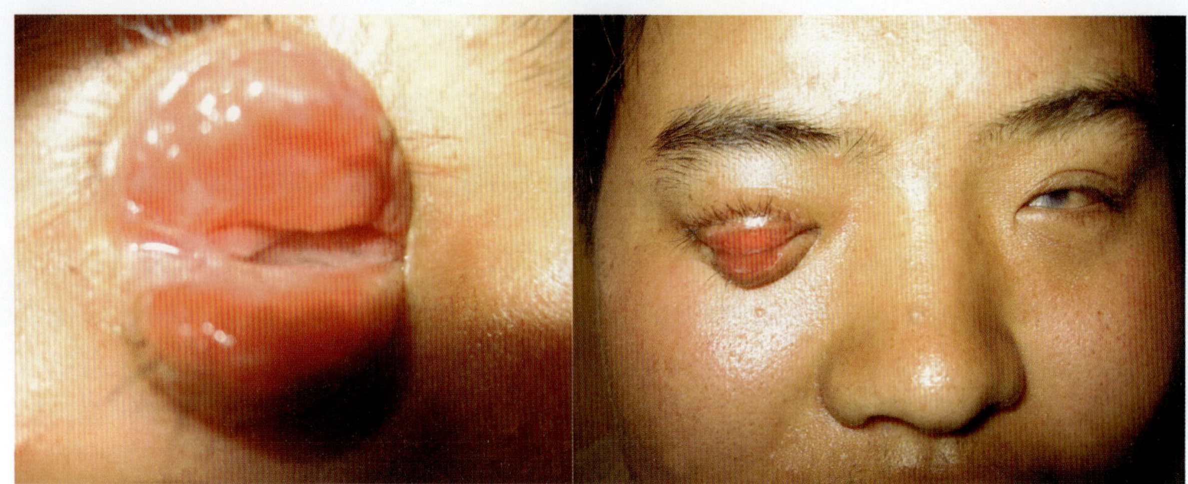

图 8-8-2　病例 2

病例 3：男，19 岁，2 岁左眼外伤眼摘，未戴义眼（图 8-8-3）。

病例 4：男，17 岁，1 岁左眼 RB 眼摘，未戴义眼（图 8-8-4）。

由病例 3 和病例 4 可见，幼时眼球摘除后未戴义眼者，眼眶发育不良。

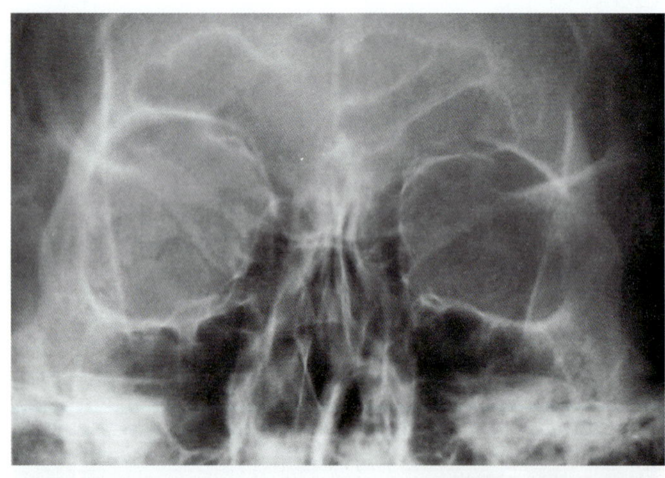

图 8-8-3　病例 3

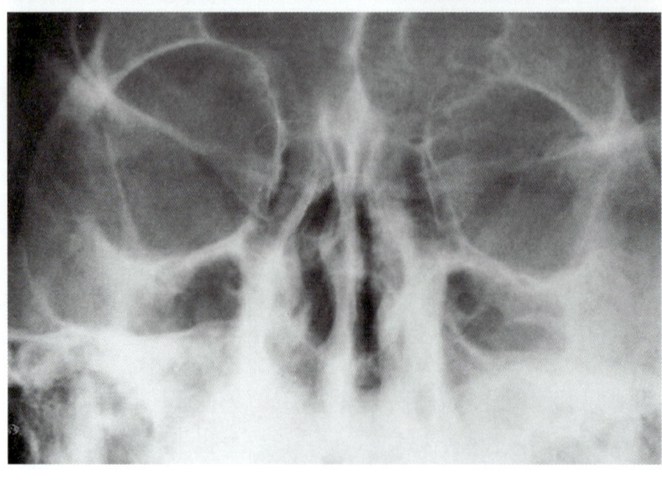

图 8-8-4　病例 4

病例5：女，20岁，右眼自幼失明并逐渐变大（诊断为右眼牛眼），X光片示右眼眶较健侧大。说明不断增加的眶压可促进眼眶发育（图8-8-5）。

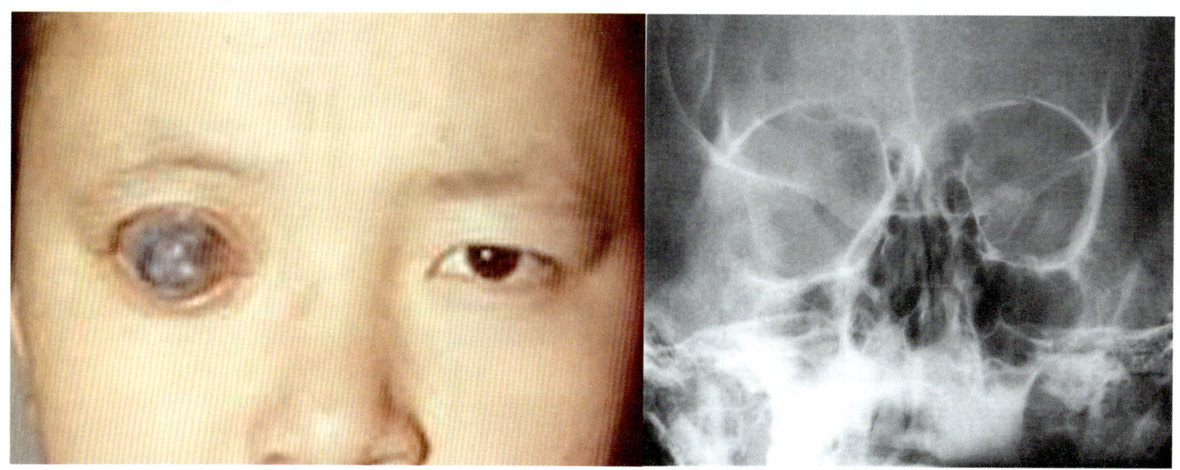

图8-8-5　病例5

病例6：女，6岁，右眼先天小眼球，自幼戴义眼（图8-8-6）。

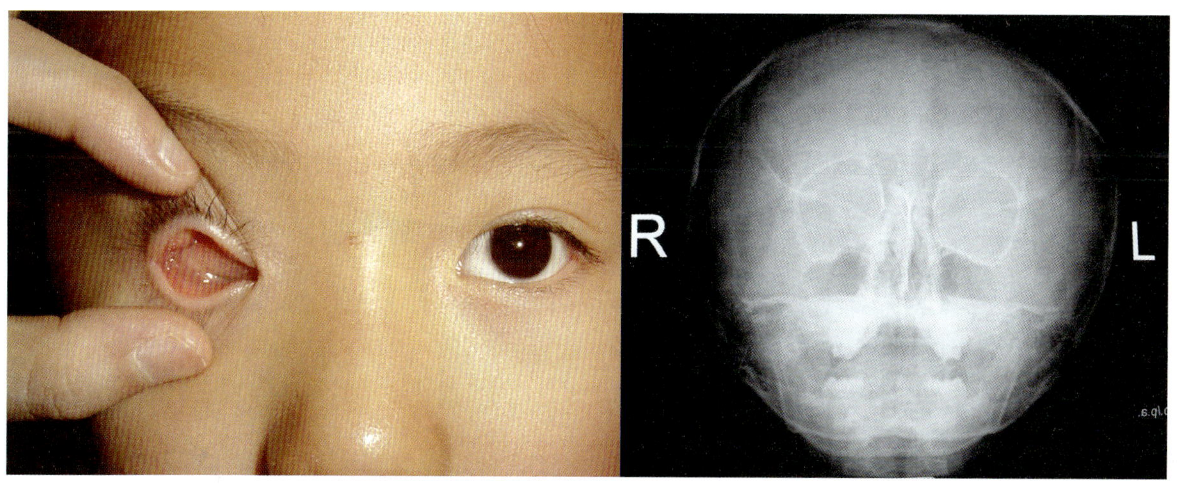

图8-8-6　病例6

病例7：女，22岁，1岁左眼外伤眼摘，后一直戴义眼（图8-8-7）。

病例8：女，27岁，1岁左眼外伤失明，眼球渐大，5年前眼摘，后一直戴义眼。外观左眼窝及结膜囊宽大，上睑下垂（图8-8-8）。

病例9：女，23岁，7岁右眼外伤眼球变小，因角膜不敏感，一直配戴义眼。外观右眼球中度萎缩，结膜轻度充血，角膜直径5 mm，灰白色混浊，眼内不能窥视（图8-8-9）。

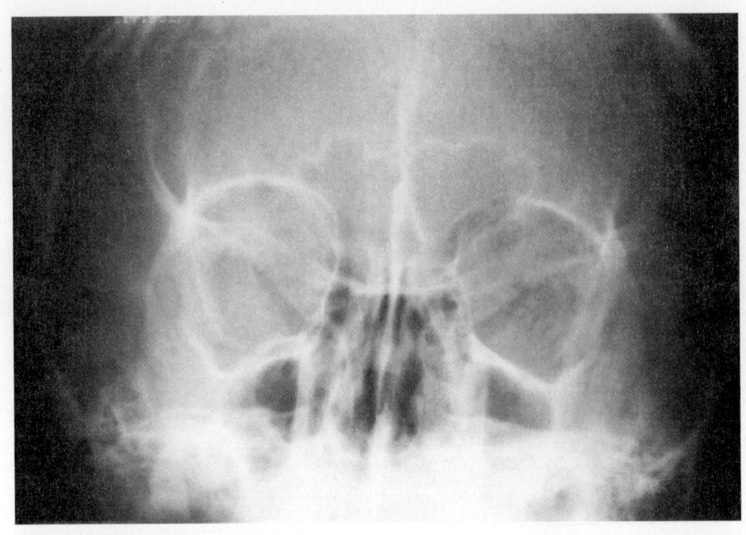

图 8-8-7　病例 7

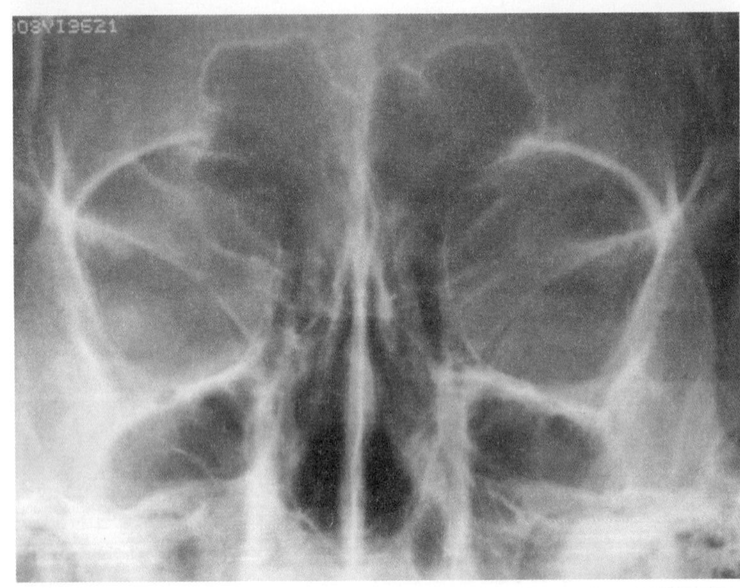

图 8-8-8　病例 8

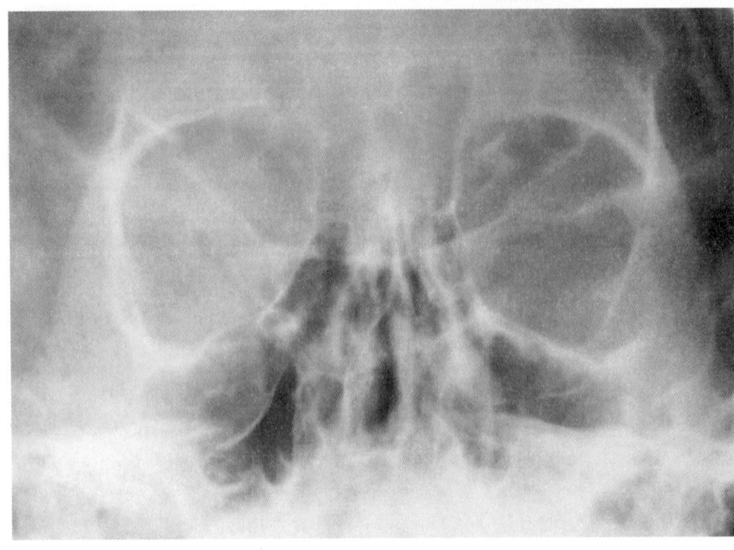

图 8-8-9　病例 9

病例 6 ～病例 9 说明，幼时摘除眼球后及时配戴义眼对眼眶发育很有帮助。

三、先天小眼球、后天眼球萎缩及失去眼球时的治疗原则

儿童时期因丧失正常眼球结构而导致眶内压力下降的情况有以下几种：先天性小眼球／无眼球；后天各种疾病发生眼球萎缩或者行眼球摘除术／眼内容剜除术／眶内容剜除术。

从眼眶发育考虑，先天性小眼球和后天失去眼球的患儿都应及时治疗，特别是在颌面发育快速时期。但是，我们不主张过早手术，手术并不是惟一和最好的方法。这除了对眼眶发育的考虑以外，还有眼部综合情况，比如软组织。归纳如下几点：①儿童，特别是幼儿，眼部组织幼嫩，对异质材料耐受力差。羟基磷灰石眼台虽有良好的生物相容性，但表面粗糙，配戴义眼后眼台前面的组织层易于磨损而感染。②自体材料无外乎真皮脂肪和肋软骨，前者在儿童往往无足够的供材，后者也多细小，手术取材所冒风险也相当大，而且在日益注重美容美体的今天，更应尽量避免给孩子身上留下附加伤疤。③不论是哪种植入物，植入眼窝后都不会生长，随着孩子眼窝的发育，植入物“刺激生长”的作用会很快丧失，也就是说不能维持刺激眼眶生长发育的眶内压力。④我们要充分考虑手术创伤给孩子带来的伤害。

另外，儿童面对的人生路程较成人长得多，做眼窝填充手术后发生各种并发症的机会也就增多，特别是做各种人工材料的眼台植入术后，一旦发生眼台脱出、感染而取出眼台，结膜囊缩窄等病理改变多随之而来，给配戴义眼和其他手术都带来难题。

此外，眼球和眼眶之间的血运和神经联系可能对眼眶发育也有着微妙的影响。结合实践经验，我们主张对先天小眼球以及后天由于各种原因失去眼球的幼儿患者不急于手术植入眼台，而尽早配戴义眼并不断更新换大，这对眼眶发育有相当好的刺激作用；到 8 岁以后再酌情为他们施行眼台植入手术，这时不论是骨性眼眶还是眼部软组织都有了较为成熟的条件，有利于减少手术并发症，并可选择与成人近似的眼台型号。

年幼患者装配假眼的过程与成人不同，他们的假眼必须定期加大，从而扩大结膜囊和眼眶。先天性小眼球患者的眼窝和睑裂一般都较正常为小，这个配制假眼的过程更应该循序渐进。当患儿的眼部发育基本完成时，通常是在 8 岁，假眼多保持其形状大小到一个相当长的时期。这种患儿都需要终生随诊，1 岁以内可能需要 1 ～ 2 个月来诊 1 次，以后酌情延长间期。由于病情不同，需要眼科医生与假眼医生配合拟订每个患儿的治疗方案。

对患儿及其家长的心理和生活指导也是我们的责任。单眼视的孩子，仍然能够欣赏艺术，可以感受画面的深度感。让他们经常看一些高对比度的画面、房屋模型、万花筒等，可以帮助他们学习利用物体间的影子来判断和掌握其实际距离。

最后，让这些孩子学会保存和保护他们的假眼也是非常重要的。

（闵　燕）

第九节　羟基磷灰石半球植入术

眼台植入术后，由于术中估计不足或眶脂肪吸收等原因，个别患者可再度出现不同程度眼窝凹陷，即眼窝凹陷复发。对于程度轻者可通过适当增加义眼厚度使眼部饱满，对中重度者单靠加大义眼厚度，可使义眼重量过大，长期压迫下睑致下睑松垂下坠、外翻等。因此应再次手术填充眼眶内容。

由于羟基磷灰石眼台价格昂贵，其表面粗糙且植入人体后可与组织整合，手术取出有相当困难，不宜采取“取出原植入物，换大型号”的做法。

推荐一种我们自行设计的帽状半球植入术：

有时患者不能明确告知前次植入的眼台材料，应做眼部 CT 或 X 光片，根据眼台显影密度推测其材质。如该眼台不是羟基磷灰石，则不能做此半球植入。因为该半球的血运主要来自下面的眼台，其他血管化差的材料恐不能提供满意的植床。半球植入应距前次眼台植入手术半年以上，以保证植床有良好的血运。

选直径 21 ~ 23 mm 的多孔羟基磷灰石半球，将其平面部位做适当切削制成帽状。自球结膜中央做水平切开，直达眼台，沿眼台表面向上下分离至赤道部，将制备好的帽状羟基磷灰石半球植于原眼台前面（图 8-9-1）。半球不必固定，因其表面粗糙，可自行“涩住”而不移位。如原来的眼台前面软组织层较为薄弱，可于半球前面加一层异体巩膜。分层缝合结膜下组织和结膜切口。与眼台植入术一样，缝合要做得精致：使用 6-0 可吸收缝线，结膜下组织做埋藏式间断缝合，结膜层做普通间断缝合。结膜囊内置入眼模，手术告成。

眼窝填充术后常规护理，口服抗生素 1 周。眼部消肿后即可配戴义眼（图 8-9-2）。

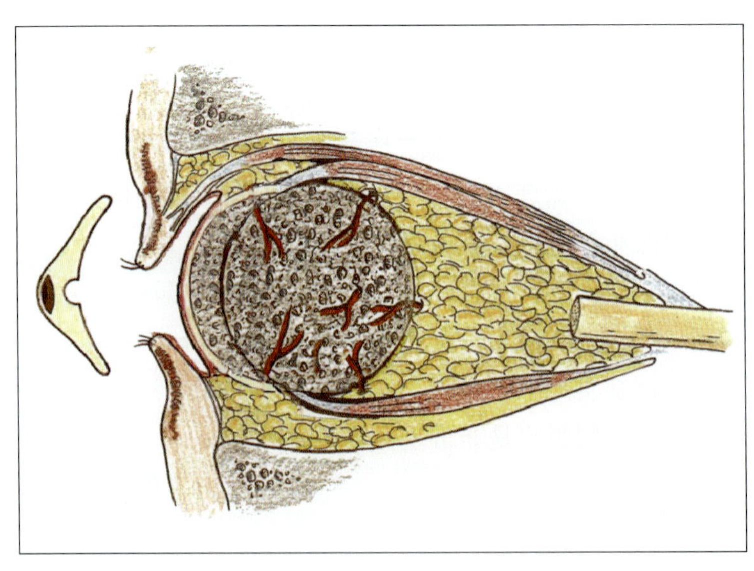

图 8-9-1　羟基磷灰石帽状半球植于原眼台前面

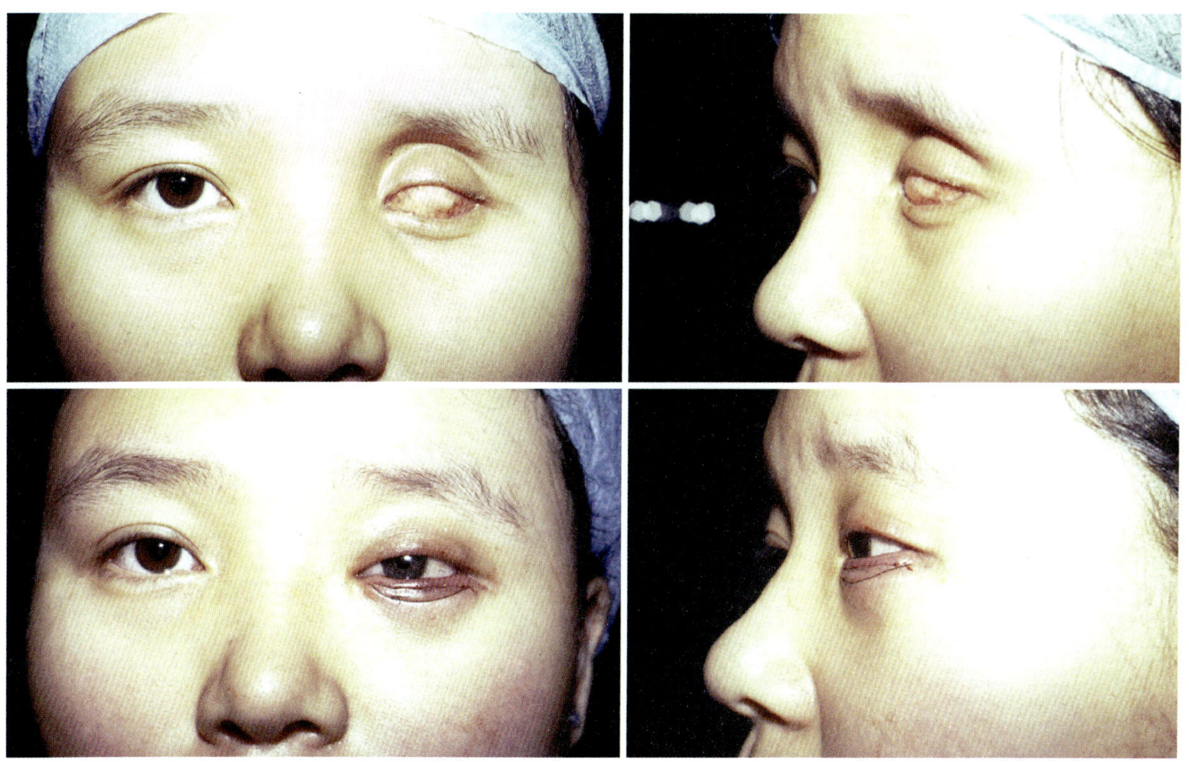

图 8-9-2　羟基磷灰石半球填充手术前后。上图：植入前；下图；植入后

该手术要注意以下几点：

1．羟基磷灰石眼台植入眼窝半年以上可完成血管化，此时手术反应及眶脂肪的吸收业已达到稳定，局部血运良好，具备做第二次填充手术的条件，可使再植入的羟基磷灰石也逐渐血管化。

2．手术中应沿眼台表面分离，勿伤眼外直肌。

3．半球填充术中量的估计，主要根据眼窝凹陷程度而定。半球制成帽状块时可先做少量切削，使帽状窝浅些，填入眼窝后视眼部饱满程度决定是否进一步切削。

4．对于拟行羟基磷灰石眼台钻孔装钉手术者，应先做半球填充手术，6 个月后二次植入体也完成了血管化再考虑钻孔装钉。

5．复发性眼窝凹陷修复手术中，我们发现所有患者前次所植入的眼台均为小型号。因此，在行眼台植入术时应充分考虑中国人眼部解剖特点，选用较大型号。此外，还应注意精细的手术操作，以减少眶脂肪的损伤和吸收。

（闵　燕）

第十节　球后填充术

对于某些眼球内陷、轻度眼球萎缩和某些不宜做羟基磷灰石半球植入术的患者，不妨选择球后填充手术来改善外观。该手术意欲尽量减少损伤，只在原来的眼球或眼台后面做填充，使眼部饱满起来。

一、手术适应证

（一）眼球内陷

指的是那些眶脂肪缺失或萎缩所造成的眼球内陷，而眼球运动基本正常者。有的患者有严重的眶壁骨折，眼球运动明显受限，此时眶内软组织往往有较重的瘢痕化并与眼球壁粘连，球后填充不能使眼球向前突出。另外，球后填充物可能压迫球后神经血管而影响视力，故视力在 0.1 以下方考虑手术。术前充分交代病情是十分必要的。

（二）轻度眼球萎缩

有些患者发生了轻度眼球萎缩，但角膜尚光洁透明，眼内情况又很稳定，平素无红、疼等症状，可考虑保留眼球。眼球萎缩是一种个体化很强的病理过程，其萎缩的速度和程度有时难以预料。临床上我们发现，那些以眼前节受伤为重的眼外伤，角膜会很快缩小；那些以眼后节受伤为重的眼外伤，眼球可能已经明显缩小了，而角膜大小尚可；那些由于某些内眼病所致的眼球萎缩，程度多较轻。我们常常遇到一些有着保留眼球愿望的患者，只要他们的角膜外观尚可，眼内情况又稳妥，不妨选择球后填充术。

（三）眼台植入术后复发性眼窝凹陷

有些患者已经做过眼窝填充术，但眼窝凹陷仍然存在，原来所植的眼台材质又非羟基磷灰石，不能做前面介绍的羟基磷灰石半球植入术（比如硅胶球，不能为半球植入体提供血运，也不能与其整合），而这个眼台位置等状况尚好，取出来很是可惜，也不妨尝试球后填充的办法。

二、手术主要步骤

将多孔羟基磷灰石制成直径约 5 mm 的球形块，以异体巩膜包裹缝合。自患眼颞下和／或鼻下穹窿部水平剪开结膜 5 ～ 8 mm，以弯血管钳沿眼球或眼台球壁向后分离至球后，再夹持制备好的填充块送至球后。视眼窝凹陷程度决定填充量，对轻度眼窝凹陷，一般植入 2 ～ 3 个填充块即可。球后填充术中，填充物位于眼台后方（图 8-10-1A，图 8-10-1B）。分层缝合球筋膜（特别是关闭赤道部的筋膜通道，以防填充物自此脱出）及结膜切口。

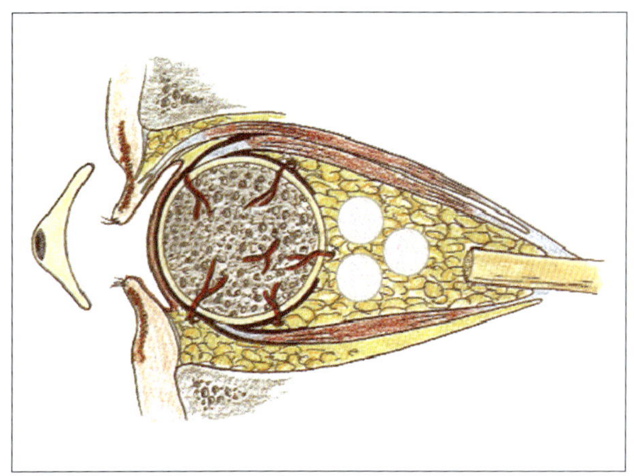

图 8-10-1A 填充的小球位于眼台后方

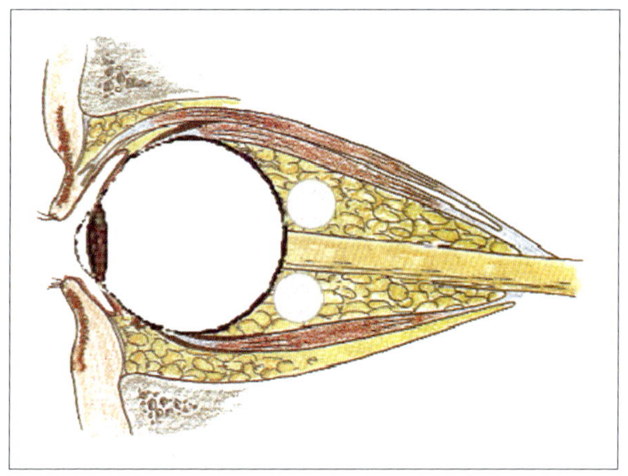

图 8-10-1B 填充的小球位于萎缩的眼球后方

三、注意事项

1. 选择颞下或鼻下穹窿结膜入路为宜。手术操作应在两直肌之间进行，以免损伤直肌。如遇特殊情况需做上穹窿结膜切口时，应慎防损伤上睑提肌。

2. 羟基磷灰石表面粗糙，制成小球以柔软光滑的异体巩膜包裹后可顺利植入球后腔隙内。

3. 注意精细的手术操作，以减少眶脂肪的损伤和吸收。

4. 填充量的估计，主要根据术中眼部饱满程度而定。

5. 对于有视力的患者，手术中要特别注意，发现有问题时要即时取出填充物，并用血管扩张药物。

6. 球后填充术后出现的眼球运动障碍和上睑下垂多为暂时性，是眶内组织水肿压迫神经肌肉所致，一般术后 1 ～ 3 个月可逐渐恢复（图 8-10-2）。

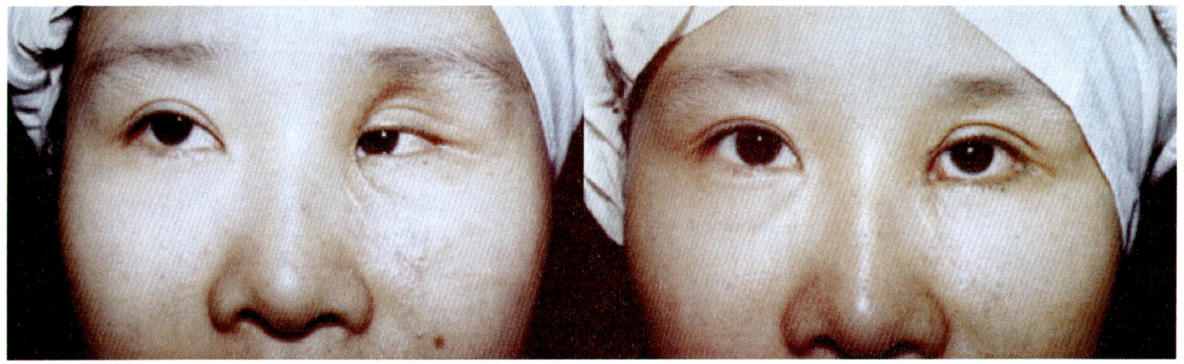

图 8-10-2 病例：左眼外伤后眼球萎缩并内陷，行球后填充手术前后

（闵 燕）

第十一节　合并结膜囊狭窄的羟基磷灰石眼台植入术

整形手术中，特别是有组织移植或组织代用品植入时，血运是至关重要的。我们分析一下结膜囊成形手术和眼窝填充手术所需的血运条件。

1．结膜囊成形术（socket reconstruction）与眼窝填充术可否同期进行，与眼窝填充材料有关。理论上讲，植入眼窝后能与受体组织整合并在植入体内部形成血运的材料，由于可形成对其前面组织（结膜和结膜下组织）的滋养血管，允许将这两种手术同期完成；不能与受体组织整合的材料则不行。

2．自体组织移植不存在排斥问题，但是术后这些游离组织块（真皮脂肪或肋软骨）常有不同程度的吸收，且取材可给患者造成附加损伤并遗留较大瘢痕，所以目前更趋向使用人工材料。

3．硅橡胶和塑料植入人体后，逐渐被纤维包绕，而不能与受体组织发生有机联系。这时眼台前面组织层的血供仅仅来自周围软组织，而基底面是得不到血运的，所以常因机械摩擦导致局部组织缺血、坏死及植入物脱出。

4．羟基磷灰石是人体骨的无机成分，可被组织高度接纳；制成内联多孔结构的眼台，允许受体新生肉芽组织长入其中，在植入体内部形成血运，可明显改善眼台前面组织层的营养状态，减少破损机会，同时也为合并有结膜囊狭窄（socket contracture）的患者进行游离组织移植提供了条件。

5．即使是像羟基磷灰石这样的材料，血管化也需要一定时间，在植入眼窝当时并不能为前面的组织层提供血运。所以，在游离植片下面一定要有一层血运较好的自体组织铺垫，比如球筋膜、眼外直肌等等。

（一）鉴于以上考虑，我们进行手术设计如下

1．像前面说过的眼窝填充手术步骤一样，将眼台植入眼窝。

2．将四直肌对端缝合固定在眼台前面的异体巩膜上，或将含有直肌的四个组织瓣如此缝合固定。

3．将四直肌或四组织瓣之间的筋膜拉拢缝合，使下面的异体巩膜全部得以覆盖。

4．上下结膜切缘适当后退，以使穹窿成形。

5．剪一块适当大小的异体巩膜铺于上、下结膜切缘之间的创面上，周缘与结膜切缘间断缝合（6-0 可吸收缝线）。

术后给以抗生素和促进上皮生长的滴眼剂。一般于术后 1 周即可发现巩膜植片周缘有新生血管长入，10 mm × 10 mm 的异体巩膜多可在 1 个月左右完成血管化。当巩膜植片变为粉红色之后，即可配戴义眼。

（二）手术中注意点

1．覆盖在表面的异体巩膜和覆盖在眼台前面的异体巩膜之间，一定要有一层血运良好的软组织。

2．本术式适用于轻度结膜囊狭窄者，此时用异体巩膜代替部分球筋膜，可借助于眼台的力量抵抗瘢痕收缩。

3．异体巩膜代替穹窿结膜是徒劳的，因其最终会血管化，也不能抵抗植床的瘢痕收缩，必以失败告终。

（三）羊膜修复结膜囊狭窄失败的原因

临床经验告诉我们，羊膜只适用于小范围球结膜缺损的修复。用羊膜修复穹窿结膜、睑结膜几乎全部失败，何以？

这是因为菲薄柔软的羊膜组织不能抵抗植床的晚期瘢痕收缩。

首先让我们重温创伤修复中肉芽组织和瘢痕形成的过程：

大约从伤后3天起，创伤底部长出肉芽组织，并向伤口中的血凝块伸入。肉芽组织是增生旺盛的血管和结缔组织，细胞间原有多量液体成分，以后逐渐由纤维母细胞形成胶原纤维和酸性黏多糖（透明质酸和硫酸软骨素）填充，内有各种白细胞，后期有神经纤维生成。纤维母细胞与毛细血管一起长入血块。从5～6天起，纤维母细胞开始产生胶原纤维，以后逐渐成熟，转化为纤维细胞。许多毛细血管闭合、退化、消失，肉芽组织转化成瘢痕组织。可能由于局部张力的作用，瘢痕中胶原纤维与表面平行。瘢痕常有较强的收缩能力，游离植片很难抵抗这种晚期收缩。

所以，用羊膜修复穹窿结膜或睑结膜是不能成功的。

（闵　燕）

第十二节　羟基磷灰石眼台植入术后并发症的处理

羟基磷灰石眼台植入术后并发症，最常见的是结膜水肿，有时也见结膜切口裂开及其他诸症。

一、结膜切口裂开和眼台暴露

国外有的作者认为，当羟基磷灰石眼台暴露小范围（<5 mm×5 mm）时可不手术，待其自然修复。根据我们的经验，这样不妥。我国有很多农民患者，卫生条件及就医复诊条件较差，小伤口很可能发展成大破损，最终合并感染而致眼台脱出。因此认为，对小的结膜破

损也应予以足够重视。由于结膜切口裂开的处理相对复杂，在下面一节专门论述。

二、结膜水肿

轻者实属术后正常反应，给一般处理均可自然消退。重者可用50%硫酸镁湿敷，每日3次，每次20分钟左右，同时口服活血化淤药物。个别患者结膜水肿较明显，甚至脱出于睑裂之外，特别是内眦部结膜最易脱出。睑裂缝合往往可以十分有效地解决这一问题。在上下睑缘做3对水平褥式缝线，迫使水肿之结膜还纳入睑裂内，结紧缝线，一般5～7天结膜即可消肿复位。拆线时可先拆除最外面一针，自此探查结膜情况，决定是否拆除其余缝线。

三、球后出血

个别患者可因球后出血发生严重的结膜水肿及眼睑肿胀，结膜暗红瘀血，此时应做眶内探查，如能放出瘀血，则可较快消肿。

四、上睑下垂

眶内组织水肿压迫、植入体较大，抑或术中损伤了上睑提肌，均可出现上睑下垂。如上睑提肌未损伤，上睑下垂多在术后3个月左右自然恢复；3个月以上不恢复者，可考虑手术矫正。

五、结膜囊肿

多于术后3个月以后发现结膜小泡，检查见结膜下（多在原结膜切口附近）有1个或数个半透明水泡，小者可如米粒，大者可如蚕豆或更大。结膜囊肿即结膜上皮植入性囊肿，由外伤或手术创伤造成。囊肿的生长可压迫周围组织萎缩，故应手术切除。显微镜下操作，将囊肿完全摘除之；有时其囊壁甚薄，或后壁与下面的组织粘连紧密，可将前壁剪除，后壁暴露即可；还有时囊肿已经将其下面的组织（即眼台前面的组织层）压迫萎缩至非薄外观，应即时在该组织层下面移植1～2层保存异体巩膜，以除眼台暴露之患。

六、炎性肉芽组织增生

眼台表面的结膜可出现炎性肉芽肿，多有一细蒂与结膜相连，也有的与更深部组织相连，有时发现其下方有较粗的线结，切除肉芽肿时应一并去除，以防肉芽肿复发。肉芽肿质脆，易出血，影响义眼的配戴，应积极手术切除并探查其深部情况。偶有结膜弥漫肉芽肿改变，色暗红，并与深部眼台关联，似有“从羟基磷灰石孔隙中冒出肉芽”的感觉，眶内软组织也处于弥漫炎症状态，唯有取出眼台，炎症才能平息。这种弥漫肉芽肿改变可能与慢性感染有关，也不排除个别特殊体质者对羟基磷灰石材质不耐受又继发感染。我们所遇到的肉芽肿，切除后病理组织学检查为“以淋巴细胞浸润为主的炎性肉芽组织增生”。

七、植入体过小

植入的眼台太小了，术后自然要出现眼窝凹陷复发。植入眼台的大小依患者年龄、性别、病因而异。一般男性较女性稍大，男性多用直径 22 mm,22.5 mm,23 mm 的眼台；女性多用直径 21 mm,21.5 mm 的眼台；10 岁以上的孩子所需眼台大小与成年女性很接近。情况也有一些变异：先天性小眼球和幼年时摘除眼球或眼球萎缩者眶窝多较小，易选稍小的眼台；水眼、牛眼的眶窝多较大，易选较大的眼台。有时候 X 光片或 CT 片可作为选择眼台大小的参考，但不能依赖于它，因为眶内软组织的多少、有否瘢痕化等等因素也都影响着植入物的选择。一旦由于眼台过小出现眼窝凹陷复发，可选用前面说到的半球植入术、球后填充术改善外观。

八、植入体过大

植入物过大了，可形成突眼外观。切开眼台表面的软组织，将眼台去除一部分可改善突眼。手术注意对羟基磷灰石眼台表面切削时，切削面要尽量平滑，以免凹凸不平处磨破结膜；还要将切除的碎屑清除干净。

九、眼窝凹陷复发

除了植入的眼台过小以外，眶内软组织的吸收、萎缩也可造成眼窝凹陷复发，这种情况多见于合并眶壁骨折的患者。对这类患者，有时已经植入了很大的眼台，眼窝仍显凹陷，是软组织不足使然。待羟基磷灰石眼台血管化以后植入一定量的真皮脂肪组织可以使眼部饱满。

十、羟基磷灰石眼台植入术后疼痛

严格来讲，术后疼痛不能称为并发症，但作为一个常见的术后反应，医生应尽可能为患者解除痛苦。羟基磷灰石眼台似比硅胶球等材质的眼台引起更为多见和严重的术后疼痛反应。有的学者认为是羟基磷灰石吸水性强，植入眼窝后使局部组织呈脱水状态，从而引起明显疼痛，故主张将眼台内注生理盐水。我们观察到，羟基磷灰石眼台 Ⅰ 期植入较 Ⅱ 期植入术后疼痛严重，考虑是眼球摘除或眼内容剜除术中剪断视神经、处理直肌或色素膜时会引起更多出血，从而使术后眼部组织肿胀等致眶压升高；Ⅱ 期植入术中，已经失去眼球的时间越长，术后疼痛越重，分析认为是失去眼球后患者适应了眶内空虚的状态，植入眼台后眶压突然增加使患者难以忍受。由此可见，对羟基磷灰石眼台植入术后疼痛的解决应是综合性的：术中严格止血，包括剪断视神经前钳夹视神经及其血管束、眼球摘除后肌锥内放入 200 单位凝血酶并使用不锈钢球压迫止血；对 I 期植入眼台的患者留置眶内引流（将橡皮引流条放在球筋膜内，深达眼台赤道部，48 小时拔除），以利眶内积血排出。另外，植入羟基磷灰石眼台时向其内注入妥布霉素和地塞米松各 1 支，术后配合冰敷，大部分患者可明显减轻疼痛。

十一、手术中注意

1．术中严格止血，可酌情使用止血药物。

2．将羟基磷灰石眼台植入眼窝后，在撤除起润滑作用的塑料纸之前，向眼台内注入妥布霉素和地塞米松各 1 支（儿童患者可仅注入地塞米松 1 支）。

3．I 期眼台植入术需留置眶内引流。

十二、相关问题：羟基磷灰石眼台内注药减轻术后疼痛的分析

羟基磷灰石眼台植入术后 1 周内，特别是第 1 ～ 3 天，往往有明显的眼部疼痛，有些患者还有恶心、呕吐等。严重的疼痛常伴有球结膜水肿，甚至可脱出睑裂之外。所以，很有必要解决这一术后问题。

我们在羟基磷灰石眼台内注入妥布霉素和地塞米松各 1 支，明显减轻了术后疼痛和眼部肿胀，并对此做了大量临床观察：将疼痛分为 4 级，记录患者术后 1 周内的疼痛情况。结果认为这一方法有着确实的效果。分析如下：

1．醋酸地塞米松为肾上腺甾体皮质激素，钠潴留作用小，能有效地控制创伤性组织反应，减轻术后眶压升高。

2．羟基磷灰石本身具有强的吸附性，制成内联多孔结构的眼台可进一步有效地将药液保存其中。

3．羟基磷灰石眼台浸湿药液，构成一药物缓释系统，使眼部组织内维持药效至少 1 周的时间，明显减轻术后疼痛和结膜水肿，避免了每日全身或眼部注射肾上腺皮质激素的副作用。

（闵　燕）

第十三节　羟基磷灰石眼台植入术后结膜切口裂开和后期眼台暴露的处理

羟基磷灰石眼台植入术后结膜切口裂开和后期结膜破损、眼台暴露是相对常见，有时又感到棘手的问题。对这类并发症的处理，还是从局部血运和组织强度入手。

一、结膜切口裂开

多发生于眼台植入术后 1 月以内。

1．单纯结膜切口裂开，只暴露包裹于羟基磷灰石眼台外面的巩膜、未暴露眼台本身时，如范围小于 5 mm × 5 mm，可密切观察，一般于数天后可于暴露之巩膜边缘见新生血管长入迹象（用促进上皮生长的眼剂可加速这一过程）。

2．巩膜暴露范围继续扩大、暴露之巩膜发生溶解，则应予以手术修复。

3．大于 5 mm × 5 mm 的结膜切口裂开，不论是否暴露眼台，都应尽早手术修复，因为裸露较大的巩膜，其中央区血供很差，可逐渐溶解脱落、暴露眼台。

4．有眼台暴露的伤口裂开，不论大小，都应即时修复。理论依据是：羟基磷灰石是人体骨骼的无机成分，植入人体后可与受体组织发生整合，即被受体组织完全接纳。具有内联多孔结构的羟基磷灰石眼台植入眼窝后，受体肉芽组织可沿微孔长入，一般在 6 个月左右可以完成血管化。在羟基磷灰石眼台未建立血循环之前如发生暴露，其表面组织自行修复的可能性极小，并且眼台的内联多孔结构允许结膜囊内的分泌物渗入眼台内部并引起周围软组织炎症。

二、结膜切口裂开的修复手术方法

1．抗生素药液冲洗结膜囊。

2．剪除暴露的巩膜表层，或刮除暴露的眼台表层。

3．沿结膜下分离，有时可见到直肌固定缝线已滑脱，进一步向眶内分离，使眼台深入眶窝。

4．根据需要决定是否再加一层异体巩膜。

5．将直肌尽量拉向眼台前面，缝合固定于异体巩膜上；如直肌已挛缩或找不到，要将尽量多的筋膜组织覆盖于眼台前面。

6．最后对合缝合结膜。必要时，结膜创缘做新鲜创面。

三、后期结膜破损及眼台暴露

指的是结膜切口愈合后，结膜及其下面的巩膜逐渐变薄、破裂而暴露了眼台，可发生于球结膜和穹窿部，以眼台前面中央区多见。发生时间为眼台植入术后 1 月到 1 年以上不等。

羟基磷灰石眼台发生暴露以后如继发感染，就会使结膜甚至眶内组织都处于慢性炎症状态。结膜在炎症过程中，由于致炎因子的刺激，结膜细胞及纤维结缔组织反应性增生。增生的细胞主要有纤维母细胞、组织细胞、血管外皮细胞、淋巴细胞、黏膜和腺上皮细胞。反应性增生的目的是要修复被炎症破坏的组织，但过度增生就会形成炎性肉芽肿。增生的结缔组织最终将瘢痕化，使结膜囊瘢痕缩窄，对安放义眼和再次手术都会造成严重影响。所以，我们应将眼台暴露视为一种严重的并发症予以及时处理。

我们先来看 1 个病例：

患者，女，36 岁。2 个月前因啤酒瓶爆炸致左眼球破裂伤，当即在当地医院行左眼球摘除手术，并同时植入羟基磷灰石义眼台，伤口愈合后配戴了义眼。半月前发现球结膜破损 5 mm × 5 mm，露出了白色的眼台小梁。当地医院予结膜修补术。3 天后结膜切口又复裂开，暴露眼台。再次手术修复时因不能直接拉拢缝合结膜创缘，即行游离皮片移植术，将取自大腿内侧的游离皮片覆盖于暴露的眼台表面。1 周后皮片脱落，眼台暴露范围扩大，达 8 mm × 10 mm。遂行口唇黏膜移植术，将口唇黏膜植片覆盖于眼台暴露面固定缝合。数日后植片又复脱落，即转来我院。检查：左眼睑轻肿，球结膜充血（+++）、水肿（++），羟基磷灰石眼台中央部暴露 12 mm × 15 mm，可见其小梁结构，其微孔中充满大量分泌物，眼台尚可转动。右眼正常。诊断：左眼羟基磷灰石眼台暴露，合并感染。治疗：左眼窝探查术。术中见分泌物已沿羟基磷灰石孔隙渗入到周围的软组织中，使这些软组织处于炎症水肿状态，已不再具备修补缝合伤口的条件，即行眼台取出。

这个病例最后病情发展到了极致，只好取出眼台。但是对于大多数情况，还是有机会做修复手术的。如果眼台暴露范围较小，又无明显感染时，手术可能成功。

四、后期结膜破损及眼台暴露的修复手术方法

用妥布霉素药液冲洗结膜囊，并可向暴露的眼台孔隙内注入。自结膜创缘沿眼台表面向后充分分离，可将暴露的眼台表面做适当刮除，将 1 ～ 2 层保存异体巩膜置于眼台表面，拉拢结膜下组织和结膜并分层缝合，注意使尽可能多的结膜下组织覆盖眼台前面。术后常规口服抗生素 7 ～ 10 天，每日换药，可酌情半球后注射抗生素。如结膜愈合良好，2 ～ 3 周后可配戴义眼。

强调一点：**将游离皮片或口唇黏膜置于无血运的眼台表面，无异于放在石头上！**所以在眼台尚未血管化之前，暴露面是不能用游离组织移植修复的。如前面的病例所述，临床上我们遇到过为修补暴露之眼台，用游离皮肤移植、口唇黏膜移植、羊膜移植、巩膜移植等等，但不久移植片即脱落，就是因为其下面的眼台尚未血管化。组织移植，如同盖房建屋，欲筑室者先治其基；也如栽花种树，能究其本根则枝叶自繁。

那些眼台暴露范围大于其前 1/3 表面的病例，多合并明显感染，检查可见大量分泌物渗入羟基磷灰石眼台孔隙中，结膜明显充血水肿，用虹膜恢复器沿结膜创缘可向眼台后部探进（深度不等），表示该处眼台与周围组织未发生整合，这时多没有修复成功的机会。

有时，由于术前检查疏忽，也可造成感染和眼台暴露。有病例为证：

患者，男，22 岁。1 年前右眼外伤失明，当即行眼球摘除术。2 月后在当地行羟基磷灰石眼台植入术。术后 7 日发生结膜切口裂开，后反复修补 4 次均未成功，即来我院就诊。检查：右眼睑轻肿，下睑内眦部纵行瘢痕，结膜明显充血，中度水肿，球结膜切口裂开，暴露

眼台前 1/3 部分，其微孔内充满黄色分泌物，挤压泪囊部可见大量脓性分泌物自下泪点溢出。诊断：右眼羟基磷灰石眼台植入术后眼台脱出并继发感染，右眼外伤性慢性泪囊炎。治疗：先行右眼台取出术，再行眼眶 X 光片及泪囊造影，酌情行右眼泪囊鼻腔吻合术或泪囊摘除术，3 ~ 6 个月后根据结膜情况决定是否再行眼窝填充术。

借此前车之鉴，我们做出如下规定：对于涉及眶内的眼整形手术，冲洗泪道作为常规检查。

五、手术中要注意以下几点

1．羟基磷灰石眼台具有内联多孔结构，且吸附性强，一旦大量分泌物进入其中，很难冲洗干净，缝合表面组织后可使细菌于眼台内部继续繁殖，最终造成眼台脱出。因此，对于暴露较久的羟基磷灰石眼台不应盲目地将表面组织缝合，可将暴露的眼台做部分刮除，用抗生素充分冲洗后试行缝合。如术中发现眶内组织已有感染，应取出眼台。

2．当结膜创口较小时，可做直接拉拢缝合，酌情在结膜下加一层异体巩膜。当结膜破损范围较大、不能直接拉拢缝合时，可做转位结膜瓣覆盖暴露之眼台，并于结膜瓣下面移植一层异体巩膜以加强眼台表面组织。

3．在羟基磷灰石眼台完成血管化之前如发生暴露，试图在其表面移植任何游离植片都是错误的，因为游离植片要靠植床的血运供应才能成活。对于已经血管化的眼台，在其暴露部分的表面可考虑以游离皮片或唇黏膜覆盖，但其下面不能再加异体巩膜等组织，否则表层植片可因得不到血运而坏死脱落。

4．羟基磷灰石眼台植入术时，注意勿使眼台前面的组织过薄，以保证良好的血运。

5．对于一些患者，羟基磷灰石眼台虽未暴露，但其表面组织菲薄，甚至可以透见其下面眼台小梁结构，此时可行预防性加固手术，即切开分离眼台表面的结膜，在其下方移植一层异体巩膜，这样可使眼台前面的组织厚韧，减少破损机会。

6．眼台植入术缝合切口时，如感觉结膜张力较大，应将结膜下充分分离减张缝合。眼球摘除术或眼内容剜除术后不应过早行羟基磷灰石眼台植入术，以免局部组织水肿过重造成切口裂开。一般在眼球摘除术或眼内容剜除术后至少 1 个月再考虑羟基磷灰石眼台植入术。对于术后反应较大、水肿较重的患者应再晚些（3 个月以后）行Ⅱ期眼窝填充术。

7．羟基磷灰石眼台植入术后如结膜水肿较重，或可突出睑裂之外，可用 50% 硫酸镁湿敷或做临时性睑裂缝合术，以助结膜消肿还纳并避免结膜切口裂开。

8．眼外伤患者应注意有否泪道损伤和慢性泪囊炎，如有，应先修复泪道或行泪囊摘除术，3 个月后再考虑眼窝填充术。

9．严格选择手术适应证。对于合并结膜囊狭窄或结膜瘢痕较重时，可酌情先行结膜囊成形术。结膜瘢痕过重或做过眼部放疗者，应禁行或慎行羟基磷灰石眼台植入术。

（闵 燕）

第十四节　改良的全结膜瓣遮盖角膜术

有些患者因眼球萎缩较重或眼表不平等等，不能配戴美容性角膜接触镜；又因角膜尚敏感，也不能直接配戴义眼。如果他们希望保留眼球，且眼部条件允许（如一些非穿通伤所致的眼球萎缩、多年稳定的外伤性眼球萎缩，以及无视力的先天性小眼球），可考虑做全结膜瓣遮盖角膜术。术后配戴义眼，可良好地恢复外观。

一、手术应在显微镜下精细操作

刮除角膜上皮，5% 碘酊烧灼角膜表面，生理盐水冲洗。沿角膜缘剪开球结膜，分离暴露前部巩膜。自止端剪断上、下直肌。取约 20 mm × 20 mm 大小的保存异体巩膜植片置于眼前节前表面，在四个象限分别将该植片固定于浅层巩膜，将上、下直肌拉拢，对端缝合（6-0 可吸收线）固定在相对于角膜中央位置的异体巩膜前面。以 6-0 可吸收线缝合球筋膜和结膜切口。术后 2 周后可配戴义眼。

这一改良手术是在实践中形成和成熟的。首先来看传统的全结膜瓣遮盖角膜术：清除角膜上皮，碘烧，上下分离并拉拢球结膜对合缝合。但术后结膜瓣回退十分常见。究其原因，主要是角膜上皮去处不彻底，尤其是角膜缘干细胞。角膜缘为多层上皮细胞，与其下基底膜粘连紧密，故在角膜缘极易有上皮细胞残留。干细胞是成熟机体中具多潜能、自我维持、细胞周期长、能够进行不对称细胞分裂、缺乏分化特征、形态和生化上处于原始幼稚阶段的细胞。角膜缘干细胞因细胞群体数量减少刺激启动其潜在的增殖分化能力，修复缺损的上皮细胞。角膜上皮的迅速修复影响了结膜瓣与下面的角膜粘连愈着，手术失败。

于是，改良手术的想法产生了，即在角膜创面前加一层异体巩膜。有学者认为，被遮蔽的角膜上皮细胞由于缺氧可以失去生存能力。这层厚实的巩膜可以弥补菲薄又富血管的结膜之遮蔽作用的不足。置于角膜和结膜之间的异体巩膜，不仅可以很好地防止结膜瓣回退，而且对那些发生了角膜变性、变形、变薄，或者合并角巩膜葡萄肿的患者，还起到了加强眼球前壁的作用。改良手术中还将上下直肌前徙于异体巩膜前面，改善了局部血运，增强了眼球表面抵抗机械性摩擦和细菌感染的能力，从而使配戴义眼后不易发生结膜破损、感染等并发症。

二、手术注意点

1．严格选择手术适应证。对于眼部恶性肿瘤、有症状的绝对期青光眼、有反复色素膜炎或眼内出血等活动性病变患者、严重眼球穿通伤患者，不宜行此手术；重度萎缩之眼球，不能起到支撑义眼的作用，也不宜行此手术。一般来说，患眼轻度萎缩（眼球突出度较健眼低 3 ～ 4 mm）时术后效果最佳。有残存视力，有明显结膜充血、睫状压痛或眼球转动痛等等，都不在此手术适应范围之内。

2．充分交代病情，使患者对“不能再看到黑眼球”（尽管是萎缩变形的）有所理解，还要告知患者定期检查健眼。

术后外观多满意。偶有结膜伤口裂开、露出白色巩膜者，无碍，点促进上皮生长的滴眼剂可加速巩膜植片血管化和被上皮覆盖。

（闵 燕）

第十五节 眼球摘除后下穹窿变浅的修复

失去眼球以后，眶内组织解剖关系发生了变化。由于重力的作用，眶内组织向下方沉积，逐渐使结膜囊变形，出现下穹窿变浅，义眼则易向下滑出。如果没有明显的结膜短缺和瘢痕挛缩，也就是说，在结膜有足够的量和弹性的前提下，可以用单纯缝线法做成满意的下穹窿，义眼即不再滑出。但是，在结膜囊狭窄时，则需做结膜囊内黏膜或皮肤移植术，此时单纯将下穹窿结膜向下眶缘固定，会造成严重的下睑内翻。另外，如果遇有长期配戴义眼致下睑明显松弛下坠者，应同时做加强和支持下睑的手术。

手术方法

在下穹窿结膜做水平切开，用剪刀分离直达下眶缘。然后以埋藏式间断缝线（6-0 可吸收缝线）将结膜切缘缝合固定到下眶缘骨膜上，下穹窿即可成形。结膜囊内可置入眼模或油纱，以助穹窿成形。包扎术眼，手术完成。

传统手术是做 3 针褥式缝线，自穹窿结膜面结扎于下眶缘附近的皮肤。但是这样做日后可能形成皮肤陷凹，即在褥式缝线结扎处的皮肤上留下明显的压迹，影响美观。

（闵 燕）

第九章 Chapter 9

眼眶疾病

眼眶疾病种类繁多，临床表现复杂多样，诊断和治疗需要较为全面的知识结构，属于眼科学疑难疾病范畴。多数眼科医师对眼眶疾病了解较少，即使眼眶病专业医师，对某些眼眶病诊断和处理仍感棘手。本章仅就较为常见的眼眶疑难疾病进行讨论如下。

第一节 泪腺多形性腺瘤

一、泪腺多形性腺瘤及其流行病学情况

泪腺多形性腺瘤（pleomorphic adenoma of lacrimal gland），又称泪腺混合瘤（mixed tumor of the lacrimal gland），是最常见的泪腺上皮性肿瘤，也是泪腺上皮性肿瘤中唯一的良性类型。国外文献报道其发病率占眼眶原发性肿瘤的 10% ～ 15%，国内报道为 19.7% ～ 22.6%。泪腺多形性腺瘤各年龄组均有发病，但成年人多见，好发于 20 ～ 50 岁，平均年龄 39 岁，以男性多见。

由于肿瘤混有上皮和间质组织成分，故在 1954 年以前统称为泪腺多形性腺瘤。后经学者证实泪腺上皮性肿瘤与涎腺同类肿瘤的组织学特征极为相似，而肿瘤发生学研究证实该肿瘤起源于具有多向分化潜能的上皮细胞，其间质成分均为上皮化生的产物，所以，泪腺多形性腺瘤实质上是上皮性肿瘤。泪腺上皮性肿瘤是一类具有明显组织学变异的多形性肿瘤。其组织学类型有多种，临床生物学表现也不尽相同。

1980 年世界卫生组织（WHO）将泪腺上皮性肿瘤分类为：多形性腺瘤／癌，腺样囊腺癌，腺瘤，嗜酸性细胞瘤／癌，黏液上皮样癌／腺癌，鳞状腺瘤／腺癌。

二、病理

（一）泪腺多形性腺瘤的大体标本特征

从大体标本上看，肿物呈单个多叶性包块，圆形或椭圆形，周围常有完整包膜，但表面可有多个小结节状凸起，为瘤细胞浸润被膜所致，切面可见软的黏液样区与纤维性组织。

（二）泪腺多形性腺瘤的组织学特征

镜下基本病变（图 9-1-1）为上皮细胞和间质成分混杂，导管的形状和大小不一，包括两层细胞。内层为立方上皮或柱状上皮，可产生黏液亦可鳞状化生（我国夏瑞南报告其全部病例可见鳞状化生）。外层为梭形细胞，逐渐移行于黏液样、纤维样或软骨样的间质中。

泪腺多形性腺瘤虽被病理学认为是良性肿瘤，但极易复发，且可恶变。故有病理学专家认为该肿瘤是边缘性肿瘤，有潜在恶变的生物学行为。

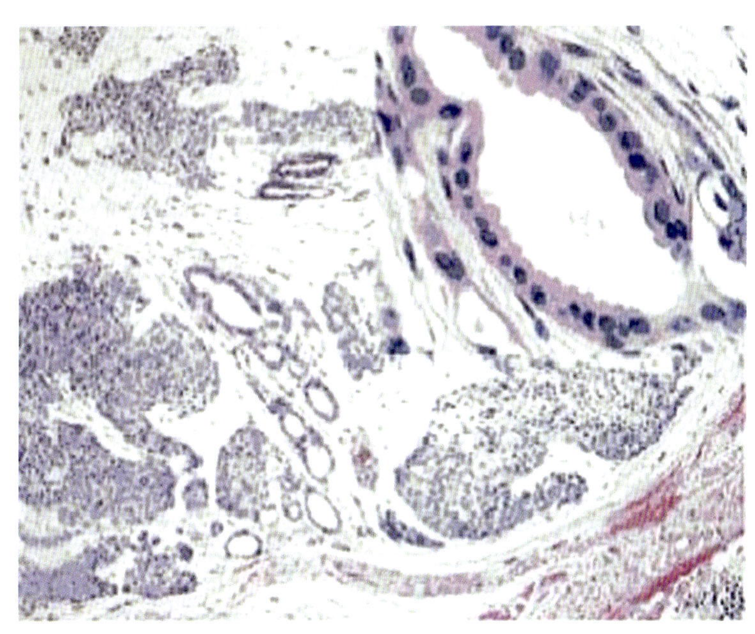

图9-1-1 泪腺多形性腺瘤病理学图片

三、分子生物学研究

泪腺多形性腺瘤易复发和可恶变，除了包膜不完整和肿瘤浸润外，分子生物学行为有待于研究。

（一）CD44V6 蛋白

CD44 蛋白是一种在淋巴细胞成熟和归巢过程中的细胞黏附分子，CD44V6 是 CD44 分子的一种变异体。近来研究表明 CD44V6 的异常表达与泪腺肿瘤的浸润和转移存在相关性，CD44V6 蛋白阳性表达的肿瘤较阴性表达者恶性程度高、发展快，而且经淋巴转移率高，术后易复发，患者存活期短，预后差。许多研究提示 CD44V6 在肿瘤的转移复发过程中起着重要作用。CD44V6 蛋白仅在转移细胞株中表达，而非转移细胞株不表达，如果将 CD44V6 蛋白转染到非转移肿瘤细胞株中，后者具有转移特性。有关其作用机制目前仍不十分清楚，但研究结果显示，当肿瘤细胞中出现 CD44 的变异表达后，某种黏附特性便丧失或发生改变，结果诱发癌细胞脱离原发癌灶向周围组织浸润，造成肿瘤的复发和转移。

（二）p53

p53 基因定位于 17 号染色体，是一种肿瘤抑制基因。具有调控细胞增殖、诱导细胞分化及细胞凋亡的作用。正常组织中 p53 低或无表达。p53 基因产物的阳性表达，意味着 p53 基因的突变。认为多形性腺瘤如有突变型 p53 基因产物的阳性表达，有癌变倾向。

（三）RASSF1A

RASSF1A 基因位于三号染色体短臂，是新近研究发现的新的肿瘤抑制候选基因。最近的研究发现，RASSF1A 基因的表达与泪腺肿瘤的良、恶性密切相关，恶性肿瘤的 RASSF1A 基因的表达弱或缺失。

四、临床表现

泪腺多形性腺瘤可发生于各年龄组，大多数起源于眶部泪腺，有时也可起源于睑部泪腺，亦有少数起源于颞上侧及颞侧球结膜下泪腺，或者源于内眦部及眼眶深部的异位泪腺组织。多数单侧受累，病程较长。

睑部泪腺起源的泪腺多形性腺瘤，可侵及皮下组织及穹窿部结膜，肿块易于早期发现和扪及，且可引起上睑下垂。

眶部泪腺多形性腺瘤，早期无症状，随着肿瘤生长，在眼眶外上方可扪及硬而不规则肿块，移动性差，一般与皮肤、眶缘无粘连，肿物逐渐增大使眼球向前方及内下方移位和突出，并有向外、向上运动障碍。早期视力无明显变化，随着病程的发展，可有视力减退、复视，其原因可为肿瘤压迫眼球引起明显散光，或是暴露性角膜炎，也可能是肿瘤压迫眼球致视网膜水肿，脉络膜皱褶所致。部分患者伴有流泪现象。

五、影像学诊断

（一）超声检查

A 超检查显示泪腺区占位病变，边界清，内回声呈中等波峰，声衰减不显著，出肿瘤边界处波峰较高（图 9-1-2A）。B 超检查显示泪腺区圆形或椭圆形占位病变，边界清楚，内回声中等或较少，声衰减中等，后界可显示清楚（图 9-1-2B）。加压肿瘤形状无明显改变。有时内回声较多，分布较均匀，类似于海绵状血管瘤。肿瘤囊样变较多时，可探及肿瘤内有小片状无回声区。肿瘤的结节状芽突，可使肿瘤边缘不整齐。彩色多普勒超声血流成像显示肿瘤内缺乏或仅有少量血流。此点可与恶性淋巴瘤、炎性假瘤鉴别，后两种肿瘤血流较为丰富。

（二）CT 检查

CT 可显示肿物大小、形状、位置、密度及与周围组织的关系，故目前认为 CT 是泪腺肿瘤定性、定位诊断中最为理想的方法。CT 轴位扫描可见眶外上方类圆形高密度影，如肿瘤内有较大囊腔时密度不甚均匀。瘤体多位于眶前 1/2，边界清楚，眼球向内下方移位，泪腺窝受压出现骨凹，骨壁变薄，也可见多个骨凹，但边缘整齐。冠状扫描见肿瘤位于眶外上方，扁椭圆形或圆形，边界清楚，肿瘤内侧可达眶中线以内，外侧达外眦水平以下（图 9-1-3）。眼球向内下移位，泪腺区骨壁向上隆起变薄，肿瘤较大时，可见眶顶骨质压迫吸收，局部骨缺失，但边界整齐，圆滑。肿瘤可被造影剂轻度强化。

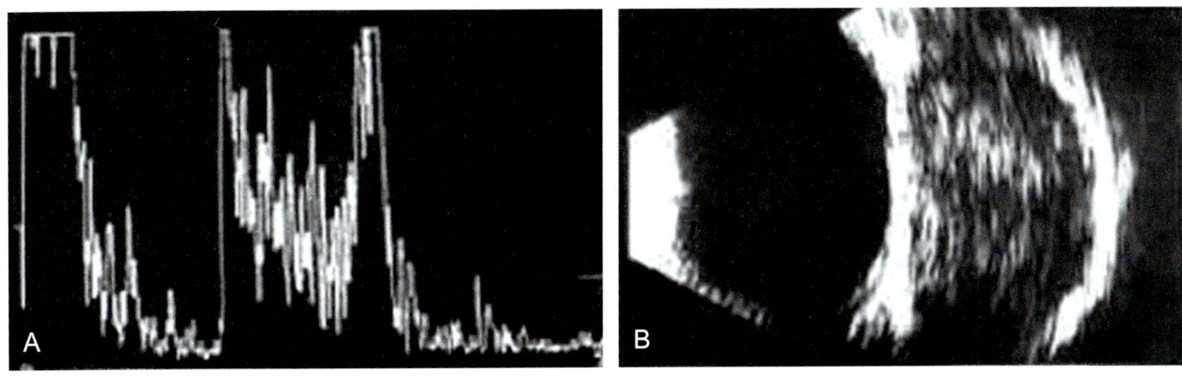

图 9-1-2　泪腺多形性腺瘤超声检查

A．A 超显示肿瘤内密集的中等高度波峰，后界波高尖；B．B 超显示肿瘤类圆形，边界清，内回声中等

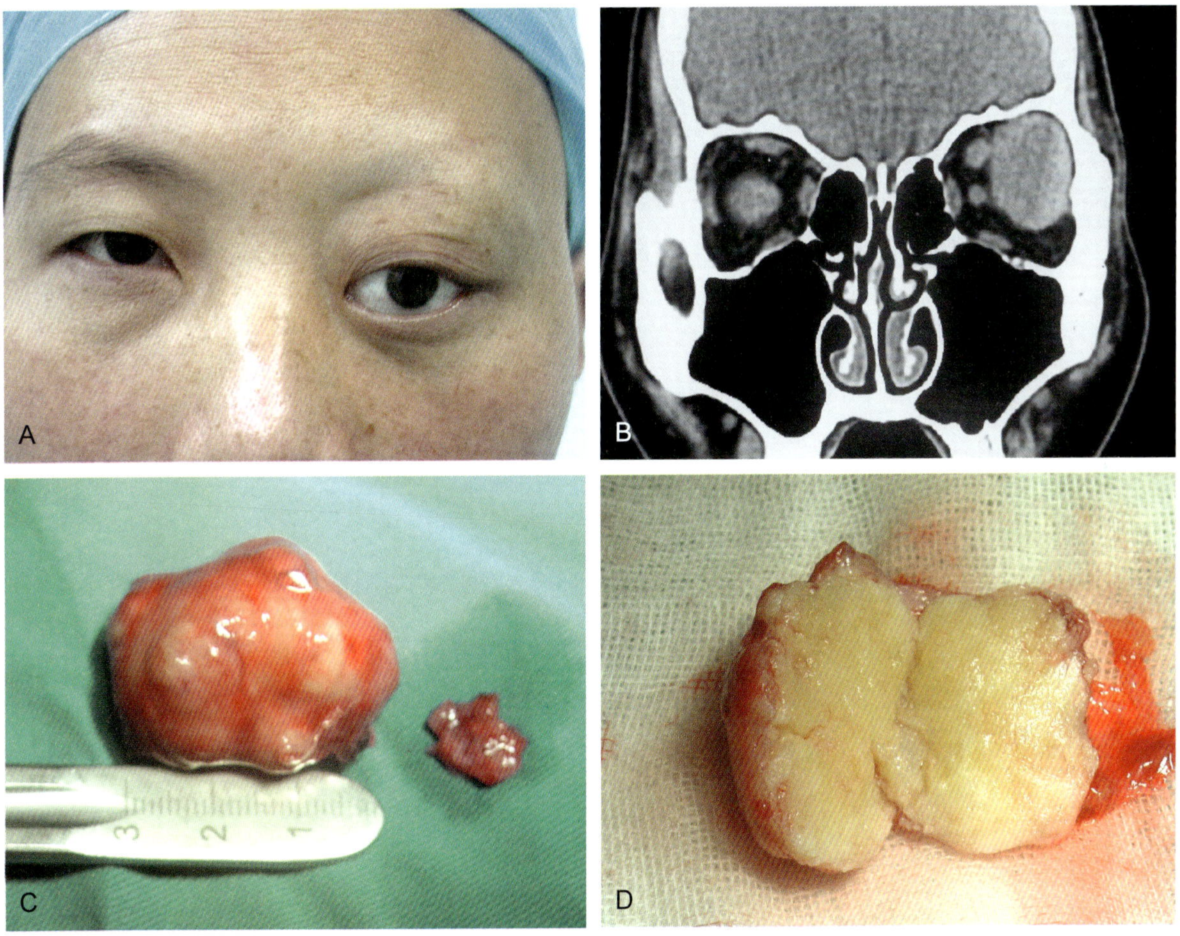

图 9-1-3　泪腺多形性腺瘤组图

A．外观像：左眼球突出，眼球向前下方移位；B．冠状 CT 图像：左眶外上方高密度占位病变，边界清楚；C．大体标本：类圆形实性肿物，包膜完整，表面有多个芽状突起；D．大体标本切面：肿瘤组织致密呈灰白色、间有黄色

（三）MRI 检查

MRI 显示肿瘤的形状、位置与 CT 相同。由于组成成分不同：泪腺多形性腺瘤在 T_1WI 为低或中信号，如果囊腔较多，或黏液较多时，信号偏低，而肿瘤腺体细胞成分多，则呈中信号；T_2WI 为高信号，肿瘤外囊膜为低信号（图 9-1-4）。注射顺磁剂肿瘤信号可被中等增强。且肿瘤可侵犯眶顶、外侧骨壁甚至侵入骨壁内，或包绕骨生长，浸润周围脂肪间隙达皮下。

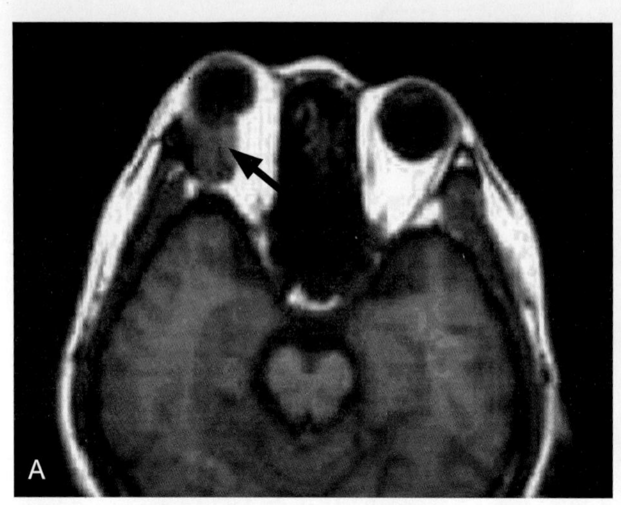

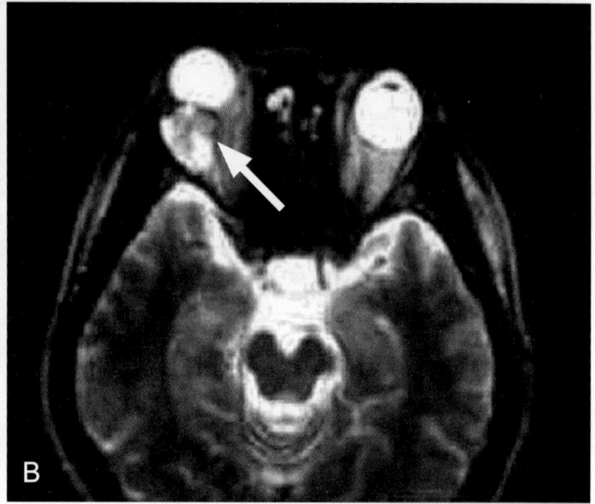

图 9-1-4　泪腺多形性腺瘤 MRI 图像

A．T_1WI 肿瘤为低或中信号；B．T_2WI 为高信号、信号不均

六、诊断

泪腺多形性腺瘤依据病史、临床表现和影像检查特征可做出初步诊断，确诊有待于病理学检查。

一般来说，若发病缓慢、病史在 1 年以上，眼球突出并内下移位，颞上方无痛性实性肿物、扪之光滑，CT 上无眶骨骨折破坏，眼底检查可有视网膜压迫条纹等临床表现，可考虑泪腺多形性腺瘤的诊断。其眼球突出程度因肿瘤大小及位置而异。

七、鉴别诊断

泪腺区是多种眼眶占位病变易发部位，所以，泪腺区肿瘤应进行必要的鉴别诊断。

（一）泪腺囊肿

临床上较为少见，可发生在泪腺的眶叶、睑叶或异位泪腺组织内，由泪液的积聚所致。患者可有疼痛，哭喊或用力时可增大，呈灰蓝色，可移动并可透光。睑叶的单纯性泪腺管囊肿可有外伤或炎症病史。CT 可显示泪腺窝边界清楚之低密度影，超声可显示低回声囊性病变。

（二）泪腺区血管瘤

泪腺区血管瘤可有上睑外侧皮下和结膜下血管团，外眦处可触及肿块，患者用力或哭闹时肿块显著增大。颈部加压 B 超检查血管瘤内部中强回声且分布比较均匀，类似于泪腺多形性腺瘤，但泪腺多形性腺瘤病变位于泪腺凹内，压迫眼球变形，病变不可压缩，可予以鉴别。

泪腺区海绵状血管瘤与泪腺多形性腺瘤 CT 检查鉴别困难。可运用彩色多普勒超声检查鉴别：泪腺多形性腺瘤患者，彩超内部血流信号为动脉频谱，而海绵状血管瘤内部多无血流信号，少部分有血流信号也多为静脉频谱。

（三）皮样囊肿

常发生于眶外上方泪腺区，沿骨缝生长，临床检查不易和泪腺肿瘤区别。眼眶影像学检查有利于鉴别诊断：CT 扫描皮样囊肿多为低密度或负值区，病变可向颅内或颞窝蔓延而呈哑铃形，并伴有骨凹或骨龛； 超声检查皮样囊肿为边界清楚的囊 / 实性病变，病变内部无血流信号，而周边可有血流信号；MRI 检查皮样囊肿在 T_1WI 和 T_2WI 均呈高或中高信号。

（四）泪腺腺样囊性癌

一般病程短、发展快，眼球突出并向内下方移位，眶区有疼痛及压痛。早期病变局限于泪腺区时，应与泪腺多形性腺瘤相区别。其在 B 超下可见泪腺区形状不规则的占位性病变，内回声不均。彩色超声多普勒上其表现为内部血流丰富。CT 表现眶外上方形状不规则的高密度占位病变，病变可沿眶外壁呈扁平状向眶尖部生长，这种特征其他泪腺肿瘤极少见，病变局部眶骨有虫蚀样破坏。

八、治疗

放射治疗和化疗对泪腺多形性腺瘤无明显疗效。完整肿瘤切除手术是主要的治疗手段。但术后复发率高达 40% 以上，且病变可侵犯和破坏骨质侵及颅内或颞窝。因此，有学者认为该肿瘤比一般认为的要偏恶性。而 Forrest 认为泪腺的复发性肿瘤，事实不是复发，而是手术遗留下肿瘤组织的继续生长，这与泪腺窝的位置较深，不易切净瘤体有关。

一般认为，以下措施可能预防和减少复发。

（一）术前禁忌活检

穿刺或切开活检可使肿瘤包膜破裂，由于内部压力使肿瘤细胞溢出而扩散到眶内。增加了术后复发的机会。所以，一般主张充分利用现代影像学检查手段对肿瘤进行定性的诊断，而禁忌活检。

（二）手术完整切除肿瘤及其包膜

手术应尽量完整的切除肿瘤及包膜。万一术中肿瘤包膜破碎，应将残余肿瘤一并切除，术中如果发现与肿瘤相连有少许正常眶部泪腺，应一并切除。术中应避免挤压肿瘤，保持肿瘤包膜完整，对减少复发和恶变有益。泪腺肿瘤包膜菲薄柔软，这也可能是CT片上不能看到包膜情况的原因，同时也表明瘤细胞有溢出包膜外的可能性。

（三）病理标本切缘的细胞学检查

摘除的肿瘤的病理标本，要注意切缘的细胞学检查。手术切缘瘤细胞的残留是临床复发和影响预后的重要因素。

（四）复发的再手术处理

泪腺多形性腺瘤不仅会复发，而且有恶变倾向，可能与肿瘤术后复发和多次手术刺激有关。恶变时细胞呈间变、异型性，呈腺样癌、腺样囊性癌等表现。要尽量采取改良外侧开眶，术野宽阔，直视下完整切除肿瘤。同时须在显微镜下细心从骨膜外完整切除肿瘤及其导管包膜。泪腺窝的处理很重要，要根据破坏的情况采取不同的方法。泪腺窝骨壁已被破坏的部分要切除，残存泪腺窝骨质用石炭酸烧灼。

（五）恶变的处理

如肿瘤发生恶变，须行眶内容剜除手术。同时切除受累骨膜及骨质。如鼻窦受累也要作相应处理，必要时与耳鼻喉科医生联合手术。当泪腺窝骨质破坏严重时，可能硬脑膜上已有瘤细胞的浸润，做眶内容剜除术也难以达到根治的目的，因此术后应当辅助放射治疗。

（六）介入和放射治疗

采取术前介入治疗，将导管放至眼动脉，将抗癌药直接注射泪腺病变附近，使瘤体缩小，尔后手术切除，可有明显疗效。由于腺瘤对射线不敏感，故术后放疗效果不佳。

九、预后

一般预后良好。但多次复发可发生恶变。Rose等报道泪腺多形性腺瘤术前活检复发率达32%，术前未行活检且完整切除肿瘤者复发率仅为3%。唐润东等报道初次手术复发率为3.5%（1/29）。因此，只要术前能对泪腺多形性腺瘤做出明确诊断，避免局部活检，初次手术连包膜完整摘除肿物，可在最大程度上避免肿瘤复发。

十、存在问题与对策

泪腺多形性腺瘤的诊断比较容易，治疗主要依靠手术切除，但是本病的高复发率及多次复发后的癌变严重影响了患者的生存质量。

为什么良性的泪腺多形性腺瘤复发率可高达 40% 以上？是病理学定性存在问题，还是临床治疗方法存在问题？值得探讨。

在诊断方面，随着免疫组化和分子生物学的飞速发展，从分子水平、基因水平对肿瘤进行早期诊断和早期治疗，已经成为国际上研究的热点。因此，将临床、病理、分子生物学三者结合起来，探讨肿瘤的发病机制及临床生物学特性，为寻找更有效的诊治手段提供参考指标是目前的研究趋势。进一步进行泪腺多形性腺瘤病理学亚型和包膜完整性与预后关系的研究，有着重要的意义。在分子水平进行生物学特性的研究可能揭示更深层次的问题。

在治疗方面，癌变的多形性腺瘤放疗、化疗疗效甚微，手术亦难根治。故而应当更加强调根据患者的机体状态、肿瘤的病理类型、侵犯范围和发展趋向，综合应用现代治疗手段，筛选组合治疗方案，进行有针对性地个体化治疗，有希望大幅度提高临床治愈率，减少复发，改善患者生存质量。

泪腺多形性腺瘤的治疗方法与预后关系，需要进行大组病例和较长时间的观察。

（朱　豫）

第二节　眼眶横纹肌肉瘤

眼眶横纹肌肉瘤（orbital rhabdomyosarcoma，ORMS）是儿童时期最常见的来源于中胚叶的原发眶内软组织恶性肿瘤。90% 患者发病年龄小于 16 岁，尤其 3 ～ 8 岁者居多，少见于青少年，偶见于成年人。约占眼眶肿瘤的 2% ～ 4%，占所有 RMS 的 10% ～ 20%。男女发病比例约为 2 ∶ 1，多发生于一侧眼眶。可有外伤史，肿瘤生长快，恶性程度高，可经血行和／或淋巴系统向身体其他部位转移而危及生命。发现时多已较晚，常已侵入肌锥内及鼻窦。如得不到及时治疗，大部分患者于发病后 1 ～ 2 年内死亡。单纯手术后易复发，预后差。

一、病因病理

（一）分子生物学研究

ORMS 发生原因不明。以往认为其发病主要是由于控制细胞生长和分化的基因表达及功能改变，进而导致未分化的间叶细胞增殖和分化异常的结果。但近年来研究表明，细胞凋亡和细胞增殖在它的发生发展中同样起着重要的作用。从细胞凋亡角度来看，细胞死亡的速度不够快，而细胞的生长大于其死亡，因而细胞总数过度累积形成肿瘤。已有研究证实，ORMS 中存在与肿瘤增殖有关的细胞凋亡。Bcl-2 与 Bax 形成异种二聚体可抑制 Bax 功能，进而抑制 ORMS 的细胞凋亡。p53 基因在 ORMS 中可能不是调控细胞凋亡的主要因素，而是通过其他途径参与肿瘤的生物学行为，但突变的 p53 编码的蛋白在 ORMS 发生发展过程中无疑起着重要作用。Ras 和 mdm2 的异常表达也可能导致细胞异型性和过度增殖。这在一定程度上支持了其发生的多基因协同作用学说。参与调控和诱导细胞凋亡的因素很多，除了基因外还有多种信号传递系统和诱导因素，他们之间存在相互作用，复杂多样，而且不同类型的组织细胞和肿瘤中其影响因素也不尽相同。所以，寻找细胞凋亡相关因素，在分子水平诱导和调控细胞凋亡，是治疗 ORMS 的重要方向。

（二）大体标本观察

ORMS 瘤体外观多呈鲜红色或淡黄色，质地细腻，表面光滑，无结缔组织包膜包裹，但常有界限。少数呈红色或出血，是由于肿瘤内有坏死所致。

（三）病理组织学检查

ORMS 病理形态复杂，光镜下难以诊断。由于同一肿瘤内可有不同类型的组织学变化，因此，其组织分型及诊断标准不尽相同。目前，多数学者将眼部 RMS 分为三型（图 9-2-1）。

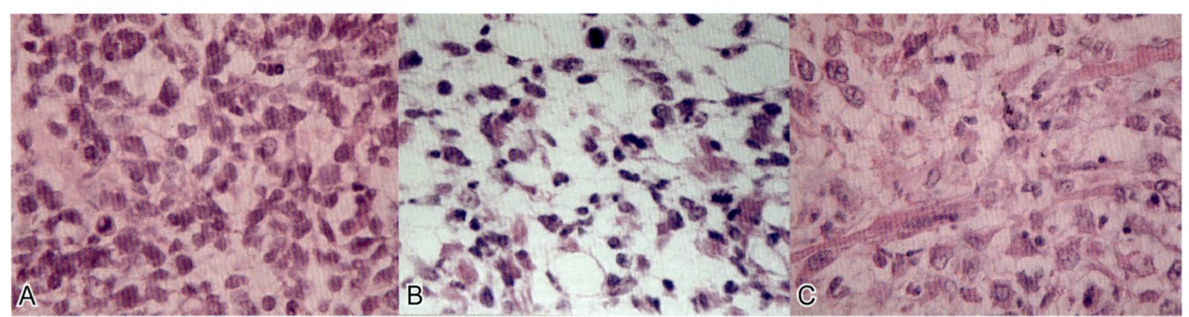

图 9-2-1　眶横纹肌肉瘤病理分型

A．胚胎型；B．腺泡型；C．多形型

注：本套病理图片由天津医科大学何彦津教授提供

（1）胚胎型：约占 2/3，多见于儿童，组织学图像大部分为疏松的黏液性结构与致密的细胞构成。低分化的瘤细胞由小的梭形、圆形或卵圆形细胞组成，伴有染色质浓的细胞核及小的核仁，常见核有丝分裂象。有的梭形细胞可呈栅栏状排列，并与疏松的黏液性基质混合存在，常被误诊为神经纤维肉瘤。分化较好的瘤细胞也可呈较大的圆形或椭圆形，具有嗜酸胞浆的横纹肌母细胞以及梭形细胞的胞浆突呈飘带样，长圆形细胞核位于中心部，富有染色质。偶尔可见一端膨大且具有丰富胞浆的球拍细胞或蝌蚪细胞。葡萄状胚胎型是一种变异性 ORMS，多见于黏膜（结膜）表面，无约束生长，可呈息肉状，由梭形细胞与丰富的黏液性基质聚集而成，位于上皮之下。

（2）腺泡型：较胚胎型少，多发于青少年，常起于眶下部，由分化较差的肿瘤细胞组成。瘤细胞多较大，呈圆形或多角形，细胞核大且呈圆或椭圆形，大小较为一致，胞浆较丰富，多嗜酸性，瘤细胞常沿结缔组织小梁整齐排列，形成圆形或椭圆形不规则条形空隙，呈腺泡状。腺泡中央空隙处的细胞较为稀疏，可见退变的空泡细胞。

（3）多形型：最少，仅占约1%，多发生于年龄较大者，组织学上可见具有丰富嗜酸性胞浆疏松排列的瘤细胞，形态多样，可呈圆形、椭圆形、飘带状、网球拍形、梭形不等，核较大，也呈多形性，胞浆丰富，嗜酸，因有糖原颗粒存在而显示均质性，亦可见到空泡。HE染色切片中，可在胞浆内找到清楚的横纹。

在上述分型系统被广泛认可的情况下，国际病理学协会的一个专家组基于其组织特征和预后之间的关系提出了另一个分型系统，即：

（1）分化较差型：包括腺泡型和未分化型；

（2）中等分化型：胚胎型中的大多数归属此类；

（3）分化良好型：主要指葡萄状和梭形细胞胚胎型。

目前认为，ORMS是从眼眶内起源于神经嵴的原始间叶组织发生的。一般病理所见多为分化型，明显向横纹肌分化，容易找到蝌蚪状、带状、蜘蛛样细胞等特殊的肿瘤细胞，有时甚至可找到横纹。

眼眶部胚胎型ORMS分化较差，找不到一般ORMS的特殊组织变化，但可发现束状或漩涡状的细胞，以及间质黏液变性，颇似神经源性肿瘤。仔细鉴别真假包膜，进一步做电镜观察，或用免疫组织化学染色法加以鉴别，则不至于将胚胎型ORMS误诊为神经源性肿瘤。

（四）免疫组化观察

由于ORMS和正常的骨骼肌均有肌源特异性基因表达，免疫组织化学染色显示，瘤细胞对肌动蛋白的肌原节抗体敏感，对肌球蛋白、肌红蛋白、结蛋白和波形蛋白染色呈部分阳性。故常用Desmin、actin、my和Vimentin检测肿瘤是否肌源性和肉瘤，使用S-100、GFAP、NSE等鉴别是否源于神经组织。

（五）超微结构观察

电镜下一些瘤细胞的胞质内可见肌丝，在分化好的瘤细胞中可见横行Z线和肌节。

二、临床表现

ORMS起病一般较急，进展快，症状和体征明显，多单眼发病。一般具有如下临床表现。

（一）眼睑肿胀和眼睑下垂

眼睑肿胀或红肿可为早期的唯一表现，可能是肿瘤组织生长迅速，以及其浸润生长过程中对周围组织压迫，从而导致局部血液循环障碍，或者是肿瘤组织的毒性作用引起的组织反应。起源于眶上部者由于肿瘤浸润和压迫，多有不同程度的上睑下垂。

（二）眼球突出和移位

眼球突出亦可为首发症状，发生和发展较快，1 ~ 2 周内可明显增长，严重者伴有畏光、流泪、眼睑闭合不全，甚至导致角膜暴露，形成角膜炎和角膜溃疡。由于肿瘤多起源于眼球的一侧，常挤压导致眼球移位。由于发生于眶上部者为多，临床多见眼球向前下方移位。

（三）眼眶区肿块

ORMS 可发生在眶内任何部位，但好发于眶上部，尤其是眼睑鼻上象限。肿物一般较软，检查时多可扪及肿块。肿瘤也可呈息肉状自穹窿部突出，表面糜烂出血。早期边界清楚，晚期可占据全眶。

（四）眼球运动障碍和复视

是肿块对眼球的机械性压迫或眼外肌受累所致。早期即可出现，病变浸润扩展全眶软组织后，出现眼球固定。如双眼视力尚好，则可出现复视。

（五）眼底压迫征

肿瘤压迫眼球，眼底可见视网膜压迫条纹，视网膜或视乳头水肿。

（六）视力下降

肿瘤侵犯视神经和压迫眼球、眶内压力过高、暴露性角膜炎症，可导致不同程度视力下降，严重者失明。

（七）疼痛

由于肿瘤生长快，眶压高，以及眶内感觉神经浸润或受压，患者多有持续性眼痛，伴畏光、流泪。

（八）其他

由于眶压高，静脉回流受限，出现结膜充血水肿，甚至脱出于睑裂之外。部分患者眼睑红肿明显，类似眼眶蜂窝织炎。鼻窦和鼻腔受累时可有鼻衄。肿瘤细胞若浸润皮下，可见皮肤充血，肿硬，发热，扁平隆起。ORMS 以血行转移为主，但多数病例往往有淋巴结转移。耳前、颈淋巴结可有局部转移。若肿瘤破溃、出血、感染，可有恶臭。

三、影像学检查

影像学检查不仅可提供定位和定性诊断， 而且是制订治疗计划及随访观察的必要参考。

（一）超声检查

ORMS典型超声特征是：病变为形状不规则的低回声区或无回声区（图9-2-2），声衰减不明显，后界显示清楚，以探头压迫病变无明显变形，提示实体性占位病变。病变压迫眼球时，可见眼球受压变形。彩色多普勒超声探查，病变区内见丰富而杂乱的血流信号，多呈动脉频谱。

（二）CT扫描

表现为眶内高密度软组织占位，多见于眶上部（图9-2-2），边界模糊，提示无包膜，眼球受压移位和变形，眶隔前软组织肿胀。肿瘤密度多不均匀，静脉注射对比剂后可明显增强，钙化少见。病变蔓延到眶壁时，可见相应眶壁骨质破坏，进而侵入相邻鼻窦、中颅凹、海绵窦、颞下窝或翼腭窝。可有眶上裂扩大，一般眶腔增大不明显。当病变与眼球接触时，常呈铸造样，应与炎性假瘤、静脉血管瘤、眶内出血相鉴别。尽管CT扫描不能做出组织学诊断，但根据病变的形状、边界、密度、骨破坏等图像改变，可做出定位诊断，并确认为恶性肿瘤。

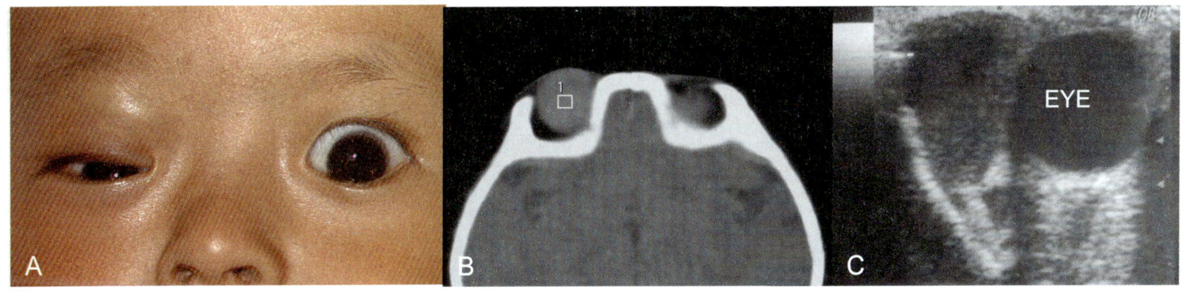

图9-2-2 右眼眶横纹肌肉瘤（早期）

A．外观像：右眼内上方半球形隆起占位，并导致上睑下垂；B．轴位CT：显示右眼眶上部类圆形高密度占位病变，边界较清；C．超声检查：病变为低回声，后界清楚

（三）MRI检查

在显示肿瘤的位置、形态及边界方面同CT。T_1WI肿瘤显示为中等或中等偏低信号，T_2WI为高信号。若肿瘤内有坏死和出血腔时，它们的信号与实质区不一致。出血灶区72小时后T_1WI和T_2WI均呈高信号。一般来说，较大肿瘤的境界模糊，信号混杂。

四、诊断

根据发病急和进展快的临床特征，影像学检查结果和年龄特征，可做出初步临床诊断，确诊需要病理检查。以往认为，必须在瘤细胞内找到“横纹”方可诊断。但由于分化低的瘤细胞横纹尚未形成，常不易发现。但了解肌细胞胚胎发育过程中的演化规律，在肿瘤内识别不同阶段特征性肌细胞的存在即可诊断。因此，Enzinger 强调指出，无论在光镜或电镜下或用免疫组织化学标记物，只要能证明有横纹母细胞及其成分的存在，就具备了诊断的关键条件，而并非必须找到“诊断性横纹”。

五、鉴别诊断

多种眼眶部疾病临床表现类似于 ORMS，给临床确诊带来困难。因此，病理检查是确诊的必要手段。该病主要应与以下几种疾病鉴别诊断。

（一）眶蜂窝织炎

眶隔前部蜂窝织炎不难鉴别。眶隔后蜂窝织炎常有发热，眼球明显前突，眼睑红肿，球结膜高度水肿，甚至突出于睑裂之外，最终引致暴露性角膜炎。眼球运动明显受限，转动时疼痛。触诊时压痛明显。可有视力减退，瞳孔异常，眼底改变及眶尖综合征，也可侵及颅内。但多有感冒病史或眼周化脓灶或全身感染性炎症、血液系统疾病等前驱病史。且血液多形核白细胞增多。影像学软组织增厚和密度增高，但无明显块影，一般不会引起眼球变形。

（二）炎性假瘤

是原发于眼眶组织的慢性非特异性炎性改变，侵犯部位和组织类型不同，临床表现也不一致。典型者急性起病，眼眶肿胀疼痛，眼球运动障碍、复视和眼球突出，眼睑和结膜肿胀、充血。约 1/3 病例眶缘可扪及肿物，呈结节状、多发，可推动，轻度压痛。可有视力下降。病变后期，眼球运动各方向受限，上睑下垂，视力丧失，眼球固定，疼痛难忍。炎性假瘤亦可形成典型的肿块，需要病理检查方能确诊。一般炎性假瘤多见于成年人或老年人。

（三）绿色瘤

急性白血病时眼眶受侵犯形成。可表现为眼球突出、皮下出血、青紫是其特征。周围血检查可见粒细胞和幼稚白细胞异常增多。骨髓象可见各阶段幼稚细胞增多。

（四）转移性神经母细胞瘤

为肾上腺髓质神经母细胞瘤的眼眶转移，病变发展较快，皮下可见出血斑，X 线片和 CT 可显示大范围骨质破坏。肾脏 B 超检查原发肿瘤的发现可资鉴别。

六、治疗

对于 ORMS 患者，应尽早给予有效治疗。20 世纪 60 年代以前，ORMS 的治疗多采用眶内容剜出术，但疗效并不满意，生存率仅有 30%。经过近 40 年的发展，ORMS 的治疗有所进展，强调及早确诊，综合治疗，即手术治疗、化学治疗及放射治疗相结合，5 年生存率可提高到 80% 以上。

美国三个抗癌机构联合制订了统一的治疗方案，要点为：

（1）根据病变范围和手术切除情况施以不同的治疗方法；

（2）手术、放疗和化疗综合疗法；

（3）多种药物组合，大剂量、多疗程和长期化疗，术后应长期随访。大部分患者采用术前局部放疗 + 手术 + 术后系统性化疗 + 局部放疗的治疗方案较为合适。

（一）术前放疗

目的是使肿瘤缩小，减少手术破坏范围，降低肿瘤因手术刺激出现远处转移的几率。部分患者可能因术前放疗保留眼球。若肿瘤小，部位浅，外侵少，则可考虑局部肿瘤切除，甚至在放疗基础上消退明显者，可考虑选用立体定向放射治疗的方法而替代手术切除。

（二）手术治疗

由于临床观察眶内容剜出后并不能有效减少肿瘤复发，目前主张以局部切除为主。显微手术技术运用有利于局部肿瘤的彻底清除。对于高度眼球突出，CT 提示眶大部侵犯者可立即行放疗和化疗，待病理检查证实后，行手术治疗。对影像检查提示病变蔓延的原发患者，为减少复发危险，可考虑行全眶内容摘除术。对于化疗、放疗失败后复发者，全眶内容摘除术后再行放射治疗也可取得了一定的疗效。

（三）全身化学治疗

目前认为，术后以多种药物组合大剂量、多疗程和长期的化疗有助于改善患者的预后。化疗方案多采用长春新碱 + 环磷酰胺 + 阿霉素方案。

（四）术后局部放射治疗

术后 ^{60}Co 局部放疗，剂量疗程为 6 000 cGy/6 ~ 8 周，眶正位、侧位野各半。尽量把手术瘢痕包括在内，认为瘢痕处可能是残留肿瘤细胞较多、易于复发的区域。近年来，国外报道质子放射治疗（PRT）可选择性地避开晶体、眶内和眼内正常组织，同时降低对脑实质、特别是垂体的放射，降低第二恶性肿瘤的发生危险。

宋国祥认为，根据我国实际情况，可采用术前化疗（环磷酰胺 200 ~ 400 mg，长春新碱 1 ~ 2 mg，更生霉素 0.1 ~ 0.5 mg，分别于第 1、第 2、第 3 日静滴）。手术。术后化疗（环磷酰胺 10 mg/kg，长春新碱 1 ~ 2 mg/m^2，更生霉素 0.015 mg/kg，静注，每周各 2 次，每日 1 药，轮流注射，共 2 周。2 周后，每 2 周各注射 1 次，持续 1 ~ 2 年）。放疗在术后 14 天开始，40 ~ 60 Gy/4 ~ 6 周。该方案在国内已得到广泛认可，而且疗效较为显著（图 9-2-3）。

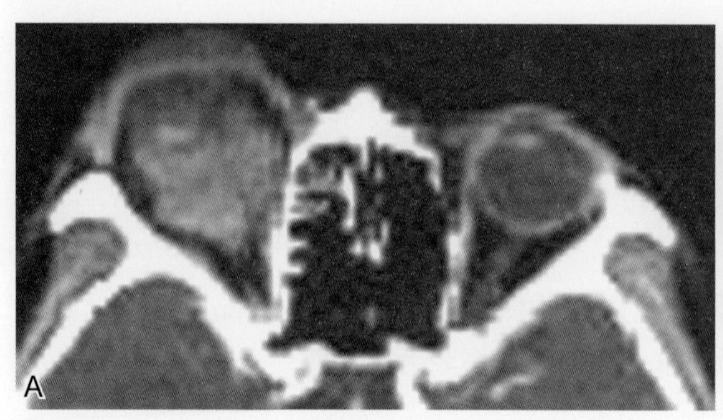

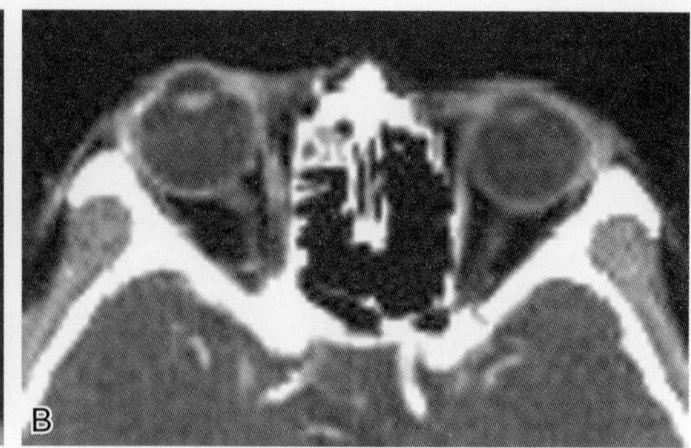

图 9-2-3 眶横纹肌肉瘤综合治疗前后对比
A．综合治疗前；B．综合治疗后，肿瘤消失

七、诊断和治疗存在的问题

（一）诊断和治疗速率

一方面，由于 ORMS 是一种恶性程度很高的肿瘤，临床上肿瘤生长很快，需要及早诊断和恰当处理；另一方面，由于临床诊断水平、患者及家属的配合程度、医疗条件等限制，以及医方对诊断和治疗十分慎重心态，很少有患者在就诊 2 周内得到明确诊断和有效处理。而这 2 周的时间，病情发展可错失最佳治疗时机。因此，提高诊断和治疗的及时性和准确性，有着十分重要的意义。

（二）手术治疗效果

由于此肿瘤多可见边界，但无包膜，所以，手术应彻底清除所有肿瘤组织，手术显微镜的使用对提高手术质量具有一定意义。对术中怀疑浸润而不能切除的组织，有学者采用术中注射化疗药物的方法；亦有使用浸润化疗药物的明胶海绵填充肿瘤切除腔以抑制肿瘤复发者，但效果尚难确定。

（三）放疗的恰当使用

由于 ORMS 细胞增生较快，所以，对放射治疗相对敏感。术前放疗缩小肿瘤体积可减少手术创伤和手术范围，术后应尽早进行放疗以可能抑制残留肿瘤的生长和肿瘤的复发。放射治疗的并发症十分常见，包括功能和结构性改变，有报道指出，其中白内障发生率高达 90%，眼眶骨发育不全和面部不对称约为 50%，视网膜改变约为 33%，角膜改变也时有发生。是否可以使用立体定向适形放射治疗减少周围组织损伤是一个值得研究的问题。

（四）化疗的效果

尽管不断有新的药物和改进的化疗方案推出，对化疗药物产生耐药导致化疗失败、肿瘤复发的病例在临床实践中屡见不鲜。随着对 ORMS 的多药耐药的深入研究，可能更好地指导化疗，减少盲目性，提高预见性，为ORMS的化疗开辟新的前景，提高ORMS患者的生存期和存活率。研究ORMS的耐药机制，改善化疗方案，提高化疗有效性，是目前治疗中迫切需要解决的重要课题。

（五）综合治疗的重要性

由于ORMS无包膜，认为手术难以彻底清除肿瘤细胞，故术后放疗和化疗列为必须，以减少局部复发和转移，提高生存率。但放疗和化疗的并发症，是目前面临的重要问题。

八、预后

早期诊断和适当的治疗，是提高5年生存率的关键。如肿瘤尚未侵及骨壁，局限在眼眶以内，综合治疗后存活率可达90%以上。ORMS的预后和它的组织学类型也息息相关。腺泡型恶性程度最高，预后最差。而多形型由于分化较好，预后最好。胚胎型最多见，预后介于腺泡型和多形型之间。国外有报道指出，5年存活率大于90%，若无局部淋巴结浸润和代谢性疾病出现，10年存活率可达87%以上。相关研究初步显示，检测Ras，P21，P53蛋白表达有助于判断肿瘤预后，其中，尤以P53在此方面的意义最为显著。

（朱　豫）

第三节　眼眶脑膜瘤

眼眶脑膜瘤（meningioma）发生于与脑膜相延续的眶内视神经鞘膜和眶骨膜，极少数来自异位的脑膜细胞、与视神经鞘膜和骨膜无直接联系。眶脑膜瘤占眶内肿瘤的4%～8%。可原发于眶内，亦可由颅内或鼻窦蔓延至眶内（继发性脑膜瘤），本文仅论述前者。眶内脑膜瘤的3/4起源于视神经鞘的蛛网膜细胞。骨膜也是脑膜瘤的原发部位之一，多发于蝶骨骨膜，称蝶骨嵴脑膜瘤。

脑膜瘤的发病有明显的性别和年龄倾向，多见于成年女性。男女发病率比约为1∶2。就诊平均年龄为40.3岁，较颅内脑膜瘤发病早，4%的眶内脑膜瘤发生于20岁前。青少年脑膜瘤多与神经纤维瘤病有关，侵袭性强，易向颅内扩散。

一、病理

发生于视神经的脑膜瘤生长缓慢，因其生长的部位和方式不同而大体形态不一。肿瘤可沿视神经呈扁平状或梭状增生，表现为视神经管状或梭形增粗；也可以视神经为轴心或偏轴心呈球形、半球状、分叶状或不规则状增生。

眶内脑膜瘤的组织学分型与颅内脑膜瘤类似，多分为三型（图 9-3-1），即脑膜上皮型（合体型），砂粒型（过渡型）和成纤维细胞型（纤维型）。上皮型脑膜瘤最常见，占眶内脑膜瘤 50% ~ 75%，镜下见瘤细胞边界不清呈合体状，胞体较大，片状、巢状或涡状排列，由纤维间质分隔。瘤细胞胞浆丰富，胞核卵圆形或圆形，核仁不明显，染色质少而细。砂粒型介于上皮型和纤维型之间，瘤细胞呈梭形或多边形，有椭圆形细胞核。细胞漩涡状排列，中心有小血管，管壁变性钙质沉着后，形成同心圆层的砂粒体。纤维细胞型瘤细胞呈长梭形，胞核杆状，沿网状纤维和胶原纤维呈编织状、波浪状或不完整漩涡状排列。

也有学者将其分为五型，即脑膜上皮型、砂粒型、纤维细胞型、血管型和肉瘤型。

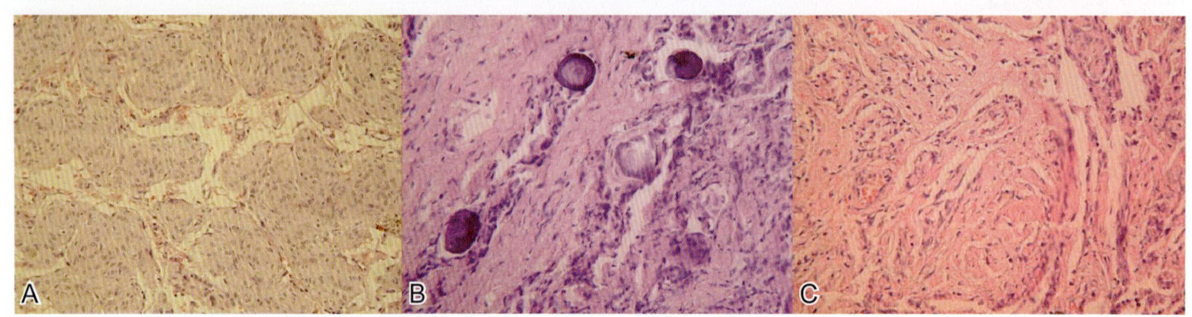

图 9-3-1　眼眶脑膜瘤的病理分型

A．脑膜上皮型；B．砂粒型；C．成纤维细胞型

注：本套病理图片由天津医科大学何彦津教授提供

二、分子生物学研究

目前认为，脑膜瘤的发生机制主要是“二次打击”学说。脑膜瘤在最初的阶段主要是 22 号染色体单体与短臂的杂合性丢失，导致 NF2 基因突变。NF2 基因定位于 22q12，其本质为抑癌基因，它的缺失、插入和突变可造成编码蛋白 merlin 功能的丧失。进而引起细胞功能紊乱，异常增生，产生了脑膜瘤。之后，染色体的改变累积，如 1p，2p，4q，6q，7p 等的杂合性丢失，X 染色体的缺失，微卫星的不稳定，均可导致脑膜瘤相关抑癌基因突变失活，使脑膜瘤的性质变得更为恶化。

三、症状和体征

原发于眶内的脑膜瘤多累及单眼，发生部位不同，临床表现有一定的差异。发生于骨膜的脑膜瘤沿骨膜生长，早期不影响视力和视神经，表现类似眶周围间隙肿瘤。发生于视神经鞘的脑膜瘤多有以下四个特征：早期视力减退，眼球轴性突出，视盘水肿或萎缩，视睫状静脉形成。

（一）视力减退

发生于视神经鞘的脑膜瘤，由于围绕视神经生长并对视神经产生压力，早期即可导致视力减退，约 80% 的患者有不同程度的视力降低。视力减退常常是视神经管内脑膜瘤早期唯一的症状。而原发于骨膜或异位脑膜细胞的脑膜瘤晚期才有视力减退。近来有报道认为视力稳定在 20/50 或以上的患者可长期保持较好视力。

（二）眼球突出

视神经鞘脑膜瘤慢性进展导致眼球轴向突出。原发于蝶骨大翼骨膜的脑膜瘤，往往引起眼球突出和向内、下方移位。发生于眶骨膜的肿瘤导致眼球向对侧移位。发生于眶前部骨膜的肿瘤，晚期可扪及硬性肿物。眶内块状生长的肿瘤，眼球突出明显，严重者眼球可脱出于睑裂。

（三）眼底改变

眼底视盘水肿或萎缩是视神经鞘脑膜瘤的重要体征，90% 以上患者均可出现。视盘水肿（图 9-3-2A）早期即可发生，并可继发视神经萎缩，萎缩的视盘边界不清，灰白污秽，轻度隆起。

视神经鞘脑膜瘤眼底另一特征是出现跨过视盘边缘走向脉络膜的视睫状静脉（图 9-3-2B）。视睫状静脉是视网膜中央静脉与脉络膜静脉之间形成的侧支循环，是减轻视网膜中央静脉回流障碍的一种代偿表现，约有 1/3 的患者可出现。

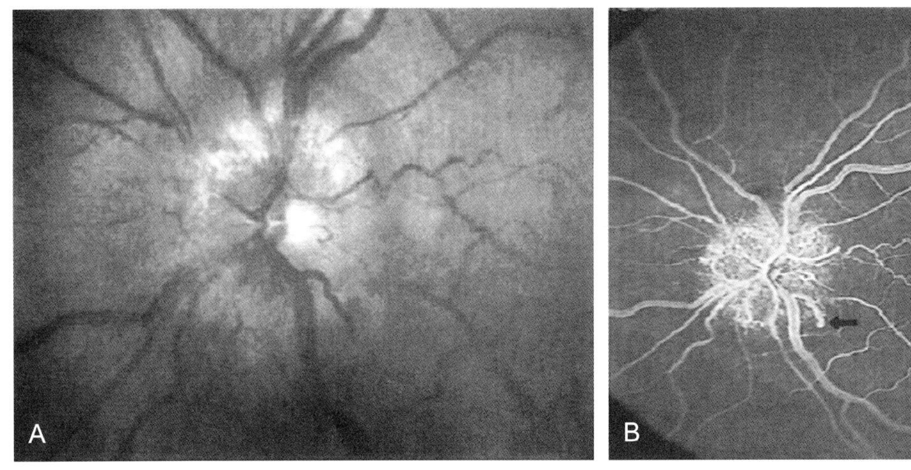

图 9-3-2 视神经脑膜瘤眼底照相

A．无赤光眼底照相显示视盘水肿、静脉迂曲；B．眼底荧光造影显示视盘荧光渗漏、视睫状静脉（箭头所示）

（四）眼球运动障碍

视神经鞘脑膜瘤可影响视神经的移动导致眼球运动障碍。眶壁的脑膜瘤多为肿瘤生长压迫引起眼球运动障碍。

（五）眼睑和眼眶组织水肿

由于肿瘤的生长，压迫眼静脉使其回流不畅，可引起眼睑和结膜水肿。

（六）其他

视神经鞘脑膜瘤患者常有视野和色觉的改变。瘤体压迫牵拉脑膜和骨膜可引起眶区疼痛，发生于视神经管内和眶尖者，早期即有疼痛。

四、影像学检查

（一）X 线检查

眶脑膜瘤涉及视神经管，可致视神经孔呈圆形扩大，管壁硬化，眶壁骨增生和破坏同时存在是其 X 线特异性表现。视神经胶质瘤和其他肿瘤引起的视神经管扩大，不伴有管壁硬化，可据此鉴别。肿瘤刺激骨膜，使骨质增生，偶可见虫蚀样骨破坏。引起骨增生的疾病还包括骨瘤和骨纤维异常增殖症，前者骨增生为局限性，边界清楚，无骨破坏；后者为弥漫性云雾状密度增高，边界不清。

（二）超声检查

B 超探查可见视神经增粗，边界较清楚，内回声少，声衰明显，常不能显示后界。有些肿瘤突破硬脑膜后，在眶内生长，可于眶内探及形状不规则的肿物。肿瘤内多可见强回声斑点，示钙斑反射。彩色多普勒可见肿瘤内血流丰富。

（三）CT 检查

CT 扫描可清晰显示眶内的脑膜瘤，但分辨是否有颅内蔓延需要借助造影剂或 MRI 检查。眶内脑膜瘤的 CT 表现多样，典型特征如下：视神经呈管状或梭形增粗，眶尖部膨大明显。眶内块状影，边界不整齐则提示肿瘤具有侵袭性。如采用薄层 CT 扫描，可显示粗大的视神经两侧为高密度条状影，形同车轨为肿瘤区（车轨征），中央低密度条纹为视神经（图 9-3-3）。肿瘤内钙化斑，多见于砂粒型脑膜瘤，有时多个钙化斑重叠，呈现袖套样钙化。肿瘤内存在钙斑还可见于其他疾病，包括静脉性血管瘤、静脉曲张、纤维血管瘤、海绵状血管瘤、泪腺腺样囊性癌、炎性假瘤等，应予鉴别。

原发于眶骨膜的脑膜瘤 CT 显示眶壁骨质增生肥厚，密度增高，其临近的眶内可见软组织块影，一般沿眶壁生长，呈扁平状。骨壁增生多发生在眶外壁和眶上壁。随着软组织肿物的增大，可使外直肌和视神经向内移位。骨纤维异常增殖症的骨质增生一般不伴有软组织肿块。

原发于视神经鞘的脑膜瘤可沿视神经蔓延，向前至眼球后壁使眼环增厚和密度增高，向后延视神经向颅内蔓延，并使视神经管扩大。除此之外，肿瘤还可通过眶上裂向颅内蔓延，使眶上裂明显增宽。起源于眶骨膜的脑膜瘤也可通过受累眶骨，向颅内蔓延。

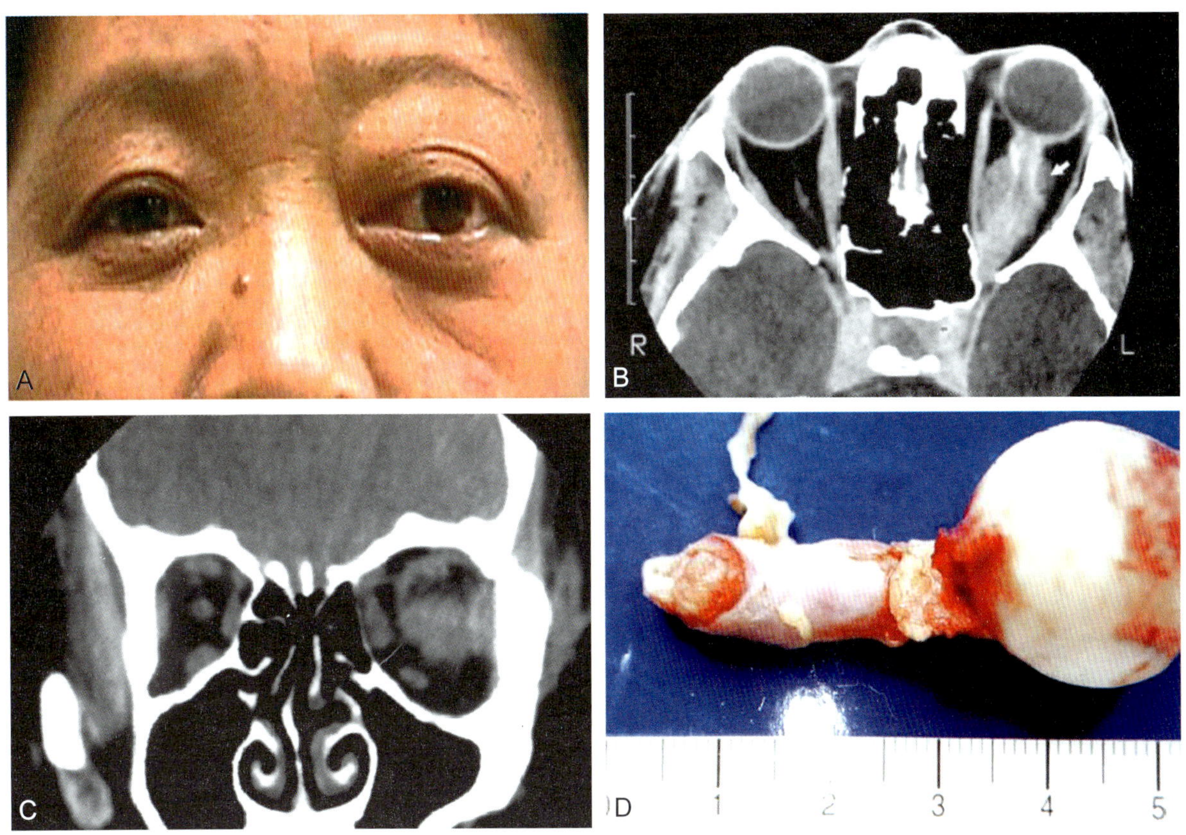

图 9-3-3　视神经脑膜瘤组图

A．外观像：左眼球突出，视力丧失导致废用性外斜；B．轴位 CT：左视神经梭形增粗；C．冠状 CT：左侧视神经不规则增粗，病变涉及外直肌；D．切除肿瘤大体标本：视神经显著增粗

（四）MRI 检查

MRI 对于眼眶脑膜瘤的显示更为清楚，T_1WI 肿瘤呈中信号，T_2WI 呈高信号，如果肿瘤仅局限于视神经鞘内，T_1WI 和 T_2WI 均呈中信号。MRI 对于疑有脑膜瘤颅内蔓延或术后随访优于 CT。应用强化和脂肪抑制技术，可使颅内蔓延情况更为清晰。

五、诊断

根据单侧眼球突出、视力丧失，视盘水肿或萎缩和视睫状静脉四个特征性的临床表现（脑膜瘤四联征），以及影像学检查视神经增粗的典型表现，视神经脑膜瘤诊断并不困难。

但视神经鞘脑膜瘤早期诊断较困难，当眼球突出不明显时，单侧视盘水肿、视力下降可能是其唯一的表现，往往被误诊为视神经炎，其鉴别诊断应给予充分重视。

原发于骨膜和异位脑膜细胞的肿瘤与其他良性肿瘤相鉴别困难，多需手术病理学检查确诊。

六、治疗

由于眼眶脑膜瘤多为良性，且生长缓慢，部分患者可较长时间保持部分视力，手术可能导致视力进一步下降或视力丧失，且长期随访复发率较高。故对于视力较好者，一般主张观察。但肿瘤沿视神经鞘生长至视神经管区和颅内，则使视神经管内压力增高而导致视神经萎缩和视力丧失，视力丧失不可逆转且增加治疗的难度。目前治疗方法存在较大的争议，趋向于保守治疗。常用的治疗方法包括观察、放疗和手术。

（一）观察

有报道眼眶脑膜瘤患者，视力稳定 20/50 或以上者，可长期保持良好视力。年龄小于 30 岁或肿瘤侵及眶尖、管内或颅内肿瘤蔓延时，每半年检查 1 次。有学者认为最初随访应 4 ~ 6 月一次，当视功能和肿瘤大小稳定数年，随访可延长至每年一次。对保守观察的病人应做出细致、规律的临床评估，包括最佳矫正视力、色觉功能测定、视野检测和神经影像学检查。一旦患者上述指标改变，应重新评价和采取适当措施。

（二）放射治疗

脑膜瘤对放射治疗不甚敏感，但研究表明放疗可减缓肿瘤的发展。目前使用的放疗方法有常规剂量分割放疗，立体定向分割适形放疗和三维适形放疗。

常规放疗剂量为 50 Gy/5 周，1.8 ~ 2 Gy/ 次，然而大部分患者在半年以后出现放射性视网膜病变或放射性视神经病变。

立体定向分割适形放疗和三维适形放疗是近年发展起来的新技术，可明显减少常规放疗对眼球组织的影响。临床观察证实，适当的放射治疗可有效控制脑膜瘤的增长，保护视神经的功能，提高或稳定多数患者的视力。

目前认为，患者有持续的视力减退、视野缩小和 / 或视力低于 20/50，应进行放射治疗，对于边界清晰的肿瘤，可应用立体定向分割适形放疗或三维适形放疗。

γ 刀由于一次性使用放射剂量过大，可能影响视神经功能，有效性和副作用有待于进一步评价。

（三）手术治疗

肿瘤侵及视交叉，特别是有巨大颅内占位或蝶骨受累者，应采取手术治疗。患者年龄较大时，可只行颅内病变切除，术后结合放射治疗。视力丧失且眼球突出明显者，可手术切除全部的瘤体及视神经。

根据影像学检查明确病变的位置，范围，确定手术范围和手术进路（外侧开眶，或经颅开眶）。有研究证实，肿瘤全部切除者病变不复发。临床复发的病例多因病变难以完全切除所致。

（四）药物治疗

目前，尚无治疗脑膜瘤的有效药物。研究发现脑膜瘤细胞具有多种细胞因子受体，包括上皮生长因子受体、血管内皮生长因子受体、雌孕激素受体、类胰岛素生长因子受体、血小板源性生长因子受体等，这些受体均可作为将来的治疗“靶”。其中，孕酮拮抗剂和内皮素拮抗剂已进行体外实验，对脑膜瘤细胞的增殖具有明显的抑制作用。相信对于膜受体的研究，可能对脑膜瘤的发生机理和治疗提供一个新的研究方向。

七、眼眶脑膜瘤的诊断和治疗存在的问题

（一）早期诊断

由于眼眶脑膜瘤为良性和缓慢生长的特点，临床上对视力的影响呈渐进性，且靠近眶尖部的视神经脑膜瘤早期无眼球突出或突出不明显，很难早期发现。临床所见多为中、晚期病例，早期者多为其他疾病检查偶然发现。

定期检查视力和眼底，发现不明原因的视力下降、怀疑球后视神经病变患者常规进行眼眶 CT 检查，有可能早期发现视神经脑膜瘤。

（二）细致和规范的随访观察

对视力尚好（20/50 或以上者）的视神经脑膜瘤患者，应给予规范的定期随访检查，细致、规律的临床评估。目前认为每半年检查 1 次，当视功能和肿瘤大小稳定数年，随访可延长至每年一次。随访项目包括最佳矫正视力、视野检测、色觉功能测定、眼底视盘的变化、眼球突出度，以及影像学检查肿瘤的大小和形态的量化分析。一旦患者上述指标发生改变，应及时采取适当的治疗措施。

（三）研究适当而有效的控制方法

如果视神经脑膜瘤较快增长而不予处理，必将导致视力丧失和颅内蔓延。目前治疗肿瘤主要使用的手术、放疗和化疗。脑膜瘤的手术势必影响视神经的解剖结构和功能，以及供养视神经和眼球的血管，严重威胁视力，认为不可取。化疗对脑膜瘤不敏感。常规 X 线或 ^{60}Co 放疗半年后并发放射性视网膜病变或放射性视神经病变难以避免。立体定向分割适形放疗和三维适形放疗效果有待于进一步评价。生物靶向治疗正在探索之中。

总之，对尚有较好视力的视神经脑膜瘤，需要研究一种能够控制肿瘤发展而不影响视力的方法。

（四）晚期手术治疗

视神经脑膜瘤发展到视力丧失和明显眼球突出，眶压高和临床症状明显时，需要手术治疗。手术应将肿瘤分块切除，以缓解对眶尖部手术时的压力和损伤。但晚期肿瘤多已侵及视

神经管甚至颅内，术后需要放射治疗。晚期手术治疗目的是解除患者的痛苦和改善外观。

（朱　豫）

第四节　眼眶炎性假瘤

眼眶炎性假瘤(orbital inflammatory pseudotumor)，又名眼眶特发性炎性假瘤(idiopathic orbital inflammatory pseudotumor, IOIP) 或眼眶假瘤 (orbital pseudotumor)，由 Birch-Hirschfeld 于 1905 年首先描述，是一种常见眼病，占眼眶病的第 2 ～ 3 位。该病迄今病因不明，临床表现复杂多样，常反复发作。既可全眶受累，也可仅累及眶内某一组织；既可表现为急性，也可表现为亚急性、慢性；既可类似于感染性炎症，也可表现为肿瘤样特征。因此其诊断、治疗都很棘手。

一、病因与机制

该病病因有两大学说。

其一为感染学说。认为该病系由一种目前未知的病原菌引起眶局部淋巴细胞、单核细胞和嗜酸性粒细胞等炎细胞浸润。有文献报道梅毒、感染性副鼻窦炎可能为其病因，也有学者认为肌炎型 IOIP 为继发于上呼吸道感染或流感样病毒所致。这类病例都是在上呼吸道感染后 1 ～ 2 周才出现眶内炎症反应，表明与细菌或病毒感染及其引起的免疫反应有关。最近 Wirostko 等报告在 3 例 IOIP 切除病理标本中，用超微组织学方法在病变浸润白细胞内检测到一种 Mollicute 样的细胞壁缺陷型细菌，但至今为止，仍没有一份报告指出有某一病原菌的直接证据。

其二为 Easton 和 Smith 等提出的免疫学说，认为该病与自身免疫机制紊乱有关。Mombaerts 等报道 10% 患者伴有全身自身免疫性疾病，临床观察发现患者存在全身免疫机制紊乱，在部分患者血清中检测到抗自身眼外肌蛋白的抗体，在组织学上该病类似于特发性纵隔纤维硬化症和特发性腹膜后纤维病等，这类疾病为免疫相关的疾病，同时临床上糖皮质激素和免疫抑制剂治疗有效也支持这一观点。

近来有文献报道，神经内分泌调控机制可能在 IOIP 发病中发挥作用。

通过病理和免疫学分析，认为 IOIP 可能的免疫机制是：眶局部不明原因刺激使抗原呈递细胞将刺激信号传给 T 细胞，致 T 细胞活化产生 IL-2 等淋巴因子，这些淋巴因子再刺激巨噬细胞产生巨噬细胞源性生长因子（MDGF)、血小板源性生长因子（PDGF）及 β 型转化生长因子（TGF β ）等细胞因子，这些细胞因子再促进 I 型和Ⅲ型胶原变为纤维组织。这与 IOIP 早期为淋巴细胞等炎细胞浸润，后期为逐渐纤维化的病理改变相符合。

二、病理

IOIP 好发于眼眶蜂窝组织、泪腺、眼外肌、视神经等有关组织，可在眶内间隙弥漫生长形成肿块，也可导致眶内组织增大或被包绕。

病理学上，大体标本显示为黄白到粉红色坚实橡胶样组织。显微镜下可分为 3 型：弥漫性淋巴细胞浸润型、纤维硬化型和混合型（图 9-4-1）。典型病例早期表现为以淋巴细胞浸润为主，间有浆细胞、嗜酸性粒细胞、中性粒细胞等多种炎细胞浸润，后期主要为纤维化改变。淋巴细胞中 T 细胞多于 B 细胞，T 细胞中辅助性 T 细胞多于抑制性 T 细胞。B 淋巴细胞的免疫表型显示为多克隆性。各种细胞呈弥漫性或多灶性分布，可存在数量不等的有生发中心的淋巴滤泡。基质水肿、纤维结缔组织增生，血管内皮细胞肿胀、肥大和增生，血管外膜增厚，血管闭锁。

有些病例，早期即表现为明显的纤维增生而炎细胞很少。少数病例，特别是年轻患者，可能有血管炎，淋巴细胞、中性粒细胞和嗜酸性粒细胞沉积在血管壁，产生局部破坏；淋巴细胞，偶尔有嗜酸性粒细胞出现在血管周围，产生血管袖套征，此型预后较差。有 50% 小儿患者出现嗜酸性粒细胞为主的炎细胞浸润，同时伴有外周血嗜酸性粒细胞增多。也有少数患者表现为组织细胞和多核巨细胞等浸润的肉芽肿性炎症。

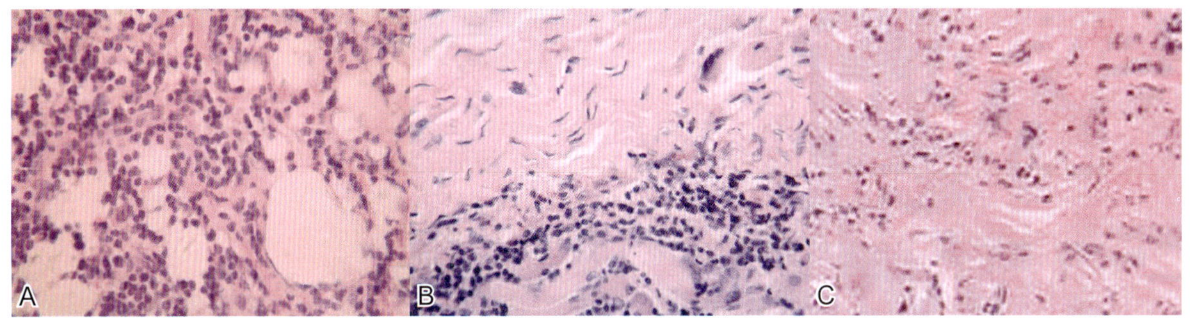

图 9-4-1 炎性假瘤的病理分型

A. 淋巴细胞浸润型：眼眶组织内见大量淋巴细胞浸润；B. 混合型炎性假瘤：眼眶组织内大量淋巴细胞和浆细胞浸润，可见淋巴滤泡及生发中心，周围有纤维母细胞、纤维细胞及胶原纤维增生；C. 硬化型炎性假瘤：眼眶组织内大量胶原纤维组织增生，散在炎症细胞

注：本套病理图片由天津医科大学何彦津教授提供

三、临床表现

本病多累及中年人，发病年龄段以 40 ~ 50 岁多见，儿童和老年人少见，无性别、种族差异。可为单眼发病或双眼发病，无眼别差异。病变可累及眶内多种组织，临床表现复杂多样，常反复发作。主要临床表现：

(1) 眼部软组织炎症表现为眼睑红肿肿胀、球结膜充血水肿；

(2) 眶内组织炎性肿胀，或炎性肿块形成导致眼球突出；

(3) 眼外肌、眼球筋膜受累导致复视和眼球运动障碍；

(4) 炎性肿块形成；

(5) 部分患者有疼痛和视力下降。按照病变主要侵犯部位，有以下几种类型。

（一）肌炎型

单条或多条眼外肌炎性肿胀肥厚，特征是肌肉止点处亦有明显的充血和肥厚。表现为肌止点处充血和水肿，肌肉肥厚导致眼球突出，复视和眼球运动障碍明显。晚期病变肌肉纤维化，导致眼球固定、斜视与复视。CT 扫描可见眼外肌肌腹和肌止点均增厚肥大，此点可与甲状腺相关眼病的肌腹肥厚而肌止点不厚肥相鉴别。

（二）泪腺炎型

病变以泪腺炎症肿大为主要表现，可为双侧同时或先后发病。患者可有流泪和眼睛干涩感，泪腺区眼睑和结膜充血和肿胀，上睑外侧下垂呈“S”形。扪诊时泪腺区可触及类圆形肿块，活动度差，轻压痛。

（三）视神经和巩膜周围炎型

病变主要累及视神经鞘膜、眼球筋膜及其周围组织。以眼周围疼痛、视力下降为主，可有视网膜脱离、脉络膜炎、视网膜中央静脉栓塞等眼底改变，以及轴性眼球突出。

（四）弥漫性眼眶炎症型

病变弥漫性累及眼眶所有结构，表现为眼球突出，眶压增高，泪腺增大，眼外肌肥厚，视神经不规则增粗。眼球运动受限明显。

（五）炎性肿块型

表现为眶局部炎症肿块形成炎性假瘤，可单发或多发。若炎性假瘤位于眶前部，可扪及硬性肿块和导致眼球移位；若位于眶深部或肌锥内出现眼球突出，压迫眼球导致远视、视网膜静脉充盈、视盘水肿和视神经萎缩等。肿块无包膜、与周围组织广泛粘连，手术不能切除干净且易出现并发症。

根据发病特点眼眶炎性假瘤又可分为急性型、亚急性型、慢性型和复发型。

急性型一般在几小时到几天内突然发作，眼睑红肿，眼周疼痛或不适，复视和眼球运动受限，轻中度眼球突出，眼突度通常不超过 7 mm，球结膜或直肌止端处充血水肿，但肿胀不超过眶缘，上睑下垂、睑裂变小，视力下降。可有眼底改变，如视网膜脱离，脉络膜炎，视网膜中央静脉栓塞，视网膜皱褶，视网膜静脉充盈，视乳头水肿，视神经萎缩等。

亚急性型常在几周到月内缓慢出现症状和体征，眼睑、结膜肿胀不明显，眼球逐渐前突，一些急性病例因治疗不及时而演变成亚急性。

慢性型无急性发作史，几月或几年内逐渐发生突眼、复视、眼球运动障碍、视力下降，眼睑和球结膜几乎没有炎症表现。急性或亚急性患者可因治疗不成功而发展成慢性。

复发型可为炎症静止一段时间后因免疫功能下降或全身其他的病变引起炎症重新发作，或糖皮质激素治疗过程中减量过快或突然停药使病变复发。病变多次复发并变为慢性，可对眶内结构产生严重破坏。

四、影像学检查

影像学检查可为诊断 IOIP 提供重要依据。眼眶炎性假瘤典型的影像学表现为眶内有形状不规则、边界不清楚、密度不均匀的肿块，无包膜。部分病例显示视神经增粗，一条或多条眼外肌增粗，肌腹和肌腱包括前止端都增粗，眼环增厚，泪腺肿大等。

（一）超声检查

B 超下眼眶炎性假瘤的特征性“T”或“Y”形征（球筋膜囊积液和神经鞘内水肿）。CDFI 显示实性低回声病变区内有红、蓝血流信号，并可测到血流速度较高的频谱。

（二）CT 检查

炎性假瘤典型的 CT 表现为眶内有形状不规则、边界不清楚、密度不均匀的肿块，无包膜。CT 可明确病变部位、范围、受累程度及分型，并能追综随访疾病过程及疗效评价，是该病重要的诊断方法。

不同类型的眼眶炎性假瘤 CT 特征如下。

(1) 眼外肌炎型：多为中度以上肌肉肥大，常表现为一条眼外肌不对称梭形肥大，肌腹、肌腱包括肌止点均肥大（图 9-4-2），多累及外直肌、内直肌和下直肌，部分病例可见双侧多条眼外肌受累。

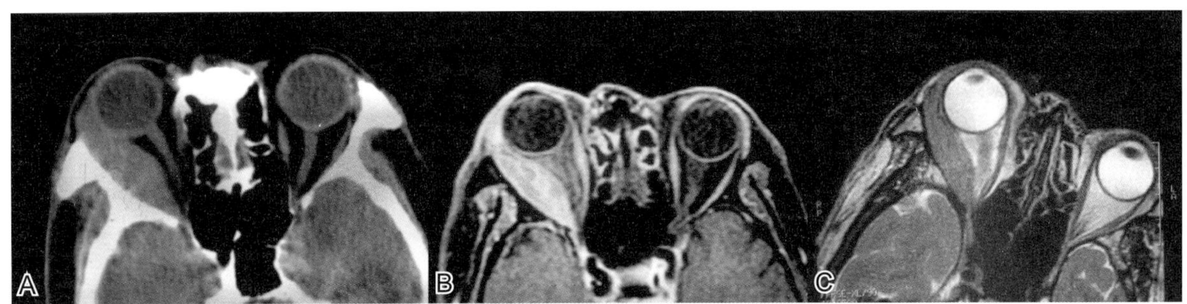

图 9-4-2　肌炎型炎性假瘤

A. CT 显示右眼外直肌肌腹和肌止点显著肥厚；B. T_1WI 显示肥厚的右眼外直肌肌腹和肌止点呈高信号；C. T_2WI 显示肥厚的右眼外直肌肌腹和肌止点呈等信号

（2）泪腺炎型：病变侧泪腺弥漫性增大，半圆形或扁平状，紧贴球壁与眼环分界不清（图 9-4-3），密度均匀，增强扫描可强化 30 Hu 左右。

（3）视神经和巩膜周围炎型：表现为视神经不规则增粗和球壁增厚（图 9-4-4A）。

（4）弥漫性眼眶炎症型：显示肿物与眼球关系密切，呈“铸造样”改变，眶内正常结构不能分辨（图 9-4-5）。

（5）炎性肿块型：表现为眶内局限性软组织密度块影，边界不清，密度均匀或不均匀（图 9-4-4B）。

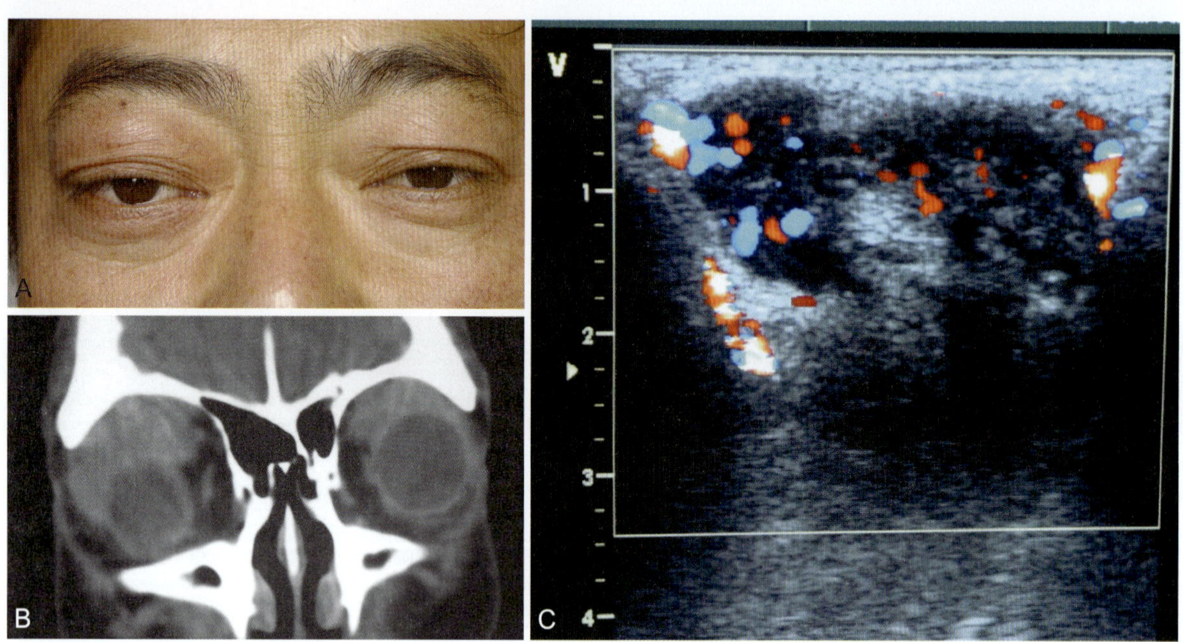

图 9-4-3　泪腺炎型炎性假瘤

A．外观像：双侧眼睑饱满，眼球突出；B．眼眶冠状 CT：显示双侧泪腺肿大，眼球受压向下移位；C．CDFI：显示实性低回声病变区内有红、蓝血流信号

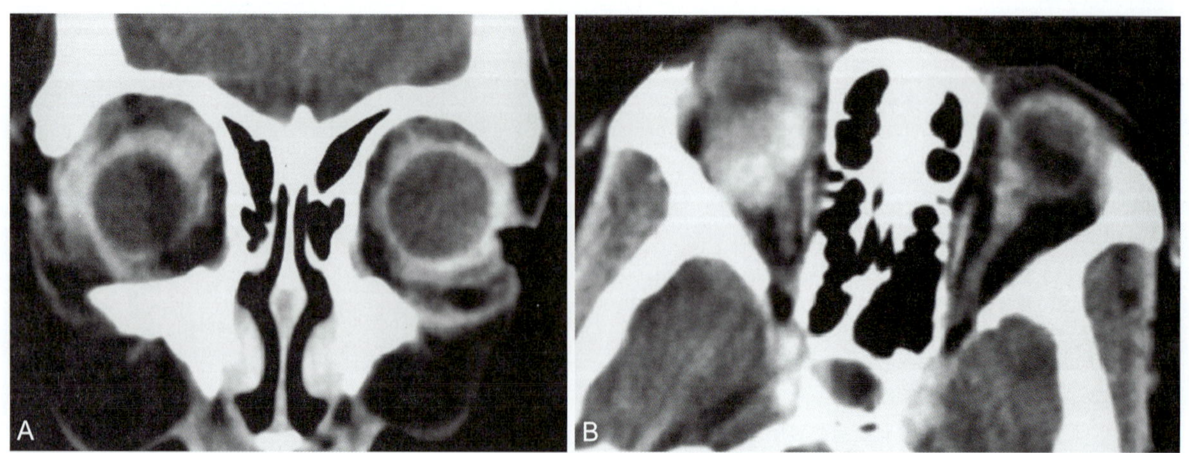

图 9-4-4　视神经和巩膜周围炎型炎性假瘤

A．双眼眼环不规则增厚；B．视神经不规则增粗、炎性肿块形成

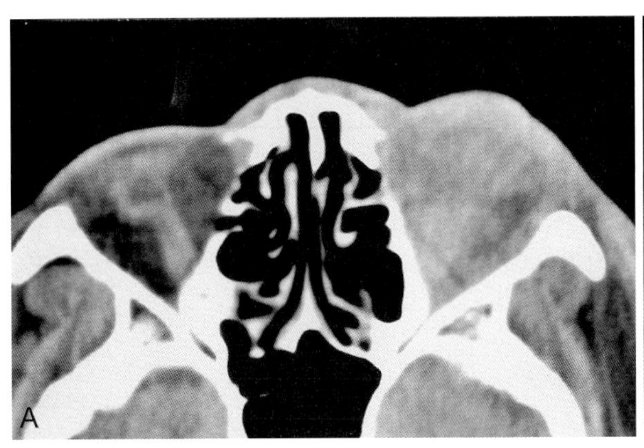

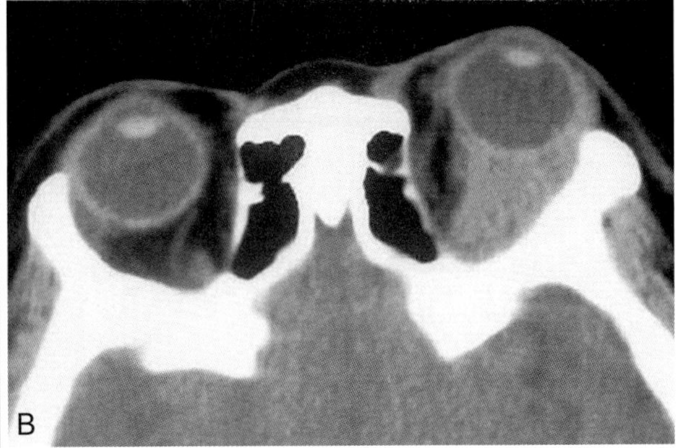

图 9-4-5 弥漫性眼眶炎性假瘤 CT 图像

A. CT 示左侧眼眶弥漫性软组织影，密度不均匀，眶内结构不清；B. CT 示左侧眼球后弥漫性软组织影，与眼球和眼眶呈"铸造状"

（三）MRI 检查

除可明确病变部位、范围、受累程度及分型外，还可以从肿块的信号特征上判断 IOIP 的急、慢性和纤维化情况，为临床治疗提供参考信息。

T_1WI 显示解剖结构较为清晰，T_2WI 显示病变特征较好。炎性假瘤一般在 T_1WI 呈低信号，T_2WI 上呈较高或较低信号。肿块的信号与病变纤维化程度有关：急性期由于富含炎性细胞多表现为短 T_1 长 T_2（T_1WI 低信号，T_2WI 高信号）；而慢性期病程长组织纤维化较多，表现为等 T_1 等 T_2 信号，甚至短 T_1 短 T_2 信号（图 9-4-2）。注射 Gd-DTPA 后增强扫描，炎性肿块均呈均匀性。

五、诊断

根据患者临床表现结合超声、CT 和 MRI 等影像学检查，多数能做出明确的临床诊断，但最终需病理学检查确诊。

临床和影像学检查不能明确诊断，应开眶手术取出部分炎症肿块组织，进行病理学诊断。

取出组织标本还可做电子显微镜检查，免疫组织化学 L26、UCHL1、κ、λ 以及聚合酶链反应（PCR）。电镜能鉴别出参与炎性假瘤的细胞。免疫组化染色 L26 阳性为 B 细胞，UCHL1 阳性为 T 细胞；轻链 κ、λ 表达，单轻链表达 κ 或 λ，其中一个是阳性者一般为恶性肿瘤，双轻链表达 κ、λ 均为阳性者为炎性假瘤或反应性增生。PCR 检测克隆性免疫蛋白重链基因重排单克隆性为恶性肿瘤，多克隆性为炎性假瘤。

六、鉴别诊断

由于炎性假瘤具有炎症和肿瘤的特征，故需与眼眶蜂窝织炎、感染性泪腺炎、非感染性泪腺炎、泪腺原发性肿瘤、Graves 眼病、淋巴源性肿瘤、转移性肿瘤相鉴别。

（一）眼眶蜂窝织炎

为常见的眼眶感染性急症。常伴有鼻窦炎或眼附属器、耳部与牙源性感染等，有全身不适、发热及外周血白细胞升高等全身反应。可引起眶骨膜下脓肿和眶内脓肿，海绵窦血栓形成，从而危及生命，需与急性期炎性假瘤鉴别。

（二）感染性泪腺炎

由外伤、眼附属器感染或菌血症扩散所致。除眼睑外上方红肿外，会出现发热、局部淋巴结肿大和周围血白细胞增高等。

（三）非感染性泪腺炎

包括肉样瘤、Sjögren 综合征和 Wegener 肉芽肿。局部表现可酷似炎性假瘤，多有全身其他典型表现，需病理诊断鉴别。

（四）泪腺原发恶性肿瘤

泪腺恶性肿瘤如泪腺腺样囊性癌，肿瘤的浸润和坏死可刺激炎症反应，但其典型的沿眶外壁向后生长以及骨质破坏是其特征。

（五）Graves 眼病

眼型 Graves 病往往是双眼多条眼外肌肌腹肥大，而肌腱和眼肌附着点处多正常。且有典型的眼睑回缩或迟落现象，多数患者有甲状腺功能紊乱。可与肌炎型炎性假瘤鉴别。

（六）淋巴源性肿瘤

好发年龄段为 50 ~ 60 岁，CT 扫描可见肿块包绕眼球或向球后生长，患者一般无急性发作史，对糖皮质激素治疗不敏感。其眼肌肥大常比炎性假瘤要大得多。

（七）转移性肿瘤

多有原发病的病史，CT 扫描可见眶内肿块，或多条眼肌同时受累，境界不清，眶壁骨质呈虫蚀样破坏等。

七、治疗

该病病因不明，临床表现复杂多样，病情反复，故其治疗也颇为棘手。目前主要有糖皮质激素治疗、放射治疗、手术治疗和其他免疫抑制剂治疗。近年来有报道，糖皮质激素联合小剂量放疗可取得较好疗效。

（一）糖皮质激素

为首选治疗，尤其适用于急性型，剂量要适当，病情控制后数周内逐渐减量至完全停用，以免长期应用带来严重的不良反应。一般成人用量为：口服泼尼松 60 ～ 100 mg/d 或 1.0 ～ 1.5 mg/（kg · d），清晨顿服。肌炎型和泪腺炎型可稍减，一般为 40 ～ 60 mg/d。维持用药 2 ～ 3 周，若疗效满意，按每周 5mg 逐渐减量至停用。若治疗过程中病情有反跳，则要加大剂量，然后更慢一点减量。若泼尼松无效，可静脉滴注地塞米松 4 mg/4 ～ 6 h 直到炎症控制后改口服泼尼松 60 ～ 80 mg/d，以后按每周 5 mg 逐渐减量。若仍无效，则采用眼眶局部注射曲安西龙 20 ～ 40 mg 加泼尼松 60 ～ 80 mg 口服，有效按常规方法递减。

（二）放射治疗

放射治疗可以杀伤炎症细胞，控制炎症反应，防止复发。但放疗可损伤眼球结构和血管。适应证为：

（1）糖皮质激素治疗失败；

（2）糖皮质激素减量后复发；

（3）禁忌使用糖皮质激素。放射剂量为 10 ～ 25 Gy，分 5 ～ 12 次，2 周内完成。

（三）手术治疗

IOIP 边界不清，手术不能彻底切除且手术并发症多，一般不采用。但以下情况可考虑手术治疗：

（1）病变位于眶前部和泪腺窝，炎性肿块局限且边界较清楚；

（2）糖皮质激素和放疗不敏感、易复发或有糖皮质激素及放射治疗禁忌证者，手术切除能增加治愈的机会；

（3）糖皮质激素和放疗无效伴有视力完全丧失，但病人有反复疼痛发作者，手术切除眶内炎症组织可减轻病人痛苦。

（四）免疫抑制剂

一般不作为首选药物，只是在糖皮质激素等治疗无效或多次复发病情进展，放射治疗等控制不了病情时，才考虑使用免疫抑制剂。并尽量与糖皮质激素和手术等联合应用，以提高和巩固疗效，缩短疗程，减少药物毒副反应。血管炎型对免疫抑制剂如环孢霉素、环磷酰胺等药物治疗有效。

八、疑难分析

本病病因不明，临床表现复杂多样，涉及眶内多种组织，多数病人迁延不愈，治疗后病情易反复，严重影响患者的眼部功能、外观和日常生活。由于临床上较易误诊，糖皮质激素并发症较多，部分病例对各种治疗均不敏感，导致该病成为长期以来困扰眼科医师的一个棘手问题。因此，进一步研究本病的病因和发病机制，筛选有效而并发症少的治疗方法是当务之急。

（朱　豫）

第五节　疼痛性眼外肌麻痹

疼痛性眼外肌麻痹（painful external ophthalmoplegia）又称 Tolosa-Hunt 综合征（Tolosa-Hunt syndrome，THS）、海绵窦综合征和眶上裂综合征等，目前认为是由于海绵窦和眶上裂非特异性肉芽肿性炎症所致，炎症侵犯该处动眼神经、滑车神经、外展神经和三叉神经等，引起眼部疼痛、眼外肌麻痹、眼球活动受限，若病变累及眶尖，引起视力减退。

Tolosa 于 1954 年最早报道了 1 例患者，有剧烈的眼眶周围疼痛，同侧眼球运动神经（第Ⅲ、Ⅳ、Ⅴ颅神经）损害及感觉神经损害（角膜反射减退），脑血管造影显示颈内动脉虹吸部狭窄。3 年前曾有 3 次类似发作，自行痊愈。尸检发现颅内动脉内膜及海绵窦周围肉芽肿性炎症，并侵袭了邻近的颅神经。Hunt 等 1961 年报道 6 例眼眶周围疼痛及第Ⅲ、Ⅳ颅神经损害伴同侧第Ⅴ神经第 1 支损害的患者，经糖皮质激素治疗完全缓解，并命名为“痛性眼肌麻痹”。Smith 于 1966 年对 5 例不明原因的痛性眼肌麻痹患者首先命名为“Tolosa-Hunt 综合征”。国内高应弼等 1979 年较早报告 8 例 THS。

一、病因

本病病因不明，有认为是一种免疫反应性疾病，可能与病毒感染、结核及免疫缺陷有关。也有人认为与巨细胞性血管炎、胶原组织病有关。许多其他疾病也可引起类似的继发性改变，但多不主张将其归为 Tolosa- Hunt 综合征。

现普遍认为本病属于特发性眼眶炎性假瘤的范畴，为发生于海绵窦、眶上裂或眶尖的肉芽肿性炎，颅神经和海绵窦血管壁均受炎症侵犯。可能是一种自身免疫性疾病，对糖皮质激素治疗敏感。

二、病理

肉眼观察为海绵窦区的灰色肿块，质硬，边界清，血供不丰富。病变常累及一侧海绵窦、眶尖及邻近硬脑膜。由于颈内动脉海绵窦段及虹吸段行经海绵窦内；第Ⅲ、Ⅳ、Ⅵ颅神经和第Ⅴ颅神经的第 1 支眼神经经海绵窦外侧壁和眶上裂入眶内，因此海绵窦区的炎症极易累及颈内动脉及上述颅神经。表现为动脉内、外膜炎，动脉管腔不规则狭窄和管腔闭塞，神经受压、缺血并与炎性肿块粘连。视神经偶受累及。

镜下表现为肉芽肿性炎症，即有大量淋巴细胞、浆细胞、上皮样细胞和多核巨细胞浸润，未见肿瘤细胞，也无其他病原菌感染的证据。硬脑膜增厚，海绵窦内颈动脉变细，海绵窦小梁和颈动脉外膜有纤维结缔组织增生。

三、临床表现

本病可发生于任何年龄，但以 40 ~ 60 岁多见，无性别、种族和眼别差异，可单侧或双侧发病，但以单侧居多。多为亚急性起病，病程长短不一，有自限倾向，可于数日或数周后自行缓解或自愈，也易反复发作，间隔时间为数月或数年不等。

疾病发作时首先出现一侧眶周、球后等部位的持续性钝痛，向前额、颞、顶、枕部放射，随后出现该侧眼外肌麻痹、上睑下垂、复视和眼球运动障碍（图 9-5-1A）。少部分患者疼痛可发生在眼外肌麻痹的同时或以后。多条眼外肌麻痹是其特征，以动眼神经受累者最常见，滑车神经和展神经也常被波及，约 20% 患者出现患眼瞳孔散大，直接、间接对光反应迟钝。极少数患者炎症侵犯交感神经致瞳孔缩小，可卡因不能散大瞳孔。当三叉神经眼支受累时则有上睑、额部皮肤及角膜感觉减退。如病变发展到眶尖可侵犯视神经致视乳头水肿、视神经萎缩、视力下降或丧失，同时有视野中心暗点或向心性视野缩窄与异常。少数患者因炎症侵及眶内致患侧眼球突出，眶内静脉回流受阻引起眼睑肿胀、结膜充血和视网膜静脉曲张。患者可有白细胞增高，嗜酸性粒细胞增多，血沉增快，腰穿压力可增高，脑脊液蛋白可轻度增高。

疼痛性眼外肌麻痹具有特征性影像学改变。CT 检查典型表现是蝶鞍旁海绵窦区增宽和密度增高、眶上裂与眶尖部不规则密度增高（图 9-5-1B）。增强扫描时，正常双侧海绵窦均应明显强化，但 Tolosa-Hunt 综合征患者海绵窦强化区明显增宽，海绵窦外缘向外膨隆，与其相连的眶尖病灶也明显强化。MRI 的 T_1WI 上病变区与灰质等信号，T_2WI 上与灰质等信号或稍低信号。病变范围多同时累及眶尖及邻近硬脑膜。

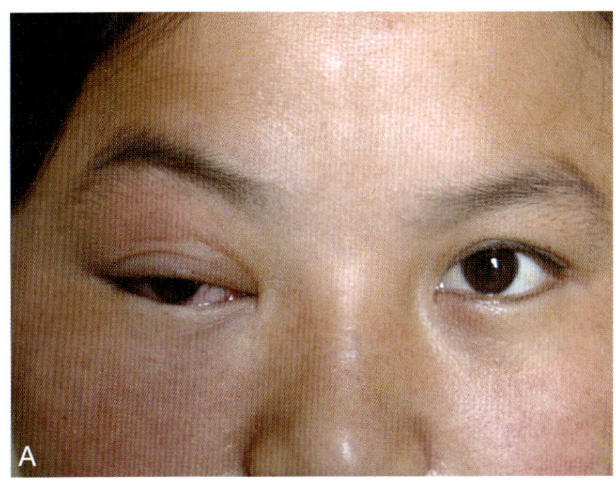

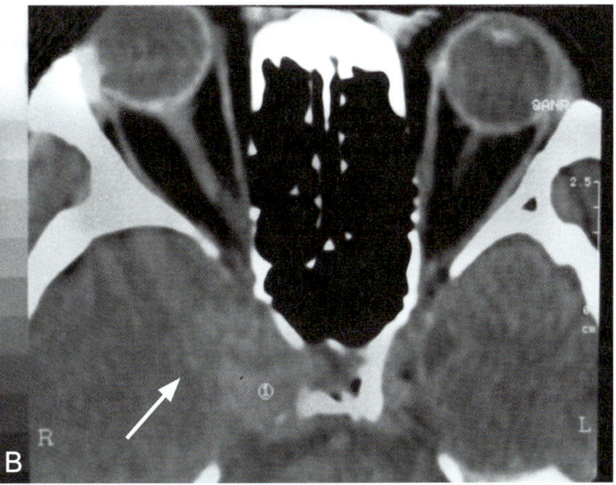

图 9-5-1　疼痛性眼外肌麻痹

A. 外观像：右侧眼睑肿胀、上睑下垂、眼球外斜、结膜水肿；B. CT 图像：右侧海绵窦区显著增宽、外缘向外膨隆、密度增高

CT、MRI 也可以用来监测治疗效果。MRA 及经导管脑血管造影：部分病例可见颈内动脉海绵窦段狭窄、粗糙，管壁增厚。少数病例有眼上静脉轻度扩张。

四、诊断

眶周与颞额部钝痛后很快出现多条眼外肌麻痹，是本病的特征性表现。试用糖皮质激素治疗后疼痛和眼外肌麻痹迅速消失，具有重要诊断价值。本病有自限性，可复发。病人常同时有血沉升高、类风湿因子阳性、抗 DNA 抗体阳性、血清丙种球蛋白升高和外周血中嗜酸性粒细胞升高等免疫功能异常。影像学检查具有重要的诊断价值，2/3 的病例有典型的影像学表现。糖皮质激素治疗后复查， 在数周至数月内海绵窦区软组织病灶明显减小或消失。

Straube 等提出的诊断标准为：一侧发作性眶周疼痛未经治疗平均持续 8 周；与此同时或随后 2 周内出现同侧动眼神经、滑车神经、外展神经单组或多组麻痹。糖皮质激素治疗 48 ～ 72 小时内疼痛缓解。神经影像学、血液和脑脊液检查除外其他病因（血管炎、糖尿病、脑膜瘤、基底脑膜炎、颅底血管瘤等）。

五、鉴别诊断

由于临床上有多种疾病可出现眼外肌麻痹，而且许多疾病较痛性眼肌麻痹更为常见，故痛性眼肌麻痹容易被误诊。早期正确治疗对该病的预后有重要意义。常见需鉴别的疾病如下。

（一）颅底动脉瘤

位于颅底动脉环附近的动脉瘤，可引起单侧的第Ⅲ、Ⅳ、Ⅵ颅神经及第Ⅴ颅神经第 1 支受损，眼球突出、结膜水肿、偏头痛后的眼外肌麻痹和脑脊液呈血性是典型特点。糖皮质激素治疗无效，脑动脉造影发现动脉瘤可予鉴别。

（二）眼肌麻痹性偏头痛

是一种表现复杂的偏头痛类型，通常发生于儿童或青年人，患者通常有偏头痛家族史。表现为周期性一侧头部和眼眶区域的头痛，为搏动性或跳痛，眼球运动神经麻痹发生在头痛高峰期或缓解期，以第 3 颅神经损害多见，很少累及其他颅神经。

（三）颈动脉瘤

以搏动性突眼和颅内杂音为主，可伴有眼肌麻痹，结膜充血、水肿，视力损害较严重。颈动脉造影可鉴别。

（四）颈内动脉海绵窦瘘

多为外伤性，一般外伤后 2 ～ 6 周逐渐出现上睑下垂、眼球突出、眼球运动障碍、眼睑肿胀和结膜水肿，眼表可见血管高度扩张呈螺旋状，眼底静脉血管扩张迂曲。眶区可扪及血管搏动和闻及血管杂音。影像学检查可见海绵窦明显增宽、眼上静脉显著扩张迂曲。CDFI特征是眼上静脉显著扩张和有低阻力动脉血流。

（五）糖尿病性眼肌麻痹

糖尿病史及其临床表现，血糖水平、糖耐量等生化指标可协助鉴别诊断。

（六）颅底脑膜炎

可为结核性或化脓性。病变脑膜增厚、粘连，MRI 增强扫描脑膜强化，极易与痛性眼肌麻痹混淆，但该病变范围广泛，脑池变窄、闭塞，脑膜刺激征阳性，脑脊液化验明显异常。

（七）海绵窦放线菌病

与 Tolosa-Hunt 综合征可有相似的临床表现,近年来报道逐渐增多，双侧发病亦不少见。影像学表现与 Tolosa-Hunt 综合征无差别。放线菌病对青霉素族抗生素和磺胺类治疗敏感。

（八）邻近区域肿瘤

如海绵窦淋巴瘤、巨细胞瘤、鼻咽癌、蝶窦囊肿、鞍区脑膜瘤、垂体瘤卒中、海绵窦区上皮样囊肿、结节病、海绵窦转移瘤等均可累及海绵窦及第Ⅲ、Ⅳ、Ⅴ、Ⅵ颅神经，引起类似的疼痛及眼肌麻痹症状。但肿瘤常引起眼球突出，眼球移位，结膜充血、水肿，眶壁和颅底破坏等。神经影像学 CT、MRI 检查可发现特征性的占位病变。确切的鉴别诊断依赖病理活检证实。

六、治疗

本病应采用综合治疗。由于本病对糖皮质激素极度敏感，为首选用药。地塞米松静脉滴注，10 ～ 15 mg/d 连续 1 ～ 2 周，症状缓解后逐渐减量改泼尼松口服，治疗须维持到症状消失后 2 ～ 3 周。部分学者认为应使用更长时间。

眶周疼痛多在糖皮质激素使用后 72 小时内最先缓解，眼肌麻痹恢复和视力改善须需数日或数月。有学者观察颅神经恢复的顺序为Ⅲ、Ⅳ、Ⅵ、$Ⅴ_1$ 和Ⅱ。国外有报道根据糖皮质激素疗效及 ERG、VEP、MRI 的观察，视神经可完全恢复。故对视神经受损者不应过早停药，不要轻易放弃对视神经功能恢复的治疗。

部分病例可复发，间隔数月至数年不等，复发症状常较前更重，复发后可再用糖皮质激素治疗。但有文献报道部分患者出现糖皮质激素依赖和抵抗，对此类病例可应用放射治疗和免疫抑制剂治疗。

Mormont 等报告 1 例患者因不能耐受大剂量糖皮质激素的副作用而应用放射治疗，疗程为 22 天，开始治疗后 15 天头疼与眼肌麻痹改善，3 年后随访 MRI 及 VEP 正常。Foubert-Samier 等报道 1 例复发病例经低剂量（20 Gy）放疗后，病情得到长期（8 年）改善。Smith 和 Rosenbaum 报道 1 例患者因不能耐受糖皮质激素副作用，改用甲氨蝶呤治疗，用药后头疼、复视缓解，眼球运动功能恢复。

根据病情也可选用抗生素或抗病毒药物。对症处理可应用吲哚美辛（消炎痛）、卡马西平。配合神经营养剂和 B 族维生素可促进神经功能恢复。也可采用中医药治疗，针对风湿热结、痰湿阻络、气血淤滞这一病机特点，以解痉止痛、清热泻火、散风消肿、健脾益气、活血通络为治疗方略，随证加减有效结合，可取得显著疗效并预防复发。

对经常复发的病例应注意其他病变的可能。

本病病因和发病机制不明，临床表现多样化，易与多种疾病混淆，诊断与鉴别诊断困难，病情复发和迁延，部分患者治疗效果不佳，而成为眼科疑难病症。由于发病率较低，病例分散，难于进行大样本病例的观察，更难得到病理标本研究，阻碍了其病因和发病机制研究。希望采取多中心联合、集中大组病例，对糖皮质激素治疗效果不佳的病例进行放射和免疫抑制剂治疗效果的观察，以及对病因和发病机制进行深入研究。

（朱　豫）

第六节　良性淋巴上皮病变

良性淋巴上皮病变（benign lymphoepithelial lesion，BLL），旧称 Mikülicz 病，为泪腺及涎腺组织内淋巴细胞弥漫性浸润，同时伴有泪腺导管肌上皮增生引起的慢性炎症。该病发病率低，Guinal 认为不足腮腺良性肿瘤的 3%。大部分患者出现双侧对称性泪腺、涎腺的无痛性肿大，导致眼球突出、移位，眼球运动障碍，以及口腔、咽喉干燥。该病病程长，易复发，至今发病原因不明。

1888 年波兰医生 Mikülicz 首先报告了 1 例双侧对称性泪腺、腮腺、颌下腺肿大的病人，后来把双侧泪腺和涎腺肿大称为 Mikülicz 病。1927 年 Schaffer 等将仅累及泪腺和涎腺病变称为 Mikülicz 病，而由白血病、恶性淋巴瘤、结核、类肉瘤病、流行性腮腺炎或网状细胞增多症等全身疾病涉及泪腺和涎腺的病变，称为 Mikülicz 综合征。1952 年，Godwin 根据病理学特征将此病改名为“淋巴上皮病损”。1953 年 Morgan 和 Castleman 发现本病在组织学上与 Sjögren 综合征相似，认为大部分 Mikülicz 病为 Sjögren 综合征的亚型。我国最早为陆英（1938）在中华医学杂志上报告 1 例，以后陆续有个案和小组病例报道，缺乏较大样本的临床和病理资料。

现在，不少学者认为如果疾病只表现为孤立的唾液腺病变而没有其他任何症状，组织学上存在密集淋巴细胞浸润和肌上皮岛时，称为良性淋巴上皮病。如果仅出现眼部和唾液腺症状而没有类风湿关节炎或其他结缔组织病，可称为干燥综合征。如有上述症状并伴有结缔组织病时，则称为 Sjögren 综合征。一般认为，良性淋巴上皮病变，干燥综合征和 Sjögren 综合征系同一疾病不同的临床表现。

鉴于该病大多数表现为良性过程，进展慢，病程长，不威胁患者生命，且病理学显示良性特征，1991 年 WHO 建议统一采用“良性淋巴上皮病变”这一名称。由于极少数良性淋巴上皮病变可恶变，故一些学者建议去除“良性”二字，改为淋巴上皮病变。但也有学者认为恶性淋巴上皮病变是原发的。

一、病因与机制

本病病因至今不明，可能是多方面的，涉及遗传因素、性激素、免疫因素及病毒感染。关于 EB 病毒与良性淋巴上皮病变关系的争论很大，有学者认为 EB 病毒参与了 BLL 的形成，但也有学者认为二者无相关性。目前普遍认为本病是一种特发性炎症，可能为局限于泪腺、涎腺的自身免疫性病变。该病常与一些自身免疫性疾病并存，并且对糖皮质激素类药物治疗敏感，也证明其为自身免疫性疾病。

认为腺体的自身免疫反应形成的免疫复合物在局部沉积，导致腺上皮破坏、细胞解体，释放出大量的自身抗原，刺激机体产生更多的抗体，局部淋巴细胞进一步增多，免疫反应进一步放大，形成恶性循环，最终导致了 BLL 的发生与发展。

二、病理

炎症局限于泪腺内，泪腺基质内有大量淋巴细胞增生和浸润，其间有导管肌上皮增生形成肌上皮岛，泪腺实质很少发生纤维化，实质内淋巴滤泡不明显。这可与泪腺炎性假瘤形成区别，炎性假瘤中有多种炎性细胞浸润、淋巴滤泡和实质纤维化明显。

免疫组化检查：淋巴细胞 κ、λ 染色阳性，表明双轻链表达，为非肿瘤性病变；用 PCR 检测 IgH 基因重排证实淋巴细胞为多克隆，浸润的淋巴细胞为 L26 阳性 B 淋巴细胞、和 UCHL 阳性 T 淋巴细胞的混合成分。肌上皮岛 Keratin 染色阳性，说明该岛细胞为上皮来源，Desmin 染色阳性，证实这些细胞具有肌纤维的特征。涎腺的病理改变与泪腺相同。以往认为受累腺体中无凋亡细胞，但近几年 Tsubota 等报道腺体细胞凋亡率亦有升高。

三、临床表现

该病任何年龄均可发生，但以 30 岁以上的中老年人多见，80% 以上见于女性，可单眼或双眼受累，无眼别差异。患眼泪腺均匀、持续肿大，上睑外侧皮肤肿胀（图 9-6-1），颞上方球结膜充血。肿大的泪腺位于外上方皮下与眶筋膜之间，质地柔软有弹性，可活动，无触痛。由于病变不累及副泪腺，可无明显眼干等不适。因泪腺肿大致眼球突出，向鼻下方移位，患眼向外上方运动障碍，少数患者因泪腺肿大压迫眼球致屈光度改变，视力下降。同时有单侧或双侧涎腺肿大，多数患者伴有口干、口臭异味、舌味觉异常、咽喉干燥不适等，严重者甚至影响进食、吞咽、说话及其他口腔功能。通常合并有口内念珠菌感染、黏膜炎症、舌裂、龋齿、咽炎等。

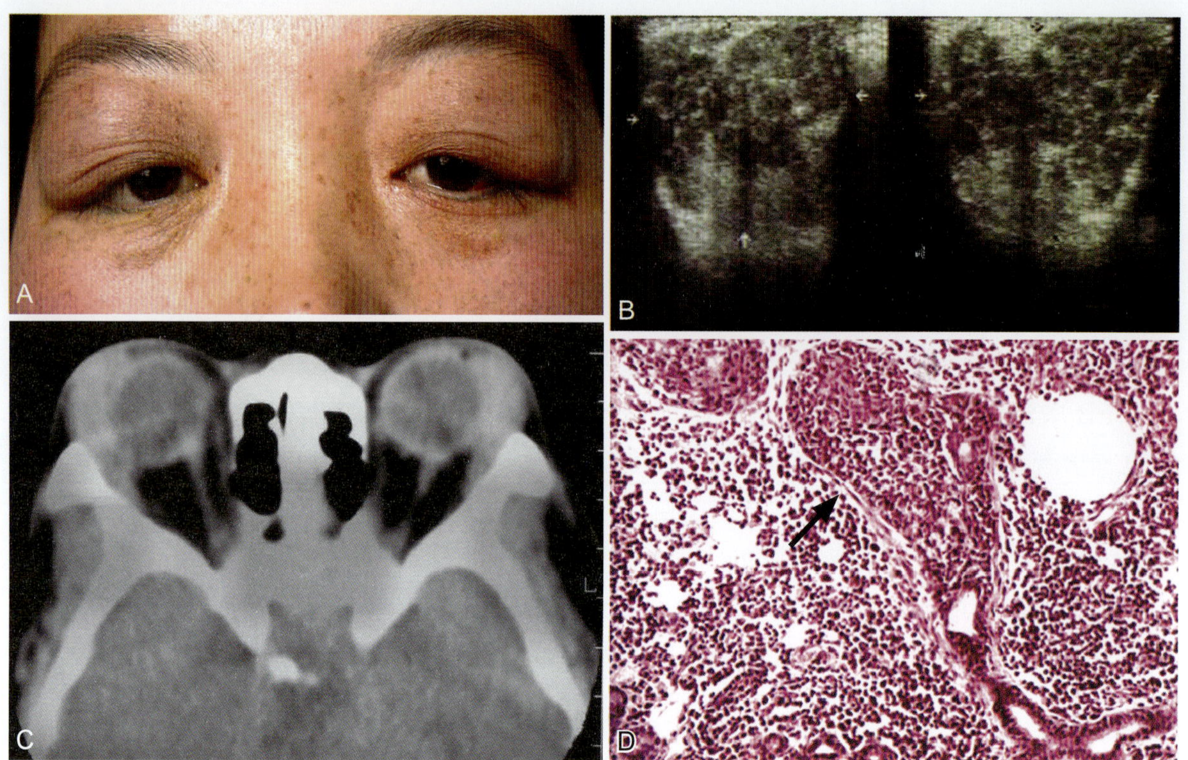

图 9-6-1　良性淋巴上皮病变组图

A．外观像：双侧泪腺肿大、上睑皮肤肿胀；B．B 超图像：泪腺区中低回声及“蜂窝样”占位病变；C．CT 图像：双侧泪腺肿大、密度增高、边界清楚、无骨质破坏；D．病理组织图：淋巴细胞浸润和肌上皮岛形成（箭头所示）

四、诊断

由于 BLL 属自身免疫性疾病，病程发展到一定阶段，可能出现类风湿性关节炎或系统性红斑狼疮、硬皮病、皮肌炎，甚至获得性免疫缺陷综合征等全身疾病。另一方面，由于少数淋巴上皮病损的淋巴细胞成分可转化为恶性淋巴瘤；而增生性肌上皮可恶变鳞癌，这些患者预后不良。因此，早期诊断治疗本病，及时阻止病情发展十分重要。

中年女性，泪腺肿大，同时伴口干与双侧涎腺肿大，而无眼干、眼痛和全身其他病变，要怀疑良性淋巴上皮病变的可能。

CT 扫描对本病诊断有一定意义，可见眼眶颞上方软组织肿块，密度均匀，边界光滑，无眶骨质破坏，无眼外肌及眼环改变；双侧腮腺对称性肿大，边缘光滑，密度均匀增高。眼眶 B 超显示泪腺区均质或“蜂窝状”、边界清楚的低回声占位病变。

实验室检查，血清中丙种球蛋白升高，IgG_4 水平升高，IgG_4 与总 IgG 比值明显升高（正常该值为 4%，且在成人中无种族、性别及年龄差异）。

确诊有赖于活检，可见局限于泪腺内的淋巴细胞浸润和 IgG_4 阳性浆细胞浸润，亦见肌上皮岛形成，泪腺组织萎缩。有些病例淋巴结和骨髓中亦可检到 IgG_4 阳性浆细胞。本病有一定的恶变倾向，若发现腺体呈结节状肿大，要高度警惕恶变的可能，恶变后全身病变发展很快，且年龄越轻恶变后病情发展越快。

五、鉴别诊断

因本病表现为泪腺区肿胀，故应与炎性假瘤、淋巴瘤、泪腺混合瘤、淋巴样错构瘤（Castleman 病）等相鉴别。

（一）泪腺炎型炎性假瘤

有红、肿、痛等炎症表现，不伴有涎腺肿大及口干，病理检查有多种炎性细胞浸润和纤维组织增生而无肌上皮岛形成。

（二）淋巴瘤

泪腺淋巴瘤可使泪腺肿大，但肿瘤不只局限在包膜内生长，可侵犯眶内脂肪，瘤组织内有大量淋巴细胞，但无肌上皮岛。恶性淋巴瘤多为 B 淋巴细胞单克隆性增生，淋巴细胞免疫组化检查显示 L26 阳性，UCHL 阴性。淋巴滤泡缺乏或不明显，内皮细胞增生也不明显。

（三）淋巴样错构瘤

除泪腺无痛性肿大，涎腺肿大外，还有肝脾肿大。病理检查见淋巴细胞浸润和淋巴滤泡形成，在生发中心内有透明血管，但无肌上皮岛形成。

六、治疗和预后

目前认为此病是一种自身免疫性炎症，缺乏有效的治疗方法，多采用免疫调节剂、糖皮质激素、抗生素、手术或放射治疗。大多疗程长，副作用大，易复发。

（一）糖皮质激素治疗

一般使用地塞米松 10 ~ 15 mg/d 静脉滴注，控制症状和泪腺肿胀明显减轻后，改用口服泼尼松并逐渐减量。Yamamoto 等报道：用 30 ~ 40 mg/d 氢化泼尼松系统治疗，腺体肿胀及功能障碍可迅速恢复。IgG_4 与总 IgG 比值明显降低，最低有效剂量为 5 ~ 7.5 mg/d。若剂量过低（<5 mg/d）或停药过早，则无效和反复发作。但部分病例对糖皮质激素不敏感，且副作用明显，疗程长难于坚持，可配合使用免疫抑制剂。

（二）手术病检

因泪腺炎性肿块位置靠前，局限呈肿瘤样外观易与恶性肿瘤相混淆，可采用手术摘除病检确诊，术后给予糖皮质激素类药物治疗。

（三）放射治疗

由于病变内主要为淋巴细胞浸润，故可采用局部放射治疗。剂量为 20 ~ 25 Gy/2 ~ 3 周，多采用患侧单野外照射，有条件者可采用光子束和电子束混合射线照射，无条件者采用 ^{60}Co+X 线混合射线。对病变广泛者采用手术加放疗可提高疗效，但放疗也给患者带来很大副作用。

（四）中医中药

在本病治疗中有很大的潜在空间。治疗的根本是恢复机体免疫功能的平衡，即“扶正固本”。根据气阴两虚，津液不行、痰瘀互结这一基本病机特点，以益气养阴生津，活血软坚散结为治疗原则，随证加减，可明显减少了糖皮质激素用量和缩短应用时间，缩短病程。

（五）预后

本病治疗预后较好，但有少数发展成淋巴瘤，也有报告发生上皮恶变，如未分化癌等。Ussmuller 等提出 26% 的 BLL 患者可发展为黏膜相关淋巴瘤。Harris 认为 BLL 患者发生淋巴瘤的危险性是正常人的 4 倍。Sato 等报道 3 例 BLL 发展为淋巴瘤。因此，对于 BLL 患者，不论采取何种治疗方法，长期的定期随访必不可少。

（朱　豫）

第七节　甲状腺相关眼病

一、甲状腺相关眼病及其流行病学情况

1835 年 Graves 首先报道了甲状腺肿大和眼球突出的病例，故国际上广泛使用 Graves 眼病这个名词来表达与甲状腺功能密切相关的眼球突出。此病有许多命名，包括甲状腺眼病、甲状腺毒性眼病、内分泌性眼球突出、恶性突眼和浸润性眼球突出、眼型 Graves 病等。1991 年 Wall 和 Weetman 提出使用甲状腺相关眼病（thyroid associated ophthalmopathy，TAO）被广泛接受和采纳。

国内外调查发现，Graves 病（甲状腺功能紊乱和甲状腺肿大）人口发病率是 0.5% ~ 3%，其中 60% 以上有明显的 TAO 临床表现，加之亚临床型，TAO 占 Graves 病的 90% 以上。

TAO 患者约 20% 先有眼球突出后出现甲状腺功能异常，约 40% 甲亢和眼球突出同时出现，约 40% 在甲亢治愈后出现眼病。

TAO 在眼眶病中占首位，国外报道为 43% ~ 47%，国内早期报道占 15% ~ 20%，近年来有明显增多趋势。

国内孙丰源和宋国祥根据在眼科就诊的一组 TAO 患者甲状腺功能状况，将 TAO 分为三型：Ⅰ型为甲亢型 TAO；Ⅱ型为甲状腺功能正常型 TAO；Ⅲ型为甲状腺功能低下的 TAO。并发现甲状腺功能亢进型 TAO，多见于中青年，女性明显多于男性，比例约为 4：1，且多为双眼发病；甲状腺功能正常型 TAO，多见于中年以上，无性别差异，多单眼发病；甲状腺功能低下型多见于 ^{131}I 治疗后。

二、甲状腺相关眼病的典型临床表现

TAO 的临床表现包括眼部的症状和体征，以及甲状腺功能异常的全身表现。

（一）眼部症状

包括畏光、流泪、异物感、眼痛、复视、压迫感、视力下降。

（二）眼部体征

主要表现为软组织受累、眼球突出、眼外肌肥大和视力影响等，但各种体征的严重程度多不一致。

1．眼睑征

包括眼睑退缩和上睑迟落（图 9-7-1），睑裂增大、瞬目减少和凝视，眼睑肿胀，眼睑闭合不全等。90% 以上患者有典型的眼睑征。

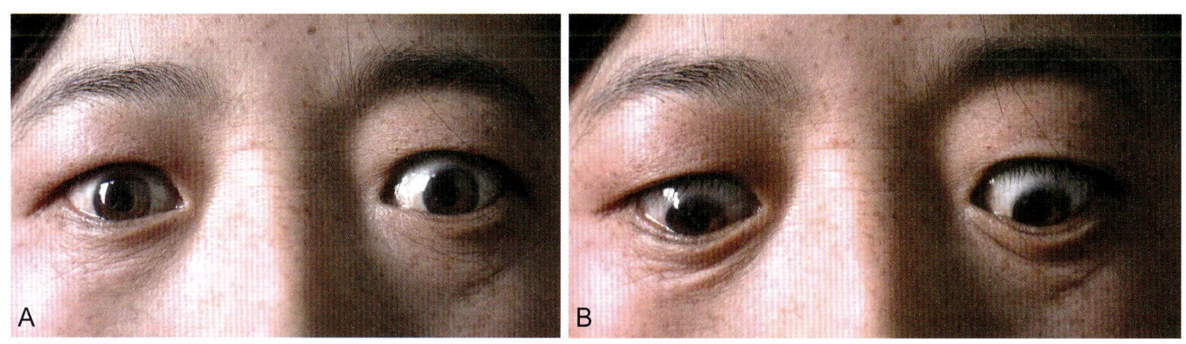

图 9-7-1　TAO 眼睑回缩和迟落

A．双眼上睑回缩（在角膜缘上 3mm）；B 双眼上睑迟落（向下注视巩膜暴露 4 ~ 5 mm）

2．眶软组织炎症表现

眶内组织炎症导致眼睑肿胀和红肿，结膜充血和水肿，结膜血管扩张和迂曲，半月皱襞与泪阜结膜肿胀、外直肌止点处结膜充血、严重者结膜脱出嵌顿（图 9-7-2），泪腺和副泪腺肿胀等。

3. 眼球突出

眼外肌、眶脂肪和眶内其他软组织炎症细胞浸润肿胀肥大，眶容积增加，导致眼球突出（图9-7-2）。90% 以上患者有双侧或单侧眼球突出。临床上双侧眼突占 85%、单侧约占 15%。

4. 眼外肌病变

早期和中期，炎症浸润导致直肌肌腹肥大（图 9-7-3A），引起眼球运动障碍和复视。晚期肌肉纤维化，导致固定性斜视（图 9-7-3B）。90% 以上患者影像学检查可发现眼外肌肌腹肥大性病变。

在 TAO 单侧眼球突出患者，CT 检查 50% 以上可发现双侧眼外肌肥大。

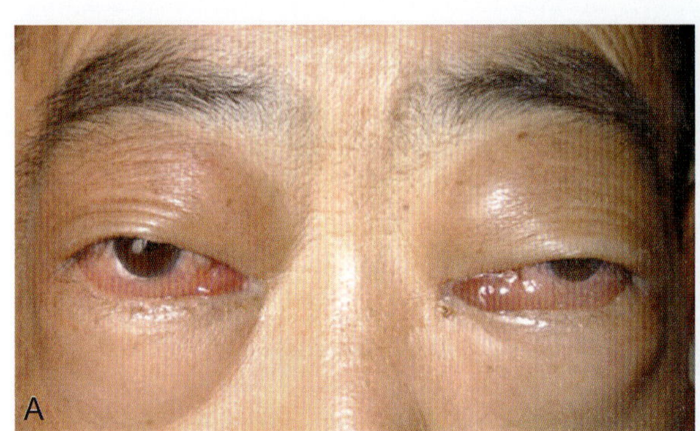

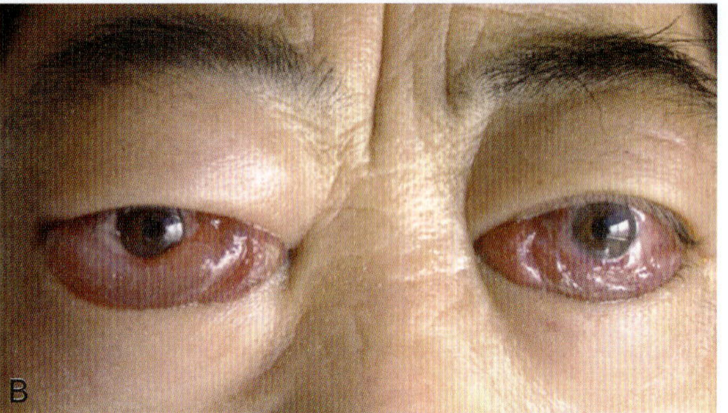

图 9-7-2　TAO 眼睑肿胀和结膜充血水肿

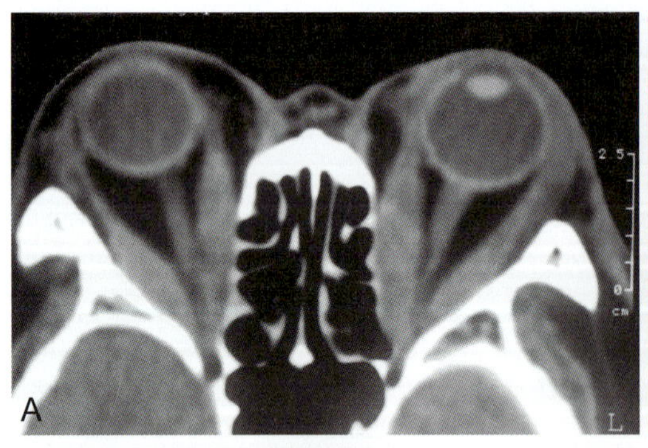

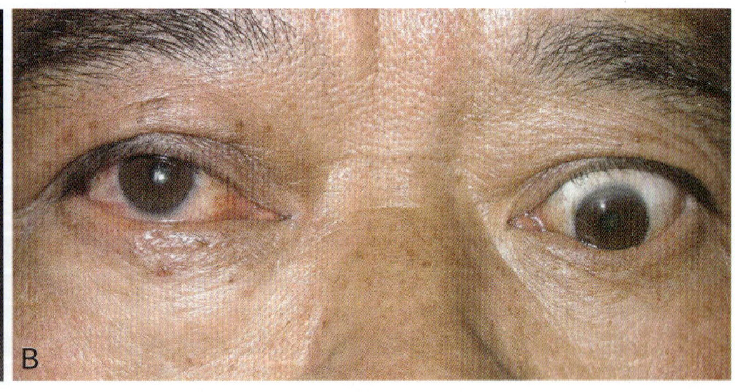

图 9-7-3　TAO 眼外直肌病变

A. 眼眶轴位 CT：显示双眼内、外直肌肌腹肥厚，眼球突出（眼球位于眶外缘连线前数毫米）；B. 固定性斜视：左下直肌挛缩导致左眼球向下转位固定性斜视；右眼上直肌挛缩导致右眼球外上斜视

5. 暴露性角膜炎和角膜溃疡

严重眼球突出导致眼睑闭合不全，角膜干燥，日久出现角膜炎症和溃疡（图 9-7-4），甚至角膜穿孔，最终视力下降或视力丧失。

6. 视神经损害

眶尖部肌肉肿胀肥大压迫视神经（图 9-7-3A）、或眶压增高以及眼球突出视神经牵张等因素，可导致视神经受压或缺血，致视力不同程度下降、视野缩小，甚至失明。眼底可见视盘水肿和静脉充盈。视神经损害均发生在重症 TAO，其中 65% ～ 85% 为双侧性。

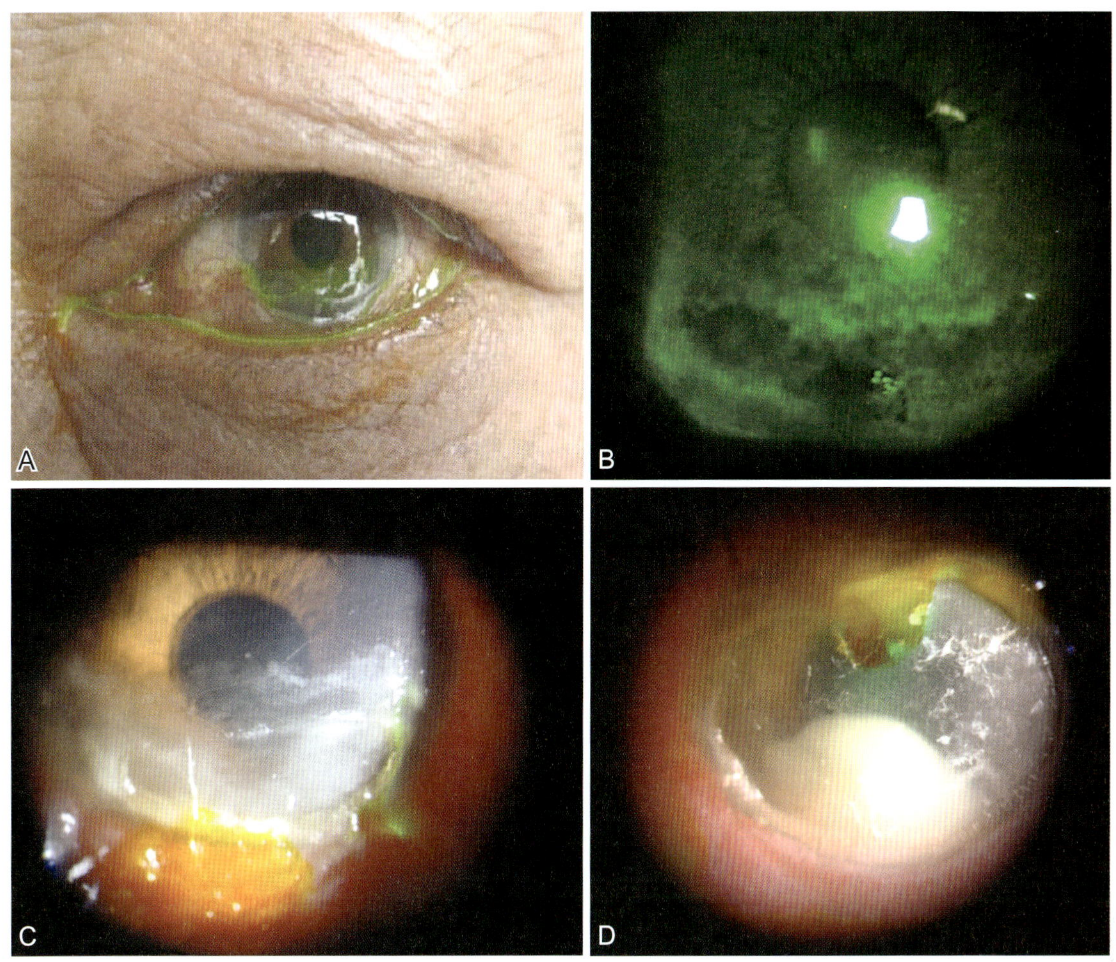

图 9-7-4 TAO 暴露角膜炎和角膜溃疡
A. 左眼下方角膜暴露性炎症；B. 角膜荧光染色显示角膜炎症；C. TAO 暴露性角膜溃疡；D. TAO 暴露性角膜溃疡并层间积脓

（三）甲状腺功能异常表现

由于 TAO 可发生在甲状腺功能正常、亢进和低下时，故任何疑诊 TAO 患者均应进行常规的甲状腺功能检查。

1. 甲状腺的变化

可有甲状腺弥漫性肿大、变软或甲状腺硬性结节。甲亢者彩超显示甲状腺体积增大、血流明显增多。

2. 甲亢的全身表现

（1）基础代谢率高：怕热、多汗，体重减轻。

（2）消化系统：食欲增加，腹泻。

（3）神经系统：情绪易激动，烦躁不安，失眠，易疲劳，手指震颤，老年患者偶可出现精神萎靡。

(4) 心血管系统：心慌，心脏杂音，心脏扩大，心动过速或心率不齐。

(5) 性器官和功能障碍：男性患者可有性欲减退、阳痿，女性患者月经减少、紊乱或闭经。

三、甲状腺相关眼病的病程分期和严重程度分级

国内外学者根据长期的观察和研究，对TAO的病程、活动性、眼部临床表现、严重程度等方面进行了多种分类分期研究。

（一）TAO炎症活动期和静止期

Rundle（1960）根据长期观察，将TAO病程分为两期：即活动期和静止期。活动期炎症反应活跃，眼睑和结膜充血水肿，眼球逐渐突出，睑裂不断开大，眼外肌运动逐步受限，活动期长短不一，但最终均可进入静止期。静止期已无炎症反应，但如遗留眼球突出、眼睑和眼球运动障碍多不能自行恢复正常。

（二）病情严重程度分级

1．TAO眼征及其分级分度

Werner（1969）提出TAO病情的分级：0～Ⅰ级眼部改变轻微，为非浸润性病变；Ⅱ～Ⅵ级为眼部浸润改变，病变比较重。又于1977年再次修改，将每个分级的英文字母缩写为NOSPECS。Donaldson对Werner分级进行量化，将第Ⅱ～Ⅵ级按轻、中、重度进行量化评分，共15分（表9-7-1）。Von Dyk（1981）将软组织病变进一步细化为6个指标：眶压及球后阻力增加、结膜和泪阜水肿、泪腺肿大、结膜充血、眼睑肿胀、眼睑饱满。并对每项进行量化评分（无、轻、中、重度，或0、1、2、3）。

此分级分度方法反映了TAO的主要病变特征及其严重程度，但其缺点是TAO临床病情并非按此分级分度发展。

表9-7-1　TAO眼部病变的分级（NOSPECS）

分级	定　义	缩写第一英文字母
0	无体征或症状	N（no signs or symptoms）
Ⅰ	仅有体征	O（only signs）
Ⅱ	软组织受累	S（soft-tissue involvement）
Ⅲ	眼球前突	P（proptosis）
Ⅳ	眼外肌受累	E（extraocular muscle involvement）
Ⅴ	角膜受累	C（corneal involvement）
Ⅵ	视力丧失	S（sight loss）

Ⅱ～Ⅵ项分为无、轻、中、重度（或0，a，b，c）

2. TAO 炎症活动期评分标准

Mourits 等（1989）根据 TAO 的临床表现，拟订了临床活动性评分标准（clinic activity score，CAS），即目前所说 CAS 评分方法（表 9-7-2）。此评分系统共 10 项，每项 1 分，临床活动分值为各项临床表现之和。认为 4 分以上为典型的炎症活动期。

表 9-7-2 TAO 临床活动性评分标准（CAS）

项目			评分
疼痛	1	眼球或球后压迫感	1
	2	企图上、下、侧方转动时疼痛	1
红	3	眼睑发红	1
	4	结膜弥漫充血	1
肿胀	5	眼睑肿胀	1
	6	结膜水肿	1
	7	泪阜肿胀	1
	8	最近 1 ～ 3 月眼球突出增加 2 mm 以上	1
功能障碍	9	最近 1 ～ 3 月眼球运动障碍 >5 度以上	1
	10	最近 1 ～ 3 月视力下降	1

3. TAO 分期和分级评价

Rundle 对 TAO 活动期和静止期的观察，反映了 TAO 病程的实质，揭示了活动期为炎症反应的持续或进展阶段，静止期炎症反应基本结束为后遗症阶段。Werner 的 TAO 眼征分级和分度，对 TAO 的临床表现特征和病变的严重程度进行了总结，促进了对 TAO 临床诊断的深化认识。Mourits 临床活动性评分标准（CAS），使甄别 TAO 是否处于活动期有了可靠依据，并证实 CAS 评分≥ 4 分对糖皮质激素和免疫抑制剂治疗有良好的反应。

以上研究使 TAO 的定性定量诊断趋于完善。但对 TAO 的治疗，呈现多样化，至今没有一致的认识。

（三）TAO 临床分期分度和相应治疗方案

我们在临床实践中，将确诊为 TAO 的患者，首先介绍到内分泌科检查甲状腺功能情况，异常者进行相应治疗。对眼部情况，分成活动期和静止期。再将活动期分为轻度、中度和重度三个级别。对每一种情况，给予相应的处理，并在动态观察中随时调整方案。具体活动期分度方法如下。

1. 轻度活动型 TAO

仅有凝视、晨起流泪和畏光症状，轻度眼睑退缩和迟落（图 9-7-5A），眼突不明显 <17 mm，CT 显示直肌轻微肥大或不肥大，炎症活动评分≤ 3 分。仅给保护镜、局部药物点眼，或仅随访观察。每 3 ～ 6 个月检查评价眼部情况和甲状腺功能。

2. **中度活动型**

凝视、畏光流泪，眼睑退缩和迟落 ++ ～ +++（图 9-7-5B），眼球运动时疼痛和压迫感，眼突明显≥ 17 mm，眼睑红肿、结膜和泪阜充血，CT 示双眼或单眼多条眼外肌肥大，炎症活动性评分≥ 4。

对中度活动型 TAO 患者，尤其是单眼患病，可给眼眶局部注射长效糖皮质激素治疗，每 2 ～ 3 周 1 次直至稳定，但一般不超过 3 次。全身可给非激素类抗炎药。对双眼中度活动型 TAO 患者，全身应用糖皮质激素治疗。

3. **重度活动型**

严重的畏光、流泪，疼痛和压迫感，眼突度≥ 20 mm 以上，眼睑肿胀明显，结膜水肿明显或脱出嵌顿于睑裂（图 9-7-5C），泪腺和副泪腺肿大，眼球运动障碍和复视，角膜暴露或有溃疡形成，视神经受压和视力明显下降，为重度 TAO 的典型表现。重度活动型者应给予全身和局部综合治疗，积极控制炎症，减轻眶内压力，恢复视觉功能。对药物治疗效果不佳者，手术减压或缝合睑裂。

4. **静止期稳定型**

无炎症活动表现。眼球突出严重影响外观（图 9-7-5D）、眼外肌纤维化导致限制性斜视和复视、眼睑回缩睑裂不能闭合，在炎症稳定 3 ～ 6 月后，分别给予眼眶减压术、眼肌手术和眼睑退缩矫正术。眼球突出严重影响外观、眼外肌纤维化导致限制性斜视和复视、眼睑回缩睑裂不能闭合，在炎症稳定 3 ～ 6 月后，分别给予眼眶减压术、眼肌手术和眼睑退缩矫正术。

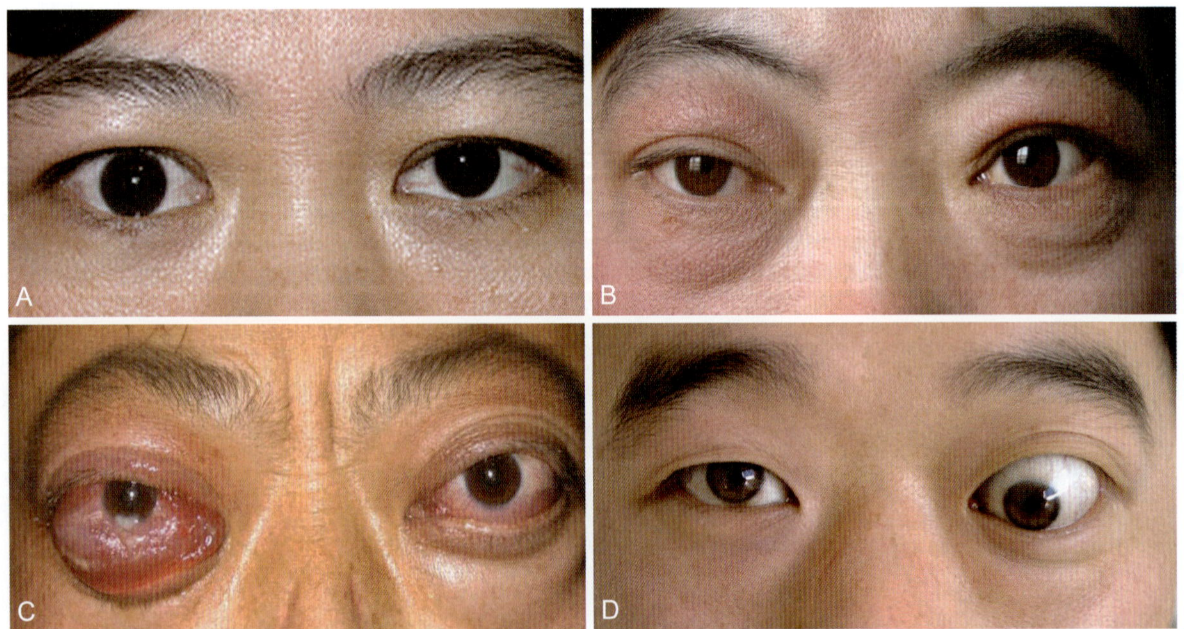

图 9-7-5 TAO 的分期与分度

A．轻度 TAO；B．中度活动型；C．重度活动型；D．静止期稳定型

四、甲状腺相关眼病的诊断

由于甲状腺疾病与 TAO 的关系密切，所以，对所有 TAO 的患者，除进行眼部的检查外，均应进行甲状腺功能等全身检查。

（一）眼部检查

包括前述眼部症状和体征检查。眼压检查和眼肌牵拉试验等。TAO 典型的表现是伴有眼睑回缩和迟落的眼球突出。

（二）甲状腺功能及内分泌轴的实验室检查

1．血清甲状腺素测定：T_3、T_4（包括 TT_3、TT_4，FT_3、FT_4 等）检查。一般甲亢升高、甲低时水平减低。

2．血清 TSH 测定：一般甲亢时 TSH 减低，甲低时 TSH 升高。尤其是对 T_3、T_4 检查正常者，TSH 异常可提示为亚临床型病变。

3．血清促甲状腺激素受体抗体（TRAb）检查：未治疗的 Graves 病，TRAb 阳性率高达 68.4% ~ 95.2%，有眼病患者比没有眼病者阳性率更高，但抗体的水平与眼病的严重程度无明显相关性。

4．抗甲状腺抗体测定：包括甲状腺球蛋白抗体（TGAb）、甲状腺微粒体抗体（TMAb）或甲状腺过氧化酶抗体（TPOAb）。其意义是在桥本病时阳性率高达 90% 以上。

5．放射性 ^{131}I 摄入试验：正常 24 小时吸碘率是 5% ~ 30%。甲亢时增高，甲状腺功能正常的 TAO 患者此值正常。

6．促甲状腺激素释放激素（TRH）兴奋试验：甲亢患者，由于 T_3、T_4 的负反馈作用，TSH 对外来 TRH 不反应，TSH 无明显升高；甲低时对外来 TRH 反应强烈，明显升高。

7．T_3 抑制试验：利用超生理剂量的甲状腺制剂，检查 TSH（甲状腺吸碘率）受抑制情况。甲状腺功能正常的 TAO 患者，T_3 试验吸碘率明显受抑制。甲亢患者一般不受抑制，对甲亢诊断有一定价值。

（三）尿和血中 GAG 的测定

糖胺聚糖（glycosaminoglycans，GAGs）不受甲状腺功能影响，仅受 TAO 疾病活动度影响。TAO 活动期患者血和尿中 GAG 水平增高，治疗后下降。GAG 检查对 TAO 活动期诊断和预测免疫抑制剂疗效具有较高的价值。其特异性和敏感性可高达 95%。

（四）影像学检查

TAO 患者影像学检查的特征是双眼多条眼外肌肌腹肥大，而肌腱不肿大。

1. 超声检查

B 超检查可测量 4 条眼外肌肥厚程度和显示其形态。

2. CT 检查

轴位 CT 可良好显示内、外直肌的形态和肥厚情况（图 9-7-3）；冠状 CT 可显示四条直肌的断面和肥厚情况；矢状位成像可见上、下直肌肥厚情况和形态。CT 检查还可发现视神经是否受压。

3. MRI 检查

除可显示眼外肌的形态变化外，还可显示肌肉的病变情况。认为在炎症浸润水肿期，眼外肌 T_1WI 低信号，T_2WI 中强信号；眼外肌纤维化期，T_1WI 低信号，T_2WI 仍呈中低信号。

五、甲状腺相关眼病的病理和生化研究

TAO 的病理改变几乎涉及眶内各种组织，但以眼外肌、脂肪和结缔组织病变最为明显。大体组织观察可见患者眼外肌水肿和增粗、眶内脂肪体增大、结缔组织容量增加。

病理组织学基本病理改变为炎症期单核细胞（主要是 T 淋巴细胞、少量巨噬细胞、B 淋巴细胞、浆细胞、散在的肥大细胞等）浸润；静止期脂肪变性，眼外肌纤维化（图 9-7-6）和透明样变。

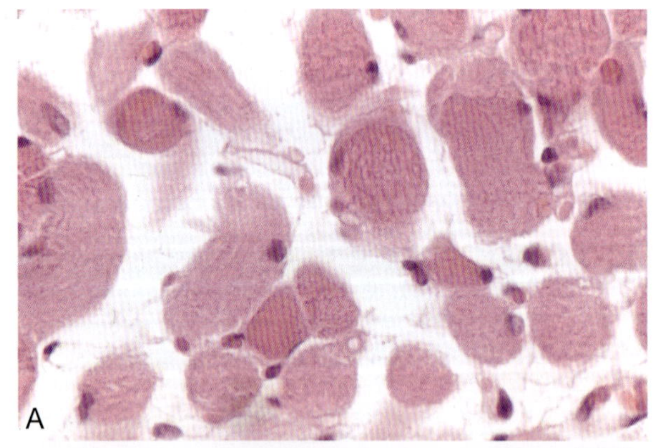

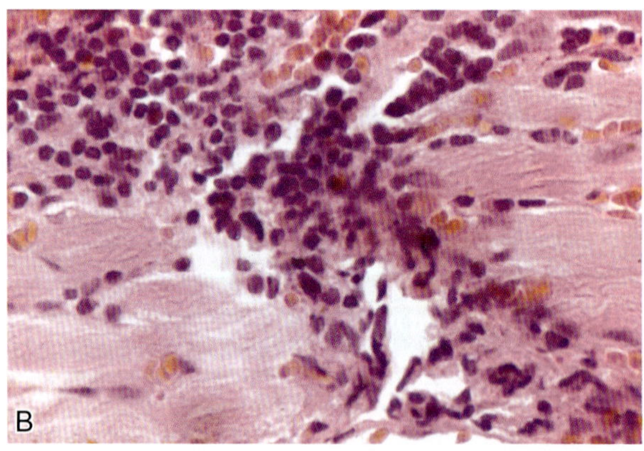

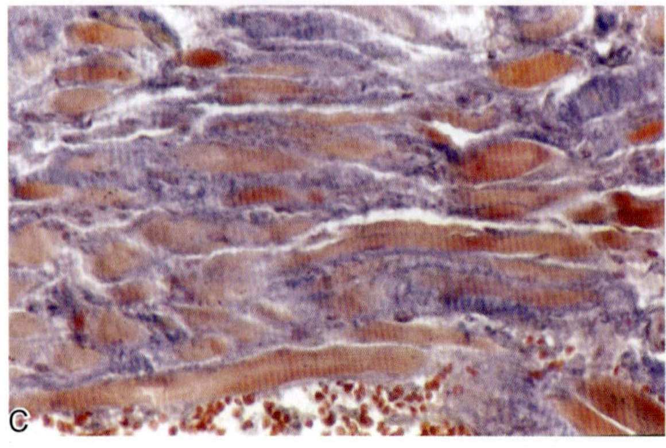

图 9-7-6 TAO 的眼外肌病理改变

A．正常眼外肌；B．淋巴细胞浸润；C．纤维化

注：本组病理图片由四川大学罗清礼教授提供

（一）眼外肌

炎症细胞浸润部位主要集中在眼外肌肌腹，肌腱区无炎症细胞浸润。炎症细胞存在于肌间质和肌膜，肌纤维本身无细胞浸润、形态学正常。但肌纤维被增殖的结缔组织及其分泌物GAG和透明质酸积聚的液体广泛分离，导致间质水肿、肌间隙增宽、肌肉增粗。成纤维细胞活性增加，大量胶原形成，晚期眼外肌广泛纤维化和萎缩（瘢痕化），导致永久性功能障碍。

（二）脂肪

球后眶内脂肪和结缔组织大量炎症细胞浸润，导致软组织增生和水肿，体积增大，脂肪变性。

（三）泪腺

可有不同程度的淋巴细胞和浆细胞浸润，间质水肿，但一般无纤维化。

生化研究显示，激活的淋巴细胞产生淋巴因子，诱导其他炎性细胞进入病变区，或刺激纤维母细胞增生和产生亲水性的GAG和透明质酸，GAG和透明质酸大量聚集使组织水肿，导致眶内体积增加、眶压增高、静脉回流受阻。

六、甲状腺相关眼病的发病机制研究

根据TAO和甲状腺的密切关系，以及对免疫抑制剂有良好的反应，认为TAO是一种与甲状腺相关的器官特异性自身免疫性疾病。是细胞免疫还是体液免疫功能异常尚不清楚。由于眶内不存在淋巴器官，故研究集中对免疫细胞和免疫分子（免疫球蛋白、补体系统、细胞因子和黏附分子）的研究。

（一）免疫细胞研究

眶脂肪、结缔组织和眼外肌间质中以单核细胞浸润为主，多为CD_4^+和CD_8^+的T淋巴细胞，少量为Leu-26$^+$的B细胞浸润。

CD_4分子是T_H细胞的重要表面标志（分为T_{H1}和T_{H2}）。T_{H1}细胞分泌IL-2、IFN-γ、淋巴因子、GM-CSF等，主要辅助T_C细胞发挥杀伤功能或参与迟发性超敏反应；T_{H2}细胞分泌IL-4、IL-5、IL-10、IL-3、GM-CSF等，主要辅助B细胞产生高滴度抗体。

T_{H1}在病变的眼外肌中有明显的基因表达，且与CT显示眼外肌肥大程度相符合。故认为T_{H1}细胞介导的细胞免疫反应在TAO的早期可能起主导作用，而晚期T_{H2}细胞介导的体液免疫可能起主要作用。

（二）眶组织抗原分离和抗体研究

根据甲状腺疾病和眼眶组织病变的密切相关关系，推测认为甲状腺抗原与眶内软组织有交叉抗原性。但至今尚未确定相应的抗原和抗体。目前主要研究情况如下。

1．TSHr 和 TRAb

对甲亢研究结果较为确定的是，甲状腺滤泡细胞表面的促甲状腺素受体（thyrotropin receptor，TSHr）作为自身抗原，刺激机体产生促甲状腺激素受体抗体（thyrotropin receptor antibody， TRAb）。这种抗原抗体的反应，促进了甲状腺滤泡功能活性，T_4，T_3 分泌和释放过多，导致甲状腺机能亢进。TAO 患者研究显示：眶脂肪组织中有 TSHr 的表达。将 TAO 患者的眶组织植入免疫缺陷鼠体内，每周抽取血样，大多数鼠产生 TRAb，而非 TAO 患者的眶组织植入则无此抗体产生。

但 TRAb 注入人体并未引起 TAO，故认为 TRAb 不足以引起 TAO，且临床上 TRAb 高滴定度与 TAO 的严重程度不一致。

2．眼眶和甲状腺共同抗原

用 64 kD 抗体和 23 kD 抗体分别探测到人和动物眼外肌、眶成纤维细胞和甲状腺组织中有共同抗原存在。但均缺乏组织和疾病特异性。寻找眼眶和甲状腺共同抗原是 TAO 研究重要内容之一。

3．免疫球蛋白可变区基因

对 TAO 眶组织浸润的 B 细胞分泌的抗体可变区基因分析发现：重链和轻链高变区基因的限制谱（restricted spectrum），类似于风湿性关节炎的情况。

4．免疫调节蛋白

HLA-DR，EAM-1，热休克蛋白存在于 TAO 患者眶组织中，这些蛋白被认为与免疫反应密切相关。反应仅发生在 TAO 的眶结缔组织中，而眼外肌和正常眼眶结缔组织中未见反应。

5．动物模型

虽然 Shimojo (1996)，Soliman (1995) 和 Costagliola (1998) 分别建立了甲亢相关模型，但尚未成功建立得到广泛认可的 TAO 动物模型。

Many（1999）采用 BALB/c 裸鼠，给人 TSHr 的 cDNA，或使用 TSHr 合成蛋白免疫，17/25 动物眶组织中有淋巴细胞和肥大细胞浸润、脂肪组织积累、PAS 阳性物（黏多糖）导致的水肿、肌肉纤维分离、TSHr 免疫反应。被认为是第一个 TAO 模型，但需要进一步证实。

（三）细胞因子（cytokines）

TAO 患者血清中，发现 IL-2 和 sIL-2R（可溶性 IL-2 受体）、IL-6 和 sIL-6R 浓度升高。

免疫组化研究发现：IFN-γ、TNF-α、IL-1α 存在于早期活动期 TAO 眶浸润单核细胞胞浆和邻近的结缔组织中。提示 T 细胞和抗原提呈细胞激活。另一些研究发现：IL-2、IFN-γ、TNF-α；IL-4、IL-5、IL-10 均存在于 TAO 眶组织中，前者代表 T_{H1} 细胞亚型（介导细胞免疫），后者代表 T_{H2} 亚型，介导体液免疫。

PCR 检测眶组织中细胞因子 mRNA 表达 IL-2、IL-4、IL-5、IL-10。这些细胞因子诱导 MHC-Ⅱ类分子、热休克蛋白、黏附分子等在眶纤维母细胞和血管内皮细胞表达，后二者作为免疫反应的靶细胞或效应细胞。

（四）黏附分子（adhesion molecule）

黏附分子在淋巴细胞激活和趋化、抗原提呈、炎症和免疫反应过程中起重要作用。在细胞因子和内毒素刺激下，表达于多种细胞。IFN-γ、TNF-α、IL-1α 可强烈促进 ICAM-1 表达，见于 TAO 的纤维母细胞和细胞外基质成分。

有研究显示，在 TAO 患者中，血浆 sICAM-1 水平显著升高，且与眼眶炎症的程度一致。使用糖皮质激素后，sICAM-1 水平下降者有明显治疗效果，而无效者 sICAM-1 持续高水平。

七、甲状腺相关眼病治疗的研究现状

虽然认为 TAO 属于器官特异性自身免疫性疾病，但其发病机制未完全阐明。一些研究显示，TAO 有一定的自限性，如 Perros 等对 101 例未做特殊治疗的 TAO 患者随访观察 5 年发现，约 2/3 轻至中度 TAO 能自行缓解，22% 病情稳定，仅 13.5% 加重。但具体到某个 TAO 患者，其症状和体征是自行限制而消失，或是向严重方向发展，目前尚无可靠预测方法。一般认为自然病程 6 月至 3 年。

TAO 的治疗，需要考虑许多因素，包括：甲状腺功能，病变分期和分级，患者的身体和心理状态等。认为有效的治疗方法包括：糖皮质激素、放射治疗和手术治疗，但各有其适应证。

（一）糖皮质激素

适用于 TAO 炎症活动期治疗。

1. 糖皮质激素治疗

20 世纪 50 年代开始小剂量糖皮质激素治疗 TAO 的观察研究，无明显效果，认为剂量太小。60 年代开始，使用大剂量糖皮质激素获得较好的效果，但糖皮质激素副作用发生率高，可达 60% ~ 90%。80 年代开始冲击量治疗研究，认为大剂量冲击、间歇治疗可控制病情发展且并发症少。

目前常规治疗剂量是口服强的松 60 ~ 100 mg/d，4 周后减量，1 ~ 2 周减 5 mg，使用 6 月。减量至 30 mg 以下时，部分患者可复发。几乎所有患者均有明显的糖皮质激素副作用发生。

冲击治疗使用甲泼尼龙 1 g/d，3 ~ 5 天，以后每周用药 1 次。80% 患者有效，并发症显著减少。

由于全身应用糖皮质激素的副作用，一些学者探讨对轻、中度患者局部眼周或眶内用药治疗。给曲安奈德 40 mg，氟美松 5 mg，2% 利多卡因适量眶内注射，2 ~ 3 周一次。认为眶内局部应用去炎松和氟美松，多数可获得较好的效果而全身并发症少。

2. 环孢霉素

对糖皮质激素反应差者，联合使用环孢霉素 7.5 mg/(kg · d)，有较好的效果。

（二）TAO 的放射治疗

1913 年 Juler 开始给 TAO 患者使用放射治疗。早期使用 X 线和 ^{60}Co，1973 年 Donaldson 开始使用直线加速器。一般认为 20 Gy 为有效剂量，在 2 周内分 10 次进行，对 65% ～ 75% 患者有效。照射范围为双眼赤道部后至眶尖部，侧野照射。强调放射治疗应在治疗经验丰富、技术熟练的中心进行，否则可导致视神经损伤和双目失明。

认为放射治疗适用于炎症反应明显、眼突严重、视神经受压和视力受损者。可与糖皮质激素联合应用，或在糖皮质激素冲击治疗后使用。

射线作用于浸润的炎症细胞使其失活，减少介导炎症反应的细胞因子的产生；作用于增生的纤维母细胞，使其产生的 GAGs 物质减少或消失，减轻组织水肿肿胀。故可减轻软组织炎症和水肿肿胀、降低眶内压力和眼突度。

放射治疗仅用于炎症活动期，而对纤维化期无效。并发症包括白内障、视网膜病变和视力丧失。

（三）手术治疗

重症 TAO 炎症活动期，糖皮质激素治疗效果不佳，眼球突出导致严重角膜损害、眶压增高视神经压迫视力损害者，可行眼睑缝合或眶壁减压术。

TAO 静止期并发症，如眼球突出严重影响外观、眼外肌纤维化导致限制性斜视和复视、眼睑回缩睑裂不能闭合，可在炎症稳定 6 月后，分别给予眶壁减压眼球复位术、眼肌后退矫正限制性斜视和复视，以及眼睑退缩矫正术。

八、甲状腺相关眼病研究存在的问题

（一）TAO 的发病机制研究

有许多问题有待于解决：

（1）如果 TAO 是自身免疫性疾病，眼眶的哪些结构成分是自身抗原？TAO 多数有眼外肌肥大，部分表现为眼外肌、眶脂肪和软组织均有炎症反应，少数为眶脂肪体体积显著增加，自身抗原究竟存在何处，目前尚无确切答案。

（2）什么是诱发 TAO 的始动因素？虽然甲状腺功能紊乱和 TAO 密切相关，但 TAO 患者约 20% 先有眼球突出后出现甲状腺功能异常、约 40% 同时出现、40% 在甲亢治愈后出现眼病，似乎很难解释。

（3）TAO 是细胞免疫，还是体液免疫，或是以细胞免疫为主的疾病？目前尚无定论。

（二）甲状腺和 TAO 的关系

自身免疫性甲状腺疾病与 TAO 之间究竟存在什么关系？是同一种疾病，还是彼此独立，但密切相关？什么是甲状腺 - 眼眶的共有抗原？能否用 TSHr 抗原和 TRAb 这样的机制解释？

(三) TAO 的临床表现

为什么部分甲状腺功能亢进患者发生眼病，而另一些却没有？甲状腺功能正常和低下的TAO如何解释？为什么多数TAO为轻、中度炎症反应型患者，而仅约5%为重症且有严重的并发症？为什么TAO可以单眼发病，且四条直肌受累机会和程度不均等（不对称）？

(四) TAO 的治疗

甲状腺疾病和甲状腺眼病在治疗上有何联系？哪些临床检验指标可以监测TAO的活动性，为临床治疗提供指导？对TAO高效、快速、副作用小的治疗方法？重症TAO，以及对糖皮质激素不敏感病例如何治疗？合并糖尿病、高血压、心血管疾病、肾脏疾病患者的治疗？均是临床棘手而迫切需要解决的问题。

（朱　豫）

第八节　眼眶静脉曲张

眼眶静脉曲张（orbital varix，varicocele）是眶内静脉的扩张畸形。扩张的血管壁薄，血流低阻力、低流速，曲张静脉团块内混有正常的血管。多发生在眼上静脉系统，可为单个静脉囊状扩张或多条静脉迂曲扩张。分为原发性和继发性两种类型：原发性眼眶静脉曲张是一种先天性血管畸形；继发性眼眶静脉曲张，多由眼眶外伤或眼上静脉压力增高所致。眼眶静脉曲张多为单眼发病，好发于青壮年，性别无明显差异。

一、临床表现

(一) 体位性眼球突出

眼眶静脉曲张典型的临床表现为体位性眼球突出。低头或向患侧卧位眼球突出是颅内海绵窦血液重力性流入曲张的眶内静脉，一般不会引起严重症状。而头低至胸部以下时颈内静脉受压回流受阻，颅内静脉压增高，同时海绵窦内压力增高和血液重力双重作用，使血液流入眶内并有较高的压力，使眶内畸形的血管严重扩张，可引起眶内压急性增高，造成眼球突出、眶区胀痛、恶心呕吐、眼球运动障碍，甚至一过性视力丧失等高眶压症状。如能立即解除颈部压力后，症状可自然消失。

眼球突出程度与眶内畸形血管的大小和多少、颈内静脉压力的高低有关。如畸形血管位于眶前部，低头或颈部加压后引起眼睑肿胀，眼球向一侧移位，眼球突出不明显。

（二）眼球内陷

眼眶静脉曲张患者，一般端坐位或直立位时患侧眼球多轻度内陷（图 9-8-1）。眼球内陷是由于眶内异常血管长时间充盈扩张，压迫眶脂肪使其萎缩或吸收所致。此点有别于静脉血管瘤，静脉血管瘤患者也可表现为体位性眼球突出加重，但端坐位或直立位时仍有眼球轻度突出。

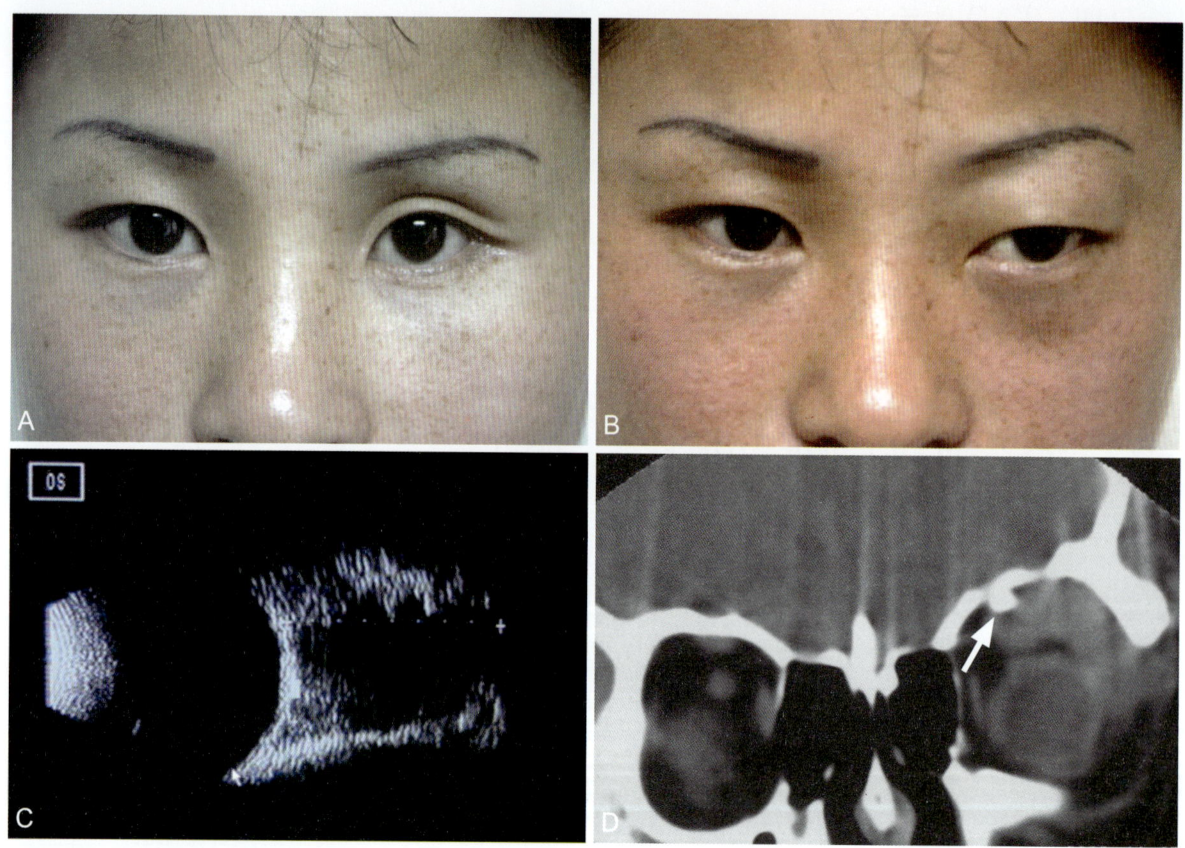

图 9-8-1　左眼眶静脉曲张组图

A．立位时左眼球明显凹陷，左眼眶区凹陷，上睑沟显著；B．颈部加压后眼睑饱满、眼球突出、面部充血；C．加压下 B 超检查：眼球后静脉充盈扩张呈低回声或蜂窝样团块；D．头后仰位冠状 CT 检查：左眶上部曲张静脉呈不规则软组织密度影，边界欠清，可见静脉石（箭头示）

（三）眶内出血

自发性的眶内出血常与眶内静脉异常有关。其发生机制为：畸形的血管较为脆弱，易受外伤或压力等诱因而致血管破裂；眶内静脉无瓣膜，当咳嗽、大便等因素导致腹内压突然增加而静脉压力突然增高时，压力直接传到眼眶血管，引起血管破裂出血。异常的静脉或静脉石存在，可导致自发性眶内炎症，引起血液循环障碍而导致出血。

由于眶脂肪有放射状纤维组织隔，阻滞血液流动，易在局部形成血肿。青年人眼外肌的肌间膜发育较好，故血肿可单独存在于肌锥内、或肌锥外。眶内出血可反复发生，导致急性眼球突出。

（四）超急性眼球突出

超急性眼球突出是指在极短的时间（可为瞬间或数分钟）内发生的严重眼球突出。眼眶静脉曲张超急性眼球突出多发生在以下几种情况：曲张静脉内的静脉石或血栓移动导致血液回流突然受阻，大量血液积存在眼静脉系统；曲张充盈的静脉由于体位或压力的关系发生扭曲，导致血液回流受阻；曲张的静脉破裂导致眶内急性大量出血。超急性眼球突出多伴有典型的高眶压症状：眼眶区剧烈胀痛，恶心呕吐，严重者眶内压力过高导致眼球和视神经供血障碍而失明。作者近几年遇到数例眼眶静脉曲张超急性眼球突出失明患者。

（五）视力损害

眼眶静脉曲张一般不影响视力。但弯腰和低头时可发生视力模糊，甚至一过性视力黑矇。眶内出血或静脉血液回流障碍，可导致暂时性视力丧失。少数情况下眶尖部出血或眶压急剧升高，视神经和眼球血供障碍，处理不及时，可导致永久性视力丧失。视力丧失是眼眶静脉曲张最严重的并发症。

（六）眼睑和结膜的改变

眶前部的静脉曲张，可见结膜下血管团，眼睑皮下迂曲扩张的静脉。

二、影像学检查

（一）超声检查

B 型超声对眼眶静脉曲张具有重要的诊断价值。仰卧位检查球后多无明显改变，令患者低头或颈部加压 40 ~ 60 mmHg 后，在眼球突出的同时，可探及球后脂肪内出现形状不规则的蜂窝样无回声区，具有可压缩性。此为压颈试验阳性。蜂窝样无回声区就是曲张充盈的静脉。

彩色多普勒可显示眶尖部导血管的位置，对手术设计有指导作用。曲张的眼眶静脉管壁极薄，血流和体循环沟通。颈部加压，颈静脉压力增高超过眼眶静脉压时，静脉血由海绵窦流入眼眶，血流朝向探头，显示红色血流信号；当颈静脉压力解除过程中，静脉血回流入海绵窦，血流背离探头流动，呈蓝色信号。借此可显示静脉曲张导血管的位置。

（二）眼眶 CT 检查

可准确地显示病变的位置、范围及其与眼外肌和视神经的关系。一般可在眶内不同部位发现形状不规则、边界不整齐的高密度区，均质或不均质。强化后病变区可增强。部分患者有一个或多个圆形静脉石存在。眶内出血显示为形状不规则、无明显边界的不均质高密度区。一般仰卧位检查时，眶内静脉不充盈，CT 可无异常发现。故 CT 检查应同时给颈部加压，或使用头后伸（低位）使眶内静脉充盈，才能发现病变部位。少数患者可见有眶壁的异常，如眶壁骨质缺损，眶上裂扩大等。

（三）MRI 检查

也可确定病变的位置和范围，在 T_1WI 显示为中信号，T_2WI 为高信号。一般眼眶静脉曲张，CT 检查即可，MRI 无特殊诊断意义。

三、诊断

根据立位时眼球轻度凹陷和低头时眼球突出（体位性眼球突出），压颈试验下 B 超显示球后蜂窝样无回声区即可确诊。CT 检查能更准确定位诊断。

四、治疗

眼眶静脉曲张，诊断容易，难在治疗。由于眼眶静脉曲张多发生在肌锥内，此处有许多细小的感觉和运动神经、视神经以及眼球和视神经的供养血管，曲张的静脉穿行其间，情况复杂。手术可能导致神经和血管损伤引起斜视、复视、眼球运动障碍，严重者视神经和供养血管损伤导致视力丧失。手术如不能全部取出曲张的血管、导血管栓塞不确切，术后可复发。而导血管的栓塞操作可能损伤眶尖或眶上裂的重要结构，出现严重的并发症。

（一）眶静脉曲张急性眼球突出的紧急处理

眶内出血或血流淤滞导致眶压增高、急性眼球突出，尤其是出现视力黑矇的情况下，需要采取紧急救治措施。

1. 眼眶和眼球按摩

如患者视力丧失，应立即进行眼眶和眼球按摩，降低眶内和眼内压力，直至明显降低眶压和眼压。如视力丧失时间短，随眶压和眼压降低视力可很快恢复。对仅有眶内出血，眶压不甚高，视力无明显影响者，可用弹性绷带加压包扎。

2. 脱水剂

甘露醇 250 ml 静脉快速滴注，或／和速尿 10 mg 加 50% 葡萄糖 40 ～ 60 ml 中快速静脉推注，紧急降低眶压和眼压。

3. 冲击量糖皮质激素

在采用上述措施有效降低眶压后，给甲波尼龙 500 mg 或氟美松 20 mg 静脉滴注，保护视神经。

4. 紧急手术减压

如上述治疗无效，或眶压极高、视力丧失，应立即手术。可剪开外眦韧带解除眶内压力，清除眶内积血和血凝块。必要时切除眶壁并剪开眶骨膜减压。

（二）眼眶静脉曲张常规治疗方法

目前，对没有上述紧急情况的眼眶静脉曲张，常采用以下措施。

1．保守观察

对于自觉症状轻、视力好、病变围绕视神经及手术易致意外视力丧失者，可嘱其避免弯腰、低头或用力屏气等使颈内静脉压增高的活动，进行保守观察。

2．局部药物治疗

曾有人注射硬化剂和平阳霉素，因效果不切确和毒副作用现已很少用。

3．手术治疗

目的是分离切除曲张的血管，结扎和栓塞导血管。但眼眶深部肌锥内甚至眶尖部操作，有较多并发症。

（1）视力丧失：是最严重的并发症，原因可能是手术损伤视神经、视网膜中央动脉或视神经营养血管、眶尖部出血和血肿等。所以对眼眶静脉曲张近眶尖的手术操作应小心谨慎，填塞适当。最好术中进行视力监护，发现视觉传导功能障碍，立即检查原因，积极抢救。

（2）上睑下垂、眼球运动障碍、斜视和复视：多是术中损伤运动神经的结果，少数是眼外肌损伤所致。

（3）术后复发：如手术中不能彻底清除分散的曲张静脉团，以及导血管封堵位置不良，术后曲张静脉易复发。

（4）术后眼球凹陷：静脉曲张患者有轻度眼球凹陷，手术取出曲张的静脉后，眼球凹陷更为明显。目前矫正眼球内陷的方法主要为眶内放置填植物。常用的眶内填充材料为羟基磷灰石、高密度多聚乙烯、钛网等生物和金属材料。另有使用自体肋骨、髂骨等，因取材困难，手术较复杂，目前临床应用较少。

五、眼眶静脉曲张治疗的研究进展

由于眼眶内曲张的静脉多位于肌锥内，且分布难以确定。手术在肌锥内分离和暴露取出扩张的静脉而不损伤肌锥内重要结构是极其困难的。手术并发症风险较大，使患者难以接受，对眼眶病专业医师也是很大的挑战。就目前治疗研究情况，讨论如下。

（一）局部药物治疗

由于曲张的静脉属于发育成熟的血管，且管壁较薄，药物注射到其周围，对其作用不大。真正可破坏血管壁和血管内皮细胞的药物注射到眶内是极其危险的，可同时造成供应眼球和视神经的血管破坏。如将药物注射到血管内，很快就可经眼上静脉回流到海绵窦和颅内。故认为局部药物注射治疗眼眶静脉曲张可能性不大。

（二）显微手术

由于眼眶尤其是肌锥内血管神经结构微细而复杂，传统的手术方法并发症较多。目前，正在探讨使用手术显微镜，进行眶深部手术，精细分离曲张静脉，直视下栓塞和封堵导血管，减少手术并发症。但暴露眼球后肌锥内和眶尖部的病变，手术显微镜直视较为困难。

（三）介入技术封堵导血管

由于眼眶静脉曲张常规手术困难和并发症较多，人们希望能在影像学静脉造影下显示曲张的眶内静脉及其导血管，采用介入技术行导血管栓塞治疗。但目前的介入治疗技术多在动脉血管内进行，静脉系统疾病是否适合和能够进行介入治疗尚有待于研究。显微手术与介入技术结合，手术中分离暴露曲张的静脉或导血管，微穿刺技术和球囊栓塞亦是可考虑的方法之一。

（四）眶内脂肪填充

目前眼球凹陷的矫正，多使用硬性填充材料，沿眶壁填充缩小眶腔向前推挤眼球。而眼眶静脉曲张眼球凹陷主要是眼球后脂肪萎缩吸收所致，希望能采用自体脂肪颗粒注射移植、或游离脂肪瓣移植填充眶腔。脂肪组织来源丰富，取材容易，由于是自体组织无排斥反应，且脂肪颗粒可注射到眶内任何需要的部位。但脂肪组织移植后坏死吸收情况、脂肪颗粒注射后的改建存活情况，需要进一步研究。

总之，眼眶静脉曲张的治疗，有待于打破传统治疗方法，使用新技术获得突破性进展。

（朱　豫）

第九节　外伤性视神经病变

一、外伤性视神经病变及其流行病学情况

视神经损伤可发生在视神经眼内段、眶内段、管内段和颅内段，但以眼眶、头颅或面部撞击伤引起的视神经管区的视神经损伤最为常见。视神经管区视神经损伤包括视神经管内段、视神经的眶口、颅口及其附近部分。此区损伤的典型病变临床称为外伤性视神经病变(traumatic optic neuropathy，TON)。

典型的单纯TON受力部位为眉弓外侧处，多为减速损伤，外力沿额骨水平板向后方传递，作用于蝶骨小翼，致视神经管区骨质变形、移位和／或骨折挤压损伤视神经。骨折最常发生在视神经管的薄弱处，如蝶骨小翼根部、蝶窦顶部和筛窦外侧壁。临床资料分析，前额部和颌面部等眶周着力常常并发头颅及颌面等复合外伤，且伤情较重。

TON 的发生有明显的年龄和性别差异。患者以 19 ～ 45 岁青壮年为主，其次是 8 ～ 18 岁学龄儿童和青少年，男性占绝大多数。青壮年男性患者居多，主要是因为青壮年男性从事危险作业机会较多，以及与男性青少年和青壮年酒后驾驶有关。

二、外伤性视神经病变的临床表现

（一）外伤史

患者均有眶额部、头颅或面部钝性打击或撞击的外伤史。受伤原因以骑摩托车摔伤及机动车车祸为主，前者占全部病例的 50% 左右。其次是高空坠落伤，其他如砸伤、挤压伤和摔伤等所占比例较少。

（二）视力严重下降或丧失

多数患者视力光感或无光感。国内报道，TON 患者有 40% ～ 70% 视力在光感以下。国外报道视力无光感在 70% 左右。原发性损伤视力障碍多在伤后立即发生，或伤后数秒、或数分钟内发生。继发性损害可在伤后数小时或数日内发生视力减退或丧失，临床称为迟发性视力丧失。

（三）瞳孔传入路障碍

典型的表现是伤眼瞳孔散大、直接对光反射消失或迟钝、间接对光反射正常（图 9-9-1）。瞳孔对光反射是判断视神经损伤的可靠指征。但应注意的是：当双眼同时视物时，由于间接对光反射存在，双侧瞳孔均可为正常大小；遮盖健眼后，可发现伤眼瞳孔散大、直接对光反射消失或迟钝。

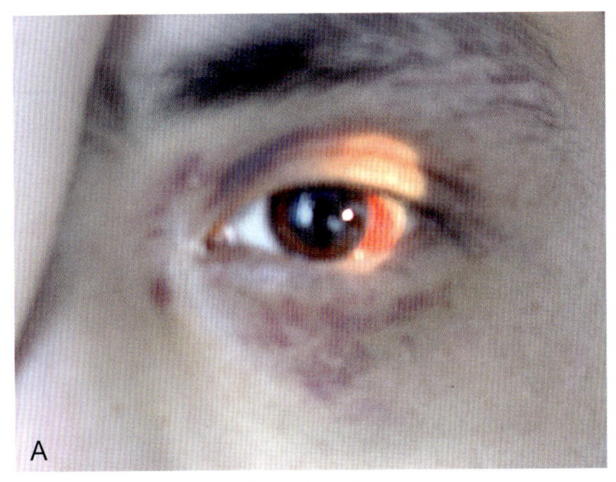

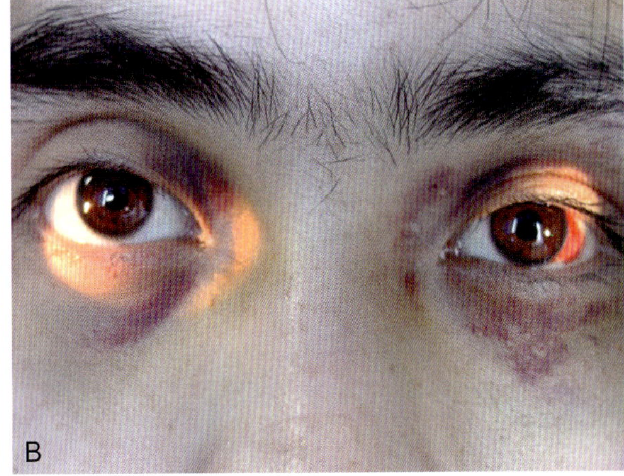

图 9-9-1 TON 瞳孔传入路障碍

A．瞳孔散大、直接对光反射消失；B．间接对光反射正常

（四）眼底检查

一般单纯性 TON，早期眼底可正常，2 周后随着视神经轴突的变性和坏死，出现视盘色淡、苍白等萎缩表现。

（五）视野缺损

如有部分残存视力，患者多有明显的视野缺损。视野缺损往往是象限性的，以下半象限为多（图 9-9-2）。中心暗点、旁中心暗点、中心外暗点、向心性缩小等情况均有报道。严重视力障碍仅在颞侧视岛有光感或指数。约 10% 患者一侧视力丧失，对侧眼颞侧偏盲，说明损伤涉及视交叉。

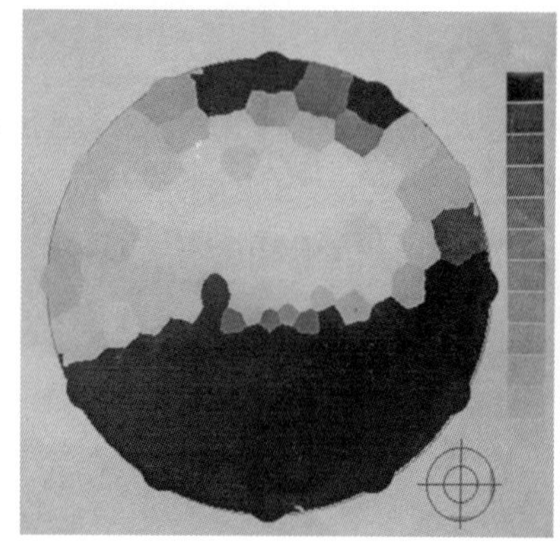
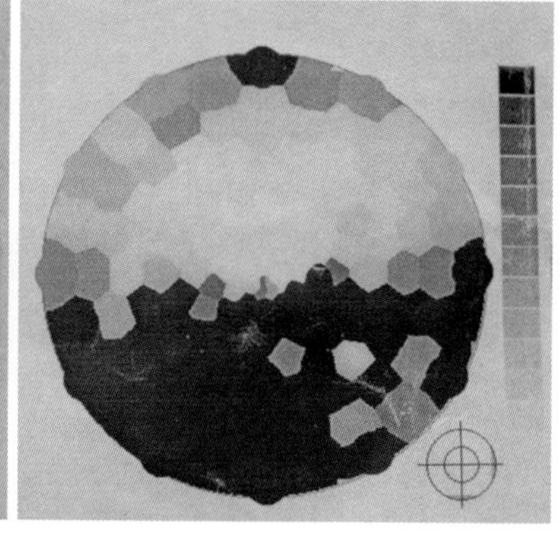

图 9-9-2　外伤性视神经病变双眼下半视野缺损

（六）其他损伤

单纯的 TON，多为眼眶外上方眶骨受力，外力传导至眶尖部造成骨折和视神经损伤。患者大多有眼眶外上方眉弓处裂伤或皮肤伤痕。约 80% 患者伤后有鼻腔出血。因为视神经管紧邻后组筛窦或蝶窦，视神经管及其附近骨折时，鼻窦黏膜撕裂出血，经鼻腔流出。前额部和颌面部等眶周着力常常并发头颅及颌面等复合外伤，且伤情较重。

三、外伤性视神经病变的诊断

根据典型的撞击或打击伤病史、视力严重损害、瞳孔传入路障碍，可做出视神经损伤的初步临床诊断。如眼球和眼底正常，F-ERG 正常，F-VEP 的 P_2 波潜伏期延长和波幅降低或波形消失，可诊断为 TON。视神经管薄层 CT 扫描，可明确有无视神经管区骨折及损伤情况，以决定是否行视神经管开放减压手术及进行手术设计。CT 和 MRI 相结合，可明确视神经损伤情况。

（一）影像学检查

1. X 线视神经孔位拍片

传统的 X 线视神经孔位拍片，仅反应视神经管口的情况，发现骨折的阳性率低。X 线视神经孔位拍片正常，并不排除视神经管骨折和管内段视神经损伤的存在。目前已少用。

2. CT 检查

CT 薄层（1 ~ 2 mm）轴位扫描，骨窗和软组织窗双窗位显示，能够发现眼眶骨壁、视神经管部、筛窦和蝶窦壁的骨折，窦腔积血以及视神经受压情况。冠状扫描可显示眶尖部、视神经管、蝶鞍区局部骨折和移位情况（图 9-9-3）。64 排 CT 扫描和三维成像可明确显示眶顶、颅底骨折情况。蝶窦、筛窦积血是视神经管骨折的间接征象。视神经管骨折部位可在管内段、颅口段、眶口段。

3. MRI 检查

显示视神经损伤局部增粗、受压移位、扭曲断裂（图 9-9-4）、视神经鞘内积血，以及颅脑损伤等情况。

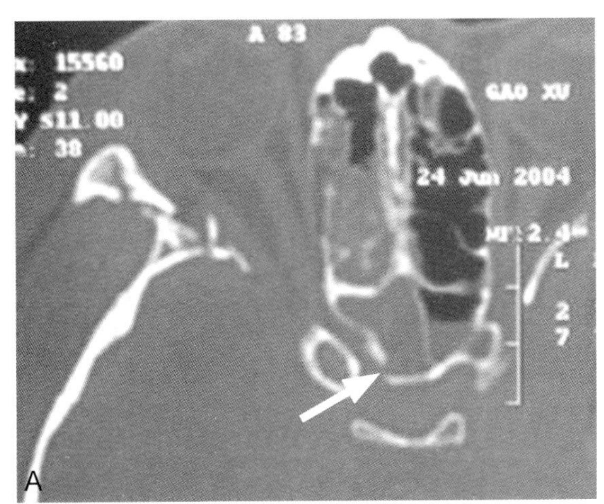

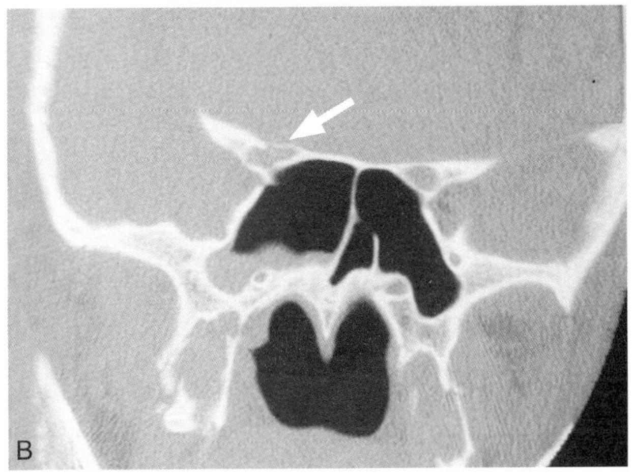

图 9-9-3 视神经管区骨折 CT 检查

A. 轴位 CT 扫描：显示右视神经管颅口骨折（箭头）、蝶窦积血。合并眶外壁多处粉碎性骨折，眶内壁骨折和筛窦积血；B. 冠状 CT 扫描：右视神经管骨折、变形（箭头），蝶窦积血

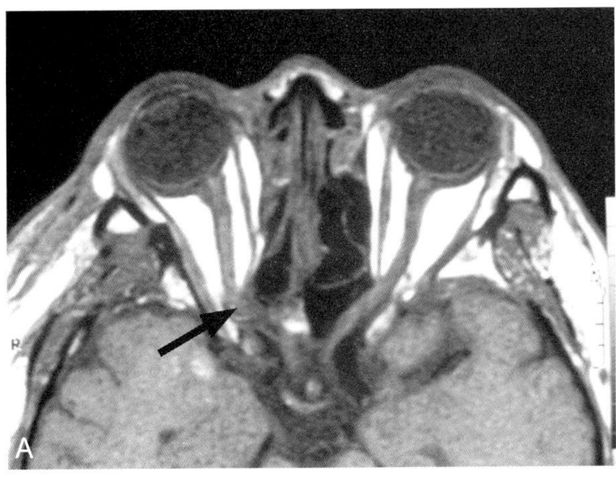

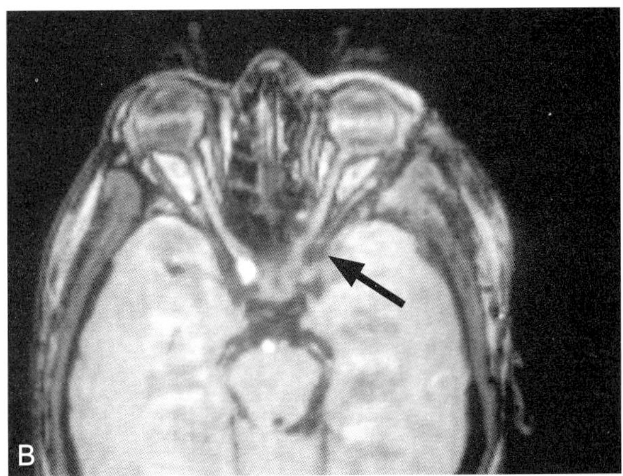

图 9-9-4 视神经损伤的 MRI 检查

A. 右视神经眶口部显著增粗呈球形；B. 左侧视神经管内段扭曲变形

4. 彩色多普勒血流成像（CDFI）检查

外伤可能导致眼动脉和视网膜中央动脉撕裂损伤和压迫，造成供血障碍。CDFI 检查意义：如眼动脉和视网膜中央动脉测不到血流，则视力不可恢复，治疗无意义；而血流异常者治疗效果差；眼动脉和视网膜中央动脉血流正常或相对正常时，才有恢复视力的可能。此项检查应当引起眼科医师的重视，尤其是进行视神经管开放手术患者，术前应当常规 CDFI 检查眼动脉和视网膜动脉供血情况。

但 TON 患者多不伴有眼动脉和视网膜动脉的损伤。

（二）视觉电生理检查

由于患者视力损伤严重，多采用 F-ERG 和 F-VEP 检查。典型的单纯 TON，无眼动脉及视网膜中央动脉损害，F-ERG 正常，F-VEP 表现为 P_2 波潜伏期延迟和波幅降低、少数波形消失。

动物实验中观察到：视神经仅仅受到压迫，可造成传导障碍和 F-VEP 波形消失，解除压迫 10 ～ 15 分钟，波形可恢复正常；视神经受到严重挫伤，F-VEP 在 5 ～ 15 分钟后波形永久性消失；视神经轻度挫伤，5 ～ 15 分钟后波形消失、或 P_2 波潜伏期延迟和波幅降低，但可在 7 天后部分恢复。临床眼眶手术中也观察到牵拉和压迫视神经，F-VEP 波形一过性丧失，解除牵拉和压迫后视力逐渐恢复。

F-VEP 改变与视神经的损伤程度是相一致，F-VEP 检查可以预测恢复可能性的大小，伤后如 F-VEP 振幅降低幅度小于 50%，不伴有潜伏期延长，则 67% 的视力预后可达 0.1 以上，36% 的视力会大于 0.5；如果 F-VEP 振幅降低达 50%，或潜伏期延长 30 毫秒以上，尤其在 VEP 记录不到时，日后视力恢复的可能性非常小。

四、外伤性视神经病变的发病机制

作用于眼眶、额部或头面部的外力，经骨传导至眶尖，使视神经管及其附近的骨质变形、骨折或移位，可造成视神经管区视神经的剪切、撞击及压迫性损伤。而外力撞击眼眶，使眼球急速前移或旋转可造成视神经的牵拉、扭转及撕裂伤，可发生在眼球和视神经的交接处、视神经相对固定的视神经管区，以及粗糙的前、中颅窝交界处的颅内段。TON 多发生于单侧，严重损伤可双侧受累。

目前认为，TON 的发病机制有原发性损伤和继发性损伤。原发性损伤是外力作用导致的视神经的撕裂、撞击和挫伤，视神经眶口或颅口的剪切损伤，以及营养视神经的血管断裂。继发性损伤包括：外伤引起血管痉挛或栓塞导致的视神经缺血性坏死；视神经管区的出血和肿胀导致的骨管或视神经鞘内压力增高引起的变性及坏死；骨折压迫和刺伤视神经引起的炎性反应、变性及坏死等。

五、外伤性视神经病变的治疗

目前认为，TON 尚无确切有效的治疗方法。但一些研究发现，24 小时内早期诊断和及时治疗者，治疗有效率明显高于 24 小时以后。故 TON 应作为眼科急诊，及时治疗、挽救视力。

（一）药物治疗

发现伤后视力丧失和瞳孔传入路障碍，应立即紧急救治。目前常用的方法如下。

1．糖皮质激素冲击治疗

大剂量糖皮质激素通过稳定细胞膜及溶酶体膜、减少自由基的形成及其对组织的损伤、降低细胞内钙离子浓度、维持局部血液循环及需氧能量代谢等机制，可减轻损伤区继发变性和坏死。伤后 6 ～ 8 小时内用药的效果较好，一般 48 小时内的每天剂量：甲泼尼龙 >80 mg/(kg · d)、地塞米松 1 ～ 2 mg/(kg · d)，故称之为超大剂量或冲击量治疗法。

此法是参照急性脊髓损伤的实验研究结果。对急性视神经损伤的实验研究证明，外伤后 2 小时内用大剂量甲泼尼龙 15 ～ 30 mg/kg 治疗，可明显减少视网膜神经节细胞凋亡，地塞米松每 6 小时 0.25 mg/kg 治疗亦可取得类似效果。而伤后 48 小时大剂量甲泼尼龙冲击量治疗，无明显视网膜神经节细胞保护作用，提示临床错过早期治疗时机效果不佳。但甲泼尼龙治疗 TON，临床报道结果差别很大。冲击疗法糖皮质激素剂量很大，效果不确切，潜在副作用必须重视，应慎重使用。

2．脱水剂

损伤后给 20% 甘露醇 125 ml 静脉滴注，3 ～ 4 次 / 日，有助于减轻组织水肿，缓解视神经管内和视神经鞘内压力。

3．神经保护剂

钙离子阻滞剂硝苯地平及尼莫地平可稳定细胞膜、阻断钙离子通道、减少钙超载损伤，又可扩张血管。谷氨酸受体拮抗剂 Memantine 及 MK 801 可预防和减轻神经元的损伤。抗氧化剂维生素 C 及维生素 E，可减轻自由基对组织的损伤。

4．神经生长因子

在众多的神经生长因子中，脑源性神经营养因子及睫状神经营养因子能促进损伤后的 RGC 存活及轴突再生。但目前尚未广泛应用于临床。神经节苷脂（GM-1）对脑脊髓损伤有一定疗效，被用于视神经损伤的治疗。但神经生长因子治疗视神经损伤的效果有待进一步临床观察。

5．其他

维生素 B 族、改善微循环和血管扩张剂、能量合剂等可能有助于损伤的修复。

（二）手术治疗

1. 手术治疗适应证

目前认为伤后迟发性视力丧失，治疗中视力有恢复而再次恶化者，是手术的适应证。而伤后立即视力丧失，经各种药物治疗无效，可考虑手术治疗，但效果有待于验证。

2. 手术治疗目的

去除视神经管及其附近的骨折和碎片对视神经的压迫，开放视神经管缓解视神经管内的压力以改善局部血液循环。术中必须开放视神经管全长及 1/2 周径，并切开管区视神经硬脑膜全长甚至总键环，才能起到充分减压的作用。

3. 手术路径

视神经管减压术一般分为经颅减压和经颅外减压两种不同的术式。颅外减压术又分为经鼻窦入路、鼻腔内窥镜经筛蝶窦入路及眶内入路等。

经颅视神经管减压术的优点包括能同时处理颅脑损伤和视神经损伤，合并眶上裂骨折可同时处理；术野宽阔，易直视下见到损伤部位和程度；可有效开放视神经管和切开视神经鞘膜。缺点是开颅创伤大。

鼻腔内窥镜经筛蝶窦视神经管减压术的优点是创伤小，出血少，无表面切口和瘢痕，易为患者接受。缺点是需要特殊设备和熟练的内窥镜下操作技术，筛蝶窦发育不良、骨质增生及鼻腔狭窄者会给手术带来困难，潜在感染可能性大。

眶内侧壁入路视神经管减压术的优点是手术创伤小，出血少。缺点是术野狭窄，面部留有小瘢痕，视神经管全程 1/2 开放困难，需要特殊的器械及熟练技术。

（三）治疗评价

TON 的临床治疗效果，文献报道差别很大。有文献报道，治疗后视力有进步 60% 左右，而我们的系统临床观察统计治疗后视力进步仅 35% 左右，且很少有恢复有用视力。大组病例报道，不同治疗方法分析，治疗效果差异无显著。说明目前 TON 尚无有效治疗方法。

六、TON 诊断和治疗存在的问题

虽然 CT 和 MRI 的应用，促进了临床上对 TON 的进一步了解，实验研究加深了对 TON 的认识，但 TON 的诊断和治疗仍然处于初级阶段，存在许多问题。

（一）TON 诊断存在的问题

虽然根据外伤后视力严重下降或视力丧失和瞳孔传入路障碍，能够定性诊断 TON。但损伤的程度、可复性损害或不可复性、损伤的部位尚不能够确切诊断。

首先，实验和临床研究均发现，当动物或人的视神经受到牵拉或压迫，视觉诱发电位波形消失，即一过性视觉消失。那么，外伤后视力丧失，可能是骨折或出血压迫所致，也可能是视神经严重挫伤导致，目前临床诊断尚不能鉴别这种情况。而这对治疗方法选择极其重要，因为前者给予紧急手术行视神经减压可有效治疗，如延误压迫缺血超过一定时间视神经继发变性和坏死，则由功能性损害发展成器质性损害。

其次，视神经损伤，从理论和实验研究结果分析，存在轻度的可恢复性和严重的不可恢复性损伤两种类型，或是轻、中、重度损伤。目前，临床虽能进行 TON 的定性诊断，但不能定量诊断，不能明确损伤的严重程度（可复性或不可复性），治疗显然是有一定盲目性。对严重的不可恢复性损伤，无论怎样治疗也是无济于事。只有分清这两种情况，才能正确选择治疗方案和评价哪种治疗方法有效。

希望能有检查技术手段的突破，既能显示视神经的形态，又能显示视神经的功能状态和供血情况，用于判断视神经的器质性损伤或是功能性损伤。目前 MRI 虽能可显示视神经形态，但视神经损伤的 MRI 表现尚不清楚，功能性 MRI 研究及其进展，有可能对 TON 的诊断和治疗有重要意义。

再者，视神经损伤的手术治疗，必须明确视神经管骨折和压迫的部位。目前，薄层 CT 视神经管轴位和冠状扫描，MRI 视神经和视交叉全长显示与视神经薄层显示相互参照可明确视神经损伤的部位。但许多视神经管开放手术前并未获得这些影像学的支持。手术设计无所适从，手术效果可想而知。

（二）TON 治疗存在的问题

1. 视网膜神经节细胞轴突损伤后的病理生理变化

视神经属于中枢神经的外延部分，视神经是由视网膜神经节细胞轴突组成，损伤后是否可以再生和恢复视觉传导功能尚无确切答案。所以，不同程度视神经损伤后视网膜神经节细胞和轴突的病理生理变化过程，以及对视觉传导功能的影响需要深入研究。

2. TON 治疗的时效性

假如部分视神经损伤是由骨折和视神经周围出血的压迫，或是视神经管内压力增高引起的缺血缺氧所致，那么，其治疗是有严格的时效性的。因为脑组织缺血数分钟功能不可恢复，视网膜缺血 90 分钟功能不可恢复，视神经缺血有效治疗时间应在两者之间。在实际工作中，由于外伤的时间、地点，医疗救护的时间差，以及进入医院后必要的 CT 和 MRI 检查，很少有患者在有效救护时间内得到及时的诊断和有效的治疗。TON 治疗的时效性是今后实验和临床研究的内容之一。

3. TON 的药物治疗存在的问题

糖皮质激素可增强损伤组织的耐受性、减轻组织炎症反应和组织肿胀而减轻继发损害，但在人体超大剂量使用的并发症应高度重视。脱水剂的使用对视神经管区特殊的腔隙效应，以及压迫性缺血是否有效值得探讨。确切有效的神经生长因子的种类、使用方法、剂量、疗程均需深入研究。

4. TON 的手术治疗存在的问题

（1）手术的时效关系：目前手术治疗是建立在缓解视神经管内压力、改善局部血液循环的理论之上，手术治疗的时机和效果关系密切。视神经管开放减压的手术时效关系是需要进一步观察研究。

（2）手术路径：根据目前的认识，视神经管开放手术应当开放视神经管全长的 1/2 管壁，并切开硬脑膜以及总键环，甚至有学者主张切开软脑膜缓解视神经轴索内的压力。按照此要求，仅颅底入路有较好的视野完成以上显微手术操作。

（3）手术解剖学研究的重要性：怎样达到以上手术要求而不破坏视神经硬脑膜和软脑膜的供养血管，又不损伤周围重要结构，需要细致的手术解剖学研究。尤其是切开软脑膜对视神经轴索和毛细血管的影响应予高度重视。目前手术方法的有效性和手术创伤可以通过与人类有类似视神经管的灵长类动物实验来判断，但实验许可困难和实验价格高昂。

（4）手术操作和手术器械：目前打开视神经管的方式主要有两种，一是磨钻；二是显微凿，前者产热即使有水降温亦可经骨传导热损伤脑膜和视神经，后者把握困难可造成损伤。适当的手术器械革新和手术操作过程需要进一步规范。

（5）手术局部用药：术中给予局部缓释药物促进神经组织修复是一个有待于解决的问题。

（朱　豫）

参考文献

1 朱　豫，宋国祥．眼眶病的诊断和治疗原则．中华眼科杂志，2002；38(7)：444－446

2 朱建波，李　彬，孙宪丽，等．泪腺上皮性肿瘤 261 例的临床和组织病理学特点分析．中华眼科杂志，2004；40(4)：220－224

3 Shields JA，Shields CL，Epstein JA，et al．Primary epithelial malignancies of the lacrimal gland．Ophthal Plastic Reconstru Surg，2004；20(1)：10－21

4 李玉皓，宋国祥．眼眶横纹肌肉瘤临床分析．中国实用眼科杂志，2002；20(3)：228－229

5 Jung A，Bechthold S，Pfluger T，et al．Orbital Rhabdomyosarcoma in Noonan Syndrome．J Pediatric Hematology/Oncology，2003；25(4)：330－332

6 史季桐，安裕志，孙宪丽，等．眼眶炎性假瘤的临床病理分析．中华眼科杂志，2003；39(2)：81－86

7 张　虹，宋国祥，何彦津．影像学检查在眼眶炎性假瘤诊断中的价值．天津医药，2000；28(9)：524－526

8 Mahr MA，Salomao DR，Garrity JA．Inflammatiory orbital pseudotumor with extension beyond the orbit．Am J Ophthalmol，2004；138(3)：396－400

9 高应弼，张方华．疼痛性眼肌麻痹综合征附 8 例报告．中华眼科杂志，1979；15(1)：49

10 Foubert-Samier A，Sibon I，Maire JP，et al．Long-term cure of Tolosa-Hunt syndrome after low-dose focal radiotherapy．Headache，2005；45(4)：389－391

11 张　虹，宋国祥，何彦津．原发性眼眶静脉曲张的临床分析．中华眼科杂志，1998；34(5)：393－395

12 Arat YO，Mawad ME，Boniuk M．Orbital Venous Malformations：Current Multidisciplinary Treatment Approach．Arch Ophthal，2004；122(8)：1151－1158

第十章 Chapter 10

眼外肌病

第一节　滑车神经麻痹

滑车神经支配上斜肌，该神经麻痹是最常见的眼外神经麻痹。最早的临床报告见于19世纪,但对其病因及发病机制知之甚少。直到1935年,由Bielshowsky对其进行详细的研究,并提出是垂直复视的主要原因，同时发现的经典的歪头试验的方法来诊断该病。手术治疗该病距今已经有40年的历史，20世纪60年代，Harada-Ito发明了上斜肌前部肌腱纤维矢状移位手术，Knapp在20世纪70年代发明的手术方法极大地提高了上斜肌手术的效果。

上斜肌麻痹分为先天性和后天获得性，一般先天性很难做出诊断，因为早期很多患者能借助头位来保持正常的双眼单视，只有到成年时，由于融合功能的减弱，而不能代偿时，出现明显复视而就诊，所以是否为先天性，就很难做出判断。

一、病因

先天性的上斜肌麻痹病因不清楚，有人认为是由于滑车神经核发育异常或其外周神经分支发育不正常所致。

后天获得性的上斜肌麻痹多由于脑部的外伤所引起，一般头部的外伤较重，有短暂的昏迷病史。另外的病因还包括糖尿病、高血压、脑血管硬化、甲状腺相关眼病、脑部的良性／恶性肿瘤、脑部的血管瘤、多发的脱髓鞘病变、多发硬化都可继发滑车神经麻痹。

二、病理生理

先天性上斜肌麻痹的患者据认为是由于上斜肌和肌腱的发育异常所致，Helveston在36例上斜肌麻痹的患者中发现有33例上斜肌肌腱松弛，有些患者肌腱附着点的异常，或两者异常都存在。

头部的外伤是后天获得性的主要原因，又由于滑车神经走行较长，所以该神经最容易受到损伤，在临床上最常见。在解剖上，滑车神经邻近脑幕，脑外伤后，脑幕最容易挤压滑车神经，造成神经损伤，导致支配眼球运动的上斜肌麻痹。不同部位的损伤可表现不同的结果，神经核的损伤表现对侧上斜肌的麻痹，这是由于神经核发出的神经纤维在前髓帆交叉到对侧所致，中脑的损伤、挤压和出血一般出现双侧上斜肌麻痹。

当出现对侧Horner征和同侧瞳孔对光反应缺失时，一般为滑车神经核和神经束的损伤。这是由于在中脑的背盖有交感神经通路，在上丘脑有瞳孔运动纤维分布。

滑车神经蛛网膜下腔段、海绵窦段和眶尖部的肿瘤或动脉血管瘤对滑车神经可造成直接的压迫，结构的改变而表现出神经损伤的症状。

三、临床表现

上斜肌的功能为眼球下转、内旋和外转，所以当上斜肌麻痹时表现出垂直、外旋复视，下方视野比上方视野明显。在有些患者，头部外伤昏迷后，在恢复知觉后首先诉这种复视，如波及双侧，则旋转复视更为明显。

先天性麻痹表现以头位为主，由于患儿自幼斜视，如为单侧麻痹，头位表现为向患眼的对侧肩倾斜，如为双侧上斜肌麻痹表现出的头位为下颌内收，有时虽然为双侧麻痹，但由于麻痹的程度不同，仍然有垂直复视，则仍然表现为头向低位眼方向倾斜。大部分这类斜视都能保留很长时间的双眼视功能，甚至到成年，但由于麻痹的斜视角度在各个方向上的扩散，续发出现斜视的共同性特点。这时可破坏双眼功能，如合并内外斜视的出现，常表现出内外斜的“V”征。在对成年患者进行诊断时，如合并“V”征和续发共同性时，往往要对患者不同年龄时期照片的头位进行比对，根据其头位的变化判断其原发受累的肌肉。

后天性上斜肌麻痹，多以复视为主，而不表现出头位。但由于头部外伤造成双侧上斜肌麻痹的患者则不同，这种病人一般有外伤后昏迷病史，眼球运动高低斜视表现不明显，而表现出的是旋转复视，其头位常为下颌内收，上方视野内的复视小，下方视野内的复视较大。

Parks 三步法在检查和判断上斜肌麻痹具有重要价值，通过逐步的分析和排除，最后确定出一条受累的肌肉，具体的步骤为：

第一步：在第一眼位（正前方）判断哪个眼高低，除去双眼水平直肌不予考虑外，设计的垂直肌肉有：双眼的上斜肌、上直肌、下直肌和下斜肌，共四对，八条肌肉。

第二步：判断高低斜度在眼球左转还是右转（第二眼位）时的变化，如向右转高低大，则受累的眼外肌为：右眼的上下直肌和左眼的上下斜肌；反之，如向左大，则涉及的眼外肌为：左眼的上下直肌和右眼的上下斜肌；两对，四条肌肉。

第三步：判断垂直斜视度在第三眼位（右上、右下、左上、左下）的变化，如右下大，受累的肌肉为右下直肌、左上斜肌；右上大，受累的肌肉为右上直肌、左下斜肌；左上方，受累的肌肉为左上直肌、右下斜肌；左下方，受累的肌肉为左下直肌和右上斜肌。在典型的单侧上斜肌的麻痹患者，通过该三步分析后，最后可发现两条功能较弱的眼外肌，一只眼的上直肌和对侧眼的上斜肌，结合 Bielschowsky 歪头试验（图 10-1-1，图 10-1-2）能鉴别出上斜肌的麻痹。其原理为：当患者头位表现向右肩倾时，头被动向左肩倾斜，左眼上斜视的斜度变大，则为试验阳性，表示左眼上斜肌麻痹；反之，患者的头位表现向左肩倾斜，当头被动向右肩倾斜时，高低斜度变大，则为右眼歪头试验阳性，表示右眼上斜肌麻痹。通过该试验，可把受累的麻痹眼外肌由可能的两条，确定为一条。

该三步法，有时在后天性上斜肌麻痹的成年患者表现不典型，尤其是对于头部外伤后造成的旋转斜视，甚至表现为歪头试验阴性。

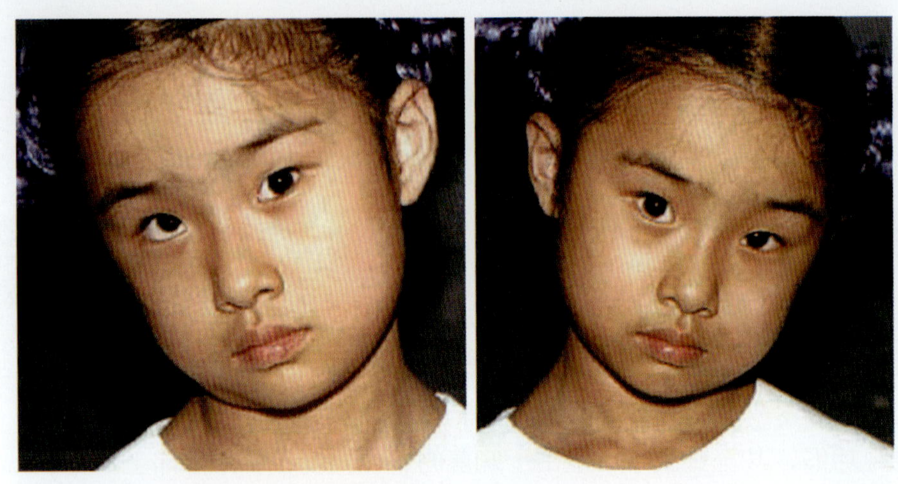

图 10-1-1　右眼上斜肌麻痹，歪头试验表现右眼阳性

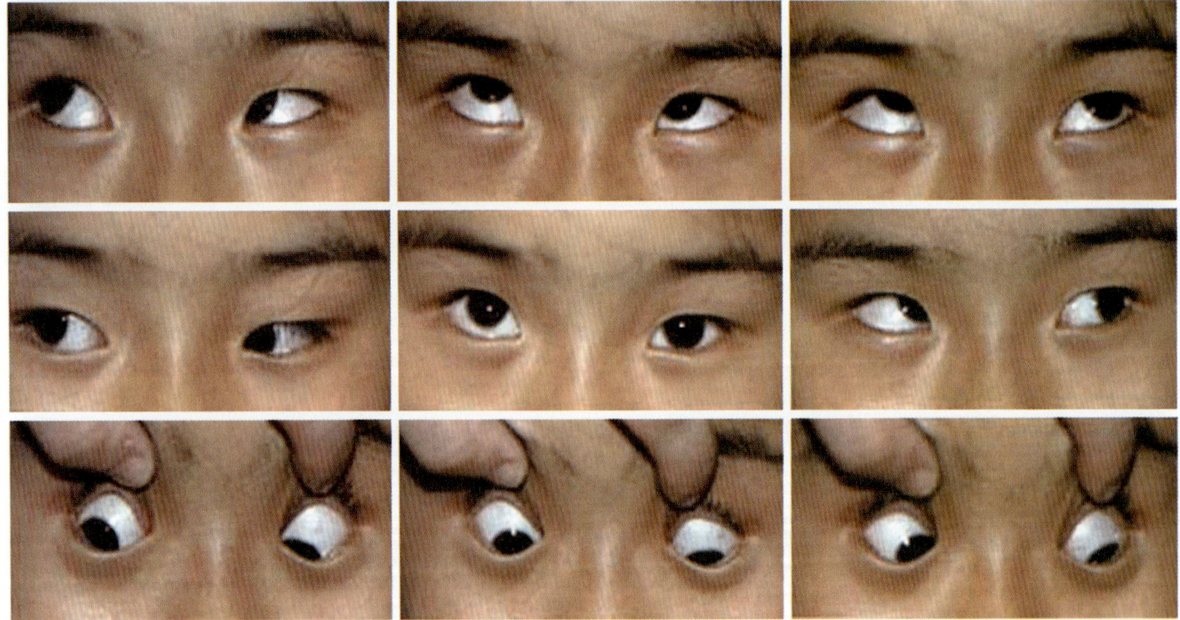

图 10-1-2　右眼上斜肌麻痹，表现第一眼位右眼高位眼，右眼下斜肌亢进，右眼上斜肌落后左眼下直肌强，左眼上直肌落后

四、治疗

（一）保守治疗

对于垂直斜视小于 10 三棱镜度的斜视，可配戴三棱镜进行矫正，但如果旋转斜视成分多的患者不适用，如旋转斜视。肉毒素 A（Botulinum toxin）作为神经肌肉接头的阻断剂可以治疗该类斜视，研究表明手术后斜视的欠矫和过矫，局部注射可避免再次手术。用量：1.5 ~ 5 单位 / 次。

（二）手术治疗

Knapp在20世纪60年代开始尝试用手术的方法治疗上斜肌麻痹，手术的方式根据斜视度在注视方向的差别进行分类。由于上斜肌的麻痹主要影响的是下方的注视野，一般在下方视野内的垂直斜视度较大，所以手术的设计也是以改善下方视野内的斜视为目的。手术的一般原则为：减弱麻痹肌的拮抗肌（如下斜肌是上斜肌的拮抗肌）和配偶肌（对侧下直肌）；加强麻痹肌的力量；适当减弱麻痹肌肉侧的上直肌。

对于合并下斜肌亢进的患者，手术首先要进行减弱下斜肌的手术，切断或切除8 mm，一般掌握的适应证为下斜肌亢进至少（++）。垂直斜视度小于等于15个三棱镜度的患者，如有下斜肌的亢进，看近的斜视度大于看远的斜视度，单纯下斜肌减弱手术一般能达到手术效果。

下斜肌亢进（+），垂直斜视度仍然小于等于15个三棱镜度的患者，看远斜视度大于看近，则进行对侧眼下直肌的腱肉手术，下直肌的后退术。

垂直斜视度大于20个三棱镜度，一般要选择两条肌肉，麻痹侧的下斜肌和对侧眼的下直肌。如果同视机检查和三棱镜检查发现麻痹侧的上直肌方向垂直斜视度较大，如有10个三棱镜度且牵拉试验发现上直肌有挛缩，则可以适当减弱该上直肌。

笔者一般不提倡进行上斜肌的加强手术，如上斜肌的折叠手术。其缺点主要是上斜肌加强后，手术效果容易回退，远期效果差，这是由于上斜肌麻痹，肌肉本身的收缩力不足所致。另外，上斜肌折叠后，肌腱返折结会影响肌腱在滑车处的运动。

对于垂直斜视表现不明显，而外旋转斜视较大的旋转斜视，手术采用Harada-Ito术式，上斜肌的前半部分向外和前方移位，以加强上斜肌的内旋力量。该手术并不产生垂直斜视，只是改善旋转方向的斜视度，所以是矫正旋转斜视的最佳手术方式。

近年来还有通过内眼手术旋转视网膜，改变黄斑的位置，以达到纠正旋转斜视的目的，由于该手术首先要人工造成视网膜脱离，手术后远期容易形成PVR，影响视力，还不能普及，另外手术存在风险较大，开展该类手术要慎重。

（王乐今）

第二节 外展神经麻痹

第六颅神经又名外展神经，主要支配同侧的外直肌（ipsilateral lateral rectus，LR），其主要功能为司同侧眼球的外展。由于是所有颅神经中走行最长的神经，所以最容易受到损伤，造成外展神经麻痹（abducens nerve palsy）。外展神经核位于桥脑，第四脑室底的腹侧，外临内侧纵束。大约有40%邻近内侧纵束神经元交叉到对侧，神经纤维下行到对侧的内直肌神经核，参加对侧眼的内收功能。

当该神经麻痹时，通常表现为水平有复视，第一眼位出现内斜。用麻痹眼注视时，斜视角大于非麻痹眼注视时的斜视角。患儿通常用代偿头位来消除复视，从而保持正常双眼视。成年人通常用麻痹眼注视，通过增大斜视角，使复视像远离中心视野，来消除复视（图 10-2-1）。

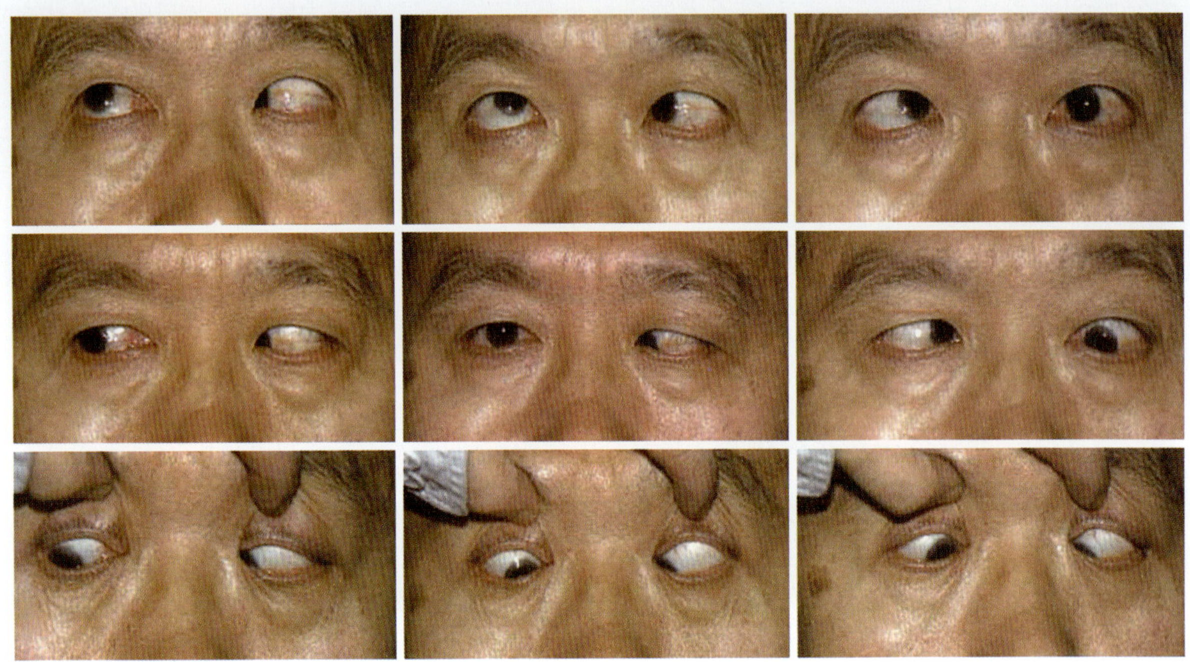

图 10-2-1　外展神经麻痹（左眼）

单纯的外展神经麻痹很罕见，如果要诊断单纯的外展神经麻痹，首先要排除是否有第七和第八颅神经的不全麻痹，同时检查眼球的运动和瞳孔对光反射。另外还要排除皮质脊髓通路是否正常，MRI（核磁共振）有时能发现脑干部的神经胶质瘤（儿童表现有视乳头水肿和眼球震颤，成人表现为病情进行加重）。

对于较为年轻的患者，如没有糖尿病和高血压病史，CT 扫描无阳性结果，腰椎穿刺进行脑脊液分析以排除脑膜炎。年长的患者要检查血沉（erythrocyte sedimentation rate, ESR）和蛋白激酶 C 以排除巨细胞性动脉炎。神经系统一切正常要注意其他斜视的鉴别诊断，如：先天性内斜视、Mobius 综合征和 Duane 眼球后退综合征。

一、病理生理

由于只有外直肌受外展神经支配，所以典型周围神经损伤病例只有出现水平斜视，不伴有垂直和旋转斜视。外展神经核的损伤通常伴有对侧眼内转功能不足，在临床中要注意鉴别。

二、临床表现

（一）发病率

8% ～ 30% 为原发性，10% ～ 30% 为细胞病变，3% ～ 30% 外伤，0 ～ 6% 血管瘤，0 ～ 36% 为缺血性。发病率为 2.5/10 万，仅次于滑车神经麻痹所致的斜视。

（二）死亡率

目前无这方面的报道，如果是脑干的神经胶质瘤引起的进行性外展神经麻痹，可导致患者的死亡。

（三）发病年龄

可见于任何年龄组。

（四）病史

主要注意下几个方面，内斜视、代偿头位、复视、视力下降、疼痛、听力下降、血管炎的症状等。

（五）物理检查

1．当眼球向同侧外转时，内斜的角度增大，看远明显。
2．单眼外转功能不足。
3．受累眼外转时有震颤。
4．视乳头水肿（如果颅内压增高）。
5．眼球震颤（多见于儿童，常继发于桥脑的神经胶质瘤）。
6．中耳炎症状。
7．眶壁骨折。
8．在巨细胞动脉炎患者有时可扪及非搏动的颞浅动脉。

三、病因

并不是所有的外展功能缺失都是由外展神经麻痹所致，眶内壁骨折、眼球后退综合征、甲状腺相关眼病等都可引起。

30% 的患者由于颅内压的增高造成脑干向下移位，使外展神经拉长而造成外展神经麻痹。

蛛网膜下腔病变也可引起外展神经麻痹（如出血、感染、炎症、肿瘤占位病变等）。

神经系统的脱髓鞘病变。血管病变。代谢病（维生素 B 缺乏、Wernicke-Korsakoff 综合征）。桥脑的神经胶质瘤。巨细胞动脉炎。先天性外展神经缺如（Duane 眼球后退综合征）。

头部及眼部的外伤。

四、诊断与鉴别诊断

1．Duane 眼球后退综合征。不仅具有眼球的外展功能缺失，同时伴有眼球后退，有时还出现眼球的上射（up shoot）和下射(down shoot)。

2．多发性眼外肌纤维化，不仅累及水平肌肉，而且还累及垂直肌肉。

3．甲状腺相关眼病，常伴有甲状腺病的全身和眼部的症状，如眼球突出、眼外肌肥大、眼睑的回缩和迟落等。

五、辅助检查

1．实验室检查：血常规、血糖、HbA1C、红细胞沉降率和蛋白激酶 C、血清抗体、糖耐量试验等。

2．影像检查：CT 扫描、MRI 和血管造影。

3．其他检查：如有糖尿病、肿瘤、甲状腺病、高血压、头部及眼部外伤、中耳炎等病，要进行这些病相应的检查。

六、治疗

（一）保守治疗

对于这类患者至少每 6 周进行复查，6 个月后观察复视的症状是否减轻和缓解，如需要可进行手术治疗。如果儿童有弱视存在，则在治疗期进行弱视训练治疗以提高改善视功能，远视屈光矫正应给全矫以减轻内斜视。对于有正常双眼视力的成年人和年龄较大的青少年，由于遮盖和压抑不会造成弱视，所以如果复视像较大不能配戴棱镜可遮盖和压抑麻痹眼，以消除复视，如复视像较小，可配戴棱镜消除复视。对于由全身性病引起的患者，要进行系统的内科治疗。

（二）手术治疗

在手术之前要明确这几个方面的问题，手术的时机？是继续保守治疗和手术治疗？外展神经是完全麻痹还是部分麻痹？手术方式选择是做单纯的内外直肌的退缩还是做肌肉的连接和移植？我们的经验一般是，手术时机选择在发病 6 个月以后。对于外展神经不全麻痹，内斜视的度数较小的，进行单纯的外直肌加强就可消除复视；内斜视度数较大的，外直肌加强的同时要进行拮抗肌的减弱术。对于外展神经完全麻痹的患者，在进行外直肌加强和拮抗肌减弱的同时，可以行外直肌与上下直肌的连接手术（Jensen 手术），或上下直肌的移植术。

七、并发症及手术预后

手术后残留内斜视和手术效果的回退，前者如果度数较小可配戴三棱镜，后者可再次进行手术。一般 6 个月后通过手术和保守治疗可消除复视。

（王乐今）

第三节 动眼神经麻痹

支配眼外肌的颅神经有动眼神经、滑车神经和外展神经，这些神经的病变和损伤可导致眼球运动的失调，从而与对侧眼的运动不协调。动眼神经是支配眼外肌的重要神经，它支配的眼外肌数量最多，有上、下直肌，内直肌，下斜肌及提上睑肌，此外还支配眼内瞳孔括约肌，所以损伤后影响的眼肌也最多。

首先表现为复视，眼位偏斜，表现为眼球的外下斜，合并有睑下垂，瞳孔散大，对光反射消失，如为双侧麻痹，还可伴有调节功能丧失，看近视力模糊。

动眼神经损伤后最常出现的眼部症状主要是由于动眼神经束部分受损所表现的症状，表现为所支配眼外肌功能的缺失，所以单独表现一条肌肉的受损的情况较为少见。更多的是表现为在水平和垂直方向都有眼球运动功能不足的影响，后天性的患者表现为水平和垂直方向有复视。完全麻痹的患者可出现完全性或不完全性的上睑下垂，当上睑下垂遮盖瞳孔时，可掩盖复视的症状，患者可以上睑下垂的症状来医院就诊。另外，眼部症状还有瞳孔的散大、对光发射消失，但有时在强光下仍然可有瞳孔收缩的反应。

神经系统的症状与动眼神经受损不同的部位有关，受损的部位不同，症状也表现不同。神经核的受损多来自中脑背侧部分的血管阻塞，引起核性动眼神经麻痹。中脑神经束部分的损伤，如在中脑的上半部，一般会表现为 Benedikt 综合征，包括损伤侧的动眼神经全麻痹，同侧击掌样震颤（损伤波及红核所致）和共济失调。如损伤在动眼神经束水平，波及大脑脚，则表现为 Weber 综合征，包括对侧不全麻痹和同侧的完全麻痹。动眼神经蛛网膜下腔部分的损伤，动眼神经从大脑脚穿出中脑，由于远离其他的颅脑神经，所以其受损的症状主要表现在眼部，不涉及其他部位，多表现为动眼神经的全麻痹，由于该部位一般最常见动脉瘤，一旦出血则还表现突然剧烈头痛、颈项强直、意识丧失等。另外脑膜炎症、肿瘤阻塞等其他病症都可波及动眼神经，造成动眼神经麻痹，一般还伴随有其他的神经系统的症状。

动眼神经眶内部分的损伤表现为上睑下垂，眼睑肿胀，结膜充血，结膜肥厚肿胀，多伴有支配眼外肌神经的损伤，从而出现复视、眼球运动障碍等症状。

一、临床表现

单眼动眼神经全麻痹由于受累侧的内直肌的麻痹，表现为外斜和辐辏功能的丧失，另外由于波及上下直肌和下斜肌，所以还表现为眼球的上下转受限。受累眼一般保留上斜肌的功能，所以可以出现下斜视。动眼神经的部分麻痹，在患者中表现内转、上转、下转的功能不足，甚至在症状轻微的患者中，只有在交替遮盖和马氏杆检查时才能发现有眼外肌功能的不足。如波及提上睑肌，则表现出上睑下垂，如明显，则诊断不难，但在轻微的患者中，诊断要测量双眼的睑裂宽度，然后进行比较，才能发现双眼的不同。受累眼的瞳孔表现为散大和对光反射迟钝，甚至强直性瞳孔，对光反射消失，这是由于起源于 Edinger-Westphal 神经核的交感神经受累所致。由于这些自主的副交感神经位于神经干的上方，当神经束的受到压迫损伤时经常波及这些自主神经纤维，而伴有瞳孔反射的异常。这些在脑干内走行在神经的鼻侧，出脑干后逐渐沿神经向下外移行。如果支配瞳孔反射的副交感纤维部分保留时，可以表现出受累侧的瞳孔对光反射的灵敏性与对侧的瞳孔基本一致，差别不明显。当支配瞳孔的交感神经系统表现损伤时，如 Horner 综合征、Claude Bernard 综合征和生理性瞳孔大小不同时，要仔细检查瞳孔的对光反射。受累侧的瞳孔括约肌松弛，该侧的瞳孔直径比对侧明显偏大。生理性两侧瞳孔大小不同与交感神经受损造成的瞳孔不等大要注意鉴别诊断，前者在强光下，瞳孔的直径比对侧大，在暗处的瞳孔直径大小基本接近；后者则相反，在暗处的瞳孔大小差异比在明处显著。

神经核部分的损伤临床表现，如为核性全麻痹，则表现同侧眼外肌麻痹和对侧提上睑肌不全麻痹（不完全上睑下垂）。这是由于从中尾核发出的神经纤维一部分不交叉的纤维支配同侧上睑提肌，还有一部分交叉的纤维支配对侧的上睑提肌，所以不仅表现同侧的损害，同时也表现有对侧损害。上直肌完全受对侧核发出的神经纤维支配，其纤维同侧发出后在对侧上直肌核下走行，所以一侧的上直肌核下神经受损后，可引起双侧的上睑提肌的麻痹。

神经束中脑部分的损伤，损伤一般可波及到红核，所以患者一般表现损伤同侧四肢的震颤和共济失调（Benedikt 综合征），同侧动眼神经麻痹。当大脑脚运动通路受损时表现为 Weber 综合征，同侧的动眼神经麻痹，对侧偏瘫。症状轻微的患者，通过双手对拉的肌力试验就可判定。不全麻痹的患者可出现受累侧足尖下垂、蹒跚步态、手腕部肌力不足。另外损伤轻度的患者，在走路时还表现有手臂摆动的缺失。

神经束蛛网膜下腔部分的损伤，当动脉血管瘤破裂出血导致蛛网膜下腔出血时，患者一般有意识的障碍，很难做检查发现眼球运动的异常，甚至完全不能进行初步的判断，但仔细检查，根据经验也可发现动眼神经是否麻痹。例如，在患者清醒时，通常可发现上睑下垂，但昏迷的病人较难。瞳孔的检查可发现为强直性瞳孔，由于支配瞳孔反射的纤维位于神经的表面，所以出血量的多少对其影响较大，越多则影响越明显。

神经束海绵窦部分的损伤，常合并有同时滑车神经损伤麻痹，但诊断较为困难，因为动眼神经麻痹时内转不到位，却又有受累侧的下直肌的功能不足。如果通过查同视机和双马氏杆的检查，就会发现旋转斜视，当眼球下转时，眼球会同时出现内旋斜视，如表现有外旋而没有内旋出现，则怀疑伴随有滑车神经的麻痹，这是神经束海绵窦部分损伤出现综合征表征的一种。

神经束眼眶部分的损伤，表现有结膜水肿、脱垂和眼睑肿胀（图 10-3-1）。

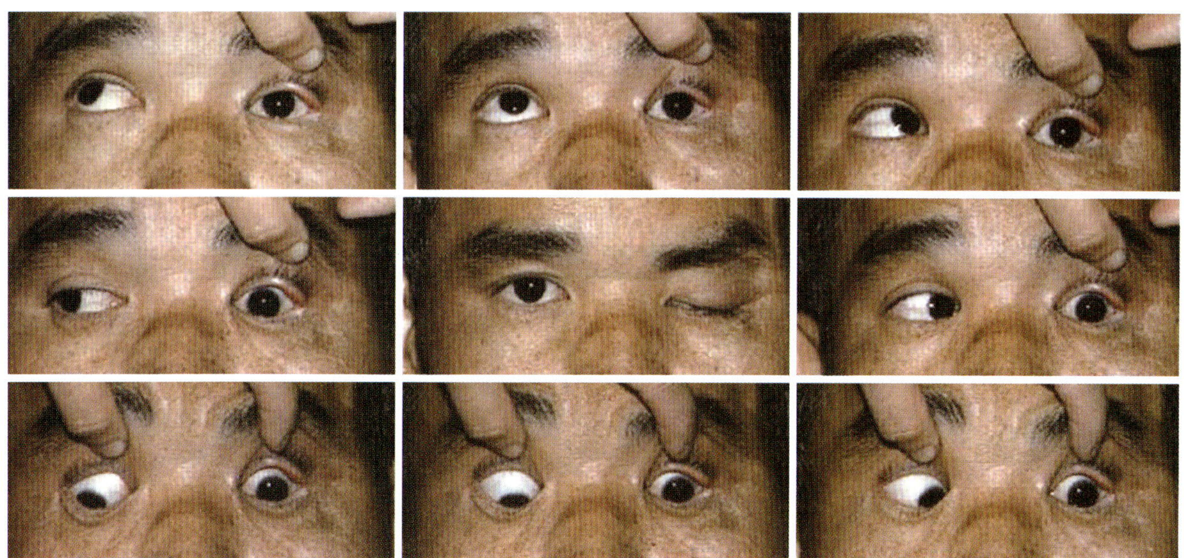

图 10-3-1 左眼动眼神经麻痹，表现左侧上睑下垂，外斜 A 征，左眼内、上、下转运动障碍，左侧上斜肌及外直肌强

二、病因

神经核部分损伤的原因有血管梗阻、出血压迫、神经胶质瘤病变和周围感染造成的脓肿。同样，神经束中脑部分的损伤也包括上述原因。神经束蛛网膜下腔部分的常见病变有动脉瘤、感染性脑膜炎、肿瘤细胞的阻塞、淋巴细胞和白血病细胞的阻塞等。神经束海绵窦部分的病变损伤常见的有肿瘤、血管病变、动脉瘤、动静脉窦漏等，都波及的动眼神经束，一旦出现，都会导致动眼神经的损害，造成运动障碍。神经束眼眶部的病变常见有眶炎性假瘤和眶横纹肌肉瘤、甲状腺相关眼病和其他类型的肿瘤（如淋巴瘤、血管瘤、脑膜瘤）。

三、鉴别诊断

（一）先天性外斜视

见于儿童，发病一般在出生后 6 个月内，也叫婴幼儿性内斜，其临床特点是斜视度数较大，一般超过 60 个三棱镜度，斜视明显，散瞳验光没有明显远视，斜视度数的大小与调节没有明显关系，双眼视力一般相差不大，能交替注视，甚至不形成单眼弱视，眼球运动没有异常，尤其是内转、上下转没有异常。检查眼球运动时要注意的是，小儿一般不能配合，要通过摇娃娃头试验来鉴别眼球内转是否到位，如单眼内转到位则不考虑为动眼神经麻痹。另外，这种外斜没有上睑下垂和瞳孔大小的异常。

（二）间歇性外斜视

间歇性外斜视与动眼神经麻痹最大的鉴别为前者能控制正位，斜视呈间歇性的特点，儿童一般不合并眼球运动的异常，如内转、上下转功能不足，并且斜视度数可随年龄的增加而变化，呈不稳定性，病程长的成年患者可合并下直肌功能不足，甚至表现有 A-V 型外斜。

（三）眼球后退综合征

无论哪种类型的眼球后退综合征的患者都表现有眼球运动障碍，当合并外斜视时，且眼球内转不到位，经常误诊为动眼神经麻痹。其鉴别要点为，典型眼球后退综合征在眼球内转时多表现眼球后退，睑裂缩小，外转时眼球前移，睑裂扩大，同时眼球合并内外转的障碍，甚至在眼球内外转时表现眼球的异常运动，如上射或下射。

（四）眼眶外伤限制性斜视

当眼眶外壁骨折造成外直肌嵌顿，造成眼球内转限制，表现为外斜时，要注意与动眼神经麻痹鉴别，通过影像学检查可清晰发现外直肌嵌顿的阴影，临床牵拉试验可发现外直肌被动牵拉试验阳性的结果。

（五）甲状腺相关眼病

该病可合并有外斜视的出现，在个别患者，当外直肌纤维化，可表现外斜视，又由于该病症波及到所有的眼外肌，尤其是四条直肌，所以多合并眼球运动的障碍。其临床鉴别要点为，患者多有甲亢病史，表现有眼球突出、睑裂增大和眼睑的后退和迟落，实验室检查可发现 T_3、T_4 的异常增高变化。

四、治疗

（一）药物治疗

由于动眼神经麻痹多见于60岁以上的老年人，且一般有糖尿病和高血压患者多见，所以对于原发病的治疗是非常重要的，在治疗原发病的同时一线选择的药物多非甾体类激素药物，如消炎痛等。同时可选择的药物，如维生素 B_1、维生素 B_{12}、肌苷、三磷酸腺苷、辅酶 A 等，该类药物可促进肌肉功能的恢复。

对于不能耐受复视的患者可做单眼遮盖，对于斜视度数较小的配戴三棱镜校正，再根据斜视度恢复的程度进行适当的调整。

全麻痹的患者，可出现外直肌的挛缩，为了保护外直肌，避免挛缩，可应用肉毒杆菌毒素 A（Botulinum）进行外直肌肌腹内注射，使其暂时麻痹，可减轻或消除复视，该药物作用可维持数周到数月，根据病情可多次注射，但对矫正斜视度大小，个体有较大差异。

（二）手术治疗

一般对病因和保守治疗无效，病程超过6个月以上，才考虑手术治疗。手术治疗的原则根据肌肉麻痹的程度，减弱内直肌的拮抗肌（外直肌）的力量，加强麻痹肌的力量。一般动眼神经麻痹分为完全麻痹和不完全麻痹，对于完全麻痹（上睑下垂、瞳孔散大、眼球内转不过中线或固定在外转位），被动牵拉试验发现外直肌挛缩，手术方式采取外直肌超常量后退，内直肌超常量缩短，即 Jampolsky 的死力平衡法（balance dead forces）。手术后一般追求的是第一眼位的正位，消除复视和代偿头位，并不能恢复眼球运动，手术前要反复向患者交待。

对于部分麻痹的患者可采用外直肌的适当减弱，内直肌适当加强的方法，以消除或减小正前方视野内的复视。如有下方视野有复视，眼球下转不足时，还可加强受累的下直肌，减弱对侧眼的下直肌，达到消除或减小下方视野复视的目的。当不能完全消除所有视野内的复视时，手术的目的是减小或消除前方和下方视野内的复视。

五、预后

病因不同预后也不同，一般由于缺血引起的动眼神经麻痹，预后较好，发病数周后绝大部分都能恢复。但其他的能确诊的病，如感染、肿瘤压迫等，病因不同预后则不同。

（王乐今）

第四节 布朗综合征

布朗综合征（Brown Syndrome）为 Harold W. Brown 在1950年首先报道的异常眼球运动现象。其临床特点表现为：眼球运动障碍，眼球内上转障碍，当合并有垂直斜视，则可出现下颌内收／上抬。

Brown 把该病的原因归因于上斜肌腱壳前部分变短或纤维化硬化，所以也命名为上斜肌腱鞘综合征。其发病部分是由于先天性上斜肌腱鞘发育异常，还有部分是由于下斜肌完全麻痹后，上斜肌挛缩造成。Parks 和 Cawford 认为上斜肌腱鞘紧并不是该综合征的原因，而是上斜肌腱短，缺乏弹性所致。

一、分类

（一）先天性布朗综合征

在眼球运动正常情况下，当眼球内上转时，上斜肌滑车和上斜肌止点之间的距离加大，如果先天性上斜肌腱短而失去弹性时，上斜肌不能完全舒张，从而限制眼球的内上转。另外，眼眶下部纤维与眼球粘连造成眼球运动障碍也可造成先天性布朗综合征。

（二）后天性布朗综合征

大部分为后天性上斜肌肌腱、滑车等部分受感染、外伤、手术、纤维化等病因引起。上斜肌腱鞘和滑车部分受创击后可造成血管扩张，局部水肿后，可出现暂时性的布朗综合征表现。巩膜扣环手术和上斜肌折叠手术，都可造成上斜肌过紧，表现出眼球内上转运动障碍，还有一种少见的现象是甲状腺相关眼病，波及上斜肌，造成上斜肌的硬化和肥厚，限制其舒张而出现布朗综合征的表现。滑车周围的腱鞘炎，使局部发生粘连，限制肌腱的运动而出现眼球运动的障碍。有些患者由于腱鞘狭窄，造成局部的纤维化，也可造成上斜肌的舒张受限。滑车周围的瘢痕和眼眶内上壁骨折时，一旦波及到肌腱时，均可造成运动障碍。

在临床上，据报道布朗综合征的发病率占斜视的 1/400 ~ 500，男女差别不大，女性多于男性，男性多为外伤造成，女性多为除了外伤的其他原因，单侧或双侧都可发生。

MRI 检查：当局部有症状，且出现典型斜视，怀疑滑车和上斜肌腱鞘有损伤和肿瘤侵及时，可进行 MRI 检查以进一步明确诊断。

二、治疗

（一）保守治疗

对于部分后天性的疾病导致的布朗综合征，如动脉炎、海绵窦炎等可进行原发病的治疗。感染引起可抗感染，一旦原发病控制，大部分病例一般会自然恢复。应用的药物主要有皮质激素、抗生素、非甾体类激素等。

（二）手术治疗

1．Wright 肌腱延长术，打开肌壳，暴露肌腱并行上斜肌肌腱切断，延长的断端用硅酮粘合，需要注意的是避免硅酮粘到腱鞘和巩膜。

2．对于没有双眼视功能的患者，可行上斜肌单纯断腱手术，其缺点是手术断腱后，断端不能控制，并且上斜肌表现为麻痹的占 50% ~ 85%，部分表现继发下斜肌亢进，如果发现亢进，可进行下斜肌后退等减弱手术。

3．上斜肌后退手术，通过移位上斜止端而减弱上斜肌的功能，一般经常表现手术后欠矫，并且眼球运动功能受影响。

（王乐今）

第五节 Duane 眼球后退综合征

Duane 眼球后退综合征（Duane Retraction Syndrome，DRS）于 19 世纪由 Sinclair（1895）、Bahr（1896）、Stilling（1887）、Turk（1899）和 Wolff（1900）描述并报道此病。1905 年 Duane 总结 54 个病例，并系统对其临床表现和治疗的结果进行回顾，阐明该类病的发病机制和治疗方法。1974 年，Huber 利用肌电生理的方法，根据其特点把 Duane 眼球后退综合征分为三种类型。Ⅰ型眼球运动障碍表现为眼球内转障碍，内转时睑裂变小，眼球后退，外转时睑裂变大；Ⅱ型表现眼球外转限制，内转时同样伴有睑裂变小，眼球后退，外转时睑裂变大；Ⅲ型表现眼球内外转都限制，企图内转时同样伴有睑裂变小，眼球后退，企图外转时睑裂变大；有些患者在内转或外转时可出现眼球的上射或眼球下射，这种眼球运动的异常，通常认为是由于“leash”效应所致。另外在临床上，有极少数垂直眼球后退综合征的患者，表现眼球上转时，眼球后退，睑裂变小等。有文献报道还有反向眼球后退综合征的患者，表现为眼球外转眼球时眼球后退，睑裂变小，内转时睑裂变大。

根据尸体解剖观察，明确其发病机制为该类病的患者中枢神经系统没有外展神经的发育，缺失。外直肌的神经支配是来自动眼神经的异常分支，据此可解释眼球后退的原理。一般认为是由于胚胎发育的异常所致，约 30% ~ 50% 的患者还伴有其他方面的发育异常，如面部、骨骼、神经系统等。

在遗传方面，一般多见散发病例，家族性患者极少，占所有斜视患者的 1%。约 40% 的患者合并内斜，被动牵拉试验表现内直肌阳性，呈紧张状态。当合并斜视时，一般有代偿头位，通过代偿头位一般能保留双眼视功能，而不形成弱视。所以，手术主要是矫正头位，同时恢复正前方的双眼视觉。

一、临床表现

病史常有斜视、异常头位、眼球内外转异常等表现。眼球运动表现多为水平运动的异常，内／外限制，伴随有睑裂的变化，眼球在运动过程中出现后退，有些患者还表现出眼球异常的垂直斜视（上／下射）。知觉方面的检查：患者一般通过头位的代偿而保留正常的双眼视功能，当出现水平或垂直斜视时，可出现复视的症状。根据不同的三种类型，有不同的临床表现。

Ⅰ型眼球运动障碍表现为眼球内转障碍，内转时睑裂变小，眼球后退，外转时睑裂变大（图 10-5-1）。

Ⅱ型表现眼球外转限制，内转时同样伴有睑裂变小，眼球后退，外转时睑裂变大（图 10-5-2）。

Ⅲ型表现眼球内外转都限制，企图内转时同样伴有睑裂变小，眼球后退，企图外转时睑裂变大（图 10-5-3）。

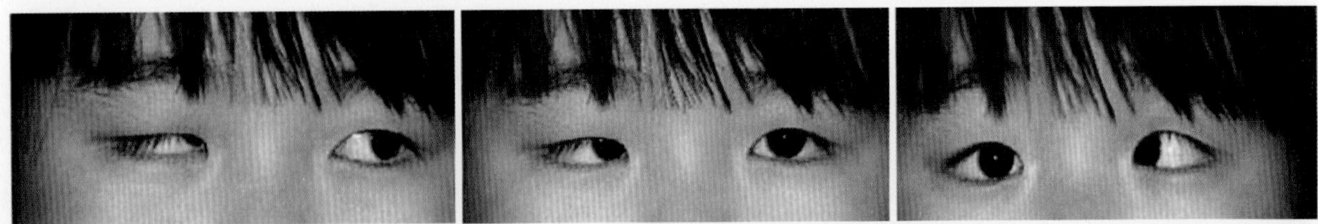

图 10-5-1　眼球后退综合征 Ⅰ 型

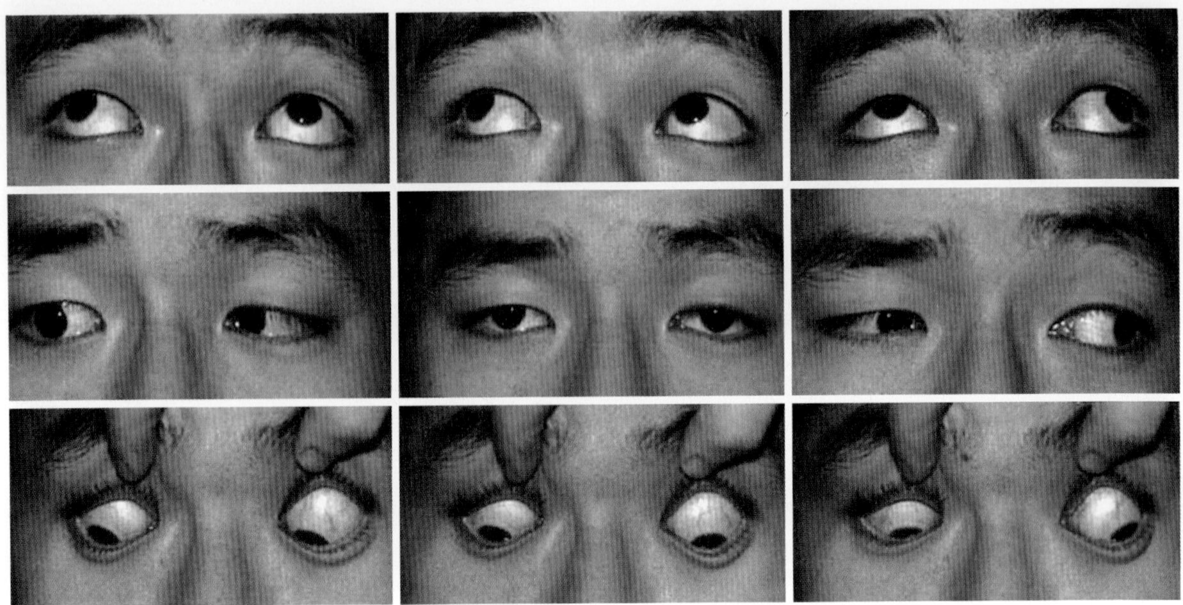

图 10-5-2　眼球后退综合征 Ⅱ 型

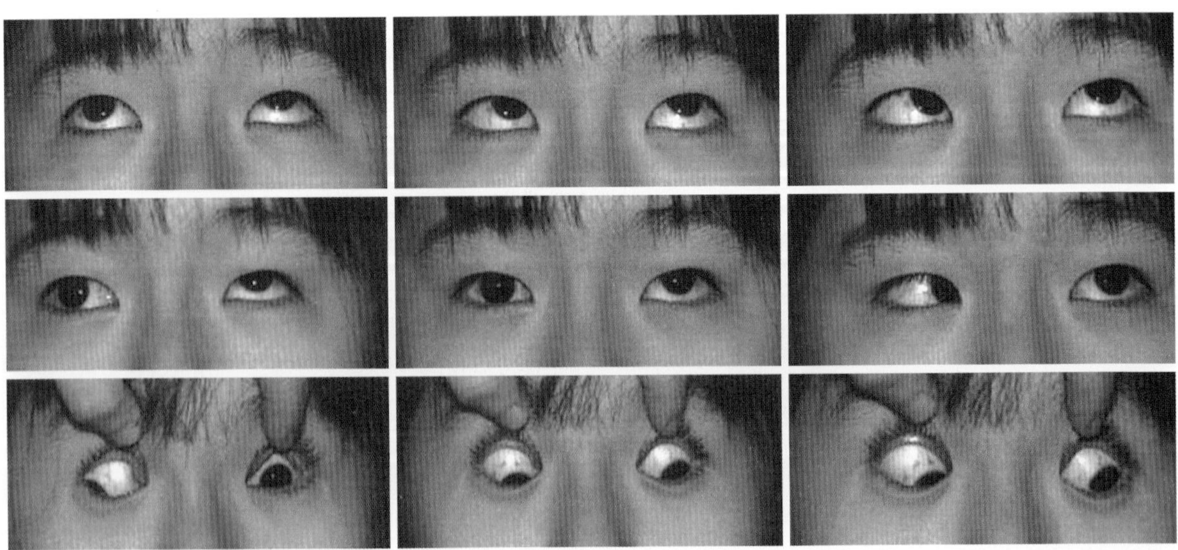

图 10-5-3　眼球后退综合征 Ⅲ 型

二、鉴别诊断

1. 外展神经麻痹

当麻痹时也表现外转运动障碍，需要鉴别的是眼球运动的变化不伴有睑裂的变化，只是表现为水平方向的运动异常，一般不合并垂直斜视。

2. Marcus Gunn Jaw-winking 综合征

该综合征的表现为睑裂的变化，一般与眼球运动无关，而伴随咀嚼的动作而产生。

三、治疗

手术治疗的目的是消除双眼异常头位，在第一眼位（正前方）恢复双眼视功能。但应该注意的是手术并不能恢复正常的眼球运动，也不能完全消除异常头位，所以，手术前要注意交待清楚。

手术的适应证主要是有眼球异常运动，如企图内转时合并有“上／下射”，第一眼位有斜视（内斜或外斜视）及异常代偿头位，其异常头位常表现为面左／右转，有些患者虽没有上述表现，但睑裂变化明显，出现假性上睑下垂，而严重影响外观，也需要手术治疗。关于手术年龄的问题，由于手术的目的是在第一眼位恢复双眼视功能，所以手术年龄对于儿童来说是非常重要的，一般手术年龄为 4 ～ 5 岁，这时的双眼视功能已经初步建立，小儿一般能配合检查，且一旦双眼视功能有破坏，也容易恢复。

直肌的后退手术是该类病的基本要点，禁止做肌肉的缩短手术，因为加强直肌力量的手术能使眼球后退加重，并限制眼球的运动。所以合并内斜手术一般行内直肌后退，合并外斜的手术行外直肌后退，大部分有眼球“上／下射”现象，通过直肌的后退都可解决。但合并有下斜肌亢进的患者需要行下斜肌的减弱手术。

当合并内斜时，进行受累眼内直肌的后退，后退的量通常 8 ～ 10 mm，甚至再此基础上进行悬吊，直到内直肌放松到第一眼位为正位为止。同样，合并外斜时，进行外直肌的后退，后退的量也不确定，也可采用后退合并悬吊的方法，直到第一眼位能够基本改变为止。这类手术方法，在改善水平斜视的同时，还能改善绝大多数合并有“上／下射”等异常眼球运动。

对于局麻患者，如果在手术过程中不能确定直肌后退的量，可做调整缝线，待手术第一天再进行调整，以改善患者的头位。

对于合并内斜的患者，还可进行上下直肌的转位到相邻的外直肌，以加强外直肌的力量，可以矫正内斜，根据眼位的情况，同时行内直肌的后退。这种手术可改善患者的外转功能，扩大双眼视觉功能范围。比单纯行内直肌后退更有优点。应该注意的是在手术过程中要保护好直肌的血管，以避免前节缺血，另外，只用于没有“上／下射”异常眼球运动的患者。

“Y”字形手术，内或外直肌“Y”形切开治疗眼球“上／下射”。外直肌的后固定手术也对治疗该类的异常眼球运动有效。

对于行水平直肌后退手术、“Y”形手术和后固定手术后，仍然不能消除的“上射”眼球异常运动的，可行下斜肌的减弱手术。

四、特殊检查

1. 听觉诱发电位（auditory evoked response，AER）在有些患者不正常。

2. 肌电图（electromyographic），表现为眼球外转时外直肌的肌电图缺乏，当眼球内转时，外直肌能描记到肌电反应，由此表明虽然外直肌存在，但其神经支配是异常支配，外直肌由动眼神经支配。

五、预后

手术并不能恢复眼球运动，最明显的是改善外观，消除头位。使患者在第一眼位能保持有正常的双眼单视功能。

（王乐今）

第六节　眼球震颤

一、先天性特发性眼球震颤

先天性特发性眼球震颤（congenital idiopathic nystagmus）是原因不明的眼球运动性疾病，多发生在出生时或生后早期，表现为非自主性眼球摆动。具估计发病率平均为1/6 550。其他的临床特点有，当注视某一个目标时，震颤增强，睡眠或注意力分散时，震颤减轻；在不同的注视方向上，眼球震颤的频率不同，表现出快相和慢相，有的具有中间带，而出现代偿头位；眼球的辐辏运动可减轻眼球震颤频率，所以近视力好于远视力；这些患者都有明显的屈光不正。

先天性眼球震颤患者的视力明显下降，下降的程度与眼球震颤的频度有关，震颤越明显视力越差。眼球震颤多表现为眼球的水平摆动，也可有垂直、旋转或三者混合存在。还可以合并其他的眼部疾患。如：白化病、全色盲、先天性白内障、视神经和黄斑中心凹发育不良等。

（一）病理生理

由于几乎在出生时没人能注意到眼球震颤的发生，所以用婴幼儿性眼球震颤来表述比先天性眼球震颤更为确切，系指出生后第一个月发生的眼球震颤。该类眼球震颤可分为传入性和传出性两种，前者是由于知觉障碍所引起，后者由于眼球运动功能障碍所引起。单纯用眼震图形来区分这两种眼球震颤已经不够，所以又分为以下三类：①眼球震颤合并白化病(nystagmus associated with albinism)；②隐性眼球震颤和显著性的隐性眼球震颤(latent and manifest latent nystagmus)；③点头痉挛（spasmus nutans)。

眼球震颤的发病没有种族和性别差异，在发病年龄上，多出现在出生后的几个月内。发生在2个月内的一般为特发性眼球震颤，是由于神经系统功能障碍所致。发生在出生后第2～3个月者多为知觉障碍所引起，对于合并白化病的眼球震颤在特征上类似特发性眼球震颤，但在发病时间上，多出现在2个月以后。

出现在6个月以后的眼球震颤，除点头痉挛以外，预后较差，点头痉挛的发病时间一般为出生后4个月至3岁，视交叉部的神经胶质瘤可导致点头痉挛的症状。

隐性眼球震颤也出现在出生的最初几个月内，多伴随有婴幼儿性斜视。

（二）临床表现

明确眼球震颤发病的确切时间对于区分知觉性还是特发性眼球震颤具有重要意义，点头痉挛一般很少发生在出生后4个月内。如果发生在出生后两个月内，尤其是有斜颈，则更提示为特发性眼球震颤；如合并有白化病，一般具有家族史和畏光的症状；如果伴有斜视，则可能为隐性眼球震颤；如有点头和斜颈的病史，则为点头痉挛。其他中枢神经系统的疾病可引起其他形式的眼球震颤，在诊断中要加以注意。成人和青少年由于患有特发性眼球震颤，可导致调节集合的功能下降，可出现视疲劳、头痛、视近功能不足、流泪和视物模糊。眼球震颤一般为遗传眼病，遗传方式有X-连锁、常染色体显性、常染色体隐性遗传方式（图10-6-1)。

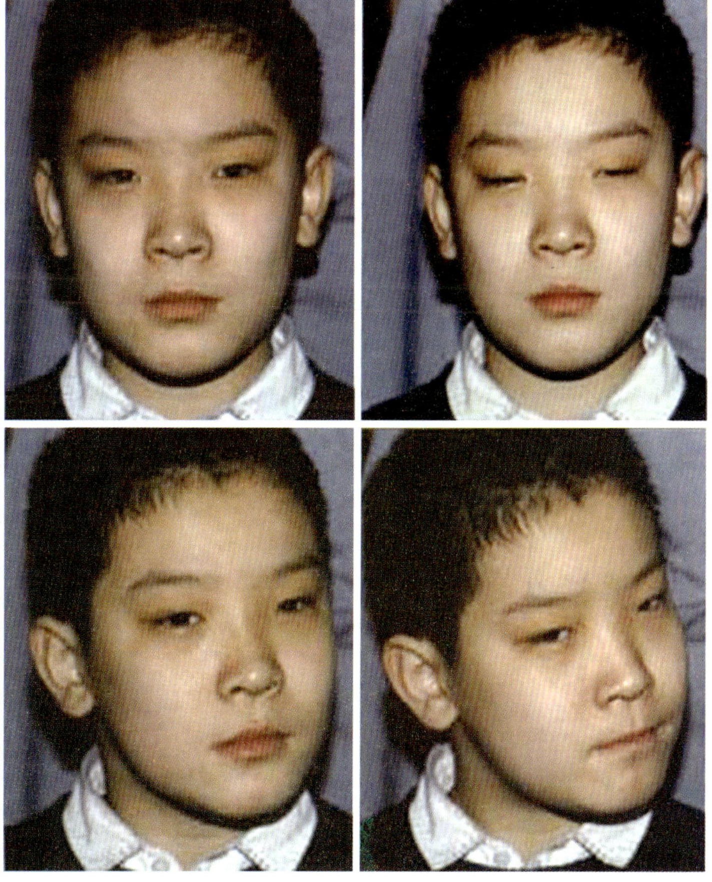

图10-6-1　患儿水平眼球震颤，中间带在右侧，表现为面左转，视线向右，中间带方向的远视力好于正前方

知觉性和特发性眼球震颤一般为双眼，震颤为水平性，在睡眠时震颤消逝。眼球震颤的幅度和频率，在试图固视一个目标时变大和加快，在集合看近的时候减轻或消失，所以近视力好于远视力。

在特发性和知觉性眼球震颤可为钟摆型和冲动型，在冲动型震颤中，有时存在眼震的快相和慢相，甚至具有中间带，在中间带的位置，眼球震颤缓解，视力达到最好，常常伴有代偿头位。点头痉挛具有三联征：点头、眼球震颤和斜颈。

（三）病因

特发性婴幼儿眼球震颤认为是由于眼球运动控制中枢的原发病变引起，更确切的原因为遗传性的基因缺陷。目前已经连锁的基因位点有（表 10-6-1）：

表 10-6-1　特发性眼球震颤已知位点

Type of nystagmus	Locus	Gene	protein
[a] NYS1	Xp11.4-p11.3	?	?
[b] NYS2	6p12	?	?
[c] NYS3	Xq26-q27	?	?
[d] NYS4	13q31-q33	?	?

对于知觉性眼球震颤，很多眼病都可引起，有早期的双眼视觉剥夺、先天性白内障、青光眼等、黄斑中心凹营养不良、视网膜和视神经病变（Leber 遗传性视神经萎缩、全色盲等）、视网膜脱离、视神经萎缩、视皮质的病变。

眼球震颤合并白化病有多种视觉的损害，解剖学发现眼部色素脱失，黄斑部出现退行性病变，部分患者影像学检查发现视神经交叉有解剖学异常、高度散光等，遗传方式为常染色体隐性遗传。

隐性眼球震颤发生于单眼固视，当一只眼遮盖，双眼出现震颤，快相是在未遮盖眼的方向，这种震颤的方向可随遮盖的改变而逆转。双眼视力好于单眼视力。

点头痉挛的发病原因不明，一些研究表明与儿童其少年营养不良有关，一般同时伴有斜视和屈光不正，有时视神经交叉的神经胶质瘤可引起该病。

（四）鉴别诊断

白化病（Albinism）、无虹膜（Aniridia）、先天性白内障(congenital cataract)、婴幼儿性内斜视(infantile nystagmus)、先天性青光眼(congenital glaucoma)、继发性青光眼(secondary glaucoma)、眼型白化病(ocular manifestation of Albinism)、早产儿性视网膜病变(retinopathy of prematurity)。

（五）影像学检查

神经系统占位性疾病可引起眼球震颤，所以神经系统的影像学检查是必要的。对于点头痉挛患者要进行前部视路和上丘脑的 MRI 扫描，以排除神经胶质瘤。散发性无虹膜患者，要定期进行肾脏超声波检查，以确定是否有 Wilms 肿瘤。如发现有视神经水肿，则提示有中枢神经系统的病变，如垂体异位和胼胝体缺如。眼科超声对前房角、玻璃体、视网膜病变具有诊断意义。电生理检查对诊断 Leber 遗传性视神经萎缩、全色盲、先天性夜盲具有重要意义，从而有助于对眼球震颤的鉴别诊断。

（六）治疗

1．药物治疗

百可洛芬 (baclofen) 对眼球震颤具有治疗作用，其作用机理为通过抑制中枢神经系统谷氨酸的兴奋作用，增强 GABA(γ - 氨基丁酸) 作用，而达到抑制眼球震颤的目的。适应证：成人特发性眼球震颤，剂量：5 ～ 20 mg，口服，日三次。目前不主张用于儿童，还没有用于小儿的报告。副作用：对于有癫痫的患者，用该药可诱发癫痫发作，还可以引起眩晕、周身无力、头痛、恶心、便秘和尿频等。对肾功能不全患者禁用。

用肉毒杆菌毒素 A （botulinum toxin type A，Botox）眼外肌和眼球周围注射可治疗眼球震颤，但药效维持的时间一般为 3 ～ 6 个月，需要反复注射，并发症主要有：上睑下垂、垂直斜视、复视、眼球穿通、眼球周围出血，一般没有视功能损害，有时由于球周出血会出现艾迪氏瞳孔，6 个月后，多于 98% 的患者能够恢复。

成人用药剂量：每条肌肉 1.25 ～ 10 单位，一般肌肉对药物产生作用的剂量为 2.5 单位或 5.0 单位。大于 12 岁的儿童剂量与成人相同，小于 12 岁的儿童，应用的剂量没有报道。

配戴角膜接触镜有助于减轻眼球震颤，其作用机理主要是通过改善视功能，增加黄斑中心凹的视觉敏感性。主要用于成人的特发性冲动性眼球震颤。

对于有中间带的特发性冲动性眼球震颤，如头位扭转角较小，不适合手术的患者可配戴三棱镜矫正，就可以消除代偿头位。

2．手术治疗

(1) 有中间带的特发性眼球震颤：关于该病的手术治疗目前进展较多，是治疗阐述的重点。对于手术的适应证，主要是有中间带和头位的患者，眼球震颤为冲动性，具有快相和慢相，在中间带的位置眼球震颤停止，并有最好的远视力和近视力。手术的目的主要是降低眼球震颤的频率和幅度，把中间带的眼球位置移位到第一眼位，从而改善视功能，消除不良的头位。目前常用的手术方式有 Anderson 术式、Kestenbaum 术式、faden 术式、诱发集合功能术式和近年来开始的直肌肌腱切除手术。

1953 年 Anderson 和 Kestenbaum 各自提出两种不同的手术方式来治疗有代偿头位的先天性特发性眼球震颤。

对于没有斜视的眼球震颤，如果头位为面向右转，手术方式为：右眼内直肌后退 5 ~ 6 mm、右眼外直肌缩短 8 ~ 10 mm、左眼外直肌后退 7 ~ 8 mm、左眼内直肌缩短 6 ~ 7 mm。

如果头位为面向左转，手术方式为：左眼内直肌后退 5 ~ 6 mm、左眼外直肌缩短 8 ~ 10 mm、右眼外直肌后退 7 ~ 8 mm、右眼内直肌缩短 6 ~ 7 mm。

代偿头位为下颌上抬，则后退双下直肌，缩短双上直肌；下颌内收，则后退双上直肌，缩短双下直肌。

有些眼球震颤具有旋转成分，代偿头位表现为头向肩部倾斜，做手术要使眼球向头倾斜的方向旋转，从而来消除代偿头位，在第一眼位获得最佳视力。若不伴有斜视患者头向右肩倾斜，则手术使眼球向右侧旋转，眼球外旋，来消除头位。手术方式为减弱右眼的上斜肌，减弱的方法为右眼上斜肌断腱或退后右眼上斜肌的前半部肌腱，因为只有前部的肌腱具有内旋作用。左眼的手术要使眼球产生内旋，通过减弱左眼下斜肌的功能来达到。同样，若头向左肩部倾斜，则手术要使眼球向左侧旋转，通过减弱左眼上斜肌的功能使眼球出现外旋，减弱右眼下斜肌的功能使右眼出现内旋。

需要注意的是对于儿童患者手术前还要有客观的检查，如眼底照相，通过黄斑与视盘之间的关系来确定拟行上斜肌手术眼是否存在内旋斜视，拟行下斜肌减弱手术眼是否存在外旋斜视。如手术设计与眼底的情况相吻合，则手术设计正确。

对于合并有斜视的患者，要根据内转眼注视还是外转眼注视，选择不同的手术方式。这类病在临床中分析起来较为复杂，一定要注意，总的原则为：注视眼的手术矫正代偿头位，非注视眼的手术矫正斜视。但也不能一概而论，如眼球震颤合并外斜，并且为外转眼注视，则注视眼的手术不仅能矫正头位，而且也能同时矫正斜视。

下面把这类情况一一列举：

1）眼球震颤合并外斜，面向一侧转，如内转眼注视，则内转眼的手术可改善头位，但该手术的结果增加了外斜的度数，要注意斜眼的手术量为原来的外斜度数加上头位扭转角的度数；如为外转眼注视，则该外转眼的手术不仅改善头位，而且同时可矫正外斜。

2）眼球震颤合并内斜，面向一侧转，如内转眼注视，该内转眼的手术不仅矫正内斜视，而且可以同时消除不正常的头位；如外转眼注视，该外转眼的手术虽然消除了代偿头位，但增加了内斜的度数，斜视眼内斜需要矫正的度数为原来的斜视度数加上头位扭转角的度数。

这些情况一般指双眼远视力基本相等的患者，如果远视力双眼有差异，也有可能出现斜眼为注视眼的情况，所以要具体的病例具体分析，设计出最佳的手术方案。

3）眼球震颤合并内斜或外斜时，头位表现为下颌内收或上台，注视眼行垂直直肌的手术（上直肌和下直肌）来改善代偿头位，斜眼进行水平肌肉的手术矫正内外斜视。

4）眼球震颤合并内斜或外斜，头位表现为向一侧肩倾斜，如向右肩倾，则注视眼的手术要使眼球向右侧旋转，斜视眼的手术矫正斜视。反之，向左肩倾斜，手术方式类似。

眼球震颤中间带有时位于第二眼位，有时位于第三眼位，还有的位于旋转位，手术不仅有水平直肌，有时还涉及上下直肌和上下斜肌。所以要综合分析，仔细检查，确定手术所涉及的眼外肌和需要进行的手术量，尽量达到较为满意的手术效果。

（2）没有中间带的眼球震颤的手术：诱发辐辏融合功能的手术（artificial divergence surgery），在临床上发现辐辏可减轻眼球震颤的程度，所以对于具有正常辐辏功能的患者，手术造成外隐斜，从而诱发辐辏，而达到控制眼球震颤的作用。

Faden 手术，就是水平直肌超长量的后退，这种术式最早于 1960 年，由 Bietti 和 Bagolini 提出，四条水平直肌后退到赤道部以后，一般内直肌后退 10 mm，外直肌后退 12 mm。在有些患者可稍微改善远视力，而其他一些患者效果不理想。

1999 年 Dell' Osso 在进行眼球震颤模型实验的过程中，发现手术切除眼外肌腱部可缓解眼球震颤的症状，其原理可能为手术祛除了眼外肌的本体感受器，切断了反射环路，而使眼球震颤减轻甚至消失。2003 年 2 月，Richard W Hertle 报告了 10 例成年人，进行该种手术后，9 例眼球震颤获得明显改善和缓解，1 例获得部分改善。在儿童中进行该手术，效果如何还没有报道。

本文作者的单位自 2004 年开展本体感受器切除手术治疗特发性眼球震颤，对于没有斜视的水平震颤患者进行双眼内外直肌腱段的切除缩短，一般采取内直肌切除 5 mm，外直肌切除 7 mm。对于有斜视的患者，一只眼做内外直肌的腱段切除，另一只眼矫正斜视。垂直震颤的患者进行上、下直肌腱段的切除，一般上、下直肌切除 5 mm。旋转震颤的患者手术要慎重，以观察为主。

1988 年 Funahash 对 10 例患者进行神经系统的手术，通过立体定向手术切除部分上丘脑，7 例患者部分获得缓解，但以后该手术没有继续进行。

二、后天性眼球震颤

眼球震颤分为先天性和后天性，后天性眼球震颤（acquired nystagmus）在病因上经常为前庭功能的障碍所引起。要弄清楚该病的发病机制，首先要明确神经系统调节眼球运动的机制。通过神经反射使物像落在黄斑中心凹，而获得清晰的物像，是获得最好的远近视力的关键，完成这些所需要的神经反射有：注视反射（Fixation）、前庭 - 眼的位置反射（Vestibulo-ocular reflex）和神经整和反射（neural integrator）。

注视反射是视觉系统通过不断纠正黄斑中心凹内物像的偏移的趋势，使物像稳定地落在黄斑中心凹的反射。前庭 - 眼球位置反射是神经系统内较为复杂的反射，通过该反射的作用，使得头部在运动时，仍能保持物像在黄斑中心凹内，内耳的半规管是该反射的器官。神经整和反射，当眼球向某一方向极度转动时，眼球周围的筋膜和韧带具有一种弹性拉力，为克服这种力，所以眼外肌产生一种紧张力，使得眼球回到原在位置，小脑和动眼神经核是这种反射的中枢。

所有涉及这三种反射的疾病都可引起眼球震颤。可分病因为：前庭眼球震颤、点头痉挛、钟摆性眼球震颤、周期性交替眼球震颤。根据震颤类型可分为：水平震颤、垂直震颤和旋转震颤。

（一）分类

1. 前庭性眼球震颤可分为中枢型和周围型

鉴别是中枢型还是周围型，主要从以下几方面鉴别：周围型一般为单侧，中枢型可以是单侧，也可为双侧；垂直和旋转性眼球震颤表示为中枢型；视觉注视运动不能减轻中枢型眼球震颤的程度；周围型眼球震颤通常伴有耳聋和耳鸣，而中枢型一般没有。

2. 钟摆型眼球震颤

眼球震颤的形式可为水平、垂直、旋转和椭圆形，并且在各个方向上的速度相等，反应脑干、小脑功能障碍。双眼经常表现为不对称或分离，在眼球注视的不同方向上表现震颤幅度不同。

3. 跳动性眼球震颤（seesaw nystagmus）

表现为一只眼上下和内旋震颤，另一只眼外旋震颤，每半圈交替一次，为视交叉病变所引起。注视诱发的眼球震颤（gaze-evoked nystagmus），这种震颤表现为当眼球企图注视而保持眼球不动时，出现的眼球震颤，这种眼球震颤一般有前庭小脑和桥脑的病变引起。

4. 点头痉挛（spasmus nutans）

是临床上较为罕见的眼球震颤，具有三联征，眼球震颤、点头和斜颈。一般在出生后 3 ~ 5 个月发生，3 ~ 4 岁时消失，5 ~ 6 岁时很少能见到。典型的眼球震颤表现为幅度小，频率高，通常为双侧，但有时也为单侧，不对称性，并且在不同注视方向上也表现不同。

5. 周期性交替型眼球震颤（periodic alternating nystagmus）

一般表现为共轭、水平冲动性眼球震颤，临床特点为在眼球震颤的快相的方向上出现 1 ~ 2 分钟的眼球震颤，间歇 10 ~ 20 秒，然后在另外的方向上又出现 1 ~ 2 分钟的眼球震颤，如此反复。发病机制前庭 - 眼的反射通路病变。

6. 核间麻痹外展性眼球震颤（abducting nystagmus of internuclear ophthalm oplegia）

表现为眼球外展时出现的眼球震颤，病变为眼球震颤眼的对侧的内侧纵束（medial longitudinal fasciculus，MLF）。

7. 垂直方向的眼球震颤分为下方注视眼球震颤（downbeat nystagmus）和上方注视眼球震颤（upbeat nystagmus）

前者眼球震颤出现在眼球下转注视的时候，后者相反，表现为双眼上转注视，前者多见与小脑绒球和双侧内侧纵束的病变，后者的病变一般在小脑蚓部和延髓。

8. 旋转型眼球震颤（torsional nystagmus）

指围绕眼球前后轴运动的眼球震颤，震颤的程度在眼球侧转时加重。前半规管、后半规管和延髓的病变都可导致旋转性眼球震颤。水平性的眼球震颤（horizontal nystagmus）一般常见于小脑半球的病变。

（二）临床表现

眼球震颤的病史对判断眼球震颤的病因具有重要作用，主要注意以下几个方面：

（1）眼球震颤发病的年龄，是持续性还是间歇性，是持续加重还是逐渐减轻，有否头位。

（2）有否眩晕、步态不稳、平衡障碍等，提示前庭系统病变。

（3）耳聋、耳鸣提示有前庭系统外周病变。

（4）在第一眼位有否复视。

在对眼球震颤患者检查时，不仅要进行一般的眼部检查，而且要进行系统的眼神经检查，同时还要针对眼球震颤进行检查，主要包括：

观察眼球震颤的类型（水平、垂直、旋转等）、频率、幅度、方向、共轭性／非共轭性，单纯水平型、单纯垂直型、单纯旋转型通常表示的前庭神经中枢的病变；在第一眼位眼球震颤的特点，前庭病变引起者，当眼球向快相方向转动时眼球震颤加重；注意有没有点头和斜颈；在注视的时候，眼球震颤是否减轻；有没有耳鸣、耳聋、眩晕等；视动性眼震检查；视野检查；摇娃娃头试验。

在鉴别诊断上，要注意与先天性眼球震颤鉴别，先天性者表现为出生时发病，一般为钟摆型，视功能的损害为恒定性，而不是进行性。

眼球震颤诊断影像学的检查：对没有明确病因的或有神经系统症状的患者要进行神经系统的影像学检查，同时要详细询问病史和进行系统的神经眼科检查，在进行影像学检查前要根据临床检查结果，对神经系统病变的部位进行大致定位，选择最合适的影像学方法，如MRI、CT和血管造影。小部分点头痉挛患者，影像学表现为视交叉或第三脑室神经胶质瘤。其他的检查主要是视动性眼球震颤图，了解眼球震颤的方向、幅度、速度等。

（三）治疗

眼球震颤按不同的病因进行不同的治疗，如有屈光不正，则首先要进行矫正。对于有中间带代偿头位的、头位扭转角不大的患者可用三棱镜进行矫正。对于没有中间带的患者可用肉毒杆菌素A（Botulinum toxin A）。对于有中间带的患者，中间带移位手术为首选治疗的方案。一定要注意，对于这种后天性的眼球震颤，要进行仔细的原发病因的检查，一旦发现原发病因，则首先进行原发病的治疗，如内耳的肿瘤、脑干部位的神经胶质瘤等。药物治疗同先天性特发眼球震颤。

（王乐今）

第七节 A、V综合征

A、V综合征又称A-型斜视（A-pattern strabismus）和V-型斜视（V-pattern

strabismus)，表现为眼球分别向上方注视和向下方注视时，水平斜视度的不同，出现垂直的非共同性斜视，形象地用英文“A”和“V”来表示。合并内斜时，为内斜 A、V 征，合并外斜时，为外斜 A、V 征。

一、V 型斜视

1897 年 Duane 首先报道该类斜视，1944 年 Costenbader 开始通过测量眼球上转和下转的斜视度数来量化 V- 型斜视的诊断。V- 型斜视分为外斜 V 征和内斜 V 征，前者表现为向上方注视时外斜加大，后者表现为向上方注视时内斜减小。上下注视时的斜视度相差如大于等于 15 个三棱镜度时，则为 V- 型斜视。

（一）发病原因与发病机制

1．下斜肌亢进

是造成 V- 型斜视最常见的原因，有原发和继发，前者的病因还不清楚，后者多继发于完全 / 部分上斜肌麻痹。由于眼球向上转时，下斜肌的作用是使眼球外展的力量加大，所以眼球上转时伴随有眼位的水平分离，而出现垂直方向上水平斜视的非共同性。

2．面部和眼眶发育异常

有些患者颧骨发育不全和反蒙古人脸型（外眦角高于内眦角，都可造成下斜肌亢进。

3．“Pulley”的异常作用

如果外直肌的“pulley”向上移位可导致 V- 型斜视的出现。

4．水平直肌的亢进

目前还没有直接的证据证实水平直肌的如何作用造成 V 征，但确信在 V- 型内斜中，内直肌在眼球下转时亢进，有加强内转作用。V- 型外斜中，外直肌在眼球上转时有加强眼球外转的作用。

5．上、下直肌的作用不平衡

该理论目前没有证据证实，临床上已经很少采用上下直肌的手术来矫正 V- 型斜视。

6．斜肌和水平直肌止点的异常

在临床上，可发现内外直肌和斜肌止点的异常，尤其是下斜肌的止点异常，更能产生 V- 型斜视。

（二）临床表现

患者一般在早期可保留双眼单视，所以有时在眼球的某个注视方向上出现复视。由于患者不能在所有的方向上都能保持双眼单视，经常使用斜视度最小的注视野，所以患者可出现代偿头位。一般表现外斜 V 征下颌上抬，内斜 V 征下颌内收。外斜 V 征向上方注视时斜视度变大，向下方注视斜视度变小；内斜 V 征表现向上方注视内斜度数变小，向下方注视时内

斜度数变大。由于在不同的注视方向上斜视度不同，所以一些患者经常表现为视疲劳。

临床检查发现多伴有下斜肌的功能亢进，有时是单侧，有时是双侧。同视机分别上转25°和下转25°，可发现前者在外斜患者斜视度变大，后者在内斜时度数变大。眼底检查可发现患者在原发和继发下斜肌亢进时出现外旋斜视。

诊断标准：外斜V征，上转外斜度数比下转外斜度数至少大15个三棱镜度数（≥15$^{\triangle}$）；内斜V征，下转内斜度数比上转的内斜度数至少多15个三棱镜度（≥15$^{\triangle}$）。

（三）治疗

对于小度数的斜视，不够手术量的患者可试戴三棱镜可减轻视疲劳，内斜的患者，如合并后屈光调节性斜视，可配戴眼镜以减轻内斜。

手术治疗是最有效的手段，手术前仔细检查下斜肌是否存在亢进，是设计手术方式的关键，如存在亢进则一定要进行处理。根据亢进的程度对下斜施行切断或切除。一般亢进（+～++）单纯切断，亢进（+++）则切除8～10 mm。对于该类患者，有斜肌的异常，则处理斜肌，不能通过直肌的移位来代替斜肌的手术。同时进行内斜或外斜的矫正手术。

如果没有斜肌的亢进则进行水平肌肉的移位来解决V型斜视，移位的原则为内直肌向下方移位（V的尖端），外直肌向上方移位（V的开口方向）。

一般肌肉移位半个止点的宽度可矫正15～20个三棱镜度，移位一个肌肉止点宽度可矫正最少矫正25个三棱镜度。

手术中如发现肌肉止点倾斜，而斜视度小，不能做直肌的退缩手术，如为V型斜视，则后退内直肌的上半部分或外直肌的下半部分来矫正。

（四）预后

手术如设计正确，效果较为可靠，约8%～85%的患者一次手术就能治愈，10%～15%的患者需要二次或三次手术。是否能恢复正常的双眼单视，则要依赖患者的患病年龄和手术年龄，以及是否有弱视（图10-7-1）。

二、A型斜视

在水平斜视中，向上注视和向下注视时，斜视度不等而出现垂直非共同性表现。A型斜视在内斜和外斜中都可出现，表现为向上方注视时斜视度变小（辐辏的力量大），向下方注视时斜视度变大（分开的力量大），如同字母“A”，所以称为A型斜视。诊断该类斜视的标准为向下注视（下转25°）的斜视度比向上注视（上转25°）至少要大于等于10个三棱镜度。A-型内斜表现为向上注视，内斜变大。A-型外斜表现为向下方注视，外斜的度数变大（如图10-7-2）。

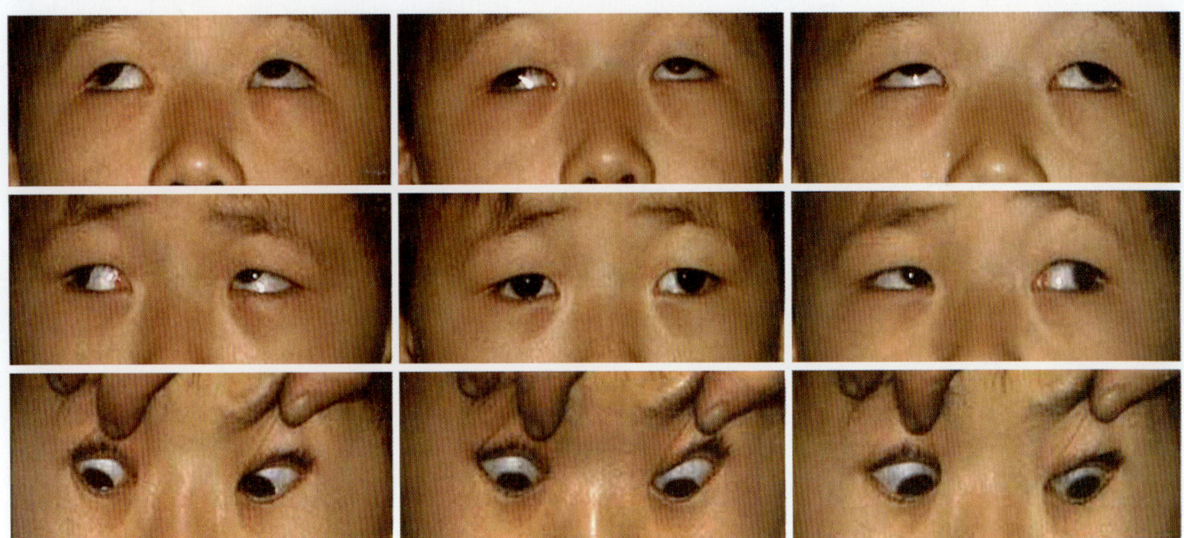

图 10-7-1　外斜 V 征，患者的双眼下斜肌亢进，表现为向上方注视时外斜加大，向下注视外斜时外斜变小

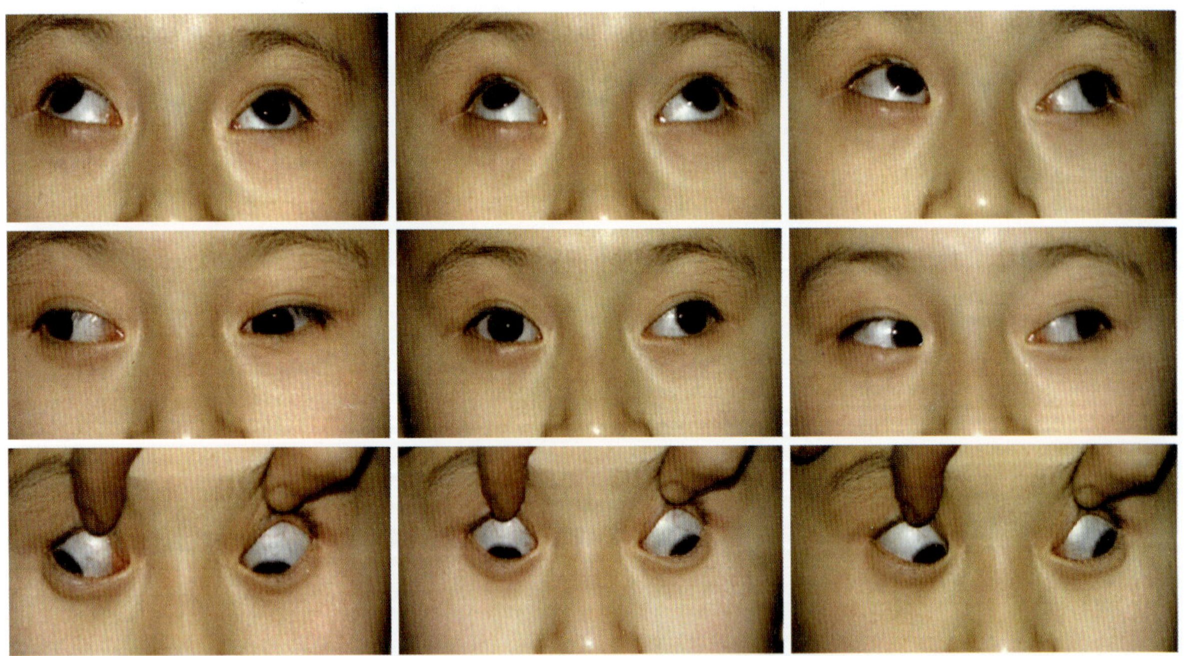

图 10-7-2　外斜 A 征

（一）发病机理

1. 斜肌的功能异常

在 A- 型斜视中，常表现出上斜肌的功能亢进，由于上斜肌有加强外转的作用，尤其是在眼球向下方注视时表现更为明显。一般来说，上斜肌的原发和继发亢进都能造成 A- 型斜视，前者一般没有明确的病因，推测有神经和解剖的异常。下斜肌麻痹造成的上斜肌继发亢进在临床上很少见，尤其是单侧的下斜肌麻痹。

2. 水平直肌的功能异常

当在检查的过程中，没有发现有上斜肌的功能异常亢进时，一般要考虑水平直肌的功能异常。根据这个理论，推测 A- 型内斜一般是由于外直肌的功能不足引起；A- 型外斜是由于内直肌的功能不足所造成。临床肌电图的分析也支持该理论。

3. 垂直直肌的功能异常

上直肌功能异常亢进时，表现向上注视时辐辏作用的增强，下直肌的功能不足造成向下方注视时辐辏不足，从而出现 A- 型斜视。

4. 眼外肌的异常和眼球旋转异常

A- 型斜视有时与眼外肌和眼眶软组织之间的异常作用有关，眼眶内异常的结缔组织如与“pulley”发生异常联系时，就可造成非共同性斜视。眼球的异常旋转一般认为是水平非共同斜视的原因所在，其实质是眼球出现异常的内旋，而内旋时可引起 A- 型斜视。

5. 面部解剖结构的异常

有些 A- 型内斜患者的面容一般为外眦角高于内眦角，为蒙古人面容。A- 型外斜一般没有关系。

（二）临床表现

在 A- 型斜视中，由于在向上下注视时斜视度不同，患者一般利用头位使斜视度最小化，所以患者可保留双眼单视的功能。内斜 A- 征代偿头位为下颌上抬，外斜 A- 征代偿头位为下颌内收。

临床检查一般要求患者注视正前方远处的目标，交替遮盖检查三棱镜度。同视机分别检查上转 25° 和下转 25° 的斜视度（三棱镜度）。在检查时注意消除垂直斜视度和代偿头位。

A - 型内斜表现为向上方注视内斜度数的增加，在向下方注视野或正前方斜视度变小或消失。

A - 型外斜表现为向下方注视外斜度数增加，在上方注视野或正前方斜视度变小或消失。

检查上下斜肌时，多发现有上斜肌的功能亢进，眼球内转时，伴随眼球的下转和内旋，眼球的内旋可通过观察眼底得到确诊（如图 10-7-3）。

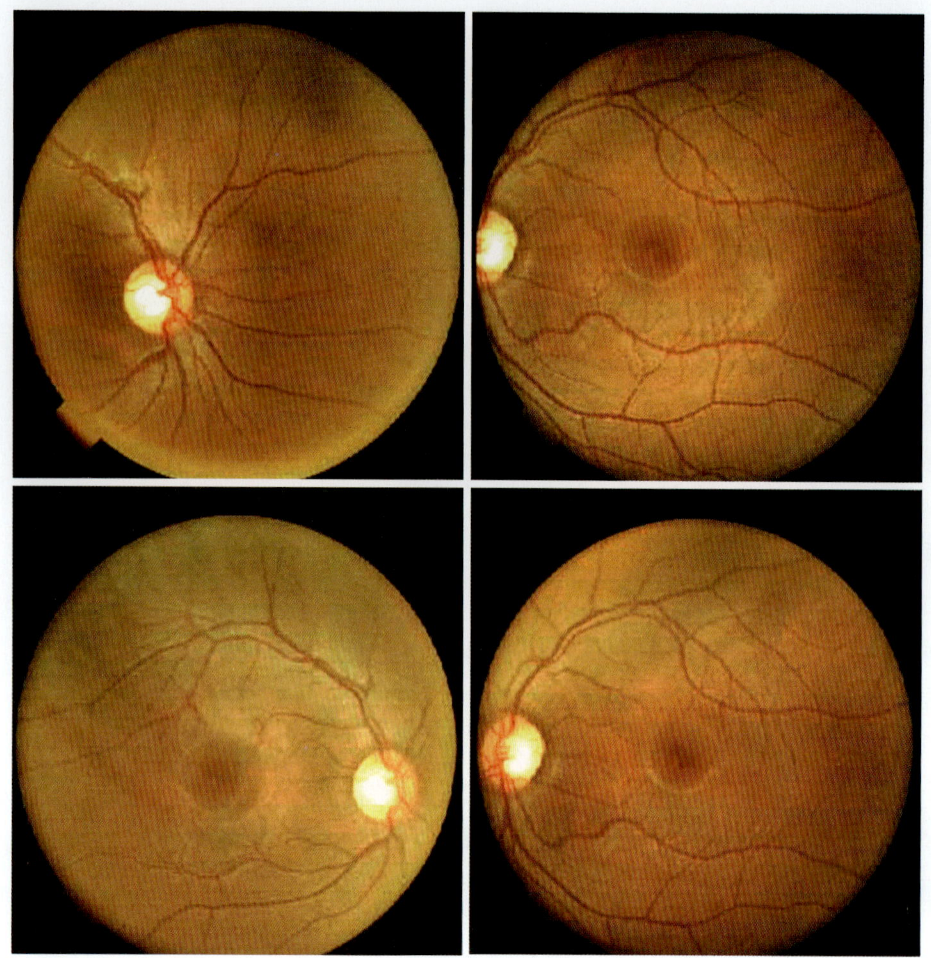

图 10-7-3　外斜 A 征眼底图（表现为内旋）

（三）治疗

1．保守治疗

早期发现有明显屈光不正的患者要尽早矫正，以消除患者由于屈光引起的斜视。一旦发现有 A- 型斜视，则尽早手术。

2．手术

手术的目的是减小和消除前下方视野（功能视野）内的斜视，尽量恢复该视野内的双眼单视。

对于有斜肌功能异常的患者，手术前要对上斜肌和下斜肌的功能强弱进行正确的评价。当 A- 型斜视小于 20 三棱镜度时，并且没有明显的上斜肌亢进（小于等于 ++）时，手术方式采用内外直肌的移位。移位的原则为：内直肌向上移位（A 的尖端），外直肌向下移位（A 的开口方向）。移位的量与矫正的 A- 型斜视度关系是，移位半个肌肉止点宽度可矫正 15 ~ 20 个三棱镜度，如斜视度大于 25 个三棱镜度则移位一个肌肉宽度。

当单侧／双侧上斜肌功能亢进超过（+++）时，手术要减弱上斜肌，减弱的方式有上斜肌的切断和部分切除、上斜肌的延长和部分后退。合并有水平斜视时，要同时处理。手术适应证，患者要求绝对没有双眼单视功能，并且上斜肌确实功能亢进。

对于不适于做上斜肌减弱的患者，还可采取加强下斜肌的手术，但应用并不广泛。

（四）预后

绝大多数患者通过手术治疗都能获得较好的结果，对于能否恢复正常双眼单视功能与患者的手术年龄有密切关系。

（王乐今）

第八节　固定性斜视

固定性斜视（fixus strabismus）是一种特殊类型的斜视，表现为眼外肌的纤维化，特点是眼球固定在某个位置，严重影响眼球的活动度。有固定性内斜、下斜和上斜。一般可借助代偿头位保留正常视力，如斜视度过大，视轴不能暴露在前方视野内，则代偿头位消失，斜视眼形成弱视。

一、病因

（一）先天性眼外肌的纤维化

与家族遗传有关系，遗传方式可以是常染色体显性和常染色体隐性遗传，目前没有性连锁遗传的报道。纤维化的眼外肌可以波及多条和单条眼外肌。

（二）后天性眼外肌的纤维化

多继发于眼外肌的完全麻痹，如外展神经麻痹，内直肌出现挛缩和纤维化，同样，动眼神经麻痹，可导致外直肌的挛缩纤维化，眼球固定在外展位。部分患者可继发于甲状腺亢进，导致下直肌的纤维化，出现固定性下斜视。

二、临床表现

主要影响眼球的活动度，一般眼球固定在某个注视野位置，造成眼球运动障碍。一般斜视度小的患者，可通过代偿头位保留部分双眼视功能，斜视度较大的患者，由于头位不能完全代偿，所以，丧失双眼单视的功能，而出现一眼的弱视，而另一只眼则视功能不受影响（图10-8-1）。

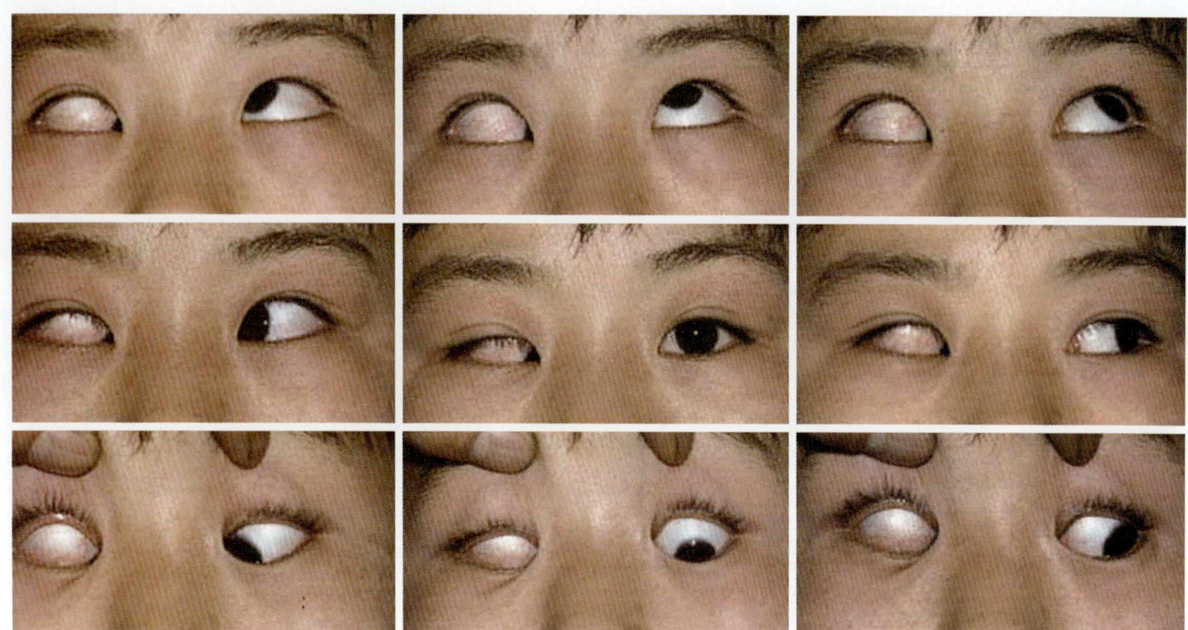

图 10-8-1　固定性内下斜视，右眼固定在内下方注视野，活动受限，牵拉试验表明右眼内、下直肌被动牵拉受限，视轴不能暴露在正前方，无代偿头位，右眼弱视

该类患者一般发病早，很早就会出现代偿头位，在受累的注视野内有复视出现，斜视度开始时较小，随着年龄的增加，斜视度逐渐加大，眼球的活动度也逐渐变小，限制程度越发严重。

检查：眼球在各个注视野活动均有不同程度的限制，斜视度较大，一般超过 50 个三棱镜度。牵拉试验，受累的眼外肌表现为被动牵拉试验阳性，出现运动的限制，肌肉的拉伸度小。三棱镜耐受试验对于斜视度较小且有代偿头位的患者，可消除头位，如图 10-8-2 的患者代偿头位表现下颌上抬。视力检查，斜视度小有代偿头位的患者保留正常视力，斜视度大，不能通过头位代偿的患者，可形成弱视。

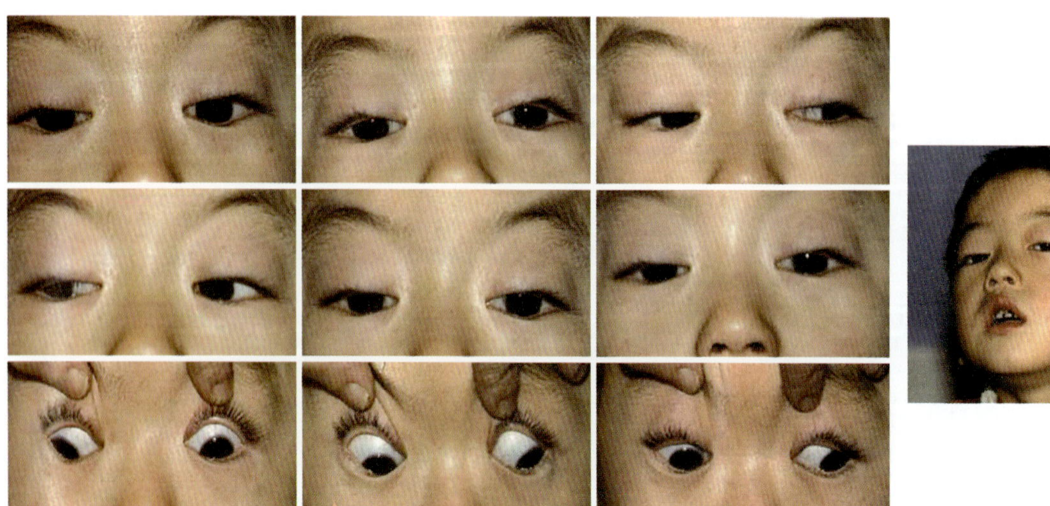

图 10-8-2　固定性下斜视，患儿出现代偿头位，表现为下颌上抬

三、治疗

斜视度小，有代偿头位，年龄小不能配合的小儿，可延期手术，待患儿配合检查时，再根据情况决定是否手术治疗。如发现有弱视，应在患儿配合检查的前提下尽早手术以挽救患儿的视力。

手术方式采用减弱受累的眼外肌，加强其拮抗肌，减弱的方式有肌肉的游离、后退和悬吊，加强的方式采用肌肉的缩短。对于斜视度较大、限制较强的患者，在加强拮抗肌的前提下，还进行悬吊手术用以加强拮抗肌的力量。如图 10-8-1 的患者，手术的方式采用内直肌和下直肌的游离，上直肌腱端做右眼眶外上壁骨膜的悬吊术（如图 10-8-3），以防止眼球内下方粘连再次斜视。同理，固定内斜视的患者一般也采取外直肌的加强合并悬吊术。

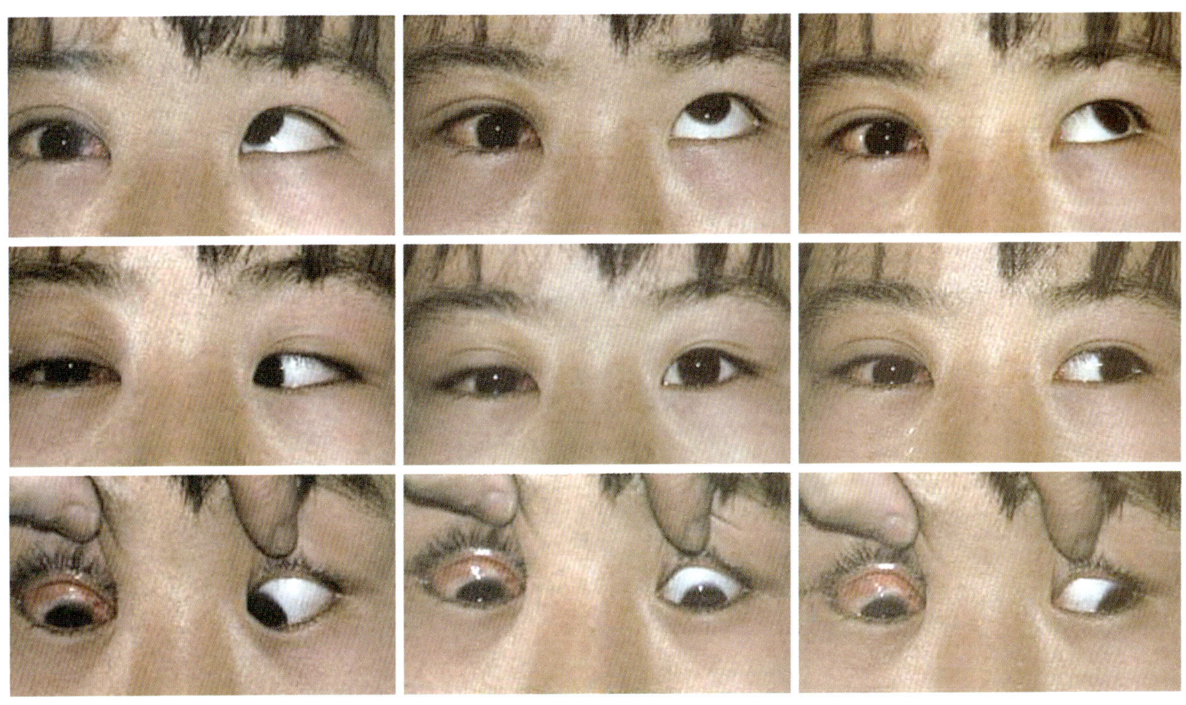

图 10-8-3　固定性内下斜视术后，在第一眼位恢复正位，且恢复一定的眼球活动度，如眼球下转

四、预后

绝大多数的患者通过适当的手术都能恢复第一眼位的眼球正位，但手术并不能完全恢复眼球运动，在某些非功能视野仍然保留眼球运动限制。对于较大斜视度，眼球运动限制强，受累眼外肌较多，纤维化广泛的患者，在手术时如果粘连松解不彻底，还可造成再次斜视。再次手术的难度大，且效果不如首次手术。

（王乐今）

第十一章 Chapter 11

准分子激光角膜屈光手术

第一节　亚临床型圆锥角膜及继发性圆锥角膜

原发性圆锥角膜是一种进行性遗传性病变，是指角膜中央或旁中央进行性扩张变薄，导致角膜不对称变陡，临床表现为高度近视、不规则散光并且戴镜矫正视力下降。圆锥角膜的发病率为0.05%～0.23%，是一种常染色体隐性遗传病，也与胶原发育障碍、内分泌与代谢紊乱、炎症及免疫缺陷等有关。目前，对于圆锥角膜尚无比较统一的分类。本文将圆锥角膜总体分为临床型及亚临床型两大类，亚临床型圆锥角膜是指患者矫正视力达到或接近正常，裂隙灯显微镜检查无明显异常，仅角膜地形图检查（包括角膜前、后表面）有异常表现。

一、亚临床型圆锥角膜的角膜地形图表现

在准分子激光角膜屈光手术术前评估中，最为困难的就是难以确定哪些患者，虽然暂时没有圆锥角膜的显著临床体征，但随着年龄的增长最终会发展为显性的圆锥角膜，而角膜地形图检查是目前唯一可显示亚临床型圆锥角膜的方法。角膜地形图中，下方与上方角膜曲率间的差异，可以通过水平线下5个点和水平线上等距离5个点的平均曲率测量数据进行比较分析测量，即I-S值。I-S值（正常＜1.4 D；圆锥角膜＞1.9 D）、中央屈光力（正常＜47.2 D；圆锥角膜＞48.7 D）、以及角膜变薄尤其是角膜地形图上最陡区域的角膜变薄，有助于亚临床型圆锥角膜的诊断（图11-1-1）。由于圆锥角膜多数为双眼先后发病，假如同一个体中，双眼角膜中央屈光力差值增大（＞0.9 D），即双眼角膜中央屈光力不对称，也提示圆锥角膜。

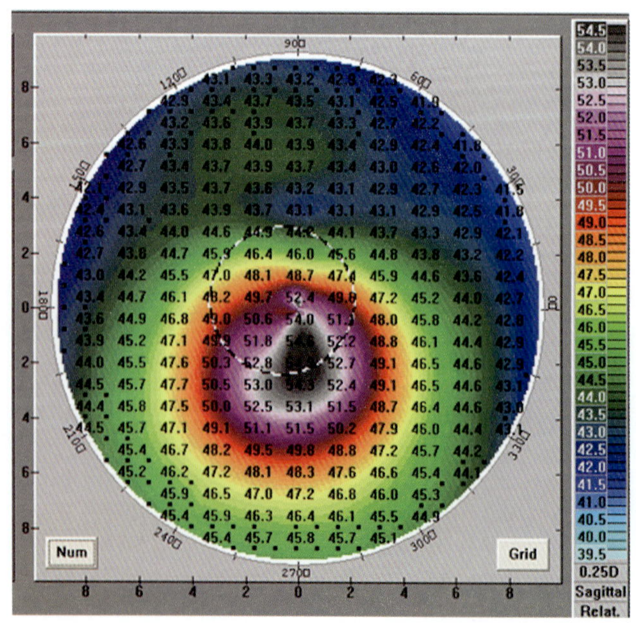

图11-1-1　圆锥角膜的角膜地形图改变

此外，后表面隆起可能是亚临床型圆锥角膜的最早表现。由于传统的 Placido 盘角膜地形图只能反映角膜的前表面曲率，未能反映角膜后表面形态。因此须采用眼前节扫描系统如 ORBSCAN 及 PENTACAM 等，才能对亚临床型圆锥角膜做出更早期的诊断。以 ORBSCAN 为例，假如角膜后表面向前隆起区域对应于最薄点提示圆锥角膜，此外假如后表面向前隆起度（diff 值）超过 50 μm 也提示圆锥角膜（图 11-1-2）。

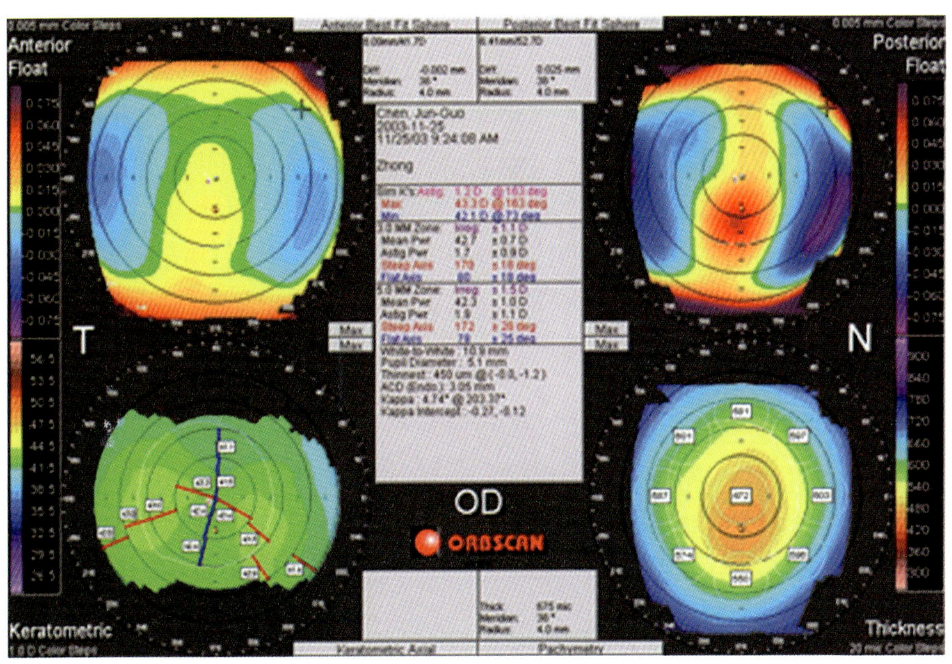

图 11-1-2　Orbscan 四联图显示角膜后表面异常隆起，diff 值 > 50 μm（图上右）；而前表面基本正常（图上左）

二、继发性圆锥角膜

继发性圆锥角膜是 LASIK 术后最严重的并发症之一，严重影响患者的视力。关于 LASIK 术后继发性圆锥角膜形成的原因，一般认为是由于术后角膜尤其是角膜瓣下基质床变薄至一定程度，抗张力减弱，不足以抵御正常眼内压力的作用而产生角膜膨隆、扩张，严重时形成圆锥角膜。Seiler 教授于 1998 年首次报道近视 LASIK 术后角膜扩张及继发性圆锥角膜，其发生率可达 0.66%，所有患者术前屈光度均大于 −8D、角膜瓣下剩余角膜基值床厚度小于 325 μm。其发生时间可在术后数天至数年，表现为渐进性裸眼视力及矫正视力下降、近视球镜及散光屈光度增加、角膜地形图中央区及偏下方异常隆起、相对应区域的角膜变薄。术前排除亚临床型圆锥角膜，并且在 LASIK 术中保留足够的剩余角膜基质床厚度，是预防因角膜结构变得薄弱不稳定，从而导致术后角膜扩张（corneal ectasia）甚至继发性圆锥角膜的关键。有研究表明，LASIK 术后继发性圆锥角膜的主要原因为：术前存在亚临床型圆锥角膜在病因中占 88%。当前的通行标准建议在完成激光消融后，角膜瓣下基质床厚度至少保留 250 μm。但这一厚度也并不是绝对安全的，还应当参考术前基础角膜厚度及基础眼压。最近有作者提出承载因子（loading factor）的概念，即承载因子＝术前角膜厚度／术后角膜瓣下基质床厚度，承载因子小于 2.1 才比较安全。比如，术前中央角膜厚度为 600 μm，则术后角膜瓣下基质床厚度必须保留 286 μm 以上（600/286 = 2.1）。

尽管 LASIK 术后继发性圆锥角膜，多见于矫正较高度近视、术前角膜较薄或曾做过多次激光消融的病例，但也曾报道在矫正低至 −4 D 而剩余角膜基质床厚度也确信大于 250 μm 的患者中出现。其原因可能为：显微角膜板层切开刀制作了比预期厚的角膜瓣，导致较薄的剩余基质床；此外，术前可能已经存在亚临床型圆锥角膜或扩张症。

假如术后出现角膜扩张或圆锥角膜迹象，可先局部用药降低基础眼压、试戴硬性透气性角膜接触镜（rigid gas-permeable contact lens，RGP），除可恢复良好矫正视力外，还能阻止角膜进一步膨隆。当前，还在研究植入对称性或不对称性角膜基质内 PMMA 环片段（Intacs），以减少不规则散光。还可采用角膜胶原交错连接（cross-linking）治疗，增加角膜的强度。对于严重病例，则需要做穿透性角膜移植术。

（陈跃国）

第二节　术后角膜分枝杆菌感染

术后角膜感染，是准分子激光角膜屈光手术后最为严重的并发症之一，可显著影响裸眼及矫正视力，其发生率约为 1/1 000 ~ 1/5 000。LASIK 术后，由于感染灶位于角膜瓣下，普通眼药水很难渗透而使疗效下降。此外，术后早期角膜感染，往往与无菌性角膜板层炎症难以鉴别，假如使用糖皮质激素可以使部分感染病情加重。LASIK 后导致角膜感染的危险因素有：角膜正常的解剖屏障破坏，致病菌直接侵入到角膜层间；疱疹性角膜炎；眼附属器感染，如睑缘炎、泪囊炎；睑内翻倒睫；长期配戴角膜接触镜；持续性角膜上皮缺损；干眼症；医源性因素，如局部使用皮质类固醇、表麻剂、含防腐剂的眼液、受污染的眼液；HIV 感染。准分子激光角膜屈光手术后，最常见的感染源为革兰阳性菌，但近年来，非典型分枝杆菌（atypical mycobacteria）的感染呈上升趋势。

一、临床表现

角膜感染性浸润灶早期一般为单个及限局性，直径约 1 ~ 2 mm，呈灰白色、边缘比较模糊。假如病灶比较表浅，往往伴有相应部位的角膜上皮缺损，随着病情进展可逐渐形成溃疡面。与非感染性炎症相比，其局部刺激症状及体征较重，可伴有角膜后 KP、前房闪辉、瞳孔缩小等。

分枝杆菌（Mycobacterium）为嗜酸杆菌，属于条件致病菌，广泛存在于不同温度和湿度条件下的周围环境中，也可以在健康人群的体表和体液如唾液、胃液等中检出，对于角膜的感染机制尚不清楚。LASIK 术后角膜分枝杆菌感染的特点为：①慢性及隐匿性病程；②起病晚（术后 2 ~ 8 周）；③对普通抗生素治疗不敏感。其特异的角膜病损特征有：浸润边缘不规则、羽毛状外观；雪花状或碎玻璃样白斑；卫星灶。其诊断依据包括：①病史，起病时间 10 天 ~ 6 周（平均 20 天）；②典型的角膜病损；③实验室检查，刮片：Ziehl-Neelsen 抗酸染色，用 Lowenstein-Jensen、Ogawa agar 培养基培养可获阳性结果。

二、治疗

假如在角膜瓣表面或层间出现局灶性浸润，首先均应按感染处理，选择使用加强型广谱抗生素眼药水，增加点眼次数并谨慎使用糖皮质激素眼药水。假如用药不能控制浸润病灶并高度怀疑有感染，应暂时停用糖皮质激素眼药水，对于 LASIK 术后，可掀开病灶局部角膜瓣，做界面细菌培养并用抗生素做角膜瓣下冲洗。每天复查病人，严密观察病灶变化。

假如局部用药难以控制感染，则需要做角膜瓣切除，以改善抗生素或抗真菌药物的穿透性。第四代喹诺酮类药物，包括加替沙星（gatifloxacin）和莫西沙星（moxifloxacin）对于导致术后感染较常见的细菌，包括一些非典型分枝杆菌有非常好的疗效。对于分枝杆菌感染，也可合并口服克拉霉素（clarithromycin）片（500 mg，每天 2 次）。

三、预防

术前存在复发性角膜上皮糜烂及角膜上皮长期不愈合者，容易继发感染。准分子激光角膜屈光术后角膜感染的预防措施包括，术前：①治疗眼睑、结膜或眼附属器感染；②严格的手术器械消毒；③用碘伏消毒眼睑皮肤；④铺无菌手术巾，粘贴睫毛。术中：①戴无滑石粉的消毒手套；②严格的无菌操作技术；③角膜瓣下适度冲洗，避免液体返流；④一个病人一把刀片。术后：①不得用力揉挤眼睛；②预防性使用抗生素眼液 4 ~ 6 次 / 天，共 3 ~ 5 天。

（陈跃国）

第三节　LASIK 术后 DLK

DLK（diffused lamellar keratitis）于 1998 年由 Smith RJ 等首次报道，又称为非特异性层间角膜炎、撒哈拉综合征（sands of the Sahara syndrome），属于角膜板层屈光手术后非感染性、弥漫性层间炎症，原因尚不完全明确，可能与过敏性或毒性炎症性反应有关。其发生率报道不一，可达 1/30 ~ 500 眼。DLK 的可能诱因为角膜层间异物残留包括：手套上的滑石粉、刀具上的金属碎屑、润滑油、细菌内毒素（Endotoxin）、激光消融后产生的物质、睑板腺分泌物及消毒液等。

一、临床表现

多为LASIK术后1～6天发生，个别发生于10个月后（迟发性DLK），可以无自觉症状或仅有轻微或中度疼痛、异物感、畏光流泪；无明显的结膜充血或睫状充血；角膜基质内浸润弥散，局限于角膜瓣和角膜瓣之间，无相应位置的上皮病损；不伴有前房内炎症反应，或反应轻。临床上将DLK分4期：第一期，局限于周边部，瞳孔区未受累（图11-3-1）；第二期，完全性轻、中度层间浸润；第三期，完全性层间浸润伴细胞聚集（图11-3-2）；第四期，完全性致密的层间浸润，伴角膜基质融解，视力明显下降、眼睑水肿、睫状充血和前房反应。但需要注意DLK第四期的特殊类型：角膜瓣孤立水肿、皱褶，局部变薄，可伴有显著的远视性漂移（图11-3-3）。

图11-3-1 周边角膜瓣下散在沉积，瞳孔区未受累及

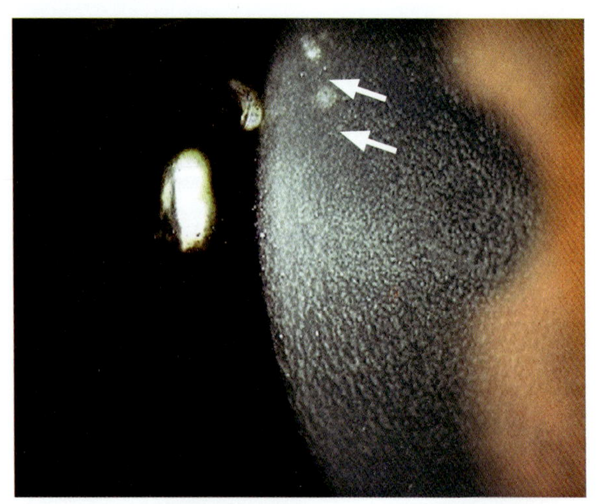

图11-3-2 角膜瓣下完全性层间浸润伴细胞聚集（箭头）

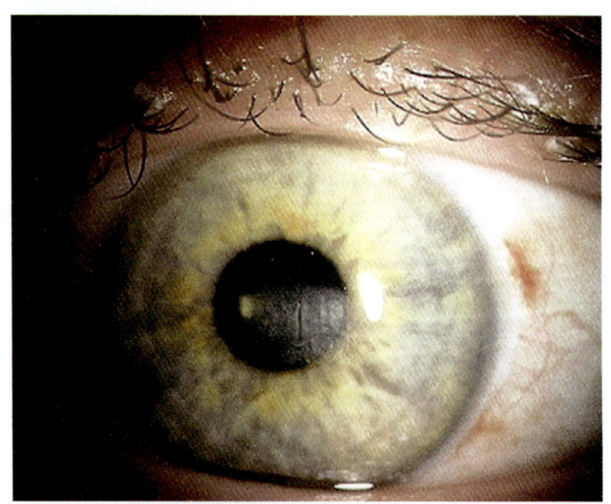

图11-3-3 角膜瓣孤立水肿、皱褶，局部变薄

二、治疗

DLK的治疗为：第一期、第二期使用1%醋酸强的松龙眼液，1次/1～2小时，好转后减量，共1个月左右，期间应注意反复或加重、注意合并感染；第三期、第四期（除特殊类型外）应掀开角膜瓣，刮除、送培养，瓣下BSS冲洗，4～6小时后开始点1%醋酸强的松龙眼液，

1次/1～2小时。

三、预防

DLK的预防措施包括：①术前眼表面冲洗；②使用手术贴膜粘贴睫毛；③术中戴无滑石粉手套；④刀具、器械的清洗、消毒要及时，避免使用润滑油，避免使用浸泡消毒，每天手术结束后消毒盒要及时清洁、凉干；⑤掀开角膜瓣前擦干结膜囊；⑥瓣下仔细冲洗；⑦术中避免损伤角膜上皮、避免血液存留在角膜瓣下；⑧术后12～24小时起使用皮质类固醇眼液，q.i.d.，持续5～7天。

（陈跃国）

第四节　LASIK术后角膜瓣下上皮植入

角膜瓣下上皮植入，是LASIK术后较为常见的并发症。术前存在角膜上皮基底膜营养不良、在LASIK手术中假如发生角膜上皮破损、外伤后角膜瓣移位角膜基质床暴露，以及掀开原角膜瓣进行再次LASIK治疗的患者，上皮植入的发生率较高。因此，对于这些病例，应特别注意在角膜瓣复位时，瓣边缘没有嵌入角膜上皮。并且在术毕即刻戴绷带式角膜接触镜。

一、临床表现

角膜瓣下上皮植入的发生率自0.3%至14.7%不等。其发生机理尚不完全清楚，一般认为与术中角膜上皮破损有关。任何一种板层角膜手术，当刀片通过角膜上皮切割进入角膜基质层时，均有将上皮细胞带入角膜层间的潜在可能，而重复使用的钝刀片、角膜瓣下冲洗不彻底、LASIK加强治疗再次掀开角膜瓣、角膜瓣边缘不平整等更会加大这种上皮植入的机会。多数情况下，植入的角膜上皮仅局限于角膜瓣周边部，伴有灰白色愈合环，长期随访无进展。仅个别（约占1.7%）可因上皮增生向瞳孔区进展或产生显著角膜不规则散光。假如手术中发生角膜瓣破碎，上皮可直接植入至破损区的角膜床上而影响视力。

二、治疗

角膜瓣下上皮植入大多数位于角膜瓣边缘且处于静止状态，对于周边角膜层间稳定而孤立的上皮细胞“巢”，可以进行观察没有必要进行手术治疗。假如上皮增殖朝视轴进展，且伴有不规则散光（图11-4-1，图11-4-2），或引发其上面的角膜瓣自融（图11-4-3），则应当掀开角膜瓣，在角膜瓣内面以及基质床面仔细刮、擦除角膜上皮。也有作者建议局部使用

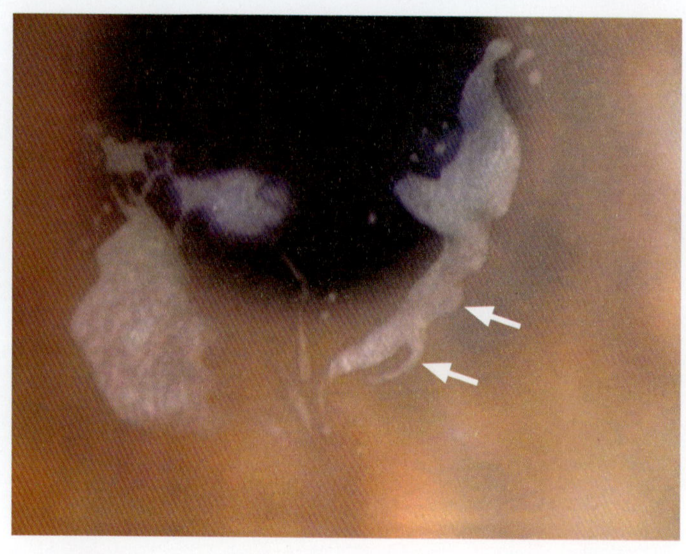

图 11-4-1　位于瞳孔区的活动性角膜上皮植入，呈奶油状

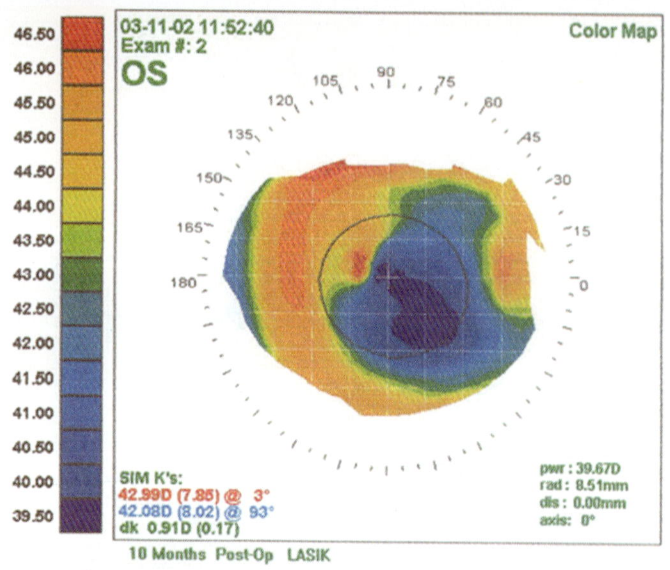

图 11-4-2　角膜地形图显示，角膜瓣下上皮植入导致不规则散光

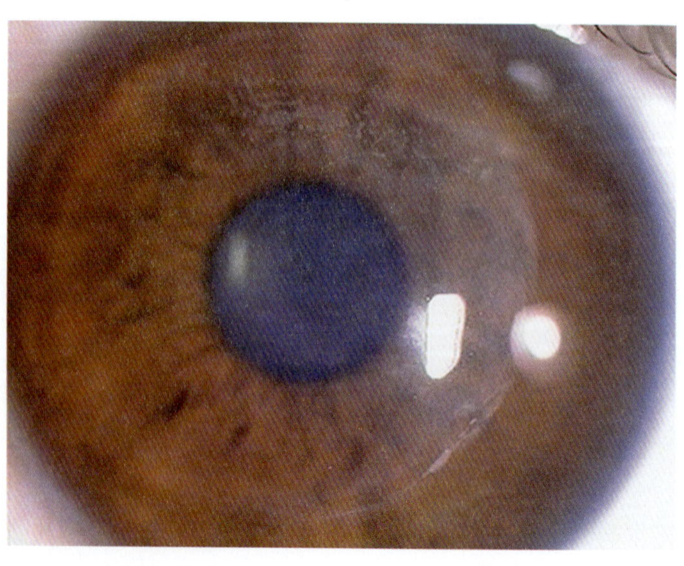

图 11-4-3　上方角膜瓣下上皮植入伴颞侧角膜瓣自融

20%酒精处理刮除上皮后的角膜基质，但应注意酒精的毒性作用。对于反复发生的角膜上皮植入，或许要做准分子激光治疗性角膜消融术（PTK），刮除上皮后再用激光消融约10 μm。个别严重且伴有角膜瓣大面积自融者，需要做板层角膜移植手术。

（陈跃国）

第五节　准分子激光角膜屈光手术后 haze

角膜上皮下雾状混浊（haze）一般在PRK/LASEK/Epi-LASIK术后数周出现，1～2个月密度达到高峰，在随后6～12个月期间逐渐消失。但也曾报道迟发性haze（late-onset corneal haze），术后早期角膜相对清亮，但在术后几个月甚或一年以上才发生。

一、临床表现

角膜病理组织学研究显示，haze是一种角膜上皮－基质伤口愈合反应的结果，在前角膜基质有异常黏多糖及／或异常胶原沉积。动物研究表明，角膜基质细胞数量及活性增加，或许是细胞外沉积的来源。

Hanna等（1992）将haze分为5级，0级：用裂隙灯显微镜检查，角膜完全透明；0.5级：在裂隙灯显微镜下用斜照法才能发现轻度点状混浊；1级：在裂隙灯显微镜下容易发现角膜混浊，但不影响观察虹膜纹理；2级：角膜混浊轻度影响观察虹膜纹理；3级：角膜明显混浊，中度影响观察虹膜纹理；4级：角膜严重混浊，不能窥见虹膜。临床上haze多数为1级以下，对视力无显著影响。

二、治疗

由于正常的角膜伤口重塑过程，haze多可自行消失。早期可使用糖皮质激素眼药水，如0.1%氟甲松龙，每天4～6次，用药期间应注意预防激素性高眼压。再次手术应当等待至术后6个月以上。假如严重haze持续存在并有显著屈光回退、矫正视力不佳，可进行浅表角膜切除或准分子激光治疗性角膜消融术（PTK）。术中可局部使用丝裂霉素C（0.02%）以预防切除或激光治疗性角膜消融术后haze复发。此外，应当注意由于存在haze及角膜上皮过度增殖，屈光状态通常不准确，有过高估计近视度数的可能，再次手术容易引起过度矫正。

三、预防

haze的严重程度，与所矫正的屈光度呈正相关，矫正屈光度越高，术后haze反应越严重。

动物研究证实，术后接触紫外线 B（UV-B）可延长角膜基质愈合过程，增加角膜上皮下雾状混浊。因此，长期居住在海边或高原地区的人们，在术后尤其应当注意在户外戴能阻挡紫外线的墨镜，避免高强度紫外线对眼睛的辐照。

LASEK/Epi-LASIK 术后，覆盖于角膜基质床表面有活性的角膜上皮瓣，可以起到“生物性治疗性角膜接触镜”的作用，抑制某些细胞因子如 TGF-β_1 的表达、减少角膜基质细胞的激活及异常胶原沉积，理论上 haze 的程度可较 PRK 减轻。但是，假如手术中操作不当，角膜上皮瓣活性差或失去活性，由于术后上皮修复时间比 PRK 更加延长，对于较高度近视的矫正，可在术后出现更为严重的 haze（图 11-5-1）。

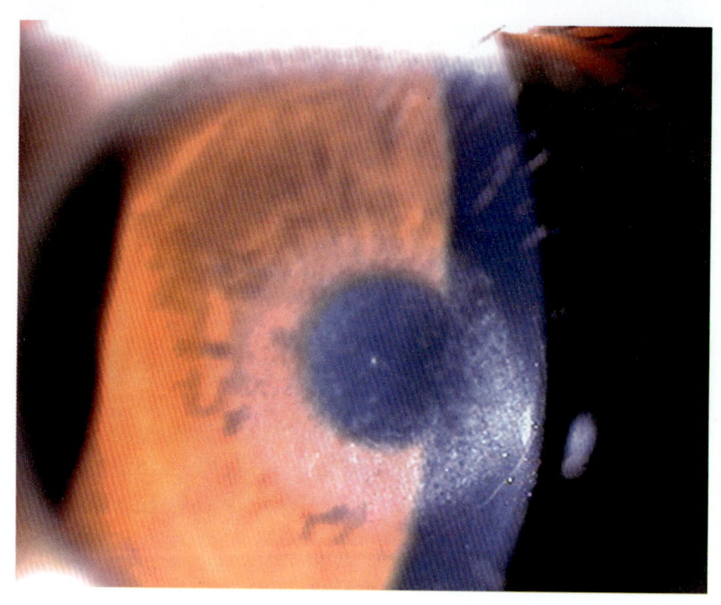

图 11-5-1 LASEK 术后角膜上皮下雾状混浊，2 ~ 3 级

对于矫正屈光度较高者，术中丝裂霉素 C 的应用以及使用冷藏的 BSS（4℃）可进一步抑制 haze 的形成。

（陈跃国）

索　引

C

D

E

F

G

H

Q

R

S

T

U

V

W

X

Y

Z

图书在版编目(CIP)数据

眼科疑难病/朱秀安主编．-北京：科学技术文献出版社，2009.8
ISBN 978-7-5023-6316-1
Ⅰ．眼… Ⅱ．朱… Ⅲ．眼病：疑难病-诊疗 Ⅳ．R77

中国版本图书馆CIP数据核字（2009）第028815号

出 版 者 科学技术文献出版社
地 址 北京市复兴路15号（中央电视台西侧）/100038
图书编务部电话 （010）58882938，58882087（传真）
图书发行部电话 （010）58882866（传真）
邮 购 部 电 话 （010）58882873
网 址 http://www.stdph.com
E-mail:stdph@istic.ac.cn
策 划 编 辑 陈玉珠 薛士滨
责 任 编 辑 薛士滨
责 任 校 对 赵文珍
责 任 出 版 王杰馨
发 行 者 科学技术文献出版社发行 全国各地新华书店经销
印 刷 者 北京时尚印佳彩色印刷有限公司
版（印）次 2009年8月第1版第1次印刷
开 本 889×1194 16开
字 数 886千
印 张 41
印 数 1～3000册
定 价 288.00元